Notfallpflege - Fachweiterbildung und Praxis

Margot Dietz-Wittstock · Michael Kegel · Procula Glien · Martin Pin
(Hrsg.)

Notfallpflege - Fachweiterbildung und Praxis

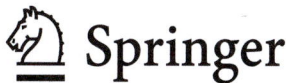

Hrsg.
Margot Dietz-Wittstock
Boren, Schleswig-Holstein, Deutschland

Procula Glien
Universitätsklinikum Aachen
Bonn, Nordrhein-Westfalen, Deutschland

Michael Kegel
Fachweiterbildung für Notfallpflege
Bildungsakademie der Gesundheit Nord
Bremen, Deutschland

Martin Pin
Bornheim, Nordrhein-Westfalen,
Deutschland

ISBN 978-3-662-63460-8   ISBN 978-3-662-63461-5 (eBook)
https://doi.org/10.1007/978-3-662-63461-5

Die Deutsche Nationalbibliothek verzeichnet diese Publikation in der Deutschen Nationalbibliografie; detaillierte bibliografische Daten sind im Internet über ▶ http://dnb.d-nb.de abrufbar.

© Springer-Verlag GmbH Deutschland, ein Teil von Springer Nature 2022
Das Werk einschließlich aller seiner Teile ist urheberrechtlich geschützt. Jede Verwertung, die nicht ausdrücklich vom Urheberrechtsgesetz zugelassen ist, bedarf der vorherigen Zustimmung des Verlags. Das gilt insbesondere für Vervielfältigungen, Bearbeitungen, Übersetzungen, Mikroverfilmungen und die Einspeicherung und Verarbeitung in elektronischen Systemen.
Die Wiedergabe von allgemein beschreibenden Bezeichnungen, Marken, Unternehmensnamen etc. in diesem Werk bedeutet nicht, dass diese frei durch jedermann benutzt werden dürfen. Die Berechtigung zur Benutzung unterliegt, auch ohne gesonderten Hinweis hierzu, den Regeln des Markenrechts. Die Rechte des jeweiligen Zeicheninhabers sind zu beachten.
Der Verlag, die Autoren und die Herausgeber gehen davon aus, dass die Angaben und Informationen in diesem Werk zum Zeitpunkt der Veröffentlichung vollständig und korrekt sind. Weder der Verlag noch die Autoren oder die Herausgeber übernehmen, ausdrücklich oder implizit, Gewähr für den Inhalt des Werkes, etwaige Fehler oder Äußerungen. Der Verlag bleibt im Hinblick auf geografische Zuordnungen und Gebietsbezeichnungen in veröffentlichten Karten und Institutionsadressen neutral.

Planung/Lektorat: Sarah Busch
Springer ist ein Imprint der eingetragenen Gesellschaft Springer-Verlag GmbH, DE und ist ein Teil von Springer Nature.
Die Anschrift der Gesellschaft ist: Heidelberger Platz 3, 14197 Berlin, Germany

Geleitwort von Christel Bienstein

Notfallambulanzen bieten der Bevölkerung eine hohe Sicherheit. In dieser nehmen Pflegefachpersonen mit einer speziellen Weiterbildung in der Notfallpflege eine besondere Rolle wahr.

Inzwischen verfügen wir bundesweit über ca. 1700 Notfallaufnahmen in und an Krankenhäusern. Eine Notfalleinrichtung muss sich dadurch definieren, dass sie über 7 Tage 24 h über verschiedene Fachdisziplinen verfügt, damit keine Fehleinschätzungen erfolgen. Nach den Empfehlungen der notfallmedizinischen Gesellschaft enentscheidet die Ersteinschätzung und passgenaue Versorgung über den weiteren gesundheitlichen Verlauf. Diese Ersteinschätzung obliegt zumeist den Pflegefachpersonen.

Diese müssen häufig unter enormem Druck Entscheidungen treffen, die bei Überlastung auch Risiken einer Fehlversorgung der Patienten und Patientinnen nach sich ziehen können. Daher ist eine umfängliche Weiterbildung in der Notfallpflege erforderlich. Denn schon die passgenaue erste Begegnung entscheidet maßgeblich über den weiteren Verlauf der gesundheitlichen Einschränkung.

Eine ihrer wichtigen Aufgaben besteht darin, die Patienten und ihre Angehörigen in ihren Ängsten zu begleiten. Hierzu bedarf es umfänglicher kommunikativer Kenntnisse, u.a. im Krisenmanagement und der Deeskalation. Besonders Menschen mit kognitiven Beeinträchtigungen, z. B. mit demenziellen Veränderungen bedürfen der emphatischen Begleitung durch Notfallpflegende, die ihnen Sicherheit und die Möglichkeit bieten, Vertrauen zu fassen.

Pflegefachpersonen in der Notfallversorgung müssen daher hochqualifiziert sein. Sie müssen innerhalb kürzester Zeit einschätzen können, welcher weiteren Versorgung der Patient zugewiesen werden muss, oder sofort lebensrettende Maßnahmen ergreifen.

Was es bedeutet, als Pflegefachperson in der Notfallversorgung zu arbeiten, belegen viele Studien, die sich mit der personellen Ausstattung und der damit oftmals einhergehenden Überlastung auseinandersetzen.

Nicht nur die Fachgesellschaften, auch der Sachverständigenrat zur Begutachtung der Entwicklung im Gesundheitswesen empfahl in seinem Gutachten 2018, die Bedingungen in der Notfallversorgung dringend zu verbessern.

Nicht zuletzt haben Notfallpflegende in der Pandemie eine zentrale Rolle in unserem Gesundheitssystem eingenommen, sie mussten sich von heute auf morgen auf die neue Gegebenheit einstellen und ihr Handeln in kürzester Zeit dem Bedarf entsprechend anpassen.

Der gesamte Pflegeberuf befindet sich in einem deutlichen Wandel. Heilkundliche Aufgaben werden zunehmend eigenverantwortlich wahrgenommen, neue Berufsfelder, wie Advanced Practice Nursing, Community Health Nurse oder Schoolnurse, etablieren sich nach und nach. In all diesen Bereichen ist eine Spezialisierung wie auch im Bereich der Notfallversorgung wichtig und notwendig.

Dieser Notwendigkeit einer Qualifizierungsmöglichkeit wurde 2016 mit der Empfehlung der Fachweiterbildung für Notfallpflege der DKG Rechnung getragen.

Mit dem vorliegenden Buch ist ein Werk auf den Weg gebracht worden, welches die hohen Anforderungen an die Notfallpflege verdeutlicht. Nur mit umfassenden Kompetenzen wird es gelingen, den Start einer Notfallversorgung so zu gestalten, dass dieser passgenau gelingt.

Als Notfallpflegende können Sie stolz auf Ihren Beruf sein. Sie sind die Personen, denen die Patienten zuerst begegnen, die sie begleiten und kompetent gesundheitlich versorgen. Ohne Sie bräche die Notfallversorgung zusammen.

Ich bedanke mich bei allen Pflegefachpersonen, die tagtäglich dazu beitragen und durch ihr Handeln deutlich werden lassen, wie anspruchsvoll unser Pflegeberuf ist.

Christel Bienstein
Präsidentin des DBfK
Berlin
Mai 2021

Geleitwort von Prof. Dr. Christof Dodt

Alle Berufsgruppen, die gerne in der Notfallmedizin arbeiten, lieben die Herausforderungen, die die hohe Zahl von Patienten mit unterschiedlichsten Symptomen und Krankheitsbildern mit sich bringt.

Notfallpflege bedeutet:
- In der ersten Reihe stehen
- Situationen rasch erfassen
- Patientenängste kennen und einordnen
- Vorausschauend Risiken erkennen und bewältigen
- Rasch handeln
- Praktisch Hand anlegen
- Teamarbeit schätzen und organisieren
- Pragmatisch handeln
- Abwechslung lieben
- Stress kennen und aktiv damit umgehen
- Verantwortung übernehmen

Pflegende in der Notaufnahme tragen besondere Verantwortung. Ihre Tätigkeit ist reizvoll, weil so viele unterschiedliche Aufgabenstellungen jeden Tag auftreten. Routinen sind wichtig, aber stets müssen sie pragmatisch an die Situation angepasst werden und so wird es nie langweilig. Das Team der Notaufnahme arbeitet berufsgruppenübergreifend eng zusammen, und wenn die Räder des Uhrwerks gut zusammenspielen, ist die Arbeit trotz hoher Belastung sehr zufriedenstellend.

Die Weichen für eine erfolgreiche Krankenversorgung werden bereits bei der Ersteinschätzung durch die Pflege gestellt. Das betrifft nicht nur das Erkennen risikoreicher Krankheitszustände, sondern auch die Vermittlung einer vertrauensfördernden und menschenzugewandten Kompetenz in diesem ersten Patientenkontakt. Auch der weitere Prozess mit der Erhebung der Vitalparameter, dem Schreiben eines EKG und dessen Einordnung, dem Legen von venösen Zugängen, der Abnahme von Blutproben, der ersten Grundpflege, der Erhebung einer Pflegeanamnese, der Zusammenarbeit bei der Schockraumversorgung, dem Anlegen von Gipsverbänden, der Übernahme von Tätigkeiten, die von den Patienten nicht mehr selbstverantwortlich ausgeübt werden können, wie z. B. Eigentumssicherung, etc. – das Arbeitsfeld ist ungemein facettenreich und erfordert Kenntnisreichtum und menschliche Reife.

Die Deutsche Gesellschaft Interdisziplinäre Notfall- und Akutmedizin (DGINA e. V.) war immer der Überzeugung, dass Pflegende und Ärzte und alle weitere Berufsgruppen, die in der Notfallmedizin tätig sind, eine gemeinsame Vertretung benötigen und die Professionalität in den Notaufnahmen massiv gefördert werden muss. Die Pflege war seit den Anfangsjahren der DGINA im Vorstand vertreten, seit langen Jahren bereits und aktuell durch die Mitherausgeberin dieses Buches Margot Dietz-Wittstock. Als Konsequenz des Strebens nach einer adäquaten Professionalisierung der Notfallpflege hat die DGINA e. V. während meiner Präsidentschaft mit der Formulierung eines Weiterbildungscurriculums für Notfallpflege den Auftakt gemacht, der in der Konsentierung eines Weiterbildungscurriculums für Notfallpflege der Deutschen Krankenhausgesellschaft endete. Inzwischen hat der Gemeinsame Bundesausschuss festgelegt, dass in Notaufnahmen eine Mindestzahl von Notfall-Fachpflegenden arbeiten müssen. Es ist davon auszugehen, dass diese Weiterbildung in Zukunft von allen Pflegenden, die längerfristig in der Notaufnahme arbeiten, absolviert werden wird.

Das vorliegende Buch zeigt, wie stark die Professionalisierung der Notfallpflege inzwischen vorangeschritten ist. Die DGINA unterstützt diese Entwicklung weiterhin. Das zeigt sich auch an der hohen Zahl von aktiven DGINA-Mitgliedern, die von dem Herausgeberteam als Autoren gewonnen werden konnten. Diese Autorenzusammensetzung ist ein Garant für die kenntnisreiche Praxisbezogenheit dieses Buches, das ich allen Lesern wärmstens empfehle.

Den Leserinnen und Lesern wünsche ich viele neue Erkenntnisse und auch die Bestätigung altbekannter Routinen durch dieses Buch. Den Herausgebern gratuliere ich herzlich zu dieser ersten Auflage, die in Zeiten der Corona-Pandemie fertiggestellt wurde – eine Herkulesaufgabe!

Der Notfallmedizin und den Patienten in den Notaufnahmen wünsche ich, dass die Leser diesem Buch durch ausgiebige Nutzung Leben einhauchen und so die notfallpflegerische Betreuung in Notaufnahmen in Deutschland ständig verbessern helfen.

Prof. Dr. med. Christoph Dodt
Ehemaliger Präsident der DGINA eV
Vizepräsident der Europäischen Gesellschaft für
Notfallmedizin (EUSEM)

Vorwort

Die Notfallmedizin als eigenständige Fachlichkeit ist mittlerweile etabliert und anerkannt. Die pflegerische Versorgung von Notfallpatienten ist eine besondere und anspruchsvolle Tätigkeit innerhalb der Gesundheits- und Krankenpflege. Über viele Jahre haben sich engagierte Notfallpflegende für die Anerkennung ihres spezialisierten Tätigkeitsbereichs eingesetzt. Mit dem Beschluss des Gemeinsamen Bundesausschusses zu „einem gestuften System von Notfallstrukturen an Krankenhäusern" wurde 2018 auch die Qualifikation des Fachpersonals in Notaufnahmen beschrieben und die Weiterbildung „Notfallpflege" gesetzlich verankert. Mit der „DKG-Empfehlung für die Weiterbildung Notfallpflege" wurde 2017 die strukturierte Weiterbildung Notfallpflege etabliert.

Die Anerkennung und die Weiterbildung stellen wichtige Meilensteine auf dem Weg zu einer weiteren Professionalisierung der Notfallpflege, ja der Notfallmedizin dar.

Weiterbildung bedeutet, Wissen zu vervollständigen, zu vertiefen und bestenfalls zu umfassendem Wissen und Bildung zu gelangen. Dieses breit gefächerte Lehrbuch für Notfallpflegende soll Sie hierbei unterstützen und begleiten.

Das vorliegende Werk soll Notfallpflegenden in der Weiterbildung als Grundlagenwerk für den Erwerb notfallmedizinischer und notfallpflegerischer Kompetenz dienen und darüber hinaus denen, die ihr Wissen in der Notfallmedizin und Notfallpflege vertiefen oder auffrischen möchten, helfen, in diesem komplexen Gebiet auf dem aktuellen Stand zu sein mit dem Ziel, spezialisiertes Wissen im Sinne des lebenslangen Lernens immer wieder zu reflektieren und sicher anzuwenden.

Das Spektrum von leichten bis hin zu hoch akuten, komplexen, zeitkritischen Notfällen charakterisiert das Arbeitsfeld Notaufnahme. Die hochqualifizierte Versorgung von Notfallpatienten ist Teamwork und die Notfallpflegenden sind eine tragende Säule dieses multiprofessionellen Teams.

Das beste Fachwissen allerdings nützt dem Notfallpatienten wenig, wenn wir in unserer Arbeit nicht bedenken, dass es sich bei unseren Patienten nicht nur um die Summe der Beschwerden oder Diagnosen handelt. Notfallpflege ist weitaus mehr. Notfallpflege bedeutet Zuwendung, Anteilnahme, und dass wir auch im größten Stress in jedem Patienten einen ganz individuellen Menschen mit eigener Geschichte, mit eigenen Sorgen und Nöten in dieser besonderen „Situation Notaufnahme" vor uns sehen.

Vielleicht lassen Sie sich von der Vorstellung leiten, wie Sie sich Ihre eigene Versorgung oder die Versorgung Ihrer Liebsten wünschen würden.

Wir würden uns freuen, wenn wir Sie mit diesem Werk inspirieren können. Wenn wir Sie anregen können, Ihre Arbeit kritisch zu hinterfragen, und Sie motivieren, sich zum Wohl Ihrer Patienten weiterzubilden.

Bleiben Sie weiterhin interessiert und engagiert im für uns spannendsten Gebiet der Gesundheits- und Krankenpflege: der Notfallpflege!

Die Herausgeber

Margot Dietz-Wittstock
Michael Kegel
Procula Glien
Martin Pin

Danksagung

Eine besondere Herausforderung bei der Erstellung dieses Werkes lag in unserer Entscheidung, möglichst vielfältige Perspektiven von unterschiedlichsten Expertinnen und Experten aus dem Feld der Notfallversorgung zu integrieren.

An dieser Stelle möchten wir uns bei allen Autorinnen und Autoren für ihr Engagement bedanken. Ihre Manuskripte wurden neben ihrer hauptberuflichen Tätigkeit und in der herausfordernden Pandemiezeit verfasst.

Ein besonderer Dank gilt auch Frau Niesel und Frau Busch aus dem Springer-Verlag für ihre geduldige, verständnisvolle und jederzeit konstruktive Unterstützung bei unserem Projekt.

Margot Dietz-Wittstock
Michael Kegel
Procula Glien
Martin Pin

Inhaltsverzeichnis

1	**Entwicklung der Notfallversorgung in Deutschland**	1
	Martin Pin, Michael Kegel, Margot Dietz-Wittstock und Patrick Dormann	
1.1	Strukturen der Notfallversorgung in Deutschland	2
1.2	Entwicklung der Notfallzentren	7
1.3	Was ist ein Notfallpatient?	11
1.4	Notfallpflege – was ist das eigentlich?	12
1.5	Entstehung des Ethikkodexes für Notfallpflegende	14
	Literatur	16
2	**Schnittstellen der Notfallversorgung in Deutschland**	19
	Sascha Bielefeld und Jens Mersmann	
2.1	Strukturen des Rettungswesens in Deutschland	20
2.2	Heutige Strukturen im deutschen Rettungswesen	21
2.3	Berufsgruppen in der präklinischen Notfall- und Akutmedizin	23
2.4	Präklinische Konzepte und Versorgungsstrategien	24
2.5	Besondere Einsatzsituationen	25
2.6	Innerklinische Schnittstellen	26
	Literatur	32
3	**Ersteinschätzung des Notfallpatienten**	35
	Margot Dietz-Wittstock, Florian Grossmann, Jörg Krey und Sabine Blaschke	
3.1	Einleitung	36
3.2	Emergency Severity Index (ESI)	36
3.3	Manchester Triage System (MTS)	41
3.4	OPTINOFA – Ein neues Triage-Instrument für die sektorenübergreifende Ersteinschätzung	45
3.5	Triage/Sichtung bei großen Schadenslagen	47
	Literatur	52
4	**Kommunikation in der Notaufnahme**	53
	Daniel Marx, Linda Richter und German Quernheim	
4.1	Einführung	54
4.2	Faktor Mensch	54
4.3	Team-Resource-Management (TRM)	54
4.4	Menschliche Leistungsfähigkeit	55
4.5	Kommunikation	57
4.6	Schnittstellen-Management	59
4.7	Konfliktmanagement	64
4.8	Psychologie des Wartens	65
4.9	Umgang mit Wartenden	66
	Literatur	68
5	**Spezielle Rolle der Pflege in der Notaufnahme**	71
	Mandy Grätz, Tobias Herrmann, Michael Kegel, Procula Glien und Margot Dietz-Wittstock	
5.1	Herausforderungen im Notfallzentrum	72
5.2	Besonderheiten der Krankenbeobachtung im Notfallzentrum	75
5.3	Pflegeprobleme und Pflegeplanung im Notfallzentrum	80
5.4	Übergabe in der Notaufnahme	81
5.5	Personalberechnung	84
	Literatur	86

6	**Beobachtung und Beurteilung von Patienten in der Notaufnahme**	89
	Michael Kegel, Oliver Klee, Tobias Herrmann und Margot Dietz-Wittstock	
6.1	Beurteilung des Bewusstseins und strukturierte Anamneseerhebung	91
6.2	Beurteilung der Atemfunktion	94
6.3	Pulsoxymetrie	97
6.4	Arterielle Blutdruckmessung	99
6.5	Elektrokardiogramm/Elektrokardiografie (EKG)	103
6.6	Defibrillation und Kardioversion	113
6.7	Point-of-Care-Testing (POCT)	117
	Literatur	119
7	**Injektionstechniken, Gefäßkatheter, Drainagen und Wundversorgung**	121
	Michael Kegel, Jenny Nüchter und Tobias Herrmann	
7.1	Grundlagen	123
7.2	Intramuskuläre Injektion	125
7.3	Anlage eines peripheren Venenverweilkatheters (PVK)	127
7.4	Der zentrale Venenkatheter (ZVK)	131
7.5	Intraossärer Zugang	135
7.6	Thoraxdrainage	138
7.7	Anlage einer Magensonde	141
7.8	Wundversorgung und Wundnaht	143
	Literatur	146
8	**Gips- und synthetische Stützverbände**	149
	Adolf Schleikis	
8.1	Grundlagen	150
8.2	Exemplarische Darstellung ausgewählter Stützverbände	153
	Literatur	158
9	**Unterstützung der Atemfunktion**	159
	Michael Kegel	
9.1	Atemwegssicherung bei akuten A-Problemen	161
9.2	Rückfallebenen zur Atemwegssicherung	167
9.3	Unterstützung der Atemfunktion bei B-Problemen	171
9.4	Grundlagen zur maschinellen Atemunterstützung	173
9.5	Nichtinvasive Beatmung im Notfallzentrum	175
9.6	Invasive Beatmung	178
9.7	Sedierung im Notfallzentrum	181
9.8	Narkose im Notfallzentrum	182
	Literatur	185
10	**Leitsymptomorientiertes Vorgehen in der Notaufnahme**	187
	Margot Dietz-Wittstock, Martin Pin, Andreas Hüfner, Michael Kegel, Manuela Zsidek-Fuchs, Dirk Becker, Sylvia Pemmerl und Frank Wösten	
10.1	Einleitung	190
10.2	Leitsymptom Atemnot	190
10.3	Leitsymptom Brustschmerz	194
10.4	Leitsymptom Bauchschmerz	197
10.5	Leitsymptom Kopfschmerz	201
10.6	Leitsymptom Rücken- und Nackenschmerz	204
10.7	Leitsymptom Herz-Kreislauf-Beschwerden	207
10.8	Leitsymptom Schock	211
10.9	Leitsymptom Störungen des Bewusstseins und der Wahrnehmung	215
10.10	Leitsymptom Fieber	220
	Literatur	224

Inhaltsverzeichnis

11	**Patienten mit traumatologischen Beschwerden**	227
	Dirk Becker, Mabel Nkwanzi, Clemens Müller, Grit Radtke und Florian Vogel	
11.1	Einleitung	228
11.2	Schädel-Hirn-Trauma und Verletzungen des Gesichtsschädels	228
11.3	Halsverletzungen	232
11.4	Wirbelsäulentrauma	232
11.5	Verletzungen des Körperstamms	233
11.6	Verletzungen der oberen und unteren Extremitäten	235
11.7	Wunden	237
	Literatur	240
12	**Patienten mit speziellen Verletzungen und Erkrankungen in der Notaufnahme**	241
	Ulrike Sell, Franziskus M. Schützeichel, Frank G. Holz, Tobias Herrmann, Sarah Moeller, Roya Fakhrabadi, Procula Glien und Inke Schumacher	
12.1	Notfälle in der Hals-Nasen-Ohren-Heilkunde	243
12.2	Augenheilkundliche Notfälle	246
12.3	Hämatoonkologische Notfälle	249
12.4	Gynäkologische Notfälle	252
12.5	Urologische Notfälle	254
12.6	Psychiatrische Notfälle	259
	Literatur	262
13	**Besondere Patientengruppen in der Notaufnahme**	265
	Procula Glien, Bernard Dannenberg, Nancy Ewen Wang, Sigrid Garbade, Susanne Schuster, Anna Brinkmann, Susanne Hepe, Klaus-Peter Hermes und Sonja Schäfer	
13.1	Besondere Patientengruppen – Einleitung	267
13.2	Das kranke Kind	267
13.3	Chronisch kranke Menschen im Notfallzentrum	276
13.4	Geriatrische Notfallpatientinnen und -patienten	280
13.5	Patientinnen und Patienten aus anderen Kulturen	283
13.6	Patientinnen und Patienten nach Missbrauch und Misshandlungen	287
13.7	Patientinnen und Patienten am Lebensende	289
	Literatur	297
14	**Schockraummanagement**	301
	Dirk Becker	
14.1	Einleitung	302
14.2	Parameter zur Alarmierung des Schockraumteams	302
14.3	Infrastruktur im Schockraum	303
14.4	Behandlungsabläufe im Schockraum	304
14.5	Das Team im Schockraum	317
14.6	Ganzheitliche Patientenbetreuung im Schockraum	319
	Literatur	320
15	**Tracerdiagnosen**	321
	Michael Kegel, Margot Dietz-Wittstock, Sylvia Pemmerl, Andreas Hüfner, Sascha Bielefeld, Kirsten Kablau, Manuela Zsidek-Fuchs, Tobias Herrmann und Henning Schneider	
15.1	Einleitung	323
15.2	Akutes Koronarsyndrom/ST-Hebungsinfarkt	323
15.3	Kreislaufstillstand	328
15.4	Schädel-Hirn-Traumata	335
15.5	Schlaganfall	341
15.6	Sepsis	346
	Literatur	350

16	**Gewaltfrei in der Notaufnahme**	353
	Matthias Nickoleit, Margot Dietz-Wittstock und Manuela Friesdorf	
16.1	Sicherheitskonzepte und Sicherheitsaspekte in Notaufnahmen	354
16.2	Angst im Notfallzentrum	359
16.3	Belastende Situationen in der Notaufnahme	362
16.4	Resilienz	364
	Literatur	367
17	**Hygiene im Notfallzentrum**	369
	Anna Triphaus, Karsten Sick und Michael Kegel	
17.1	Einleitung	370
17.2	Professionelles Hygieneverhalten	370
17.3	Praktisches Hygienehandwerk	372
17.4	Grundlegende Arbeitsstruktur – Arbeits- und Laufwege	372
17.5	Basishygiene	374
17.6	Räumliche Voraussetzungen in Notfallzentren	377
17.7	Isoliermaßnahmen	379
17.8	Rechtliche Bestimmungen zur Infektionsprävention	382
17.9	Epidemien und Pandemien	382
17.10	(Hoch-)kontagiöse Erkrankungen	383
	Literatur	384
18	**Praxisanleitung in der Notaufnahme**	385
	German Quernheim und Carsten Hermes	
18.1	Einleitung	386
18.2	Heterogenität der Auszubildenden	386
18.3	Zirkuläre Lernprozesse	387
18.4	Didaktische Grundlagen der gezielten Anleitung	387
18.5	Schritte der gezielten Anleitung	388
18.6	Planung der Unplanbarkeit	389
18.7	(Heimlicher) Lehrplan in der Notaufnahme	389
18.8	Handlungslisten	390
	Literatur	390
19	**Evidence-based Nursing in der Notaufnahme**	391
	Susanne Schuster	
19.1	Pflegewissenschaft – alles nur graue Theorie?	392
19.2	Pflegewissenschaftlicher Stellenwert von Vorbehaltsaufgaben in der Notfallpflege	393
19.3	Evidence-based Nursing für eine hochwertige Pflegequalität	394
19.4	EBN – eine Methode, die der Praxis nützt?	397
19.5	Pflegequalität in Notaufnahmen – abschließende Überlegungen	398
	Literatur	398
20	**Krankenhausalarm- und Einsatzplan**	401
	Lutz Eickholz	
20.1	Die Klinik als kritische Infrastruktur	402
20.2	Warum vorbereiten?	402
20.3	Krankenhausalarm- und Einsatzplan	403
20.4	Verlust von Infrastruktur	403
20.5	Krankenhausarmierung	404
20.6	Die Klinik in der Lage	404
20.7	MANV	405
20.8	Overcrowding in der Notfallambulanz	406
20.9	CBRN	406
20.10	Terroranschlag	407

20.11	Ausfall der Notfallambulanz	407
20.12	Die Rolle der Notfallpflege	407
20.13	Innerklinische Patientenablage	408
	Literatur	409

21 Rechtliche Grundlagen in der Notaufnahme ... 411
Stephan Porten

21.1	Struktur der Notaufnahme – aus rechtlicher Sicht	412
21.2	Grundzüge des Behandlungsrechts	416
21.3	Besondere Patientengruppen	422
	Literatur	424

22 Qualitätsmanagement in der Notaufnahme ... 425
Jens Mersmann

22.1	Qualitätssicherung und Qualitätsmanagement klinischer Notfallversorgung	426
22.2	Qualitätsebenen und Ziele: Ergebnis-, Prozess- und Strukturqualität	428
22.3	Qualitätsmanagement und Zertifizierungen	432
22.4	Prävention von Fehlern und Crew bzw. Crisis Resource Management	433
	Literatur	433

Serviceteil

Stichwortverzeichnis ... 437

Herausgeber- und Autorenverzeichnis

Über die Herausgeber

Margot Dietz-Wittstock (M.Sc.)
- Bereichsleitung Zentrale Notaufnahme und Aufnahmestation, Ev.-Luth. Diakonissenanstalt Flensburg
- Fachkrankenschwester Notfallpflege, RettASS
- bis 2021 Vizepräsidentin der DGINA jetzt beratendes Vorstandsmitglied
- Dozentin in der Notfallpflege und Notfallmedizin, DRK-Auslandsdelegierte

Michael Kegel (M.A.)
- Leiter der Fachweiterbildung für Notfallpflege an der Bildungsakademie der Gesundheit Nord gGmbH
- Pflegepädagoge und Praxisanleiter
- Lehrrettungsassistent und Fachkrankenpfleger für Intensivpflege und Anästhesie
- Sprecher der AG Notfallpflege und der Landesgruppe Bremen in der DGINA

Procula Glien (B.Sc.)
- Pflegedienstleitung Funktionsdienst an der Uniklinik RWTH Aachen
- Fachweiterbildung u.a. in Notfallpflege
- Sprecher der AG Notfallpflege der Deutschen Gesellschaft für Fachkrankenpflege und Funktionsdienste e. V.
- Dozentin in diversen Weiterbildungskursen im Gesundheitswesen

Martin Pin
- Chefarzt der Zentralen Interdisziplinären Notaufnahme und Akutstation (ZINA), Florence-Nightingale-Krankenhaus Düsseldorf
- ZWB klinische Notfall- und Akutmedizin, Facharzt für Innere Medizin
- Präsident der DGINA

Autorenverzeichnis

Dirk Becker Uster, Schweiz

Sascha Bielefeld Bremen, Deutschland

Sabine Blaschke Universitätsmedizin Göttingen, Göttingen, Deutschland

Anna Brinkmann Bremen, Deutschland

Bernard Dannenberg Stanford Department of Emergency Medicine, New York, USA

Margot Dietz-Wittstock Boren, Deutschland

Patrick Dormann Köln, Deutschland

Lutz Eickholz Solingen, Deutschland

Roya Fakhrabadi Universitätsklinikum Aachen, Aachen, Deutschland

Manuela Friesdorf Hannover, Deutschland

Sigrid Garbade Bremen, Deutschland

Procula Glien Zentral-OP/Anästhesie/ZSVA, Universitätsklinikum Aachen, Aachen, Deutschland

Florian Grossmann Universitätsspital Basel, Basel, Schweiz

Mandy Grätz Klinikum Landshut, Landshut, Deutschland

Susanne Hepe Bremen, Deutschland

Carsten Hermes Bonn, Deutschland

Klaus-Peter Hermes Bremen, Deutschland

Tobias Herrmann Solingen, Deutschland

Frank G. Holz Universitätsklinikum Bonn, Bonn, Deutschland

Andreas Hüfner Caritas-Krankenhaus St. Josef, Zentrale Notaufnahme, Regensburg, Deutschland

Kirsten Kablau Flensburg, Deutschland

Michael Kegel Bildungsakademie der Gesundheit Nord am Klinikum Links der Weser, Fachweiterbildung für Notfallpflege, Bremen, Deutschland

Oliver Klee Detern, Deutschland

Jörg Krey Deutsches Netzwerk Ersteinschätzung, Hankensbüttel, Deutschland

Daniel Marx Bielefeld, Deutschland

Jens Mersmann Hamburg, Deutschland

Sarah Moeller Praxis für Hämatologie und Onkologie Mülheim, Mülheim, Deutschland

Clemens Müller Bundeswehrkrankenhaus Hamburg, Hamburg, Deutschland

Matthias Nickoleit Germering, Deutschland

Mabel Nkwanzi Bundeswehrkrankenhaus Hamburg, Hamburg, Deutschland

Jenny Nüchter Bremen, Deutschland

Sylvia Pemmerl Caritas-Krankenhaus St. Josef, Zentrale Notaufnahme, Regensburg, Deutschland

Martin Pin Bornheim, Deutschland

Stephan Porten InMOVE Legal, Düsseldorf, Deutschland

German Quernheim Montabaur, Deutschland

Grit Radtke Bundeswehrkrankenhaus Hamburg, Hamburg, Deutschland

Linda Richter Bielefeld, Deutschland

Adolf Schleikis Göttingen, Deutschland

Henning Schneider Universitätsklinikum Bonn, Centrum für Aus- und Weiterbildung (CAW), Bonn, Deutschland

Inke Schumacher Flensburg, Deutschland

Susanne Schuster Institut für Pflegeforschung, Gerontologie und Ethik, Evangelische Hochschule Nürnberg, Nürnberg, Deutschland

Sonja Schäfer Organspendebeauftragte, Klinikum Bremen-Mitte, Bremen, Deutschland

Franziskus M. Schützeichel Universitätsklinikum Bonn, Bonn, Deutschland

Ulrike Sell Universitätsklinikum Bonn, Bonn, Deutschland

Karsten Sick Bildungsakademie der Gesundheit-Nord, Klinikum Links der Weser, Bremen, Deutschland

Anna Triphaus Bruchhausen-Vilsen, Deutschland

Florian Vogel Bundeswehrkrankenhaus Hamburg, Hamburg, Deutschland

Nancy Ewen Wang Stanford Department of Emergency Medicine, New York, USA

Frank Wösten Klinikum Bremen-Nord, Bremen, Deutschland

Manuela Zsidek-Fuchs Siegburg, Deutschland

Abkürzungsverzeichnis

a.p.	anterior-posterior	ATS	Australasian Triage Scale
AAEM	Austrian Association of Emergency Medicine	AZ	Allgemeinzustand
AAO	Alarm- und Ausrückeordnung	BAI	Beck Anxiety Inventory
AAP	American Academy of Pediatrics	B.E.	Base Excess (Basenüberschuss)
ABCDE	Erstuntersuchung nach ATLS®: Airway – Breathing – Circulation – Disability – Exposure/Environment	BESD	Beurteilung von Schmerzen bei Demenz
		BGA	Blutgasanalyse
		BGW	Berufsgenossenschaft für Gesundheitsdienst und Wohlfahrtspflege
aBGA	arterielle Blutgasanalyse		
ABNP	Aktionsbündnis Notfallpflege		
ACE	Angiotensin-Converting-Enzym	BiPAP	Bilevel Positive Airway Pressure
ACiLS	Advanced Critical Illness Life Support	BMG	Bundesministerium für Gesundheit
ACS	Akutes Koronarsyndrom	BMI	Body-Mass-Index
AED	Automatisierter externer Defibrillator	BNP	Brain natriuretic peptide
AF	Atemfrequenz	BPS	Behavior Pain Scale
AGFS	Anästhesiegasfortleitungssystem	BSG	Blutkörperchensenkungsgeschwindigkeit
AHA	American Heart Association	BSR	Blutsenkungsreaktion
AKS	Akutes Koronarsyndrom	BZ	Blutzucker
ÄLRD	Ärztlicher Leiter Rettungsdienst	CBF	Zerebraler Blutfluss
ALS	Advanced Life Support	CBRN	Chemisch, biologisch, radiologisch und nuklear
ALS	Amyotrophe Lateralsklerose		
AMLS	Advanced Medical Life Support	CDI	Clostridioides-difficile-Infektion
AMV	Atemminutenvolumen	CI	Cardiac Index (Herzindex – Beurteilung der Herzleistung)
APL	Adjustable Pressure Limitation		
APLS	Advanced Pediatric Life Support		
		CIRS	Critical Incident Reporting System
aPPT	Aktivierte partielle Thromboplastinzeit	CK	Creatinkinase
AQL	Akzeptierter Qualitätslevel	CKS	Chronisches Koronarsyndrom
ArbSchG	Arbeitsschutzgesetz		
ARDS	Acute Respiratory Distress Syndrome	CMV	Zytomegalievirus
		CO	Kohlenmonoxid
ARI	Akute respiratorische Insuffizienz	CO_2	Kohlendioxid
		COPD	Chronisch-obstruktive Lungenerkrankung
ASB	Assisted Spontaneus Breathing		
		CPAP	Continuous Positive Airway Pressure
ASH	Aktion Saubere Hände		
ASS	Acetylsalicylsäure	CPP	Zerebraler Perfusionsdruck
ATA	Anästhesietechnischer Assistant	CPR	Kardiopulmonale Reanimation
ATCN	Advanced Trauma Care for Nurses	CPU	Chest Pain Unit
		CRM	Crew/Crisis Resource Management
ATLS	Advanced Trauma Life Support		
		CRP	C-reaktives Protein

CT	Computertomograf/Computertomografie	ESI	Emergency Severity Index
CTAS	Canadian Triage and Acuity Scale	ETC	European Trauma Course
		ETS	Exspiratorische Triggersensivität
DAKS	Digitale Alarm- und Kommunikationsserver	EUSEN	European Society for Emergency Nursing
DCS	Damage Control Surgery	EZ	Ernährungszustand
DD	Differenzialdiagnose	FAST	Face-Arm-Speech-Test
DGAI	Deutsche Gesellschaft für Anästhesiologie und Intensivmedizin	FAST	Fokussiertes Assessment mit Sonografie bei Trauma
		FFP	Partikelfiltrierende Halbmaske (filtering face piece)
DGF	Deutsche Gesellschaft für Fachkrankenpflege und Funktionsdienste	FiO_2	Inspiratorische Sauerstofffraktion
DGIIN	Deutsche Gesellschaft für Internistische Intensivmedizin und Notfallmedizin	FRC	Funktionelle Residualkapazität
		FUO	Fieber unklarer Genese (fever of unknown origin)
DGINA	Deutsche Gesellschaft Interdisziplinäre Notfall- und Akutmedizin	G-BA	Gemeinsamer Bundesausschuss
DGU	Deutsche Gesellschaft für Unfallchirurgie	GCS	Glasgow-Koma-Skala
		G-CSF	Granulozyten-Kolonie-stimulierender Faktor
DIC/DIG	disseminated intravascular coagulation / disseminierte intravaskuläre Gerinnung (Verbrauchskoagulopathie)	GFK	Gewaltfreie Kommunikation
		GRTW	Großrettungswagen
DIN	Deutsches Institut für Normung	Hb	Hämoglobin
		HBV	Hepatitis-B-Virus
DIVI	Deutsche Interdisziplinäre Vereinigung für Intensiv- und Notfallmedizin	hCG	Humanes Choriongonadotropin
		HF	Herzfrequenz
DK	Dauerkatheter	HF	Human Factors
DK	Druckkontrollierte Beatmung	HFACS	Human Factor Analysis and Classification System
DKG	Deutsche Krankenhausgesellschaft	HFNC	High Flow Nasal Cannula
DMS	Durchblutung, Motorik und Sensorik	HITS	Herzbeuteltamponade, Intoxikation, Thromboembolie, Spannungspneumothorax
DPG	Diphosphoglycerat		
DRK	Deutsches Rotes Kreuz	HIV	Humanes Immundefizienzvirus
EBN	Evidence-based Nursing	HPG	Heilpraktikergesetz
ECMO	Extrakorporale Membranoxygenation	HPL	Human Performance and Limitations
e-FAST	extended FAST (fokussiertes Assessment mit Sonografie bei Trauma)	hsTNI/T	hochsensitives Troponin I/T
		HWS	Halswirbelsäule
		HZV	Herzminutenvolumen
EGA	Extraglottische Atemwegshilfe	i.m.	intramuskulär
EKG	Elektrokardiogramm/Elektrokardiografie	i.o.	intraossär
		i.v.	intravenös
ERC	European Resuscitation Council	IAP	Instabile Angina pectoris
		IBW	Ideales Körpergewicht (ideal body weight)
ERCP	Endoskopisch retrograde Cholangiopankreatikografie	ICB	Intrakranielle Blutung

Abkürzungsverzeichnis

ICD	Implantierbarer Kardioverter-Defibrillator	MCP	Metoclopramid
		MetHb	Methämoglobin
ICN	International Council of Nurses	MFA	Medizinische/r Fachangestellte/r
ICP	Intrakranieller Druck	MFK	Mittelfußknochen
ICR	Interkostalraum	MIS-C	Multisystem Inflammatory Syndrome in Children
ID	Innendurchmesser		
IfSG	Infektionsschutzgesetz	MIST	Mechanism, Injuries, Symptoms, Treatment
Ig	Immunglobulin		
IHS	International Headache Society	MNS	Mund-Nasen-Schutz
		MPG	Medizinproduktegesetz
ILS	Integrierte Leitstelle	mTBI	mild Traumatic Brain Injury
INZ	Integriertes Notfallzentrum	MTRA	Medizinisch-technische/r Radiologieassistent/in
IOP	Intraossäre Punktion		
IPPV	Intermittent Positive Pressure Ventilation	MTS	Manchester Triage System
		MRE	Multiresistenter Erreger
ITH	Intensivhubschrauber	MRSA	Methicillin-resistenter Staphylococcus aureus
ITN	Intubationsnarkose		
ITP	Idiopathische thrombozytopenische Purpura	MRT	Magnetresonanztomografie
		MSCT	Multislice-Computertomografie, Mehrschicht-Computertomografie
ITW	Intensivtransportwagen		
IVENA	Interdisziplinärer Versorgungsnachweis		
		NA	Notarzt
JVP	Jugularvenendruck (jugular venous pressure)	NAS	Numerische Analogskala
		NAW	Notarztwagen
		NEC/NEK	Nekrotisierende Enterokolitis
KAEP	Krankenhausalarm- und Einsatzplan		
		NEF	Notarzteinsatzfahrzeug
KBV	Kassenärztliche Bundesvereinigung	NIHSS	National Institutes of Health Stroke Scale
KG	Körpergewicht	NIV	Nichtinvasive Ventilation/Beatmung
KHSG	Krankenhausstrukturgesetz		
KOF	Körperoberfläche	NOMI	Nichtokklusive Darmischämie (non-occlusive mesenteric ischemia)
KRINKO	Kommission für Krankenhaushygiene und Infektionsprävention		
		NotSanG	Notfallsanitätergesetz
KRITIS	Kritische Infrastruktur	NRP	Neonatal Resuscitation Program
KTW	Krankentransportwagen		
KV	Kassenärztliche Vereinigung	NRS	Numerische Rating-Skala
		NSAR	Nichtsteroidale Antirheumatika
LA	Lokalanästhesie		
LDH	Laktatdehydrogenase	NSTEMI	Akuter Myokardinfarkt ohne ST-Strecken-Hebung
LET	Lidocain, Epinephrin und Tetracain		
Lig.	Ligamentum	NT-proBNP	N-terminales pro Brain natriuretic peptide
LWS	Lendenwirbelsäule		
M.	Musculus	OAK	Orale Antikoagulanzien
MAC	Minimale alveoläre Konzentration	OPTINOFA	Optimierung der Notfallversorgung durch strukturierte Ersteinschätzung mittels intelligenter Assistenzdienste
MANE	Massenanfall von Erkrankten		
MANV	Massenanfall von Verletzten		
MAP/MAD	Mean arterial pressure/mittlerer arterieller Blutdruck	OTA	Operationstechnische/r Assistent/in

PAINAD	Pain Assessment in Advanced Dementia Scale	RKI	Robert Koch-Institut
PALS	Pediatric Advanced Life Support	ROSC	Return of spontaneus circulation
PaO_2	arterieller Sauerstoffpartialdruck	RR	Blutdruck (Riva-Rocci)
		RRsyst	Systolischer Blutdruck
pAVK	periphere arterielle Verschlusskrankheit	RSI	Rapid Sequence Induction
		RTH	Rettungshubschrauber
		RTW	Rettungswagen
PC	Presssure Control (druckkontrollierte Beatmung)	RZA	Riesenzellarteriitis
PCI	perkutane Koronarintervention (percutaneous coronary intervention)	s.c.	subkutan
		s.l.	sublingual
		SAB	Subarachnoidalblutung
pCO_2	Kohlendioxidpartialdruck	SBG	Sozialgesetzbuch
PCT	Procalcitonin	SCIWORA	Spinal cord injury without radiographic abnormality
PCWP	Lungenkapillaren-Verschlussdruck (pulmonary capillary wedge pressure)	SEG	Schnelleinsatzgruppe
		SGNOR	Schweizerische Gesellschaft für Notfall- und Rettungsmedizin
PDA	Periduralkatheter		
pDMS	periphere Durchblutung, Motorik und Sensorik	SHT	Schädel-Hirn-Trauma
		SI	Schockindex
PEEP	Positiver endexspiratorischer Druck	SIK	Schwerstverletztenmanagement in der Klinik
PEG	Perkutane endoskopische Gastrostomie	SIMV	Synchronized Intermittent Mandatory Ventilation
PEP	Postexpositionsprophylaxe	SmED	Strukturierte medizinische Ersteinschätzung für Deutschland
PflBG	Pflegeberufegesetz		
PIF	Inspiratorischer Spitzenfluss		
PKMS	Pflegekomplexmaßnahmen-Score	SMH	Schnelle medizinische Hilfe
pO_2	Sauerstoffpartialdruck	SOFA	Sequential Organ Failure Assessment
POCT	Point-of-Care-Testing		
POCUS	Point-of-Care-Ultraschall	SOP	Standard Operating Procedures
PPT	Partielle Thromboplastinzeit		
PRVC	Pressure-regulated Volume Control	SpO_2	partielle/periphere Sauerstoffsättigung (Pulsoxymetrie)
PS	Pressure Support		
PSA	Persönliche Schutzausrüstung	SSRI	Selektive Serotonin-Wiederaufnahmehemmer
PSNV	psychosoziale Notfallversorgung	SSW	Schwangerschaftswoche
		STAI	State-Trait-Anxiety Inventory
PsychKG	Psychisch-Kranken-Gesetz		
PTBS	Posttraumatische Belastungsstörung	STEMI	ST-Hebungsinfarkt (ST-elevation myocardial infarction)
PTCA	Perkutane transluminale Koronarangioplastie		
		SVES	Supraventrikuläre Extrasystole
PVK	Peripherer Venenverweilkatheter		
		SVR	Sachverständigenrat zur Begutachtung der Entwicklung im Gesundheitswesen
qSOFA	Quick Sequential Organ Failure Assessment/Quick Sepsis-related Organ Failure Assessment)		
		SVR	Totaler peripherer Widerstand (systemic vascular resistance)
RCN	Royal College for Nursing	SVT	Supraventrikuläre Tachykardie
RettAssG	Rettungsassistentengesetz		

Abkürzungsverzeichnis

T	Temperatur	VASA	Visuelle Analogskala Angst
T	Troponin	vBGA	Venöse Blutgasanalyse
TEE	Transösophageale Echokardiografie	VC/VK	Volume Control/volumenkontrollierte Beatmung
TIA	Transitorische ischämische Attacke	VES	Ventrikuläre Extrasystole
		VRS	Verbale Rating-Skala
TRBA	Technische Regeln für Biologische Arbeitsstoffe	VT	Hubvolumen (tidal volume)
		VT	Ventrikuläre Tachykardie
TRM	Team Resource Management		
TSH	Thyreoidea-stimulierendes Hormon	WHO	World Health Organization
TTM	Targeted Temperature Management	Z.n.	Zustand nach
		ZFA	Zahnmedizinische/r Fachangestellte/r
V.	Vena		
VAH	Verbund für angewandte Hygiene	ZNA	Zentrale Notaufnahme
		ZVD	Zentraler Venendruck
VAS	Visuelle Analogskala	ZVK	Zentraler Venenkatheter

Entwicklung der Notfallversorgung in Deutschland

Martin Pin, Michael Kegel, Margot Dietz-Wittstock und Patrick Dormann

Inhaltsverzeichnis

1.1 Strukturen der Notfallversorgung in Deutschland – 2
1.1.1 Struktur der Notfallversorgung – 2
1.1.2 Ambulante vertragsärztliche Versorgung – 2
1.1.3 Rettungsdienst – 3
1.1.4 Stationäre Notfallversorgung – 4
1.1.5 Reform der Notfallversorgung – 5

1.2 Entwicklung der Notfallzentren – 7
1.2.1 Historische Entwicklung der Notfallversorgung – 7
1.2.2 Strukturelle Veränderungen der Notfallambulanzen – 8
1.2.3 Inanspruchnahme der Notfallambulanzen – 9
1.2.4 Entwicklung der Fachweiterbildung Notfallpflege – 10
1.2.5 Zusatzweiterbildung Klinische Notfall- und Akutmedizin – 11

1.3 Was ist ein Notfallpatient? – 11

1.4 Notfallpflege – was ist das eigentlich? – 12
1.4.1 Definitionen Notfallpflege – 12
1.4.2 Definition Notfallpflege im Fluss – 14

1.5 Entstehung des Ethikkodexes für Notfallpflegende – 14
1.5.1 Die Methode der Konsensfindung in der Expertengruppe – 14
1.5.2 Problematik der Literaturrecherche – 15
1.5.3 Zusammensetzung der Expertengruppe – 15
1.5.4 Ergebnisse – 15

Literatur – 16

© Springer-Verlag GmbH Deutschland, ein Teil von Springer Nature 2022
M. Dietz-Wittstock et al. (Hrsg.), *Notfallpflege - Fachweiterbildung und Praxis*,
https://doi.org/10.1007/978-3-662-63461-5_1

1.1 Strukturen der Notfallversorgung in Deutschland

Martin Pin

„Notfallversorgung" ist kein feststehender Begriff, sondern vielmehr ein Oberbegriff für ein System, das sich wiederum aus zahlreichen Bereichen, Normen und Begrifflichkeiten zusammensetzt (Niehues 2012). Der Begriff der „Notfallversorgung" ist somit nicht einheitlich definiert.

In den letzten Jahren findet öffentlich und politisch eine teils kontrovers geführte Diskussion um eine „Reform der Notfallversorgung" statt. Aufgrund der historisch bedingten Sektorentrennung zwischen Rettungsdienst, ambulanter Notfallversorgung und stationärer Notfallversorgung, der föderalistischen Struktur des Gesundheitssystems, des rasanten gesellschaftlichen Wandels und medizinischen Fortschritts und nicht zuletzt auch aufgrund von gesundheitsökonomischen Aspekten ist eine „Reform der Notfallversorgung" äußerst komplex, wenngleich dringend notwendig.

Die Verknüpfungen und Zusammenhänge im „System Notfallversorgung" sind nicht nur für den Laien, sondern auch für im Gesundheitssystem Tätige oftmals schwer zu durchschauen. Um an der Diskussion teilhaben zu können und die extrem wichtige Rolle der Notaufnahmen und der professionellen klinischen Akut- und Notfallmedizin richtig in diesen Kontext einordnen zu können, ist jedoch die Kenntnis der Strukturen der Notfallversorgung in Deutschland unabdingbar. Das vorliegende Kapitel soll einen verständlichen Überblick und Einblick in die Strukturen verschaffen. Dabei wurde bewusst auf eine umfangreiche Zitation von Gesetzestexten verzichtet.

1.1.1 Struktur der Notfallversorgung

Aufgrund der unterschiedlichen Verwendung von Begrifflichkeiten und deren unterschiedlicher inhaltlicher Interpretation wirken die Strukturen der Notfallversorgung unübersichtlich und das Verständnis fällt schwer. Allein die Definition des „medizinischen Notfalls", des „Notfallpatienten" oder die Begrifflichkeit des „Bereitschaftsdiensts" wird in den verschiedenen Bereichen der Notfallversorgung und auch in der Rechtsprechung unterschiedlich interpretiert.

Pragmatisch könnte man die Notfallversorgung in eine „präklinische und klinische Notfallversorgung" einteilen (Roth 2018).

Eine weitere gute Darstellung des „Systems Notfallversorgung" kann anhand der Rettungskette erfolgen. Dabei stellen Laienhelfer, First-Responder und Rettungsdienst den präklinischen Bereich, die Notaufnahme den klinischen Bereich dar. Gesteuert und gestützt wird die Rettungskette durch die Integrierte Leitstelle. Keine Berücksichtigung findet in dieser Darstellung die Rolle der ambulanten vertragsärztlichen Versorgung.

Politisch vorgegeben ist die folgende sektorale Struktur:
- Ambulante vertragsärztliche Versorgung
- Rettungsdienst
- Stationäre Notfallversorgung

Eine scharfe Trennung der Sektoren ist aufgrund der vielen gemeinsamen Transferstellen zwischen den Sektoren in der täglichen Praxis nicht möglich und zeigt die Schwachstellen des Systems auf. Darüber hinaus fehlt eine einheitliche Definition des „medizinischen Notfalls" (▶ Kap. 2). Auch wenn zukünftig eine sektorenübergreifende bzw. sektorenunabhängige Notfallversorgung angestrebt werden sollte, so ist für das Verständnis des Status quo nachfolgend die Darstellung anhand der Sektoren sinnvoll.

1.1.2 Ambulante vertragsärztliche Versorgung

Die vertragsärztliche Versorgung von Notfällen hat in Deutschland verschiedene Namen und ist ebenso unterschiedlich regional organisiert.

Es finden sich Begriffe wie „vertragsärztlicher Notdienst", „kassenärztlicher Notdienst oder Bereitschaftsdienst" oder „Bereitschaftsdienst-Praxis/Notdienst-Praxis". Die **Kassenärztliche Bundesvereinigung (KBV)** verwendet die Bezeichnung „Der ärztliche Bereitschaftsdienst der Kassenärztlichen Vereinigungen". Gemeint ist hiermit die „Notfall-Versorgung" durch die niedergelassenen Ärztinnen und Ärzte.

- **Sicherstellungsauftrag**

Diese ist gesetzlich durch den Sicherstellungsauftrag festgeschrieben. Der Sicherstellungsauftrag der Kassenärztlichen Vereinigung (KV) gründet sich auf die 4. Verordnung des Reichspräsidenten [...] von 1931. Im „Gesetz über das Kassenarztrecht" von 1955 wurde der Sicherstellungsauftrag den KVen und der KBV zugeschrieben. Nach dem Übergang des „Gesetzes über das Kassenarztrecht" in das Sozialgesetzbuch (SGB) V im Jahre 1989 wurde auch der Sicherstellungsauftrag in das SGB V übernommen. Im „GKV – Versorgungsstärkungsgesetz" von 2015 wurden die KVen verpflichtet, zur Sicherstellung des Notdienstes mit geeigneten Krankenhäusern zu kooperieren.

Im „Gesetz zur Reform der Strukturen der Krankenhausversorgung" vom Dezember 2015 wird der Sicherstellungsauftrag der KV bestätigt. Die KVen sollen jedoch Notdienstpraxen in oder an Krankenhäusern einrichten und die Notaufnahmen unmittelbar in den Notdienst mit einbeziehen.

Dies bedeutet, dass laut §75 SGB V die „Kassenärztlichen Vereinigungen und die Kassenärztlichen Bundesvereinigungen die vertragsärztliche Versorgung […] sicherstellen müssen. Hierbei umfasst die Sicherstellung auch die vertragsärztliche Versorgung zu den sprechstundenfreien Zeiten (Notdienst) […]" (Sozialgesetzbuch V §75 Abs. 1 und Abs. 2). Ausgenommen hiervon sind der Rettungsdienst und die notärztliche Versorgung.

> Der Sicherstellungsauftrag – auch in den sprechstundenfreien Zeiten – liegt bei den Kassenärztlichen Vereinigungen und der Kassenärztlichen Bundesvereinigung.

- **Organisation des ärztlichen Bereitschaftsdienstes der Kassenärztlichen Vereinigungen**

Die Organisation des ärztlichen Bereitschaftsdienstes ist, ebenso wie die Bezeichnung, regional unterschiedlich. Es existieren unterschiedliche Modelle, die von Zusammenschlüssen niedergelassener Ärzte in Vereinen bis hin zu Fahrdiensten reichen.

Bundeseinheitlich geregelt ist die Rufnummer 116 117, unter der der Bereitschaftsdienst erreichbar ist.

1.1.3 Rettungsdienst

Die Organisation des Rettungsdienstes ist durch die jeweiligen Landesrettungsdienstgesetze geregelt und obliegt somit den einzelnen Bundesländern. Je nach Landesrecht wird die Durchführung auf die Kommunen und kreisfreien Städte übertragen. Die Kommunen und kreisfreien Städte sind somit Träger der Rettungsdienste. Sie führen diesen eigenständig durch (Berufsfeuerwehr) oder in Kooperation mit Hilfsorganisationen.

Die Organisation des Rettungsdienstes umfasst unter anderem die **Notfallrettung** und die Durchführung des **qualifizierten Krankentransportes**. Dabei kommt der Notfallrettung die Aufgabe zu, „… bei Notfallpatientinnen und Notfallpatienten lebensrettende Maßnahmen am Notfallort durchzuführen, deren Transportfähigkeit herzustellen und sie unter Aufrechterhaltung der Transportfähigkeit und Vermeidung weiterer Schäden mit Notarzt- oder Rettungswagen oder Luftfahrzeugen in ein für die weitere Versorgung geeignetes Krankenhaus zu befördern" (§ 2 Abs. 1 RettG NRW). Neben den medizinischen Maßnahmen am Ort des Notfalls trägt der Rettungsdienst demnach auch die Verantwortung für die richtige Auswahl des Zielkrankenhauses.

Die medizinische Betreuung und fachgerechte Beförderung von Patienten, welche keine Notfallpatienten sind, sind durch den qualifizierten Krankentransport durchzuführen.

- **Leitstellen**

Die Leitstellen sind meist als integrierte Leitstellen (ILS) organisiert und koordinieren die Feuerwehr, den Rettungsdienst und den Katastrophenschutz. Die ILS sind somit verantwortlich für den gesamten Bereich der nichtpolizeilichen Gefahrenabwehr. Sie nehmen eine zentrale Rolle in der Organisation der präklinischen Notfallversorgung ein.

Sie sind europaweit über die einheitliche Notrufnummer 112 erreichbar.

Aus rettungsdienstlicher Sicht kommt ihnen unter Berücksichtigung der vorgegebenen Hilfsfristen und des Meldebildes die Disposition des Einsatzes zu. Für die Tätigkeit als Disponent in einer ILS ist meist sowohl eine feuerwehrtechnische als auch eine rettungsdienstliche Ausbildung erforderlich.

- **Rettungsmittel**

Grundsätzlich wird unterschieden in bodengebundene Rettungsmittel und Luftrettungsmittel. Dabei sind die Luftrettungsmittel grundsätzlich ärztlich besetzt und werden unterteilt in Rettungshubschrauber (RTH) und Intensivhubschrauber (ITH).

Die bodengebundenen Rettungsmittel können unterschieden werden in arztbesetzte Rettungsmittel (Notarztwagen [NAW], Notarzteinsatzfahrzeug [NEF], Intensivtransportwagen [ITW]) und nicht arztbesetzte Rettungsmittel (Rettungswagen [RTW], Krankentransportwagen [KTW]).

Darüber hinaus sind verschiedene Sonder-Rettungsmittel im Einsatz für beispielsweise Infektionstransporte, Schwerlasttransporte, Baby-RTW/NEF.

Die Ausstattung und Anforderungen an die verschiedenen Rettungsmittel sind durch das Deutsche Institut für Normung e. V. festgelegt und werden je nach Rettungsmittel in einer DIN-Norm beschrieben. Grundsätzlich unterscheidet sich im Wesentlichen die Ausstattung im Hinblick auf die medizinisch-technischen Versorgungsmöglichkeiten zwischen KTW und den anderen Rettungsmitteln. So sind in einem KTW kein Monitoring oder Beatmung möglich. Die Besetzung der Rettungsmittel ist nicht einheitlich geregelt.

- **Rettungsdienstpersonal**

Im Rettungsdienst wird in **ärztliches Personal** (Notärzte, NA) und **nichtärztliches Rettungsfachpersonal** unterschieden.

Für eine Tätigkeit als Notarzt gibt es keine einheitlichen Vorgaben. Die Qualifikation wird hier durch die Landesärztekammern und die Curricula der Bundesärztekammer festgelegt. Der Einsatz als Notarzt obliegt den Kommunen und wird meist durch den Ärztlichen Leiter Rettungsdienst (ÄLRD) bestimmt.

Als nichtärztliches Rettungsfachpersonal sollen in der Notfallrettung Notfallsanitäter zum Einsatz kommen. Auf Basis des Notfallsanitätergesetzes (NotSanG 2013) erfordert der Beruf des Notfallsanitäters eine 3-jährige Ausbildung. Eine Novellierung des Gesetzes ist für 2021 vorgesehen.

1.1.4 Stationäre Notfallversorgung

Mit dem Beschluss des Gemeinsamen Bundesausschusses (G-BA) vom April 2018 wurden „Regelungen zu einem gestuften System von Notfallstrukturen in Krankenhäusern" gesetzlich festgelegt. Erstmals werden durch den Beschluss Struktur- und Qualitätsmerkmale für ein dreistufiges Modell der stationären Notfallversorgung an Krankenhäusern gesetzlich definiert (Abb. 1.1). Ergänzend bestehen Module für die spezielle Notfallversorgung. Das Modell legt Mindeststandards für die stationäre Notfallversorgung fest, basierend auf:
- Art und Anzahl der Fachabteilungen
- Qualifikation und Anzahl des vorzuhaltenden Personals
- Medizinisch-technische Ausstattung
- Kapazität zur Versorgung von Intensivpatienten
- Strukturen und Prozesse der Notaufnahme

Die Stufung erfolgt im **Grundmodell** in:
- Basisversorgung,
- erweiterte Notfallversorgung
- umfassende Notfallversorgung und zusätzlichen **Modulen für die spezielle Notfallversorgung,**
- Kinder <18 Jahre,
- Schwerverletztenversorgung,
- Schlaganfall und Durchblutungsstörungen des Herzens.
- Darüber hinaus wird noch in **Spezialversorger** wie Psychiatrie und Spezialversorger mit Sicherstellungsauftrag eingeteilt.

Die Stufung ist gekoppelt an eine Vergütung, die den Vorsorgeaufwand der Krankenhäuser abbilden soll.

■ **Anforderung an alle Stufen**
- Verfügbarkeit der Notfallversorgung am Standort 24/7.
- Notfallversorgung der Notfallpatienten findet… ganz überwiegend in einer Zentralen Notaufnahme (ZNA) statt.
- Krankenhäuser…, sollen zur Versorgung von ambulanten Notfällen eine Kooperationsvereinbarung… mit den zuständigen Kassenärztlichen Vereinigungen schließen.

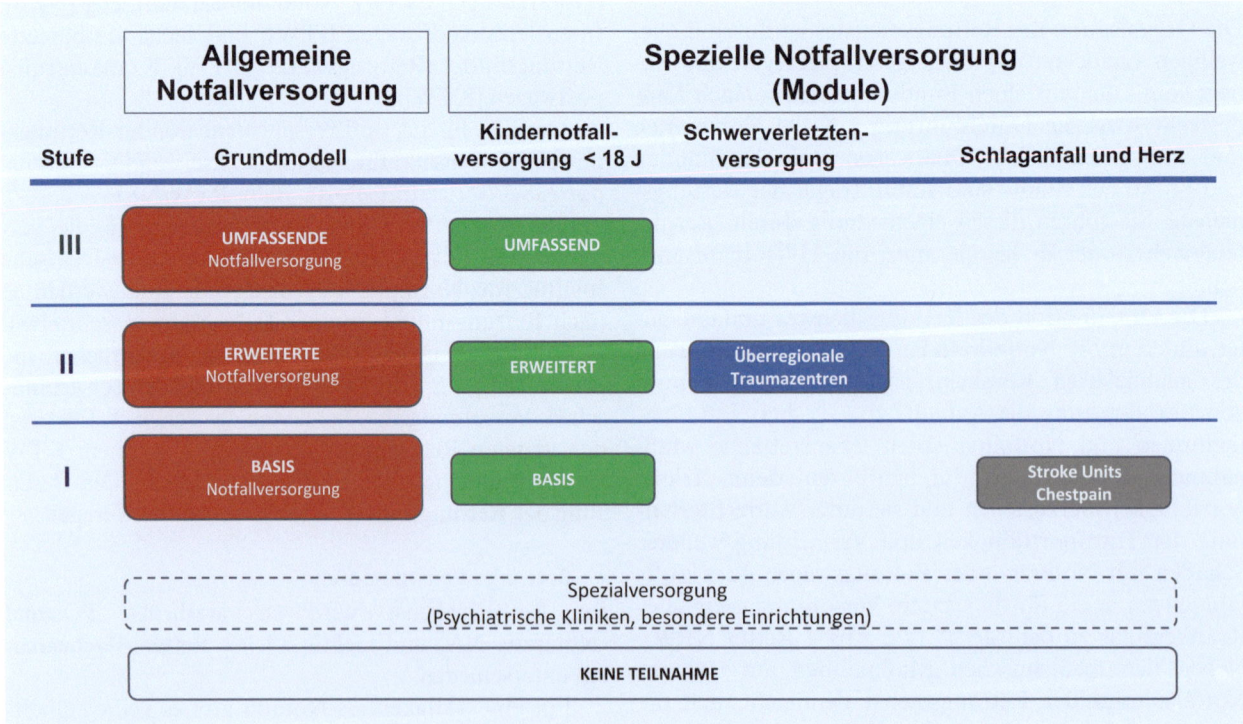

◘ Abb. 1.1 Stufung der Notfallversorgung nach G-BA-Beschluss 2018

Anforderungen an die Basisnotfallversorgung

- Es sind jeweils ein für die Notfallversorgung verantwortlicher Arzt und eine Pflegekraft benannt, die fachlich, räumlich und organisatorisch eindeutig der Versorgung von Notfällen zugeordnet sind und im Bedarfsfall in der Zentralen Notaufnahme verfügbar sind.
- Der Arzt verfügt über die Zusatzweiterbildung „Klinische Notfall- und Akutmedizin" und die Pflegekraft verfügt über die Zusatzqualifikation „Notfallpflege", sobald die jeweiligen Qualifikationen in diesem Land verfügbar sind.
- Das genannte Personal nimmt regelmäßig an fachspezifischen Fortbildungen für Notfallmedizin teil.
- Krankenhäuser verfügen mindestens über die Fachabteilungen Chirurgie und Innere Medizin.
- Am Standort ist jeweils ein Facharzt im Bereich Innere Medizin, Chirurgie und Anästhesie innerhalb von maximal 30 min am Patienten verfügbar.
- Vorhaltung einer Intensivstation mit mindestens 6 Betten, von denen mindestens 3 für die Beatmung von Patienten ausgestattet sind.
- Verfügbarkeit eines Schockraumes.
- 24-stündig verfügbare computertomografische Bildgebung.
- Ersteinschätzung aller Notfallpatienten über ein strukturiertes und validiertes System zur Behandlungspriorisierung innerhalb von 10 min nach Eintreffen in der Notaufnahme.
- Es existiert eine aussagekräftige sich an Minimalstandards orientierende Dokumentation, die spätestens bei der Entlassung oder Verlegung des Patienten vorliegt.
- Es besteht die Möglichkeit der Weiterverlegung eines Notfallpatienten von dem Krankenhaus der Basisnotfallversorgung in ein Krankenhaus einer höheren Notfallstufe auch auf dem Luftwege, ggf. unter Nutzung eines bodengebundenen Zwischentransports.

Anforderungen an die erweiterte Notfallversorgung

- Krankenhäuser der erweiterten Notfallversorgung verfügen zusätzlich über insgesamt vier Fachabteilungen der Kategorie A und B; mindestens zwei davon sind aus der Kategorie A.
- Der Kategorie A gehören folgende Fachabteilungen an:
  - Neurochirurgie
  - Orthopädie und Unfallchirurgie
  - Neurologie
  - Innere Medizin und Kardiologie
  - Innere Medizin und Gastroenterologie
  - Frauenheilkunde und Geburtshilfe
- Der Kategorie B gehören folgende Fachabteilungen an:
  - Innere Medizin und Pneumologie
  - Kinder- und Jugendmedizin
  - Kinderkardiologie
  - Neonatologie
  - Kinderchirurgie
  - Gefäßchirurgie
  - Thoraxchirurgie
  - Urologie
  - Hals-Nasen-Ohren-Heilkunde
  - Augenheilkunde
  - Mund-, Kiefer-, Gesichtschirurgie
  - Innere Medizin und Hämatologie und Onkologie
- Vorhaltung einer Intensivstation mit mindestens 10 Intensivbetten, die auch zur Versorgung beatmeter Patienten ausgestattet sind
- Aufnahmebereitschaft auch für beatmungspflichtige Intensivpatienten auf die Intensivstation innerhalb von 60 min nach Krankenhausaufnahme
- Medizinisch-technische Ausstattung:
  - Kontinuierliche Möglichkeit einer notfallendoskopischen Intervention am oberen Gastrointestinaltrakt
  - Kontinuierliche Möglichkeit der perkutanen koronaren Intervention (PCI)
  - Magnetresonanztomografie (MRT)
  - Primärdiagnostik des Schlaganfalls und Möglichkeit zur Einleitung einer Initialtherapie (Fibrinolyse oder interventionelle Therapie) und gegebenenfalls zur Verlegung in eine externe Stroke Unit
- Vorhaltung einer Hubschrauberlandestelle

Anforderungen an die umfassende Notfallversorgung

- Krankenhäuser der umfassenden Notfallversorgung verfügen zusätzlich zu den Vorgaben über insgesamt sieben der unter Kategorie A und Kategorie B benannten Fachabteilungen; mindestens fünf davon sind aus der Kategorie A.
- Eine Intensivstation mit mindestens 20 Intensivbetten, die auch zur Versorgung beatmeter Patienten ausgestattet sind.
- Es besteht eine Aufnahmebereitschaft auch für beatmungspflichtige Intensivpatienten auf die Intensivstation innerhalb von 60 min nach Krankenhausaufnahme.

Eine Zusammenfassung mit den wichtigsten Auszügen und den Vergütungspauschalen zeigt ◘ Abb. 1.2.

1.1.5 Reform der Notfallversorgung

Während der letzten Jahre zeigte sich eine zunehmende Inanspruchnahme der Notaufnahmen. Bis 2017 wurden jährliche Wachstumsraten von bis zu 12 % verzeichnet,

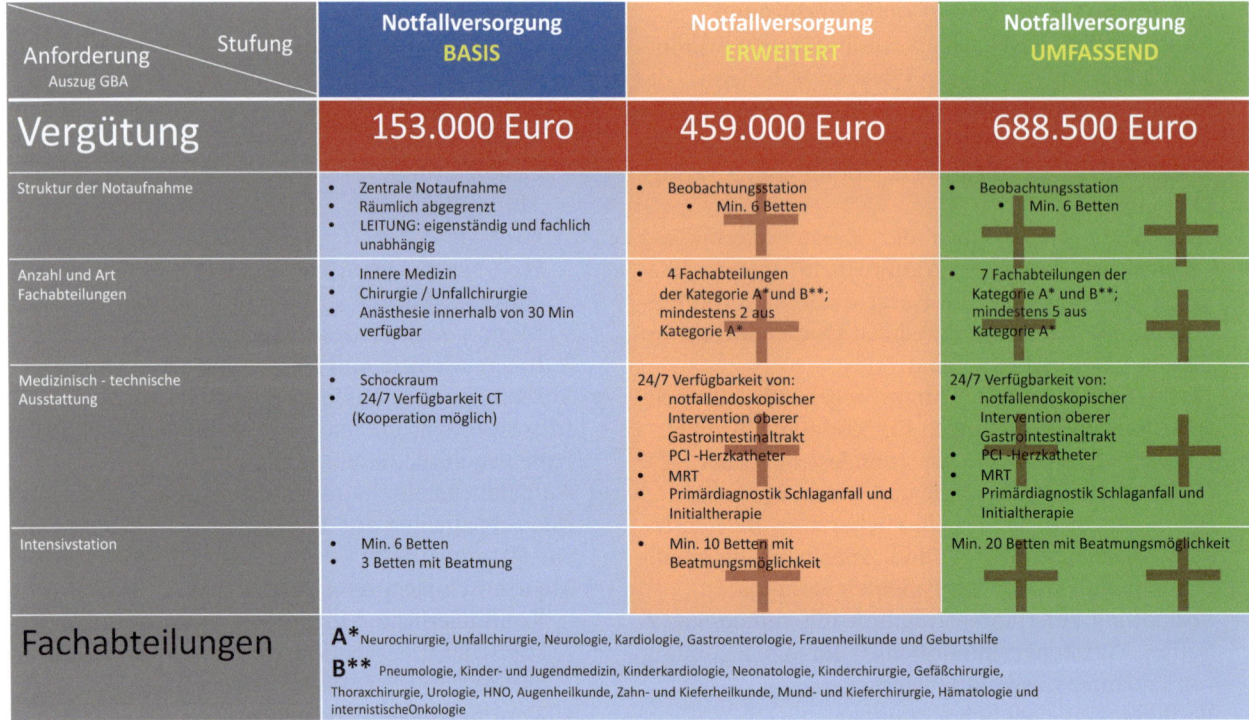

Abb. 1.2 Stufung der Notfallversorgung – Zusammenfassung

dabei betrug der Anteil von sich selbst vorstellenden Patienten, die letztlich ambulant behandelt werden konnten, bis zu 50 %. Als Gründe für diese vermehrte Inanspruchnahme von selbsteinweisenden Notfallpatienten wurden unter anderem die schlechte Erreichbarkeit des kassenärztlichen Notdienstes, die unzureichende Kenntnis der Rufnummer 116 117, aber auch ein verändertes gesellschaftliches Denken bis hin zu einer stetigen Verfügbarkeit von Gesundheitsleistungen und die an Krankenhäusern stets verfügbare apparative Vorhaltung angenommen. Dies führte dazu, dass der „Sachverständigenrat zur Begutachtung der Entwicklung im Gesundheitswesen" (SVR) den gesetzlichen Auftrag erhielt, ein „Gutachten zur Entwicklung der gesundheitlichen Versorgung mit ihren medizinischen und wirtschaftlichen Auswirkungen" zu erstellen. Dieses Gutachten wurde 2018 unter dem Titel „Bedarfsgerechte Steuerung im Gesundheitswesen" veröffentlicht. Bezogen auf die Notfallversorgung wurden die Einrichtung „Integrierter Leitstellen" und die sektorenübergreifende „Zusammenarbeit von ärztlichem Bereitschaftsdienst und Krankenhausnotaufnahme in einem **Integrierten Notfallzentrum** vorgesehen (Abb. 1.3).

Im Sinne einer sektorenübergreifenden Versorgung sollen Notfallpatienten an einem „gemeinsamen Tresen" nach Dringlichkeit und Bedarf einer der beiden Versorgungsstrukturen (KV Bereitschaftsdienst – Notaufnahme) zugeteilt werden.

Im Nachgang zu diesem Gutachten legte Gesundheitsminister Jens Spahn im Dezember 2018 ein „Eckpunktepapier zur Reform der Notfallversorgung" vor. Dieses wurde gefolgt vom „Referentenentwurf des Bundesministeriums für Gesundheit – Entwurf eines Gesetzes zur Reform der Notfallversorgung" im Januar 2019. In der nachfolgenden Anhörung zum Referentenentwurf wurde dieser von den notfallmedizinischen Fachgesellschaften und der Kassenärztlichen Bundesvereinigung kontrovers bewertet und diskutiert, da er zum Beispiel aus Sicht der notfallmedizinischen Fachgesellschaft DGINA „die Sektorengrenzen nicht überwindet, die Patientenperspektive unzureichend berücksichtigt, die Patientensicherheit gefährdet und vorrangig ökonomische Ziele verfolgt" (Pressemitteilung DGINA, Januar 2020).

Zum Zeitpunkt der Erstellung dieses Kapitels liegt noch kein weiterer Entwurf eines Gesetzes zur „Reform der Notfallversorgung" vor.

> **Fazit**
> - Die Strukturen der Notfallversorgung in Deutschland sind komplex und gekennzeichnet durch die Sektorentrennung – Rettungsdienst/ambulante vertragsärztliche Notfallversorgung/stationäre Notfallversorgung.

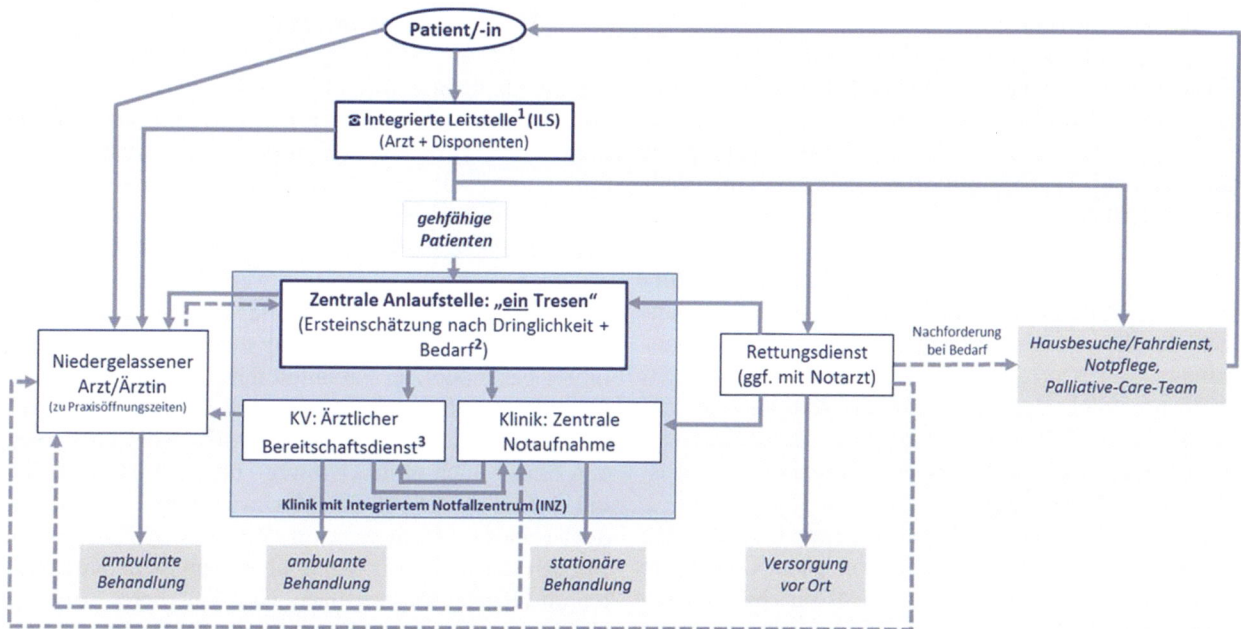

◻ Abb. 1.3 Sektorenübergreifende, interdisziplinäre Notfallversorgung nach dem Gutachten des Sachverständigenrates zur Begutachtung der Entwicklung im Gesundheitswesen (2018)

– Eine Reform der Notfallversorgung muss auf eine sektorenübergreifende/sektorenunabhängige Versorgung ausgerichtet sein.

1.2 Entwicklung der Notfallzentren

Michael Kegel

Die Strukturen der Notfallversorgung haben in den letzten Jahren eine besonders dynamische Entwicklung erlebt und sind immer weiter in den gesundheitspolitischen und gesellschaftlichen Fokus gerückt worden. Die Notaufnahmen nehmen an der Schnittstelle zum Krankenhaus hierbei eine besondere Position ein. Um die heutigen bestehenden Organisationsformen der Notfallversorgung insgesamt besser verstehen zu können, hilft ein historischer Blick auf die Geschichte der Notfallversorgung.

Ausgehend hiervon erklären sich dann zum Teil die tradierten, ehemals eventuell sinnhaften Strukturen, die auch heutzutage noch bedingt anzutreffen sind, die aber in der modernen Inanspruchnahme von Notaufnahmen unter Umständen nicht mehr stimmig erscheinen, aber für einige Problemstellungen mitverantwortlich zu machen sind.

1.2.1 Historische Entwicklung der Notfallversorgung

Die geschichtliche Entwicklung der organisierten Krankenversorgung lässt sich bis ins Mittelalter zurückverfolgen. Die Krankenhäuser (Siechenhäuser) dienten eigentlich eher dazu, unheilbar Kranke und mit Seuchen infizierte Menschen von der Gesellschaft zu isolieren. Die „Siechenhäuser" waren häufig weit außerhalb der Städte und Dörfer zu finden. Die Versorgung der Kranken wurde überwiegend von Nonnen und Mönchen übernommen, da dies die einzigen Menschen mit einer „heilkundlichen" Bildung waren.

Mangels Alternativen und der stetigen Verfügbarkeit wandten sich Hilfesuchende und Notleidende im Laufe der Zeit immer häufiger an die klösterlichen Einrichtungen, was dann in der Folge als einer der ersten Schritte zum Aufbau der Heilkunde, des Pflegewissens und dem Errichten erster Krankenhausstrukturen anzusehen ist und somit zu einer ersten Anlaufstelle für Kranke und Notleidende wurde.

Die gesamte Versorgung stand immer unter dem christlichen Vorzeichen der klösterlichen Barmherzigkeit. Dieses ist insofern auch heute noch beachtenswert, da sich dieses Grundmuster beim täglichen Umgang mit Patienten bzw. Angehörigen oftmals als Erwartungshaltung wiederfindet und es sich im Selbstbild von professionell Pflegenden noch in Teilen erkennen lässt.

Im Verlauf der weiteren historischen Entwicklung nach dem Mittelalter erweiterten sich die hier begründeten Strukturen hin zu Hospitälern und Krankenanstalten.

Ebenso folgte der kontinuierliche Aufbau einer naturwissenschaftlich gesicherten oder zumindest verschriftlichten Weitergabe des Wissensstandes zur Ausbildung von Heilkundigen.

Insbesondere durch die verschiedenen kriegerischen Auseinandersetzungen in der historischen Geschichte entwickelte sich die (notfall-)medizinische Versorgung weiter. Hierbei wurden auch die ersten mobilen Versorgungseinheiten als Vorläufer des organisierten Rettungsdienstes und Feldlazarette geschaffen. Hier musste bereits schon eine Triage der Patienten (auch mit einem Behandlungsausschluss) durchgeführt werden. Mit der flächendeckenden Einführung eines organisierten Rettungsdienstes in den späten 1960er und 1970er Jahren hat sich auch die Notfallversorgung in den Krankenhäusern in Richtung einer strukturierten Traumaversorgung weiterentwickelt.

Parallel zu den Veränderungen im Klinikbereich kam in Deutschland gerade im Laufe des letzten Jahrhunderts das System der niedergelassenen Hausärzte und der Fachärzte auf. Der Hausarzt sichert so nicht nur die allgemeine Gesundheitsversorgung der Bevölkerung, sondern schaffte auch Behandlungsmöglichkeiten bei akuten Erkrankungen oder Notfällen. Insbesondere in ländlichen Regionen, ohne angegliedertes Krankenhaus, galt bzw. gilt der „Landarzt" immer noch als erste Anlaufstelle bei allen gesundheitlichen Störungen. Insbesondere in strukturschwächeren Regionen wird es allerdings immer schwieriger, Ärzte und Ärztinnen für diese Tätigkeit gewinnen zu können. Um den anhaltenden Bedarf zu decken und Ärzte und Ärztinnen hierfür zu motivieren, gibt es bereits verschiedene Förderprogramme.

Das Krankenhaus hatte also bis in die jüngere Vergangenheit gerade mit der Versorgung ambulanter Patienten kaum Berührungspunkte. Die Ausnahme bildeten insbesondere die speziellen Ermächtigungsambulanzen oder die berufsgenossenschaftliche Versorgung von Patienten mit Arbeits- und Wegeunfällen durch speziell zugelassene Unfallchirurgen in den Kliniken.

1.2.2 Strukturelle Veränderungen der Notfallambulanzen

Bis zur Jahrtausendwende wurden stationäre Patienten in den Krankenhäusern häufig direkt auf den Stationen aufgenommen. Notfallpatienten wurden in dem führenden Fachgebiet (zumeist internistisch oder chirurgisch) über die zugeordnete Notfallambulanz des jeweiligen Fachgebiets versorgt und den Stationen zugewiesen. Häufig waren die verschiedenen Aufnahmen räumlich getrennt und die Zusammenarbeit der verschiedenen Fachgebiete war nicht immer gut. Dies führte besonders bei Patienten mit unklaren (insbesondere abdominellen) Erkrankungen häufig zu Behandlungsverzögerungen. Kritisch kranke Menschen wurden häufig auch ohne „Umweg" über die jeweilige Notaufnahme direkt auf die Intensivstation verbracht und dort versorgt. Auch wenn in den meisten Häusern die Intensivstationen nur noch über begrenzte Kapazitäten und Ressourcen verfügen, lässt sich dieses Vorgehen immer noch in einigen Krankenhäusern finden.

In den letzten Jahren haben sich in den meisten Häusern die einzelnen Ambulanzen hin zu Zentralen Notaufnahmen entwickelt. Dies erleichtert die multiprofessionelle Patientenversorgung und bietet insbesondere für die Versorgung von Patienten mit komplexen Notfallbildern einen besseren Arbeitsfluss. Diese Entwicklung wurde 2018 durch den Strukturbeschluss des Gemeinsamen Bundesausschusses zu den Regelungen zu einem gestuften System von Notfallstrukturen in Krankenhäusern (Gemeinsamer Bundesausschuss 2018) flankiert. Hierin werden Zentrale Notfallambulanzen gefordert, um eine Stufe der Notfallversorgung erreichen und somit zusätzliche Entgelte für das Krankenhaus erzielen zu können.

> Der Gemeinsame Bundesausschuss ist das höchste Beschlussgremium der gemeinsamen Selbstverwaltung im deutschen Gesundheitswesen.

Durch diese Regelung werden die an der stationären Notfallversorgung teilnehmenden Krankenhäuser in drei verschiedene Stufen eingeteilt (vgl. ▶ Abschn. 1.1.4). Grundlegend für alle Stufen sind unter anderem die Verfügbarkeit der Notfallversorgung rund um die Uhr, eine Zentralisierung der Notfallambulanzen, die Nutzung eines validen Ersteinschätzungssystems und die Durchführung der (dokumentierten) Ersteinschätzung innerhalb von 10 min nach Eintreffen in der Notaufnahme. Weiterhin wird eine adäquate und aussagekräftige Dokumentation gefordert und die Qualifikation des verantwortlichen Personals festgelegt.

> Die verantwortliche Pflegekraft in einer ZNA muss über die Zusatzqualifikation der Notfallpflege (Fachweiterbildung) und der verantwortliche Arzt über die Zusatzweiterbildung Klinische Notfall- und Akutmedizin, sobald diese im Bundesland verfügbar ist, verfügen.

> Je nach zugeordneter Stufe erhalten die Kliniken gestaffelte Zuschläge für die Beteiligung an der Notfallversorgung (vgl. Abb. 1.2). Bei einer Nichtbeteiligung an der Notfallversorgung können Abschläge für jeden Patienten berechnet werden.

1.2.3 Inanspruchnahme der Notfallambulanzen

Aufgrund der steigenden Fallzahlen und der zunehmenden Inanspruchnahme der Leistungen des Rettungsdienstes und der Notaufnahmen ist die Belastung für die Institutionen und das Personal in den letzten Jahren deutlich gestiegen.

Die zunehmende Inanspruchnahme der Notaufnahmen kann durch verschiedene Aspekte begründet sein. Zum einen zeichnet sich insbesondere bei jüngeren Menschen der Trend ab, keinen festen Hausarzt mehr zu haben oder auch nicht mehr haben zu wollen. Zum anderen wird die Notaufnahme auch bewusst als Anlaufstelle gesehen, da hier von einer Verfügbarkeit aller fachlichen und technischen Ressourcen ausgegangen wird. In der ambulanten Versorgung müssen insbesondere für fachärztliche oder apparative Untersuchungen häufig lange Wartezeiten in Kauf genommen werden. Weiterhin verweisen verschiedene Ärzte aufgrund ökonomischer Bedingungen oder der eigenen Work-Life-Balance durchaus auch auf die Nutzung der Krankenhäuser bei verschiedenen gesundheitlichen Einschränkungen.

Durch die Integration von Kassenärztlichen Notdiensten und der bundeseinheitlichen Nummer 116 117 des ärztlichen Notdienstes nimmt allerdings der Trend einer kontinuierlichen Steigerung der Patientenzahlen gerade wieder etwas ab. Dies kann im Jahr 2020 allerdings auch durch die Angst vor einer Infektion mit dem Coronavirus SARS-CoV2 in einer medizinischen Einrichtung begründet sein.

Die Grafik der Ergebnisse der Versichertenbefragung durch die Kassenärztliche Bundesvereinigung bildet den Trend der Nutzung von Notaufnahmen, des ärztlichen Bereitschaftsdienstes und des deutlichen Rückgangs der kontinuierlichen Inanspruchnahme der Hausärzte deutlich ab (KBV 2020, S. 20, Abb. 1.4, eigene Darstellung).

Insbesondere bei den jüngeren Versicherten (<50 Jahre) wird die Notaufnahme des Krankenhauses für 43 % der Befragten immer noch als erste Anlaufstelle gesehen.

Weiterhin wird in dieser Befragung deutlich, dass die Nummer 116 117 insgesamt einen steigenden Bekanntheitsgrad hat. Im Jahr 2017 kannten 9 % der Befragten diese Nummer, während es im Jahr 2020 schon 32 % waren (KBV 2020, S. 18). Allerdings bedeutet das auch, dass zwei Drittel der Bevölkerung diese Nummer trotz aller Kampagnen noch nicht kennen.

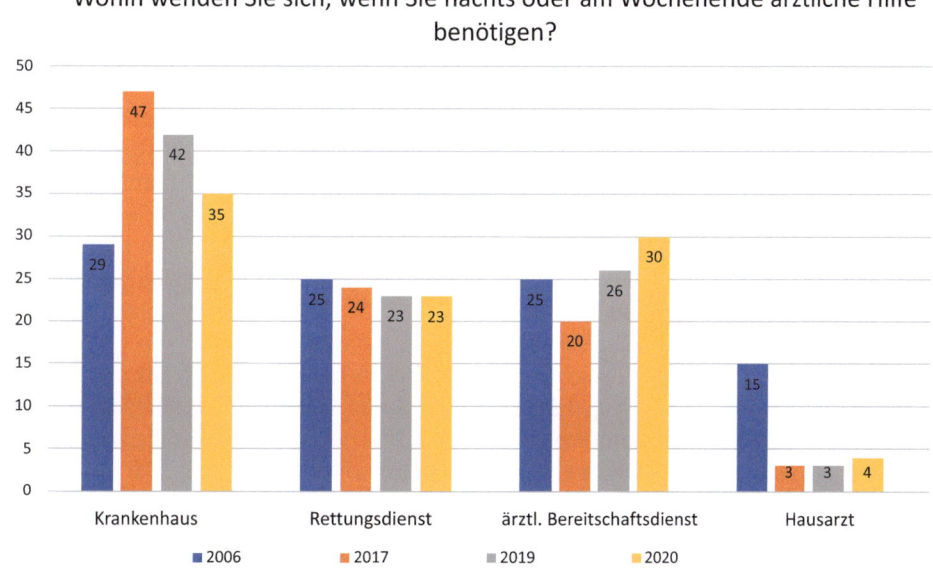

Abb. 1.4 Versichertenbefragung der Kassenärztlichen Bundesvereinigung (18–79 Jahre)

1.2.4 Entwicklung der Fachweiterbildung Notfallpflege

Die bereits genannten Entwicklungen haben auch zu großen Veränderungen an das Anspruchs- und Tätigkeitsprofil der Pflegekräfte in den Notfallaufnahmen geführt. Die Notfallaufnahme in der Klinik ist in sehr vielen Fällen eine erste Anlaufstelle für die Patienten. Sie wird auch häufig als Visitenkarte des Krankenhauses bezeichnet.

Eine gute, qualitativ hochwertige Versorgung von Patienten ist deshalb für diesen Bereich unabdingbar. Die Entwicklung bewegt sich flächendeckend hin zu Zentralen Notaufnahmen (ZNA), in der die Patienten aufgenommen und bereits verschiedene diagnostische und therapeutische Maßnahmen durchgeführt werden. Daher müssen die Notfallpflegekräfte über breit aufgestellte interdisziplinäre Fähigkeiten und Fertigkeiten verfügen, um Schweregrade und Komplikationen von Verletzungen und Krankheiten einschätzen und adäquat handeln zu können.

Aufgrund der veränderten Strukturen und eines häufigen Mangels an freien Intensivkapazitäten werden auch immer mehr intensivmedizinische Maßnahmen in der Notaufnahme eingeleitet. Weiterhin müssen auch überwachungspflichtige Patienten in der Notaufnahme oder in den angegliederten Beobachtungsstationen betreut werden. Daher erfordert die Tätigkeit der Pflegekräfte in den Notfallzentren eine zunehmende intensivpflegerische Kompetenz.

Ihr Wissen muss auf dem aktuellen Stand der Wissenschaft und Forschung beruhen, um Therapien und Behandlungen sicher umzusetzen. Sie müssen ihr Handeln planen, durchführen, begründen, beurteilen und anpassen können. Lebensbedrohliche Situationen müssen erkannt und beurteilt werden. In dieser komplexen Versorgungssituation müssen die Notfallpflegekräfte Prioritäten setzen und Arbeitsabläufe den akuten und oft schwierigen Erfordernissen anpassen. Wechselnde und häufig akut verlaufende Arbeitssituationen verlangen außerdem exzellente Fähigkeiten in Bezug auf das Hygienemanagement, um einer Keimverschleppung entgegenzuwirken. Insbesondere Notfallpflegende müssen in der Lage sein, die Patienten und ihre Angehörigen in möglicherweise „extremen Ausnahmesituationen" zu begleiten. Die Fähigkeit, auf die Ängste und Unsicherheiten der Patienten und ihrer Angehörigen einzugehen, ist eine notwendige Schlüsselkompetenz.

Das Handlungsfeld Notaufnahme ist somit gekennzeichnet durch fachlich hohe Anforderungen an die Pflegenden, die sich im Wesentlichen aus der Multidisziplinarität und der notwendigen Flexibilität erklären lassen.

Um diese (und weitere) Anforderungen zu erfüllen, bedarf es einer Spezialisierung analog anderer Fachdisziplinen wie beispielsweise der Intensivpflege und Anästhesie. Im Gegensatz zu den bereits lange etablierten Fachweiterbildungen sind die Entwicklungen in der Notfallpflege noch sehr jung und haben in den letzten Jahren eine hohe Dynamik gehabt.

Diverse Fachgesellschaften und Institutionen haben in den letzten 15–20 Jahren den Weg zu einer anerkannten Notfallpflegeweiterbildung geebnet.

Beispielsweise lassen sich hier die 2004 gestartete E.R.N.A (Erste Hilfe, Rettungsstellen, Notaufnahmen und Ambulanzen) oder die 2006 anlaufende Berufsgruppenübergreifende Weiterbildung Fachkraft für Ambulanzen nennen.

Die ersten zweijährigen Weiterbildungen mit einem ähnlichen Umfang bisheriger anerkannter Weiterbildungen gab es mit der sogenannten NENA-Weiterbildung (Wuppertal) oder 2013 mit dem Pilotprojekt Weiterbildung Notfallpflege in Berlin.

Mithilfe des DGINA-Curriculums wurde in den Jahren von 2014 bis 2018 an zwei Standorten (Köln und Halle an der Saale) ebenfalls eine 720 h umfassende Weiterbildung für die Notfallpflege durchgeführt.

> (Staatlich) Anerkannte Fachweiterbildungen haben üblicherweise einen theoretischen Umfang von mindestens 720 h Unterricht.

Aufgrund der landesrechtlichen Regelungen in Bremen, Berlin, Baden-Württemberg, Sachsen, Hamburg (ab 2022 geplant) und der Rahmenvorgabe der Landespflegekammer Rheinland-Pfalz für die Fachweiterbildung Notfallpflege, kann die Weiterbildung in diesen Bundesländern mit einem staatlich anerkannten Abschluss und einer gesetzlich geregelten Weiterbildungsbezeichnung abgeschlossen werden.

Um den anderen Bundesländern auch eine anerkannte Weiterbildung zu ermöglichen, wurde von der Deutschen Krankenhausgesellschaft (DKG) Ende 2016 ebenfalls eine Empfehlung für die Weiterbildung Notfallpflege herausgegeben. Durch die ab 2017 gültige Regelung konnte die Weiterbildung somit im gesamten Bundesgebiet mit einem anerkannten Abschluss angeboten werden. Mittlerweile gibt es in jedem Bundesland die Möglichkeit für Pflegekräfte, diese Weiterbildung zu absolvieren.

Im Rahmen einer dreijährigen Übergangsregelung (bis Ende 2019) konnten Pflegekräfte mit einer Berufserfahrung in der Notfallpflege von mehr als 5 bzw. 7 Jahren durch eine auf 170 h verkürzte Weiterbildung (5 Jahre) oder durch das alleinige Absolvieren einer mündlichen Prüfung (7 Jahre) die Weiterbildungsbezeichnung „(Kinder)Krankenschwester/(Kinder)Krankenpfleger für die Notfallpflege (DKG)" bzw. „Gesundheits- und (Kinder)Krankenpfleger/in für die Notfallpflege (DKG)" erwerben.

Entwicklung der Notfallversorgung in Deutschland

> **Wichtig**
> Durch den vorherrschenden Bildungsföderalismus existieren in den einzelnen Bundesländern unterschiedliche Regelungen zur pflegerischen Weiterbildung.
> In den Bundesländern ohne landesrechtliche Regelungen gelten die Empfehlungen der DKG zur pflegerischen Weiterbildung.

Auf der Grundlage des Gemeinsamen Bundesausschusses zu einem gestuften System von Notfallstrukturen in Krankenhäusern gemäß § 136c Absatz 4 des Fünften Buches Sozialgesetzbuch (SGB V) wurde seit 2018 das Erfordernis zur Qualifizierung von weitergebildeten Notfallpflegekräften verbindlich festgelegt. Somit ist die Fachweiterbildung für Notfallpflege auf Augenhöhe mit den bereits langjährig etablierten und anerkannten Fachweiterbildungen wie z. B. die Intensivpflege und Anästhesie zu betrachten.

1.2.5 Zusatzweiterbildung Klinische Notfall- und Akutmedizin

Um den Anforderungen an die Ärzte und Ärztinnen in den Notaufnahmen gerecht zu werden, wurde 2018 die bundesweite Einführung der ärztlichen Zusatzweiterbildung Klinische Akut- und Notfallmedizin beschlossen. Diese wird sukzessiv von den Landesärztekammern in eigene Weiterbildungsordnungen umgesetzt und sollte bald bundesweit ermöglicht werden. Die Zusatzweiterbildung umfasst in Ergänzung zu einer Facharztkompetenz die Erstdiagnostik und Initialtherapie von Notfall- und Akutpatienten im Krankenhaus sowie die Indikationsstellung und Koordination der weiterführenden fachspezifischen Behandlung in interdisziplinärer Zusammenarbeit.

Die Mindestanforderungen für diese Weiterbildung betragen:
- Facharztanerkennung in einem Gebiet der unmittelbaren Patientenversorgung
- 6 Monate Intensivmedizin (kann auch während der Facharztausbildung abgeleistet werden)
- 80 h Kurs-Weiterbildung
- 24 Monate Klinische Akut- und Notfallmedizin in einer interdisziplinären Notaufnahme unter Befugnis an Weiterbildungsstätten

Auch wenn die Zusatzweiterbildung ein wichtiger Meilenstein in der ärztlichen Weiterbildung ist, so setzen sich die Notfallmedizinischen Fachgesellschaften weiterhin für die Etablierung eines vollständigen Facharztes für Notfallmedizin ein, welcher bereits in vielen europäischen Ländern etabliert ist.

1.3 Was ist ein Notfallpatient?

Margot Dietz-Wittstock

Seit Jahren steigen die Patientenzahlen in der Notaufnahme stetig, dabei sind nicht alle Patienten, die eine Notaufnahme besuchen, „wirklich Notfälle".

Mehr als 20 Mio. Bundesbürger werden mittlerweile pro Jahr in einer Notaufnahme versorgt. Ob es sich dabei um einen Notfall handelt, kann nicht selten erst nach strukturierter Ersteinschätzung und Diagnosefindung festgestellt werden.

Die unterschiedlichen Definitionen und Einschätzungen, ob es sich bei einem Patienten um einen Notfallpatienten handelt, macht es den Personen selbst schwer, sich klar als solchen zu definieren, stellt aber auch das Notaufnahmepersonal vor die Herausforderung, einen Patienten mit vielleicht zunächst blande anmutenden Symptomen als Notfallpatienten anzuerkennen.

> **Notfall**
> Im Rettungsdienst wird eine Situation als Notfall angesehen, wenn sich ein Patient unmittelbar in Lebensgefahr befindet oder droht in Lebensgefahr zu geraten, wenn nicht unverzüglich adäquate medizinische Hilfeleistung erfolgt (§3 Abs. 4 Hessisches Rettungsdienstgesetz).

> **Notfallpatient**
> - Ein Notfallpatient ist ein Patient, der sich infolge Erkrankung, Verletzung oder aus sonstigen Gründen in unmittelbarer oder zu erwartender Lebensgefahr befindet, die eine Notfallversorgung und/oder Überwachung und einen geeigneten Transport zu weiterführenden diagnostischen Einrichtungen oder medizinische Behandlung erfordert (DIN 13050 [DIN EN 1789]).
> - Notfallpatienten werden als Personen definiert, die körperliche oder psychische Veränderungen im Gesundheitszustand aufweisen, für die der Patient selbst oder eine Drittperson unverzügliche medizinische und pflegerische Betreuung als notwendig erachtet (DGINA 2016).

Für Patienten selbst oder Drittpersonen ist eine Notfallsituation dadurch gekennzeichnet, dass die eigene Selbstwirksamkeit eingeschränkt oder verloren ist und eine drohende oder bereits eingetretene Schädigung vorliegt, die Angst und Sorge bereitet und daraus das akute Hilfebedürfnis des Patienten resultiert.

Laien kann folglich die Entscheidung, ob es sich bei vorhandenen Symptomen oder Zustandsveränderungen um einen medizinischen Notfall handelt, nicht auferlegt werden, da dies durchaus zu einer lebensbedrohlichen zeitkritischen Gefährdungssituation führen könnte.

Die häufige Inanspruchnahme der Notaufnahmen hat nicht zwingend damit zu tun, dass die Patienten sich selbst als dringlichen Notfall definieren, dies unterliegt mitunter auch anderen Motivationen wie in einer Querschnittstudie zur subjektiv empfundenen Behandlungsdringlichkeit und zu den Motiven, die Notfallambulanzen von Krankenhäusern aufzusuchen, aufgezeigt werden konnte.

Der Studie zufolge schätzten sich mehr als die Hälfte der befragten Patienten mit einer niedrigen Behandlungsdringlichkeit ein. Als Motivation der Inanspruchnahme der Notaufnahme wurde unter anderem die Nichtverfügbarkeit von geöffneten Hausarztpraxen genannt, oder dass die Notaufnahme gegenüber ambulanter Behandlung bevorzugt wird (Scherer et al. 2017).

1.4 Notfallpflege – was ist das eigentlich?

Margot Dietz-Wittstock

Neben den Veränderungen der Notfallversorgung in Deutschland hat sich die Notfallpflege zu einer eigenen Profession entwickelt. Auch der Anspruch aus Politik und Gesellschaft an die Notfallversorgung in Deutschland hat sich in den vergangenen Jahren extrem verändert und mündet unter anderem in Vorgaben an die Qualifikation des Personals und die Qualität ihrer Arbeit (G-BA 2018).

Beim Versuch einer Definition des Begriffs Notfallpflege wird schnell deutlich, wie komplex das Arbeitsfeld Notfallpflege heutzutage geworden ist. Eine Definition benötigt man jedoch, um den Notfallpflegenden selbst, aber auch Dritten die Möglichkeit zu geben, dieses Berufsbild mit seinen Aufgaben einzuordnen, ein Berufsverständnis und eine moralische, ethische Ausrichtung zu ermöglichen.

Bereits 2014 veröffentlichte die Deutsche Gesellschaft für Fachkrankenpflege und Funktionsdienste e. V. (DGF) eine Definition Notfallpflege, sowohl die Deutsche Gesellschaft Interdisziplinäre Notfall- und Akutmedizin (DGINA) als auch das Aktionsbündnis Notfallpflege (ABNP) zogen 2017 mit einer eigenen Definition nach.

1.4.1 Definitionen Notfallpflege

- **Definition Notfallpflege – DGF**

» Die Notfallpflege ist ein Teilbereich der Gesundheits- und Krankenpflege. Sie umfasst pflegerische Tätigkeiten innerhalb der klinischen Akutversorgung von Notfallpatienten in Rettungsstellen, Erste Hilfe, Ambulanzen, Notaufnahmen u. ä. Einrichtungen. Notfallpflege wird durch Gesundheits- und Krankenpflegepersonal ausgeübt, welches die Notfallpatienten allein oder in Kooperation mit anderen Berufsgruppen versorgt und betreut. Sie unterstützt den Arzt aktiv bei der Steuerung des Versorgungsprozesses und bewältigt mit ihm gemeinsam die Vorbereitung, Durchführung und Nachbereitung medizinisch notwendiger diagnostischer und therapeutischer Maßnahmen am Notfallpatienten.

» Schlüsselaufgaben der Notfallpflege sind die Bewältigung von schnell wechselnden, akuten und ungeplanten Pflegesituationen, das Erkennen der Bedürfnisse des Notfallpatienten sowie das Erreichen einer Stabilisierung/Linderung des objektiv bestehenden eingeschränkten Gesundheitszustandes. Dazu gehört auch die Bewältigung der durch die Patienten subjektiv als Notfall eingeschätzten Situationen. Dies geschieht auf der Basis der pflegerischen Krankenbeobachtung und unter Nutzung der vorhandenen beruflichen Handlungskompetenz. In Zusammenarbeit mit dem zuständigen Arzt und dem Notfallbehandlungsteam wird nach erfolgter Ersteinschätzung der Behandlungsdringlichkeit und nachfolgenden diagnostischen und therapeutischen Maßnahmen, die ambulante Entlassung aus der klinischen Notfallversorgung bzw. eine stationäre Aufnahme zur weiteren notwendigen Behandlung vorbereitet, koordiniert und umgesetzt. Die Notfallpflege gibt innerhalb der klinischen Notfallversorgung in Teilbereichen Unterstützung bei der Wiederherstellung der Aktivitäten des täglichen Lebens der Patienten. Im Rahmen des Aufgabengebietes versorgen Notfallpflegende Patienten mit unterschiedlichsten Erkrankungen aller Schweregrade, aller Altersgruppen, verschiedenster Lebensstile, Kulturen und Lebenssituationen. Dabei werden die Selbstbestimmung und das Selbstwertgefühl der Patienten beachtet. Wartende Angehörige sowie Begleit- und Betreuungspersonen werden informiert und integriert. Die Begleitung sterbender Notfallpatienten wird durch Notfallpflegende professionell koordiniert und würdevoll gestaltet.

» Die Notfallpflege versteht sich als professionelle pflegerische Schnittstelle zwischen den Leistungserbringern der präklinischen und der klinischen Versorgung von Patienten. Sie wirkt und integriert sich mit ihrem Handeln im Versorgungsprozess innerhalb der Rettungskette sowie im Kernbereich der klinischen Notfallversorgung. Innerhalb eines Notfallzentrums mit diagnostischen und therapeutischen Versorgungseinheiten, wie Intensivbetreuungs- und Überwachungsbereich, Aufnahmestation, Ambulantes Operieren, Sprechstundenbereichen oder auch Beratungsstellen, kann die Notfallpflege weiterführende Aufgaben innerhalb ihrer Kompetenzfelder übernehmen. (DGF 2014)

- **Definition Notfallpflege – DGINA**

» Das Handlungsfeld von Pflegekräften innerhalb einer Notaufnahme ist insbesondere durch eine multidisziplinäre, interprofessionelle sowie an den Symptomen und Bedürfnissen des Patienten ausgerichtete Arbeitsweise gekennzeichnet. Die Anforderungen an die Notfallpflegekraft zeichnen sich durch rasch variierende Pflegesituationen, die Heterogenität des Patientenklientels und ein oft nicht planbares Patientenaufkommen aus. Das Spannungsfeld zwischen leichten und hoch akuten, komplexen, zeitkritischen Notfällen charakterisiert das Arbeitsfeld Notaufnahme.

» Als unverzichtbarer Bestandteil des Behandlungsteams vertritt die Notfallpflegekraft dabei die Interessen des Patienten, seiner An- und Zugehörigen und der Profession Notfallpflege.

» Die Notfallpflegekraft organisiert und steuert die Notfallbehandlung gemeinsam mit den in der Notaufnahme tätigen Professionen entlang des innerklinischen Erstversorgungsprozesses und versteht sich mit dem Behandlungsteam als essentielle Schnittstelle zwischen den beteiligten präklinischen und klinischen Versorgungsbereichen.

» Alle notwendigen gesundheits- und krankenpflegerischen Tätigkeiten sowie delegierte und substituierte Aufgaben werden auf Grundlage aktueller wissenschaftlicher Erkenntnisse im Rahmen der rechtlichen Vorgaben eigenverantwortlich durchgeführt.

» Neben der Anleitung und Beratung von Notfallpatienten begleitet die Notfallpflegekraft auch die An- und Zugehörigen situationsgerecht und integriert sie in den Versorgungsprozess. (DGINA 2017)

Die Definition der DGINA nimmt somit auch Evidence-based Nursing (EBN) erstmals in die Definition Notfallpflege auf (▶ Kap. 19).

- **Definition Notfallpflege – ABNP**

» 1. Die Notaufnahme ist ein Funktionsbereich, der gekennzeichnet ist durch einen raschen und unvorhersehbaren Wechsel der Arbeitsabläufe, des Arbeitspensums und die Individualität jeder Notfallsituation. Die Besonderheiten der Arbeiten in der Notaufnahme sind die symptomorientierte Behandlungsweise, die zeitlich begrenzten Ressourcen und das breite Behandlungsspektrum. Die Notaufnahme versteht sich hierbei als eine Schnittstelle zwischen Präklinik und weiteren klinischen Versorgungsbereichen. Zunehmend behandeln Notaufnahmen auch Patienten, die sich durch niedergelassene Ärzte nicht zeitnah und adäquat behandelt fühlen.

» 2. Der Notfallpatient stellt eine hochkomplexe Pflegesituation dar, denn er kommt aus allen Altersgruppen und weist unterschiedliche Schweregrade an heterogenen somatischen/psychischen Erkrankungen auf sowie unterschiedlichste soziokulturelle Herkünfte. Bei der Behandlung des Notfallpatienten muss seine Selbstbestimmung immer beachtet werden.

» 3. Substitution sowie generelle Delegation an Notfallpflegende ist möglich und notwendig, das heißt eine Kompetenzfelderweiterung von Pflegenden auf Grundlage vorhandener/bestehender gesetzlicher Rahmenbedingungen (z. B. Heilkundeübertragungsverodnung).

» 4. Die Pflege stellt innerhalb des interdisziplinären Teams eine eigenständige Profession dar mit der Aufgabe der Förderung der interdisziplinären Zusammenarbeit und der Ausbildung von Berufsanfängern verschiedenster Professionen, sowie der Organisation und Strukturierung der Arbeitsprozesse innerhalb des multiprofessionellen Teams. Die Pflege versteht sich dabei als direkter Partner des Arztes.

» 5. Es gibt charakteristische Leistungen und Aufgaben der Profession Pflege im Handlungsfeld der Notaufnahme. Hierzu gehören die Linderung/Unterstützung bei der Heilung der subjektiven Beschwerden des Patienten, das Erkennen der Bedürfnisse des Patienten, die pflegerische Betreuung des Patienten, die ganzheitliche Betrachtung des Patienten, die pflegerische Versorgung von Notfallpatienten und deren Angehörigen als autarke Aufgabe innerhalb ihres Kompetenzrahmens und in Zusammenarbeit mit anderen Berufsgruppen, die Ersteinschätzung des Patienten, das Einleiten/Interpretieren diagnostischer Maßnahmen und Beginn der indizierten Therapie in Zusammenarbeit mit dem Arzt und die Sicherstellung der Behandlungsqualität.

» 6. Das aktuelle Kompetenzverständnis (Deutscher Qualifikationsrahmen [DQR] und Europäischer Qualifikationsrahmen [EQR]) ist für Pflegende in der Notaufnahme nicht ausreichend, denn Notfallpflegende besitzen Fachwissen im Bereich der Notfallpflege, anderen Bezugswissenschaften und aus dem Bereich des Managements sowie die Fähigkeit zum wissenschaftlichen Arbeiten und die Fähigkeit, dieses Wissen in Form von evidenzbasiertem Handeln in die Praxis zu implementieren. Des Weiteren besitzen sie eine hohe Sozial- und Selbstkompetenz, sowie ein berufliches Selbstverständnis. (ABNP 2017)

1.4.2 Definition Notfallpflege im Fluss

Die sich verändernden Strukturen im Gesundheitswesen Deutschlands und vielleicht auch Beispiele für die Definition von Kompetenzen der Notfallpflegenden im Ausland wie die der European Society for Emergency Nursing (EUSEN) machen deutlich, dass sich die Rolle und die Definition Notfallpflege in Deutschland in der Zukunft vielleicht ändern muss.

Die zunehmend auch pflegewissenschaftlichen Herangehensweisen an Teile einer Definition Notfallpflege, wie in einer Studie aus 2017, die versucht hat, pflegewissenschaftlich erarbeitete kernpflegerische Aufgaben in der Notaufnahme zu definieren (Dittrich et al. 2017), zeigen, dass es sinnvoll erscheint, die Definition Notfallpflege in der Zukunft regelmäßig einer Aktualisierung zu unterziehen.

Ebenso verdeutlicht dies die Tatsache, dass die bisher erarbeiteten Definitionen die möglichen Vorbehaltsaufgaben der Pflege nach Pflegeberufegesetz (PflBG) 2017, (z. B. Pflegebedarfseinschätzung und Pflegediagnostik) nicht berücksichtigen (▶ Kap. 19).

1.5 Entstehung des Ethikkodexes für Notfallpflegende

Patrick Dormann

> „Ethik als Wissenschaft fragt nach dem, was richtig oder falsch ist, gut oder schlecht ist und zwar immer unter dem Gesichtspunkt, wie menschliches Leben und Zusammenleben möglichst optimal gelingen kann." (Hoffmann 2008, S. 445).

Noch zu Beginn des 20. Jahrhunderts beruhte die Pflegepraxis auf der tradierten christlichen Nächstenliebe und definierte sich als ärztliche Assistenzfunktion. Dieses Berufsbild hat sich allerdings in den letzten Jahren grundlegend geändert, sodass die Pflege sich aktuell im Prozess der Professionalisierung befindet. Eine grundlegende Anforderung an eine Profession ist allerdings die Verschriftlichung von Normen in Form eines Ethikodex („code of ethics"). So ist beispielsweise durch den „International Council of Nurses" (ICN) der Ethikkodex für Pflegende entstanden, welcher durch den „Deutschen Berufsverband für Pflegeberufe" ins Deutsche übersetzt wurde, sowie die Ethischen Prinzipien der Intensivpflegenden durch die „Deutsche Gesellschaft für Fachkrankenpflege und Funktionsdienste" (DGF). Diese entsprechen allerdings nicht in Gänze den Anforderungen, die das Notaufnahmesetting an einen Ethikkodex stellt.

Daher hat die AG Pflege der DGINA die Notwendigkeit eines Ethikkodex für den Bereich der Akut- und Notfallpflege identifiziert und zusammen mit dem Aktionsbündnis Notfallpflege den folgenden Kodex mit 6 Dimensionen erarbeitet.

Dieser soll den Notfallpflegenden eine Grundlage für moralisches Handeln in der Akut- und Notfallpflege geben. Er legt Verhaltensnormen fest mit dem Ziel, angemessene Entscheidungen zu finden, die im rechtlichen Handlungsrahmen der jeweiligen Situation von jedem Beteiligten in seiner Moral mitgetragen werden können.

Er soll helfen, im multidisziplinären Team die Interessen der Patienten, der An- und Zugehörigen, der eigenen Profession und des Notfallteams fundiert zu vertreten und begründbare Entscheidungen herbeizuführen.

Im Zentrum des Ethikkodex für Notfallpflegende steht die Würde des Menschen.

Zur Erstellung des Ethikkodexes wurde die Methode zur Konsensfindung in der Expertengruppe genutzt.

1.5.1 Die Methode der Konsensfindung in der Expertengruppe

Mit dem Ziel, einen wissenschaftlich und durch eine Expertengruppe validierten Ethikkodex zu erstellen, wurde vorab eine systematische Literaturrecherche durchgeführt. Das Ziel dieser Recherche war es, bereits existente Ethikodizes oder Beschreibungen der Notfallpflege ausfindig zu machen. Folgende Suchbegriffe wurden dabei genutzt: *Ethik Notfallpflege, Notfallpflege, Curricula Notfallpflege, Akutpflege*. Die Suche in Literaturdatenbanken blieb dabei ergebnislos. Durch Zufallsbefunde und Expertengespräche konnte jedoch relevante Literatur identifiziert werden (vgl. ◘ Tab. 1.1):

Die dabei gefundenen Beschreibungen von Ethik der Notfallpflege wurden verglichen, um bestehende Gemeinsamkeiten und Unterschiede zu identifizieren, sowie auf Vollständigkeit geprüft.

Diese Ergebnisse wurden einer Expertengruppe der AG Notfallpflege der DGINA vorgelegt, um sie durch Abstimmung zu konstatieren. Hierfür wurde ein entsprechender Fragebogen entwickelt, durch welchen die Experten anonym jeweils der aufgestellten Hypothese zustimmen, oder widersprechen konnten. Die Abstimmungen innerhalb der Expertengruppe erfolgte daher im Rahmen einer formalen Konsensfindungstechnik mittels eines nominalen Gruppenprozesses in Anlehnung an die Empfehlungen der Arbeitsgemeinschaft der Wissenschaftlichen Medizinischen Fachgesellschaft (AWMF) zur „Entwicklung von Leitlinien". Diese Befragung wurde insgesamt dreimal durchgeführt, bis ein Konsens vorlag. Die Ergebnisse wurden abschließend durch eine Pflegewissenschaftlerin kommentiert.

Tab. 1.1 Konsensfindung in der Expertengruppe: Überblick über die verwendete Literatur

ICN- Ethikkodex für Pflegende, DBfK; Oktober 2010
Ethische Prinzipien der Intensivpflegenden- Ethik Kodex der DGF; 2013
Empfehlung für die Fachweiterbildung Notfallpflege der DKG; November 2016
Empfehlung zur Fachweiterbildung Notfallpflege der DGINA; März 2014
Rahmenempfehlung der Fachgruppe Notfallpflege in der DGF e. V. zur Ausgestaltung von Curricula einer Fachweiterbildung Notfallpflege; 2014
Module der Fachweiterbildung Notfallpflege Gesundheit Nord-Klinikum links der Weser; Januar 2016
Module der Fachweiterbildung Notfallpflege Charité Berlin; Februar 2017
Definition Notfallpflege der DGINA (▶ https://www.dgina.de/news/definition-notfallpflege_51), abgerufen am 08.11.2018
Definition Notfallpflege des Aktionsbündnisses Notfallpflege (▶ http://abnp.de/was-genau-ist-notfallpflege/), abgerufen am 08.11.2018
OdASanté- Rahmenlehrplan für Nachdiplomstudien der höheren Fachschulen: „Änasthesiepflege/Intensivpflege/Notfallpflege"; April 2012

1.5.2 Problematik der Literaturrecherche

Bei der Recherche nach Kodizes für ethisches Handeln in der Pflege im deutschsprachigen Raum stößt man allerdings auf wenige Ergebnisse. Die beiden umfangreichsten Kodizes haben der International Council of Nurses mit seiner deutschen Übersetzung des ICN-Ethikkodex für Pflegende aus dem Jahr 2005 und die Deutsche Gesellschaft für Fachkrankenpflege und Funktionsdienste e. V. mit ihren ethischen Prinzipien der Intensivpflegenden geschaffen.

Bei der Recherche wurde in der Ergebnisdarstellung auf deutschsprachige Literatur fokussiert, da die Notfallpflege bereits im internationalen Raum seit Jahren etabliert ist und es große Unterschiede in der Berufsausübung im Vergleich gibt. So ist der Kompetenz- und Handlungsspielraum in England wie auch in den Niederlanden sehr viel weiter fortgeschritten als in Deutschland.

1.5.3 Zusammensetzung der Expertengruppe

Bei den Experten (n=7), die an der Konsensfindung teilnahmen, handelt es sich um fünf Gesundheits- und Krankenpflegekräfte und einen Arzt mit langjähriger Berufserfahrung im Notaufnahme-Setting sowie einen Medizinethiker.
Qualifikation der Experten:
- Rettungssanitäter
- Weiterbildung Notfallpflege
- Fachweiterbildung für Anästhesie und Intensivpflege
- Bachelor (inkludiert die cand. Bachelor)
- Diplom (FH)
- Promotion (med., rer. medic.)
- Habilitation (phil.)

Berufliche Position der Experten:
- Gesundheits- und Krankenpflegekräfte in der Notaufnahme
- Stationsleitung Notaufnahme
- Dozent für Notfallpflege
- Ärztliche Leitung Notaufnahme
- Vorstand Ethikkomitee
- Coach/Personalentwickler

1.5.4 Ergebnisse

Bei dem methodisch-wissenschaftlich fundierten Vorgehen ergaben sich folgende sechs Grundelemente zum ethischen Handeln für Notfallpflegende, die jeweils einzeln inhaltlich definiert wurden:

1. Notfallpflegende und der Notfallpatient

Notfallpflegende übernehmen Verantwortung gegenüber dem Notfallpatienten und begegnen ihm mit Empathie, Offenheit und Ernsthaftigkeit. Sie berücksichtigen dabei die Wertvorstellungen, die Gewohnheiten, den Glauben, die individuellen Bedürfnisse sowie die subjektiv empfundene Notfallsituation des Patienten und respektieren seine Autonomie und Würde. Orientierend an der „Leitlinie evidenzbasierte Gesundheitsinformation" sorgen Notfallpflegende für eine angemessene Information des Notfallpatienten. Jede vom Patienten gefällte Entscheidung zur Versorgung und Behandlung wird akzeptiert. Der Patient wird, trotz bestehenden Akutsettings, dabei nicht unter Druck gesetzt. Notfallpflegende verteidigen die Privat- und Intimsphäre des Notfallpatienten und schützen vertrauliche Daten auch über den Tod des Patienten hinaus. Darüber hinaus schützen sie die Patienten vor unethischen und illegalen Handlungen.

2. Notfallpflegende und die An- und Zugehörigen des Notfallpatienten

Notfallpflegende begegnen auch den An- und Zugehörigen des Notfallpatienten mit Empathie, Offenheit und Ernsthaftigkeit. Sie berücksichtigen hierbei die Wertvorstellungen, die Gewohnheiten, den Glauben, die individuellen Bedürfnisse sowie die subjektiv empfundene Situation der An- und Zugehörigen des Notfallpatienten. Orientierend an der „Leitlinie evidenzbasierte Gesundheitsinformation" sorgen Notfallpflegende für eine angemessene Information der An- und Zugehörigen. Jede gefällte Entscheidung zur Versorgung und Behandlung wird akzeptiert. Die An- und Zugehörigen werden, trotz bestehenden Akutsettings, dabei nicht unter Druck gesetzt.

3. Notfallpflegende und ihre Profession

Notfallpflegende verstehen sich als eigenständige und gleichwertige Profession im interdisziplinären Notfallteam und agieren entsprechend. Daher übernehmen sie als Berufsgruppe eine aktive und verantwortungsvolle Rolle bei der Entwicklung, Implementierung und Evaluation von Standards in der Versorgungspraxis sowie in der Fort- und Weiterbildung. Sie schaffen Arbeitsbedingungen, die zu einer qualitativ hochwertigen Notfallpflege führen.

4. Notfallpflegende und ihre Berufspraxis

Notfallpflegende verrichten ihren Dienst mit Gewissenhaftigkeit und übernehmen Verantwortung für ihre professionellen Handlungen. Dabei lassen sie sich in ihren Pflichten gegenüber ihren Patienten nicht beeinflussen durch Alter, Krankheit oder Behinderung, Glaubensbekenntnis, ethnische Herkunft, Geschlecht, Nationalität, politische Zugehörigkeit, sexuelle Orientierung, soziale Stellung oder andere Faktoren. Sie nehmen regelmäßig an beruflichen Fort- und Weiterbildungen teil, um ihren hohen Grad an Fach-, Sozial- und Methodenkompetenz aufrechtzuerhalten. Notfallpflegende erkennen die Grenzen ihrer Kompetenzen und weisen Tätigkeiten zurück, für die sie nicht ausgebildet sind, und verstehen sich als Anwälte der Interessen des Patienten und vertreten diese auch gegenüber anderen Professionen. Sie informieren den zuständigen Organisationsverantwortlichen über jede Situation, in der der Patient durch Umgebung oder inadäquate Ressourcen gefährdet ist und weisen jede Form der Bestechung durch Patienten oder An- und Zugehörige ab, die zu einer bevorzugten Behandlung führen soll. Notfallpflegende entwickeln darüber hinaus ein Bewusstsein für Probleme und Konflikte, die sich aus ökonomischen und institutionellen Rahmenbedingungen ergeben können, und unterstützen die Sicherung der bestmöglichen Versorgung.

5. Notfallpflegende und die Öffentlichkeit

Notfallpflegende informieren die Öffentlichkeit über die Profession der Notfallpflege sowie über die für Notfallpatienten notwendigen Versorgungsprozesse und tragen so zum Wissen über und zum Vertrauen in die Notfallversorgung bei. Dabei vermeiden sie, wie alle anderen Professionen, Konflikte durch marktwirtschaftliches Interesse, welche die Unabhängigkeit professioneller Beurteilung beeinträchtigen.

6. Notfallpflegende und ihre Kolleginnen und Kollegen aus dem interdisziplinären Team und den Schnittstellen der Notaufnahme

Notfallpflegende entwickeln und erhalten eine kooperative Beziehung zu allen Professionen im multidisziplinären Team und den Schnittstellen der Notaufnahme und prägen die Zusammenarbeit durch ein ehrliches, gerechtes und verlässliches Verhalten. Sie geben ihr Wissen und ihre Erfahrung zur Förderung der beruflichen Kompetenz aller Professionen im interdisziplinären Team und anderen Schnittstellen der Notaufnahme weiter. Daher informieren sie zuständige Personen oder Institutionen über jede für die professionelle Praxis relevante Beobachtung.

> Der Ethikkodex für Notfallpflegende stellt trotz seines Umfanges nur ein grobes Richtwerk zur ethischen Entscheidungsfindung dar. Entscheidungen müssen trotzdem für jeden Einzelfall innerhalb des gesamten therapeutischen Teams getroffen werden. Nichtsdestotrotz stellt der Ethikkodex für Notfallpflegende einen entscheidenden Schritt der Professionalisierung der Berufsgruppe dar und unterstreicht die Verantwortung von Notfallpflegenden innerhalb ihrer Abteilung.

Literatur

Literatur zu Abschn. 1.1

Bogan A (2012) Der Sicherstellungsauftrag der Kassenärztlichen Vereinigungen. Zugleich eine Analyse der Auswirkungen selektivvertraglicher Versorgungsstrukturen auf die vertragsärztliche Sicherstellungsarchitektur. Schriften zum Sozialrecht, Band 20. Nomos-Verlag, Baden-Baden

Bundesärztekammer – Notarztqualifikation in Deutschland (2011)

Bundesärztekammer – Methodische Empfehlungen, Lehr- und Lerninhalte für den Weiterbildungskurs zum Inhalt der Zusatz-Weiterbildung „Notfallmedizin" (2014)

DGINA „Chance vertan" – DGINA kritisiert Gesetzentwurf zur Reform der Notfallversorgung, 14. Januar 2020, Pressemitteilung DGINA

Gemeinsamer Bundesausschuss (G-BA)Regelungen zu einem gestuften System von Notfallstrukturen in Krankenhäusern gemäß § 136c Absatz 4 SGB V:Erstfassung, Beschlussdatum: 19.04.2018, Inkrafttreten: 19.05.2018

Gesetz über den Beruf der Notfallsanitäterin und des Notfallsanitäters vom 22. Mai 2013 (BGBl. I S. 1348)

Gesetz über das Kassenarztrecht" (GKAR) von 1955

Gesetz zur Stärkung der Versorgung in der gesetzlichen Krankenversicherung (GKV-Versorgungsstärkungsstärkungsgesetz), Bundesgesetzblatt Teil I2015Nr. 30 vom 22.07.2015

Gesetz zur Reform der Strukturen der Krankenhausversorgung(-Krankenhausstrukturgesetz – KHSG) Bundesgesetzblatt Teil I2015Nr. 51 vom 17.12. 2015

Niehues C Notfallversorgung in Deutschland: Analyse des Status quo und Empfehlungen für ein patientenorientiertes und effizientes Notfallmanagement, German Edition, S 31. Kohlhammer Verlag

Niehues C Notfallversorgung in Deutschland: Analyse des Status quo und Empfehlungen für ein patientenorientiertes und effizientes Notfallmanagement, German Edition, S 31. 1. AUFLAGE 2012, Kohlhammer Verlag.

Roth K (2018) Struktur der medizinischen Notfallversorgung in Deutschland, 1. Aufl. Kohlhammer Verlag, Stuttgart

Sachverständigenrat zur Begutachtung der Entwicklung im Gesundheitswesen, Bedarfsgerechte Steuerung im Gesundheitswesen (2018)

Sozialgesetzbuch V §75 Abs.1 und Abs.2

Vierte Verordnung des Reichspräsidenten zur Sicherung von Wirtschaft und Finanzen und zum Schutze des inneren Friedens" 8. Dezember 1931

Literatur zu Abschn. 1.2

Bundesärztekammer (2018) (Muster-)Weiterbildungsordnung 2018 in der Fassung vom 20.09.2019. ▶ https://www.bundesaerztekammer.de/fileadmin/user_upload/downloads/pdf-Ordner/Weiterbildung/20190920_MWBO-2018.pdf

Deutsche Krankenhausgesellschaft (2019) DKG Empfehlungen für die Weiterbildung Notfallpflege vom 18.06.2019. ▶ https://www.dkgev.de/fileadmin/default/Mediapool/2_Themen/2.5._Personal_und_Weiterbildung/2.5.11._Aus-_und_Weiterbildung_von_Pflegeberufen/DKG-Empfehlung_fuer_die_Weiterbildung_Notfallpflege/DKG-Empfehlung_Weiterbildung_Notfallpflege.pdf

Frickhöffer P (2017) „Vom Siechenhaus zum Profitcenter". Unveröffentlichtes Manuskript

Gemeinsamer Bundesausschuss (2018) Beschluss des Gemeinsamen Bundesausschusses über die Erstfassung der Regelungen zu einem gestuften System von Notfallstrukturen in Krankenhäusern gemäß § 136c Absatz 4 SGB V. ▶ https://www.g-ba.de/downloads/62-492-2224/Not-Kra-R_2020-05-14_iK-2020-06-01.pdf

Kassenärztliche Bundesvereinigung (2020) Versichertenbefragung der Kassenärztlichen Bundesvereinigung 2020. ▶ https://www.kbv.de/media/sp/Berichtband_Ergebnisse_KBV_Versichertenbefragung_2020.pdf

Literatur zu Abschn. 1.3 und 1.4

Scherer M, Lühmann D, Kazek A, Hansen, H, Schäfer, I (2017) Patienten in Notfallambulanzen. Querschnittstudie zur subjektiv empfundenen Behandlungsdringlichkeit und zu den Motiven, die Notfallambulanzen von Krankenhäusern aufzusuchen Dtsch Arztebl Int 2017, 114: 645-52. ▶ https://doi.org/10.3238/arztebl.2017.0645

▶ https://www.dgina.de/news/dgina-2016-organisation-und-stufung-der-notfallversorgung_54. Zugegriffen: 12. Sept. 2020

§3Abs4 Hessisches Rettungsdienstgesetz

Moecke H et al (Hrsg) (2017) Das ZNA Buch, 2. Aufl. Kap. 2, S. 6

Literatur zu Abschn. 1.5

Geissler B (2013) Professionalisierung und Profession. Zum Wandel klientenbezogener Berufe im Übergang zur post-industriellen Gesellschaft. Die Hochschule 01/2013. ▶ https://www.hof.uni-halle.de/journal/texte/13_1/Geissler.pdf. Zugegriffen: 28. Nov. 2018

Kemetmüller E, Füstler G, Resetarics P (2013) Berufsethik und Berufskunde. Für Pflegehelferinnen und Angehörige von Sozialbetreuungsberufen. 2. Aufl. Wien, Facultas

Lay R (2012) Ethik in der Pflege. Ein Lehrbuch für die Aus-, Fort- und Weiterbildung, 2. Aufl. Schlütersche, Hannover

Hoffmann M (2008) Kohärenzbegriff in der Ethik. DeGruyter, Berlin, S 445

Schnittstellen der Notfallversorgung in Deutschland

Sascha Bielefeld und Jens Mersmann

Inhaltsverzeichnis

2.1 Strukturen des Rettungswesens in Deutschland – 20

2.2 Heutige Strukturen im deutschen Rettungswesen – 21
2.2.1 Krankentransport – 21
2.2.2 Rettungsdienst – 22
2.2.3 Notarztdienst – 22
2.2.4 Leitstelle – 22

2.3 Berufsgruppen in der präklinischen Notfall- und Akutmedizin – 23
2.3.1 Rettungshelfer – 23
2.3.2 Rettungssanitäter – 23
2.3.3 Notfallsanitäter – 24

2.4 Präklinische Konzepte und Versorgungsstrategien – 24
2.4.1 Arbeitsplatz Präklinik – 24
2.4.2 Versorgungskonzepte – 25

2.5 Besondere Einsatzsituationen – 25
2.5.1 MANV-Lagen – 25
2.5.2 Triage – 26

2.6 Innerklinische Schnittstellen – 26
2.6.1 Klinische Annahme von Notfallpatienten – 27
2.6.2 Schnittstelle pflegerischer bzw. ärztlicher Notfallkoordinator – 27
2.6.3 Schnittstellenmanagement und Behandlungsdringlichkeit – 28

Literatur – 32

Ein besonderes Kennzeichen der Notfallpflege ist die Tätigkeit an den Nahtstellen zu den präklinischen und den innerklinischen Bereichen. Das interdisziplinäre und interprofessionelle Team der Notaufnahme ist in der Regel der erste klinische Kontakt des Notfallpatienten und somit eine bzw. die essenzielle Nahtstelle seiner primären Akutversorgung. Zur Optimierung der Steuerung des Erstversorgungsprozesses sollten die Besonderheiten der einzelnen Nahtstellen sowie die regionalen Besonderheiten jeder Notfallpflegekraft bekannt sein.

2.1 Strukturen des Rettungswesens in Deutschland

Sascha Bielefeld

- **Geschichte des Rettungsdienstes**

Die Geschichte des Rettungsdienstes in Deutschland wurde besonders durch das Engagement der Hilfsorganisationen, aber auch privater Initiativen geprägt. Als Initiator der modernen Notfallmedizin wird der Chirurg Martin Kirschner betrachtet, der auf der 62. Tagung der Deutschen Gesellschaft für Chirurgie 1938 postulierte, dass der Arzt möglichst schnell zum Patienten und nicht umgekehrt kommen müsse. Diese Forderungen gerieten jedoch durch den zweiten Weltkrieg wieder in den Hintergrund.

- **Entwicklung in Westdeutschland**

Nach Ende des zweiten Weltkrieges wurde die Aufgabe der Krankenbeförderung in Westdeutschland durch die Alliierten entsprechend ihrer eigenen Strukturen im Heimatland unterschiedlich den Kommunen (Feuerwehr oder kommunale Krankenhäuser) oder dem neu gegründeten Deutschen Roten Kreuz (DRK) übertragen. Durch die Motorisierung und damit steigenden Unfallzahlen wurden in den 1950er Jahren auch vermehrt andere Hilfsorganisationen und private Unternehmen in den Rettungsdienst eingebunden. Alarmiert wurden die Rettungsfahrzeuge meist durch unterschiedlich regionale Rufnummern. Die heute europaweit gültige, einheitliche Rufnummer 112 gab es zu dieser Zeit noch nicht.

Die zunehmende Zahl an Verkehrsunfällen hat die Fähigkeit des Rettungswesens in den 1960er Jahren zunehmend überfordert, was in der Bevölkerung das Gefühl eines „Rettungsnotstands"" erzeugte und ein zunehmendes Engagement für die Professionalisierung des Rettungsdienstes durch die Hilfsorganisationen und auch private Initiativen bewegte. Bereits Anfang der 1970er Jahre wurde die Forderung nach einer zweijährigen Ausbildung laut, die letztendlich erst 1989 mit dem Rettungsassistenten verwirklicht wurde (siehe unten) (Lipp 2000).

Bereits 1960 stellte das DRK erste Anträge über eine Regelung der Ausbildung im Rettungsdienst bei den Bundesbehörden. Ein erster Gesetzentwurf der Bundesregierung über den Beruf des Rettungssanitäters mit zweijähriger Ausbildung wurde 1973 wegen ungeklärter Finanzierungsfragen abgelehnt. Bis 1977 war die Ausbildung im Rettungsdienst in Deutschland ungeregelt. Meist verrichteten Hauptberufliche, aber vielerorts auch ehrenamtliche Helfer der Hilfsorganisationen ihren Dienst auf einem Krankenwagen, die damals nur für den Transport eines Patienten ausgerüstet waren. Die Ausbildung umfasste eine durch die Hilfsorganisationen angebotene Sanitätsausbildung, etwa einen erweiterten Erste-Hilfe-Kurs (Lipp 2000).

Der Bund-Länder-Ausschuss Rettungswesen verabschiedete am 20.09.1977 eine Regelung zur Ausbildung von Rettungssanitätern. Diese Ausbildung umfasste 520 h („520-h-Programm"), was einer Ausbildungszeit von drei Monaten entspricht.

Im Jahr 1971 stellte die Björn-Steiger-Stiftung für jedes Bundesland einen Rettungswagen mit „voll ausgestatteter" medizinischer Ausrüstung bereit. Für einige Bundesländer war es der erste ausgerüstete Rettungswagen überhaupt. Das zeigte, dass es technisch, aber auch finanziell möglich war, Patienten direkt am Notfallort adäquat zu versorgen. Hier wurde jedoch das Qualifikationsgefälle teils deutlich erkennbar, da die Bedienung und Beherrschung der Geräte das Fachwissen der Rettungsdienstmitarbeiter häufig überstieg (Björn-Steiger-Stiftung).

- **Entwicklung in der DDR**

In der DDR wurde die Krankenbeförderung zunächst verstaatlicht und später dem Deutschen Roten Kreuz der DDR übertragen.

1976 wurde das Rettungswesen als Leistungsbereich des staatlichen Gesundheitswesens neu strukturiert und es entstand die schnelle medizinische Hilfe (SMH), untergliedert in folgende Bereiche:
- Dringliche Medizinische Hilfe (DMH) als notarztbasiertes System
- Dringlicher Hausbesuchsdienst (DHD), vergleichbar mit dem heutigen kassenärztlichen Bereitschaftsdienst
- Dringlicher kinderärztlicher Hausbesuch (DkHD) (nicht flächendeckend)
- Krankentransport

Koordiniert wurden die einzelnen Bereiche durch gemeinsame SMH-Leitstellen unter einer einheitlichen Rufnummer 115. Fahrzeuge des DMH waren mit einem Arzt, einer Fachkrankenschwester und einem

Fahrer besetzt. Ausgestattet waren die Fahrzeuge auf den Stand damaliger Zeit mit Absaugpumpe, EKG, Beatmungsmöglichkeiten und Immobilisationsmaterialien.

Nach der Wiedervereinigung wurde schnell ein Rettungsdienstsystem nach westdeutschem Vorbild etabliert und die Fahrer zu Rettungssanitätern bzw. -assistenten ausgebildet.

Als besondere Stärke des Systems kann man die enge Verzahnung der einzelnen Bereiche ansehen, was heute wieder politisch diskutiert wird (Hellwig et al. 2010).

- **Weitere Entwicklungen**

Erst am 10.07.1989 wurde mit dem Rettungsassistentengesetz (RettAssG) der Beruf des Rettungsassistenten geschaffen, der eine zweijährige Ausbildung umfasste. Bis dahin tätige Rettungssanitäter (mit Berufserfahrung) wurden „geadelt", das heißt, ihnen wurde der Titel des Rettungsassistenten verliehen, ohne diese Ausbildung zu durchlaufen oder eine ergänzende Ausbildung absolviert zu haben. Fortan musste jeder Rettungswagen mit mindestens einem Rettungsassistenten besetzt werden.

Bereits 2003 gab es erste Entwürfe für eine Novellierung des Rettungsassistentengesetzes. Hier wurde erstmals eine dreijährige Ausbildung vorgeschlagen, die im Gegensatz zum Rettungsassistenten voll finanziert und somit für den Auszubildenden kostenfrei und mit einem Ausbildungsentgelt vergütet werden sollte. 2014 trag das Notfallsanitätergesetz (NotSanG) in Kraft und das Berufsbild des Rettungsassistenten wurde durch die dreijährige Ausbildung des Notfallsanitäters abgelöst. Eine „Adelung" von Rettungsassistenten sieht dieses Gesetz ausdrücklich nicht vor. Bestehende Rettungsassistenten mit mindestens 5 Jahren Berufserfahrung können bis zum Ablauf der Übergangsfristen (bis zu 7 Jahre nach Inkrafttreten des Gesetzes) eine Ergänzungsprüfung ablegen. Falls die Übergangsregelungen nicht genutzt werden, muss zum Erlangen der Berufsbezeichnung Notfallsanitäter die Ausbildung komplett absolviert werden.

2.2 Heutige Strukturen im deutschen Rettungswesen

Sascha Bielefeld

- **Fallsituation**

In Ihrer Spätschicht meldet sich der Rettungsdienst mit einem weiblichen Patienten mit Zustand nach Sturz an. Bei der Übergabe erfahren Sie, dass die Patientin von Angehörigen zu Hause gepflegt wird. Weiter werden Ihnen wichtige Informationen zu dem Sturzereignis und dem daraus resultierenden Verletzungsmuster sowie wichtige pflegerische Informationen gegeben.

Die Übergabe war für Sie gut strukturiert und fachlich informativ, sodass Sie die Patientin adäquat weiterversorgen können.

Nach der Versorgung der Verletzung steht fest, dass eine ambulante Versorgung ausreicht. Sie möchten den Mitarbeitern des Krankentransportes ebenfalls wichtige fachliche pflegerische Informationen für die Angehörigen mündlich mitgeben. Dabei merken Sie, dass Ihnen die Kollegen des Krankentransportes nicht richtig folgen können. Im Nachhinein bemerken Sie das unbefriedigende Gefühl in sich, dass Sie nicht verstanden worden sind. Sie schieben das Gefühl mit den Gedanken beiseite, dass die Leute vom Transport einen schlechten Tag haben oder keine Lust hatten. Sie müssen sich darauf verlassen, dass die Angehörigen vom Hausarzt über den Arztbrief informiert werden.

In der Notaufnahme kommen Sie als Notfallpflegekraft mit folgenden Komponenten des Rettungsdienstes und Krankentransport in Kontakt:
- Krankentransport
- Rettungsdienst
- Rettungsdienst mit Notarzt-Begleitung

Für diese Fachbereiche gibt es unterschiedliche Ausstattungs- und Qualifikationsmerkmale. Diese sind auf Anhieb nicht leicht zu unterscheiden, da mit einer Uniformierung eine Gleichschaltung einhergeht. Es ist es erforderlich, dass Sie als Fachpflegekraft in der Notaufnahme auch den Verantwortungsbereich und die Aufgaben sowie die Qualifikationen von den Kolleginnen und Kollegen „von der Straße" kennen.

Zudem ist der Rettungsdienst im Landesrecht geregelt. Es gibt demnach 16 unterschiedliche Landesrettungsdienstgesetze, wodurch sich die Ausstattung der Fahrzeuge und die Qualifikation der Mitarbeiter einzeln unterscheiden können.

2.2.1 Krankentransport

Beim Krankentransport muss zwischen dem „qualifizierten Krankentransport" und dem „nicht qualifizierten Krankentransport" differenziert werden.

- **Nicht qualifizierter Krankentransport**

Beim sogenannten nicht qualifizierten Krankentransport handelt es sich gängigerweise um Liegetaxis oder Fahrzeuge, die einen im Rollstuhl befindlichen Patienten transportieren können. Dieser Bereich ist ausdrücklich nicht dem Rettungsdienst zuzuordnen, wird aber der Vollständigkeit halber hier erläutert. Die Patienten werden in diesem Fall lediglich beispielsweise von zu Hause zur Rehabilitation gefahren und benötigen keinerlei medizinische Betreuung, eine separate Patientenbetreuung gibt es in der Regel nicht. Daher die Bezeichnung „nicht qualifizierter Krankentransport". Ein anderer gebräuchlicher Begriff ist Patientenfahrdienst. Die Fahrer benötigen keine medizinische Qualifikation, häufig haben sie einen erweiterten Erste-Hilfe-Kurs.

- **Qualifizierter Krankentransport**

Der qualifizierte Krankentransport wird mit einem Krankentransportwagen (KTW) durchgeführt. Ein KTW ist meist ein kleiner wendiger Transporter und verfügt in der Regel über eine medizinische Grundausstattung wie z. B. Sauerstoff, eine Absaugpumpe, einige Materialien zur Notfallbehandlung und Utensilien zum Infektionsschutz. Oft wird der qualifizierte Krankentransport auch durch private Anbieter angeboten. Koordiniert werden die Transporte in diesem Fall meist firmenintern. Es gibt aber auch Anbieter (meist durch die Hilfsorganisationen), die durch eine Rettungsleitstelle koordiniert werden.

Ein KTW ist mit zwei Personen besetzt, die beide über eine niedrige medizinische Qualifikation verfügen (Rettungshelfer). Näheres dazu in den folgenden Abschnitten.

2.2.2 Rettungsdienst

Der Rettungsdienst umfasst die Notfallrettung und den Notfalltransport.

Je nach regionalen Gegebenheiten gibt es Sondereinheiten wie Bergrettung, Höhenrettung oder Wasser- und Höhlenrettung. Auch die Luftrettung ist ein spezialisierter Teil des Rettungsdienstes. Auf diese spezialisierten Gruppen wird hier nicht eingegangen, da der Patient in der Regel durch den etablierten Rettungsdienst transportiert wird. Neben der Versorgung von (lebensbedrohlichen) Erkrankungen und Verletzungen gehört auch die psychosoziale Notfallversorgung (PSNV) sowie die Bewältigung größerer Schadenslagen zum Aufgabengebiet.

Ein Rettungswagen ist im Vergleich zu einem KTW deutlich umfangreicher ausgestattet, um bei jeglicher Notfallsituation entsprechendes Equipment bereitzuhalten. Die Ausrüstung umfasst neben einer Monitoreinheit mit Defibrillator und einem Beatmungsgerät auch diverse Medikamente und Immobilisationsmaterialien. Zudem gibt es unterschiedliche Möglichkeiten, einen Patienten z. B. aus einem Gebäude oder aus einer anderen Notlage zu transportieren oder während des Transportes zu immobilisieren.

Ein RTW und dessen Besatzung sind in der Lage, die überwältigende Mehrzahl der Notfälle alleine abzuarbeiten.

2.2.3 Notarztdienst

Gibt es beim Notruf direkt Hinweise auf ein lebensbedrohliches Notfallbild, wird der Notarzt anhand eines Kriterienkataloges direkt von der Leitstelle mit alarmiert. In einigen Situationen stellt sich die Notwendigkeit einer notärztlichen Behandlung allerdings erst an der Einsatzstelle dar, somit wird der Notarzt dann von den anwesenden Rettungskräften nachalarmiert. Ist ein Notarzt an der Patientenversorgung beteiligt, so trägt er die Verantwortung der medizinischen Versorgung. Als Notarzt werden Ärzte verschiedener Fachrichtungen mit einem Fachkundenachweis Rettungsdienst eingesetzt.

Heutzutage wird der Notarzt überwiegend mit einem Notarzteinsatzfahrzeug (NEF) im sogenannten Rendezvoussystem zum Einsatzort gebracht. Dieser steigt dann in den RTW um und begleitet den Patienten gegebenenfalls. Ein Patiententransport mit dem NEF ist nicht vorgesehen. Alternativ kommt der Notarzt mit einem Rettungshubschrauber.

Das sogenannte NAW-System, ein Rettungswagen zusätzlich besetzt mit einem Notarzt, gilt inzwischen als überholt. Es gibt jedoch sogenannte ITW, Intensivtransportwagen, die intensivpflichtige Patienten teils auch im Intensivbett transportieren können. Mancherorts werden diese Fahrzeuge auch bei Bedarf in der Primärrettung eingesetzt.

2.2.4 Leitstelle

Die Rettungsleitstelle ist das zentrale Kommunikationsorgan des Rettungsdienstes. Wird ein Notruf über die europaweit geltende 112 abgesetzt, wird der Rettungseinsatz durch die zuständige Rettungsleitstelle koordiniert. Oft handelt es sich um integrierte Leitstellen, die Feuerwehr und Rettungsdienst zusammen koordinieren. Die Rettungsleitstelle entsendet die jeweils nächstgelegenen einsatzbereiten Rettungsmittel (z. B. RTW) an den Einsatzort. Als Leitstellendisponent benötigt man eine feuerwehrtechnische und rettungsdienstliche Ausbildung sowie einen Leitstellenlehrgang.

Der Leistellendisponent entscheidet aufgrund des Meldebildes und der dafür hinterlegten Alarm- und

Ausrückeordnung (AAO), was für Fahrzeuge zum Einsatzort entsendet werden. Aufgrund von Rückmeldungen der Kräfte vor Ort werden Nachalarmierungen getätigt und die Kräfte mit notwendigen Informationen versorgt.

Neben der Koordination der Einsätze werden die Anrufer teilweise in Erster Hilfe angeleitet. Im Falle einer Reanimation sollen die Leitstellen den Anrufer zur Laienreanimation auffordern und anleiten, bis der Rettungsdienst eintrifft.

In einigen Regionen übernimmt die Leitstelle auch die Anmeldung und Koordination der Patienten in geeignete Krankenhäuser. In Hessen, Berlin, Bremen, Niedersachsen, Brandenburg und Bayern wird zu diesem Zweck der webbasierte Interdisziplinäre Versorgungsnachweis (IVENA) genutzt (mainis IT-Service GmbH). Die Leitstelle und somit der Rettungsdienst sind dadurch digital mit den Krankenhäusern vernetzt. Die Krankenhäuser spiegeln in diesem System ihre Kapazitäten in der Notaufnahme wider und der Rettungsdienst kann wiederum dem Krankenhaus melden, mit was für einem Notfallpatienten die Notaufnahme zu rechnen hat (◘ Abb. 2.1).

In anderen Regionen beispielsweise wird auf ein tabletbasiertes Anmeldesystem, z. B. NIDApad® (NIDA steht für Notfall-Informations- und Dokumentations-Assistent), gesetzt.

Auch die Koordination von Krankentransporten und mancherorts auch vom Ärztlichen Bereitschaftsdienst ist Aufgabe einer Rettungsleitstelle. Derzeit (Stand 2020) wird politisch diskutiert, ob alle Leitstellen die Koordination des ärztlichen Bereitschaftsdienstes übernehmen sollten und die dazugehörigen Notrufnummer 116 117 zusammengelegt werden soll.

2.3 Berufsgruppen in der präklinischen Notfall- und Akutmedizin

Sascha Bielefeld

2.3.1 Rettungshelfer

Die Ausbildung zum Rettungshelfer beinhaltet eine 240 h umfassende theoretische Ausbildung (Schule). Es ist die niedrigste Qualifikation im Rettungsdienst. Meist wird man mit dieser Qualifikation als zweite Kraft im qualifizierten Krankentransport eingesetzt. Der Vollständigkeit halber sei erwähnt, dass einige Landesrettungsdienstgesetze als zweite Kraft neben dem Notfallsanitäter auf einem Rettungswagen eine „geeignete Person" definieren. Einige Organisationen setzen daher auch Rettungshelfer im Rettungsdienst ein.

2.3.2 Rettungssanitäter

Die Ausbildung zum Rettungssanitäter umfasst mindestens 520 h und ist ab 2020 gegliedert in je 240 h Theorie (Schule), 80 h Praktikum im Krankenhaus oder einer anderen Patientenversorgungsreinrichtung und 160 h

Behandlungs-dringlichkeit	Alarmzeit Eintreffzeit	Schock-raum	Herzka-theter	Anlass	BG-Fall / Schwanger	M/W Alter	Beatmet Reanim.	Ansteck-ungsfähig	Fachbereich Diagnose		Leitstelle Tel.	Zuweisung	Arzt-begleitet
SK2	10:56 11:46		k.A.		BG-	M 67		I-	320 sonstiger internistischer Notfall	Allg. Innere Medizin		LST	N-
SK1	10:56 11:16	S+	H-	k.A.	BG-	M 65	B- R+	k.A.	130 Reanimation erfolgreich	Kardiologische Intensiv		RD	N+
SK2	10:45 11:15	S-		k.A.	BG-	M 82		I-	349 Lungenembolie	Allg. Innere Medizin		LST	N-
SK2	10:35 11:15	S-		k.A.	BG-	M 80		I-	423 Apoplex/TIA/Blutung > 24h	Stroke Unit		LST	N-
SK1	10:32 11:12	S-	H-	k.A.	BG-	W 83	B- R-	I-	421 Apoplex/TIA/Blutung < 6 h	Stroke Unit		LST	N-
SK2	10:44 11:04	S-		Aus Pflegeheim	BG-	M 79		k.A.	217 Gesichts- / Kopfverletzung mit HNO-Beteiligung	Unfallchirurgie		LST	N-
SK2	10:45 11:00	S-		Häuslicher Einsatz	BG-	M 86		I-	274 Luxation	Unfallchirurgie		Einweisung	
SK2	09:52 10:22	S-		Häuslicher Einsatz	BG-	W 88		I-	713 Harnverhalt	Urologie		Einweisung	N-
SK1	09:45 10:15	S-	H-	k.A.	BG-	W 78	B- R-	k.A.	421 Apoplex/TIA/Blutung < 6 h	Stroke Unit		LST	N-
SK2	09:38 10:13	S-		k.A.	BG-	M 77		k.A.	330 sonstiger kardiologischer Notfall	Allg. Innere Medizin		LST	N+

◘ Abb. 2.1 IVENA-Ansicht in der Klinik

Praktikum im Rettungsdienst. Abgeschlossen wird die Ausbildung mit einem 40-stündigen Abschlusslehrgang nach Absolvierung der Praktika. Ein Rettungssanitäter hat Grundkenntnisse der Anatomie und Physiologie und kann bei den typischen Krankheits- oder Verletztenbildern in der Versorgung assistieren. Im Rahmen des qualifizierten Krankentransportes kann ein Rettungssanitäter eigenverantwortlich tätig sein und den Patienten begleiten. Im Rettungsdienst ist ein Rettungssanitäter der Fahrzeugführer des Rettungswagens. Er assistiert den Notfallsanitätern bei der Versorgung.

In einigen Bundesländern dürfen Rettungssanitäter auch ein NEF (Notarzteinsatzfahrzeug) als Fahrer und Assistent des Arztes besetzen.

2.3.3 Notfallsanitäter

Das Berufsbild Notfallsanitäters ist noch relativ neu und hat 2014 den Beruf des Rettungsassistenten abgelöst. Die Ausbildung dauert 3 Jahre und beinhaltet die Lehre der Anatomie und Physiologie, Krankheitslehre und deren Versorgung, Kommunikation und Einsatztaktik. Ähnlich wie in der Pflegeausbildung kommt es zu regelmäßigen praktischen Einsätzen, wobei die Auszubildenden hier regelmäßig auf einem Rettungswagen, mit zunehmender Eigenverantwortung entsprechend ihrem Ausbildungsstand, in der Rettungswache eingesetzt werden.

Der Notfallsanitäter hat eine deutlich fundiertere Ausbildung als der Rettungsassistent und trägt die Patientenverantwortung auf dem Rettungswagen.

Ab 2021 muss auf einem Rettungswagen ein Notfallsanitäter eingesetzt werden.

2.4 Präklinische Konzepte und Versorgungsstrategien

Sascha Bielefeld

2.4.1 Arbeitsplatz Präklinik

Anders als in der Notaufnahme behandelt der Rettungsdienst einen Patienten oft ohne vorherige Konsultation eines Arztes, insbesondere bei einem akuten Notfall. Ein Notarzt kommt nur hinzu, wenn dieser aufgrund der Notrufmeldung parallel alarmiert wurde oder dieser vom Rettungsteam nachgefordert wurde. Der überwiegende Anteil von Notfalleinsätzen wird ohne Notarzt abgearbeitet.

Dem Rettungsteam stehen dabei nur eingeschränkte diagnostische und therapeutische Mittel zur Verfügung. Präklinisch wird der Fokus auf die Sicherheit des Patienten gelegt. Das heißt, der Patient wird vor Folgeschäden bewahrt, die Transportfähigkeit wird hergestellt und der Patient einer geeigneten Klinik zugeführt. Dies ist die primäre Aufgabe des Rettungsdienstes. Als diagnostische Mittel stehen dem Rettungsdienst dabei (12-Kanal-)EKG, SpO_2, CO_2, Temperatur, Blutdruck- und Blutzuckermessung zur Verfügung. Neben Anamneseerhebung und systematischer körperlicher Untersuchung führen nicht selten Eindrücke von der Einsatzstelle wie auch das Bauchgefühl zu einer Verdachtsdiagnose. Damit obliegt es auch dem Rettungsdienst, den Patienten einzuschätzen und in die geeignete Fachabteilung eines Krankenhauses zu bringen.

Neben der Diagnostik gibt es die Möglichkeit, sich anhand von Scoring einen Eindruck vom Patienten zu verschaffen. Die bekannteste dürfte hierbei die Glasgow-Koma-Skala (GCS) sein.

Im Zuge der Einführung von Notfallsanitätern wurde der Kompetenzbereich deutlich erweitert. Es obliegt dem jeweiligen Ärztlichen Leiter der Region, welche Maßnahmen dieser für Notfallsanitäter freigibt. Diese können sich je nach Rettungsdienstregion mitunter deutlich unterscheiden.

Derzeit (Stand Dezember 2020) gibt es eine kontroverse politische Diskussion, da mit den zu ergreifenden (und freigegebenen) Maßnahmen der Notfallsanitäter in einen rechtlichen Konflikt mit dem Heilpraktikergesetz (HPG) gerät und hier keine Rechtssicherheit besteht. Der Notfallsanitäter lernt in der Ausbildung die Ergreifung von medizinischen Maßnahmen, darunter auch invasive Maßnahmen. Die Anwendung in der Praxis ist jedoch eine Grauzone und bislang rechtlich nicht geregelt.

- **Einsatzstelle**

Der Rettungsdienst wird präklinisch mit ganz unterschiedlichen Rahmen konfrontiert. Die Eindrücke und Arbeitsbedingungen vor Ort können durch ganz unterschiedliche Faktoren beeinflusst werden (Tab. 2.1).

Tab. 2.1 Einwirkungen und Gefahren der Einsatzstelle

Zustand der Einsatzstelle	Gefahren an der Einsatzstelle
Unaufgeräumt Wohnungen	Ausbreitung
Trümmerteile	Atemgifte
Platzmangel	Angstreaktion
Angehörige	Atomare Gefahren
Panisch	Chemische Gefahren
Besorgt	Einsturz
Sprachbarrieren	Elektrizität
Tiere	Explosion
	Erkrankung/Verletzung

All die in ◘ Tab. 2.1 genannten und noch zahllose weitere denkbare Faktoren können die Versorgung des präklinischen Patienten positiv wie negativ beeinflussen. So kann es sein, dass sich ein Rettungsteam entscheidet, z. B. um einen zeitwerten Vorteil zu erzielen, den Patienten nur mit einer Grundversorgung in eine nahegelegene Klinik zu transportieren.

Während der Fahrt werden in der Regel keine weiteren therapeutische Maßnahmen ergriffen, da grundsätzlich auch im Rettungswagen eine Anschnallpflicht besteht.

Mit Durchlaufen der Weiterbildung zur Notfallpflegefachkraft sollten (und müssen) Sie ihre Chance ergreifen, einen Einblick in die präklinische Versorgung durch den Rettungsdienst zu bekommen. Die Erlebnisse eines Praktikums im Rettungsdienst werden Ihnen bei Ihrer täglichen Arbeit helfen, sodass Sie ein Verständnis dafür entwickeln können, wie der Patient zu Ihnen in die Notaufnahme gelangt und warum der Rettungsdienst diese oder jene Maßnahmen ergriffen hat. Es bietet auch die Chance, die Schnittstelle Notaufnahme zwischen Notfallpflege und Notfallrettung zu verbessern.

2.4.2 Versorgungskonzepte

Mit Einführung des Notfallsanitätergesetzes 2014 hat sich auch im deutschen Rettungsdienst das weltweit propagierte ABCDE-Schema etabliert.

Nach der Versorgung des Patienten an der Einsatzstelle hat der Rettungsdienst die Aufgabe, den Patienten in die nächstgelegene, geeignete Klinik zu transportieren.

Die Schnelligkeit eines Transports hängt wiederum vom Verletzungs- bzw. Erkrankungsmuster ab.

- **Stay and play**

Als veraltet gilt die Strategie „Stay and play".

Zu früheren Zeiten ging man davon aus, es sei das Beste, wenn quasi die Intensivstation zum Patienten kommt, diesen vor Ort umfangreich versorgt, um ihn dann stabilisiert in die Klinik zu transportieren. Heute weiß man, dass man zwar eine adäquate präklinische Versorgung garantieren kann, aber wichtige diagnostische Maßnahmen (z. B. Sonografie) und erst recht eine geeignete Therapie (wie z. B. eine Herzkatheterintervention) nur in der Klinik erfolgen können. Allerdings gibt es vereinzelte Projekte, bei denen beispielsweise mit dem Stroke-Unit-Mobil ein CT vor Ort gemacht wird, um so Stroke-Patienten bereits vor Ort zu therapieren (DSG 2014). Auch Projekte mit einer mobilen ECMO existieren. Diese Projekte stehen meist im Zusammenhang mit einer Uniklinik und mit klinischen Studien. Sie sind sehr kostenintensiv und es handelt sich hier wohl eher um Inselprojekte.

- **Treat and run**

Das moderne Transportkonzept lautet daher „Treat and run". Darunter ist zu verstehen, dass nachdem eine Verdachtsdiagnose gestellt worden ist, eine geeignete Therapie begonnen und im Krankenhaus fortgesetzt wird. So wird beispielsweise ein Patient mit akutem Koronarsyndrom bereits vor Ort medikamentös versorgt, im Optimalfall das EKG an die aufnehmende Klinik per Telemetrie gesendet, während dort das Herzkatheterlabor vorbereitet wird. Wenige Augenblicke nachdem der Patient direkt im Herzkatheterlabor eingetroffen ist, wird er dort versorgt. Die Verweildauer des Rettungsdienstes soll bei akuten Geschehnissen nicht länger als 15 min betragen. Weitere Maßnahmen werden gegebenenfalls während des Transportes durchgeführt.

- **Load and go**

Eine Ausnahme stellen Erkrankungen bzw. Verletzungen da, die vor Ort nicht behandelt werden können, sondern schnellstmöglich operativ versorgt werden müssen, wie beispielsweise bei einer Aortendissektion oder bei einem Trauma mit schweren inneren Blutungen. In diesen Fällen spricht man von „Load and go", salopp „einladen und losfahren". Auf eine stabilisierende Therapie bzw. eine schonende Rettung und Umlagerung wird hier bewusst verzichtet, da in diesen Fällen keine Zeit zu verlieren ist („life before limb" – Leben vor Gliedmaße bzw. Lähmung). Wenn möglich, werden geeignete Maßnahmen während des Transportes unternommen.

2.5 Besondere Einsatzsituationen

Sascha Bielefeld

2.5.1 MANV-Lagen

Ein Massenanfall von Verletzten (MANV) oder ein Massenanfall von Erkrankten (MANE) stellt Rettungsdienst und Kliniken vor besondere Herausforderungen. In einem solchen Fall muss präklinisch von der Individualmedizin Abstand genommen werden. Es wird auf Katastrophenmedizin umgeschaltet, welche das Ziel verfolgt, dass die Masse an Patienten versorgt, ja überleben soll und keine Ressourcen an einen einzigen Patienten mit schlechter Überlebenswahrscheinlichkeit gebunden werden. Kurz gesagt, auf eine erfolgversprechende Reanimation würde in einer solchen Situation verzichtet werden müssen, um die Ressourcen der Mehrzahl anderer Patienten zugutekommen zu lassen. Diese Vorgehensweise lässt sich nur schwer mit dem eigenen Anspruch an eine hochentwickelte Versorgung verbinden und muss daher theoretisch und praktisch geübt werden.

2.5.2 Triage

Bei einem Großschadenereignis müssen die Patienten triagiert werden, da die vorhandenen Ressourcen in der Regel erstmal nicht ausreichend sind, um jeden Patienten individuell zu versorgen. Dabei sollen rote Patienten möglichst zügig in eine geeignete, in der Nähe liegende Klinik transportiert werden. Stabilisierte Patienten können bereits in eine entferntere Klinik gebracht werden. Grüne Patienten verbleiben meist am längsten am Behandlungsplatz in der unmittelbaren Nähe des Unglücksortes und werden meist in entferntere Kliniken oder in kleinere Kliniken in der Nähe transportiert (◘ Abb. 2.2).

> Im Gegensatz zur Ersteinschätzung im Notfallzentrum kann im Großschadensfall auch ein Behandlungsausschuss vorkommen.

Für die Verteilung der Patienten ist eine Einsatzleitung vor Ort sowie die Leitstelle zuständig.

Eine solche Schadenslage übertrifft die Kapazitäten des Rettungsdienstes. Für diese Zwecke werden sogenannte Medical Task Forces (häufig auch Schnelleinsatzgruppe, SEG, oder Bereitschaften genannt) vorgehalten.

Hier werden Mitarbeitende der Rettungsdienste aus ihrer Freizeit, im überwiegenden Teil auch ehrenamtliche Helfer mit geringerer Qualifikation alarmiert. Neben älteren Reservefahrzeugen werden für solche Ereignisse auch spezielle Fahrzeuge eingesetzt. Zum Beispiel gibt es sogenannte Notfall-KTW, die zwei liegende Patienten transportieren können. Großstädte halten für diese Situationen Großrettungswagen (GRTW) bereit. Das sind Busse, in denen mehrere Patienten liegend transportiert und nach rettungsdienstlichem Standard versorgt werden können. Zudem können diese Fahrzeuge mehrere sitzende Patienten transportieren.

2.6 Innerklinische Schnittstellen

Jens Mersmann

Im Zuge der Neuordnung der Notfallversorgung in Deutschland hat der Gemeinsame Bundesausschusses (G-BA) mit seinem Beschluss zu einem gestuften System der stationären Notfallversorgung Struktur- und Prozessmerkmale für Krankenhäuser definiert, die an der Notfallversorgung teilnehmen (G-BA 2018a). Der Gesetzentwurf zur Reform der Notfallversorgung sieht u. a. die Etablierung **Integrierter Notfallzentren** (INZ) vor, um eine sektoral besser verzahnte Notfallversorgung über die räumliche Zusammenführung einer KV-Bereitschaftspraxis und der Zentralen Notaufnahme unter einem (Klinik-)Dach und personell an einem „gemeinsamen Tresen" zu erreichen (BMG 2019). Die Notfallversorgung wird sich folglich stärker auf ausgewählte Kliniken der höheren Versorgungsstufen mit vor Ort angesiedelten Integrierten Notfallzentren konzentrieren – was eine Steigerung der Zahl zu versorgender Notfallpatienten inklusive einer Zunahme von Behandlungsdringlichkeiten respektive Schweregraden erwarten lässt (DGINA 2018).

An der Schnittstelle zur klinischen Notfallversorgung stellt sich allerdings zunächst die Frage:

Über welchen Weg kommt der Notfallpatient zukünftig in die Zentrale Notaufnahme?

◘ **Abb. 2.2** Triagekategorien im Rettungsdienst

Kategorie	Farbe	Dringlichkeit	Zielzeit	Beispiele
1	Rot	Sofort	0 Min.	Verlegung der Atemwege (A-Problem), kritische Blutung
2	Orange	Sehr dringend	10 Min.	z.B. B- oder C-Problem
3	Gelb	Dringend	30 Min.	SHT, offene Frakturen
4	Grün	Nicht dringend oder normal	90 Min.	Leichte Verletzungen
5	Blau	Hoffnungslos		Mit dem Leben nicht vereinbare Verletzungen, sterbende Patienten

2.6.1 Klinische Annahme von Notfallpatienten

Die Wege des Notfallpatienten in die Zentrale Notaufnahme bleiben unter den aktuellen Prämissen im Wesentlichen unverändert:
- Einweisung von (Notfall-)Patienten durch niedergelassene Haus- oder Fachärzte zur Abklärung einer bzw. stationären (Weiter-)Versorgung.
- Rettungsdienst verbringt Notfallpatienten direkt in die Notaufnahme, wenn eine (Weiter-)Versorgung durch umfassendere zur Verfügung stehende Diagnostik- und Behandlungsmöglichkeiten indiziert ist.
- Die Selbsteinweisung des Notfallpatienten bleibt aktuell weiter möglich und ist besonders für die Krankenhäuser relevant, an denen perspektivisch kein Integriertes Notfallzentrum angegliedert bzw. integriert ist oder sein wird.
- Notfallpatienten werden bei vorliegender Behandlungsindikation vom Integrierten Notfallzentrum bzw. Kassenärztlichen Bereitschaftsdienst in die Zentrale Notaufnahme weitergeleitet.

Aufgrund dieser Zugangswege sowie aus Gründen der Patientensicherheit bleibt eine initiale **klinische Ersteinschätzung** der Behandlungsdringlichkeit unabhängig von der Versorgungsstufe weiterhin zwingend erforderlich. Dieses korrespondiert mit der G-BA-Regelung nach § 136c Abs. 4 SGB V, wonach alle Notfallpatienten des Krankenhauses spätestens 10 min nach Eintreffen in der Notaufnahme eine Einschätzung der Behandlungspriorität nach einem strukturierten und validen System erhalten müssen (G-BA 2018b), was aus Gründen der Patientensicherheit auch zwingend geboten ist z. B. bei bestimmten kardiologischen oder neurologischen Symptombildern.

Diese inhaltliche Vorgabe respektive dieses medizinische Verständnis muss sich folgerichtig in einem sektorübergreifend verzahnten Konstrukt des Integrierten Notfallzentrums widerspiegeln – in einem einheitlichen und validierten System zur Einschätzung der Behandlungsdringlichkeit von Notfallpatienten und sinnvollerweise ohne zeitliche Reibungsverluste an den Schnittstellen.

Favorisiert wird das kontrovers diskutierte SmED-System (Strukturierte medizinische Ersteinschätzung für Deutschland) (Zi 2022), welches seit 2019 von mehreren Kassenärztlichen Vereinigungen für einen Einsatz im Integrierten Notfallzentrum adaptiert und evaluiert wird.

In seiner strukturellen und inhaltlichen Ausprägung erscheint es an der gemeinsamen Schnittstelle bis dato wenig geeignet, den klinischen Anforderungen der Notfallversorgung so gerecht zu werden (DIVI 2019 und DGINA 2018), wie es mit den spezialisierten, validen und pflegebasierten Ersteinschätzungssystemen – Emergency Severity Index (ESI) oder Manchester Triage System (MTS) – bereits möglich ist (Somasundaram et al. 2009).

Die initiale Ersteinschätzung ist abhängig von den personellen Ressourcen und der Anzahl neu eintreffender Notfallpatienten als eigenständiger Arbeitsplatz durch geschultes medizinisches Fachpersonal zu besetzen. Die Ersteinschätzung fußläufiger Notfallpatienten, die Zweiteinschätzung von Notfallpatienten des Rettungsdienstes, das Auslösen der Informationskaskade für die vom Notarzt, der Rettungsleitstelle oder webbasierten Systemen angekündigten hochakuten Notfälle sind wichtige Schnittstellenaufgaben, die immer und unabhängig von der internen Organisations- und Prozessstruktur anfallen. In diesem Kontext kann die Einrichtung eines pflegerischen Notfallkoordinators zu den bekannten Spitzenzeiten einer Inanspruchnahme der Notaufnahme sinnvoll sein.

2.6.2 Schnittstelle pflegerischer bzw. ärztlicher Notfallkoordinator

Ein **pflegerischer Notfallkoordinator** als Ansprechpartner in der Notaufnahme ist u. a. zuständig für die:
- Informationssteuerung bei angekündigten hochakuten Notfallpatienten an die ärztliche Entscheidungsebene und löst indizierte Alarmierungsalgorithmen aus – z. B. Schockraumteam bei angekündigtem Polytrauma;
- Annahme und Zweiteinschätzung von nicht hochakuten Notfallpatienten bei Eintreffen des Rettungsdienstes – z. B. bei vorliegender Ankündigung durch webbasierte Informationssysteme wie Rescue-Track®, IVENA® oder NIDApad® sowie bei unangekündigtem Eintreffen des Rettungsdienstes in der Notaufnahme;
- Steuerung des Notfallpatienten in den Behandlungsprozess, Koordination des Behandlungsplatzes in der Notaufnahme gemäß Behandlungsdringlichkeit und Patientenzustand sowie prospektive Planung angekündigter Notfälle;
- Kooperation mit internen Schnittstellen, z. B. administrative Aufnahme, Belegungsmanagement oder Funktions- und Stationsbereiche.

> Der pflegerische Notfallkoordinator übernimmt wichtige Informations-, Koordinations- und Steuerungsfunktionen für den Workflow unmittelbar an der präklinischen Nahtstelle und an den multiprofessionellen Schnittstellen der Zentralen Notaufnahme.

Positive Effekte liegen u. a. in der effizienteren Gestaltung des Workflows in der Notaufnahme durch die zentrale Steuerung der personellen und räumlichen Ressourcen entlang der Behandlungsdringlichkeiten zu versorgender Notfallpatienten. Eine Reduzierung nicht medizinisch indizierter Wartezeiten und Verweildauern stationärer Notfallpatienten in der Notaufnahme ist durch eine zentrale Koordination des Abflusses an den Schnittstellen zum Belegungsmanagement und den bettenführenden Bereichen zu erwarten. Zudem zeigt sich der Rettungsdienst zufriedener, wenn bei Ankündigung bzw. direktem Eintreffen ein Ansprechpartner zur Verfügung steht, der nicht in die direkte medizinische Akutversorgung integriert ist.

Der Notfallkoordinator entlastet das übrige Behandlungsteam von organisatorischen Aufgaben, das sich bei weniger Unterbrechungen besser auf die unmittelbare Primärversorgung konzentrieren kann. Im Umkehrschluss steht eine personelle Ressource für die unmittelbare Akutversorgung regelhaft nicht zur Verfügung und es können Reibungsverluste in der Weitergabe präklinischer Informationen mit einem Notfallkoordinator als zusätzlichem Filter entstehen. Unabhängig davon, ob ein pflegerischer Notfallkoordinator etabliert ist, fallen die beschriebenen Aufgaben und Funktionen in der Zentralen Notaufnahme an und müssen vom multiprofessionellen Behandlungsteam übernommen, organisiert und strukturiert umgesetzt werden. Dieses betrifft auch die Verantwortlichkeiten und Aufgaben des ärztlichen Bereiches an den prä- und innerklinischen Naht- und Schnittstellen der Notaufnahme.

Abhängig vom klinischen Konzept der Akutversorgung ist anstelle eines pflegerischen Notfallkoordinators alternativ auch ein **ärztlicher Notfallkoordinator** mit abweichenden Aufgaben und unterschiedlichen Kompetenzen vorstellbar.

Die Zuständigkeiten des ärztlichen Notfallkoordinators in der Zentralen Notaufnahme umfassen u. a.:

— die Annahme bzw. Ablehnung hochakuter Notfälle, die vom Notarzt, der Rettungsleitstelle oder webbasierter Systeme, des KV-Bereitschaftsdienstes oder von Einweisern zur Spezialversorgung angekündigt werden;
— die direkte Steuerung des hochakuten Notfallpatienten auf den indizierten medizinischen Behandlungspfad – z. B. die Versorgung eines Polytraumas im Schockraum oder die unmittelbare Interventionsbehandlung eines ST-Hebungsinfarktes im Herzkatheter;
— den direkten Austausch mit dem Ärztlichen Leiter Rettungsdienst bei relevanten Kapazitätsproblemen oder besonderen Schadenslagen bis zur Übergabe an den Leitenden Notarzt des Krankenhauses – z. B. Massenanfall Schwerverletzter, Kontaminierungsszenarien oder sonstige Bedrohungslagen.

› Der ärztliche Notfallkoordinator übernimmt eine zentrale Steuerungsfunktion an der präklinischen Nahtstelle, für die Kapazitäten und Ressourcen der (hoch-)akuten Notfallversorgung in der Zentralen Notaufnahme und an den internen Schnittstellen weiterer Akutversorgungsbereiche.

Positive Effekte liegen besonders in der Vermeidung von Unter- und Überversorgungen, Fehlsteuerungen und **Fehlbelegungen** durch die Zuweisung eines bedarfsgerechten Versorgungslevels mit indizierten Diagnostik- und Behandlungsressourcen. Zeitverzögerungen bis zum effektiven Behandlungsstart werden reduziert, z. B. die Zeit bis zur Lyse beim Schlaganfall (Door to Needle Time), und somit ein Anstieg der Patientensicherheit realisiert. Im Rettungsdienst und bei Einweisern steigt die Zufriedenheit durch einen zentralen ärztlichen Ansprechpartner mit klinischer Entscheidungskompetenz zur Versorgung hochakuter Notfallpatienten.

Voraussetzung für die Entscheidungsfindung ist hier ein stets aktueller Überblick über die verfügbaren Notfallkapazitäten der Klinik, was eine regelhafte und bilateral gestaltete Kommunikation zwischen den Akutversorgungsbereichen erforderlich macht.

2.6.3 Schnittstellenmanagement und Behandlungsdringlichkeit

Die folgende Schnittstellenbetrachtung orientiert sich methodisch an den Stufen der Behandlungsdringlichkeit klinisch etablierter Ersteinschätzungssysteme wie dem Manchester Triage System (MTS) oder dem Emergency Severity Index (ESI). Dieses dient allein einer besseren Veranschaulichung und ist immer exemplarisch ohne Anspruch auf Ausschließlichkeit zu sehen.

■ **Notfallpatienten der Stufe 1**

› Stufe 1 = Rot = Sofort | Lebensgefahr.

Die Versorgung Schwerstverletzter bzw. Schwersterkrankter hat die absolut höchste Priorität und erfolgt sofort bei Eintreffen des Notfallpatienten z. B. im Schockraum.

Für diese Szenarien ist es nicht ungewöhnlich, dass die Schnittstellenkontakte und die Zahl der direkten Vertreter in der Notaufnahme am höchsten sind, um das Akutversorgungsteam vor Ort zu komplettieren.

Am umfangreichsten aufgestellt ist das multiprofessionelle Behandlungsteam regelhaft im Zuge der Polytrauma-Versorgung. Im Basisteam einer Klinik als überregionales Traumazentrum sind (Fach-)Ärzte der Unfallchirurgie, Anästhesie, Viszeral- bzw. Allgemeinchirurgie und der Radiologie ebenso vertreten wie ein

Medizinisch-technischer Radiologieassistent (MTRA) und (Fach-)Pflegekräfte der Anästhesie und Notaufnahme. Optional kommen noch weitere Fachärzte hinzu, wenn sie zur direkten Erstversorgung oder für Entscheidungen zur Priorisierung der nachfolgenden Behandlung als erweitertes Schockraumteam erforderlich werden, z. B. Neurochirurgie, Urologie oder HNO (DGU 2019). Obligatorische Schnittstellen im Anschluss an die Polytrauma-Versorgung sind die unmittelbar nachgelagerten Akutversorgungsbereiche wie die Intensivstation zur weiteren Stabilisierung und für ergänzende Notfallinterventionen oder insbesondere der Zentral-OP für die notoperative Weiterbehandlung.

Der direkte Kontakt zum OP-Manager bzw. OP-Management der Klinik ist elementar wichtig, um den Zentral-OP auf die notoperative Versorgung auszurichten. Die so frühzeitig und so konkret wie mögliche Information sollte bereits mit der Integration in die Alarmierungskaskade des Schockraumteams beginnen. Um eine prozessual abgestimmte operative Weiterversorgung ohne Systembrüche zu realisieren, benötigt das OP-Management Organisations- und Rüstzeiten für eine Integration der zusätzlichen Notoperation in das laufende OP-Programm. Dabei gilt es, das komplexe System des Zentral-OP nicht unnötig mit „falsch" positiven Alarmierungen und Fehlsteuerungen zu belasten. Sinnvoll ist die Verständigung auf eine zeitliche Priorisierung, ausgehend von der Notfallindikation als Soforteingriff, über dringliche Eingriffe, geplante Eingriffe bis hin zu elektiven Eingriffen (Bause et al. 2011).

Im Zuge der Akutversorgung anderer schwererkrankter Notfallpatienten ist die Zahl der initial an der Erstversorgung beteiligten Schnittstellen in der Regel geringer. Jedoch ist die interdisziplinäre und interprofessionelle Zusammenarbeit nicht weniger intensiv ausgeprägt, wenn es um die Behandlung kreislaufinstabiler, reanimierter oder beatmeter Notfallpatienten in oftmals sehr komplexen Situationen geht.

> Für nichttraumatologische Notfallpatienten müssen ebenso Kriterien und Algorithmen für die Schockraumversorgung definiert sein.

Je nach vorliegender Indikation führen dann unterschiedliche Alarmierungskaskaden zu unterschiedlich zusammengesetzten multiprofessionellen Schockraumteams, die jeweils situativ entscheiden, ob weitere Fachdisziplinen für ein erweitertes Behandlungsteam benötigt werden (Kumle et al. 2019).

Abhängig vom klinischen Akutversorgungskonzept werden spezielle Notfälle nicht im Schockraum erstbehandelt, sondern direkt weitergeleitet, z. B. in akut-interventionelle Funktionsbereiche wie das Herzkatheterlabor bei einem ST-Hebungsinfarkt oder auf die Intensivstation bei Patienten unter laufender Reanimation.

Die Intensivstation sollte frühzeitig über eine mögliche Notfallversorgung informiert sein und in die Alarmierungskaskade integriert werden, um den Workflow personell und räumlich auf die Notfallverlegung auszurichten. Häufig müssen freie Kapazitäten durch die Verlegung eines Intensivpatienten oder eine Isolationsmöglichkeit erst vorbereitend geschaffen werden. Die unmittelbare Verfügbarkeit von Intensivbetten ist oft ein limitierender Faktor in der Klinik bei konkurrierenden Bedarfen der Fachdisziplinen. Umso mehr gilt es, Fehlsteuerungen und Fehlbelegungen auf die Intensivstation zu vermeiden. Eine professionelle Schockraumversorgung mit multiprofessioneller Fachexpertise und strukturierten interdisziplinären Interaktionen in der Akutbehandlung und weiteren Stabilisierung kann dabei unterstützen, z. B. auch mit dem Einsatz nichtinvasiver Beatmung (vgl. Kumle et al. 2019). Bei der Verlegung auf die Intensivstation ist die Begleitung durch einen Facharzt und einer (Fach-)Pflegekraft ebenso obligatorisch wie die strukturierte Face-to-face-Übergabe relevanter Informationen aus dem bisherigen Behandlungsprozess.

Besonders für zeitkritische Akutversorgungsszenarien ist eine intensivierte Synchronisation der Schnittstellen, Arbeitsabläufe und Interventionsprozesse wesentlich. Ansätze mit positiven Effekten für gute Schnittstellenarbeit können u. a. sein:

- Fächerübergreifend erstellte, leitliniengerechte (Notfall-)Behandlungspfade als Clinical Pathways für die an Leitsymptomen ausgerichtete Erstversorgung mit Primärdiagnostik und der fachspezifisch orientierten Weiterversorgung
- Ein multiprofessioneller Schockraumzirkel, der alle relevanten Fachdisziplinen integriert. Schwerpunkt des Qualitätszirkels ist das Schockraumkonzept mit strukturellen Faktoren und Prozessalgorithmen für die traumatologische und **nichttraumatologische Akutversorgung**. Regelmäßige Fallbesprechungen in diesem Zirkel verbessern dazu die Abläufe und steigern die gemeinsame Lernkurve (DGU 2016)
- Multiprofessionelle Kompetenztrainings (im Crisis-Ressource-Management-Sinne) mit gemeinsamen Schockraumübungen und Kommunikationstrainings für eine verbesserte Interaktion und gemeinsame Sprache im Behandlungsprozess
- Debriefings als konstruktive Nachbesprechung („Was war gut? – Was können wir besser?") und subjektives Feedback im Anschluss an eine Akutversorgung
- Direktes und strukturiertes Informationsmanagement ohne Zeitverzögerungen, über die an ABC-DE-Problemen orientierte Annahme der präklini-

schen Notfallankündigung und einer technisch unterstützten Alarmierungskaskade mit gleichzeitiger und inhaltsgleicher Information des multiprofessionellen Schockraumteams, z. B. digitale Alarm- und Kommunikationsserver (DAKS)

Alle Notfallpatienten profitieren unabhängig von der Behandlungsdringlichkeit und Krankheitsschwere von einem guten Schnittstellenmanagement. Relevant sind die oben genannten Ansätze insbesondere auch für die folgenden Notfallpatienten.

- **Notfallpatienten der Stufe 2**

> Stufe 2 = Orange = Sehr dringend | Hochrisikosituation

Akute Notfallpatienten der Stufe 2 benötigen eine sehr dringende Erstversorgung. Nach Auslösung der internen Alarmierungskaskade mit Information der benötigten (Fach-)Disziplinen und Versorgungsbereiche ist bei Ankunft des Notfallpatienten die direkte Annahme im Schockraum durch (Fach-)Pflegekräfte der Notaufnahme vorgesehen und der (Fach-)Arztkontakt erfolgt innerhalb der ersten 10 min.

Hochrisiko- bzw. schwer erkrankte Patienten z. B. mit Verdacht auf Myokardinfarkt, Lungenembolie oder lysefähigem Schlaganfall sind nach primärdiagnostischer, therapeutischer Erstversorgung sowie fachärztlicher Entscheidung indikationsgerecht in die anschließenden Akutversorgungsbereiche weiterzuleiten. Neben der Intensivstation sind dies vor allem die interventionellen Funktionsbereiche wie das Herzkatheterlabor, die Endoskopie, der Intermediate-Care-Bereich oder die Stroke Unit.

An der Schnittstelle zur Stroke Unit ist es essenziell, dass bei einem angekündigten (lysefähigen) Schlaganfallpatienten nicht nur der zuständige Facharzt der Neurologie und die Radiologie in die Alarmierungskaskade einbezogen sind, um direkt bei Eintreffen des Patienten die Akutversorgung mit dem Team der Notaufnahme im Schockraum und computertomografie-unterstützt vorzunehmen. Die Stroke Unit sollte ebenfalls in die Schlaganfall-Informationskaskade integriert sein, um vorbereitend Kapazitäten und personelle Ressourcen für eine Aufnahme des Schlaganfallpatienten mit möglicher i.v. Thrombolyse zu schaffen. Die Interventionen in der Notaufnahme bezüglich Blutentnahme, Monitoring und Vitalzeichen, (Bolus-)Start der Lyse etc. sind als gemeinsamer Behandlungspfad mit der Stroke Unit abzustimmen und unter dem Postulat der Zeitreduzierung zwischen Ankunft und Lyse-Beginn zu sehen. Die ärztliche und pflegerische Dokumentation und Begleitung des Patienten auf die Stroke Unit mit einer strukturierten Übergabe ist obligatorisch.

Andere Notfallpatienten verbleiben im Anschluss an die Akutversorgung oder zur differenzialdiagnostischen Abklärung bzw. zum Ausschluss schwerwiegender Erkrankungen zunächst in den Versorgungsstrukturen der Notaufnahme. Sofern medizinisch erforderlich, werden sie an den monitorisierten Behandlungsplätzen der ZNA, der integrierten Chest Pain Unit oder in der Aufnahmestation überwacht.

Dieses können einerseits Notfallpatienten nach einer direkten Akutintervention sein, die eine relativ kurze postinterventionelle Überwachungspflicht haben – z. B. nach Reposition einer Gelenkluxation in Kurznarkose – oder die nach einer erfolgreichen Akuttherapie und anschließender Beobachtungsphase wieder entlassen werden können – z. B. nach einer hochdosierten Kortison-Therapie bei allergischer Reaktion.

Andererseits sind dies Notfallpatienten, die im akuten Krankheitszustand in ihren Vitalfunktionen und Bewusstsein intensiviert überwacht und versorgt werden müssen, z. B. nach zerebralem Krampfanfall oder Intoxikation. Dazu gehören auch Notfallpatienten, die sich in der Ausschlussdiagnostik einer risikobehafteten Erkrankung befinden, z. B. einer Lungenembolie.

Neben dieser wichtigen Funktion einer Clinical Decision Unit ist die integrierte Aufnahmestation als bettenführender Klinikbereich mit organisatorischer und medizinisch-prozessualer Zuständigkeit des Teams der Notaufnahme für Notfallpatienten mit einer Aufenthaltszeit bis zu 24 h in der Zentralen Notaufnahme zu sehen. Notfallpatienten mit stationärer Indikation verbleiben hier bis zur direkten Übernahme in die zuständige Fachabteilung oder bis zu einer zeitnahen therapeutischen Behandlungsintervention mit anschließender Weiterverlegung. Nach Ablauf der 24 h Aufenthaltsdauer geht die medizinische und prozessuale Steuerung des Notfallpatienten in die Verantwortung der Fachdisziplin über. Dieses Prozedere ist bei konkurrierenden Interessen nicht selten konfliktträchtig, wenn die Notaufnahme diesen Bereich weiter aufnahme- und belegungsfähig halten muss, die Kapazitäten der Fachabteilungen zur Übernahme aus der Aufnahmestation allerdings begrenzt sind. Eine regelhafte Zusammenarbeit an dieser Schnittstelle sollte auf einem klinikintern abgestimmten Notaufnahmestatut oder sonstigen verbindlichen Regelungen zur Organisation der Verlegungsprozesse fußen und ein idealerweise vor Ort agierendes Belegungsmanagement einbeziehen.

In die Clinical-Decision-Struktur der Notaufnahme ist eine Chest Pain Unit als Teil des klinischen Akutversorgungskonzeptes gut integrierbar. In der Chest Pain Unit (CPU) werden primär Notfallpatienten mit dem Leitsymptom akuter Thoraxschmerz zur weiteren diagnostischen Abklärung bzw. ersten Therapieeinleitung behandelt, z. B. zum Ausschluss eines Myokardinfarkts oder bei Herzrhythmusstörungen. In diesem speziellen Überwachungsbereich mit zentralem Monitoring sind strukturierte Versorgungs- und Behandlungspfade in enger Abstimmung besonders mit der Kardiologie ebenso wichtig wie die direkte Kontaktaufnahme und Steuerung von Informationen bei Änderungen des Krankheitsstatus oder neuen Erkenntnissen aus der Versorgung. Regelhafte gemeinsame Visiten mit den Fachärzten der Kardiologie zum weiteren Prozedere der Versorgung bzw. Verlegung sind notwendig, da die CPU nicht selten hoch frequentiert ist, gleichzeitig aber immer aufnahmebereit sein sollte. Bei Bestätigung interventionsbedürftiger Diagnosen werden die ersten Therapieschritte und die Verlegung auf die Intensiv- bzw. Intermediate-Care-Station zur weiteren Überwachung und Vorbereitung für eine Spezialversorgung initiiert – z. B. zur Schrittmacher- oder Defibrillatorimplantation. Häufiger findet sich jedoch eine direkte Weiterleitung zum interventionellen Funktionsbereich des Herzkatheterlabors.

Um Prozess- und Systembrüche zu vermeiden, sind auch die interventionellen Funktionsbereiche wie der Herzkatheter, die Endoskopie zur Notfallspiegelung oder andere Interventionsbereiche spätestens bei der fachärztlich gestellten Indikation einer anstehenden Notfallintervention einzubinden. Eine koordinierte Vorbereitung des Notfallpatienten anhand von Checklisten sowie eine ärztliche und pflegerische Begleitung zum Interventionsbereich sind regelhaft indiziert.

- **Notfallpatienten der Stufe 3**

❯ Stufe 3 = Gelb = Dringend.

Notfallpatienten dieser Stufe sind als dringend eingeschätzt und sollten gemäß der MTS-Vorgabe innerhalb von 30 min nach Ankunft in der Notaufnahme von einem Arzt konsultiert werden.

Grundsätzlich können sich Notfallpatienten niedrigerer Dringlichkeitsstufen im Behandlungsverlauf verschlechtern oder sich in einem für die Triage nicht ermittelbaren Krankheitsstatus befinden, der eine Schockraumindikation mit entsprechender Schnittstellenbeteiligung in der Akutversorgung erfüllt.

Charakteristisch im Vergleich zu den ersten beiden Stufen ist jedoch die regelhafte Primärversorgung und Erstdiagnostik der Notfallpatienten durch das ständige, vor Ort arbeitende multiprofessionelle Team der Notaufnahme – abgesehen von den Leitsymptomen oder Krankheitsbildern, die eine direkte, spezialisierte fachärztliche Primärversorgung erforderlich machen, z. B. bei Augenverletzungen oder Epistaxis.

Die Anzahl weiterer interner Schnittstellenkontakte steigt zumeist erst im Verlaufe des Behandlungsprozesses an. Auf der Basis erster Resultate der Akutversorgung, u. a. auch Labor- und Röntgenergebnisse, werden im Zuge der anschließenden Differenzialdiagnostik und resultierenden Therapieentscheidungen weitere Fachdisziplinen bzw. Fachärzte konsiliarisch in den Behandlungsprozess integriert. Infolgedessen ergeben sich wiederum mögliche Kontakte zu anderen diagnostischen und therapeutischen Schnittstellen der Klinik, die zeitnah organisiert und umgesetzt werden müssen.

Die Frequenz und Intensität des In-Kontakt-Bringens und die Vernetzung der Notfallpatienten im Versorgungsprozess steigt für das Team der Notaufnahme auch entlang des umfassenden Spektrums klinischer Bereiche. So benötigen besondere Notfallpatientengruppen eine direkte oder zumindest sehr frühzeitige Integration unterschiedlich spezialisierter Professionen. Angesprochen sind z. B. die gynäkologische Fachdisziplin für Notfallpatientinnen im Status einer Gravidität, akut- bzw. sozialpsychiatrische Dienste für psychiatrisch erkrankte oder suizidal bedrohte Notfallpatienten, Pädiater bei Kindernotfällen, psychologische oder seelsorgerische Unterstützung bei Gewalt- oder Missbrauchsopfern oder auch die Integration von Demenz-Lotsen beim älteren Menschen in der Notaufnahme.

❯ Das multiprofessionelle Behandlungsteam der Notaufnahme wird zum klinischen Netzwerk-Knoten des Notfallpatienten.

Das multiprofessionelle Behandlungsteam in der Notaufnahme wird für den Notfallpatienten zunehmend zum fachlichen und persönlichen Begleiter und gleichsam zum Netzwerk-Knoten eines sich weiter differenzierenden Versorgungsprozesses.

Wichtig in diesem Kontext ist auch die positive Gestaltung der interprofessionellen Zusammenarbeit mit den bettenführenden Stationsbereichen der Klinik. Diese umfasst einerseits verbindlich geregelte Prozesse im Zuge der administrativen Verlegung, z. B. zum stationären Fallartwechsel oder zur zeitnahen Verlegung im Krankenhausinformationssystem, um der weiterversorgenden Station alle relevanten Patienteninformationen bereits bei der Ankunft des Patienten verfügbar zu machen.

Andererseits ist ein strukturierter Informationsprozess zu den wesentlichen Behandlungsergebnissen sowie den spezifischen Besonderheiten des Patienten erforderlich – z. B. kognitiver Status, Compliance, Isolationspflicht oder Risiko für multiresistente Erreger.

Wenn keine Begleitung des Verlegungspatienten vorgesehen ist, kann dieses als telefonische Pflege-zu-Pflege-Übergabe erfolgen und ein strukturierter Verlegungsbericht bzw. Überleitungsbogen mit der Pflegeanamnese sowie den abgeschlossenen und noch offenen Maßnahmen zur Verfügung gestellt werden. Nach der stationären Indikationsstellung sollte unterstützend das

Belegungsmanagement zeitnah involviert und das Entlassungsmanagement bei Bedarf bereits von der Notaufnahme informiert werden.

> Ein verbindlich geregeltes und strukturiertes Informationsmanagement reduziert interne Prozessbrüche und steigert die Patientensicherheit.

Wesentlich ist die bidirektionale Gestaltung der Kommunikation und Kooperation auf Augenhöhe und mit einem konstruktiven Blick auf die systembedingten und situativen Umstände des jeweiligen anderen. Gemeinsame Besprechungen, die Teilnahme an internen Projekten, Arbeitsgruppen, Workshops oder Fortbildungen erhöhen das gegenseitige Verständnis.

Das Spektrum der klinischen Notfallversorgung und im Zuge dessen auch der erforderlichen Schnittstellen ist sehr breit gefächert. Aus der allesamt beachtenswerten Vielfalt seien hier exemplarisch noch das Labor und die Radiologie als obligatorische Schnittstellenbereiche in ihrer wichtigen Querschnittsfunktion erwähnt.

Die Schnittstelle zum Labor wird in der primären und weiterführenden Diagnostik des Notfallpatienten sehr häufig in Anspruch genommen. Point-of-Care-Untersuchungen in der Notaufnahme ergänzen vor allem unter Zeitaspekten die Blut- und mikrobiologischen Analysen des Labors. Um den Workflow des Labors als Dienstleister für die gesamte Klinik nicht unnötig zu stören, lassen sich verschiedene Prioritätsstufen für Laboranalysen einrichten, die sich an der Dringlichkeit des Notfallpatienten orientieren, z. B. Lebensgefahr, Hochrisiko und dringlicher Notfall.

Radiologische Untersuchungen gehören zur Routinediagnostik der Notfallversorgung und sollten nach Möglichkeit aus organisatorischen, personellen und zeitlichen Gründen in der Notaufnahme oder in einem angrenzenden Bereich erfolgen. Dieses betrifft sowohl das konventionelle Röntgen wie auch idealerweise die Integration eines Computertomografen im Schockraum u. a. für die initiale Polytrauma- oder Schlaganfallversorgung. Der Hin- und Rücktransport des Notfallpatienten inklusive der jeweiligen Information sollte verbindlich organisiert und geregelt sein. Oftmals kommt der Transfer z. B. stark bewegungseingeschränkter Notfallpatienten auf die Röntgenliege und zurück nicht ohne gegenseitige Unterstützung aus, was auch für unruhige oder potenziell aggressive Patienten gilt.

- **Notfallpatienten der Stufen 4 und 5**

> Stufe 4 = Grün = Normal – Stufe 5 = Blau = Nicht dringend

Notfallpatienten der Stufe 4 mit einer normalen Dringlichkeit und einer ärztlichen Kontaktzeit von z. B. 90 min nach MTS sind aus der Schnittstellenperspektive ähnlich wie die Notfälle der Stufe 3 zu sehen, was die Primärversorgung, Primärdiagnostik und therapeutische Interventionen angeht. Die Anzahl der Kontakte zu unterschiedlichen Fachdisziplinen und Bereichen der Diagnostik und Intervention ist regelhaft jedoch geringer, und die Zahl der Patienten mit ambulantem Behandlungsabschluss in der Notaufnahme steigt in dieser Stufe.

Nichtdringende Notfallpatienten der Stufe 5 mit einer ärztlichen Zielkontaktzeit von 120 min kommen in der Regel ohne weitere zusätzliche Schnittstellen aus, werden nach administrativer Aufnahme durch das Notaufnahmeteam komplett versorgt und als ambulanter Fall wieder entlassen.

- **Anforderungen an die Schnittstelle Notaufnahme**

Das interdisziplinäre und interprofessionelle Team der Notaufnahme ist in der Regel der erste klinische Kontakt des Notfallpatienten und somit eine bzw. die essenzielle Schnittstelle seiner primären Akutversorgung.

Im umfassenden Spektrum der Tiefe und Breite der Notfallversorgung reichen die Aufgaben von der hochakuten Schockraumbehandlung im multiprofessionellen Team über die Stabilisierung sowie Überwachung und Ausschlussdiagnostik von Hochrisikopatienten, der Primärversorgung und -diagnostik mit anschließender Netzwerkknotenfunktion im weiteren Behandlungsprozess bis hin zum „Alleinversorger" bei Notfallpatienten mit niedriger Behandlungsdringlichkeit.

Zu den obligatorischen medizinisch-pflegerischen Kompetenzen der professionellen Notfallversorgung gehört auch eine entsprechende Empathie für die Notfallpatienten in ihrem subjektiv empfundenen Ausnahmezustand und eine notwendige kulturelle Sensibilität in der Betreuung so höchst unterschiedlicher Patientenklientel bezüglich Alter, Ethnie etc.

Diese Professionalität, Empathie und Kultursensibilität ist auch in der konstruktiven und kooperativen Zusammenarbeit mit den Schnittstellen gefragt, denn für eine qualitativ hochwertige Akut- und Notfallbehandlung bedarf es aller relevanten Schnittstellen einer Klinik gleichermaßen.

Literatur

Literatur zu Abschn. 2.1–2.5

Björn Steiger Stiftung (o.J.): Über die Stiftung. Historie. Verfügbar unter: ▶ https://www.steiger-stiftung.de/ueber-die-stiftung/historie (letzter Abruf am 29.12.2020)

Deutsche Schlaganfall Gesellschaft DSG (2014): Stroke-Einsatz-Mobil ermöglicht frühere Lyse-Behandlung bei akutem Schlaganfall.

Vefügbar unter: ▶ https://www.dsg-info.de/presse/pressemeldungen/414-stroke-einsatz-mobil-ermoeglicht-fruehere-lyse-behandlung-bei-akutem-schlaganfall.html (letzter Abruf am 29.12.2020)

Günther A et al. (2014) Notfallsanitäter Lehrbuch für den Rettungsdienst (1. Aufl.) Berlin: Cornelsen-Verlag

Hellwig H et al. (2010) Geschichte des Rettungsdienstes. Rettungsdienst heute. Urban & Fischer - Elsevier. München. S. 680

Kühn D, Luxem J, Runggadier K (Hrsg.) (2010) Rettungsdienst heute (5. Aufl.) München: Urban & Fischer, Elsevier

Lipp R. (Hrsg.) (2000) LPN 4 Lehrbuch für innerklinische Notfallmedizin (3. Aufl.). S&K Verlag

mainis IT-Service GmbH (ohne Jahr). Interdisziplinärer Versorgungsnachweis. Abgerufen am 05.03.2022 von ▶ https://www.ivena.de/page.php?k1=main&k2=index

Von Eiff W, Ch, Dodt, Brachmann M, Ch, Niehues, Th, Fleischmann (2016) Management der Notaufnahme, 2. Kohlhammer, Auflage

Zentralinstitut für die kassenärztliche Versorgung in Deutschland (ZI) (2022) SmED – Strukturierte medizinische Ersteinschätzung in Deutschland. Abgerufen am 05.03.2022 von ▶ https://www.zi.de/smed

Literatur zu Abschn. 2.6

Bause H, Kochs E, Scholz J, Schulte am Esch J, Standl T (Hrsg.) (2011) Duale Reihe Anästhesie. Intensivmedizin, Notfallmedizin, Schmerztherapie. (4. Aufl) Stuttgart: Georg Thieme Verlag

BMG (2019) Bundesministerium für Gesundheit: Reform der Notfallversorgung – Schnellere Hilfe im Notfall. 22.Juli 2019. ▶ https://www.bundesgesundheitsministerium.de/notfallversorgung.html

DGINA (2018) Deutsche Gesellschaft Interdisziplinäre Notfall- und Akutmedizin e.V. (2018): Positionspapier zur Ersteinschätzung in Integrierten Notfallzentren. 22.Juni 2018. Verfügbar unter: ▶ https://www.dgina.de/news/positionspapier-zur-ersteinschatzung-in-integrierten-notfallzentren_71)

DGU (2019): Deutsche Gesellschaft für Unfallchirurgie e.V. (Hrsg.) (2019) Weißbuch Schwerverletztenversorgung. Empfehlungen zur Struktur, Organisation, Ausstattung sowie Förderung von Qualität und Sicherheit in der Schwerverletztenversorgung in der Bundesrepublik Deutschland. (3., erweiterte Aufl.). Abgerufen am 05.03.2022 unter ▶ https://www.dgu-online.de/fileadmin/dgu-online/Dokumente/6._Versorgung_und_Wissenschaft/Qualität_und_Sicherheit/2019_DGU-Weissbuch_Schwerverletztenversorgung_3._Auflage_FINAL.PDF

DGU 2016: Deutsche Gesellschaft für Unfallchirurgie e.V. (Hrsg.) (2016) S3 – Leitlinie Polytrauma / Schwerverletzten-Behandlung. Verfügbar unter: ▶ http://www.traumanetzwerk-dgu.de/fileadmin/user_upload/traumanetzwerk-dgu.de/docs/S3_Polytrauma_Schwerverletzten-Behandlung_2016-07.pdf

DIVI 2019: Deutsche Interdisziplinäre Vereinigung für Intensiv- und Notfallmedizin (2019) Stellungnahme der DIVI zur derzeitigen Entwicklung „Ersteinschätzung". Verfügbar unter: ▶ https://www.divi.de/empfehlungen/publikationen/stellungnahmen/1179-190530-stellungnahme-der-divi-zur-derzeitigen-entwicklung-ersteinschaetzung/file

G-BA 2018a: Gemeinsamer Bundesausschuss (2018a) Neue G-BA-Regelung zur stationären Notfallversorgung: Sichere Erreichbarkeit, verbesserte Qualität und zielgenaue Finanzierung. 19.April 2018 Verfügbar unter: ▶ https://www.g-ba.de/presse/pressemitteilungen/744/

G-BA 2018b: Gemeinsamer Bundesausschuss (2018b): Beschluss des Gemeinsamen Bundesauschusses über die Erstfassung der Regelungen zu einem gestuften System von Notfallstrukturen in Krankenhäusern gemäß § 136c Absatz 4 SGB V. Verfügbar unter: ▶ https://www.g-ba.de/downloads/39-261-3301/2018-04-19_Not-Kra-R_Erstfassung.pdf

Kumle B, Merz S, Mittmann A, Pin M, Brokmann J.C, Gröning I, Biermann H, Michael M, Böhm L, Wolters S, Bernhard M (2019) Nichttraumatologisches Schockraummanagement. Struktur, Organisation und erste Schritte. In: Notfall Rettungsmed, 22:402–414. Verfügbar unter: ▶ https://link.springer.com/content/pdf/10.1007%2Fs10049-019-0613-1.pdf

Somasundaram R, Ale Abaei A, Koch M (2009) Triage in zentralen Notaufnahmen. Mode oder Notwendigkeit? Notfall Rettungsmed 12:250–325

Ersteinschätzung des Notfallpatienten

Margot Dietz-Wittstock, Florian Grossmann, Jörg Krey und Sabine Blaschke

Inhaltsverzeichnis

3.1 Einleitung – 36

3.2 Emergency Severity Index (ESI) – 36

3.3 Manchester Triage System (MTS) – 41
3.3.1 Grundsätze – 41
3.3.2 Vorgehen – 41
3.3.3 Fallbeispiel – 43
3.3.4 Ergebnisse – 43
3.3.5 Rahmenbedingungen – 45

3.4 OPTINOFA – Ein neues Triage-Instrument für die sektorenübergreifende Ersteinschätzung – 45
3.4.1 Hintergrund – 45
3.4.2 Ziele – 45
3.4.3 Innovationsfondsprojekt OPTINOFA – 46

3.5 Triage/Sichtung bei großen Schadenslagen – 47
3.5.1 Geschichte – 47
3.5.2 Begriffliche Abgrenzungen – 47
3.5.3 Behandlungspriorisierung – 48
3.5.4 Ablauf am Schadensort – 49

Literatur – 52

© Springer-Verlag GmbH Deutschland, ein Teil von Springer Nature 2022
M. Dietz-Wittstock et al. (Hrsg.), *Notfallpflege - Fachweiterbildung und Praxis*,
https://doi.org/10.1007/978-3-662-63461-5_3

3.1 Einleitung

Margot Dietz-Wittstock

Wendet man sich dem Thema Ersteinschätzung oder Triage in deutschen Notaufnahmen zu, wird schnell deutlich, dass es zunächst sinnvoll erscheint, eine Begriffsbestimmung vorzunehmen.

Der Begriff Triage stammt aus dem Französischen („trier" = sortieren). Erstmalig verwendet wurde die Triage auf Schlachtfeldern, wo es bei knappen Ressourcen notwendig war, diese sinnvoll einzusetzen. Man hat sich vor Ort, auf dem Schlachtfeld, die Frage gestellt, ob der Ressourceneinsatz für Transport und Behandlung beim vorliegenden Ausmaß der Verletzungen eines Soldaten überhaupt Aussicht auf Erfolg hat. Meist auch mit der Frage verbunden, ob der Soldat dem Schlachtfeld wieder zuzuführen ist. Es wurde also bereits auf dem Schlachtfeld mitunter eine Entscheidung über Leben oder Tod gefällt.

Am ehesten lässt sich dieses „präklinische Triagieren" von früher mit einem Massenanfall von Verletzten oder Erkrankten heute vergleichen, da man in diesem Fall nicht mehr jedem Einzelnen die beste mögliche Versorgung zukommen lassen kann, sondern mit den begrenzt zur Verfügung stehenden Ressourcen möglichst vielen Betroffenen eine Versorgung zukommen lassen möchte.

Da die Entscheidung, ob überhaupt eine Behandlung begonnen wird, mit einer Diagnosestellung verbunden ist, ist dies im deutschen Rechtssystem Ärzten vorbehalten.

In deutschen Notaufnahmen sprechen wir somit in der Regel nicht von Triagierung, sondern von Ersteinschätzung. Die Ersteinschätzung stellt die Beurteilung der Dringlichkeit einer Behandlung da, es wird hier keine Diagnose gestellt und keine Entscheidung getroffen, ob unter Umständen eine Behandlung gar nicht stattfinden müsste.

Die Diskussion, ob es sich bei der Ersteinschätzung in deutschen Notaufnahmen um eine delegierte ärztliche Tätigkeit oder aber um eine pflegerische Aufgabe handelt, flammt immer wieder auf.

Weltweit haben sich unterschiedliche Ersteinschätzungs- und Triagesysteme etabliert.

In Deutschland sollen, festgelegt durch den G-BA-Beschluss 2018 nur strukturierte, validierte Systeme Anwendung finden, dies sind derzeit der ESI (Emergency Severity Index) und das MTS (Manchester Triage System), was daran liegt, dass andere fünfstufige Systeme wie die Canadian Triage and Acuity Scale (CTAS) oder die Australasian Triage Scale (ATS) nicht ins Deutsche übersetzt sind.

Das System OPTINOFA (Optimierung der Notfallversorgung durch strukturierte Ersteinschätzung mittels intelligenter Assistenzdienste, FKZ 01NVF17035, ▶ http://www.optinofa.de) befindet sich derzeit in der letzten Phase der Entwicklung und scheint ein vielversprechendes Ersteinschätzungssystem zu sein, welches die Behandlungsdringlichkeit sowie die Zuweisung zu einem Versorgungssektor bezogen auf die in Deutschland vorherrschenden Notfallversorgungsstrukturen abbildet.

3.2 Emergency Severity Index (ESI)

Florian Grossmann

Die korrekte Triage neu eintreffender Notfallpatientinnen und -patienten ist für deren Sicherheit zentral. Die Entscheidungsfindung bei der Triage ist jedoch ein anspruchsvoller Prozess. Dazu tragen nicht nur die Vielschichtigkeit und Diversität der Gesundheitsprobleme mancher Patienten bei, sondern auch Umgebungsfaktoren wie die Unvorhersagbarkeit der Anzahl zu triagierender Notfallpatienten. Der Anspruch an ein gutes Triage-Instrument besteht daher darin, den komplexen Vorgang der Triage-Entscheidungsfindung einfach darzustellen, um die Fachpersonen effektiv zu unterstützen (Brauchbarkeit). Außerdem müssen Triage-Instrumente valide (prädiktive Validität) und reliabel (Interrater-Reliabilität) sein.

Der Emergency Severity Index (ESI) ist ein fünfstufiges Triage-Instrument, welches das Konzept der „Akutheit" von Notfallsituationen auf eine nachvollziehbare und einfache Weise in einem einzigen Algorithmus abbildet: Je gefährlicher die Situation, je größer das Leid und je komplexer das Problem ist, das eine Patientin oder einen Patienten in eine Notfallstation führt, desto größer die Dinglichkeit (Gilboy et al. 2012). ESI 1 entspricht der höchsten, ESI 5 der niedrigsten Dringlichkeitsstufe. Der ESI-Algorithmus ist so übersichtlich, dass er von Triage-Fachpersonen innerhalb kürzester Zeit verinnerlicht werden kann. Diese Einfachheit macht den ESI als Triage-Instrument im schnelllebigen Notfallalltag besonders brauchbar, was seine große Beliebtheit bei den Fachpersonen erklärt (◘ Abb. 3.1).

Um mit dem ESI ein Triage-Level festzulegen, folgt die Fachperson dem Algorithmus mit seinen vier Entscheidungspunkten (A–D). Am **Entscheidungspunkt A** beurteilt sie, ob sofortige lebensrettende Maßnahmen nötig sind, also ob der neu eintreffende Patient sterben würde, wenn nicht sofort Interventionen erfolgten. Einige Beispiele für sofortige lebensrettende Maßnahmen sind Intubation, Defibrillation, Entlastung eines Spannungspneumothorax, Kontrolle einer großen Blutung sowie der Einsatz von lebensrettenden Notfallmedikamenten wie z. B. Adrenalin, Naloxon.

Zur systematischen Entscheidungsfindung nutzt die Fachperson das aus den Reanimationsrichtlinien vertraute Vorgehen der Überprüfung von Bewusstsein, Atemweg, Atmung, Kreislauf, wobei für die systematische Beurteilung des Bewusstseinslevels im Rahmen der ESI-Triage die AVPU-Skala genutzt wird (◘ Tab. 3.1). Hierbei qualifizieren die Stufen P oder U eine Person für ESI Level 1. Die Einschätzung am Entscheidungspunkt A kann somit innerhalb von Sekunden vorgenommen werden. Wenn also die Frage nach der Notwendigkeit von sofortigen lebensrettenden Maßnahmen mit „ja" beantwortet wird, ist der Triage-Prozess bereits zu Ende, die Person erhält das Triage-Level ESI 1.

Patientinnen und Patienten mit ESI-Level 1 werden meist von Rettungsdiensten in eine Notfallstation gebracht, das Triage-Level ESI 1 beschränkt sich aber nicht ausschließlich auf Reanimationssituationen. Auch

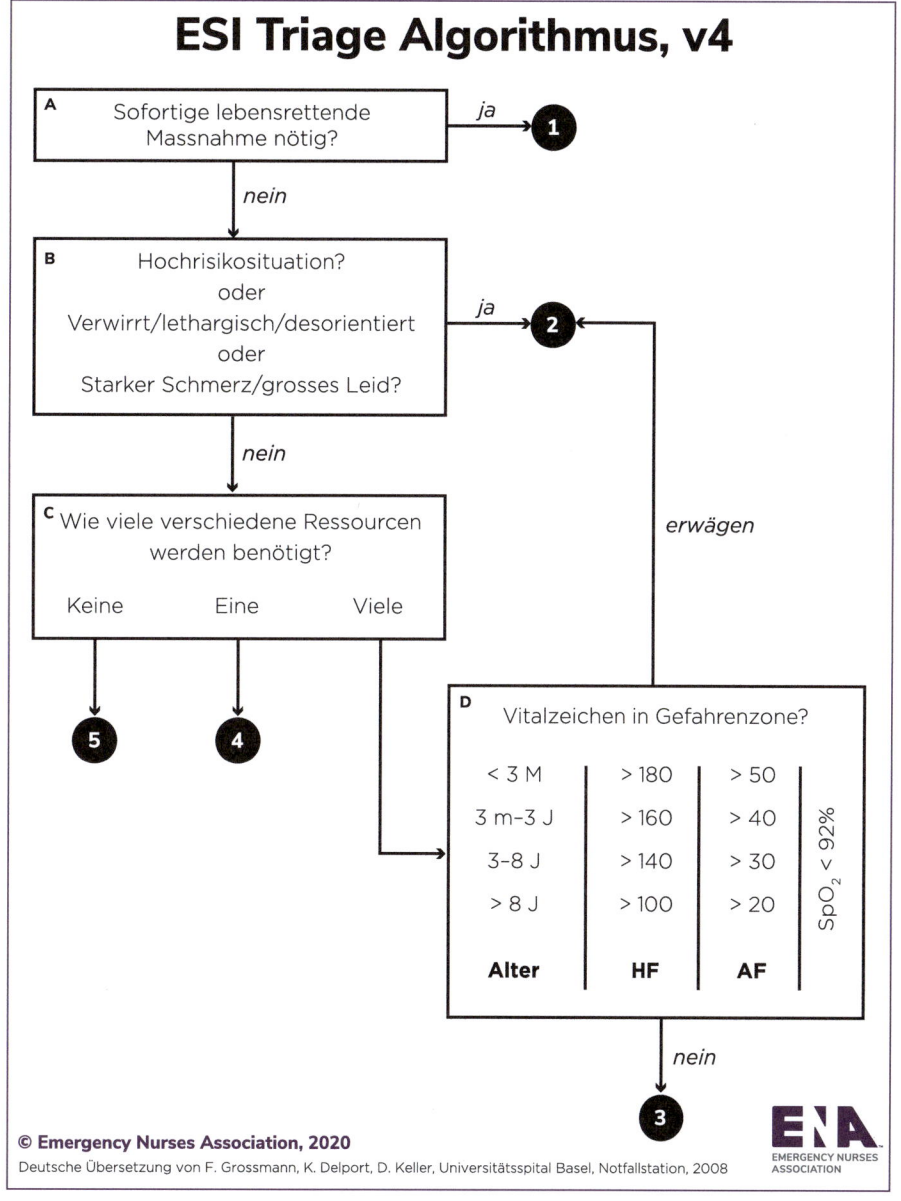

◘ Abb. 3.1 Emergency Severity Index – Triage-Algorithmus. (Copyright: Emergency Nurses Association 2020)

Abb. 3.1 (Fortsetzung)

A. Sofortige lebensrettende Massnahme nötig: Atemwege, Notfallmedikamente oder andere kreislaufstabilisierende Massnahmen (venöser Zugang, Sauerstoffgabe, Monitoring, EKG, Labor, zählen NICHT); und/oder einer der folgenden klinischen Zustände: intubiert, Apnoe, Pulslosigkeit, schwerste Atemnot, SpO_2 < 90%, akute Bewusstseinsveränderung, nicht ansprechbar.

Nicht ansprechbar ist definiert als:
1. Die Person macht keine verbalen Äusserungen und führt Befehle nicht aus (akut); oder
2. Die Person reagiert höchstens auf Schmerzreiz (P oder U auf der AVPU-Skala)

B. Eine Hochrisikosituation ist eine Person, der man das letzte freie Bett geben würde. Starker Schmerz/grosses Leid wird durch klinische Beobachtung ermittelt und/oder Schmerzscore grösser oder gleich 7 auf einer Schmerzskala von 0 bis 10.

C. Ressourcen: Anzahl der verschiedenen Arten von Ressourcen, nicht die einzelnen Tests zählen (Beispiel: Blutbild, Chemogramm und Gerinnung zählt als eine Ressource; Blutbild und Thoraxröntgen zählt als zwei Ressourcen)

Ressourcen
- Labor (Blut, Urin)
- Bildgebung
- EKG
- Infusionen (Hydrierung)
- Intravenöse oder intramuskuläre Medikamente, Inhalationen/Aerosole
- Fachärztliche Konsilien
- Einfache Massnahme = 1 (Wundverschluss, Blasenkatheter)
- Komplexe Massnahme = 2 (Analgosedierung)

Keine Ressourcen
- Anamnese und Untersuchung (inklusive vaginale Untersuchung)
- Schnelltests vor Ort
- Spülen von intravenösen Zugängen, Herparinschloss
- Orale Medikamente
- Tetanus-Impfung
- Rezept
- Telefonat mit Hausärztin oder Hausarzt
- Einfache Wundversorgung (Wundverband, Nachkontrolle)
- Gehstöcke, Schienen, Schlingen

D. Vitalzeichen in Gefahrenzone: Triagierung in ESI 2 erwägen, wenn mindestes eines der Kriterien abnormal ist.

Kinder mit Fieber:
Alter 1 – 28 Tage: mindestens ESI 2 zuweisen, wenn Temp. > 38.0°C
Alter 1 – 3 Monate: ESI 2 erwägen, wenn Temp. > 38.0°C
Alter 3 Monate – 3 Jahre: ESI 3 erwägen, wenn:
1. Temp. > 39.0°C; oder
2. unvollständige Impfungen; oder
3. keine klare Fieberquelle

© Emergency Nurses Association, 2020

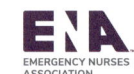

kommt es immer wieder zu Situationen, in denen z. B. eine nicht ansprechbare Person (AVPU-Skala P oder U) oder ein schlaffes Baby von Angehörigen gebracht wird. In manchen Fällen, z. B. bei schwerster Atemnot (z. B. aufgrund eines Angioödems oder eines schweren Asthmaanfalls) sind Menschen mit ESI-Level 1 auch noch in der Lage, sich selbst in einer Notfallstation vorzustellen.

Am **Entscheidungspunkt B** werden Situationen erkannt, in denen Patienten nicht warten sollten. Diesen wird ESI-Level 2 zugeteilt. Mögliche Gründe für ESI-Level 2 sind eine Hochrisikosituation, oder es handelt sich um einen Patienten mit neu aufgetretener Verwirrtheit, Lethargie oder Desorientiertheit, oder ein Patient hat großes physisches oder psychisches Leid oder starken Schmerz.

Hochrisikosituationen sind zwar im Moment des Eintreffens stabil, sie könnten aber jederzeit „entgleisen", also instabil werden. Für das Erkennen einer Hochrisikosituation benötigen die Fachpersonen notfallspezifisches Fachwissen, aufgrund dessen sie Symptome nach ihrer Gefährlichkeit beurteilen. Denn am Entscheidungspunkt B genügt nicht mehr nur ein Blick, sondern es braucht eine kurze Befragung und Beobachtung. Bei der Beurteilung spielen auch das Alter und Vorerkrankungen eine Rolle, um Hochrisikosituationen zu erkennen. Erfahrene Fachpersonen nutzen auch ihre Intuition. Einige Beispiele für Hochrisikosituationen sind (immer vorausgesetzt, dass kein ESI-Level 1 vorliegt): Dyspnoe, Thoraxschmerz, Hirnschlagsymptome, Verletzungen mit gefährlichem Unfallmechanismus, im-

Tab. 3.1 AVPU-Skala zur Beurteilung der Bewusstseinslage. (Aus National Early Warning Score (NEWS): Standardising the assessment of acute illness severity in the NHS. Report of a working party. London: RCP, 2012, p. 10. Deutsche Übersetzung von F. Grossmann, Ch. Nickel, D. Allen, Universitätsspital Basel, 2019)

Die Untersuchung erfolgt in einer festgelegten Reihenfolge, nur ein Resultat wird dokumentiert. Es ist zum Beispiel nicht nötig, die Reaktion auf Schmerzreiz zu prüfen, wenn die Person auf Ansprache reagiert

A	**Alert (wach):**	Ein vollständig wacher (nicht notwendigerweise orientierter) Patient. Ein solcher Patient öffnet spontan die Augen und reagiert auf Ansprache (kann aber verwirrt sein), motorische Funktionen sind vorhanden
V	**Voice (Reaktion auf Ansprache):**	Wenn der Patient angesprochen wird, zeigt er eine Reaktion entweder durch Augenöffnen oder Lautäußerung oder motorisch. Zum Beispiel öffnet der Patient die Augen auf die Frage „Wie geht es Ihnen?". Die Reaktion könnte aber auch lediglich ein Stöhnen oder eine diskrete Bewegung einer Extremität sein
P	**Pain (Reaktion auf Schmerzreiz):**	Dieser Schritt wird nur durchgeführt, wenn ein Patient nicht wach ist und nicht auf Ansprache reagiert. Ein solcher Patient reagiert wahrscheinlich nur mit Abwehr auf Schmerz oder sogar nur mit unwillkürlicher Flexion oder Extension der Extremitäten Die Person, die die Untersuchung durchführt, sollte immer sehr sorgsam vorgehen und entsprechend ausgebildet sein, wenn sie einen Schmerzreiz zur Überprüfung der Bewusstseinslage nutzt
U	**Unresponsive (keine Reaktion):**	Dieser Zustand wird gewöhnlich auch als „bewusstlos" bezeichnet. Dieses Resultat wird dokumentiert, wenn der Patient auf Ansprache oder Schmerzreiz weder seine Augen öffnet noch Laute von sich gibt, noch eine motorische Reaktion zeigt

munsupprimierte Personen mit Infekt (Fieber), Suizidalität, Fremdgefährdung...

Neu aufgetretene Verwirrtheit, Lethargie, Desorientiertheit sind weitere Kriterien für Personen, die nicht warten sollten (ESI-Level 2) und am Entscheidungspunkt B geprüft werden müssen. Ein Delir zu erkennen ist nicht immer einfach, insbesondere ein Delir vom hypoaktiven Subtyp. Angaben von Angehörigen können dabei hilfreich sein. Das frühestmögliche Erkennen eines Delirs ist wichtig, da oft schwerwiegende gefährliche Ursachen zugrunde liegen (z. B. Sepsis).

Weitere Merkmale, aufgrund derer eine Person nicht warten sollte, also ESI-Level 2 erhält, sind starker Schmerz und großes Leid. Zur Einschätzung der Schmerzintensität wird für die Triage die Verwendung einer numerischen Ratingskala oder einer visuellen Analogskala (von 0 bis 10) empfohlen. Ein Schmerzscore von 7 oder höher gilt bei der ESI-Triage als starker Schmerz. Bevor aufgrund des Schmerzscores ein ESI-Level festgelegt wird, muss jedoch auch eine professionelle Einschätzung in Bezug auf Gefährlichkeit (klinische Kongruenz) und Interventionsmöglichkeiten geprüft werden. Stehen effektive Interventionen (z. B. Ruhigstellung einer Fraktur, Schmerzmittelgabe, Kälteapplikation) zur Schmerzlinderung bei der Triage zur Verfügung und handelt es sich beim Schmerzauslöser um eine ungefährliche Situation, qualifiziert dies nicht für ESI 2. Ist der Schmerz jedoch voraussichtlich nicht mit einfachen Interventionen zu beherrschen (z. B. bei einer Nierenkolik) oder braucht es zeitnahe Diagnostik und/oder Interventionen (z. B. starke Bauchschmerzen oder Schulterluxation), wird ein ESI-Level 2 vergeben.

Großes Leid kann physische oder psychische Ursachen haben. Eine Triage-Fachperson vergibt ein ESI-Level 2 auch dann, wenn es für eine Person nicht zumutbar ist, aufgrund dieses Leids warten zu müssen. Beispiele sind starke Übelkeit in einer End-of-life-Situation oder Opfer von (häuslicher) Gewalt. Auch eine psychiatrische Erkrankung wie eine akute Psychose kann ein Grund für großes Leid sein.

Falls keines der Kriterien für ESI 2 zutrifft, geht es am **Entscheidungspunkt C** darum, komplexe Gesundheitsprobleme von weniger komplexen zu unterscheiden. Je komplexer ein Problem ist, desto mehr steigt das Risiko für einen Spitalaufenthalt, das Mortalitätsrisiko und der Ressourcenbedarf. Den Zusammenhang zwischen Komplexität und Ressourcenbedarf machen sich die ESI-Anwendenden zunutze, indem sie sich die Frage stellen, welche Ressourcen nötig sind, um eine Dispositionsentscheidung treffen zu können: "Was brauchen wir, um zu entscheiden, ob und auf welcher Abteilung die Patientin oder der Patient stationär weiterbehandelt werden muss, ob er in ein anderes Spital verlegt werden muss oder ob eine Entlassung möglich ist?" Als Ressourcen im Sinne des ESI gelten alle Leistungen, die zusätzlich zur körperlichen Untersuchung und Anamnese erbracht werden, z. B. diagnostische Maßnahmen (Labor, EKG, Röntgen), aber auch i.v.-Medikamente, Infusionen und Prozeduren (Blasenkatheter, Wundversorgung). Gewisse, auch aufwendige Leistungen gelten allerdings nicht als Ressourcen, da ihre Berücksichtigung die Komplexität des Gesundheitsproblems überschätzen würde (Tab. 3.2).

Die Patientinnen und Patienten mit den wenig komplexen Problemen erhalten ESI-Level 5 (wenn keine Ressourcen nötig sind) oder ESI-Level 4 (bei einer benötigten Ressource). Bei einem höheren Komplexitätsgrad, also ab 2 Ressourcen, müssen im nächsten Schritt die Vitalzeichen erhoben werden, um eine Triage-Entscheidung treffen zu können.

Tab. 3.2 Beispiele für Ressourcen im Sinne des ESI

Ressourcen	Keine Ressourcen
Labor (Blut, Urin)	Anamnese und Untersuchung
Bildgebung	Schnelltest vor Ort (Blutzucker, Urin)
EKG	Spülen von Zugängen
Infusionen (Hydrierung)	Orale Medikamente
Intravenöse oder intramuskuläre Medikamente, Inhalationen/Aerosole	Tetanus-Impfung
Komplexe Maßnahme = 2 Ressourcen (Analgosedierung)	Rezept ausstellen
Komplexe Maßnahme = 2 Ressourcen (Analgosedierung)	Telefonat mit Hausärztin oder Hausarzt
	Wundverband, Nachkontrolle
	Schienen, Gehstöcke

Tab. 3.3 „Vitalzeichen-Gefahrenzone" und Fieberkriterien bei Kindern

Alter	Herzfrequenz	Atemfrequenz	SpO$_2$
< 3 Monate	> 180	> 50	< 92 %
3 Monate – 3 Jahre	> 160	> 40	
3–8 Jahre	> 180	> 30	
> 8 Jahre	> 100	> 20	

Kinder mit Fieber
Alter 1–28 Tage: mindestens ESI 2 zuweisen, wenn Temp. > 38,0 °C
Alter 1–3 Monate: ESI 2 erwägen, wenn Temp. > 38,0 °C
Alter 3 Monate – 3 Jahre: ESI 3 erwägen, wenn Temp. > 39 °C oder unvollständige Impfungen oder keine klare Fieberquelle

Atemfrequenz, Herzfrequenz und Sauerstoffsättigung dienen am **Entscheidungspunkt D** dazu, Patientinnen und Patienten mit komplexen Gesundheitsproblemen zu identifizieren, die nicht warten sollten und im vorangegangenen Triage-Prozess noch nicht als solche erkannt werden konnten. Der Entscheidungspunkt D stellt somit einen Sicherheitsmechanismus dar, um beispielsweise Personen mit Sepsis oder Anämie zu erkennen, die keine eindeutigen Symptome haben. Dabei ist insbesondere das Erheben und Beurteilen der Atemfrequenz wirkungsvoll. Eine veränderte Atemfrequenz ist ein sehr sensitiver Parameter, um kritisch Kranke zu erkennen, weshalb sie auch in anderen einfach anzuwendenden Instrumenten genutzt wird. Bei Patientinnen und Patienten, deren Vitalzeichen außerhalb definierter Grenzen liegen (◘ Tab. 3.3), muss die Triage-Fachperson erwägen, ESI-Level 2 zu vergeben. Die Grenzwerte sind für Atem- und Herzfrequenz in Altersgruppen (Kinder jünger als 3 Monate, 3 Monate bis 3 Jahre, 3 bis 8 Jahre und Personen über 8 Jahre) unterteilt. Bei Kindern bis 3 Jahre muss zusätzlich die Körpertemperatur gemessen werden. Die Fieberkriterien bei Kindern legen z. B. fest, dass ein Neugeborenes (1–28 Tage) mit einer Körpertemperatur von > 38,0 °C mindestens ESI-Level 2 erhält.

Ein ausführliches **Handbuch** mit einer detaillierten Beschreibung des ESI, weiterführende Informationen sowie Literaturangaben zu den zahlreichen Studien, die die Güte (also Validität und Reliabilität) des ESI belegen, finden sich auf der Website der Emergency Nurses Association, die 2019 das ESI Triage System erworben hat: ► https://www.ena.org/education/esi. Ebenfalls wird dort ein Online-Trainingskurs in englischer und spanischer Sprache angeboten. Deutschsprachige Trainingskurse inklusive Schulungsunterlagen sind bei verschiedenen Anbietern in Deutschland und der Schweiz erhältlich. Um mit dem ESI sicher zu triagieren, empfehlen die Erfinder zudem, eine 2- bis 4-stündige Schulung zu absolvieren. Wie bei allen Triage-Instrumenten erfordert die Entscheidungsfindung mit dem ESI notfallspezifisches Fachwissen, das z. B. in einem Nachdiplomstudiengang (CH) bzw. einer Fachweiterbildung (D) für Notfallpflege erworben werden kann.

3.3 Manchester Triage System (MTS)

Jörg Krey

Der Einsatz von Triage-Instrumenten in den Accident and Emergency Departments (A&E) wird vom Royal College for Nursing (RCN) seit Mitte der 1980er Jahre berichtet. Das RCN definierte dabei als Vorgaben für derartige Systeme nur die Fünfstufigkeit und die Zeitfenster, die Auswahl eines Systems wurde den Häusern überlassen. Diese Situation führte zu einer entsprechenden Vielfalt der Systeme nicht nur zwischen den Häusern, sondern auch innerhalb dieser in den einzelnen Ambulanzen und zu sehr unterschiedlichen (und nicht zufriedenstellenden) Einstufungsergebnissen.

Diese Ausgangssituation führte 1994 in Manchester zur Bildung einer Konsensusgruppe aus Ärzten und Notfallpflegenden aus den Notfallambulanzen unterschiedlicher Fachgebiete der dortigen acht Krankenhäuser des National Health System (NHS). Ziel der Gruppe war es, die Erfahrungen zu einem gemeinsamen Standard zusammenzuführen, mit dem die Qualität der Triagierung in den Notaufnahmen verbessert und vereinheitlicht werden sollte.

Die Gruppe führte die erste Version des Manchester Triage System (MTS) 1995 in den Notaufnahmen in Manchester ein (Mackway-Jones 1997). Das System fand sehr schnell auch außerhalb Großbritanniens zunächst in Europa Verbreitung, mittlerweile ist es weltweit im Einsatz. Die Erfahrungen der Anwender führte zu Ergänzungen und Überarbeitungen, die 2006 als „Second Edition" erschien (Mackway-Jones et al. 2006). Seit 2008 berät eine jährliche internationale Konsensuskonferenz zur Weiterentwicklung, hieraus hat sich dann 2014 als Weiterentwicklung die „Third Edition" entwickelt (Mackway-Jones et al. 2014), die dann 2018 auch auf Deutsch veröffentlicht wurde (Mackway-Jones et al. 2018, 2020). Die Grundsätze des Systems sind über die ganze Zeit gleichgeblieben, mit den neuen Editionen wurden zentrale Verbesserungen ergänzt.

3.3.1 Grundsätze

Das Manchester Triage System setzt zur Beurteilung der Behandlungsdringlichkeit auf Beschwerden und Symptome, auf den Einsatz von Diagnosen wird konsequent verzichtet. Diese Entscheidung basiert auf der Erkenntnis, dass die Findung einer validen Verdachtsdiagnose in der Kürze der Zeit nicht möglich ist [siehe hierzu 6].

Das Manchester Triage System ist ein „chart-basiertes" System. Das heißt, dass es insgesamt 53 Diagramme gibt, aus denen aufgrund der Hauptbeschwerde – der „Präsentation" – des Patienten oder der Patientin eines ausgewählt wird. In diesem Diagramm werden verschiedene Symptome geprüft bzw. abgefragt – die „Indikatoren", im britischen Original „discriminators" –, die nach abnehmender Behandlungsdringlichkeit gestaffelt sind. Der eintreffende Notfallpatient wird zunächst einmal als akut vital bedroht angenommen, dann wird Stufe um Stufe die Lebensgefahr ausgeschlossen. Um die Gefährdung der Patienten unabhängig vom eingesetzten Beschwerdebild auch innerhalb einer Dringlichkeitsstufe in immer gleicher Weise einzustufen, sind alle Symptome innerhalb jeder Dringlichkeitsstufe nach dem A-B-C-D-E-Schema einsortiert (und das ist die zentrale Neuerung der Third Edition). Der erste zutreffende Indikator bestimmt die Dringlichkeit und beendet den Triage-Prozess (◘ Tab. 3.4).

Ein Symptom wird dann einer Dringlichkeitsstufe zugeordnet, wenn eine signifikante Zahl an Patienten beim Vorliegen dieses Symptoms eine höhere Gefährdung aufweist.

Die ◘ Abb. 3.2 stellt die Eingruppierung in die einzelnen Stufen dar[1].

Das Zeitfenster beschreibt, binnen welcher Zeit der erste Arztkontakt erfolgen sollte. Bei Überschreitung des Zeitrahmens muss eine Kontrolleinschätzung durchgeführt und dokumentiert werden (die sogenannte Zweiteinschätzung), die allerdings nicht zu einer Verlängerung der zugestandenen Wartezeit führt.

3.3.2 Vorgehen

Eine Ersteinschätzung wird immer den folgenden Ablauf haben:
1. **Eintreffen und Begrüßung des Patienten:** Die Einschätzung beginnt mit dem ersten Anblick des Patienten. Beobachte das Näherkommen des Patienten, nimm die ersten visuellen Informationen auf: Mobilität, sichtbare Verletzungen, Alter. → Vital bedrohte Patienten werden hier sofort erkannt, die Ersteinschätzung ist jetzt beendet, der Patient in der höchsten Dringlichkeitsstufe eingeordnet.
2. **Vorgeschichte des Patienten:** Der Patient wird gefragt, was ihn in die Notaufnahme geführt hat – dies wird eine kurze, knappe, subjektive Vorgeschichte sein, die über die Verletzung/Erkrankung, das Gesundheitsproblem des Patienten informiert.
3. **Die Hauptbeschwerde:** Aus der Vorgeschichte des Patienten können die Beschwerden entnommen werden, die ihn zum Kommen veranlasst haben. → Dies

---

[1] Laut persönlicher Auskunft von Prof. Dr. Kevin Mackway-Jones ist die britische Originalskala eine gesundheitspolitische Vorgabe des NHS und des Royal College of Nursing (RCN) an alle Triage-Systeme und hat seinen Grund in der Überlastung der britischen Notfallstrukturen. Die deutsche Gruppe erhielt die Freigabe zur nationalen Anpassung der Zielzeiten.

Tab. 3.4 MTS-Diagramme

Abdominelle Schmerzen bei Erwachsenen	Gastrointestinale Blutung	Schwangerschaftsproblem
Abdominelle Schmerzen bei Kindern	Gesichtsprobleme	Schweres Trauma
Abszesse und lokale Infektionen	Halsschmerz	Selbstverletzung
Allergie	Hautausschläge	Sexualinfektion
Angriff (Zustand nach)	Herzklopfen	Stürze
Asthma	Hinkendes Kind	Thoraxschmerz
Atemproblem bei Erwachsenen	Hodenschmerz	Überdosierung und Vergiftung
Atemproblem bei Kindern	Irritables/unruhiges Kind	Unwohlsein bei Erwachsenen
Auffälliges Verhalten	Körperstammverletzung	Unwohlsein bei Kindern
Augenprobleme	Kollaps	Unwohlsein bei Neugeborenen
Besorgte Eltern	Kopfschmerz	Unwohlsein bei Säuglingen
Betrunkener Eindruck	Kopfverletzung	Urologisches Problem
Bisse und Stiche	Krampfanfall	Vaginale Blutung
Chemikalienkontakt	Nackenschmerz	Verbrennungen und Verbrühungen
Diabetes	Ohrenprobleme	Wunden
Durchfälle und Erbrechen	Psychiatrische Erkrankung	Zahnprobleme
Extremitätenprobleme	Rückenschmerz	
Fremdkörper	Schreiendes Baby	Generelle Indikatoren

Abb. 3.2 Deutsche Ausprägung des Manchester-Triage-Systems

Ziffer	Name	Farbe	Max.Zeit	Kontrolleinschätzung spätestens nach
	Eintreffen bis Ersteinschätzung		10 Minuten	
1	Sofort	Rot	0 Minuten	
2	Sehr dringend	Orange	10 Minuten	10 Minuten
3	Dringend	Gelb	30 Minuten	30 Minuten
4	Normal	Grün	90 Minuten	90 Minuten
5	Nicht dringend	Blau	120 Minuten	120 Minuten

Deutsche Ausprägung des Manchester-Triage-Systems - Darstellung Jörg Krey

ermöglicht der Pflegekraft die Auswahl des am besten passenden Präsentationsdiagramms.

4. **Die eingrenzenden Fragen (Interview):** Hier kommt es in besonderem Maße auf die Erfahrung und die Fähigkeiten des Einschätzenden an. Die Anwendung anatomischen Wissens, das Erkennen von Mustern bei den Hauptbeschwerden und die Fähigkeit, auf lebensbedrohliche Situationen schnell und zielgerichtet zu reagieren, gehören zu den erforderlichen Fähigkeiten des Einschätzenden. Eingrenzende Fragen können benutzt werden, um eventuell benötigte genauere Informationen zu erhalten, z. B. zur Krankheitsdauer, dem Unfallmechanismus, Medikamenteneinnahmen usw. Die Inhalte der Fragen werden durch die Indikatoren im ausgewählten Präsentationsdiagramm bestimmt.
5. **Körperliche Untersuchung und Bestimmung von Parametern:** Sofern erforderlich: genaue Art und Körperstelle einer Verletzung. Erfassung grundlegender Vitalparameter: Puls, Temperatur oder anderen Detailinformationen wie Sauerstoffsättigung oder Feststellung der Sehschärfe. Welche Vitalparameter erforderlich sind, bestimmt sich aus dem gewählten Diagramm.
6. **Schmerzeinschätzung:** Die Schmerzeinschätzung ist integraler Bestandteil des Systems, sowohl subjektive (Patient) wie objektive (Pflege) Schmerzskalen sollten dokumentiert werden, mögliche Gründe für Abweichungen zwischen den Ergebnissen dargestellt werden.
7. **Dringlichkeitsstufe/Versorgungsplanung:** Zuweisung der Dringlichkeitsstufe durch Anwendung des zutreffenden Indikators mit der höchsten Prioritätsstufe. Kurze Beschreibung der im Rahmen der Ersteinschätzung erkannten voraussichtlichen Behandlungspfade.
8. **Dokumentation:** Die Dokumentation der genannten Informationen sollte in standardisierter Weise erfolgen und wieder nur kurz, knapp und nachvollziehbar das Wichtigste über die Hauptbeschwerden des

Patienten umfassen. Wenn eine IT-Unterstützung für die Ersteinschätzung zur Verfügung steht, sollte sich die Einschätzenden darüber im Klaren sein, dass das Hauptaugenmerk auf den Patienten und nicht den Computer gerichtet sein sollte. Die Dokumentation sollte auch beinhalten:
- Allergien
- Medikation
- Wichtige ältere medizinische Vorgeschichten
- Erste Versorgungsmaßnahmen während der Ersteinschätzung
- Beobachtungsergebnisse
- Medikamentengaben wie z. B. Schmerzmittel
- Leserliche Unterschrift/Signatur/Handzeichen

Die Patienten bleiben so lange in der Obhut und unter Beobachtung der Einschätzenden, bis an eine andere Pflegekraft bzw. einen Arzt oder eine Ärztin übergeben wurde. In dieser Zeit und in diese Verantwortung fällt auch die Aufgabe einer ggf. erforderlichen Zweiteinschätzung.

3.3.3 Fallbeispiel

Das folgende Fallbeispiel soll exemplarisch mit dem Beispieldiagramm „Atemproblem bei Erwachsenen" die stattfindenden Entscheidungen demonstrieren (◘ Abb. 3.3).
- *Ein 33-jähriger Mann kommt zu Fuß in die Notaufnahme und klagt über Schwierigkeiten beim Atmen.* → Erster Eindruck: Die Indikatoren der Dringlichkeitsstufe „Rot" scheinen aufgrund des Ersteindrucks nicht zuzutreffen. An Präsentationsdiagrammen kommen in Frage „Atemproblem beim Erwachsenen", „Asthma", „Thoraxschmerz" und vielleicht „Körperstammverletzung".
- *Der Patient verneint einen Unfall und gibt an, dass sich die Probleme innerhalb der letzten zwei Tage entwickelt haben. Ein Asthmaleiden ist bei ihm auch nicht bekannt.* → „Asthma" und „Körperstammverletzung" können damit ausgeschlossen werden. Die Entscheidung fällt für „Atemproblem bei Erwachsenen" oder „Thoraxschmerz", abhängig davon, was bei der Präsentation des Patienten scheinbar im Vordergrund steht. Dabei werden in der Folge beide Diagramme zur selben Erkenntnis der Behandlungsdringlichkeit führen!
- *Der Patient zeigt keine Zeichen eines gefährdeten Atemwegs oder einer unzureichenden Atmung, kein Stridor, kein Speichelfluss, keine Anzeichen für einen Schock.* → Definitiver Ausschluss der Dringlichkeitsstufe „Rot".
- *Der Patient ist voll orientiert und kann in ganzen Sätzen antworten. Er verneint einen „kardialen Schmerz", hat keine Verletzung erlitten. Es gibt keine auffällige respiratorische Anamnese (bekannte akut verlaufende Erkrankungen der Atemwege in der Vorgeschichte). Sein Puls ist mit 100/min im akzeptablen Rahmen, die Sauerstoffsättigung (mittlerweile mit Pulsoximeter bestimmt) beträgt 94% unter Raumluft. Seine Schmerzen beschreibt er auch nicht als stärkste Schmerzen (Stufe 8–10), er wirkt nicht erschöpft.* → Ausschluss aller Hinweise der Dringlichkeitsstufe „Orange" (mittlerweile sind die Parameter Sauerstoffsättigung und Puls bestimmt).
- *Der Patient gibt an, dass sich der Schmerz bei tiefem Luftholen oder bei Husten verstärkt.* → Dies wäre die Definition für den Indikator „Pleuraschmerz", allerdings erfüllt der Patient auch die Bedingungen des höherrangigen Indikators „Niedrige Sauerstoffsättigung". Dem Patienten kann somit die Dringlichkeitsstufe „Gelb" zugewiesen werden. Sein erster Kontakt mit dem Arzt der Notaufnahme sollte binnen 30 min stattfinden. Gelingt dieses nicht, so ist er nach spätestens 30 min von der zuständigen Pflegekraft erneut einzuschätzen.
- Zusammenfassung für die Dokumentation:
  - Diagramm: Atemproblem beim Erwachsenen
  - Indikator: Niedrige Sauerstoffsättigung (nachrangig: Pleuraschmerz)
  - Dringlichkeitsstufe: Gelb (30 min)

Die Vielfalt der innerhalb kürzester Zeit zu tätigenden Beobachtungen zeigt, warum die Manchester Triage Group auf die Durchführung der Ersteinschätzung durch erfahrene Pflegende mit einer guten Gabe zur Krankenbeobachtung dringt. Nur unter diesen Voraussetzungen wird sich die Qualität bei der geforderten Geschwindigkeit (Auditergebnis aus Portugal: Ersteinschätzung dauert 30–60 s; Erfahrungen aus Deutschland: Ersteinschätzung dauert 60–120 s) erzielen lassen.

3.3.4 Ergebnisse

Die Einschätzung stellt der Notaufnahme eine Darstellung der Patientenreihenfolge zur Verfügung. Durch die symptombezogene Differenzierung lassen sich aber weitreichendere prozessuale Maßnahmen mit dem Ergebnis verknüpfen:
1. Es können in einer Matrix aus Diagramm/Indikator Behandlungsbereiche und -räume für Patienten in der jeweiligen Kombination (im Beispiel oben wäre die Kombination: Atemproblem – Niedrige Sauer-

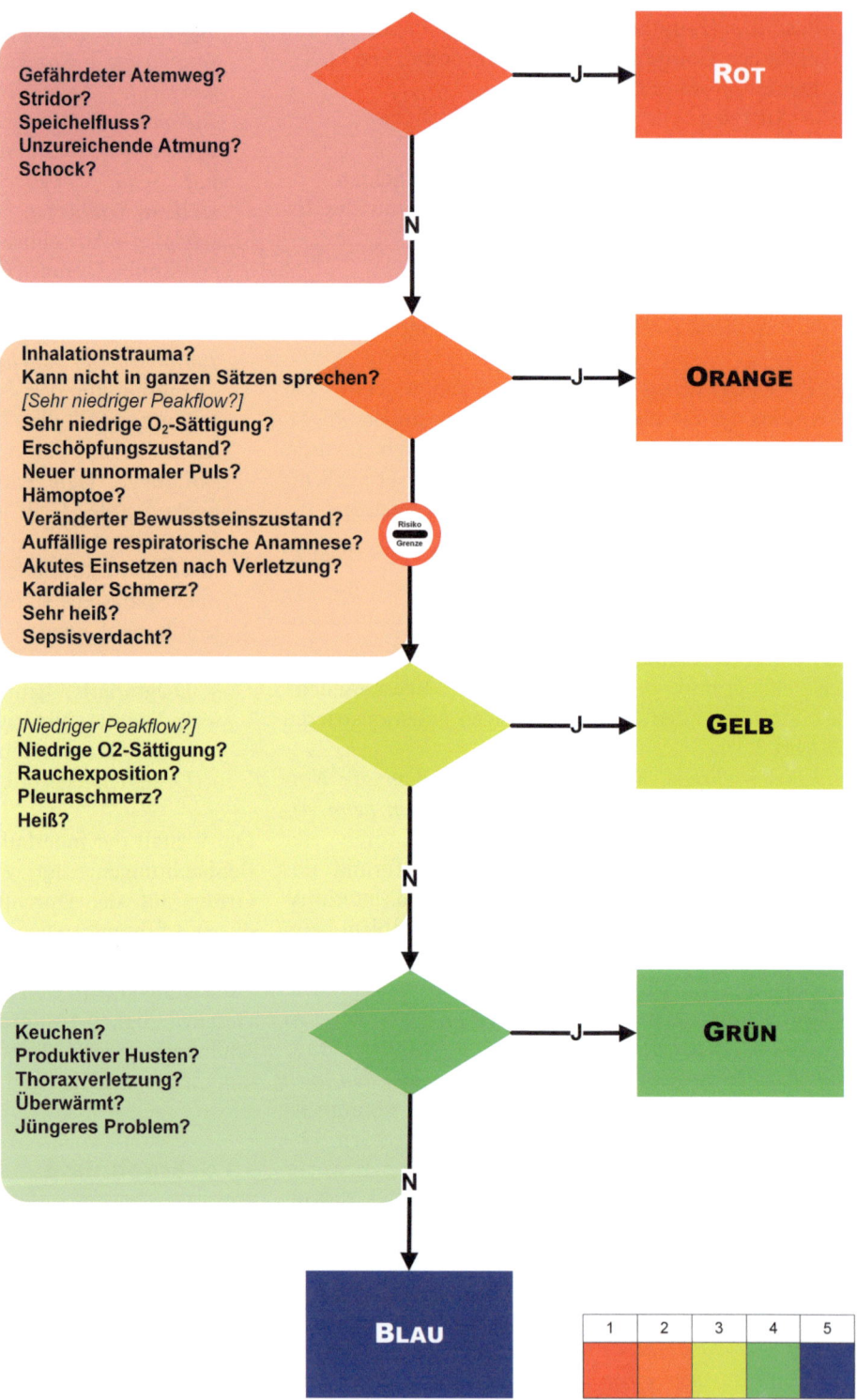

Abb. 3.3 Atemproblem bei Erwachsenen. (Quelle: Mackway-Jones et al. 2020)

stoffsättigung) festgelegt werden. Für Patienten in niedrigerer Dringlichkeitsstufe könnte damit auch als Behandlungsbereich die Notfallpraxis der KV vereinbart werden.
2. Es können mit dieser Matrix auch Behandlungspfade und Laborprofile verknüpft werden. Damit können schon vor dem Arztkontakt erste Behandlungsschritte eingeleitet und so die Verweildauer in der Notaufnahme verkürzt werden.

Beide Optionen erfordern Konsensrunden im Krankenhaus zwischen allen beteiligten Fachabteilungen und ggf. der zuständigen Kassenärztlichen Vereinigung, liefern dann aber verlässliche Unterstützung für die Behandlungsprozesse und erlauben einen effizienteren Einsatz der vorhandenen technischen und finanziellen Mittel.

3.3.5 Rahmenbedingungen

Die Durchführung der Ersteinschätzung erfordert zwingend eine entsprechende Qualifikation. Rechtliche Bewertungen stimmen darin überein, dass Pflegende die entsprechende Kernkompetenz aufweisen, andere Berufsgruppen aber nicht. Uneinig sind sich Juristen, ob entsprechend qualifizierte Medizinische Fachangestellte (MFA) eine Ersteinschätzung durchführen können, klar ausgeschlossen werden Operationstechnische Assistenten (OTA), Zahnmedizinische Fachangestellte (ZFA) und andere. In jedem Fall erfordert die Durchführung der Ersteinschätzung eine entsprechende Ausbildung – eine Wissensvermittlung im „Schneeballsystem" wird rechtlich als unzureichend bewertet (Böhme).

Die Auflagen des G-BA zur Teilnahme an der Notfallversorgung fordern von den Notaufnahmen den Einsatz eines validierten Systems (▶ https://www.g-ba.de), womit Eigenentwicklungen nicht mehr zulässig sind. International besteht Konsens, dass die Triage in der Notaufnahme ein fünfstufiges System erfordert (Zimmermann 2001), in Italien ist beispielsweise mittlerweile der Einsatz eines fünfstufigen Systems vom Gesetzgeber verpflichtend festgeschrieben. Damit begrenzt sich die Auswahl der zur Verfügung stehenden Systeme [siehe auch 9] auf die Australasian Triage Scale (ATS), die Canadian Triage and Acuity Scale (CTAS), den ESI und eben das MTS.

Zum MTS gibt es im deutschsprachigen Raum noch relativ wenige Studien. Zu den vorliegenden Studien aber gehört eine (auch im internationalen Vergleich) sehr große Studie (Gräff et al. 2014), alle beziehen sich auf die Evaluierung von Echtfällen. Bis auf eine Ausnahme aus der Pädiatrie in den Niederlanden zeigen sie gute bis sehr gute Ergebnisse.

3.4 OPTINOFA – Ein neues Triage-Instrument für die sektorenübergreifende Ersteinschätzung

Sabine Blaschke

3.4.1 Hintergrund

In Deutschland konzentriert sich die Notfallversorgung seit Beginn der letzten Dekade zunehmend auf die Zentralen Notaufnahmen in Krankenhäusern der Maximalversorgung. Dies hat zu einem rasanten Anstieg der notfallmedizinischen Behandlungskontakte mit entsprechender Kostenentwicklung und rezidivierend auftretenden Overcrowding-Szenarien in den Notaufnahmen geführt. Darüber hinaus sind in der Notfallversorgung Ärzte und Ärztinnen unterschiedlichster Fachdisziplinen und heterogener beruflicher Expertise mit und ohne abgeschlossener Fachweiterbildung tätig. Bedingt durch diese Faktoren wird bei bestehendem hohen Zeit- und Kostendruck die notfallmedizinische Behandlung oftmals verzögert und dadurch die Risiken der Notfallversorgung erheblich erhöht.

Eine wesentliche Ursache für die Überlastung der Notaufnahmen stellen neben der demografischen Entwicklung und patientenseitig steigenden Qualitätsansprüchen insbesondere Veränderungen in den hausärztlichen/KV-ärztlichen Versorgungsstrukturen dar. Bedingt durch Veränderungen im kassenärztlichen Bereitschaftsdienstsystem mit einer personellen und räumlichen Erweiterung der Dienstbezirke und Allokation von KV-Bereitschaftsdienstpraxen vorzugsweise an Krankenhäusern resultieren längere Wegstrecken für Notfallpatienten und -patientinnen. Dadurch hat insbesondere der Anteil ambulanter Notfallbehandlungen, die auch hausärztlich versorgt werden könnten, in den Notaufnahmen überproportional zugenommen. Durch die vorgehaltenen diagnostischen Einrichtungen in den Notaufnahmen der Krankenhäuser der Maximalversorgung und der dort tätigen Weiterbildungsassistenten wird häufig gerade bei diesen ambulanten Notfällen eine umfangreichere Diagnostik als in der niedergelassenen Praxis durchgeführt, sodass auch die Kosten der Notfallbehandlung höher sind als im Sektor der ambulanten KV-ärztlichen Versorgung.

3.4.2 Ziele

Das Innovationsfondsprojekt **OPTINOFA** (**Opti**mierung der **N**otfallversorgung durch strukturierte Ersteinschätzung mittels intelligenter Assistenzdienste, FKZ 01NVF17035, ▶ http://www.optinofa.de) verfolgt unter

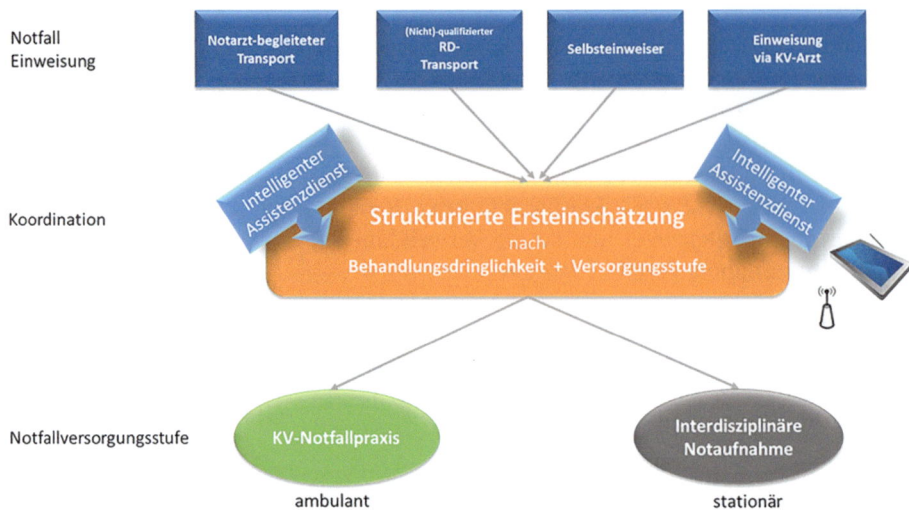

◘ **Abb. 3.4** Modell des neuen Triage-Instrumentes OPTINOFA. Koordinierte Steuerung der Patientenströme in der Notaufnahme durch strukturierte Ersteinschätzung der Notfallpatienten nach Behandlungsdringlichkeit und Notfall-Versorgungsstufe

Berücksichtigung des seit 1. Januar 2016 in Kraft getretenen Krankenhausstrukturgesetzes (KHSG) mit der darin vorgesehenen Zentralisierung der Notfallversorgung das Ziel, durch eine strukturierte Ersteinschätzung in Bezug auf Behandlungsdringlichkeit und erforderliche Notfallversorgungsstufe eine stringente Steuerung von Notfallpatienten in den KV-ärztlichen (ambulanten) und klinischen (stationären) Versorgungsbereich einzuführen (◘ Abb. 3.4). Hierzu sollen für die Zielgruppe der präklinisch und innerklinisch tätigen Notfallmediziner sowie für die niedergelassenen Ärzte im Bereitschaftsdienst intelligente Assistenzdienste auf einer im Rahmen des BMBF-Projekts A.L.I.N.A. (Intelligente Assistenzdienste und personalisierte Lernumgebungen zur Wissens- und Handlungsunterstützung in der Interdisziplinären Notaufnahme, BMBF FKZ 01PD14010) etablierten technologischen Plattform zur strukturierten Ersteinschätzung webbasiert auf Tablets und „in situ" zur Verfügung gestellt werden. Auf diese Weise soll die Notfallversorgung in den beiden Versorgungsbereichen der klinischen und KV-ärztlichen Notfallbehandlung optimiert werden: Durch die strukturierte Ersteinschätzung der Notfälle in Bezug auf Behandlungsdringlichkeit und erforderliche Versorgungsstufe soll eine differenzierte Zuweisung von Notfallpatienten in die verschiedenen Sektoren der ambulanten und stationären Behandlung in der Notaufnahme ermöglicht werden. Es wird erwartet, dass durch die Implementierung einer strukturierten Ersteinschätzung mittels intelligentem Assistenzdienst OPTINOFA die notfallmedizinischen Prozessabläufe in den Notaufnahmen beschleunigt, die Qualität der Notfallbehandlung verbessert und langfristig die Kosten der Notfallbehandlung im Gesundheitswesen reduziert werden können.

3.4.3 Innovationsfondsprojekt OPTINOFA

In der ersten Phase des Projekts (06/2019–05/2020) wurde zunächst eine detaillierte Ist-Analyse der aktuellen Versorgungsrealität in den Notaufnahmen der beteiligten 11 Modellkliniken (Universitätsmedizin Göttingen, Evangelisches Krankenhaus Göttingen Weende, Klinikum Braunschweig, Klinikum Wolfenbüttel, Klinikum Wolfsburg, Universitätsklinik Jena, Universitätsklinik Bonn, Universitätsklinik Freiburg, Klinikum Fürth, Städtisches Klinikum München, Universitätsmedizin Berlin-Charité) durchgeführt. Hierzu wurden Daten des Kontrollkollektivs (u. a. notfallmedizinische Leitsymptome/-diagnosen, Kennzahlen zur Anzahl der ambulanten/stationären Notfallbehandlungen, Hospitalisierungsrate, Verweildauer und Wartezeiten) in den Modellkliniken über das Notaufnahmeregister AKTIN bzw. das Notaufnahme-IT-System der Modellkliniken erhoben. Darüber hinaus wurden im Rahmen einer retrospektiven Sekundärdatenanalyse aggregierte, bundesweite Kennzahlen insbesondere zu den abrechnungsrelevanten Parametern (Kosten der ambulanten/stationären Notfallbehandlung) ermittelt, um eine umfassende Datenerhebung und -analyse für das Vergleichskollektiv der geplanten klinischen Studie in der Erprobungsphase des neuen Triage-Instrumentes OTINOFA durchzuführen.

Auf der Basis etablierter Triage-Systeme (ESI, MTS), der aktuellen Leitlinien, dem *SOP Handbuch Interdisziplinäre Notaufnahme* (Blaschke S et al., 2021) sowie einer systematischen Literaturrecherche wurden nachfolgend neue Notfall-Algorithmen für die 20 häufigsten Leitsymptome/-diagnosen für die Ersteinschätzung der Behandlungsdringlichkeit und der Notfallversorgungsstufe entwickelt. Die Inhalte dieser Notfall-Algorithmen wurden schließlich in enger Kooperation mit dem GECKO-Institut der Hochschule Heilbronn und dem Deutschen

Forschungszentrum für Künstliche Intelligenz digitalisiert und webbasiert als intelligenter Assistenzdienst auf mobilen Endgeräten zur Verfügung gestellt. Nach einer technischen Validierung erfolgte in zwei Modellkliniken im Rahmen einer zweimonatigen Pilotstudie eine inhaltliche Validierung sowie nutzerorientierte Optimierung. Die Daten dieser Pilotstudie belegen eine sichere und valide Anwendung der OPTINOFA-Triage in der Notaufnahme.

Im Rahmen einer prospektiven, multizentrischen Kohortenstudie wird das neue Triage-Instrument OPTINOFA nun seit Juni 2020 in den beteiligten Modellkliniken und den angeschlossenen kassenärztlichen Bereitschaftsdienstpraxen erprobt und wissenschaftlich evaluiert. Hierzu wurde das neue Triage-System OPTINOFA in die Notaufnahmen der beteiligten Modellkliniken implementiert: Alle Notfallpatienten, die sich mit einem der 20 häufigsten Leitsymptome in den Notaufnahmen vorstellen, werden mithilfe des intelligenten Assistenzdienstes OPTINOFA webbasiert auf einem Tablet primär evaluiert und stringent der ambulanten bzw. stationären Versorgungsstufe zugewiesen. Die Primärdatenerhebung für die Zielpopulation erfolgt dabei durch die Modellkliniken und in enger Kooperation mit den beteiligten Krankenkassen. Die primären Endpunkte der Studie umfassen dabei den Anteil ambulanter Notfallbehandlungen in der Notaufnahme sowie die Hospitalisierungsrate von Notfallpatienten. Die sekundären Endpunkte umfassen qualitative Analysen (Akzeptanz, Usability, Utility), gesundheitsökonomische Parameter und quantitative Analysen (u. a. Verweildauer und Wartezeiten in der Notaufnahme, Outcome der Notfallbehandlung bei Entlassung/Verlegung).

In der letzten Projektphase erfolgt schließlich ab Juni 2021 die Analyse aller erhobenen Daten der Zielpopulation im Vergleich zum Kontrollkollektiv zur finalen wissenschaftlichen Evaluation des neuen Triage-Systems. Schlussendlich soll zusammen mit den assoziierten Verbundpartnern (Fachgesellschaften DIVI und DGINA) ein Konzept für die nationale Implementierung des neuen Triage-Instrumentes OPTINOFA als Steuerungsinstrument für die koordinierte Notfallpatientenzuweisung in die beiden Sektoren der ambulanten (KV-ärztlichen) und stationären Notfallversorgung entwickelt werden.

3.5 Triage/Sichtung bei großen Schadenslagen

Jörg Krey

Auch wenn (insbesondere im angloamerikanischen Raum) für die Ersteinschätzung in der Notaufnahme der Terminus „Triage" benutzt wird, so gibt es doch zentrale Unterschiede zwischen den Settings, in denen diese Tätigkeit ausgeübt wird. Diese Unterschiede liegen in der Situation begründet und haben teilweise weitreichende Auswirkungen für die Betroffenen.

3.5.1 Geschichte

Der Gedanke, Patienten nach dem Risiko ihrer Erkrankung einzuteilen, lässt sich zurückverfolgen bis ins alte Ägypten. Im Papyrus Edwin Smith (benannt nach dem Erwerber E. Smith 1862) wird um 1550 v.Chr. nach Untersuchungsbefund und der Diagnosestellung die Prognose einer jeden Erkrankung in drei Stufen benannt (▶ http://www.de.wikipedia.org, wiki, Papyrus_Edwin_Smithbesucht zuletzt am 2020) und (▶ http://www.medizinische-papyri.de, PapyrusSmith, 1280, index.htmlbesucht zuletzt am 2020):

a) „Eine Krankheit, die ich behandele" – der Autor geht von einer Genesung aus.
b) „Eine Krankheit, mit der ich kämpfen werde" – die Wahrscheinlichkeit des Versterbens ist hoch, der Patient hat aber auch eine Überlebenschance.
c) „Eine Krankheit, die man nicht behandeln kann" – die Prognose ist infaust, die unpersönliche Rede unterstreicht die Sinnlosigkeit des ärztlichen Handelns noch.

Hierbei handelt es sich um eine Differenzierung für die alltägliche Behandlung, die erste umfassendere Beschreibung zum Vorgehen bei großen Betroffenenzahlen findet sich während der Revolutionskriege (1792) bei dem französischen Chirurgen Dominique Jean Larrey. Nicht nur, dass Larrey auf eine unmittelbare Versorgung der verwundeten Soldaten drängte, er stellte auch fest, dass er die Verwundeten in Gruppen der Dringlichkeit unterteilen musste: „Die Schwerverwundeten sollten als ersten Aufmerksamkeit geschenkt werden, […] die in geringerem Maße Verwundeten können warten" (Jean und Larrey 1861; Horndasch 1948). Damit sind erstmals die Prinzipien der Versorgungspriorisierung bei großen Betroffenenzahlen beschrieben. In der Folge wird das Konzept weiterentwickelt, der Kern aber bleibt bestehen.

Der Begriff der „Triage" wird dann erstmals im 2. Weltkrieg benutzt. Wieder sind es französische Ärzte (Spire und Lombardy), die den Versorgungsprozess unterteilen in „Triage – Transport – Traitement" (Triage – Transport – Behandlung] und damit den Begriff prägen, der fortan allgemeiner Sprachgebrauch für die Priorisierung wird (Spire und Lombardy 1934).

3.5.2 Begriffliche Abgrenzungen

Große Schadenslagen werden in der DIN 13050 (Beuth-Verlag 2015) in drei Stufen unterschieden:

a) **Massenanfall:** „Notfall, mit einer großen Anzahl von Verletzten oder Erkrankten sowie anderen Geschädigten oder Betroffenen"
b) **Großschadensereignis:** „Ereignis mit einer großen Anzahl von Verletzten oder Erkrankten sowie anderen Geschädigten oder Betroffenen und/oder erheblichen Sachschäden"
c) **Katastrophe:** „Über das Großschadensereignis hinausgehendes Ereignis, mit einer wesentlichen Zerstörung oder Schädigung der örtlichen Infrastruktur, das im Rahmen der medizinischen Versorgung mit eigenen Mitteln und Einsatzstrukturen des Rettungsdienstes allein nicht bewältigt werden kann"

Um die Stufen klarer voneinander abzugrenzen, können folgende Unterscheidungen benutzt werden:
a) Ein **Massenanfall** liegt dann vor, wenn die zuständige Rettungsleitstelle das vorliegende Schadensereignis nicht mehr allein bewältigen kann, sondern Unterstützung von den benachbarten Rettungsdienstbezirken anfordern muss.
b) Ein **Großschadensereignis** liegt dann vor, wenn die Unterstützungsmöglichkeit der benachbarten Rettungsleitstellen nicht mehr ausreicht, sondern entferntere Rettungsleitstellen um Unterstützung gebeten werden müssen.
c) Von einer **Katastrophe** wird dann gesprochen, wenn die Vorhaltungen der Rettungsdienste nicht mehr ausreichen. Es ist die Unterstützung der Sanitätseinheiten der Hilfsorganisationen, des THW, der Einheiten des Katastrophenschutzes oder der Bundeswehr nötig. Hierzu bedarf es der formalen Erklärung des Katastrophenfalls durch den Hauptverwaltungsbeamten (Innenminister/-senator, Landrat, Oberkreisdirektor, Oberbürgermeister, …).

Solange der zuständige Rettungsdienst die Lage aus eigenen Kräften bewältigen kann, ist es einfach ein großer Unfall. Diese Abgrenzung ist sehr schematisch, erlaubt aber eine grobe Vorstellung der Situationen.

3.5.3 Behandlungspriorisierung

In der DIN 13050 findet sich zur Beurteilung der Behandlungspriorität der Begriff der Sichtung: „Ärztliche Beurteilung und Entscheidung über die Priorität der medizinischen Versorgung von Patienten hinsichtlich Art und Umfang der Behandlung sowie Zeitpunkt, Art und Ziel des Transportes".

Des Weiteren benennt die DIN noch eine Vorsichtung: „Schnellst mögliche Identifizierung von vital bedrohten Patienten, die lagebedingt als erste eindeutig gekennzeichnet werden" und erläutert in einer Anmerkung dazu: „Es handelt sich um eine vorläufige Zustandsbeurteilung, die von Ärzten und Nicht-Ärzten durchgeführt und von einer ärztlichen Sichtung gefolgt wird."

Die Abgrenzung der beiden Begriffe Sichtung und Triage von der klinischen Ersteinschätzung stellt sich (ausgehend von den Eckpunkten der Definition von Triage und Sichtung) wie folgt dar:
– **Senkung der Mortalität** (allen gemeinsames Ziel)
– **durch an Bedarf** (allen gemein)
– **und Ressourcen** (nur Triage/Sichtung!) angepasste Einteilung der Patienten

Beschrieben wird jeweils die Behandlungspriorität (allen gemein) wie die Transportpriorität (nur Triage/Sichtung) – die Behandlungspriorität ist also gemeinsames Ziel sowohl von Ersteinschätzung wie Sichtung und Triage.

> **Wichtig**
> Ersteinschätzung/Sichtung/Triage sind dabei immer ein dynamischer Prozess!
> – Der **Patient** kann sich verändern (gilt für alle).
> – Die **Lage** kann sich verändern (nur Sichtung/Triage).

Die Unterschiede zwischen Ersteinschätzung/Sichtung/Triage lassen sich aus der Situation heraus auch so darstellen:
– Die **Ersteinschätzung** beurteilt die Behandlungsdringlichkeit des Patienten auf der Basis seiner Beschwerden beim Eintreffen in der Behandlungssituation. Unabhängig von der Zahl der eintreffenden Patienten wird immer in gleicher Weise das individuelle Risiko beschrieben, eine Herabstufung findet nicht statt. Verschlechtert sich der Patient während der Wartezeit, so wird er heraufgestuft. Das Ersteinschätzungsergebnis ist mit zeitlichen Zielen hinterlegt.
– Die **Sichtung** beurteilt die Situation des Patienten, das Ergebnis führt in Abhängigkeit der vorhandenen Ressourcen zu einer Behandlungsreihenfolge. Eine zeitliche Festlegung des Behandlungsbeginns erfolgt nicht. Die Reihenfolge kann sich durch eine Veränderung der Situation des Patienten sowie eine Veränderung der Lage ändern, eine Herabstufung ist (wenn durch mangelnde Ressourcen nötig) möglich. Neben der Behandlungspriorität wird eine Transportpriorität beschrieben. In der Regel werden alle Patienten behandelt. Der Begriff der Sichtung wird in der Regel bei Massenanfall, Großschadensfall und Katastrophenfall verwendet.
– Die **Triage** geht wie die Sichtung vor, im Unterschied zur Sichtung ist hier ein Behandlungsausschluss bei (mit an Sicherheit grenzender) infauster Prognose möglich. Der Begriff der Triage wird in der Regel in der Militärmedizin verwendet.

Aus der Einbeziehung der Ressourcen in die Behandlungsdringlichkeit bei Sichtung/Triage ergibt sich, dass bestimmte Verletzungen/Erkrankungen eine andere Dringlichkeit und andere Behandlungsformen als in der Alltagssituation der Individualmedizin erhalten werden. So werden bei Zugunglücken mit großen Betroffenenzahlen abgetrennte Gliedmaße nicht retransplantiert. Dieser Patient erhält dann eine hohe Dringlichkeit, wenn die Gefahr des lebensbedrohlichen Blutverlustes besteht. Bei der Not-OP findet eine Blutstillung, Resektion und saubere plastische Deckung statt. Später erfolgt eine prothetische Versorgung. Die Retransplantation würde OP und Personal zu lange binden und so die zeitgerechte Versorgung anderer Betroffener verzögern/verhindern.

— Die **Vorsichtung** soll es insbesondere direkt am Schadensort und vor dem Aufbau der Versorgungsstrukturen erlauben, dass die anfänglich geringere Zahl der Helfer sich auf die bedrohtesten Patienten konzentrieren kann. Hierzu wird ganz grob zwischen „Gehfähig, leicht verletzt" (= GRÜN)/„Vital bedrohliche Situation/Verletzung" (= ROT)/ „Schwerere Verletzung" (= GELB) unterschieden.

3.5.4 Ablauf am Schadensort

Die folgende Ablaufschilderung gilt für alle Ausprägungen der Schadenslage, unabhängig davon, ob das Niveau unterhalb des Massenanfalls oder als Katastrophe zu bewerten ist. Der besseren Lesbarkeit halber soll hier durchgängig der Begriff „Katastrophe" benutzt werden.

Am Ort der Katastrophe lässt sich bereits vor dem Eintreffen der ersten Rettungskräfte eine Zusammenballung der leichter Verletzten beobachten. Diese Orte werden im Rahmen des weiteren Einsatzes als „Patientenablagen" aufrechterhalten, alle geborgenen Verletzten werden zunächst hierhin gebracht[2]. Hier werden in der Regel keine Notärzte eingesetzt und es findet die oben beschriebene Vorsichtung statt.

Die zentrale Problematik ist die Diskrepanz zwischen der kleinen Zahl an Hilfskräften, die einer sehr großen Zahl von Betroffenen gegenüberstehen.

Dieses verdeutlicht die Dringlichkeit einer schnellen ersten Vorentscheidung und die sich daraus ergebenden Probleme dieser sogenannten Vorsichtung sehr deutlich. Um schnell handlungsfähig zu sein, werden die Helfer im ersten Schritt ganz simpel vorgehen:

1. Alle noch Gehfähigen werden unter der Annahme der leichteren Verletzung in einen für die Betreuung der GRÜNEN Patienten vorgesehenen Bereich gebracht.
2. Nun ist die Zahl der zu versorgenden Patienten deutlich kleiner geworden, es werden zunächst alle ROTEN Patienten erstversorgt.
3. Anschließend wird sich der GELBEN Patienten angenommen.

Das Problem besteht nun darin, dass es immer wieder Betroffene geben wird, die im ersten Moment noch komplett unauffällig wirken, aufgrund des erlittenen Traumas aber durch beispielsweise ein stumpfes Bauchtrauma oder ein Schädel-Hirn-Trauma in Wahrheit akut vital bedroht sind. Daher gilt:

> Auch als GRÜN eingestufte Patienten aus einer Schadenslage können akut vital bedroht sein und bedürfen daher regelmäßiger Inaugenscheinnahme!

Werden im Bereich der Patientenablage nach der Vorsichtung nur die notwendigsten Versorgungen von vitaler Bedeutung vorgenommen, so wird am nachfolgenden Behandlungsplatz nun eine umfassendere Versorgung erfolgen.

■ **Vorgehen bei Triage/Sichtung am Behandlungsplatz**

Der Behandlungsplatz wird entweder in vorhandenen Gebäuden (wie Schulen) oder in Zelten eingerichtet. Hier werden die Patienten in eine der Dringlichkeitsstufen aus ◘ Tab. 3.5 eingeteilt (▶ https: band-online.de, konsensuskonferenz-zu-sichtungskategorien-2002, besucht zuletzt am 2020, 6, pp. 12. xxxx).

Die Kategorie IV – „Ohne Überlebenschance" – wird in der Triage der Militärmedizin benutzt, in der Sichtung der Katastrophenmedizin wird sie lediglich im Katastrophenfall eröffnet werden dürfen. Es ist damit zu rechnen, dass diese Gruppe außerhalb des Verteidigungsfalles (Krieges) nicht vorkommen wird.

Diese Sichtung ist stets eine Ganzkörpersichtung der Betroffenen durch einen Arzt. Hierfür ist als Zeitaufwand 1–2 min angesetzt – ein Wert, der schon bei der symptombezogenen Ersteinschätzung (wie dem Manchester-Triage-System) kaum einzuhalten ist. Das Problem ist, dass nach einem solchen Ereignis die Betroffenen derartig unter körpereigenem Adrenalin stehen, dass sie ihre Verletzungen nicht oder nur eingeschränkt wahrnehmen. Daher muss eine Ganzkörpersichtung erfolgen.

Die Patienten erhalten eine „Sichtungskarte" zur Kennzeichnung und nachfolgenden Behandlungsdokumentation. Aufgrund der föderalen Struktur der Bundesrepublik ist der Katastrophenschutz Ländersache, weswegen es keine einheitliche Sichtungskarte gibt, teil-

---

[2] Definition laut DIN 13050: „Patientenablage – Stelle an der Grenze des Gefahrenbereiches, an der Verletzte oder Erkrankte gesammelt und, soweit möglich, erstversorgt werden und an der sie zum Transport an einen Behandlungsplatz oder weiterführende medizinische Versorgungseinrichtungen übergeben werden."

Tab. 3.5 Sichtungskategorien nach Konsensuskonferenz BAND 2002

ROT	I	Akute, vitale Bedrohung	Sofortbehandlung
GELB	II	Schwer Verletzte/Erkrankte	Dringende Behandlung
GRÜN	III	Leicht Verletzte/Erkrankte	Spätere (ambulante) Behandlung
BLAU	IV	Ohne Überlebenschance	Betreuende(abwartende) Behandlung
SCHWARZ		Tot	Registrierung und Kennzeichnung(!)

weise setzen auch benachbarte Rettungsdienstbezirke unterschiedliche Karten ein (◘ Abb. 3.5).

Die Aufgaben des Behandlungsplatzes definiert die DIN 13050 (Beuth-Verlag 2015) wie folgt: „Einrichtung mit einer vorgegebenen Struktur, an der Verletzte/Erkrankte nach Sichtung notfallmedizinisch versorgt werden und von der der Transport in weiterführende medizinische Versorgungseinrichtungen erfolgt." War es in der Vergangenheit vorgesehen, dass zunächst die in den Kategorien I und II eingestuften Betroffenen nun den Krankenhäusern zugeführt werden (und die in Kategorie III erst später versorgt werden), so findet hier angesichts der durch Terroranschläge geänderten Bedrohungslage derzeit ein Umdenken statt. Es ist damit zu rechnen, dass bei unklaren Lagen am Schadensort auch Leichtverletzte zügig vom Ort des Geschehens weg und in die Krankenhäuser gebracht werden.

■ **Vorbereitungen der Kliniken**

In allen Bundesländern sind die Krankenhäuser verpflichtet, an der Versorgung von Betroffenen aus Schadensfällen mitzuwirken. Geregelt wird dies in fast allen Bundesländern im Landeskrankenhausgesetz (bzw. seinem Pendant), lediglich in Bayern und Schleswig–Holstein finden sich diese Regelungen in den Landeskatastrophenschutzgesetzen. Alle Gesetze schreiben den Krankenhäusern die Aufstellung (und Fortschreibung) von Alarm- und Einsatzplänen vor. In Berlin, Hamburg, Hessen, Mecklenburg-Vorpommern, Niedersachsen, Sachsen und dem Saarland sehen die Gesetze die Durchführung von Katastrophenübungen in den Krankenhäusern vor, eine Forderung, die nach Kenntnis des Autors nur in den wenigsten Fällen auch befolgt wird (was auch an den Landeskatastrophenschutzbehörden liegt).

Grundsätzlich ist den Alarm- und Einsatzplänen zu regeln:
1. Wie wird das Krankenhaus geleitet?
2. Wie wird das Personal alarmiert?
3. Wo werden welche Patientengruppen versorgt und wie wird das Krankenhaus versorgt?

Vorzubereiten ist zwingend der Weg der eintreffenden Patienten. Es kann als Standard angesehen werden, dass es nur noch einen Eingang ins Krankenhaus gibt (alle Türen werden verschlossen).

An diesem einen Eingang werden alle Patienten durch ein Team aus einem Arzt und einer Pflegekraft erneut gesichtet, gekennzeichnet (in den Krankenhäusern in der Regel mit einem farbigen Armband) und anschließend kurz registriert. Die komplette Erfassung der persönlichen Daten des Patienten kann später erfolgen, es muss aber jederzeit nachvollziehbar sein, wer im Krankenhaus eingeliefert worden ist und in welchem Versorgungsbereich er sich befindet.

> An diesem Eingang des Krankenhauses findet für alle Patienten (auch die vom regulären Rettungsdienst zugeführten) nur eine gemeinsame Sichtungsart statt – die Sichtung nach den oben dargestellten Prinzipien des Katastrophenschutzes.

Dieses Vorgehen hat zwei Gründe:
— Es kann nicht zwei unterschiedliche Vorgehensweisen geben, die Versorgung könnte nicht zusammengesteuert werden.
— Es ist (wie bereits am Schadensort) nicht möglich, eine beschwerdebildbezogene Ersteinschätzung durchzuführen. Da die Patienten durch die hohe Adrenalinausschüttung immer noch eine geringere Schmerzempfindlichkeit haben, müssen sie eine Ganzkörperinspektion bekommen.

Dieses Vorgehen kann für Patienten aus dem regulären Rettungsdienst zu Versorgungsverzögerungen und Schädigungen führen, ist aber alternativlos.

In der Präklinik wie der Klinik gilt: es wird baldmöglichst auf individualmedizinische Versorgungsstandards zurückgegangen. Dieses in der Qualität reduzierte Vorgehen wird nur so lange aufrechterhalten, wie es durch die Zahl der zu Versorgenden zwingend erforderlich ist.

In dieser Zeit ist es wichtig zu beachten (daher hier die Wiederholung):

> Auch als GRÜN eingestufte Patienten aus einer Schadenslage können akut vital bedroht sein und bedürfen daher regelmäßiger Inaugenscheinnahme!

Ersteinschätzung des Notfallpatienten

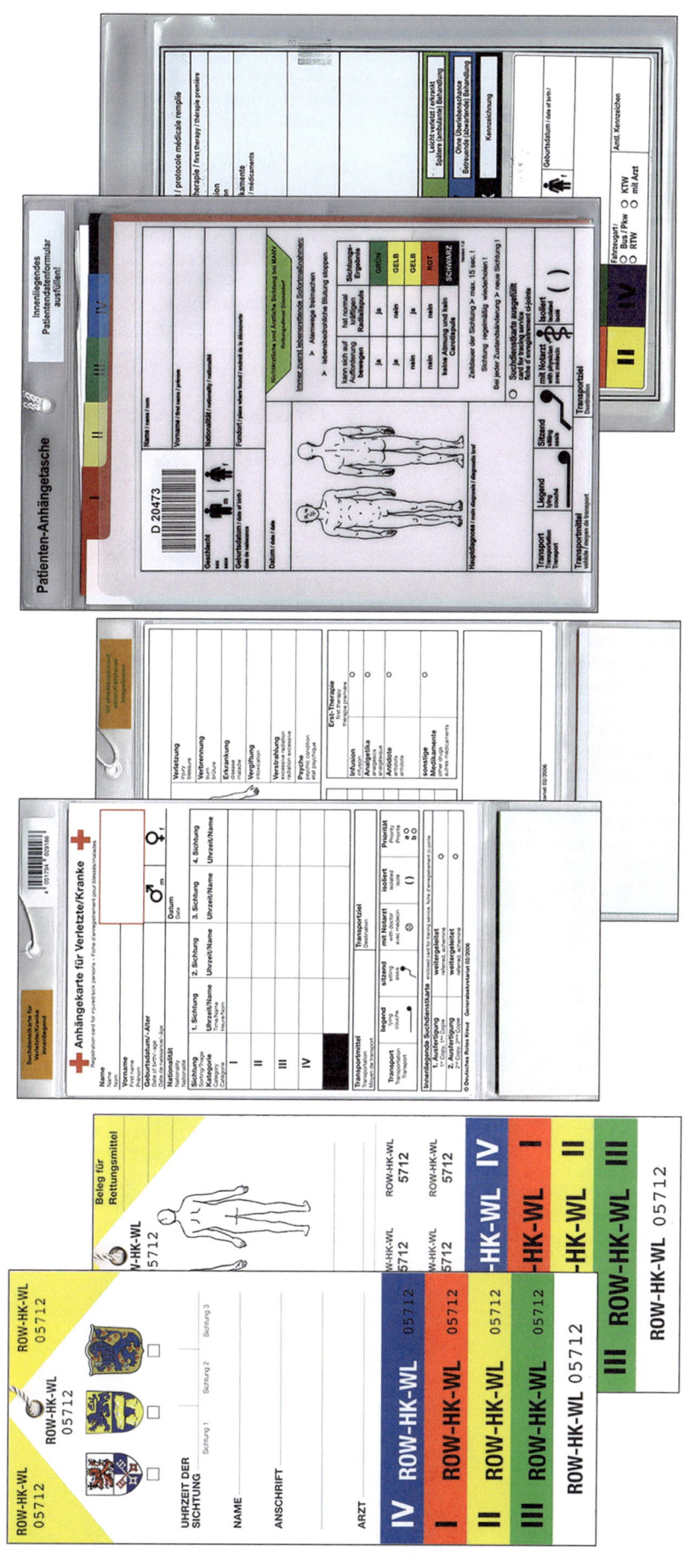

Abb. 3.5 Beispiele aktueller Sichtungskarten

Literatur

Literatur zu Abschn. 3.1

CENA (2007) Position Statement Triage Nurse; College of Emergency Nursing Australasia

Christ M, Grossmann F et al (2010) 2010: Modern triage in the emergency department. Dtsch Ärztebl Int 107(50):892–898. https://doi.org/103238/arztebl2010.0892

Fernandes C, Tanabe P et al (2005) Five-level triage: A Report from the ACEP/ENA five-level triage task force. J Emerg Nurs 31:1

Gilboy N, Tanabe P et al (2012) Emergency severity Index ESI Version 4, Implementation Handbook 2012 Edition

Mirhaghi A Hydari A et al (2015) Reliability of the Emergency severity Index: Meta analysis

Mirhaghi A, Mazlom R et al (2016) The reliability of the manchester triage system: Meta alalysis

Storm-Versloot M, Ubbink D et al (2011) Comparison of an Informally Structured Triage Sytem, the Emergency Severity Index and the Manchester Triage System to Distinguish Patient Priority in the Emergency Department; Academic Emergency Medicine; ▶ https://doi.org/10.1111/j.1553-2712.2011.01122.x

Literatur zu Abschn. 3.2

Gilboy N, Tanabe P, Travers D, Rosenau AM (2011) Emergency severity Index (ESI): A triage tool for emergency department care, Version 4. Implementation Handbook 2012 Edition. Agency for Healthcare Research and Quality, Rockville, MD

Grossmann FF, Nickel CH, Christ M, Schneider K, Spirig R, Bingisser R (2011) Transporting clinical tools to new settings: Cultural adaptation and validation of the emergency severity index in German. Ann Emerg Med 57(3):257–264. ▶ https://doi.org/10.1016/j.annemergmed.2010.07.021

National Early Warning Score (NEWS). (2019). Standardising the assessment of acute illness severity in the NHS. Report of a working party. London: RCP, 2012, S. 10. Deutsche Übersetzung von Grossmann F, Nickel C, Allen D Universitätsspital Basel.

Literatur zu Abschn. 3.3

Mackway-Jones, K. (Hrsg.) (1997) Emergency Triage; Manchester Triage Group. BMJ Publishing Group, London.

Mackway-Jones K, Marsden J, Windle J (Hrsg) (2006) Emergency triage second edition; manchester triage group. Blackwell Publishing Ltd., Oxford

Mackway-Jones K, Marsden J, Windle J (Hrsg) (2014) Emergency triage third edition; manchester triage group. Wiley & Sons Ltd., Chichester

Mackway-Jones, Kevin et al (2018) Ersteinschätzung in der Notaufnahme: Das Manchester-Triage-System. Übersetzt und bearbeitet von Krey J, Moecke H, Oppermann S 4. Aufl. Göttingen, Hogrefe.

Mackway-Jones, K et al (2020) Ersteinschätzung in der Notaufnahme: Das Manchester-Triage-System. In: Übersetzt und bearbeitet von Krey J, Moecke, H, Thiele, J, Lemke, P (Hrsg) 5. Aufl. Göttingen, Hogrefe

Bernhard M. et al. Validität von Einweisungsdiagnosen als Prozesssteuerungskriterium. Anaesthesist 2013 62:617–623. ▶ https://doi.org/10.1007/s00101-013-2207-5

Böhme H Triagierung von Patienten durch angelerntes Pflegepersonal?. Pflege-& Krankenhausrecht, Bibliomed, Melsungen, 23(2/20):63 f.

Gräff I, Goldschmidt B, Glien P, Bogdanow M, Fimmers R, et al. (2014) The German version of the manchester triage system and its quality criteria – first assessment of validity and reliability. PLoS ONE 9(2):e88995. ▶ https://doi.org/10.1371/journal.pone.0088995.

Krey J Klinische Ersteinschätzung in der Notaufnahme; Vergleichende Evaluation 4 international bestehender Triagesysteme. Med Klin Intensivmed Notfmed ▶ https://doi.org/10.1007/s00063-015-0069-0

Zimmermann PG (2001) The Case for a Universal, Valid, Reliable 5-Tier Triage Acuity Scale For US Emergency Departments. J Emerg Nurs 27(3):246–254

▶ https://www.g-ba.de/themen/bedarfsplanung/notfallstrukturen-krankenhaeuser/ besucht Zugegriffen: 19. Dez. 2020

Literatur zu Abschn. 3.4

Blaschke S, Kulla M, Wrede C, Walcher F (Hrsg.) (2021) SOP Handbuch Interdisziplinäre Notaufnahme 2. Aufl. Medizinisch-Wissenschaftlicher Verlag Berlin, (in press)

Literatur zu Abschn. 3.5

▶ https://de.wikipedia.org/wiki/Papyrus_Edwin_Smith besucht zuletzt am 08.11.2020.

▶ http://www.medizinische-papyri.de/PapyrusSmith/1280/index.html besucht Zugegriffen: 8. Nov. 2020.

Dominique J L (2005) Memoir Of Baron Larrey: surgeon-In-Chief Of The Grande Army (1861). London, Henry Renshaw, 1861. Reprint: Whitefish, Kessinger.

Horndasch M (1948) Der Chirurg Napoleons. Karl Glöckner Verlag, Bonn

Spire C, Lombardy P (1934) Précis d'Organisation et de Fonctionnement du Service de Santé en temps de guerre. Paris, Charles-Lauvauzelle&CIE, 2. Aufl.

DIN-Normenausschuss Rettungsdienst und Krankenhaus (NARK) (2015) DIN 13050:2015–04: Begriffe im Rettungswesen. Berlin, Beuth-Verlag.

▶ https://band-online.de/konsensuskonferenz-zu-sichtungskategorien-2002/ besucht Zugegriffen: 6. Dez. 2020

Hüls E, Oestern H-J (Hrsg) (1999) Die ICE-Katastrophe von Eschede: Erfahrungen und Lehren – eine interdisziplinäre Analyse. Springer, Heidelberg

Genzmer H, Schütz C, Kershner S (2011) Die größten Katastrophen: Von Naturkatastrophen und Seuchen über den Fluch der Technik bis hin zu Krieg und Terror. Parragon Books, Bath

Kommunikation in der Notaufnahme

Daniel Marx, Linda Richter und German Quernheim

Inhaltsverzeichnis

4.1 Einführung – 54

4.2 Faktor Mensch – 54

4.3 Team-Resource-Management (TRM) – 54

4.4 Menschliche Leistungsfähigkeit – 55

4.5 Kommunikation – 57

4.6 Schnittstellen-Management – 59
4.6.1 Entscheidungsfindung, Fehlerkultur, Briefing und Debriefing – 60

4.7 Konfliktmanagement – 64

4.8 Psychologie des Wartens – 65

4.9 Umgang mit Wartenden – 66
4.9.1 Einrichtung und Ausstattung beeinflussen Wartende – 66
4.9.2 Ausrichtung an Bedürfnissen – 67
4.9.3 Informieren Sie so früh wie möglich – 67
4.9.4 Informationen bei Verzögerungen – 67
4.9.5 Wartende Angehörige integrieren – 68

Literatur – 68

© Springer-Verlag GmbH Deutschland, ein Teil von Springer Nature 2022
M. Dietz-Wittstock et al. (Hrsg.), *Notfallpflege - Fachweiterbildung und Praxis*,
https://doi.org/10.1007/978-3-662-63461-5_4

4.1 Einführung

Daniel Marx und Linda Richter

„Good Teams are made, not born." Dieser Satz soll uns daran erinnern, dass gute Teamarbeit nicht vom Himmel fällt, sondern wie jeder andere Skill vermittelt und trainiert werden muss. Daher ist es von hoher Relevanz, dieses Thema gleich zu Beginn jeder beruflichen Qualifizierung im Gesundheitsbereich in das Curriculum zu integrieren. Dies gilt neben den Prinzipien effektiver Teamarbeit natürlich gleichwertig auch für die Bereiche Kommunikation, Führungsverhalten oder Fehlerkultur.

Die Akut- und Notfallmedizin beinhaltet häufig die Entstehung komplexer oder (zeit)kritischer Situationen. Neben der medizinischen Herausforderung ist die menschliche Leistung (Performance) einer der wesentlichsten Faktor in der Bewältigung kritischer Notfallsituationen. Dabei definiert sich diese menschliche Performance über das erworbene Fachwissen, die Struktur unserer Persönlichkeit, den bereits gemachten Erfahrungen, erlernten Fertigkeiten (Skills), der situativen Wahrnehmung bzw. Aufmerksamkeit sowie intrinsischer und extrinsischer Ressourcen. Hierzu gehören körperliche und mentale Fitness, das mich umgebende Team oder die materiellen und strukturellen Rahmenbedingungen meiner Arbeitsumgebung. Menschliche Performance lässt sich somit gut im CESAR-Modell darstellen und wird uns im weiteren Verlauf dieses Kapitels noch begegnen.

4.2 Faktor Mensch

Daniel Marx und Linda Richter

Bereits seit Ende der 1960er Jahre ist in der Luft- und Raumfahrtbranche bekannt, dass neben der rein fachlich/handwerklichen Kompetenz auch sogenannte „nichttechnische Skills" eine wichtige Rolle bei der Bewältigung komplexer oder dynamischer Situationen spielen. Daher etablierte sich dort seit den frühen 1980er Jahren die Differenzierung zwischen technischen Skills (TS) und nichttechnischen Skills (NTS).(1)
- **Technische Skills:** Theoretisches und praktisches Wissen, manuelle Techniken, Maßnahmen, Handgriffe und Manöver
- **Nichttechnische Skills:** Charakterliche Prägung, Einstellungen, Kommunikation, Wahrnehmung, Risikobewusstsein, Entscheidungsprozesse, Interaktion und Kooperation im Team, Führungsverhalten

Nichttechnische Skills werden mitunter auch als „Soft Skills" bezeichnet, dieser Begriff ist aber insofern unpassend, als ein Defizit dieser Fertigkeiten durchaus einen Schaden oder sogar den Tod eines Menschen verursachen können. Die Fähigkeit, gut zu kommunizieren oder Entscheidungen strukturiert zu treffen, ist also alles andere als „weich", sondern eine ganz essenzielle Fertigkeit, die ebenso geschult und trainiert werden muss wie die Anlage einer venösen Kanüle oder die Versorgung einer Kopfplatzwunde. Entscheidend bei dieser Erkenntnis ist also, dass es nicht mehr ausreicht, Fachwissen und die rein handwerkliche Umsetzung medizinischer Maßnahmen zu vermitteln. Erst die Integration der nichttechnischen Skills in die Aus-, Fort- und Weiterbildung wird dazu führen, sowohl die persönliche Eigenleistung als auch die Gesamtleistung eines Teams zu steigern.

4.3 Team-Resource-Management (TRM)

Daniel Marx und Linda Richter

In der Fachliteratur findet sich eine Untergliederung in Human Factors (HF) sowie der Human Performance and Limitations (HPL) (2). All dies führt am Ende zum Prinzip des Team-Resource-Management (TRM). Synonym dazu existiert das sogenannte Crew-Resource-Management (CRM), welches originär aus der Luftfahrtbranche kommt und dort bereits seit Mitte der 1980er Jahre zur Anwendung kommt. Vereinfacht beschreibt das TRM die **optimale Nutzung aller fachlichen, manuellen und kognitiven Ressourcen innerhalb eines Teams.**
- Jedes Teammitglied stellt seine nutzbaren Fähigkeiten im Hinblick auf das Gesamtziel zur Verfügung.
- Der Teamführer erkennt und nutzt das Potenzial aller Teammitglieder zugunsten des Gesamtziels.
- Ziel ist die bestmögliche Nutzbarkeit aller zur Verfügung stehenden Möglichkeiten.

Dies klingt natürlich viel einfacher, als es in der Praxis häufig ist. Die Grundprinzipien eines effektiven TRM bestehen zunächst aus der Kenntnis des (gemeinsamen) Gesamtziels, der Fähigkeit zur strukturierten Gliederung einer komplexen Situation sowie der Supervision, Antizipation und Delegation bzw. Koordination einzelner Maßnahmen zugunsten des angestrebten Gesamtziels (3). Unschön wird es immer dann, wenn dieses Gesamtziel innerhalb eines Teams unklar oder nicht einheitlich ist. So können beispielsweise medizinische Maßnahmen mit „egoistischen Befindlichkeiten" kollidieren oder aber medikolegale Aspekte zum Gesamtziel werden. So dominiert mitunter der persönliche Wunsch nach juristischer Unangreifbarkeit, wenn es um die Durchführung diagnostischer oder therapeutischer Maßnahmen geht. Auch betriebswirtschaftliche oder ethische Prinzipien können das Gesamtziel verschieben, was eine kooperative Teamarbeit zusätzlich erschweren kann.

4.4 Menschliche Leistungsfähigkeit

Daniel Marx und Linda Richter

Die Komfortzone

Wer sich mit der menschlichen Leistungsfähigkeit in komplexen oder kritischen Situationen beschäftigt, wird sich zwangsläufig auch mit den Grenzen menschlicher Leistung auseinandersetzen müssen. Entgegen der subjektiven Wahrnehmung steigt unsere Performance nämlich nicht ungebrochen linear mit den Anforderungen, die an uns gestellt werden. Außerhalb eines Optimums (hier spricht man auch von der Ideal- oder Komfortzone) können wir unser gewohntes Leistungsspektrum nur eingeschränkt oder schlimmstenfalls gar nicht mehr abrufen bzw. anwenden. Fühlen wir uns in einer Situation unterfordert, neigen wir zur Bagatellisierung, wir reagieren angenervt bis frustriert und missachten Standards. In der Folge kann es zu tragischen Fehleinschätzungen kommen: Der Patient mit den unspezifischen thorakalen Beschwerden wird mit Hinweis auf „Sodbrennen" zum hausärztlichen Notdienst verwiesen. Der stadtbekannte und ständig alkoholisierte Patient ist zwar somnolent, erhält aber keinen Monitorplatz und bleibt über eine Stunde unbeaufsichtigt im Aufnahmebereich liegen. Auf der anderen Seite unseres Leistungsspektrums lauert hingegen die Überforderung. Hier steigt unsere endogene Katecholamin-Ausschüttung und wir verlieren ab einem bestimmten Spiegel so wichtige Fähigkeiten wie die Antizipation, also das vorausschauende Denken. Auch Kommunikation reduziert sich auf ein Minimum, oftmals merken wir nicht mal, dass wir unsere Gedanken gar nicht mehr verbalisieren. Hier gilt: Unterstützung und Hilfe wird oftmals nur dann kommen, wenn wir aktiv danach verlangen. Der berüchtigte „Tunnelblick" reduziert unsere Wahrnehmung, Risiken können nicht mehr objektiv wahrgenommen werden und wir unterliegen der Gefahr, unstrukturiert, vielleicht sogar panisch zu agieren und das Gesamtziel der Situation aus den Augen zu verlieren (→ Fixierungsfehler).

All diese Schwierigkeiten haben ihren Ursprung in der menschlichen Entwicklungsgeschichte. Wir sind sozusagen für die Steppe sozialisiert: Ausruhen und Verdauen (Parasympathikus) versus Kampf oder Flucht (Sympathikus) war über Jahrmillionen eine effektive Strategie. Eindeutige Sinnesreize, schnelle und pragmatische Entscheidungsverläufe und ein klares Gesamtziel ermöglichen uns ein Überleben in der Steinzeit. Heute haben sich die Rahmenbedingungen allerdings massiv verändert und in Zeiten zunehmender „Arbeitsverdichtung" müssen immer mehr Informationen in immer kürzerer Zeit erfasst, verarbeitet und in zielführende Maßnahmen umgesetzt werden. Anders ausgedrückt: die Evolution hat uns leider nicht gut darauf vorbereitet, morgens um 4 Uhr ein Polytrauma zu versorgen. Oder in der Notaufnahme den Überblick über 20 Patienten zu behalten. Ein gutes Beispiel ist hier die sogenannte „Change Blindness" (4). Nehmen wir schnelle optische Veränderungen noch recht gut wahr, so haben wir leider nur ein sehr schwach ausgeprägtes Empfinden gegenüber langsamen Veränderungen. So bemerken wir in der Regel nicht, wenn ein Patient während unserer Anwesenheit über einen Zeitraum von etwa 20 min zunehmend blasser oder zyanotisch wird. Es ist aber durchaus wahrscheinlich, dass ein hinzukommendes Teammitglied das pathologische Hautkolorit wahrnimmt – die spannende Frage an dieser Stelle ist allerdings, ob derjenige diesen Eindruck auch verbalisiert. Denn wir alle wissen: Gedacht ist noch nicht gesagt! Es ist leider ein Irrglaube, dass Menschen in unserer Umgebung die gleichen Dinge wahrnehmen oder diese gleichwertig interpretieren. Ohne eine klare und eindeutige Kommunikation entgehen uns daher zahlreiche Informationen, mitunter führt eine schlechte Kommunikation sogar zu einer massiven Patientenschädigung oder ist im Rahmen einer Fehlerkette am Tod eines Patienten beteiligt (5).

Kognitive Ressourcen

Menschen haben eine unterschiedliche Resilienz (Widerstandsfähigkeit) gegenüber Stressoren. Klassische Stressoren in der Akut- und Notfallmedizin sind beispielsweise eine hohe Arbeitsbelastung, ständig klingelnde Telefone, komplexe Dokumentation oder ein hohes Patientenaufkommen. Ein wesentlicher Einflussfaktor auf unsere Stress-Resilienz ist dabei unsere persönliche Konstitution bzw. die verfügbaren kognitiven Ressourcen. Um diese Ressource besser zu verstehen, möchten wir an dieser Stelle das Kapazitäten-Modell der grünen Kügelchen von Andreas Richter (6) vorstellen (◘ Abb. 4.1, 4.2). In diesem Modell werden verfügbare bzw. nutzbare kognitive Ressourcen als grüne Kügelchen dargestellt. Diese ermöglichen uns ein hohes Maß an Konzentration, eine effektive Kommunikation, sachliche Entscheidungsfindung und zahlreiche weitere Fähigkeiten wie Antizipation, Kreativität oder eine gewisse Aufmerksamkeit bzw. Achtsamkeit. Limitierende Faktoren wie Müdigkeit, Hunger, Emotionen, aber auch Schmerzen, Alkohol und Medikamente werden in diesem Modell als verbrauchte, rote Kügelchen beschrieben. Neben den physischen Einschränkungen, also beispielsweise Rückenschmerzen, eine Erkältung oder Kopfschmerzen, können also auch psychische Faktoren unsere kognitiven Ressourcen minimieren.

Menschliche Grenzen

...von grünen Kügelchen

Modell der „Kognitiven Ressourcen" von A. Richter

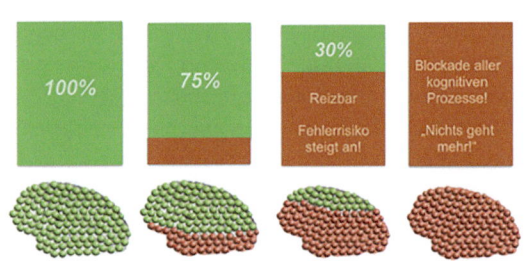

Ressourcen sind eine *„fluide Masse"* und schwanken über den Tag.

Abb. 4.1 Menschliche Grenzen von grünen Kügelchen

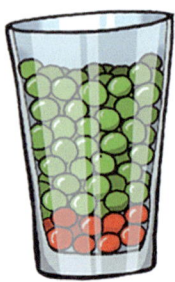

Freie (kognitive) Ressourcen:
- Hohe Konzentration
- Optimale Wahrnehmung
- Objektives Risikobewusstsein
- Rationale Entscheidungen

Blockierte Ressourcen:
- Physische Belastungen (z.B. Schmerzen)
- Psychische Belastungen (z.B. Angst)

Abb. 4.2 Ressourcen

Der überzogene Dispokredit, ein privater Konflikt oder das angespannte Verhältnis zu einem Vorgesetzten haben dadurch einen negativen Effekt auf unsere Leistungsfähigkeit. Das Verhältnis grüner und roter Kügelchen unterliegt dabei im Tagesverlauf natürlich gewissen Schwankungen und beeinflusst unseren Umgang mit Stress erheblich.

Menschliche Leistung (CESAR-Modell)

Um zu verstehen, welche Faktoren auf unsere persönliche Leistung einwirken, nutzen wir das CESAR-Modell (3). Hier wird in 6 Bereiche unterschieden, die einen erheblichen Einfluss auf die menschliche Performance haben:

Competence

Die fachliche Kompetenz, also Allgemeinbildung, das theoretische Wissen, welches wir uns in der Aus- und Fortbildung angeeignet haben, sowie unsere spezielle Fachexpertise, welche beispielsweise im Rahmen einer fachlichen Weiterbildung erworben wurde. In der Fehleranalyse stellt sich hierbei immer die Frage: War das Fachwissen ausreichend bzw. besteht ein fachliches Defizit?

Experience

Die Erfahrung bzw. die Erlebnisse, welche wir über eine gewisse Zeit sammeln. Dazu gehört auch der Lernprozess aus Erfolgen und Misserfolgen. Leider wird berufliche Erfahrung häufig als ein maßgebliches Kriterium hoher Leistungsfähigkeit betrachtet, in der Praxis können sich über Erfahrungen aber auch negative Eigenschaften entwickeln, was uns zum nächsten E, nämlich dem Ego bzw. den Einstellungen führt. In der Fehleranalyse muss bewertet werden, ob die Erfahrung den Anforderungen entsprach.

Ego

Die Persönlichkeit, bestehend aus charakterlicher Disposition, frühkindlicher Prägung und erworbenen Einstellungen. Was treibt uns an, welche Bedürfnisse möchten wir befriedigen und welche Überzeugungen prägen unsere Wahrnehmung und Handlungen? In der Fehleranalyse gilt es zu klären, ob Persönlichkeitsmerkmale, aber auch negative Einstellungen einen Einfluss auf das unerwünschte Ergebnis hatten.

Skills

Unsere praktischen Fertigkeiten, welche wir in Workshops und Trainings, aber auch durch Erfahrung erlernt und verinnerlicht haben. Dabei gibt es Fertigkeiten, die selten oder vielleicht nie in einer realen Situation abgerufen werden, z. B. die Notfall-Koniotomie. Man ist also gut beraten, regelmäßig an seinen Fertigkeiten zu arbeiten und diese auf einem Trainingslevel zu halten, der es einem im Ernstfall ermöglicht, diese auch effektiv anzuwenden. In der Fehleranalyse kann so die Frage lauten: War er/sie ausreichend in der erforderlichen Maßnahme trainiert?

Awareness

Die Wahrnehmung bzw. Aufmerksamkeit ist sicherlich einer der essenziellsten Faktoren, wenn es um menschliche Leistung, aber auch deren Limitierung geht. Dazu gehört das Sichtfeld, das Erfassen von visuellen, akustischen (ja, leider auch olfaktorischen) Sinnesreizen. Ein Verlust der situativen Wahrnehmung, möglicherweise durch Stress oder Ablenkung, führt sehr schnell und somit recht häufig zu fehlerhaften Entscheidungen. In der Fehleranalyse wird die reduzierte Wahrnehmung zumindest als Kofaktor häufig an der Entstehung menschlicher Fehler beteiligt sein.

Resources

Die verfügbaren Ressourcen lassen sich in interne und externe Ressourcen aufgliedern. Die **internen Ressourcen** lassen sich gut über das bereits erwähnte Modell der grünen Kügelchen darstellen. Müdigkeit, Hunger, emotionale Belastungen, Stress, Einfluss von Alkohol oder Medikamenten haben einen erheblichen Einfluss auf diese internen Ressourcen. Unter **externen Ressourcen** versteht man das Arbeitsumfeld, die Materialien, Medizintechnik, aber auch Teamkollegen, Vorgesetzte oder die verfügbare Infrastruktur. Auch hierbei gilt es in der Fehleranalyse zu klären, ob mangelnde interne oder externe Ressourcen am Fehler beteiligt waren.

Es ist wohl unbestritten, dass keiner der genannten CESAR-Faktoren alleine ein Garant für eine gute Leistung darstellt. Erst die Kombination aller Bestandteile ergibt am Ende eine gute Gesamtleistung (Abb. 4.3).

- **Wo steht der Teamleader?**

Wo positioniert sich der Teamleader z. B. im Rahmen einer Reanimation? Traditionell hat der ärztliche Teamleader bislang die Kopfposition des Patienten übernommen. Das liegt u. a. an der inzwischen fast schon historischen Anforderung einer schnellen Atemwegssicherung durch endotracheale Intubation. Allerdings zeigen Studien und internationale Leitlinien deutlich, dass die invasive Atemwegssicherung in der initialen Phase der Reanimation eine untergeordnete Rolle spielt und auf das Outcome wenig Einfluss hat. Übernimmt der Teamleader im Rahmen einer Reanimation eine feste, stationäre Position, ist er „gebunden" und verliert somit seine Mobilität und Flexibilität. Es empfiehlt sich daher ein anderer Ansatz: Wenn ausreichende Teamressourcen bestehen, sollte der Teamleader die Rolle eines Supervisors übernehmen. Durch Beobachtung und Analyse der vorausgegangenen bzw. aktuellen Ereignisse sollte er sich einen Gesamteindruck verschaffen und mögliche reversible Ursachen der Situation erfassen. Ihm wird die wichtige Aufgabe zuteil, durch Antizipation, Delegation und Koordination das Gesamtziel zu definieren und das gesamte Team „auf Kurs" zu halten. Gleichzeitig fungiert er jederzeit als „Troubleshooter" und kann so einzelne Maßnahmen und Eingriffe übernehmen, die sich als problematisch erweisen oder für andere Teammitglieder nicht zu bewältigen sind.

An der Kopfposition ist die oftmals geäußerte „bessere Übersichtlichkeit" eher eine Illusion. Denn damit verbunden besteht immer auch das Risiko eines Fixierungsfehlers, wenn sich beispielsweise die Sicherung der Atemwege komplizierter gestaltet als vermutet und am Ende das komplette Team zulasten einer leitliniengerechten Reanimation in die Umsetzung einer endotrachealen Intubation eingebunden wird.

Trifft der Teamleader erst zeitverzögert auf eine bereits begonnene und suffiziente Reanimation, führt die aktive Übernahme einer bereits etablierten Teamposition schnell zu Unruhe und steigert somit die situative Dynamik. Dies sollte zumindest kritisch gegenüber dem fraglichen Vorteil abgewogen werden. Für ein gutes Leadership in der Akut- und Notfallmedizin gelten daher drei Prinzipien (3):

- **Supervision:** Beobachtung und Evaluation aller Abläufe (Entscheidungen und Maßnahmen)
- **Antizipation:** Fokus auf das angestrebte Gesamtziel inkl. Priorisierung, (Re)Evaluation und Vorausplanung
- **Delegation:** Kommunikation, Koordination, ggf. Intervention konkreter Maßnahmen zugunsten des Gesamtziels

Dies beinhaltet die zeitnahe Einbeziehung weiterer Ressourcen, z. B. konsiliarische Fachkollegen, aber auch materieller Ressourcen wie eine mechanische Reanimationshilfe oder die Intervention einer Fachambulanz (Herzkatheter-Tisch, Endoskopie, Kreissaal…).

4.5 Kommunikation

Daniel Marx und Linda Richter

Neben einer klaren und strukturierten Führung ist natürlich auch eine klare Kommunikation entscheidend, um in akut- und notfallmedizinischen Situationen koordiniert und zielorientiert handeln zu können. Dies gilt übrigens nicht nur für den Teamleader, sondern gleichermaßen für alle Teammitglieder. In medizinischen Notfallsituationen müssen oftmals komplexe Maßnahmen innerhalb eines größeren, oft interdisziplinären Teams in recht kurzer Zeit durchgeführt

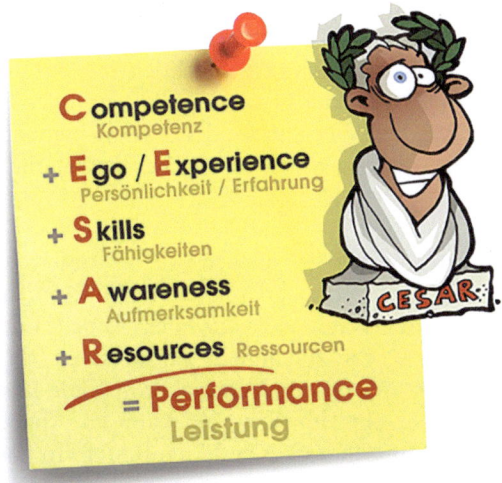

 Abb. 4.3 CESAR-Modell

werden. Innerhalb des Teams sind Erfahrungen, Tätigkeitsschwerpunkte oder Strukturen häufig heterogen, als klassisches Beispiel dient hier die Polytraumaversorgung in einem Schockraum oder eine Reanimation. Die Erfahrung zeigt, dass dabei die Wahrnehmung, aber auch Priorisierung und Maßnahmen sehr davon abhängen, welche Berufsgruppe und welche Fachdisziplin beteiligt ist. Ohne eine strukturierte, ruhige und fokussierte Kommunikation entstehen in solchen Momenten schnell Missverständnisse und Fehler. Im Sinne einer gesamtzielorientierten Strategie ist es zudem wichtig, markante Maßnahmen klar und eindeutig zu formulieren und bei drohenden Fehlern auch nicht zu zögern, ein klares Veto zu äußern. Ist sogar die Patientensicherheit gefährdet, ist jedes Teammitglied dazu angehalten, Bedenken oder eben ein Veto zu äußern. Man spricht in diesem Zusammenhang auch von der sogenannten **Veto-Kompetenz** (3). Wird dieses verbindlich, aber dennoch in wertschätzender Weise formuliert, bleibt die notwendige Hierarchie gewahrt und der Teamleader kann gegebenenfalls seine getroffene Entscheidung überdenken.

Ein weiteres wichtiges Element guter Kommunikation ist das **„Closed-Loop"**-Prinzip, welches eine aktive Rückkopplung zwischen dem Sender und dem Empfänger einer Nachricht beinhaltet. Dies kann entweder durch Wiederholen des Gesagten oder aber durch einen konkreten Bezug zur Aussage erfolgen.

> ▶ **Beispiel**
> Notfallpfleger 1: „Würdest Du bitte schon mal alles für eine Intubation im Schockraum vorbereiten?" Notfallpfleger 2: „Wird erledigt! Welche Größe soll der Endotrachealtubus haben?" (= Closed-Loop). Notfallpfleger 2 bestätigt die Aufforderung und signalisiert mit seiner Rückfrage nach der Tubusgröße zusätzlich, dass er den Auftrag von Notfallpfleger 1 inhaltlich verstanden hat. ◀

All die bereits genannten Aspekte menschlichen Miteinanders sind miteinander verknüpft. Haben wir Stress, verringert sich unsere Hirnperfusion zugunsten der Muskelkraft. Wir reduzieren die Kommunikation auf ein Minimum und reagieren impulsiv auf einfache Muster. Neben dem eingeschränkten Gesichtsfeld blenden wir auch akustische Reize aus, sodass wir manches schlichtweg überhören oder Formulierungen nicht korrekt aufnehmen, falsch interpretieren oder durch eigene Überlegungen ergänzen. „Gedacht ist noch nicht gesagt" beschreibt ziemlich treffend die Forderung, scheinbar Offensichtliches auch klar zu verbalisieren. Es ist nämlich gar nicht so sicher, dass die anderen Teammitglieder dieselben Sinneseindrücke auch ähnlich wahrnehmen, kognitiv verarbeiten und daraus die vermeintlich logischen Schlüsse ziehen.

> ▶ **Beispiel**
> Notfallpfleger 1 kommt in einen Behandlungsraum und stellt fest, dass der Patient sehr blass und kaltschweißig und das Abdomen deutlich aufgetrieben ist. Er könnte nun mutmaßen, dass der anwesende Notfallpfleger 2 die Situation bereits als kritisch erkannt hat, allerdings verwundert es Notfallpfleger 1, dass sein Kollege gerade recht entspannt seine Eingaben am Computer tätigt. Weitergedacht könnte Notfallpfleger 2 vielleicht gerade Blutkonserven anfordern, allerdings wird die Situation so lange unklar bleiben, bis Notfallpfleger 1 seine Eindrücke klar verbalisiert. Es besteht in diesem Setting durchaus das Risiko, dass Notfallpfleger 1 seinen Patienten bislang als stabil und unkritisch eingestuft hat und nur durch die Bemerkung von Notfallpfleger 2 auf die Dramatik der Situation aufmerksam wird. Fazit: „Verbalisiere auch das Offensichtliche!" ◀

- Gedacht ist noch nicht gesagt. (Fehlende Verbalisierung)
- Gesagt ist noch nicht verstanden. (Fehlende Akustik oder Verständnis)
- Verstanden ist noch nicht einverstanden. (Fehlende Zustimmung. Veto?)
- Einverstanden ist noch nicht durchgeführt. (Fehlende Delegation/Auftrag/Zuständigkeit)

Es gibt wohl kaum ein Kommunikationsmodell, welches so intensiv und wiederholend vermittelt wird wie die „Vier Seiten einer Nachricht" von Schulz von Thun. Daher an dieser Stelle nur in einer kurzen Zusammenfassung: Im **„Vier Seiten-Modell"** (7) geht man davon aus, dass es zwischen dem Sender und dem Empfänger einer Nachricht insgesamt vier Möglichkeiten der Interpretation gibt:
- Die **Selbstaussage**: Was offenbart der Sender mit seiner Nachricht über sich selbst?
- Der **Sachaspekt**: Worüber spricht der Sender bzw. was ist der Sachinhalt der Nachricht?
- Der **Appell**: Welche Erwartungshaltung oder Forderung könnte die Nachricht des Senders beinhalten?
- Der **Beziehungsaspekt**: In welcher Beziehung steht Sender der Nachricht zu mir?

Je weniger „grüne Kügelchen", z. B. unter hohem Stress und reduzierten kognitiven Ressourcen, neigen wir dazu, Nachrichten eher auf einer Appell- oder Beziehungsebene wahrzunehmen. Zu welchem Ergebnis meine Interpretation der Nachricht am Ende kommen wird, ist also sehr subjektiv und kann zu erheblichen Missverständnissen oder Konflikten führen. In komplexen oder dynamischen Situationen sollten wir zunächst immer dem Sachaspekt die größte Bedeutung beimessen. Und im Zweifel hilft es, die genauere Bedeutung der Nachricht durch konkrete Nachfrage einzugrenzen.

Kommunikation in der Notaufnahme

> ▶ **Beispiel**
>
> Arzt zu Notfallpflege: „Kann ich den Patienten nach der Untersuchung in Raum 3 schieben?"
> - **Selbstaussage:** Er braucht gleich einen Raum, wenn der Patient mit der Untersuchung fertig ist.
> - **Sachaspekt:** Kann der Patient nach der Untersuchung in Raum 3?
> - **Appell:** Ich soll den Raum 3 aufräumen und den Patienten nach der Untersuchung dort aufnehmen.
> - **Beziehungsaspekt:** Der meint als Arzt wohl, dass er hier alles einfach so bestimmen kann! ◂

Bevor es also über den Beziehungsaspekt eskaliert, kann eine freundliche Nachfrage hilfreich sein: „Ja, grundsätzlich schon, allerdings erst in 5 min. Ich muss dort noch aufräumen. Oder du nimmst Raum 1, der ist auch frei und bereits aufbereitet."

Ein ganz wichtiger Aspekt, der auch zum Ende dieses Kapitels noch mal Thema sein wird, ist die Fehlerkultur. Um den Forderungen eines lernenden Teams – oder noch besser: der lernenden Organisation – gerecht zu werden, müssen wir lernen, offen und konstruktiv über Fehler zu sprechen. Ohne Fehlerkommunikation ist eine Fehleranalyse nur schwer durchführbar und eine Fehlerprävention fast unmöglich. Je eher wir also lernen, offen über eigene Fehler zu sprechen, umso besser ist es für uns, das Team und die gesamte Organisation.

4.6 Schnittstellen-Management

Daniel Marx und Linda Richter

Die klinische Notfallmedizin ist ein äußerst interdisziplinärer Arbeitsbereich mit zahlreichen Schnittstellen und heterogenen Prioritäten. Bereits zu Beginn dieses Kapitels sind wir auf die Herausforderungen von Komplexität und Dynamik eingegangen. Es ist daher nachvollziehbar, dass eine gute und strukturierte Kommunikation eine elementare Voraussetzung für eine gute Zusammenarbeit ist. Auch hier steht im Fokus unserer Kommunikation, Entscheidungen und Maßnahmen das Gesamtziel, nämlich die bestmögliche Patientenversorgung unter Berücksichtigung der verfügbaren Ressourcen. Gerade im Bereich der Schnittstellen-Kommunikation gilt es aber, verschiedene Dinge zu beachten:

▪▪ Sprechen wir alle die gleiche Sprache?

Haben Sender und Empfänger unterschiedliche **mentale Modelle** von einem Begriff, führt dies schnell zu Irritationen, Missverständnissen und am Ende sogar gravierenden Fehlern. Beispiel: „Zieh doch bitte schon mal eine Midazolam auf und gib dem Patienten die Hälfte davon". Der Sender dachte dabei an eine Ampulle mit insgesamt 5 mg Midazolan (= 1 mg/ml), der Empfänger denkt dabei allerdings an die Ampullen mit 15 mg Midazolam (5 mg/ml). Im Ergebnis wird der Patient nun 7,5 mg Midazolam erhalten und nicht 2,5 mg wie vom Sender gewünscht.

▪▪ Haben wir die gleichen Prioritäten?

Direkt nach der Übergabe im Schockraum möchte das Rettungsdienst-Team schnellstmöglich ihr Monitoring zurückbauen, weil sie ihren Rettungswagen wieder einsatzbereit haben möchten. Das Team im Schockraum möchte allerdings eine erste Reevaluation vornehmen, der Viszeralchirurg verlangt aber bereits die Verdunkelung des Schockraums, um das Abdomen zu sonografieren, während der Anästhesist wissen möchte, ob der Patient erst durch das CT, direkt in den OP oder zunächst auf die Intensivstation soll. Ohne Struktur und trainierte Abläufe entwickelt sich schnell ein unübersichtliches Chaos.

▪▪ Wer ist eigentlich verantwortlich?

Gerade im Schnittstellenbereich entstehen mitunter Unstimmigkeiten, weil Verantwortlichkeiten bzw. Zuständigkeiten nicht klar geregelt sind oder die Prioritäten unterschiedlich interpretiert werden. Dies muss allerdings im Vorfeld definiert sein. Eine Missachtung dieser Zuständigkeiten kann zu Verlust von Struktur und Führung führen, was selten gut ausgeht. Eine Veto-Kompetenz bei gravierenden Fehlentscheidungen (Gefährdung der Patientensicherheit!) ist davon natürlich ausgenommen. Grundsätzlich lässt sich aber festhalten, dass ohne ein Maß gegenseitiger Wertschätzung und der Bereitschaft zur Kooperation Konflikte häufig vorprogrammiert sind. Gleichzeitig kann eine ruhige, strukturierte und wertschätzende Kommunikation zielführend sein. Geben Sie trotz aller Dramatik jedem Teammitglied das Gefühl, Zweifel oder Bedenken auszusprechen, scheuen Sie sich als Führungsperson aber auch nicht davor, Entscheidungen zu treffen. Der Grad zwischen wertschätzender Kommunikation einerseits, und einer Entschluss- und Durchsetzungsstärke ist schmal, aber essenziell in der Notfallmedizin. Der Teamleader ist gut beraten, alle Beteiligten mit Verbindlichkeit und Souveränität und weniger mit Dominanz durch die Situation zu führen. Dies lässt sich generell auch auf die Kommunikation übertragen.

▪ Die mündliche Übergabe (SBAR)

Um in Phasen hoher Arbeitsbelastung trotzdem einen hochwertigen Transfer wichtiger Informationen zu gewährleisten, hat sich eine Übergabe-Struktur bewährt, die auf wenige, dafür aber wesentliche Aussagen fokussiert. Achtung: Es geht hierbei explizit um mündliche

Übergaben. Eine ordentliche schriftliche Dokumentation wird dadurch nicht ersetzt. Allerdings – und das ist eine wesentliche Stärke von SBAR – eignet sich diese Struktur sehr gut für die Kommunikation via Telefon:

- **Situation:** Wie hat sich die akute Situation dargestellt? „Der Patient kam in notärztlicher Begleitung aufgrund einer akuten Dyspnoe in die ZNA."
- **Background:** Hintergrundinformationen, die für die Akutsituation relevant sind. „Eine chronische COPD ist bekannt und der Patient neigt auch zu schweren Exazerbationen."
- **Assessment:** Persönliche Einschätzung der Situation und bereits erfolgte Maßnahmen. „Im Röntgen-Thorax sieht es nach einer erneuten Pneumonie aus, er hat bei uns mit Salbutamol inhaliert und 5 mg Morphin erhalten. Darunter geht es ihm bereits etwas besser, …"
- **Recommendation:** Formulierung eines Wunsches bzw. einer Empfehlung. „…ich kann mir aber vorstellen, dass er von einer CPAP-Beatmung auf der IMC profitieren würde und möchte ihn daher zu euch verlegen."

Vorteil der Übergabe nach SBAR ist die klare Struktur, die Prioritäten sowie die Verbindlichkeit der inhaltlichen Aussagen. SBAR lässt sich problemlos mit der ABCDE-Kommunikation kombinieren, und wir dürfen nie vergessen, dass unser Gegenüber auch eine hohe Workload haben könnte und die vollständige, aber leider undifferenzierte Vermittlung *aller* Informationen rund um den Patienten dazu führen könnte, dass wichtige Informationen unbeachtet bleiben.

4.6.1 Entscheidungsfindung, Fehlerkultur, Briefing und Debriefing

Um Komplexität und Dynamik „beherrschbar" zu machen, ist neben gutem Leadership und einer klaren Kommunikation auch eine strukturierte Entscheidungsfindung essenziell. In den vergangenen Jahren haben sich viele gute Konzepte etabliert, die uns dabei helfen, möglichst objektive und zielorientierte Entscheidungen zu treffen. Die meisten akut- und notfallmedizinischen Situationen sind in der Initialphase durch ein gefährliches Missverhältnis von hoher Dynamik (oder sogar Hyperdynamik) und einen vergleichsweise spärlichen Informationsgehalt geprägt. Deshalb sollte bei Eintreffen zumindest ein Teammitglied (idealerweise der Teamleader) einen Schwerpunkt auf Informationsgewinn legen. Ganz ähnlich und etwas konkreter funktioniert das Prinzip „10-für-10" (8): Es gilt, lieber 10 s zu überlegen, um in den folgenden 10 min das Richtige zu tun (oder eben zu verhindern, dass man 10 min in die falsche Richtung therapiert). Noch besser gelingt uns eine Unterbrechung der Dynamik durch das sogenannte T.E.A.M.-TimeOut (◘ Abb. 4.4) (3): Hierbei wird eine Situation durch ein Teammitglied (auch hier idealerweise der Teamleader) mit Fokus auf die Prioritäten und das angestrebte Gesamtziel (re)strukturiert:

- **T: T**imeOut (Handlungsunterbrechung aller Maßnahmen – außer Basic Life Support)
- **E: E**valuation oder Reevaluation der Situation (dies ist gut mit einem ABCDE-Durchlauf kombinierbar)
- **A: A**ntizipation weitergehender Maßnahmen (Priorisierung und Fokus auf das Gesamtziel)
- **M: M**aßnahmen kommunizieren und durchführen! (Delegation)

Eine weitere gute Strategie im dynamischen Entscheidungsprozess ist FORDEC (9). Dies kann gerade in dynamischen Entscheidungsprozessen der strukturierten Entscheidungsfindung dienen und das Risiko minimieren, dem erstbesten Impuls zu folgen (◘ Abb. 4.5).

- **F = F**akten; Erhebung der aktuellen Lage/Situation – *„Wo stehen wir?"*
- **O = O**ptionen – *„Welche Möglichkeiten haben wir?"*
- **R = R**isiken – *„Welche Vor- und Nachteile haben diese Optionen?"*
- **D = D**ecision/Entscheidung – *„Lasst uns das so machen!"*
- **E = E**xecution/Durchführung der getroffenen Entscheidung
- **C = C**heck/Kontrolle; war die Maßnahme zielführend? – *„Hat das funktioniert?"* → Reevaluation

Auch wenn diese Akronyme im ersten Eindruck eher abstrakt und theoretisch wirken, so erscheinen strukturierte Entscheidungsprozesse in der innerklinischen

Das **T.E.A.M.-TimeOut** dient der Restrukturierung einer komplexen und/oder dynamischen Situation. Behandlungsprioritäten werden erkannt, kommuniziert in Maßnahmen überführt, die dem angestrebten Gesamtziel dienen.

TimeOut
Unterbrechung aller Aktivitäten (außer CPR)

Evaluation
Analysiere, bewerte und kommuniziere die Situation

Antizipation
Plane und kommuniziere die nächsten Schritte bzw. Maßnahmen

Maßnahme
Durchführung der vereinbarten Schritte bzw. Maßnahmen

Das T.E.A.M.-TimeOut ist die Weiterentwicklung des bekannten "10-für-10"-Prinzips und lässt sich gut mit weiteren Entscheidungsstrukturen wie dem ABCDE-Schema oder dem FORDEC-Konzept kombinieren. In der Gesamtsumme sollen diese Strukturen die Entscheidungsqualität optimieren.

◘ **Abb. 4.4** T.E.A.M.-TimeOut

Abb. 4.5 FORDEC

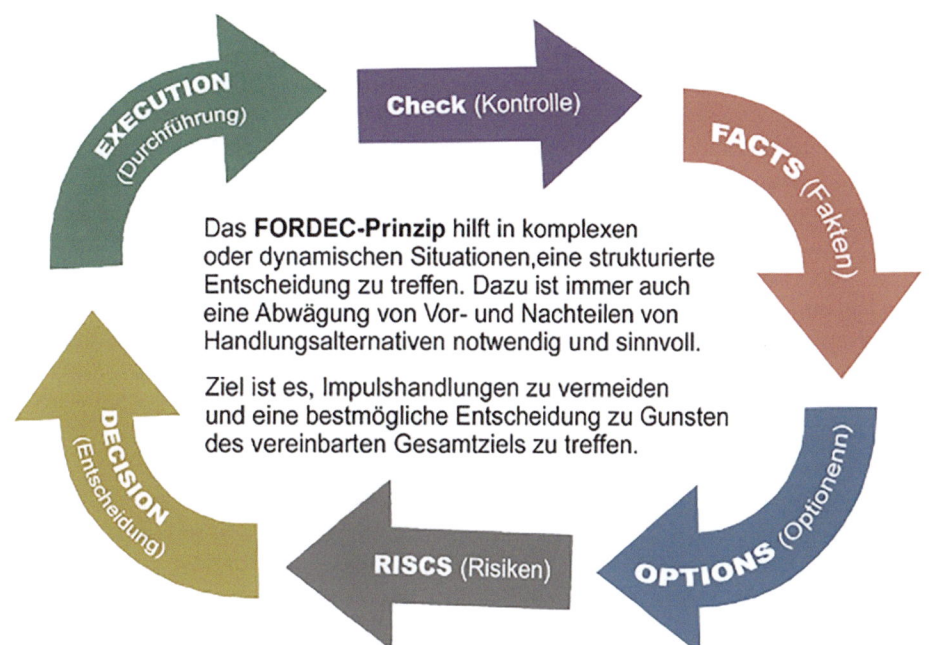

Praxis durchaus vorteilhaft, weil sie einerseits die häufig stressgetriggerte Dynamik ausbremsen und andererseits dabei helfen, objektive und zielführende Maßnahmen einzuleiten. Weitere Hilfsmittel im Entscheidungsprozess sind natürlich auch Checklisten oder trainierte Notverfahren in Standardsituationen wie beispielsweise dem kritischen Atemweg oder einer unstillbaren Blutung.

Fehlerkultur

Abschließend sollten wir noch einmal auf den Begriff der „Wertschätzung" eingehen. Dieser ist neben Vertrauen, Verantwortungs- und Kooperationsbereitschaft die fundamentale Basis einer konstruktiven Teamarbeit. Häufig entscheidet die Art und Weise, wie wir miteinander umgehen, ob tatsächlich alle verfügbaren Ressourcen abgeschöpft werden können. Dies betrifft sowohl das Führungsverhalten als auch die grundsätzliche Kommunikation, aber auch die Sicherheits- und Fehlerkultur. Letztere ist im Gesundheitswesen häufig negativ geprägt. Fast jeder kennt die sogenannte „Culture of blame" (10), bei der es in erster Linie darum geht, den Fehler als Merkmal persönlichen Versagens wahrzunehmen. Verursacher von Fehlern werden in einer derartigen Kultur häufig bloßgestellt – ungeachtet der Fehlerursache oder möglicher Hintergründe. Dies führt oftmals zu Schamgefühl, Unsicherheit und Angst, da der Verursacher eines Fehlers häufig mit Sanktionierungen und sogar einer Bestrafung rechnen muss. Eine strukturierte Analyse der fehlerbegünstigenden Faktoren findet nur selten statt; ebenso gerät die nachhaltige Prävention zukünftiger Fehler häufig in den Hintergrund. Die Erfahrung zeigt allerdings: Bestrafungen erhöhen lediglich den Druck auf das Team, reduzieren aber langfristig nicht die Anzahl der Fehler. Ein Anfang wäre die differenziertere Betrachtung menschlicher Leistung (siehe auch CESAR-Modell) sowie die klare Trennung zwischen Irrtümern und Regelverstößen (11).

Irrtümer entstehen immer ohne Vorsatz; die Ursache von Irrtümern liegt häufig im Bereich von Missverständnissen, einem ganz klassischen „human error". Meist liegen dem Irrtum Denkfehler oder Ausrutscher („Slips") zugrunde. Eine Bestrafung von Irrtümern ist ebenso sinnlos wie ineffektiv.

Regelverstöße beinhalten immer einen gewissen Anteil an Vorsatz und die Ursache dieser Art von Fehlverhalten begründet sich oftmals in Gleichgültigkeit und einem daraus resultierenden Disziplinverlust. Hier kann Bestrafung – zumindest kurzzeitig – einen lernenden Effekt erzielen.

Fast alle Fehler, die im Rahmen einer akut- und notfallmedizinischen Versorgung stattfinden, entstehen auf Basis von Irrtümern und nicht durch bewusste Regelverstöße, sind also nahezu immer frei von Vorsatz.

Zu einer gesunden Team- und Fehlerkultur gehört zwingend und unabdingbar eine offene, konstruktive Fehlerkommunikation. Diese findet in der Akut- und Notfallmedizin idealerweise im Rahmen eines Debriefings statt. In einer derartigen Nachbesprechung haben alle Teammitglieder die Möglichkeit, den Verlauf inklusive der getroffenen Entscheidungen und Maßnahmen zu besprechen. Lob und Kritik kann gleichermaßen geäußert werden, allerdings ist eine wertschätzende und konstruktive Gesprächskultur entscheidend. Weitere Merkmale eines guten Debriefings sind aber auch die klare Benennung von Schwierigkeiten, Problemen und ggf. sogar systemischer Schwächen. Daraus müssen für den weiteren Verlauf oder für zukünftige Situationen Lösungsansätze zur Verbesserung erarbeitet werden (Prinzip des „lernenden Teams"). Erkenntnisse und Ergebnisse eines solchen Prozesses sollten daher auch über das beteiligte Team hinaus kommuniziert werden und in Meldesysteme wie CIRS (Critical Incident Reporting System) o. Ä. fließen, um die Patientenversorgung systemweit zu verbessern (◘ Abb. 4.6).

- **Briefing und Debriefing**

Was in der Luftfahrt schon seit über 30 Jahren etabliert ist, findet erst langsam und gegen erheblichen Widerstand Einzug in die Akut- und Notfallmedizin, nämlich die Vorbesprechung (Briefing) und die Nachbesprechung (Debriefing). Beide Konzepte wollen wir kurz vorstellen.

Eine Vorbesprechung (**Briefing**) wird zu Beginn eines Dienstes, einer Schicht oder einer absehbar anspruchsvollen Maßnahme durchgeführt. Das kann ein polytraumatisierter Patient sein, der in Kürze im Schockraum eintreffen wird, aber auch die routinemäßige Reposition einer Schulterluxation unter Analgosedierung. Das Briefing umfasst dabei folgende Aspekte:

- Kennen sich alle Teammitglieder? Obwohl man in etablierten Strukturen grundsätzlich davon ausgehen kann, ist dies ein guter Moment, um Praktikanten, Auszubildende oder Honorarkräfte einzubeziehen.
- Danach geht es um die Definition des Gesamtziels, welches ja in Abhängigkeit von der jeweils anstehenden Maßnahme variiert. Dennoch hat es sich bewährt, noch mal für alle Beteiligten die Abläufe, Prioritäten und gewünschten Ziele aufzuzeigen.
- In einem nächsten Schritt erfassen wir unsere Team-Ressource und hier können wir bereits das Kapazitäten-Modell von A. Richter („Grüne Kügelchen") einbinden. Fühlen sich alle Beteiligten der anstehenden Aufgabe gewachsen? Gibt es innerhalb des Teams Schwachstellen? Hier bietet sich u. a. das CESAR-Modell an, um kein Teammitglied zu überfordern.
- Ist die Arbeitsumgebung bekannt bzw. wurden alle notwendigen Materialien und Geräte auf Verfügbarkeit und Funktionalität geprüft? Für längere Maßnahmen sollte geklärt sein, wann Pausen möglich sind oder Teammitglieder ausgelöst werden können.
- Ein sehr wichtiger Schritt im Briefing ist die Erfassung möglicher Komplikationen und das Management unerwünschter, aber möglicher Ereignisse bzw. Zwischenfälle. Gibt es alternative Handlungsabläufe und ein personelles und materielles Backup?
- Abschließend geben wir allen Beteiligten (ja, auch den Auszubildenden!) Die Möglichkeit, Fragen zu stellen, um Unklarheiten zu beseitigen.

◘ **Abb. 4.6** Informationen versus Dynamik

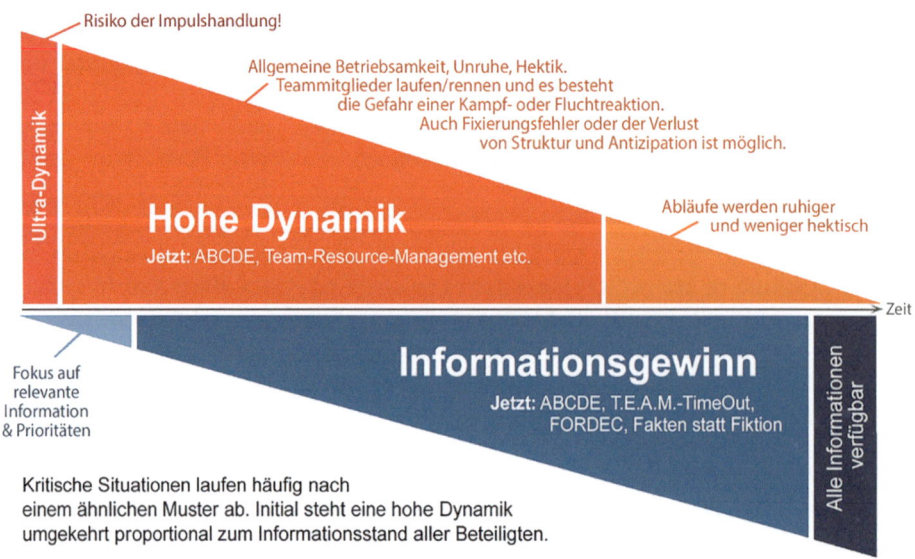

Das gesamte Briefing sollte geprägt sein von möglichst großer Transparenz, Wertschätzung und Vertrauen. Es ist kein geeigneter Moment für Diskriminierung oder Vorwürfe (◘ Abb. 4.7).

In der Nachbesprechung (**Debriefing**) werden komplexe, dynamische oder sonstige besondere Situationen aufgearbeitet. Dabei geht es nur zum Teil um die Aufarbeitung von problematischen Ereignissen. Natürlich dient das Debriefing einer Fehlerkommunikation und kann sogar zur Fehleranalyse genutzt werden. Hier helfen uns Modelle wie CESAR oder umfangreichere Analyse-Methoden wie HFACS (Human Factor Analysis and Classification System) oder das London Protocol. Fehlermanagement ist aber lediglich ein Teilbereich eines guten Debriefings. Das grundsätzliche Ziel einer Nachbesprechung ist der gegenseitige Austausch verschiedener Sichtweisen und die Reevaluation der bestehenden Strukturen. Im Debriefing ist aber auch Raum für gegenseitige Wertschätzung und Dankbarkeit für die geleistete Arbeit. Oftmals vergessen wir in der

Briefing

☐ Um was geht es? Ziel der Mission/Maßnahme
Definition der Aufgabe(n) inkl. Zeitraum, Ort und Prioritäten
Ergänzungen:

☐ Sind alle gesund und munter?
Wie ist der körperliche und mentale Status: Grün / Gelb / Orange / Rot
Ergänzungen:

☐ Ist Arbeitsumgebung & Material geprüft?
Gibt es Unklarheiten oder Besonderheiten? (Einschränkungen / Defekte)
Ergänzungen:

☐ Sind ausreichend Pausen eingeplant?
Um Bestleistung zu bringen, wird alle 4 Std. eine Pause von 30 Min. empfohlen.
Ergänzungen:

☐ Gibt es einen Plan B für kritische Situationen?
Alternative Handlungsverläufe und entsprechende Lösungen ansprechen!
Ergänzungen:

☐ Hat noch jemand etwas Wichtiges zu sagen?
Zeit & Gelegenheit, Ideen, Hinweise, Bedenken etc. anzusprechen!
Ergänzungen:

☐ Bleibe freundlich und zeige Wertschätzung!
Sei respektvoll und behandle jeden so, wie Du behandelt werden möchtest.
Ergänzungen:

Faktor Mensch

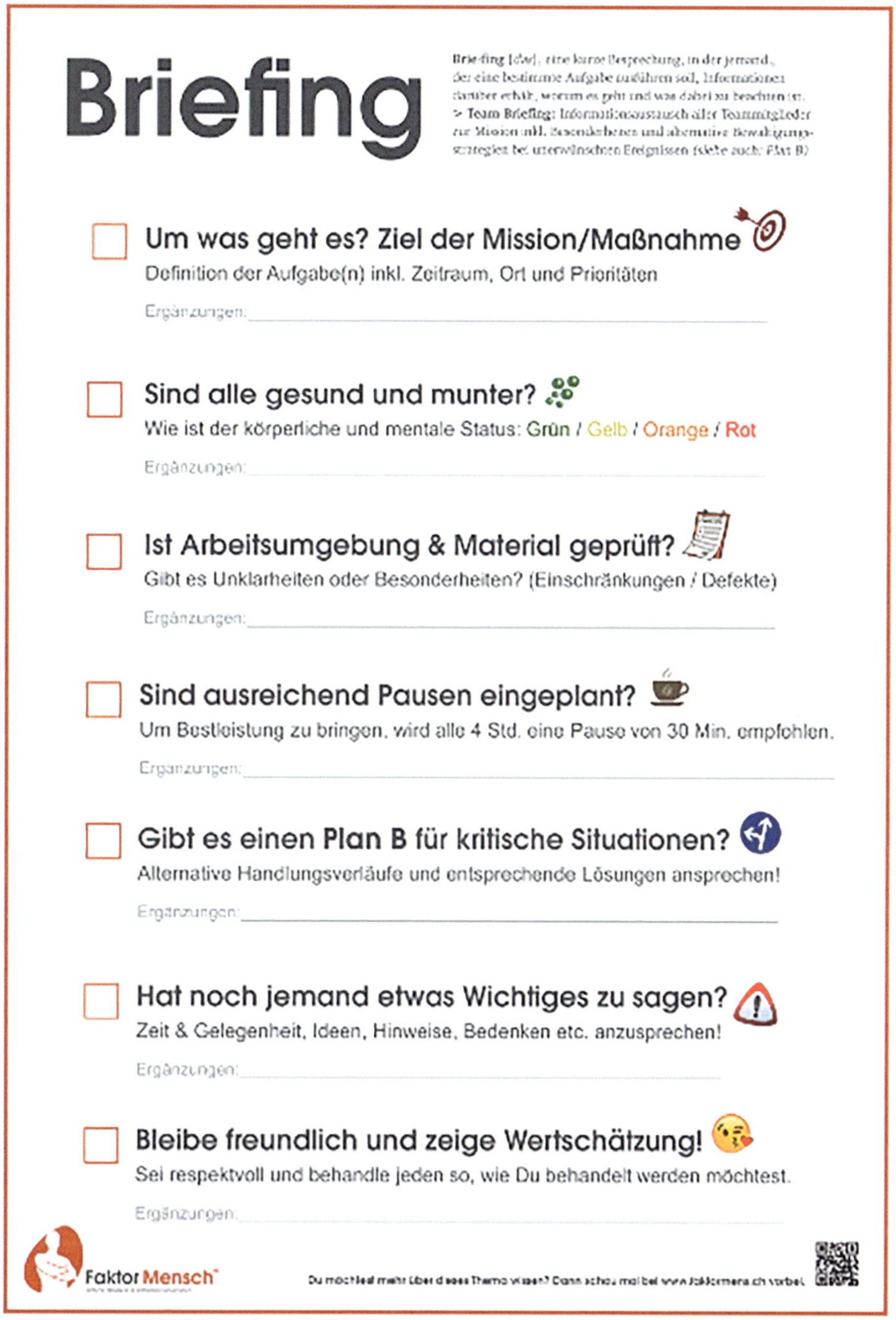

◘ **Abb. 4.7** Briefing

Hektik des Alltags die Anerkennung von Leistung einzelner Teammitglieder.

Eine Sonderform des Debriefings sind **Fallbesprechungen**, wie sie z. B. im Rahmen einer Morbiditäts- und Mortalitätskonferenz (MM-Konferenz) durchgeführt werden. Hierbei werden besonders komplexe oder lehrreiche Kasuistiken aufbereitet und gemeinsam mit allen Beteiligten diskutiert. Keinesfalls dürfen derartige Konferenzen aber zu einer Art „Tribunal" verkommen, in denen es zur undifferenzierten Kritik einzelner Teammitglieder kommt. Vielmehr sollte es bei Fehlentscheidungen um die Beleuchtung der Hintergründe gehen, die zu einem unerwünschten Ereignis geführt haben. Grundsätzlich ist festzuhalten, dass Fallbesprechungen sowohl von gegenseitiger Wertschätzung als auch einem sachlichen und lösungsorientierten Klima geprägt sein sollten. Nur dann entsteht innerhalb des Teams die aufrichtige und nachhaltige Bereitschaft, aus Fehlern zu lernen (Prinzip des „lernenden Teams").

Sowohl das Briefing als auch das Debriefing haben einen sehr positiven Effekt auf die Patientensicherheit. Eine präoperative Checkliste, wie sie die WHO seit 2007 empfiehlt, ist nichts anderes als ein Briefing vor einer komplexen Maßnahme. Und bereits diese Checkliste hat die Gesamtmortalität im OP um beeindruckende 50 % reduziert (12, 13). Idealerweise wird das Briefing oder Debriefing von einem geeigneten Teamleader moderiert. Eine grundlegende Kenntnis menschlicher Performance ist hier wünschenswert. Ein weiterer großer Vorteil der Briefing- und Debriefing-Kultur ist der Kostenfaktor: Es „kostet" lediglich etwas Zeit, diese Besprechungen durchzuführen. Allerdings überwiegen die Vorteile bei Weitem die Nachteile der investierten Zeit. Am Ende ist es (wie so oft) eine Frage der Kultur und Bereitschaft, derartige Prinzipien in den Arbeitsablauf einzubinden.

4.7 Konfliktmanagement

Daniel Marx und Linda Richter

Wo Menschen arbeiten, entstehen regelmäßig auch Unstimmigkeiten und Konflikte. Da macht die Akut- und Notfallmedizin (leider) keine Ausnahme. Bevor wir uns allerdings mit der Lösung akuter zwischenmenschlicher Probleme beschäftigen, gestatten wir uns einen Blick in das klassische Arbeitsumfeld einer Notaufnahme. In den vergangenen Jahren ist es gerade im Gesundheitswesen zu einer erheblichen Arbeitsverdichtung gekommen. Immer weniger Mitarbeitende sollen in möglichst kurzer Zeit eine größtmögliche Anzahl an sehr kranken Patienten versorgen. Die meisten Arbeitszeitmodelle sind entgegen anderslautenden Ankündigungen eher unattraktiv und nur selten mit einem gesunden Tag-Nacht-Rhythmus sowie einem planbaren Familien- und Freizeitleben vereinbar.

Auch die Anforderungen der modernen klinischen Notfallmedizin sind in den vergangenen Jahren erheblich gestiegen, ebenso die Medizinprodukte sowie der Anteil an Einweisungen und Schulungen. Schließlich hat die Ökonomisierung und das Qualitätsmanagement auch noch zu einer massiven Erhöhung von Dokumentation und Verwaltung geführt. Kurzum: die Arbeitsbedingungen in Notaufnahmen sind mitunter belastend und das hat durchaus einen Einfluss auf die Menschen, die dort arbeiten.

Neben der Arbeitsumgebung trägt jeder Mitarbeiter und jede Mitarbeiterin – übrigens unabhängig von Berufsstand, Erfahrung und Position – seinen ganz persönlichen Rucksack mit beruflichen, aber natürlich auch privaten Angelegenheiten mit sich herum, die in Gewicht und Umfang stark variieren. Hier bietet sich der Hinweis auf das Kapazitäten-Modell von A. Richter („Grüne Kügelchen") an, welches eine gute Visualisierung der individuellen Tagesform bietet. Ein weiterer, nicht ganz unwesentlicher Faktor ist die jeweilige Persönlichkeit, also die bunte Mischung aus charakterlichen Merkmalen, frühkindlicher Prägung, gemachten Erfahrungen und den daraus entwickelten Einstellungen sowie natürlich das persönliche Rollenverständnis. Hier fließen außerdem Erwartungshaltungen an sich und andere ein, aber auch Bedürfnisse, Ängste oder Sorgen. Kombinieren wir nun alle Faktoren, sollte es uns nicht überraschen, dass es im Spannungsfeld der klinischen Notfallmedizin mitunter zu subtilen oder offen ausgetragenen Konflikten kommt. Wie bereits im Abschnitt „Kommunikation" (Abschn. 4.5) thematisiert, kann bereits der nonverbale Informationsaustausch zum Ventil aufgestauter Emotionen werden. Da reicht ein komischer Blick, eine unbeabsichtigte Geste und spätestens mit der verbalen Auseinandersetzung eskaliert eine Unstimmigkeit zu einem ordentlichen Streit. All diese Aspekte gilt es zu berücksichtigen, wenn Menschen „aneinandergeraten". Der Schlüssel zur Konfliktbeilegung ist Wertschätzung, Vertrauen, Verantwortung und Kooperation.

Einen Teil der oben genannten Probleme können in einem qualifizierten Debriefing erfasst und für alle Beteiligten zufriedenstellend „abgearbeitet" werden. Oftmals reicht es, Raum und Zeit zur Besprechung von Problemen zu bieten. Dies in Kombination mit dem aufrichtigen Bestreben, Missstände anzugehen und diese konkret zu verbessern, wird viele Unstimmigkeiten auflösen, bevor sie zu einem chronischen Konflikt ausarten. Dennoch gibt es im akut- und notfallmedizinischen Alltag immer wieder Situationen, die nicht im Rahmen eines Debriefing eingefangen oder gelöst werden können.

Es gibt drei Situationen, in denen eine Eskalation auftreten kann:

Konflikte in Anwesenheit und in Behandlung eines Patienten

In diesem Fall ist die Strategie ziemlich eindeutig: Alle Beteiligten sollten sich umgehend auf das Gesamtziel besinnen und den Fokus auf eine bestmögliche Versorgung des Patienten legen. Sollte es in dem Konflikt um die unmittelbare Abwendung einer signifikanten Patientengefährdung gegangen sein, so hat die Abwendung von Gefahren für den Patienten oberste Priorität. Die Befindlichkeiten jedes einzelnen Teammitgliedes müssen weit dahinter zurückstehen und können zu einem späteren Zeitpunkt in einem separaten Gespräch aufgearbeitet werden.

Latenter Konflikt, der sich über Tage (oder sogar Wochen) zieht

Sollte ein Konflikt zwischen zwei oder mehreren Beteiligten über einen längeren Zeitraum bestehen, gilt es zunächst zu klären, ob die Konfliktursachen innerhalb des Teams oder mithilfe eines Vorgesetzten lösbar sind. In einer moderierten Aussprache darf es dabei keine Lippenbekenntnisse geben. Vielmehr ist es entscheidend, dass sich alle Beteiligten offen, ehrlich und lösungsorientiert austauschen und danach eine gemeinsame Zielvereinbarung für eine zukünftige Zusammenarbeit getroffen wird.

Ausgrenzung, üble Nachrede (Lästereien), Mobbing

Im Fall einer deutlichen Verschärfung interpersoneller Auseinandersetzungen, in dessen Folge einzelne Beteiligte dauerhaft ausgegrenzt, missachtet oder sogar beschimpft werden, kommt eine Konfliktlösung innerhalb eines Teams schnell an ihre Grenzen. Hier kann es sinnvoll und zielführend sein, einen entsprechend qualifizierten Mediator einzubinden. Oftmals sind derartige Konflikte nämlich über längere Zeit entstanden und sowohl die Beteiligten als auch deren Vorgesetzte außerstande, die Konfliktparteien nachhaltig zu versöhnen.

Physische und psychische Gesundheit nach §5 Abs. 1 ArbSchG

In diesem Zusammenhang sei erwähnt, dass nach geltendem Arbeitsschutzgesetz (ArbSchG) Arbeitgeber verpflichtet sind, auf Basis einer Beurteilung der Arbeitsbedingungen zu ermitteln, welche Maßnahmen erforderlich sind, um die Sicherheit am Arbeitsplatz zu gewährleisten (§5 Abs. 1 ArbSchG). Die Mitarbeiterzahl ist hierbei irrelevant, erfasst sind dabei auch Kleinstbetriebe. Die Gefährdungsbeurteilung möglicher psychischer Belastungen stellt einen Teil des umfassenden Beurteilungsprozesses potenzieller Gefahren am Arbeitsplatz dar. Die Gefährdungsbeurteilung umfasst alle mit der Tätigkeit verbundenen Belastungen mit Auswirkungen auf die physische und psychische Gesundheit. Der Gesetzgeber hatte 2013 den Aspekt der psychischen Gesundheit ausdrücklich in das Arbeitsschutzgesetz aufgenommen, weil bis dahin nur etwa 20 % aller Unternehmen das Gefährdungspotenzial psychischer Belastungen geprüft hatten.

4.8 Psychologie des Wartens

Germann Quernheim

Warten zählt zu den häufigen Alltagserfahrungen und gerade in der Notaufnahme können die Folgen für den Betroffenen extrem unterschiedlich sein. Beginn und Ende sind charakteristisch für jegliches Warten.

Warten stellt für den Patienten eine „Arbeits"-Leistung dar. Die Bereitschaft zu warten muss der Patient erbringen und sich dazu als „Vorleistung" gedulden. Viele Patienten erhoffen sich eine Gegenleistung durch das Behandeln oder Kümmern. Patienten gehen trotz erlebter Verzögerung immer dann mit einem positiven Gefühl aus der Klinik, Ambulanz oder Praxis, wenn sich ihr Warten „gelohnt" hat. Alle Mitglieder des therapeutischen Teams sind aufgefordert, dem Patienten ein solches Gefühl zu geben. Wie lässt sich das erreichen?

- Sobald der Patient an der Reihe ist, beginnt für ihn die Gegenleistung, und hier ist eine gelebte Patienten-Kunden-Orientierung (Quernheim 2018) wichtig. Hat der wartende Patient den Eindruck, im Mittelpunkt zu stehen und konzentriert von den Mitarbeitern behandelt oder gepflegt zu werden, reduzieren sich umgehend Ärger und Aggressionen.
- Sorgen Sie für entspanntes Arbeiten, fallen Sie dem Patienten nicht ins Wort, lassen Sie ihn in Ruhe ausreden.
- Erlebt ein Patient, der jetzt endlich im Behandlungsbereich sitzt, die nächste Unterbrechung des Ablaufs, weil dem Arzt ein Telefonat zugestellt oder die Pflegefachfrau zum Patienten nebenan delegiert wird, so verstärken sich vielfach die vorher schon angestauten negativen Gefühle.

Die subjektive Wartezeit, die unter Umständen verkürzt werden kann, wird bestimmt durch die objektive Wartezeit in Minuten mal der Wartequalität.

> Objektive Wartezeit (in Minuten) × Wartequalität = subjektive Wartezeit

> **▶ Beispiel**
>
> Patienten nehmen 45 min Warten in positiver Stimmung wie 30 min wahr. Patienten nehmen dagegen 45 min Warten in negativer Stimmung wie 90 min wahr. Das bedeutet: dreimal so lange wie in positiver Stimmung! (Quernheim 2017). ◄

Beim ersten Kontakt betreten Patienten zuversichtlich die Klinik und gehen davon aus, dass eine akute Behandlung in der ZNA bzw. der ihnen genannte Termin mehr oder weniger zügig zustande kommt. Sie warten nur dann auf ihre Behandlung, wenn sie sicher sind und die Erwartung haben, dass sie irgendwann aufgerufen werden. Stellen Betroffene fest, dass es in ihrem Wartesetting nicht weitergeht, wechseln einige mobile und transportfähige Patienten die Warteschlange oder den Zielort. Somit ist Warten grundsätzlich prospektiv, das heißt auf die Zukunft ausgerichtet (Klapproth 2010). Negativ erlebtes Warten begründet sich oftmals in falschen Erwartungen der Betroffenen aufgrund falscher Informationen oder unrealistischer Aussagen.

- **Zeitangaben**

Unbestimmte Wartezeiten erleben Patienten dabei länger als bestimmte (Maister 1985). Erfährt ein Patient beim Betreten der Abteilung, dass sich sein Untersuchungstermin für 10:00 Uhr um eine halbe Stunde verzögert, ist er zunächst verärgert, wird aber in den meisten Fällen die unvermeidbare Wartezeit akzeptieren (Maurer 2011). Daraus resultiert eine weitere Formel zu den Einflussfaktoren des subjektiven Warteerlebens.

> Richtige Info + bestimmte Wartezeit = angenehme Situation.

Informiert man den gleichen Patienten in derselben Situation beim Betreten der Abteilung, der Arzt komme jeden Augenblick, dann wird dieser Patient die 30 min in einem angespannten und nervösen Zustand verbringen. Dieses führt zur Unzufriedenheit, denn:

> Falsche Info + unbestimmte Wartezeit = unangenehme Situation.

Als wesentliches Merkmal für die Voraussage der Patientenzufriedenheit gilt nicht die tatsächliche Wartezeit, sondern die Wahrnehmung, dass die Wartezeit kürzer als erwartet ist (Thompson et al. 1996).

Wenn der Wartende erfährt, was die Ursache der Verzögerung ist und der Eintritt des Ereignisses für ihn neu berechnet werden kann, besteht eine Wahrscheinlichkeit, dass die betroffene Person ruhig bleibt. Kommen Verzögerungen häufig vor und ist es den Betroffenen deshalb irgendwann gleichgültig, ob die genannte Ursache der Verzögerung für sie plausibel klingt, sind sie ab einem bestimmten Zeitpunkt nur noch genervt und wollen nicht mehr warten.

Warten heißt im Sinne von Achtsamkeit, dass man in dieser „leeren Zeit" die eigenen Gedanken, körperlichen und seelischen Empfindungen und vielleicht ERWART-ungen wahrnimmt. Naturgemäß verändern sich diese Zustände alle paar Sekunden und so ist Warten keine vom sonstigen Leben unterschiedliche Situation, denn es geht um die anhaltende, nichtwertende Präsenz im gegenwärtigen Augenblick, unabhängig davon, was im äußeren Umfeld gerade passiert.

4.9 Umgang mit Wartenden

Germann Quernheim

4.9.1 Einrichtung und Ausstattung beeinflussen Wartende

Zu einem professionellen Wartesetting zählen neben den in Kundenorientierung geschulten Mitarbeitenden und deren Informationsmanagement die Raumaufteilung, die Ausstattung und Farbgestaltung, Ablenkungsmöglichkeiten und die Regie des Prozederes. Je durchdachter das Konzept umgesetzt wird, desto einfacher ist der Umgang mit wartenden Patienten und deren Angehörigen.

In einem Testbericht der Stiftung Warentest über 30 deutsche Arztpraxen kamen einige Datenlecks zutage (Test 2016). So konnten wartende Patienten an der Anmeldung oder im Wartezimmer durch offene oder schlecht isolierende Türen viele relevante Daten von anderen Patienten erfahren. Dies verstößt nicht nur gegen die Berufsordnungen, sondern allen betroffenen Mitarbeitenden drohen nach § 203 des Bundesdatenschutzgesetzes Geld- und Freiheitsstrafen, wenn sie unberechtigt Patientengeheimnisse mitteilen. Darum sollten gerade beim Anstehen an der Anmeldung keine vertraulichen Dinge besprochen werden. Die Tester empfehlen, dass Patienten bereits bei der Auswahl darauf achten sollten, dass Empfang und Wartebereich durch geschlossene und schallgeschützte Türen getrennt sind. Damit keine Unterhaltungen gehört werden können, sollte der Wartebereich von der Anmeldung räumlich und akustisch getrennt sein. Alternativ bleiben die Türen zum Wartezimmer geschlossen. Auch kleinere Besprechungsräume sind für Einzelgespräche geeignet.

Toiletten werden in unmittelbarer Umgebung der Wartezone barrierefrei angeboten und sind gut ausgeschildert. In Einrichtungen, in denen die Patienten mithilfe von akustischen Durchsagen aufgerufen werden, sollten Lautsprecher auch im Bereich der Toiletten, Garderobe und anderen Nebenräumen vorgehalten werden.

Moderne Baukonzepte von Notaufnahme und Ambulanzen planen Räumlichkeiten transparent und offen. Der Wartebereich ist dann oftmals mit einer satinierten und zugleich schallisolierten Glasscheibe abgegrenzt. Diese Raumgestaltung hat positive Auswirkungen: Durch die schemenhaften Konturen hinter den

Scheiben sehen die Wartenden, dass im Behandlungsbereich aktiv gearbeitet wird. Sie können zwar keine Details erkennen, aber jedem Betrachter wird deutlich, dass dort eine betriebsame Atmosphäre herrscht. Dies schafft Vertrauen, dass man selbst irgendwann Mittelpunkt der Aktivitäten hinter der Scheibe sein wird, lenkt den Patienten vom eigenen Schicksal ab und bietet dazu einen gewissen „Unterhaltungseffekt".

Es ist zu vermeiden, dass sich Ruhezonen für die Mitarbeitenden oder geöffnete Türen von Aufenthalts- oder Sozialräumen in Sicht- und Hörweite von wartenden Patienten befinden. Wenn frustrierte Wartende beobachten, wie einige Mitarbeitende scheinbar untätig herumsitzen, führt das häufig zu Eskalationen. In solchen Fällen ist es meist auch zu spät, den Erzürnten zu versichern, dass konkret diese Kollegen beispielsweise nach sechs Stunden getaner Arbeitszeit ihre erste Pause einnehmen.

Der Wartebereich einer ZNA dient als repräsentatives Foyer einer Klinik. Die Eindrücke, die Patienten hier erstmals erhalten, ob freundlich, strukturiert und hygienisch oder hektisch, chaotisch und verschmutzt, beeinflussen nachhaltig das Erleben der anschließenden Diagnostik und Therapie. Gelingt es Ihnen hier strategisch für einen guten **ersten** Eindruck zu sorgen, so wirkt sich dies positiv auf den Aufenthalt und das Ergebnis der Behandlung aus. Es ist offensichtlich, dass ein zufriedener Patient viel eher Commitment und Bereitschaft zeigt, sich höflich auf die Angebote der Mitarbeitenden einzulassen und dabei selbst aktiv mitzuwirken, als jemand, der durch ein ungeeignetes Ambiente und dazu noch eine Verzögerung beim Warten negativ aufgeladen ist, vor sich hin schmollt und aggressiv eine Gegenposition vertritt.

Weitere bauliche und einrichtungsspezifische Dinge wie schallgedämmte Raumakustik, empfehlenswerte Sitzmöbel, Beleuchtung, Musik, die Anfeuchtung der Raumluft, eine ausreichende Anzahl an Steckdosen, TV-Musik und weitere Ablenkungsmöglichkeiten können in der Fachliteratur vertieft werden. Auch die Verfügbarkeit von WIFI bzw. WLAN ist heutzutage selbstverständlich. Im Wartebereich sollten keine Wanduhr oder sonstige Zeitangaben in Sichtweite sein. Dies verstärkt beim Wartenden die Subjektivität der Zeit und macht ihm Verzögerungen noch bewusster.

4.9.2 Ausrichtung an Bedürfnissen

Beim Wartemanagement geht es darum, die Ansprüche und Bedürfnisse der Patienten-Kunden mit den Möglichkeiten der Klinik optimal zu erfüllen. Das ist der Wegweiser! Neben dem Wohlbefinden der Patienten und der Mitarbeitenden kann am Ende auch eine zufriedenstellende betriebswirtschaftliche Kostendeckung realisiert werden. Umgedreht ist das langfristig nicht möglich! Die Mitarbeitenden im Gesundheitswesen müssen flexibel auf die Bedürfnisse des einzelnen Menschen eingehen.

4.9.3 Informieren Sie so früh wie möglich

Wichtig ist die einheitliche Kommunikation aller Mitarbeitenden. Je mehr Widersprüche die Patienten feststellen, desto mehr wird gezweifelt und auch nachgefragt. Dies bedeutet, dass jedes Teammitglied, egal ob Pflegende, Ärzte oder Auszubildende, die gleichen Begründungen und Auskünfte gibt, warum es derzeit zu Verzögerungen kommt und wie lange es in etwa noch dauern wird. Hier unterstützen Sie Praxis-EDV-Systeme, mit denen Sie einheitliche Botschaften geben können. Beispielsweise erscheint auf der Monitoranzeige am Bildschirm eine aktuelle Information: *„Drei Rettungswagen derzeit im Anfahrtsbereich"*. Bei Verwendung einer solchen Software nutzen alle Teammitglieder diese Datenbasis und sollten sich auch bei jeder erneuten Anfrage darauf beziehen. Hört hingegen der Patient vorne am ZNA-Empfang die Rettungswagen als Ursache der heutigen Verzögerung und später begründet der Arzt die Ursache der Wartezeit mit dem Ausfall der Computeranlage – treten umgehend Zweifel auf und das Vertrauensverhältnis kann nachhaltig gestört werden.

Kundenorientierung bedeutet nicht kundenorientierte Unterwerfung! Ein berechtigtes „Nein" ist absolut erlaubt. Sprechen Sie bei Bedarf die Vorgehensweise im Team ab und vertreten Sie einen gemeinsamen Standpunkt. Je klarer Sie in Ihrem Team Eventualitäten besprechen und dazu einheitliche Entscheidungen treffen, desto weniger lassen Sie sich von den Unwägbarkeiten der Praxis negativ beeinträchtigen. Ihr Team sollte z. B. klären:

- wie Sie sich verhalten, wenn der Patient sagt, er habe einen Anschlusstermin.
- Macht es einen Unterschied, wenn jemand alleine wartet oder eine Patientin mit drei kleinen Kindern im Wartezimmer sitzt?
- Wie verhalten Sie sich bei VIPs, also Prominenten, denen besondere Privilegien beigemessen werden?

4.9.4 Informationen bei Verzögerungen

Bedenken Sie bitte: Ein Teil der Patienten kommt aufgrund einer Terminvergabe in die Ambulanz. Hier hat in der Regel Ihr Patient einen Termin erhalten. Nur darum ist er erschienen. Er ist nicht gekommen, um in Ihren Räumlichkeiten stundenlang warten zu müssen. Darum sind wartenden Patienten unbedingt die Gründe für die

Verzögerung mit verständlichen Argumenten zu erklären. Dabei ist darauf zu achten, dass die Erklärung für den Betroffenen einleuchtend und stichhaltig ist. Kann er die angeführte Argumentation anschließend selbst nachvollziehen, weil er beispielsweise die einfahrenden Krankenwagen mit Neuaufnahmen, den Schneefall auf der Straße, die Unfallmeldung in den Medien des Wartebereichs, den Notfallpatienten im Nachbarzimmer usw. mit eigenen Augen oder Ohren wahrnimmt, wird er den Sachverhalt viel eher akzeptieren.

Wer weiß, warum er wartet, bringt dabei mehr Geduld und Verständnis auf, sofern er den Grund der Verzögerung nachvollziehen kann. Also sollten Sie im Team eine aufschlussreiche Informationskaskade ausarbeiten, die den Wartenden bei Bedarf auf verständliche Weise über den Grund der Wartezeit informiert.

> **Praxistipp**
>
> Bitte nicht: *„Wir bedauern, dass Sie trotz eines Termins noch 45 min warten müssen".*
> Sondern: *„Wegen einer Nachblutung eines Patienten am heutigen Vormittag verzögerte sich das Programm um 2 h. Durch Umdisponierung von Patienten liegt die aktuelle Verzögerungszeit nun nur noch bei etwa 45 min. Wir bitten dies zu entschuldigen".*

Sammeln Sie z. B. in Teamsitzungen übliche Ursachen für Verzögerungen und Wartezeiten und formulieren Sie dazu klare und verständliche Textbausteine. Im Laufe der Zeit verfügen Sie so über ein Potpourri an Mustertexten, die Ihre Ansagen für die Wartenden professionalisieren.

Wenn bei Triagierung in einer Notaufnahme andere vorgezogen werden, haben einige Patienten-Kunden zwar Verständnis, bedauern aber, dass sie selbst nicht an der Reihe sind, weil sie doch „auch ein Notfall seien". Hier ist es entscheidend, durch gute Argumentationstechniken das Prinzip der Triage zu verdeutlichen.

Bitte bagatellisieren Sie die Verzögerung und die dadurch resultierenden Wartezeiten nicht. Für den Patienten-Kunden ist es mutmaßlich beeinträchtigend und vielleicht sogar kostenintensiv, dass ein Termin nicht eingehalten wird und er später fertig wird. Folglich äußern sich professionelle Mitarbeitende auch niemals ironisch oder „von oben herab" über die Wartezeit, auch wenn sie selbst denken, dass z. B. eine Stunde Verzögerung akzeptabel sei.

- **Von wegen „kurzer Moment"**

Einigen Mitarbeitenden ist gar nicht bewusst, dass sie Patienten bereits beim Erscheinen durch unwahre Aussagen „vorsätzlich belügen". Bertram (1999) zitiert eine MFA, die dem pünktlichen Patienten beim Eintritt in die Praxis (ohne eine „Bitte") ankündigt: „Setzen Sie sich noch einen Moment ins Wartezimmer." Es ist gelogen, weil es kein „Moment" ist. Dieser definiert sich nämlich als kurzes Zeitintervall und liegt deutlich unter den 15 min der akademischen Viertelstunde. Denn obwohl es die MFA aufgrund ihrer täglichen Erfahrung besser wissen müsste, dauert dieser „Moment" nicht selten Stunden. „Verächtlich" ist daran nicht nur die Zeit, die der Betreffende wartet, sondern dass er eine Stunde lang darüber im Unklaren gelassen wird, wann er an der Reihe ist.

Eine Zeitspanne oder ein Zeitabstand ist ein als mehr oder weniger ausgedehnt empfundener Teil zwischen zwei Zeit- oder Ereignispunkten. Das Zeitintervall hat als Abschnitt auf einer Skala betrachtet einen Anfang und ein Ende, die jeweils durch einen Zeitpunkt bestimmt sein können. Damit lässt sich dieser zeitliche Abstand als Zeitdifferenz als metrologisch (Wissenschaft vom Messen und ihrer Anwendung) festgelegte Zeitspanne für die Zeitmessung oder bei Zeitankündigungen für Wartende verwenden. Basiseinheit des Zeitmaßes ist die Sekunde. Ein Augenblick zählt etwa 3 s – ein Moment wird im angloamerikanischen System mit 90 s definiert.

4.9.5 Wartende Angehörige integrieren

Angehörige sind Menschen, die zum Patienten in einem besonderen sozialen oder rechtlichen Verhältnis stehen. Dazu gehören nicht nur Familienmitglieder, sondern auch engere Freunde und Bekannte aus dem Lebensumfeld des Patienten. Es ist darum selbstverständlich, nicht nur die Patienten, sondern auch ihre Angehörigen bei Begegnungen in Wartesituationen höflich zu begrüßen.

Literatur

Literatur zu Abschn. 4.1–4.7

Helmreich RL, Chidester TR, Foushee HC et al (1990) How effective is cockpit resource management training? Issues in evaluating the impact of programs to enhance crew coordination. Flight Safety Digest 9:1–17. (Arlington, VA: Flight Safety Foundation)

Campbell RD, Michael, B (2008) Human performance and limitations in aviation. Wiley & Sons.

Marx D (2017) Faktor Mensch®. Sicheres Handeln in kritischen Situationen. 2. Aufl. Kiel: MEDI-LEARN GbR.

„Veränderungsblindheit". Wirtz MA (Hrsg) (2017) Dorsch. Lexikon der Psychologie. Hogrefe (Bern) (18., überarbeitete Aufl.)

Sutcliffe KM, Lewtorz E, Rosenthal MM et al (2004) Communication failures: an insidious contributor to medical mishaps. Acad Med 79:186–194

Richter A (2002). Flugsicherheit. Fachliche Mitteilung Fliegende Verbände Bundeswehr 39: 1. (New Training Institute, Craintal/Mühle)

von Schulz TF (1981) Die Anatomie einer Nachricht. In: Miteinander Reden. 1: Störungen und Klärungen. Reinbek bei Hamburg S 25–30.

Rall M, Glavin R, Flin R (2008) The '10-seconds-for-10-minutes principle' – Why things go wrong and stopping them getting worse. Bulletin of The Royal College of Anaesthetists –Special human factors issue 2614–2616

Hörmann H-J (1995) FOR-DEC. A prescriptive Model for aeronautical Decision Making. In: Fuller R, Johnson N, McDonald N, eds. Human Factors in Aviation Operations. Farnham: Ashgate Publishing

Khatri N, Brown, GD, Hicks, LL (2009) From a blame culture to a just culture in health care, Health Care Manage Rev: October-December 34(4): 312–322

Shappell S, Wiegmann, D (2000). The human factors analysis and classification system-HFACS.

Gawande A (2009) The checklist manifesto: How to get things right. Metropolitan.

Haynes A, Weiser T, Berry W, Lipsitz S, Breizat A-H, Dellinger EP, Herbosa T, Joseph S, Kibatala P, Lapitan MC, Merry A, Moorthy K, Reznick R, Taylor B, Gawande A (2009) A surgical safety checklist to reduce morbidity and mortality in a global population. N Engl J Med 360:491–499

Literatur zu Abschn. 4.8

Klapproth F (2010) Der Einfluss temporaler Erwartung auf das Erleben einer kurzen Wartesituation. Techn. Univ., Habil. — Berlin, Kovač, Hamburg (Studienreihe Psychologische Forschungsergebnisse, 155)

Maister, D. (1985) The psychology of waiting lines. ► http://davidmaister.com/articles/the-psychology-of-waiting-lines/. Zugegriffen: 1. Nov. 2019

Maurer M (Hrsg) (2011) Warteschlangen und ihre Behandlung als Phänomen des Marketings. GRIN Verlag GmbH, München

Quernheim G (2017) Warten, aber richtig. Hogrefe, Bern

Quernheim G (2018) Arbeitgeber Patient, 2. Aufl. Springer, Berlin

Thompson DA, Yarnold PR, Adams SL, Spacone AB (1996) How accurate are waiting time perceptions of patients in the emergency department? Annals emerg med 28(6):652–656

Literatur zu Abschn. 4.9

Bertram M (1999) Wartezeit für Patienten in allgemeinärztlichen Praxen als Qualitätsaspekt. Dissertation. Medizinische Hochschule Hannover.

Mojdeh S, Zamani M, Kooshki AM, Jafari M (2013) Effect of watching a movie on familymembers' anxiety level during their relatives' surgery. Iran J Nurs Midwifery Res (July), 329–332

Quernheim G (2017) Warten, aber richtig. Hogrefe, Bern

Stiftung Warentest (2016) Datenschutz beim Arzt. In: Test Heft 3

Spezielle Rolle der Pflege in der Notaufnahme

Mandy Grätz, Tobias Herrmann, Michael Kegel, Procula Glien und Margot Dietz-Wittstock

Inhaltsverzeichnis

5.1 Herausforderungen im Notfallzentrum – 72
5.1.1 Crowding – 72
5.1.2 Multiprofessionelle Zusammenarbeit – 73
5.1.3 Schlüsselkompetenzen im Notfallzentrum – 73
5.1.4 Tod und Sterben im Notfallzentrum – 74

5.2 Besonderheiten der Krankenbeobachtung im Notfallzentrum – 75
5.2.1 Ersteinschätzung – 75
5.2.2 Erkennen einer vitalen Bedrohung – 76
5.2.3 Schmerzbeurteilung – 77
5.2.4 Allgemeinzustand – 79

5.3 Pflegeprobleme und Pflegeplanung im Notfallzentrum – 80

5.4 Übergabe in der Notaufnahme – 81
5.4.1 Anmeldung eines Notfallpatienten via Rettungsdienst – 81
5.4.2 Übergabe im Schockraum – 82
5.4.3 Strukturierte Übergabe als Qualitätsmerkmal – 83

5.5 Personalberechnung – 84
5.5.1 Qualifikationsanforderungen – 84
5.5.2 Personalbedarfsbemessung – 84

Literatur – 86

© Springer-Verlag GmbH Deutschland, ein Teil von Springer Nature 2022
M. Dietz-Wittstock et al. (Hrsg.), *Notfallpflege - Fachweiterbildung und Praxis*,
https://doi.org/10.1007/978-3-662-63461-5_5

5.1 Herausforderungen im Notfallzentrum

Mandy Grätz, Tobias Herrmann und Michael Kegel

Die Notaufnahme stellt eine Schlüsselfunktion für den fachlichen, strategischen und ökonomischen Erfolg einer Klinik dar. Notfallpatienten müssen gezielt und schnell einer fachspezifischen Diagnostik und Behandlung zugeführt werden. Deshalb sind die primären Prozesse der Notaufnahme, die Ersteinschätzung, Diagnostik, Therapie, Stabilisierung und Planung der weiteren Prozessschritte unter Berücksichtigung der Patientenbedürfnisse zu planen. (Dodt 2011).

Die Tätigkeit in der Notaufnahme stellt mit einem nicht planbaren Zustrom der Notfallpatienten und deren Komplexität das wohl am vielfältigsten gefächerte Anforderungsprofil an das Personal dar. Hierdurch ist ein multidisziplinäres und -professionelles Arbeiten unabdingbar (Abb. 5.1).

Die Rolle der Pflegenden hat sich durch den gewachsenen Stellenwert der Notaufnahme, verbunden mit der zunehmenden Qualitäts- und Patientenorientierung, in den letzten Jahren verändert.

5.1.1 Crowding

Die Unvorhersehbarkeit des Patientenaufkommens ist eine Besonderheit der Tätigkeit im Notfallzentrum. Zwar lassen sich anhand von Statistiken die durchschnittlichen Zahlen von Patientenkontakten und der Aufenthaltsdauer ermitteln, allerdings bilden diese Zahlen oftmals nicht das tatsächliche Geschehen im Notfallzentrum ab. Den größten Einfluss auf eine Überfüllung der Notaufnahme haben überwiegend die krankenhausinternen Prozesse selbst. Die ungenügenden Versorgungsmöglichkeiten entstehen häufig durch eine zu lange Verweildauer der Patienten im Notfallzentrum. Diese sind häufig durch mangelhafte Verlegungsmöglichkeiten aufgrund einer fehlenden Aufnahmekapazität der stationären Versorgungseinheiten, den sogenannten Exitblock, oder auch durch lang andauernde Diagnostik- und Entscheidungsprozesse innerhalb des Notfallzentrums selbst begründet. Diese Patienten binden sowohl Raum- als auch Personalkapazitäten, welche für die Versorgung von weiteren Patienten hierdurch nicht mehr zur Verfügung stehen. Weiterhin kann auch ein erhöhtes Patientenaufkommen innerhalb einer kurzen Zeitspanne zu einer „Crowding"-Situation führen. Hierdurch besteht die Gefahr, dass das Personal des Notfallzentrums den einzelnen Patienten durch eine Überschreitung der räumlichen oder personellen Ressourcen nicht mehr gerecht werden kann.

> **Crowding**
>
> „Eine Überfüllung (Overcrowding) der Notaufnahme liegt dann vor, wenn die Anzahl der Patienten, also die Anzahl derer, die warten, ärztlich noch gesehen werden müssen, sich in Untersuchung, Diagnostik oder Behandlung befinden oder auf einen stationären Platz warten, die räumliche oder personelle Situation einer Notaufnahme übersteigt." (Australian College for Emergency Medicine zitiert nach Kumle und Steinecke 2017, S. 62).

Trotz der Nutzung verschiedener Systeme zur Vermeidung einer Überfüllung der Notaufnahmen und einer Optimierung der Prozesse werden sich diese Situationen wahrscheinlich nicht vollständig vermeiden lassen und müssen von den Notfallpflegekräften gemeistert werden.

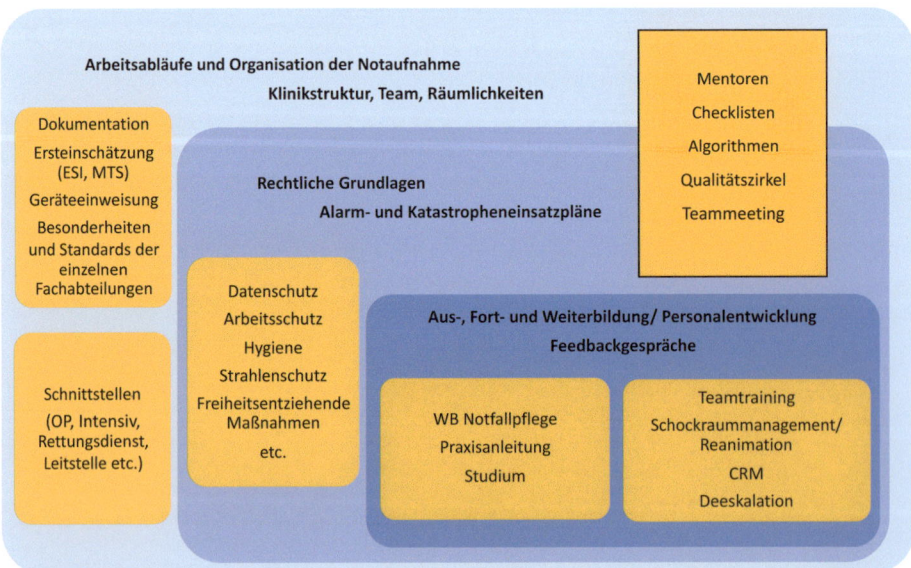

Abb. 5.1 Arbeitsabläufe und Struktur einer Notaufnahme

> (Hoch-)Risikopatienten müssen zu jedem Zeitpunkt im Notfallzentrum adäquat identifiziert und behandelt werden. Daher muss die strukturierte Ersteinschätzung der Patienten, insbesondere in sogenannten Crowding-Situationen, oberste Priorität haben.

Die Herausforderung besteht in der Patientenversorgung, wenn personelle oder räumliche Ressourcen in der Notaufnahme oder in den nachfolgenden Strukturen den Patientenzustrom in der Notaufnahme übersteigen.

Da sich die Situation in der Notaufnahme zu jedem Zeitpunkt ändern kann, lässt sich das Ausmaß einer Crowding-Situation beispielsweise objektiv mittels der CEDOC-Skala (Community Emergency Department Overcrowding Scale) darstellen.

Hierbei werden folgende Parameter erfasst:
- Anzahl der Behandlungsplätze in der Notaufnahme
- Anzahl der Patientenkontakte im Jahr
- Anzahl der Patienten in der Notaufnahme
- Anzahl der Patienten im Warteraum
  - Anzahl der Patienten ohne Arztkontakt im Wartebereich
  - Anzahl der Patienten ohne Arztkontakt im Behandlungsbereich
- Anzahl der überwachungspflichtigen Patienten in der Notaufnahme
- Maximale Wartezeit von verlegungsfähigen Patienten bis zur Verlegung auf Station

Hieraus ergibt sich ein Punktwert, welcher den Grad der Überfüllung einer Notaufnahme anzeigen kann.

Häufig werden diese Daten allerdings erst retrospektiv erhoben und können somit z. B. als Diskussionsgrundlage zur Prozessoptimierung oder zur Personalberechnung verwendet werden. Wünschenswert wäre eine automatische Echtzeitberechnung dieser Parameter. An einer softwaregestützten Lösung wird derzeit gearbeitet.

5.1.2 Multiprofessionelle Zusammenarbeit

Um für den Patienten eine optimale Versorgung im Notfallzentrum sicherzustellen, ist eine multiprofessionelle Zusammenarbeit unerlässlich. In der direkten und indirekten Patientenversorgung sind viele Fachabteilungen und Disziplinen beteiligt, die wesentlich zum Behandlungserfolg beitragen. Hier zeigen sich bei verschiedenen Disziplinen unterschiedliche Schwerpunkte in der Behandlung der Patienten.

Zu Beginn des Notfallgeschehens ist nicht immer klar, worin letztlich die Ursache des Krankheitsgeschehens besteht. Patienten präsentieren sich mit Symptomen und häufig nicht mit einer gesicherten Diagnose.

Die Anwendung notfallmedizinischer Leitsymptome lässt viele Diagnosen und Fachdisziplinen zu, die bei der Versorgung eine Rolle spielen. Somit ist es häufig notwendig, Patienten Diagnostiken zukommen zu lassen, hier sind angrenzende Bereiche und Disziplinen beteiligt.

Das Verzahnen aller Disziplinen und die multiprofessionelle Zusammenarbeit ist eine Herausforderung für alle Beteiligten. Häufig nimmt die Notfallpflegekraft hier eine zentrale Rolle in der Organisation ein. Die Notfallpflegenden sind in der Regel die ersten Ansprechpartner in der Notfallbehandlung, von der Ersteinschätzung bis zur Übergabe an weiterführende Abteilungen. Somit bilden sie eine zentrale Anlaufstelle für Informationen, deren Verarbeitung, Priorisierung und Weitergabe sie koordinieren. Sie bilden das Bindeglied und die Schnittstelle zwischen allen Beteiligten während des ganzen Behandlungsprozesses.

Schnittstellen bergen immer das Risiko eines Informationsverlustes während des Behandlungszeitraumes. Strukturierte Übergaben in der Patientenversorgung sind daher unerlässlich, dies gilt natürlich nicht nur zwischen dem Rettungsdienst und dem Notfallzentrum, sondern auch zwischen allen Beteiligten des multiprofessionellen Teams.

Eine gute Kommunikation, ein strukturiertes Vorgehen und ein kollegiales Miteinander spielen während Übergaben und Behandlungsabläufen eine wichtige Rolle und tragen maßgeblich zu einem Behandlungserfolg bei. Um eine maximal positive Teamentwicklung bei einem Qualifikationsmix zu erreichen, ist eine strukturierte Einarbeitung auf Grundlage einer exakten Tätigkeitsbeschreibung essenziell. Trotz der Erfordernisse einer hohen Flexibilität mit einer multiprofessionellen Denk- und Tätigkeitsweise hilft eine Beschreibung der definierten Zuständigkeiten und Befugnisse, Missverständnisse im Behandlungsteam zu vermeiden (Hölscher, R. 2018).

5.1.3 Schlüsselkompetenzen im Notfallzentrum

Um den Anforderungen als Notfallpflegekraft gerecht zu werden, benötigen die dort Pflegenden besondere Kompetenzen.

Neben den teils hoch spezifischen fachlichen Anforderungen sind dies Schlüsselkompetenzen wie:
- Teamfähigkeit
- Empathie
- Freundlichkeit
- Zuverlässigkeit
- Kommunikationsfähigkeit
- Kritikfähigkeit
- Verantwortungs- und Pflichtbewusstsein

Notfallpflegende müssen ihre Kompetenzen reflektieren können und entsprechende Fortbildungsmaßnahmen, Trainings absolvieren.

Neben der persönlichen und beruflichen Entwicklung ist es notwendig, dass
- die Qualität der Pflege gesichert und weiterentwickelt wird,
- die Umsetzung des Pflegekonzeptes und des Leitbildes gewährleistet wird,
- die kooperative Zusammenarbeit mit anderen Berufsgruppen gegeben ist,
- die hygienischen und wirtschaftlichen Aspekte berücksichtigt werden.

Für Führungskräfte in Notaufnahmen bedeuten diese Anforderungen eine besondere Herausforderung im Hinblick auf:
- Mitarbeitermotivation und Engagement
- Erhöhung der Leistungsbereitschaft und -fähigkeit
- Integrationsförderung
- Steigerung der Mitarbeiterzufriedenheit und damit Verringerung der Fluktuation
- Orientierung, Benennen von Lern- und Entwicklungsziele

5.1.4 Tod und Sterben im Notfallzentrum

Zu den Herausforderungen in der Notaufnahme zählen Tod und Sterben. Auch wenn Notfallsituationen das Merkmal einer Notaufnahme sind. Der Umgang mit Sterben und Tod erfordert ein aktives Auseinandersetzen.

» Zwar konfrontiert jeder medizinische Notfall mit der prinzipiellen Verletzlichkeit und Sterblichkeit des Menschen, doch werden Tod und Sterben in der Notaufnahme als Gegner verstanden, die es zu vermeiden oder abzuwenden sind. Dennoch sterben Menschen in der Notaufnahme und die erfolgsorientierte Teamarbeit gerät hier an prinzipielle Grenzen …. (Salomon 2017)

Auch wenn der Sterbeprozess und der Tod mit zu den Tätigkeiten der Pflege in den Notaufnahmen zählen, werden die Pflegenden mit den eigenen Verlustängsten konfrontiert.
- Konfrontation mit der eigenen Verletzlichkeit und Sterblichkeit
- Gefühl von Hilflosigkeit und Niederlage, Schuldgefühle
- Verlusterfahrung
- Angst
- Emotionale Belastung
- Einfluss eigener Trauererfahrungen
- Juristische Konsequenzen
- Trauer
- Verständnis von patientenorientiertem Handeln (Helfen und Heilen)

> Im Alltag stellt der Anspruch, dem Patienten ein würdevolles Sterben und den Angehörigen einen Abschied zu ermöglichen, eine Grenzsituation dar. Für die Pflegenden, die häufig auch das Bindeglied zwischen Angehörigen und Sterbenden/verstorbenen Patienten darstellen, ist es wichtig, dass der Tod nicht als Versagen verstanden wird. Vielmehr ist es ein Teil des Lebens (Malatek 2019b).

Die Notaufnahme ist darauf ausgerichtet, dem akut erkrankten bzw. verletzten Notfallpatienten unverzüglich die für seine Erkrankung bzw. Verletzung notwendige Versorgung zukommen zu lassen. Dennoch sterben Menschen in der Notaufnahme, entweder weil bereits eingeleitete Reanimationsmaßnahmen erfolglos beendet werden müssen oder weil sich ihr Zustand trotz aller Anstrengungen des Teams so sehr verschlechtert, dass der Tod eintritt, bevor die lebensrettenden Interventionen (OP, Herzkatheter) durchgeführt werden konnten.

Neben den pflegerischen Fähigkeiten zur Begleitung von sterbenden Patienten gehört das Wissen über Schmerz- und Symptomkontrolle, physiologische Vorgänge in der Sterbephase sowie ethische und rechtliche Aspekte des Sterbens in das Tätigkeitsfeld der Notfallpflege. Ethisches Denken sollte konstitutionelles Element in Aus-, Fort- und Weiterbildung aller im Gesundheitswesen tätigen Berufsgruppen sein. Reden und Handeln sind in diesem Moment von Respekt geprägt. Für die Angehörigen bedeutet der Tod eines ihnen nahestehenden Menschen eine oft erschütternde Ausnahme und Krisensituation. Selbst die, die sich schon länger mit dem nahestehenden Tod auseinandergesetzt haben, erleben im Moment des Todes abrupten, oft unerwarteten Trennungsschmerz. Gerade in dieser Situation bedürfen sie des Schutzes, der Unterstützung und der Begleitung. Daher ist es wichtig, den Angehörigen und ihren individuellen Trauerreaktionen sensibel und achtungsvoll zu begegnen, ihnen Raum und Zeit für ihre Gefühle und ihr Abschiednehmen zu geben.

Versterben Patienten in der Notaufnahme, erfolgt die Feststellung des klinischen Todes mit Stillstand der Herz-Kreislauf-Atem-Funktion sowie der maximalen Weitstellung der Pupillen und dem Erlöschen der Reflexantworten.

> Die Todesfeststellung, Leichenschau und Ausstellung der Todesbescheinigung ist eine nicht delegierbare ärztliche Tätigkeit.

- **Leichenschau**
- Die Leichenschau findet statt, sobald *sichere Todeszeichen* vorliegen.
- Es gibt nur eine Leichenschau.
- Die Leichenschau hat an der vollständig entkleideten Leiche stattzufinden. Alle Köperöffnungen sind zu kontrollieren. Auch die Patientenrückseite muss begutachtet werden.
- Falls Zweifel an einer natürlichen Todesursache aufkommen, muss die Leichenschau sofort unterbrochen und die Polizei informiert werden. Die Leiche darf in diesem Falle keinesfalls mehr verändert und auch nicht gewaschen werden (◘ Tab. 5.1).

- **Sichere Todeszeichen**
- Totenflecken (frühestens nach ca. 20–30 min, blau-violette Flecken auf der dem Boden zugewandten Körperpartie)
- Mit dem Leben unvereinbare Verletzungen
- Erfolglosigkeit der Reanimation nach hinreichend langer Dauer
- Hirntod
- Totenstarre, Fäulniserscheinungen

(§ 22 Absatz 2 Satz 2 BestattG BW).

> Bei unklarer Todesursache wird eine externe Leichenschau durchgeführt. Es dürfen keine Materialien oder Kleidung entfernt werden. Auch Angehörige dürfen die Patienten nicht berühren.

5.2 Besonderheiten der Krankenbeobachtung im Notfallzentrum

Mandy Grätz, Tobias Herrmann und Michael Kegel

In alle Notaufnahmen kommen die Patienten durch Zuweisung von Hausärzten, Notärzten und dem Rettungsdienst, aber auch durch Selbstvorstellung. Da jedes Krankenhaus nur eine bestimmte Kapazität an Ressourcen vorhalten kann, sind symptomorientierte Ersteinschätzungssysteme (MTS, ESI) in Deutschland etabliert worden. Die allgemeinen Vorgaben nach G-BA beinhalten in allen Stufen eine Anlaufstelle als zentrale Notaufnahme. Der Zugang ist barrierefrei. Die zentrale Notaufnahme (ZNA) ist eine abgegrenzte, fachübergreifende Einheit mit eigenständiger fachlich unabhängiger Leitung. Die ärztliche und pflegerische Leitung verfügt über die Zusatzbezeichnung „Klinische Notfall- und Akutmedizin" bzw. Weiterbildung „Notfallpflege", sobald diese Qualifikationen in dem jeweiligen Bundesland angeboten werden. Die Qualifizierung ist eine Konsequenz hinsichtlich der Qualität der Patientenversorgung. Gerade für die Notfallversorgung ist es erforderlich, den Patienten zu identifizieren, der am dringendsten die Hilfe erfährt, derer er bedarf. Dazu bedarf es einer schnellen und korrekten Ersteinschätzung des Patienten an der Prozessspitze. Um diese Patientensicherheit zu gewährleisten, ist im § 12, Abs. 2 des G-BA-Beschlusses ein strukturiertes und validiertes System zur Behandlungspriorisierung bei der Aufnahme des Notfallpatienten verankert worden. Weiterhin heißt es darin, dass alle Notfallpatienten spätestens 10 min nach Eintreffen in der Notaufnahme eine Behandlungspriorisierung erfahren (▶ https://www.dkgev.de, 2018).

5.2.1 Ersteinschätzung

Die Ersteinschätzung gehört zu den Kernaufgaben der Notfallpflege in der Notaufnahme und dient als Instrument zur Einschätzung von Behandlungsdringlichkeiten bei dem Patienten.

Eine vertiefende Darstellung der Ersteinschätzungssysteme findet im ▶ Kap. 3 statt. An dieser Stelle werden primär die pflegerischen Herausforderungen in der Nutzung der standardisierten Ersteinschätzungsinstrumente betrachtet.

Der Anspruch besteht darin, dass jeder Patient auf eine ausgebildete Pflegefachkraft trifft mit dem Ziel, möglichst frühzeitig die schwerstkranken Patienten zu selektieren, um diese Patienten frühzeitig der Diagnostik und entsprechenden Therapie zuzuführen.

Daher ist ein Prozess notwendig, um nach Eintreffen des Patienten den Behandlungsbedarf zu identifizieren. Aufgrund des nicht planbaren Patientenzustroms muss stets der Überblick darüber behalten werden, in welchem Behandlungsstatus sich welcher

◘ **Tab. 5.1** Beschreibung natürlicher/nicht natürlicher Tod, ungeklärte Todesursache

Natürlicher Tod	Ungeklärte Todesursache	Nicht natürlicher Tod
Tod aus krankhafter innerer Ursache, völlig unabhängig von rechtlich bedeutsamen äußeren Faktoren	Es liegen keine Anhaltspunkte für einen nicht natürlichen Tod vor. Gleichzeitig ist es nicht möglich, einen natürlichen Tod plausibel zu erklären (z. B. intraoperatives Versterben bei Elektiveingriff)	Todesfall, der auf ein Geschehen zurückzuführen ist, das durch äußere Einwirkung oder eine Unterlassung ausgelöst oder beeinflusst wurde (z. B. Unfall, Suizid, Vergiftungen, Gewalteinwirkung)

Patient befindet, damit kein Patient übersehen oder vergessen wird.

Die Ersteinschätzung wird somit als Instrument genutzt, um Prozessabläufe zu optimieren und besonders gefährdete, schwerkranke Patienten zu identifizieren und sie einer schnellen Behandlung zuzuführen. Zusätzlich erfolgt die zeitlich standardisierte Zuordnung in die jeweiligen medizinischen Fachabteilungen. Einzelne Systeme berücksichtigen zudem den personellen Ressourcenbedarf.

> Bereits die Umstände des Eintreffens des Patienten geben der Notfallpflegekraft wichtige Informationen. Die sind zum einen die Zuweisungsart, aber auch der **erste Eindruck,** den der Patient vermittelt. Ein Patient mit offensichtlichen Atemproblemen, stärksten Schmerzen, auffällig blass und mit einem leidenden Gesichtsausdruck wird eine dringendere Behandlung benötigen als ein Patient mit einer rosigen Gesichtsfarbe und einem aufrechten Gang.

Die vier weltweit bekanntesten Ersteinschätzungssysteme sind die Manchester Triage Scale (MTS), der amerikanische Emergency Severity Index (ESI), die Australasian Triage Scale (ATS) und die Canadian Triage and Acuity Scale (CTAS).

Die in Deutschland weit verbreiteten symptomorientierten 5-stufigen Systeme sind das MTS und ESI.

Die Anwendung eines solchen Ersteinschätzungsinstrumentes ist im Sinne der Rechts- und Patientensicherheit unerlässlich und aus dem Alltag einer Notaufnahme nicht mehr wegzudenken. Die Herausforderung für Notfallpflegekräfte besteht darin, anhand eines strukturierten Ersteinschätzungstools innerhalb kürzester Zeit eine Dringlichkeit für den Patienten festzulegen und ihn einer Fachabteilung zuzuordnen. Erforderlich ist hier zum einen eine entsprechende Qualifikation und Schulung mit dem jeweiligen Ersteinschätzungsinstrument. In die Versorgung von Notfallpatienten und deren Ersteinschätzung spielen aber zum anderen neben dem Instrument noch weitere Faktoren eine Rolle, die sog. „Soft Facts". Hier spielen vor allem unser erlerntes Wissen und unsere Erfahrung eine große Rolle. Die nachgewiesenen Fähigkeiten und das Wissen ergeben die erforderliche Handlungskompetenz der Notfallpflegenden, um das breite Behandlungsspektrum in der Notaufnahme abzudecken. Zu den „soft facts" zählt auch die Sozialkompetenz, die eine wichtige Rolle einnimmt. Dies betrifft z. B. Fragen wie „Wie nehme ich Kontakt zu dem Patienten auf?" und „Kann ich eine vertrauenswürdige Beziehung zum Patienten aufbauen?", was in der Anamnese eine Basis von „Offenheit und Vertrauen" ermöglicht, um so auch gezielt eine strukturierte symptomorientierte Ersteinschätzung vornehmen zu können und den Patienten Sicherheit zu vermitteln. Ein weiterer Faktor in der Einschätzung ist das sogenannte „Bauchgefühl". Häufig wird es auch als „Alarmgefühl" beschrieben, welches wir in dieser Situation haben.

Im ESI wird z. B. durch klinische Beobachtung eine Kategorisierung „großes Leid" vorgenommen. Eine Einschätzung kann hier trotz Validität und Reliabilität der Ersteinschätzungsinstrumente häufig nur mithilfe der Sinne, der Wahrnehmung und des Gefühls erfolgen.

In der Ersteinschätzung spielen all diese Faktoren eine wichtige Rolle, um den Patienten bestmöglich einschätzen zu können und ihm einer Behandlungskategorie zuzuordnen. Ihre Relevanz liegt nicht nur in der Ersteinschätzung, sondern auch in allen nachfolgenden Behandlungsgebieten mit Patientenkontakt.

Sowohl ein strukturiertes Ersteinschätzungssystem als auch die Soft Facts und das „Bauchgefühl" haben in der Versorgung von Notfallpatienten eine hohe Bedeutung und sind im Sinne einer ganzheitlichen Versorgung unerlässlich.

In die Einschätzung des Patienten und die Beurteilung des Ist-Zustandes fließen zusätzlich sowohl subjektive als auch objektive Parameter ein, die aus Krankenbeobachtung, symptombezogener körperlicher Kurzuntersuchung und über weiterführende Untersuchungen (z. B. EKG, radiologische Leistungen) ermittelt werden. Um den Notfallpatienten identifizieren zu können, sind grundlegende Kenntnisse zu vital bedrohlichen Symptomen und deren differenzialdiagnostische Einschätzung unabdingbar. Sie bilden die Voraussetzung zur Einordnung von Auffälligkeiten bei der Krankenbeobachtung und von pathologischen Vitalparametern.

5.2.2 Erkennen einer vitalen Bedrohung

Das Erkennen des Gesundheitszustandes und einer vitalen Bedrohung beim Patienten ist für jede Notfallpflegekraft eine Herausforderung. Die Beobachtung von Patienten gehört zu den wichtigsten pflegerischen Aufgaben, die daraus gewonnenen Informationen stellen die Basis für jegliche weitere Patientenversorgung dar.

> Die Krankenbeobachtung ist die allseitige Erfassung des Patientenzustands.

Neben der apparativen Diagnostik stehen uns aber weit mehr Methoden zur Verfügung. Hier helfen uns besonders unsere Sinne, die Soft Facts und das Bauchgefühl, um einen Patienten einschätzen und beurteilen zu können.

- **Inspektion**

Zu Beginn steht immer eine Inspektion des Patienten, hier erhält die Notfallpflegekraft erste Informationen über den allgemeinen Zustand des Patienten. Zu nennen sind beispielhaft der Hautzustand und die Farbe, Atemmuster und Bewusstseinslage.

Üblicherweise folgt darauf die Palpation, auch als taktile Wahrnehmung bezeichnet. Hier wird der Patient abgetastet, um festzustellen, ob z. B. Schmerzen im Abdomen vorliegen, wie die Sensibilität des Patienten ist, die Beurteilung des Pulses oder welche Schweißformen vorliegen. Weitere Informationen erhält man durch Auskultation der Patienten. Sind Darmgeräusche vorhanden? Wie sind die Herztöne? Sind pulmonale (Neben-)Geräusche vorhanden?

Als Letztes folgt der Geruchssinn, die olfaktorische Wahrnehmung kann Hinweise auf zahlreiche Krankheitssymptome und Erkrankungen bieten. Bei bestimmten Erkrankungen produziert der Körper verschiedene Stoffwechselprodukte, die dann über den Schweiß, den Urin oder auch die Atmung abgesondert werden. Ein süßlicher Geruch deutet z. B. auf Diabetes hin, ein starker Ammoniakgeruch auf eine Harnwegsinfektion oder Erkrankungen der Niere, da hier die Bakterien den Harn zersetzen.

Wie zu sehen ist, lässt der Patient sich durch den Einsatz unserer Sinne gut und ganzheitlich beurteilen und gibt uns einen ersten Anhalt über seinen Zustand. Diese Verbindung aus der Verwendung unserer Sinne und unserer Erfahrung macht es möglich, einen kritisch kranken Patienten beurteilen zu können.

Dies lässt sich am Beispiel des ABCDE-Schemas gut erkennen. Der obere Atemweg kann visuell gut beurteilt werden, um zu schauen, ob hier ein A-Problem vorliegt. Auskultatorisch lässt sich darstellen, ob ein B-Problem vermutet wird. Beim C-Problem ist es möglich, aufgrund unseres visuellen Eindrucks zu ermitteln, ob offensichtliche Blutungen vorliegen, wie das Hautkolorit erscheint, wie der Pulsstatus ist und ob Pulsdefizite vorliegen. Unterschiede geben uns Rückschlüsse auf mögliche Arrhythmien und Perfusionsdefizite. Beim D-Problem ist die Beurteilung der Neurologie mithilfe von Skalen, Wissen und Sinnen ebenfalls möglich. Gibt es mögliche Querschnittszeichen? Bei E-Problemen kann neben dem Bodycheck taktil ermittelt werden, wie z. B. die anzunehmende Körpertemperatur des Patienten ist. Liegt diese eher im hypothermen oder hyperthermen Bereich?

- **Apparative Hilfsmittel**

Neben der Anwendung unserer Sinne und Erfahrungen sind auch die apparativen Hilfsmittel ein wichtiger Bestandteil bei der Überwachung und Diagnosefindung des Patienten.

Dazu zählen in einem Notfallzentrum neben der Basisausrüstung Point-of-Care-Testungen, aber auch Großgeräte wie Computertomografie (CT) und Laboruntersuchungen.

> Zum Basismonitoring eines Notfallzentrums gehört die nichtinvasive Blutdruckmessung, Ableitung einer Pulsoxymetrie zur Ableitung der arteriellen Sauerstoffsättigung und zur Pulskontrolle. Vervollständigt wird dies durch das EKG-Monitoring.

All diese apparative Diagnostik gehört zur Routine bei der Versorgung eines kritisch kranken Patienten. Ergänzt werden kann dies bei Bedarf durch die arterielle Blutdruckmessung oder auch eine Temperaturmesssonde, die z. B. durch einen Blasenkatheter abgeleitet werden kann. Point-of-Care-Geräte (POCT) sind aus dem Alltag eines Notfallzentrums nicht mehr wegzudenken. Die schnelle Ermittlung einer Blutgasanalyse, eines Troponin-Schnelltests oder des D-Dimers sind hier möglich. Das Focused Assessment with Sonography for Trauma (FAST-Sono) gibt einen zügigen, standardisierten Überblick darüber, ob sich freie Flüssigkeit/Auffälligkeiten in Herz, Thorax, Abdomen, Gefäßen befinden. Die Möglichkeit, zeitnah eine CT- oder MRT-Untersuchung durchzuführen, vervollständigt neben dem Labor die Diagnostik eines Notfallzentrums.

5.2.3 Schmerzbeurteilung

Schmerzen sind ein häufiger Grund für den Besuch eines Arztes oder eine Vorstellung in der Notaufnahme eines Krankenhauses. Circa 70–80 % der Fallvorstellungen in der Notaufnahme lassen sich primär auf Schmerzen zurückführen (Koppenberg und Kuhnigk 2012). Auch wenn der Schmerz selbst nicht akut lebensbedrohlich ist, so muss dieser doch als Warnzeichen einer drohenden oder bereits eingesetzt habenden Gewebeschädigung des Körpers betrachtet werden.

Die subjektive Schmerzwahrnehmung und -äußerung kann allerdings von vielen verschiedenen Faktoren beeinflusst und aus der Außenperspektive nicht eindeutig erfasst bzw. gemessen werden. Daher müssen die Aussagen oder das Verhalten der Patienten in Bezug auf Schmerzen ernst genommen werden.

> Wenn das Verhalten der Patienten auf Schmerzen hindeutet oder die Patienten Schmerzen äußern, so muss eine möglichst zeitnahe Schmerzlinderung angestrebt werden.

In den letzten Jahren hat sich das Bewusstsein für eine frühzeitige Schmerztherapie zum Wohle der Patienten verändert. Allerdings sind die Konzepte zur frühzeitigen Schmerzlinderung leider immer noch nicht flächendeckend etabliert. Beispielsweise hält sich das Paradigma, dass Patienten mit Bauchschmerzen vor einer Schmerztherapie erst vom Chirurgen gesehen werden müssen, noch sehr hartnäckig in einigen Kliniken.

Die Schmerzdarstellung kann patientenbezogen allerdings stark variieren. Bei einigen Patienten wirkt die Äußerung der Schmerzen bzw. der Schmerzintensität sehr dramatisiert, andere Patienten hingegen geben im Verhältnis zu ihrer Erkrankung bzw. Verletzung erstaunlich niedrige Schmerzen an („Ein Indianer kennt keinen Schmerz").

Da die Patienten in der Regel erst von den Notfallpflegekräften gesehen und eingeschätzt werden, müssen diese über ausreichende Kompetenzen zur Schmerzeinschätzung und über mögliche Maßnahmen zur Schmerzlinderung verfügen.

Nach Mackaway-Jones et al. (2020) haben folgende Faktoren Auswirkung auf die Schmerzdarstellung und somit auch der Schmerzeinschätzung:

- **Alter der Patienten**
  Die Schmerzwahrnehmung und -äußerung verändert sich mit dem Alter. Kinder können zum Teil gar keine verbalen Angaben zu den Schmerzen machen oder überzeichnen diese. Ältere Menschen hingegen können ein bestimmtes Ausmaß an Schmerzen auch als Zustand der Normalität interpretieren.
- **Frühere Schmerzerfahrungen**
  Vorangegangene Schmerzerfahrungen beeinflussen die Schmerzinterpretation. Teilweise werden von den Patienten auch Vergleiche gezogen und Hypothesen zum Ursprung gebildet. Dies kann möglicherweise auch zu einer Fehleinschätzung der Schmerzen bzw. des Schmerzursprungs führen.
- **Kultureller Hintergrund**
  Die Äußerung von Schmerzen wird stark durch die kulturelle Prägung beeinflusst. Haben Patient und Arzt bzw. Pflegekraft den gleichen kulturellen Hintergrund und die gleiche Sozialisation, können Synonyme und Redewendungen, mit denen der Patient vielleicht seine Probleme beschreibt (z. B. Art des Schmerzes), problemlos von der behandelnden Person verstanden werden. Bei Patienten aus einer anderen Kultur werden dessen Redewendungen häufig nicht verstanden.
  Beispielsweise benutzen Patienten aus dem östlichen Mittelmeerraum häufig das deutsche Wort „Schmerz" als Synonym für das Wort „krank". „Ich habe viel Schmerz" bedeutet also häufig „Ich fühle mich sehr krank". Insbesondere bei Patienten aus kollektivistischen (besonders von sozialen/familiären Beziehungen geprägten) Kulturen verstehen sich die Angehörigen als Sprachrohr der Patienten. Dies kann auch zur Überforderung oder Missverständnissen bei den Notfallpflegekräften führen (siehe auch ▶ Kap. 13).
- **Ängste**
  Das Thema Angst findet bisher in den meisten Notfallzentren nur eine beiläufige Beachtung. Allerdings ist der Zusammenhang von einer stärkeren Schmerzwahrnehmung bei zunehmender Angst im Allgemeinen bekannt. Das Thema Angst wird allerdings häufig ausgeblendet und somit nur beim offensichtlichen Auftreten beachtet. Da Pflegekräfte in der Regel den Erstkontakt mit den Patienten gestalten und die größte Zeitspanne mit den Patienten verbringen, gehört eine Identifikation und die Verminderung von Ängsten auch in den Aufgaben- und Kompetenzbereich der professionellen Notfallpflege (siehe auch ▶ Abschn. 16.2).
- **Unterbrechung der normalen Aktivitäten**
  Die Patientenbeobachtung in Bezug auf die Durchführung seiner Alltagsaktivitäten erlaubt eine differenzierte Fremdeinschätzung des Schmerzzustandes. Im Notfallzentrum spielen insbesondere die Körperposition, die Bewegungs- und Kommunikationsmöglichkeiten eine Rolle. Beispielsweise zeigt eine „gekrümmte" Körperhaltung oder ein „Humpeln" schon einen Schmerzzustand an, andererseits kann auch die Durchführung von normalen Aktivitäten der Angabe von stärksten Schmerzen widersprechen.
- **Kognitive oder sprachliche Probleme**
  Insbesondere bei kognitiv eingeschränkten Patienten (z. B. bei Demenz oder einer geistigen Behinderung) werden Schmerzen häufig übersehen, da unsere üblichen Instrumente hierfür nicht sensibel genug bzw. nicht anwendbar sind. Aber auch sprachliche Barrieren können die Schmerzeinschätzung erschweren. Für diese Patientengruppen müssen spezielle Schmerzeinschätzungsinstrumente bekannt und verfügbar sein (z. B. BISAD, BESD oder visuelle Skalen).

Auch wenn die Schmerzeinschätzung mittels numerischer Skalen bei vielen Patienten gut anwendbar ist und verwertbare Ergebnisse darstellt, zeigen diese die Komplexität einer adäquaten Schmerzeinschätzung auf (◘ Tab. 5.2).

In der Praxis hat sich insbesondere die numerische bzw. auch die verbale Schmerzskala bewährt. Hierbei beschreiben die Patienten ihre Schmerzen auf einer Skala von 0 bis 10 bzw. in Kategorien von kein Schmerz (0), aushaltbarer Schmerz (3), wie z. B. ein Injektionsschmerz, unangenehmer Schmerz (5), wie z. B. ein Bienenstich, und stärkster vorstellbarer Schmerz (10), z. B. noch stärker als eine Geburt oder als wenn die Extremitäten zermalmt werden.

Neben dem Erkennen, ob und wie stark Schmerzen vorhanden sind, muss auch eine weitere Klassifikation der Schmerzen durchgeführt werden. Hierfür hat sich insbesondere das OPQRST-Schema zur strukturierten Abfrage bewährt. Diese Aspekte sollten immer bedacht und bedarfsgerecht erhoben werden:

- **O – Onset**
  Beginn der Symptomatik: Wann und wie haben die Beschwerden begonnen? (z. B. zunehmend oder plötzlich)
- **P – Provokation/Palliation**
  Was verstärkt oder lindert die Symptome? (z. B. Haltung oder Atmung)

Tab. 5.2 Übersicht verschiedener Schmerzeinschätzungsinstrumente. (Modifiziert nach Specht 2020)

NRS	Numerische Rating-Skala	Angabe der Schmerzstärke durch den Patienten in einem Zahlenraum von 0 bis 10
VRS	Verbale Rating-Skala	Angabe der Schmerzstärke durch den Patienten in vorgegebenen Kategorien von kein Schmerz bis stärkster vorstellbarer Schmerz
VAS	Visuelle Analogskala	Der Patient objektiviert deine Schmerzen anhand eines Schiebereglers innerhalb eines Kontinuums von kein Schmerz bis stärkster Schmerz, dieses kann auch mit „Schmerzgesichtern" kombiniert werden
BPS	Behavior Pain Scale/ Verhaltensschmerzskala	Bei beatmeten Patienten werden die Mimik, Motorik und Beatmungstoleranz in Kombination mit weiteren Sedierungsscores eingeschätzt
BESD PAINAD	Beurteilung von Schmerzen bei Demenz Pain Assessment in Advanced Dementia Scale	Einschätzung des Patientenverhaltens anhand verschiedener Items (Atmung, negative Lautäußerungen, Gesichtsausdruck, Körpersprache und Trost)

- Q – Quality
  Welchen Charakter haben die Beschwerden? (z. B. brennender, drückender, stechender Schmerz oder Atemprobleme)
- R – Radiation
  Wo befinden sich die Beschwerden bzw. Schmerzen und sind sie ausstrahlend? (z. B. in einer bestimmten Region, ausstrahlend oder diffus)
- S – Severity
  Wie stark sind die Beschwerden? (z. B. numerische Schmerz- oder Angstskala von 0 bis 10)
- T – Timing
  Wie lange bestehen die Beschwerden bereits? (zeitlicher Verlauf der Schmerzen)

Neben der hohen Komplexität der adäquaten Schmerzerfassung müssen Notfallpflegekräfte auch über grundlegende Kenntnisse zur Schmerztherapie verfügen und idealerweise auch durch interne Leitlinien bzw. adäquate Konzepte innerhalb des Notfallzentrums über die erforderlichen Möglichkeiten zur zügigen Schmerzbekämpfung befähigt werden. Denn eine frühzeitige Schmerzlinderung trägt erheblich zu einer Steigerung des Patienkomforts, aber auch zu einer Verminderung der pathophysiologischen Auswirkungen (Steigerung der Sympathikusaktivität mit Erhöhung des Sauerstoffverbrauchs bis hin zu einer Minderperfusion einzelner Gewebe) bei. Neben den physikalischen Maßnahmen stehen mehrere Medikamente und immer einfacher werdende Applikationsformen wie z. B. die intranasale Gabe zur Verfügung.

5.2.4 Allgemeinzustand

Was aber steckt dahinter, wenn der **Allgemeinzustand** (AZ) eines Menschen gut oder schlecht ist? Der Begriff bezeichnet zunächst den generellen Gesundheits- und Ernährungszustand eines Patienten. Damit sind die körperliche Verfassung, aber auch die geistige und die seelische Konstitution eines Menschen und deren Auswirkungen auf die Selbstversorgung gemeint, unabhängig von eventuellen Krankheitssymptomen.

Um den Allgemeinzustand des Patienten einschätzen zu können, beobachten Notfallpflegekräfte:
- das Erscheinungsbild – Alter, körperliche Verfassung, äußeres Erscheinungsbild, Körperpflege
- die kognitiven Fähigkeiten – Bewusstsein, Stimmung, Denken
- die Kommunikation – Sprache, Hören und Sehen
- die Mobilität – Gehvermögen, Haltung, Bewegung

Ein erstes Gespräch gibt Aufschluss zur **Orientiertheit** eines Patienten. Fehlende oder falsche Angaben können Zeichen von zeitlicher, örtlicher, situativer oder globaler Desorientiertheit sein:
- Zeit (Datum, Wochentag, Monat, Jahreszeit, Jahr)
- Ort (geografischer Ort, Land, Stadt)
- Situation (im Bedeutungs- und Sinnzusammenhang)
- eigene Person (Name, Geburtstag, Lebensalter, Beruf)

Um die **Bewusstseinslage** eines Patienten zu beurteilen, hat sich vor allem die Glasgow Coma Scale (GCS) bewährt. Diese aus drei Teilen bestehende Skala beurteilt Augenöffnung, verbale Kommunikation und motorische Reaktion (Tab. 5.3). Mittels Punktevergabe kann eine maximale Zahl von 15 erreicht werden, welche einem wachen, adäquaten Patienten bei vollem Bewusstsein entspricht. Ein tief komatöser Patient entspricht einem Punktewert von 3. Bei einer Bewusstseinsstörung sollte auch immer der Blutzuckerspiegel mitbestimmt werden, um eine Hypo- oder Hyperglykämie als Ursache auszuschließen.

Der **Ernährungszustand (EZ)** eines Patienten wird subjektiv (Muskulatur, Körperbau) oder objektiv über den Body-Mass-Index (BMI) interpretiert. Dazu ist es notwendig, die Körpergröße und das Körpergewicht zu erfragen oder zu ermitteln (Tab. 5.4).

Da sich der Zustand eines Patienten in der Notaufnahme akut verändern kann, ist eine vom Aufnahmegrund abhängige kontinuierliche Überwachung der **Vitalparameter** – der Herzfrequenz, des Blutdrucks, der

Tab. 5.3 Glasgow Coma Scale (GCS)

Augen öffnen	Spontan	4
	Auf Ansprache	3
	Auf Schmerzreiz	2
	Keine Reaktion	1
Beste verbale Reaktion	Orientiert	5
	Verwirrt, desorientiert	4
	Unzusammenhängende Worte	3
	Unverständliche Laute	2
	Keine verbale Reaktion	1
Beste motorische Reaktion	Befolgt Aufforderungen	6
	Gezielte Schmerzabwehr	5
	Ungezielte Schmerzabwehr	4
	Beugesynergismen auf Schmerzreiz	3
	Strecksynergismen auf Schmerzreiz	2
	Keine Reaktion auf Schmerzreiz	1
Summe	Möglich 3–15	

Tab. 5.4 Body-Mass-Index

BMI	
<16	Schwere Kachexie
16–18,4	Kachexie
18,5–25	Normalgewicht
25,1–29,9	Übergewicht
30–34,9	Adipositas
>35	Adipositas per magma

Pflegemaßnahmen beinhalten. Auch wenn dies nicht immer in einer komplett verschriftlichten Pflegeplanung geschieht, so wird diese Planung anhand der verfügbaren Information häufig im individuellen Pflegehandeln vollzogen (Abb. 5.2).

Der Grundstock einer prozessorientierten Pflege wird daher bereits im Notfallzentrum gelegt. Auch wenn die Verweildauer der Patienten in der ZNA nicht so lange sein sollte, müssen der aktuelle Pflegebedarf und die erforderliche Unterstützung hier bereits eingeschätzt werden. Neben der individuellen Situationseinschätzung aufgrund der pflegerischen Expertise muss eine schriftliche Fixierung der pflegerischen Anamnese mitsamt den erhobenen Assessmentinstrumenten erfolgen. Idealerweise geschieht dies mittels einer geeigneten Dokumentationsmöglichkeit im klinischen Informationssystem. Hierdurch werden die Informationsverluste vermindert und somit eine prozessorientierte Pflege gefördert.

> Bereits in der ZNA muss eine Dokumentation der pflegerischen Situationseinschätzung mittels einer angepassten Dokumentationsmöglichkeit erfolgen.

Insbesondere in hochfrequentierten Akut-Aufnahmebereichen stellen pflegeaufwendige Patienten die Notfallpflegekräfte vor eine besondere Herausforderung. Oftmals sind die Prozesse und der Personalschlüssel in diesen Bereichen nur auf die akute Versorgung einer definierten Patientenzahl ausgelegt. Hier müssen die Notfallpflegekräfte häufig eine Interessenabwägung zwischen dem „Aufrechterhalten" des normalen Betriebes und einer patientenorientierten pflegerischen Versorgung durchführen.

Atemfrequenz, der Körpertemperatur und der Sauerstoffsättigung – unabdingbar. Eine detailliertere Darstellung der einzelnen Parameter findet sich in ▶ Kap. 6.

5.3 Pflegeprobleme und Pflegeplanung im Notfallzentrum

Mandy Grätz, Tobias Herrmann und Michael Kegel

Der Pflegeprozess gilt als handlungsstrukturierendes Konzept der professionellen Pflege. Hierfür gibt es verschiedene Modelle, die immer mit einer Informationssammlung oder dem Assessment beginnen, jeweils eine Phase der Planung mit anschließender Durchführung sowie einer Beurteilung der Wirkung der

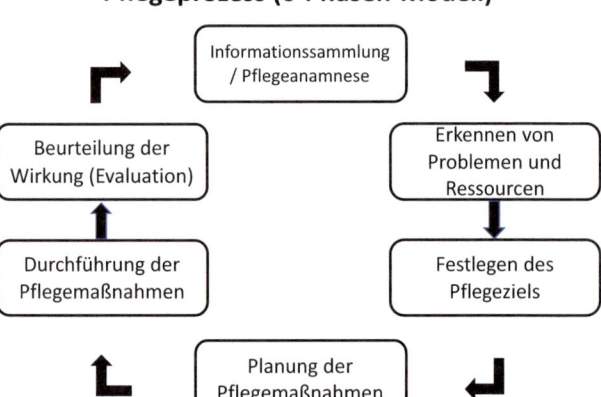

Abb. 5.2 Der Pflegeprozess. (Modifiziertes 6-Phasen-Modell nach Fiechter und Meier)

Aufgrund des G-BA-Strukturbeschlusses zur gestuften Notfallversorgung verfügen mittlerweile die meisten Notfallzentren auch über eine angegliederte Aufnahme- oder Beobachtungsstation (Kurzliegerstation). Diese wird oftmals auch durch das Personal des Notfallzentrums besetzt. Die Tätigkeit in diesen Bereichen unterscheidet sich von der Akut-Versorgung in der ZNA. Je nach Struktur des Hauses sind hier weitergehende pflegerische Kompetenzen analog der Pflege auf einer Intermediate-Care- oder gar einer Intensivstation erforderlich.

Dies stellt neben den besonderen fachlichen Anforderungen an die einzelnen Pflegekräfte auch die organisierenden Führungskräfte vor eine besondere Herausforderung.

Durch die im Pflegeberufegesetz geregelten und ab 2020 geltenden Vorbehaltsaufgaben der Pflegefachkräfte dürfen einige pflegerische Aufgaben ausschließlich durch dreijährig ausgebildete Pflegefachkräfte durchgeführt werden. Diese sind u. a. die Erhebung und Feststellung des individuellen Pflegebedarfs sowie die Organisation, Gestaltung und Steuerung des Pflegeprozesses. Da diese Tätigkeiten nicht an andere Berufsgruppen übertragen bzw. die Durchführung durch diese geduldet werden darf, stellt die personelle Besetzung dieser Bereiche insbesondere Notfallzentren mit einem hohen Grad an Qualifikationsmix vor eine besondere Herausforderung.

5.4 Übergabe in der Notaufnahme

Procula Glien

Notaufnahmen in Deutschland dienen 365 Tage im Jahr und 24 h am Tag als Anlaufstelle für Patienten und Patientinnen, die einer unverzüglichen medizinischen Behandlung bedürfen. Notaufnahmen sind ein Teil der Notfallmedizin, sie sind in den Krankenhäusern in erster Linie für stationär aufzunehmende Notfallpatienten eingerichtet. Die Ausrichtung der Behandlung und Diagnostik liegt somit auf Schwerverletzten und kritisch erkrankten Patienten (Lackner et al. 2011). In Notaufnahmen stellen sich jedoch nicht nur Schwerverletzte und kritisch Erkrankte vor, sondern auch zu Fuß gehende Patienten. Damit ist der Patientenzustrom in zwei Kategorien zu unterteilen: „Emergency-Walking-Patienten" und Patienten, die über eine professionelle Zuführung kommen. Zu den professionellen Zuführern gehören der Rettungsdienst, Hausärzte, ärztliche Notdienste. Notfallpatienten müssen einer schnellen, gezielten symptomorientierten Dringlichkeitseinstufung und einer fachspezifischen Diagnostik und Behandlung zugeführt werden. Für eine Versorgungskontinuität und Patientensicherheit ist eine strukturierte Übergabe in der medizinischen Arbeit und Zusammenarbeit unabdingbar.

> **Wichtig**
>
> Der Übergabeprozess im Rettungsdienst beginnt bereits bei der Anmeldung eines Notfallpatienten. Der Übergabeprozess beinhaltet drei Punkte:
> – Anmeldung eines Notfallpatienten
> – Kompakte Zusammenfassung des bisherigen Geschehens
> – Beabsichtigter Patiententransfer in die Notaufnahme

5.4.1 Anmeldung eines Notfallpatienten via Rettungsdienst

Eine Anmeldung der Notfallpatienten durch den Rettungsdienst stellt eine erste Übergabe und den Übergang von der präklinischen in die klinische Versorgung dar. Die weitere Prozessqualität wird über die Sachdimension Diagnostik und Therapie, die Interaktion durch Beachtung der Regeln und Normen bis hin zur Alarmierung des Schockraumteams (Ressourcen) maßgeblich beeinflusst. 2016 hat der Deutsche Ethikrat in seiner Stellungnahme „Patientenwohl als ethischer Maßstab für das Krankenhaus" die Bedeutung der Kommunikation als „… unverzichtbare Schlüsselkompetenz für Heilberufe …" (Ethikrat 2016) und das Outcome des Patienten beschrieben. Um Informationen zu erlangen, die für eine prioritätenorientierte Schockraumversorgung notwendig sind, empfiehlt sich ein strukturierter Abfragealgorithmus. Das ABCDE-Schema ist ein strukturiertes und prioritätenorientiertes Vorgehen, was häufig bereits in der Präklinik eingesetzt wird (◘ Tab. 5.5). Das Ziel des Schemas deckt sich mit den Zielen in der Notaufnahme, Erkennen der Behandlungsdringlichkeit, Erkennen von lebensbedrohlichen Zuständen (Flake und Hoffmann 2017).

Weitere Schemata, die vom Rettungsdienst eingesetzt werden, sind:
- SAMPLER (**S**ymptoms, **A**llergies, **M**edications, **P**ast medical history, **L**ast oral intake, **E**vents prior illness/ injury, **R**isk factors)
- BAUM (**B**estand, **A**namnese, **U**ntersuchung, **M**aßnahme)
- OPQRST (**O**nset, **P**alliation/Provocation, **Q**uality, **R**egion/Radiation, **S**everity, **T**ime)
- FAST (**F**ast, **A**rms, **S**peech, **T**ime)
- KISS (**K**inematik, **I**nspektion, **S**chmerzen, **S**tabilisierung)
- MIST (**M**echanism, **I**njury, **S**igns/Symptoms, **T**reatment) (Schmitz-Eggen 2017)

Tab. 5.5 ABCDE-Schema

A	Airway	**Ziel:** Atemwege frei! Intubation/Guedel/Esmarch-Handgriff? HWS-Immobilisation?
B	Breathing	**Ziel:** Belüftung der Lunge! Thoraxverletzung? Atemfrequenz? Sauerstoffgabe? Kapnografie
C	Circulation	**Ziel:** Kreislauf- und Blutungskontrolle! Blutungen? Rekapillarisierungszeit? Puls? (Frequenz, Rhythmus, Qualität) Hautzustand?
D	Disability	**Ziel:** Erkennen der neurologischen Defizite! Pupillenstatus? Querschnittszeichen? Neurologische Ausfälle?
E	Exposure/ Environment	**Ziel:** Nichts übersehen durch Gesamtuntersuchung des Patienten durch Entkleiden unter Beachtung des Wärmemanagements

> **Praxistipp**
>
> Das ABCDE-Schema wird als strukturierte Untersuchungsmethode in der Präklinik oftmals angewendet. Das ABCDE-Schema ist sowohl als strukturierter Abfragealgorithmus bei der Anmeldung der Notfallpatienten anwendbar und in der weiteren Versorgung im traumatologischen/nichttraumatologischen Schockraum.

5.4.2 Übergabe im Schockraum

Verankert in der S3-Leitlinie der Polytrauma-/Schwerverletztenbehandlung steht eine reibungslose Versorgung der (schwer) verletzten Patienten im Mittelpunkt. Ebenso verankert ist die Vermeidung von Schnittstellenproblemen „... bei der Anmeldung, Übergabe bzw. Übernahme von schwerverletzten Patienten...". Weiter heißt es, es „... sollen geeignete und standardisierte Kommunikationsmethoden verwendet werden..." (Deutsche Gesellschaft für Unfallchirurgie (federführend), 2019).

Vor der Ankunft und Übernahme des Notfallpatienten ist ein gut vorbereiteter Schockraum für eine erfolgreiche Therapie entscheidend. Für die nahtlose Versorgung eines Notfallpatienten ist ein Teambriefing vor dem Eintreffen ein wichtiger Aspekt im Sinne von Crew Resource Management (CRM).

> **Tipp**
>
> **CRM-Prinzipien (Auswahl):** Kenne deine Arbeitsumgebung. Antizipiere und plane voraus. Hilfe anfordern, lieber früher als spät. Sei ein gutes Teammitglied. Verteile die Arbeitsbelastung. Kommuniziere effektiv. Rechtzeitig Hilfe anfordern. Verwende alle vorhandenen Informationen. Verwende Merkhilfen. Reevaluation der Situation (10 s für 10 min) (Rall et al. 2013).

Eine im Schockraum etablierte Tafel kann für alle Beteiligten als sichtbare Informationsquelle genutzt werden. CRM-Prinzip: Nutze alle Informationen. Verwende Merkhilfen.

> **Praxistipp**
>
> Folgende Informationen sind von der Präklinik als Empfehlung abzufragen:
> - Alter, Geschlecht, Gewicht (Kinder!), Ankunftszeit
> - Was ist passiert? Unfallzeitpunkt?
> - Stabiler Patient?
> - Führendes Symptom/Intoxikation?
> - Atemwege frei? Beatmet?
> - Kreislaufsituation/primär kardiales Ereignis?
> - Neurologie?
> - Verletzungsmuster?

Ein Vorteil eines Teambriefings vor Eintreffen des Notfallpatienten ist, dass alle beteiligten Personen sich bei Eintreffen der Präklinik im Schockraum befinden. Damit kann eine strukturierte Übergabe vom Notarzt an **alle** erfolgen. Die Übergabe sollte idealerweise vor Umlagerung des Patienten erfolgen. Eine Manipulation am Patienten ist während der Übergabe zu unterlassen, sofern es der kardiopulmonale Zustand des Patienten erlaubt.

Alle Beteiligten hören zu. Diskussionen sind zu unterlassen. Informationen durch die Präklinik sollten u. a. folgende Punkte enthalten:
- Zeitpunkt des Geschehens
- Was ist geschehen?
- Vitalwerte
- Neurologie
- Verletzungsmuster
- Maßnahmen und Wirkung
- Administrativer Datensatz
- Allergien, Medikamente,
- Besonderheiten wie z. B. Angehörige, Blindheit

An die Schockraumtafel können hier ergänzende Informationen für alle sichtbar hinzugefügt werden.

Nach erfolgter Übergabe durch den Notarzt/Rettungsdienst ist es wichtig, dass Fragen noch an die Präklinik gestellt werden können.

Wenn alle Informationen ausgetauscht sind, erfolgt ein koordinierter Patiententransfer auf die Schockraumtrage/CT-Tisch, damit es zu keinen Sekundärschäden kommt.

5.4.3 Strukturierte Übergabe als Qualitätsmerkmal

Für die Notfallpflegenden, die sich mit den wachsenden Anforderungen an den Berufsstand auseinandersetzen, welches sich im Spannungsfeld von Ökonomie und Patientenversorgung befindet, sind strukturierte Übergabeprozesse auch aus CRM-Aspekten ein Qualitätsziel. Neben der Übergabeform im Schockraum sind weitere Übergaben elementar. So existieren Übergaben an nachfolgende Strukturen (z. B. Station) und Übergaben zum Schichtwechsel. Neben der direkten Patientenübergabe sind organisationsbezogene und mitarbeiterbezogene Inhalte in den Übergaben enthalten.

Notaufnahmen sind Hochrisikobereiche mit einem nicht planbaren Patientenzustrom und damit auch anfällig für Defizite in der Informationsweitergabe. Eine unstrukturierte Übergabe trägt das Risiko des Informationsverlustes, damit auch das Risiko eines vermeidbaren Zwischenfalls. Defizite in der Informationsweitergabe können durch eine unterschiedliche Priorisierung der Informationen von Sender und Empfänger entstehen. Nach dem Kommunikationsmodell von Claude E. Shannon und Waren Weaver sind nicht nur die binären Informationen zwischen Sender und Empfänger relevant, sondern auch die zwischenmenschlichen Interaktionen (Röhner und Schütz 2016). Rahmenbedingungen wie Übergabezeitpunkt und Übergabeort spielen ebenso eine Rolle. Dabei sollten mögliche Störquellen identifiziert und danach möglichst eliminiert werden.

Eine standardisierte und strukturierte Übergabe ist für die Versorgungskontinuität und damit für die Patientensicherheit unabdingbar.

> Störfaktoren identifizieren! Unterbrechungen vermeiden, gemeinsame Sprache sprechen, Geräuschpegel minimieren!

Die 2003 durch die Weltgesundheitsorganisation (WHO) 2003 eingeführte Team-Time-out-präoperative Checkliste führte zunehmend zur Auseinandersetzung mit der Thematik der strukturierten Übergabe. Mehrere Studien belegen, dass eine strukturierte Übergabe nicht nur die Patientensicherheit erhöht, sondern auch die Zufriedenheit der Mitarbeiter (Merkel et al. 2017). Eine strukturierte Übergabe stellt ein prozessorientiertes Merkmal dar. Dabei wird Übergabe unterschiedlich definiert. Im Bürgerlichen Gesetzbuch (BGB) wird in § 929 Satz 1 die Übergabe als „Gewahrsamswechsel an der betreffenden Sache" bezeichnet. Übertragen auf die Notaufnahme stellt der Informationsaustausch den Gewahrsamswechsel dar. Dabei sind die Übertragungswege und das Zusammenspiel von Sender und Empfänger die Grundlagen einer gelungenen Kommunikation. Die Deutsche Gesellschaft für Anästhesiologie und Intensivmedizin (DGAI) und die WHO empfehlen die strukturierte Übergabe nach dem SBAR-Schema (DGAInfo 2015).

SBAR-Schema

S	Situation	Erkrankung oder Verletzung
B	Background	Hintergrund (Allergien, Medikation)
A	Assessment	Einschätzung, bisherige Therapie
R	Recommendation	Empfehlung, weitere Angaben zum Patienten

Das SBAR-Konzept hat seinen Ursprung im US-Militär. Es wurde als Kommunikationsmodell für einen Hochrisikobereich, ein nukleares U-Boot, entwickelt (Leonard und Graham 2004). Im Jahre 2000 erfolgte die Anwendung im Gesundheitssektor, wobei es als Kommunikationsmodell in Notfallsituationen zwischen pflegerischem und ärztlichem Personal eingesetzt wurde (Beckett und Kipnis 2009).

Ein Prozess ist nie statisch. Das SBAR-Tool wurde weiterentwickelt und beinhaltet CRM-Kriterien, wie z. B. effektive Kommunikation (Rückkoppelung) (Abb. 5.3).

Die Übergabe stellt einen Teilprozess der Notaufnahme dar. Die Herausforderung besteht in der Multiprofessionalität. Der „Output-Übergabe" bestimmt den nächsten Prozessschritt (Input).

Für eine strukturierte Informationsweitergabe eignet sich prinzipiell jedes Schema. Für das Outcome ist es wichtig, dass sich auf ein Übergabeschema geeinigt wird, das von allen Professionen angewendet wird. Alle beteiligten Professionen sollen geschult werden, damit eine strukturierte und professionelle Kommunikation erfolgen kann.

> **Praxistipp**
>
> Das gewählte Übergabeschema sollte auf die jeweiligen Strukturen der Notaufnahme justiert werden.

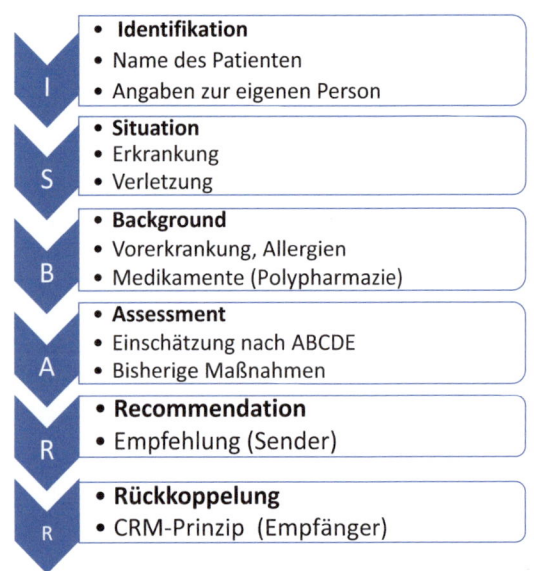

◘ Abb. 5.3 ISBARR-Schema. (In Anlehnung an Kostuik 2015)

5.5 Personalberechnung

Margot Dietz-Wittstock

Die Anforderungen an alle in der Notaufnahme arbeitenden Berufsgruppen haben sich entsprechend der Entwicklung der Notaufnahmen (vgl. ▶ Abschn. 1.1.) in den vergangenen Jahren stark verändert. Nicht nur der hohe Qualitätsanspruch im Deutschen Gesundheitssystem, sondern auch gesetzliche Vorgaben wie der G-BA-Beschluss und Vorgaben aus Zertifizierungskriterien (z. B. Zertifizierung zum Traumazentrum, Zertifizierung zur Chest Pain Unit) beeinflussen die personelle Ausrichtung in diesem Bereich zunehmend, da u. a. auch nicht unerhebliche Entgelte an die Erfüllung dieser Vorgaben gebunden sind.

Anders als in anderen Bereichen, wie z. B. Intensivstationen oder Stationen, auf denen besondere Patientengruppen betreut werden, den sogenannten pflegesensitiven Bereichen, gibt es allerdings für den Bereich der Notaufnahme bisher keine festgeschriebenen Personaluntergrenzen.

Bereits die Aussage des G-BA-Beschlusses zur Qualifikation des in der Notaufnahme vorzuhaltenden Personals bezogen auf die Notfallpflege (§ 9) G-BA und die dazu beschriebenen „Tragenden Gründe" lassen eine gewisse Interpretation dazu zu, ob in jeder Schicht eine fachweitergebildete Notaufnahmepflegekraft vor Ort sein oder aber diese nur hinzuziehbar sein muss.

Personaluntergrenzen wurden bereits 2019 in der Stellungnahme der DGINA zum Referentenentwurf des Bundesgesundheitsministeriums BMG „Verordnung zur Festlegung von Personaluntergrenzen in pflegesensitiven Krankenhausbereichen für das Jahr 2019" gefordert.

Dass es diese Personaluntergrenzen bisher nicht gibt, ist unter anderem sicher auch der Tatsache geschuldet, dass das Patientenklientel der Notaufnahmen sehr heterogen ist, die Inanspruchnahme nicht planbar und die regionalen Unterschiede sowie die unterschiedlichen Versorgungsstufen einer Notaufnahme eine einheitliche Grundlage zur Berechnung erschweren.

5.5.1 Qualifikationsanforderungen

Wie in der Stellungnahme der DGINA zum Referentenentwurf beschrieben wird, haben Defizite in der Personalbesetzung unter anderem negative Auswirkungen auf die Patientensicherheit.

Neben Organisations- und Managementaufgaben umfasst das Tätigkeitsspektrum der Notfallpflegekraft die qualifizierte Ersteinschätzung genauso wie die intensivmedizinische Versorgung von Patienten, die psychosoziale Betreuung von Patienten, An- und Zugehörigen, ebenso die Assistenz bei chirurgischen Eingriffen und diagnostischen Maßnahmen, den professionellen Umgang mit herausfordernden Situationen sowie den professionellen Umgang mit sich schnell verändernden Gesundheitszuständen von Patienten, von Geburt bis Tod, die schnelles, zielgerichtetes und qualifiziertes Handeln im Team erfordern, um hier nur beispielhaft einige der Aufgaben der Notfallpflegekraft genannt zu haben.

Diese Komplexität hat bereits zur Empfehlung der Fachweiterbildung Notfallpflege durch die DKG und der damit verbundenen Etablierung von Fachweiterbildungsangeboten deutschlandweit geführt.

Die wissenschaftliche Entwicklung von Qualitätsindikatoren in der geriatrischen Notfallversorgung (Schuster et al. 2016) definiert 67 Qualitätsindikatoren, die dazu dienen, eine langfristige Versorgungsqualität zu sichern. Unter anderem sind dort die „Qualität" und die „Quantität" der Notfallpflegenden als Qualitätsindikator genannt.

5.5.2 Personalbedarfsbemessung

Nicht nur bezogen auf die Notfallversorgungsqualität von geriatrischen Patienten spielt die „Qualität", aber auch die „Quantität" des in der Notaufnahme arbeitenden Personals eine Rolle.

In der Online-Befragung der DGINA (ZNA Spiegel 2014, 2016, und 2018) gaben die Befragten in jedem Jahr zunehmend an, für die Patientenversorgung nicht ausreichend Zeit zu haben (2018: 77,6 %; n = 581).

Mehrere Studien haben gezeigt, dass es einen direkten Zusammenhang zwischen der pflegerischen Besetzung in einer Notfalleinrichtung und der Versorgungsqualität bis hin zur Patientensicherheit gibt (Behringer. et al. 2019).

Die bisher weit verbreitete Personalberechnung rein nach Arbeitsplatzmethode oder Patientenanzahl greift augenscheinlich zu kurz.

Aus der Konsensus-Empfehlung der notfallmedizinischen Gesellschaften DGINA, AAEM, SGNOR, DIVI, DGAI und DGIIN gehen folgende Grundregeln zur Pflegepersonalermittlung hervor:

Tab. 5.6 Pflegezeitaufwand pro Ersteinschätzungskategorie (Gräff et al. 2016)

Ersteinschätzungskategorie	Pflegezeitaufwand (min)	Verteilung Ersteinschätzungskategorie
1	98	7,0
2	85	23,5
3	41	36
4	23	25,6
5	15	8,0

Konsensempfehlung über die Grundregeln zur Pflegepersonalbedarfsermittlung in Notfallzentren (aus Behringer et al. 2019)

1. Die Personalberechnung sollte für die Ersteinschätzung, Untersuchung und Initialbehandlung nach der Leistungsrechnung erfolgen. Die Leistungsrechnung berücksichtigt die tatsächliche Anzahl der Patienten und den Zeitaufwand pro Patient und erlaubt eine genaue, dem tatsächlichen Arbeitsaufwand entsprechende Personalberechnung.
2. Um den tageszeitlichen Schwankungen im Patientenaufkommen gerecht zu werden, sollte die Personalberechnung auf den Patientenzahlen pro Stunde (neu eintreffende bzw. gleichzeitig zu betreuende Patienten pro Stunde) und einem sinnhaften, dem Patientenfluss angepassten und den tarifrechtlichen Vorgaben folgenden Schichtplan basieren.
3. Die Personalplanung soll sicherstellen, dass eine validierte Ersteinschätzung entsprechend den Vorgaben des G-BA innerhalb von 10 min und auch alle notwendigen pflegerischen Tätigkeiten innerhalb definierter Zeiträume durchgeführt werden können. Prinzipiell sollen die Vorgaben bei allen Patienten erfüllt werden; als Qualitätsmerkmal der Personalplanung könnten gesetzliche Vorgaben anderer Bereiche wie z. B. die im Rettungsdienst dienen, welche in der Mehrzahl der deutschen Bundesländer die Erfüllung der Hilfsfrist in 90–95 % der Einsätze vorsehen.
4. Für die Leistungsrechnung sollte in jedem Notfallzentrum der tatsächliche Zeitaufwand pro Patient erhoben werden. Dabei ist die Zuordnung von Zeitkontingenten zu den jeweiligen Ersteinschätzungsstufen sinnvoll (Tab. 5.6). Falls der tatsächliche Zeitaufwand pro Patient oder Verteilung der Ersteinschätzungsstufen nicht bekannt ist, sollte auf Daten der Literatur zurückgegriffen werden. Die Bedarfsberechnungen müssen in regelmäßigen Abständen auf Plausibilität geprüft werden.
5. Stationäre Behandlungsbereiche, wie z. B. eine Kurzliegerstation eines Notfallzentrums, sollten von der leistungsbezogenen Personalberechnung ausgenommen und anhand der bekannten Personalanhaltszahlen für Normal-, Überwachungs- und Intensivstationen zusätzlich berechnet werden. Die pflegerische Betreuung von Überwachungsbetten sollte nach dem üblichen Standard einer Intermediate Care (IMC) erfolgen, also ein Verhältnis Pflegekraft/ Patientenbett von 1:4 einhalten (bei 251 Arbeitstagen, einer Arbeitszeit von 40 h pro Woche und 20 % Fehlzeiten entspricht ein Verhältnis von 1:4 einem Bedarf von 1,4 Vollzeitäquivalenten pro Überwachungsbett). Hierbei ist der Tatsache Rechnung zu tragen, dass auch nicht am Monitor überwachte Patienten mit dem hohen Pflege- und Dokumentationsaufwand von Aufnahme und Entlassung (beides innerhalb 24 h) sowie aufwendiger Akutbetreuung (z. B. Schmerzen, Verwirrtheit, Immobilität, Verwahrlosung) einhergehen. Dies bedeutet, dass der Betreuungsaufwand für alle stationären Betten einer Notfallstation im Rahmen eines sonst üblichen IMC-Bettes liegen.
6. Administrative Tätigkeiten, Leitungsfunktionen und andere zusätzliche patientenunabhängige Zeiten (wie z. B. auch Lehre, Ausbildung etc.) sollten für jedes Notfallzentrum erhoben und in der Personalberechnung zusätzlich berücksichtigt werden.

Auf Basis dieser Kriterien und bisher publizierter Pflegebindungszeiten sowie der Berücksichtigung der Warteschlangentheorie empfehlen die obig genannten Fachgesellschaften folgende Pflegepersonalbesetzung im Notfallzentrum:

> 1 Vollzeitkraft Pflege pro 1200 Patienten /Jahr + Leitungsteam + Administrationspersonal + Personal für eine Kurzliegerstation nach dem IMC-Schlüssel (1,4 Vollzeitkraft/Bett).

Die Pandemie 2020 hat uns gezeigt, wie schnell sich die Situation in den Notaufnahmen verändern kann. Durch den erhöhten Zeitaufwand bei Patienten, die zu isolieren sind, oder die erhöhte Verweildauer von intensivmedizinisch zu betreuenden Patienten durch einen Exitblock verschiebt sich sehr schnell der Parameter des Pflegezeitaufwandes pro Patient über alle Ersteinschätzungskategorien, was eine Anpassung der Personalstärke in einer solchen Situation erfordert.

Literatur

Literatur zu Abschn. 5.1–5.3

Dodt C (2011) Notaufnahme im Krankenhaus der Maximalversorgung. In: Moecke H, Lackner C-K, Klöss T (Hrsg) Das ZNA-Buch. MWV Mediznisch Wissenschaftliche Verlagsgesellschaft mbH & Co KG, Berlin, S 527–528

Fiechter V, Meier M (1998) Pflegeplanung. Recom Verlag Basel

Fleischmann T, von Eiff W, Dodt C, Brachmann M, Niehues C (2016) Management der Notaufnahme. 2. Aufl.

Gries A, Moecke H, Lackner CK, Dormann (2017) Das ZNA-Buch. 2. Aufl.

Harding U, Riesen M, Schröder S (2020) Notaufnahme. Kohlhammer, Stuttgart

Hölscher R (2018) Abgerufen am Februar 2021 von ▸ www.gabler-banklexikon.de: ▸ https://www.gabler-banklexikon.de/definition/kompetenz-59246/version-347241

Koppenberg J, Kuhnigk H (2012) Analgesie, Sedierung und Anästhesie. In: Fleischmann T (Hrsg) Klinische Notfallmedizin. Zentrale und interdisziplinäre Notaufnahme. Elsevier GmbH, München

Kumle B, Steinecke V (2017) das Dilemma der Nicht-Planbarkeit. In: Moecke H, Lackner CK, Dormann H, Gries A (Hrsg) Das ZNA Buch. Aufbau, Organisation und Management der Zentralen Notaufnahme, 2. Aufl. Medizinisch Wissenschaftliche Verlagsgesellschaft, S 62–66

Mackway-Jones K, Mardsen J, Windle J (2020) Ersteinschätzung in der Notaufnahme: Das Manchester-Triage-System. Übersetzt und bearbeitet von Krey, Jörg; Moecke, Heinzpeter; Thiele, Jochen und Lemke, Peter, 5. Aufl. Hogrefe, Göttingen

Malatek A (2019) Ist ein würdevolles Sterben auf der Intensivstation möglich. In: PflegenIntensiv, Ausgabe 2/2019, S 42, Bibliomed Verlag

Medizinischer Dienst der Spitzenverbände der Krankenkassen e. V. (Hrsg) (2005) Grundsatzstellungnahme Pflegeprozess und Dokumentation. Handlungsempfehlungen zur Professionalisierung und Qualitätssicherung in der Pflege. Asmuth Druck + Crossmedia Köln

Schmid D, Kaltwasser P (2017) Notfallversorgung und Pflege in der Notaufnahme. Kohlhamer Verlag, Praxisbuch für die multiprofessionelle Zusammenarbeit

Specht F (2020) Schmerztherapie, Analgesie und Sedierung. In: Gries A, Seekamp A, Christ M, Dodt C (Hrsg) Klinische Akut- und Notfallmedizin mit den Inhalten der Zusatzweiterbildung Klinische Akut- und Notfallmedizin aus der Musterweiterbildungsverordnung. Medizinisch Wissenschaftliche Verlagsgesellschaft Berlin

Wakefield A (2000) Nurses' responses to death and dying: a need for relentless self-care. Int J Palliat Nurs 6(5):245–251

Wedler K, Dormann P, Machner M (2019) Notfallpflege, Curricula der Fachweiterbildung

Weiß T, Meißner T, Kempa S (2018) Pflegeberufereformgesetz (PflBRefG), Springer Gabler

Literatur zu Abschn. 5.4

(April 2018) (gemeinsamer Bundesausschuss) Abgerufen am Februar 2021 von ▸ https://www.dkgev.de: ▸ https://www.dkgev.de/fileadmin/default/Mediapool/2_Themen/2.3_Versorgung-Struktur/2.3_2_Gestuftes-System-Notfallstrukturen/Regelungen_zu_einem_gestuften_System_von_Notfallstrukturen_in_Krankenhaeusern.pdf

Beckett C, Kipnis G (31. Oktober 2009) pubmed.ncbi.nlm.nih.gov. (Collaborative communication: integrating SBAR to improve quality/patient safety outcomes) Abgerufen am 19. November 2020 von ▸ https://pubmed.ncbi.nlm.nih.gov/19813557/

Deutsche Gesellschaft für Unfallchirurgie (federführend) (Dezember 2019) awmf.org. (AWMF Register-Nr. 012/019) Abgerufen am 28. November 2020 von ▸ https://www.awmf.org/uploads/tx_szleitlinien/012-019k_S3_Polytrauma_Schwerverletzten-Behandlung_2017-03.pdf

DGAInfo (19. November 2015) ai-online.info. Abgerufen am 23. November 2020 von ▸ https://www.ai-online.info/images/ai-ausgabe/2016/02-2016/2016_2_88-90_Strukturierte%20Patientenuebergabe%20in%20der%20perioperativen%20Phase%20%20Das%20SBAR-Konzept.pdf

Dodt C (2011) Notaufnahme im Krankenhaus der Maximalversorgung. In: Moecke H, Lackner C-K, Klöss T (Hrsg) Das ZNA-Buch. MWV Mediznisch Wissenschaftliche Verlagsgesellschaft mbH & Co KG, Berlin, S 527–528

Ethikrat D (2016) Patientenwohl als ethischer Ma?stab für das Krankenhaus. BartosKersten Printmediendesign Ohg, Hamburg, Berlin

Flake F, Hoffmann B (2017) Leitfaden Rettungsdienst, 6. Aufl. Elsevier, Amsterdam

Hermes C (Februar 2016) Ein Raum zum Abschiednehmen. (B. M. mbH, Hrsg.) PflegenIntensiv(2), S 14. Abgerufen am Februar 2021

Hölscher R (2018) Abgerufen am Februar 2021 von ▸ www.gabler-banklexikon.de: ▸ https://www.gabler-banklexikon.de/definition/kompetenz-59246/version-347241

(kein Datum). Von ▸ https://www.dkgev.de/fileadmi: ▸ https://www.dkgev.de/fileadmin/default/Mediapool/2_Themen/2.3_Versorgung-Struktur/2.3_2_Gestuftes-System-Notfallstrukturen/Regelungen_zu_einem_gestuften_System_von_Notfallstrukturen_in_Krankenhaeusern.pdf abgerufen

Kemper F, de Bruijne M, van Dyck C, Wagner C (kein Datum) research.vu.nl. (Vrije Universiteit Amsterdam) Abgerufen am 28. November 2020 von ▸ https://research.vu.nl/en/publications/crew-resource-management-training-in-the-intensive-care-unit-a-mu

Klinger U, Dormann H (Februar 2019) Erstsichtung in der Notaufnahme-Status quo und Zukunftsperspektiven. Notfall+Rettungsmedizin, S 589–597

Kostuik S (2015) Can Learning the ISBARR Framework Help to Address Nursing Students' Perceived Anxiety and Confidence Levels Associated With Handover Reports?. ▸ https://journals.healio.com/doi/pdf/10.3928/01484834-20150916-07.10.3928/01484834-20150916-07

Lackner CK, Moecke HP, Dormann H, Gries A (2017) Das ZNA-Buch (2.Auflage Ausg.). Medzinisch Wissenschaftliche Verlagsgesellschaft, Berlin

Leonard M, Graham s (13. Oktober 2004) The human factor: the critical importance of effective teamwork and communication in providing safe care". Abgerufen am 19. November 2020 von pubmed.ncbi.nlm.nih.gov: ▸ https://pubmed.ncbi.nlm.nih.gov/15465961/

Malatek A (Februar 2019) Ist ein würdevolles Sterben auf der Intensivstation möglich ? (B. m. mbH, Hrsg.) PflegenIntensiv(2), S 44–45

Merkel MJ, von Dossov V, Zwißler B (2017) strukturierte Patientenübergabe in der perioperativen Medizin – Rationale und Umsetzung in der klinischen Praxis. Der Anästhesist 66:396–403

Rall M, Koppenberg J, Hellmann L, Henninger M (2013) Crew Resource Management (CRM) und Human Factors. In Moecke H, M H, Oppermann S (Hrsg) Praxishandbuch Qualitäts-und Risikomanagement im Rettungsdienst. Medizinisch Wissenschaftliche Verlagsgesellschaft, Berlin

Röhner J, Schütz A (2016) Psychologie der Kommunikation. Springer, Heidelberg. Von ▶ https://lehrbuch-psychologie.springer.com/sites/default/files/atoms/files/roehner-schuetz_probekapitel_2.pdf abgerufen

Schmitz-Eggen L (6. September 2017) Abgerufen am 15. November 2020 von Übergabeschema Rettungsdienst: ▶ https://www.rettungsdienst.de/news/anamnese-so-hilft-das-mist-schema-54247

Literatur zu Abschn. 5.5

Behringer W, Graeff I, Dietz-Wittstock M et al (2019) Empfehlungen der notfallmedizinischen Gesellschaften DGINA, AAEM, SGNOR, DIVI, DGAI und DGIIN zur pflegerischen Besetzung von Klinischen Notfallzentren. Notfall Rettungsmed 22:330–333. ▶ https://doi.org/10.1007/s10049-019-0585-1, Abruf 20.1.2021

DGINA-Stellungnahme_Referentenentwurf_Pflegepersonaluntergrenzen-Verordnung_PpUGV. Abruf: ▶ https://www.bundesgesundheitsministerium.de/fileadmin/Dateien/3_Downloads/Gesetze_und_Verordnungen/Stellungnahmen_WP19/PpUGV/DGINA-Stellungnahme_Referentenentwurf_Pflegepersonaluntergrenzen-Verordnung_PpUGV, Abruf 20.1.2021

DKG (2019) Empfehlung für die Weiterbildung Notfallpflege. ▶ https://www.dkgev.de/fileadmin/default/Mediapool/2_Themen/2.5._Personal_und_Weiterbildung/2.5.11._Aus-_und_Weiterbildung_von_Pflegeberufen/DKG-Empfehlung_fuer_die_Weiterbildung_Notfallpflege/DKG-Empfehlung_Weiterbildung_Notfallpflege.pdf, Abruf 20.1.2021

Erstfassung, und Tragende Gründe zum Beschluß: ▶ https://www.g-ba.de/beschluesse/3301/; Abruf 21.1.2021

GBA, Regelungen zu einem gestuften System von Notfallstrukturen in Krankenhäusern gemäß § 136c Absatz 4 SGB V

Gräff I, Goldschmidt B, Glien P et al (2016) Nurse staffing calculation in the emergency department—Performance-oriented calculation based on the manchester triage system at the University Hospital Bonn. PLoS ONE 11:e154344

Schuster S et al (2016) GeriQ ▶ https://www.dgina.de/downloads/geriq_final.pdf, Abruf 20.1.2021

Beobachtung und Beurteilung von Patienten in der Notaufnahme

Michael Kegel, Oliver Klee, Tobias Herrmann und Margot Dietz-Wittstock

Inhaltsverzeichnis

6.1 **Beurteilung des Bewusstseins und strukturierte Anamneseerhebung – 91**
6.1.1 Qualitative Beurteilung des Bewusstseins – 91
6.1.2 Quantitative Beurteilung des Bewusstseins – 91
6.1.3 Glasgow Coma Scale – 91
6.1.4 Pupillenkontrolle – 91
6.1.5 Blutzuckerkontrolle – 92
6.1.6 Strukturierte Anamneseerhebung – 93

6.2 **Beurteilung der Atemfunktion – 94**
6.2.1 Pathologische Atemmuster – 95
6.2.2 Atemgeräusche – 96
6.2.3 Atemgeruch (Foetor ex ore) – 96

6.3 **Pulsoxymetrie – 97**
6.3.1 Grundlagen – 97
6.3.2 Klinische Anwendung – 98
6.3.3 Fehlerquellen – 98

6.4 **Arterielle Blutdruckmessung – 99**
6.4.1 Grundlagen – 99
6.4.2 Normwerte – 99
6.4.3 Indirekte Blutdruckmessung – 100
6.4.4 Kontinuierliche, direkte Messung des Blutdrucks mittels eines intraarteriellen Systems – 101

6.5 **Elektrokardiogramm/Elektrokardiografie (EKG) – 103**
6.5.1 Grundlagen – 103
6.5.2 Physiologie und Elektrophysiologie des Herzens – 104
6.5.3 EKG-Ableitung – 105
6.5.4 EKG-Impulsausbreitung – 108

© Springer-Verlag GmbH Deutschland, ein Teil von Springer Nature 2022
M. Dietz-Wittstock et al. (Hrsg.), *Notfallpflege - Fachweiterbildung und Praxis*,
https://doi.org/10.1007/978-3-662-63461-5_6

6.5.5	Überwachung des Patienten mittels EKG am Monitor	– 109
6.5.6	EKG-Rhythmusinterpretation – 109	
6.6	**Defibrillation und Kardioversion – 113**	
6.6.1	Defibrillation – 113	
6.6.2	Kardioversion – 114	
6.6.3	Sedierung bei der Kardioversion – 116	
6.6.4	Externer Herzschrittmacher (Pacer) – 116	
6.7	**Point-of-Care-Testing (POCT) – 117**	
6.7.1	Blutgasanalyse (BGA) – 117	
6.7.2	Säure-Basen-Haushalt – 118	

Literatur – 119

6.1 Beurteilung des Bewusstseins und strukturierte Anamneseerhebung

Michael Kegel

Die Beurteilung des Bewusstseins gilt als Grundlage für die Einschätzung des Patientenzustandes, daher muss bei jedem Patienten im Notfallzentrum eine Einschätzung der Vigilanz durchgeführt werden.

> **Vigilanz**
>
> Vigilanz (lateinisch *vigilantia*) bedeutet eigentlich so viel wie „Wachsamkeit" oder „Fürsorge". In der Medizin wird dieser Begriff gleichbedeutend mit „Wachheit" als Teil des Bewusstseins verwendet.

Die Bewusstseinslage sollte sowohl qualitativ als auch quantitativ eingeschätzt werden. Aufgrund mangelnder apparativer Unterstützung steht hierbei die klinische Beobachtung im Vordergrund der Diagnostik.

6.1.1 Qualitative Beurteilung des Bewusstseins

Bei der qualitativen Beurteilung des Bewusstseins werden die Aspekte der Orientierung (zeitlich, örtlich und zur Person), der Wahrnehmung (z. B. Halluzinationen) sowie der Merk- und Denkfähigkeit beurteilt.

6.1.2 Quantitative Beurteilung des Bewusstseins

Im Rahmen der quantitativen Beurteilung des Bewusstseins wird die Wachheit bzw. die Erweckbarkeit des Patienten beurteilt. Störungen der Wachheit werden klassischerweise in Somnolenz, Sopor oder Koma unterteilt.
- **Somnolenz:** Der Patient wirkt schläfrig, ist aber durch Ansprache oder leichte Reize erweckbar.
- **Sopor:** Der Patient ist durch Ansprache nicht erweckbar, bei starken Reizen finden gerichtete Reaktionen statt oder der Patient ist kurzzeitig „wacher".
- **Koma:** Der Patient ist nicht erweckbar. Je nach Ausprägung der Bewusstseinsstörung lassen sich noch Reaktionen auf Reize, Beuge- oder Strecksynergysmen beobachten. Eine differenziertere Einteilung kann anhand der Glasgow-Coma-Skala durchgeführt werden.

Tab. 6.1 Glasgow Coma Scale bei Erwachsenen

Prüfung	Reaktion	Punkte
Augen öffnen	Spontan	4
	Nach Ansprache	3
	Auf Schmerzreiz	2
	Keine Reaktion	1
Verbale Reaktion	Orientiert	5
	Verwirrt, desorientiert	4
	Unzusammenhängende Worte	3
	Unverständliche Laute	2
	Keine verbale Reaktion	1
Motorische Reaktion	Befolgt Einweisung	6
	Gezielte Schmerzabwehr	5
	Ungezielte Schmerzabwehr	4
	Beugesynergien	3
	Strecksynergien	2
	Keine Reaktion	1
	Punkte maximal	15

6.1.3 Glasgow Coma Scale

Die Glasgow Coma Scale (GCS) wurde 1974 von Teasdale und Jenett zur Beurteilung von posttraumatischen Patienten entwickelt. Mittlerweile wird die GCS bei allen Arten der Bewusstseinsstörungen als Hilfsmittel zur Beurteilung von Notfallpatienten eingesetzt. Hierbei wird jeweils die beste Reaktion auf das Öffnen der Augen, der verbalen und der motorischen Reaktion beurteilt (**Tab. 6.1**).

> Ist die motorische Reaktion auf beiden Seiten unterschiedlich, erhält der Patient den höheren der beiden Werte. Dieser Wert ist bei der Prognose des Patienten zuverlässiger.

Auch wenn die Glasgow Coma Scale den Bewusstseinszustand scheinbar sehr objektiv beschreibt, sollte der ermittelte Wert immer durch die klinische Beobachtung ergänzt werden. Dies sollte sich sowohl in der mündlichen Übergabe als auch in der schriftlichen Dokumentation wiederfinden.

6.1.4 Pupillenkontrolle

Ergänzend zu den bereits aufgeführten Kriterien sollte bei allen Störungen des Bewusstseins eine Kontrolle der Pupillen mittels einer Lampe durchgeführt

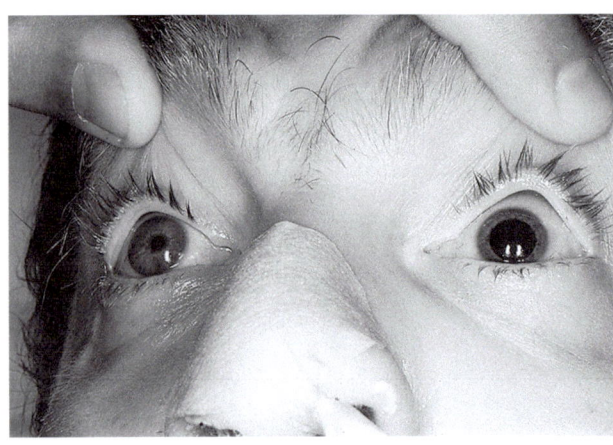

◘ Abb. 6.1 Pupillendifferenz mit einer linksseitig erweiterten Pupille. (Aus Hacke 2016)

werden. Zur Überprüfung der Pupillen hat sich das "GIRL-Schema" als Merkhilfe bewährt.
- **G**röße der Pupillen (eng, mittelweit oder weit)
- **I**sokorie der Pupillen (Seitengleichheit)
- **R**undheit der Pupillen (rund, entrundet)
- **L**ichtreaktion der Pupillen (normal, verzögert, keine)

Fehler bei der Beurteilung können durch Vor-OPs, Augenerkrankungen, Prothesen-„Glasauge", medikamentöse Einflüsse (Mydriatikum zur Augenhinterwanddiagnostik) oder durch Opioide (Pupillenverengung) entstehen. Daher ist eine adäquate Anamneseerhebung mitsamt einer Beurteilung des Gesamtbildes des Patienten unerlässlich.

> Akute Pupillenveränderungen bedürfen einer sofortigen therapeutischen oder diagnostischen Maßnahme → sofortige Info an Arzt. Eine Pupillenveränderung kann ein Zeichen einer akuten Hirndruckerhöhung mit drohender Einklemmung sein (◘ Abb. 6.1).

6.1.5 Blutzuckerkontrolle

Veränderungen des Blutzuckers sind eine häufige Ursache für Störungen des Bewusstseins. Insbesondere können sich Hypoglykämien besonders rasch entwickeln. Diese kann auch als Begleitparameter z. B. bei offensichtlichem Alkoholgenuss oder als Ursache anderer Verletzungen vorhanden sein.

> Die Hypoglykämie gehört zu den häufigsten Ursachen einer akuten Bewusstlosigkeit. Daher muss bei allen (unklaren) Störungen des Bewusstseins immer eine Kontrolle des Blutzuckers erfolgen.

Der Normalwert des Blutzuckers beträgt bei einem gesunden und nüchternen Menschen ca. 65–100 mg/dl (3,6–5,6 mmol/l). Der postprandiale Blutglukosewert sollte etwas höher bei 80–126 mg/dl (4,5–7,0 mmol/l) liegen.

Treten bei Werten unter 60 mg/dl klinische Symptome auf, so ist dieser Zustand als eine behandlungsbedürftige Hypoglykämie zu werten.

Typische Leitsymptome sind:
- Schwitzen
- Bewusstseinsveränderungen jeglicher Art
- Aggression, Gereiztheit
- Neurologische Ausfälle

Insbesondere bei einer Überdosierung mit Langzeitinsulinen können auch nach einer (einmaligen) Glukosesubstitution rezidivierende Hypoglykämien auftreten. Hierbei ist eine regelmäßige Kontrolle des Blutzuckerspiegels und eine kontinuierliche Substitution von Glukose erforderlich.

Hohe Blutzuckerwerte werden von den Patienten in der Regel besser toleriert und führen nicht zwangsläufig zu einer akuten behandlungsbedürftigen Situation. Eine interventionsbedürftige Hyperglykämie kann in zwei unterschiedliche Syndrome eingeteilt werden, die allerdings auch in Kombination auftreten können:
- Hyperosmolares Koma mit Blutzuckerwerten von über 540 mg/dl (Polyurie, Exsikkose, Dehydratation)
- Diabetische Ketoazidose mit zum Teil nur geringen Blutzuckererhöhungen ab 250 mg/dl (Anhäufung von Ketonkörpern mit Ausbildung einer Azidose)

Neben der Blutzuckerkontrolle sollte bei Störungen des Bewusstseins und des Blutzuckerhaushaltes auch immer eine Blutgasanalyse durchgeführt werden.

> Da Insulin eine kaliumsenkende Eigenschaft besitzt (Transmineralisation), muss bei einer Insulintherapie oder -überdosierung auch immer eine regelmäßige Kaliumkontrolle und eine Herzfrequenzüberwachung mittels EKG (Herzrhythmusstörungen) erfolgen.

Beobachtung und Beurteilung von Patienten in der Notaufnahme

> **c-ABCDE-Schema**
> Bei allen Patienten mit einer Bewusstseinsstörung sollte analog zur Traumaversorgung immer nach den Prioritäten des c-ABCDE-Schemas vorgegangen werden.
> - c – critical bleeding (äußere kritische Blutungen kontrollieren)
> - A – Airway (Atemwege frei?)
> - B – Breathing (Oxygenierung und Beatmung)
> - C – Circulation (Blutungskontrolle und Kreislaufkontrolle)
> - D – Disability (Neurologischer Status inkl. Blutzuckerkontrolle)
> - E – Exposure/Environment (Entkleiden und Wärmemanagement)

6.1.6 Strukturierte Anamneseerhebung

Die wichtigsten Daten zur Anamneseerhebung müssen mittlerweile standardmäßig in den meisten EDV-gestützten Dokumentationssystemen erhoben werden. Allerdings sind die Pflichtfelder nicht immer vollständig und in einer sinnvollen Reihenfolge angeordnet.

Um eine vollständige Anamneseerhebung durchzuführen, haben sich insbesondere das SAMPLER oder das AMPEL-Schema durchgesetzt (Tab. 6.2). Diese Schemata müssen nicht zwangsläufig in der vorgegebenen Reihenfolge angewandt werden, können aber eine wertvolle Hilfestellung zur vollständigen Anamnese sein. Die hierbei bereits gewonnenen Informationen sollten stets dokumentiert und weitergegeben werden.

Um die Symptome differenziert beurteilen zu können, hat sich in der Notfallmedizin auch das OPQRST-Schema bewährt. Die einzelnen Buchstaben stehen in diesem Schema ebenfalls stellvertretend für einen Fragenkomplex. Auch hierbei muss das Schema nicht zwingend in der vorgegebenen Reihenfolge abgefragt werden. Allerdings kann dies aber als Hilfestellung für eine vollständige Anamnese, insbesondere von Schmerzzuständen dienen.
- O – Onset

Beginn der Symptomatik: Wann und wie haben die Beschwerden begonnen?
(z. B. zunehmend oder plötzlich)
- P – Provocation/Palliation

Was verstärkt oder lindert die Symptome?
(z. B. Haltung oder Atmung)
- Q – Quality

Welchen Charakter haben die Beschwerden?
(z. B. brennender, drückender, stechender Schmerz oder Atemprobleme)
- R – Radiation

Wo befinden sich die Beschwerden bzw. Schmerzen und sind sie ausstrahlend?
(z. B. in einer bestimmten Region, ausstrahlend oder diffus)
- S – Severity

Wie stark sind die Beschwerden?
(z. B. numerische Schmerz- oder Angstskala von 0–10)
- T – Timing

Tab. 6.2 Schemata zur strukturierten Anamneseerhebung

SAMPLER-Schema	AMPEL-Schema
Symptome	
Allergien	Allergien
Medikamente (Dauermedikation, eingenommene Medikamente, Drogen)	Medikamente (Dauermedikation, eingenommene Medikamente, Drogen)
Patientengeschichte (aktuelle Erkrankungen, Vorerkrankungen, Operationen, Schwangerschaft)	Patientengeschichte (aktuelle Erkrankungen, Vorerkrankungen, Operationen, Schwangerschaft)
Letzte Mahlzeit (wann, was, wie viel)	Ereignis (in Bezug auf das Unfallereignis)
Ereignis (in Bezug auf das Unfallereignis)	Letzte Mahlzeit (wann, was, wie viel)
Risikofaktoren (Rauchen, Alkohol, Drogen)	

Tab. 6.3 Beurteilung des Hautzustandes

Hautzustand/Farbe	Mögliche Ursachen
Blasse Haut	Anämie Schock (Zentralisation) Isoliert an den Extremitäten/Akren ggf. Gefäßverschluss oder Raynaud-Syndrom
Rötung	Aufregung Fieber Allergische Reaktionen Hypertonus Entzündungen
Gelbfärbung/Ikterus (Skleren beachten)	Erkrankungen der Gallenwege und/oder der Leber
Zyanose Peripher – z. B. an den Fingerspitzen Zentral – z. B. Lippen/Körperstamm	Verminderte Sauerstoffsättigung des Blutes
Feuchte Haut/Schwitzen	Fieber Stress Angst Vegetative Störungen
Trockene Haut	Hauterkrankungen wie Neurodermitis, Psoriasis
Gespannte Haut	Ödeme Hämatome Entzündungen Thrombose
Verminderter Hautturgor	Exsikkose Mangelernährung

Wie lange bestehen die Beschwerden bereits?

(Symptomentwicklung, bekannte Symptome oder Schmerzen)

- **Hautzustand**

Im Rahmen der Anamnese zur (Erst-)Einschätzung des Patienten sollte auch immer der Zustand der Haut und der Schleimhäute beobachtet werden, da hierdurch bereits wichtige Erkenntnisse bezüglich des Gesundheitszustandes des Patienten gewonnen werden können (Tab. 6.3).

6.2 Beurteilung der Atemfunktion

Michael Kegel

Da eine Veränderung der Atemfunktion bereits wichtige Hinweise auf den Zustand des Patienten gibt, sollte die Atmung bei jedem Patienten im Notfallzentrum zumindest orientierend beurteilt und eingeschätzt werden.

Die Einschätzung der Atemfunktion lässt sich ohne apparative Hilfsmittel relativ einfach durchführen. Hierbei sollten folgende klinische Parameter beachtet werden:
- Atemfrequenz
- Atemtiefe
- Atemrhythmus
- Atemgeräusche
- Atemgeruch
- Farbe von Haut und Schleimhaut (Zyanose)
- Körperhaltung

Zur kontinuierlichen Beurteilung der Atemfunktion kann eine Pulsoxymetrie oder gar auch eine Kapnografie (CO_2-Messung) die klinische Beurteilung der Atemfunktion ergänzen. Weiterhin geben arterielle oder alternativ auch kapilläre Blutgasanalysen wichtige Hinweise auf eine Störung der Atemfunktion.

Eine Abweichung der Atemfrequenz ist ein häufiges und frühes Symptom vieler ernsthafter Erkrankungen (z. B. Sepsis) und sollte daher immer beachtet werden. Die Atemfrequenz kann orientierend beurteilt oder ausgezählt bzw. über eine Monitorüberwachung angezeigt werden (Abb. 6.2).

Normwerte der Atemfrequenz
- Erwachsener: 12–18 Atemzüge/min
- Kind: 16–25 Atemzüge/min
- Kleinkind: 20–30 Atemzüge/min
- Säugling: 35–40 Atemzüge/min
- Neugeborenes: 40–45 Atemzüge/min

Beobachtung und Beurteilung von Patienten in der Notaufnahme

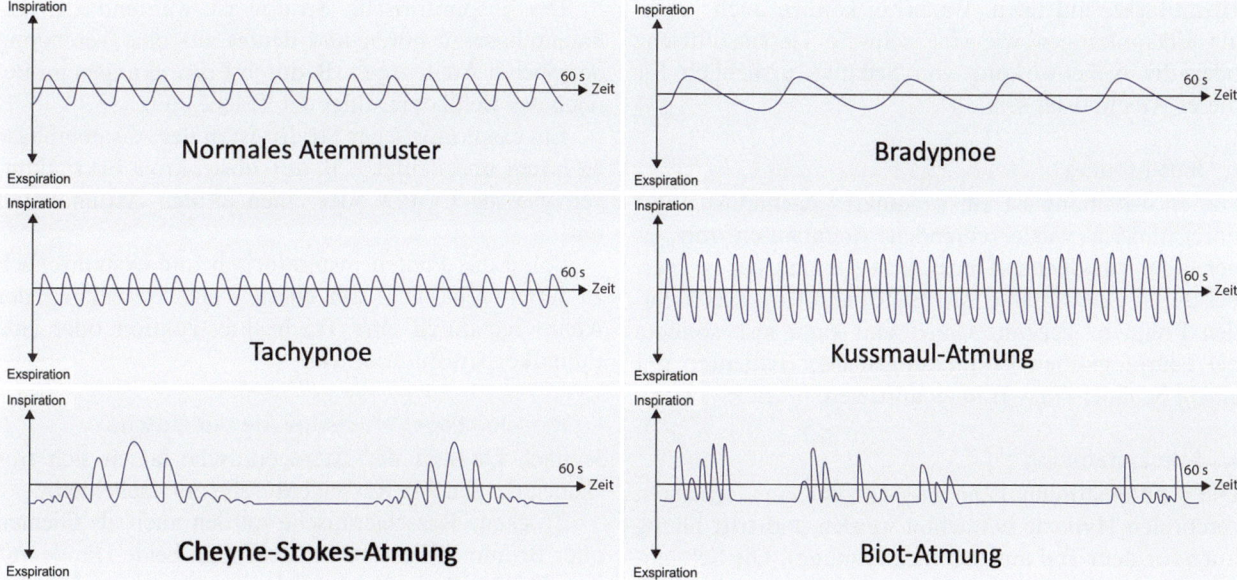

Abb. 6.2 Schematische Darstellung der verschiedenen Atemmuster. (Mod. aus Groß et al. 2020)

Tachypnoe

Eine erhöhte Atemfrequenz (>20 Atemzüge/min bei Erwachsenen) wird Tachypnoe genannt. Diese kann physiologisch bei Anstrengung, Stress, Angst oder auch Schmerzen vorkommen. Pathologisch kann eine Tachypnoe z. B. auf Infektionen, thorakale Verletzungen, pulmonale Erkrankungen, Störungen des Säure-Basen-Haushalts oder auch auf eine drohende Erschöpfung der Atemmuskulatur hinweisen.

Bradypnoe

Eine Bradypnoe hingegen beschreibt die Abnahme der Atemfrequenz (<10 Atemzüge/min bei Erwachsenen). Dies kann physiologisch im Ruhezustand z. B. beim Schlafen, aber auch pathologisch z. B. bei Intoxikationen oder im Rahmen eines Schädel-Hirn-Traumas vorkommen.

> Sehr hohe (>25/min) oder sehr niedrige Atemfrequenzen (<8/min) deuten oft auf eine respiratorische Insuffizienz hin.

Zur Früherkennung einer Sepsis ist die Atemfrequenz einer von drei Parametern im qSOFA-Score. Hierbei werden folgende Parameter erfasst:
- Atemfrequenz ≥ 22/min,
- Hypotension (RR sys < 100 mmHg) und
- Vigilanzminderung (GCS < 15).

Hyperventilation

Die Hyperventilation beschreibt den Zustand eines verminderten CO_2-Gehaltes im Blut und sollte nicht mit einer Tachypnoe verwechselt werden. Eine Tachypnoe tritt häufig bei erhöhten CO_2-Werten z. B. im Rahmen eines Infektes auf, um die erhöhte Kohlendioxidkonzentration wieder abzuatmen.

6.2.1 Pathologische Atemmuster

Kussmaul-Atmung

Eine häufig schnelle und abnorm vertiefte Atmung wird als Kussmaul-Atmung (Azidose-Atmung) bezeichnet. Diese Atemmuster tritt bei z. B. bei diabetischen Ketoazidosen oder erhöhtem Hirndruck zur vermehrten Abatmung von Kohlenstoffdioxid (CO_2) auf.

Cheyne-Stokes-Atmung

Ein periodisches An- und Abschwellen der Atmung mit kurzen Apnoephasen ist charakteristisch für die Cheyne-Stokes-Atmung. Typischerweise werden die initial flachen Atemzüge immer tiefer und flachen wieder ab, hiernach können Atempausen von teilweise mehr als 10 s vor einem neuen Atemzyklus auftreten. Dieses Atemmuster kann bei einer schweren Schädigung des Atemzentrums durch ein Schädel-Hirn-Trauma oder

Hirninfarkte auftreten. Weiterhin können auch kardiale Erkrankungen wie eine schwere Herzinsuffizienz oder die Nebenwirkung von Sedativa ursächlich für dieses Atemmuster sein.

- **Biot-Atmung**

Die Biot-Atmung ist ein irreguläres Atemmuster mit unregelmäßig wiederkehrenden Atempausen mit einer unterschiedlichen Dauer. Das Atemmuster ist hierbei durch eine variable Atemtiefe- und einer wechselnden Frequenz gekennzeichnet und kann insbesondere bei neurologischen Erkrankungen oder Patienten mit einem Schädel-Hirn-Trauma auftreten.

- **Schnappatmung**

Die Schnappatmung kann als Ausdruck einer schweren zerebralen Hypoxie betrachtet werden und tritt häufig kurz vor dem Tod auf (agonale Atmung). Die Schnappatmung ist durch sporadisch auftretende Atemzüge mit unterschiedlicher Tiefe und einer Apnoephase gekennzeichnet.

> Die Schnappatmung darf nicht mit dem Vorhandensein einer normalen Atmung verwechselt werden. Bei Auftreten einer Schnappatmung müssen sofortige Reanimationsmaßnahmen (sofern indiziert) eingeleitet werden.

- **Apnoe**

Das Aussetzen der Atemfunktion wird als Apnoe bezeichnet. Ursächlich können beispielsweise Medikamente /Opioide (Sedierung/Narkose/Drogenmissbrauch) oder ein Versagen der Kreislauffunktion bei einem Herzstillstand sein. Bei Schlafapnoe-Patienten kommt es entweder durch obstruktive oder durch zentrale Ursachen zu einer zeitweisen Atempause während des Schlafes.

6.2.2 Atemgeräusche

Eine physiologische Atmung ist nahezu geräuschfrei und kann nur über eine Auskultation des Thorax gehört werden. Die Beurteilung von hörbaren Atemgeräuschen kann bereits wichtige Hinweise auf die Erkrankung oder Störung des Patienten geben.

- **Pfeifende Atemgeräusche (Stridor)**

Pfeifende Atemgeräusche entstehen durch eine Verengung der Atemwege, diese sind häufig auch schon ohne eine Auskultation hörbar. Hierbei wird zwischen einem inspiratorischen und einem exspiratorischen Stridor unterschieden.

Der inspiratorische Stridor ist während der Einatemphase zu hören und deutet auf eine Verengung der oberen Atemwege z. B. durch Erkrankungen im Bereich des Kehlkopfes oder der Trachea hin.

Ein exspiratorischer Stridor ist in der Ausatemphase zu hören und deutet z. B. auf obstruktive Erkrankungen wie die COPD oder einen akuten Asthmaanfall hin.

Sollte das Pfeifen inspiratorisch und exspiratorisch zu hören sein, liegt am ehesten eine Verengung der Atemwege durch eine Trachealobstruktion oder eine Fremdkörperaspiration vor.

- **Rasselnde oder brodelnde Atemgeräusche**

Je nach Qualität der Atemgeräusche lassen sich trockene oder feuchte Rasselgeräusche unterscheiden.

Trockene Rasselgeräusche werden auch als Giemen oder Brummen bezeichnet. Legt man beide Hände auf den Thorax, kann auch „Schwirren" an den Händen wahrgenommen werden.

Feuchte Rasselgeräusche sind ein Hinweis auf Flüssigkeits- oder einer Sekretansammlung in den Bronchien und/oder den Alveolen.

Grobblasige feuchte Rasselgeräusche sind z. B. bei einem kardialen Lungenödem oder bei Bronchiektasen zu hören

Feinblasige Rasselgeräusche deuten z. B. auf eine Pneumonie hin.

> **Praxistipp**
>
> Auch Notfallpflegekräfte sollten eine Auskultation der Lunge mittels eines Stethoskops durchführen können. Da diese Intervention nichtinvasiv und schmerzfrei ist, sollte sie regelmäßig geübt und durchgeführt werden.

6.2.3 Atemgeruch (Foetor ex ore)

Der Atemgeruch kann auch wichtige Hinweise auf Erkrankungen oder Begleitumstände des Patienten geben. Beispielsweise kann ein Acetongeruch auf eine Ketoazidose bei einem entgleisten Diabetes mellitus, ein Uringeruch auf ein Nierenversagen, ein stuhliger Geruch auf einen Ileus oder ein Alkoholgeruch auf eine Intoxikation hindeuten.

> Achtung der Atemgeruch kann wertvolle Hinweise liefern, darf aber nicht als einzige Bestätigung für eine Verdachtsdiagnose wie z. B. Alkoholintoxikation (DD: Schädel-Hirn-Trauma) genutzt werden.

6.3 Pulsoxymetrie

Michael Kegel und Oliver Klee

6.3.1 Grundlagen

Die Pulsoxymetrie gibt als nichtinvasives Verfahren zur Bestimmung des Sauerstoffgehaltes im arteriellen Blut einen schnellen und einfachen Überblick über den respiratorischen Zustand der Patienten. Die Grundlagen entstammen aus der Flugmedizin der 1930er Jahre. Die Serienreife für die Medizin hat die Pulsoxymetrie erst 1981 erlangt. Mittlerweile ist sie als ergänzendes Standardverfahren zur Einschätzung und kontinuierlichen Überwachung des Patientenzustandes nicht mehr wegzudenken.

Grundlegend für dieses Messverfahren ist die Eigenschaft des Hämoglobins, seine Farbe in Abhängigkeit von der Sättigung mit Sauerstoff zu verändern. Hierzu werden über zwei Dioden Lichtsignale mit rotem (660 nm) und infrarotem (940 nm) Licht ausgesendet. Auf der Gegenseite wird das restliche Licht der beiden Wellenlängen über einen Sensor erfasst und ausgewertet.

> Gesättigtes (oxygeniertes) Hämoglobin absorbiert weniger Licht im roten Bereich als nicht gesättigtes (desoxygeniertes) Hämoglobin. Im infraroten Bereich dreht sich das Verhältnis um.

Durch verschiedene Rechenprozesse im Mikroprozessor des Gerätes werden die nichtpulsierenden Komponenten des Messvorgangs, also das Gewebe, Knochen und venöses Blut, herausgerechnet. Somit werden nur die pulsierenden Anteile des Messvorgangs als Ergebnis angezeigt.

Die so ermittelte Sauerstoffsättigung wird als funktionelle oder partielle Sauerstoffsättigung bezeichnet und als S_pO_2 in Prozent angegeben. Dies entspricht somit der prozentualen Sättigung der Erythrozyten mit Sauerstoff.

> **Praxistipp**
>
> **Achtung:** Die meisten Pulsoxymeter können nur zwischen dem ungesättigten und dem restlichen Hämoglobin unterscheiden. Im Falle einer erhöhten Konzentration (z. B. bei Intoxikation oder Rauchern) von Kohlenmonoxid (CO) oder Methämoglobin (MetHb) werden dementsprechend hohe Sättigungswerte angezeigt.

Die Sauerstoffsättigung hängt mit den Sauerstoffpartialdruck (PaO_2) über die Sauerstoffbindungskurve zusammen (. Abb. 6.3).

> Der Partialdruck ist der Teildruck eines Gases im Gesamtgemisch.

Im oberen Bereich der Sauerstoffbindungskurve findet sich ein flacher Kurvenverlauf. In diesem Bereich haben Veränderungen des Sauerstoffpartialdrucks wenig Auswirkungen auf die O_2-Sättigung.

> Insbesondere „präoxygenierte" Patienten haben häufig eine große Sauerstoffreserve durch einen hohen O_2-Partialdruck. Im Falle einer Fehlintubation kann es mehrere Minuten dauern, bis ein Sättigungsabfall eintritt. Daher ist die Pulsoxymetrie bei der endotrachealen Intubation nur als ein unsicheres Zeichen zu werten.

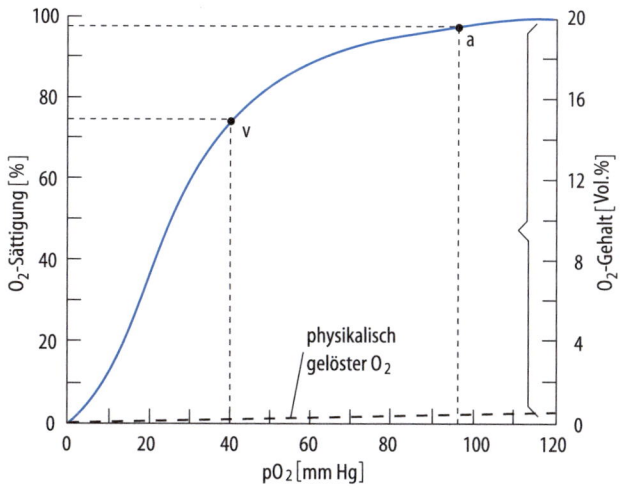

. Abb. 6.3 Sauerstoffbindungskurve. Die linke vertikale Achse kennzeichnet die arterielle Sauerstoffsättigung, die rechte Achse den arteriellen Sauerstoffgehalt. Die Sauerstoffbindungskurve verläuft S-förmig, der arterielle Punkt (*a*) befindet sich im oberen flachen Anteil, der venöse Punkt (*v*) im steilen Anteil der Kurve. Der physikalisch gelöste Anteil des Sauerstoffs im Blut ist viel geringer als der an das Hämoglobin gebundene Anteil. (Aus Larsen und Ziegenfuß 2013)

Tab. 6.4 Korrelation von Sauerstoffsättigung und Sauerstoffpartialdruck

Sauerstoffsättigung (SpO_2)	Sauerstoffpartialdruck (PaO_2)
98 %	Ca. 100 mmHg
95 %	Ca. 80 mmHg
90 %	Ca. 60 mmHg
80 %	Ca. 50 mmHg
75 %	Ca. 40 mmHg
50 %	Ca. 27 mmHg

Tab. 6.5 Sauerstoffsättigung in Abhängigkeit vom pH-Wert bei einem PaO_2 von 100 mmHg. Weiterhin beeinflusst eine Veränderung des 2,3-DPG (Diphosphoglycerat) ebenfalls die Sauerstoffbindungskurve

pH-Wert	SpO_2
7,2	95,2 %
7,4	97,2 %
7,6	98,5 %

Im Bereich niedrigen O_2-Partialdruckwerten (<60 mmHg) verläuft die Kurve sehr steil. Hierdurch wirken sich Veränderungen des O_2-Partialdrucks sehr zügig auf die Sättigung aus.

Somit wird deutlich, dass es sich nicht um ein lineares Verhältnis handelt, was von großer klinischer Bedeutung ist, denn z B. ein Abfall der SpO_2 von 97 % auf 94 % entspricht einem Abfall des O_2-Partialdrucks von 90 mmHg auf 75 mmHg (Tab. 6.4).

> Bei Sättigungen unter 90 % (ca. 60 mmHg) droht eine Hypoxie, weiterhin kann eine Abnahme des Sauerstoffpartialdrucks zu rapiden Abfällen der Sauerstoffsättigung führen.

Die Sauerstoffbindungskurve wird durch verschiedene Einflussfaktoren beeinflusst und kann das Bindungsverhalten verändern. Hierbei wird von Rechts- oder Linksverschiebung gesprochen.

Bei einer Rechtsverschiebung der Sauerstoffbindungskurve nimmt die Sauerstoffsättigung bei gleichbleibendem PaO_2 ab. Hierdurch wird die Abgabe von Sauerstoff an das Gewebe erleichtert.

> Fieber, Azidose und Hyperkapnie (zu hoher CO_2-Anteil im Blut) führen zu einer Rechtsverschiebung der Sauerstoffbindungskurve. Hierdurch sind niedrigere SpO_2-Werte zu erwarten.

Bei einer Linksverschiebung der Sauerstoffbindungskurve nimmt die Sauerstoffsättigung bei gleichbleibendem PaO_2 zu. Hierdurch wird allerdings die Abgabe an das Gewebe verschlechtert.

> Unterkühlungen, Alkalose und Hypokapnie (niedriger CO_2-Anteil im Blut) führen zu einer Linksverschiebung der Sauerstoffbindungskurve. Hierdurch sind höhere SpO_2-Werte zu erwarten.

6.3.2 Klinische Anwendung

In allen Bereichen, in denen kritisch Kranke versorgt werden, gehört die Messung der Sauerstoffsättigung zum Standardmonitoring. Sie ist über unterschiedliche Clips und Klebesensoren schnell und einfach verfügbar. Neben den am häufigsten angewandten Fingersensoren können auch Ohr-, Nasen- und Stirnsensoren verwendet werden.

Bei nahezu allen Geräten zur Pulsoxymetrie wird neben der Sauerstoffsättigung ebenfalls die Pulsfrequenz gemessen und dargestellt. In der Regel findet sich bei den stationären Messgeräten zusätzlich die Darstellung einer „Pulskurve" (Plethysmogramm).

> Normalwert der Sauerstoffsättigung: 96–98 %

Der Normalwert der Sauerstoffsättigung liegt ca. bei 96–98 %. Bei Werten unter 90 % spricht man in der Regel von einer Hypoxämie.

> Bei der Behandlung von Notfallpatienten ohne Hyperkapnierisiko sollte eine Sauerstoffsättigung von 92-96 % angestrebt werden (Deutsche Gesellschaft für Pneumologie und Beatmungsmedizin e.V. (2021).

Unter besonderen Bedingungen wie z. B. pulmonalen Vorerkrankungen oder einer bekannten COPD können auch niedrigere Werte der Sauerstoffsättigung toleriert werden. In der Regel ist die Unterschreitung einer Sauerstoffsättigung von 88-90 % als kritisch zu bewerten und sollte rasch differenzialdiagnostisch betrachtet und konsequent therapiert werden.

6.3.3 Fehlerquellen

> So einfach wie das Verfahren an sich anzuwenden ist, so viele Messfehler sind allerdings auch möglich, sodass ein gemessener Wert immer mit dem klinischen Eindruck des Patienten abgeglichen werden muss.

Eine erste grobe Überprüfung kann durch den Vergleich der Pulsfrequenz, ermittelt über das EKG oder eine manuelle Pulsmessung, im Vergleich zur Pulsfrequenz des Pulsoxymeters erfolgen. Je höher die Differenz zur Herzfrequenz ist, desto kritischer sollten die ermittelten Parameter der Pulsoxymetrie betrachtet werden. Mögliche Ursachen:

- Zentralisierung der Extremitäten (Kälte, Hypovolämie, Katecholamingabe)
- Bewegungsartefakte (Zittern, Bewegungen des Patienten, Transport)
- Grelles Umgebungslicht (z. B. Xenon)
- Lackierte oder künstliche Fingernägel (Störung der Lichtabsorption, dies ist auch bei ausgeprägten Nagelpilz [Onychomykose] möglich)
- Venöse Pulsationen durch zu stramme Fixierung des Sensors
- Ungenaue Messung bei extrem niedrigen Sättigungswerten (<70 %) und bei extremen Anämien (Hb < 5 g%)

> Bei einer kardiopulmonalen Reanimation sind die Messwerte der Pulsoxymetrie aufgrund der mangelhaften Perfusion und der auftretenden Bewegungsartefakte an den Akren nicht aussagekräftig.

Praxistipp

Besonders ist im Rahmen einer MRT-Untersuchung zu prüfen, ob der verwendete Sensor MRT-gängig ist, da es zu schwerwiegenden Verbrennungen kommen kann. So stehen in der Regel im MRT spezielle Sensoren zur Verfügung.

6.4 Arterielle Blutdruckmessung

Oliver Klee und Michael Kegel

6.4.1 Grundlagen

Der arterielle Blutdruck ist einerseits das Ergebnis der mechanischen Pumpleistung des Herzens und andererseits Ausdruck des Widerstandes in den Blutgefäßen, gegen den das Schlagvolumen des Herzens gepumpt wird. In der Systole des Herzens wird eine Pulswelle erzeugt durch den Auswurf des Blutes des linken Ventrikels in die Aorta. Das Maximum dieser Puls- bzw. Druckwelle wird als Systole bezeichnet, der niedrigste Druck als Diastole, die bei noch geschlossener Aortenklappe vor dem Beginn der Systole herrscht. Die Blutdruckamplitude ergibt sich aus der Differenz zwischen systolischem und diastolischem Druck. Der Mitteldruck des arteriellen Blutdrucks kann nicht unmittelbar gemessen werden, sondern wird durch das Mittel der Fläche unter der Systole errechnet. Als Faustformel kann aber auch die folgende Rechnung annäherungsweise dienen:

MAD ≈ Diastolischer Druck + 1/3 (Systolischer Druck – Diastolischer Druck).

> Der arterielle Mitteldruck ist als treibende Kraft des Blutes ein wichtiger Indikator für die Durchblutung der Organe.

Der arterielle Blutdruck kann auf zwei Wegen ermittelt werden:
- diskontinuierlich, indirekt mittels Manschette, Sphygmomanometer und Stethoskop und
- kontinuierlich, direkt mittels eines intraarteriellen Systems.

6.4.2 Normwerte

Bis heute wird der arterielle Blutdruck standardmäßig in Millimeter Quecksilbersäule (mmHg) angegeben anstatt in der SI-Einheit Pascal.

Entsprechend der Weltgesundheitsorganisation (WHO) gelten die in Tab. 6.6 angegebenen Blutdruckwerte für Erwachsene. Die altersabhängigen Werte zeigt Tab. 6.7.

Tab. 6.6 Definition der Blutdruckwerte nach der WHO

	Systolisch (mmHg)	Diastolisch (mmHg)
Optimaler Blutdruck	<120	<80
Normaler Blutdruck	120–129	80–84
Hoch-normaler Blutdruck	130–139	85–89
Milde Hypertonie (Stufe 1)	140–159	90–99
Mittlere Hypertonie (Stufe 2)	160–179	100–109
Schwere Hypertonie (Stufe 3)	≥180	≥110
Isolierte systolische Hypertonie[a]	≥140	<90

[a]Deutsche Hochdruckliga

Tab. 6.7 Altersabhängige Blutdruckwerte

Alter	Blutdruck (mmHg)
Frühgeborene (1000–2000 g)	45–50 mmHg (systolisch)
Neugeborene (über 2000 g)	70–80 mmHg (systolisch)
Säuglinge	65–86 mmHg (systolisch)
Kleinkinder	95/60 mmHg
Schulkinder (6.–9. Lj)	100/60 mmHg
Schulkinder (9.–12. Lj)	110/70 mmHg
Jugendliche/Erwachsene	120/80 mmHg
Ältere Menschen	140/90 mmHg

Eine ganze Reihe von weiteren Faktoren können vor allem den systolischen Blutdruck physiologisch beeinflussen, wie z. B.:
- Tageszeit
- Wachheitsgrad
- Körperposition
- Physische und psychische Zustände
- Schmerzen
- Temperatur
- Physikalische Umgebungseinflüsse
- Chemisch-toxische Faktoren
- Genussmittel

> Um die Blutdruckwerte eines Patienten vor allem im Verlauf beurteilen zu können, muss dieser immer unter den gleichen Bedingungen gemessen werden.

6.4.3 Indirekte Blutdruckmessung

Die Messung des arteriellen Blutdrucks kann diskontinuierlich, indirekt mittels Manschette, Sphygmomanometer und Stethoskop oder durch die Messung am Überwachungsmonitor auf folgende Arten ermittelt werden:
- Messung der Korotkow-Töne,
- Palpationsmethode,
- Oszillationsmethode oder
- Ultraschall-Blutdruckmessung.

Verschwinden der Korotkow-Töne

Die Korotkow-Töne bzw. das Korotkow-Geräusch entstehen durch die turbulente Strömung der Pulswelle, wenn die Arterie durch die Blutdruckmanschette teilweise abgeklemmt wird. Ist der Druck in der Manschette gleich dem Blutdruck in den arteriellen Gefäßen, kann die Pulswelle den Druck in der Manschette überwinden und erzeugt das Korotkow-Geräusch, das distal der Stauung (in der Regel A. brachialis) durch ein Stethoskop hörbar wird. Dies entspricht dem systolischen Blutdruck. Ist der Druck in der Manschette niedriger als der diastolische Druck, ist das Korotkow-Geräusch nicht mehr wahrzunehmen, da durch den ungehinderten Blutfluss keine turbulente Strömungen mehr entstehen. Dieses Vorgehen entspricht dem üblichen Verfahren zur Messung des arteriellen Blutdrucks.

Palpationsmethode

Als weiteres Verfahren kann die Palpationsmethode nach Scipione Riva-Rocci (RR) zur Ermittlung des systolischen Blutdrucks eingesetzt werden, wenn z. B. aufgrund von Umweltgeräuschen das Korotkow-Geräusch nicht hörbar ist oder kein Stethoskop zur Verfügung steht. Der systolische Blutdruck kann ermittelt werden durch das distale Tasten (in der Regel A. radialis) der ersten Blutdruckwelle beim Ablassen des Drucks in der Blutdruckmanschette. Durch die Palpationsmethode kann der diastolische Blutdruck nicht ermittelt werden.

Oszillationsmethode

Bei der Oszillationsmethode erfolgt die Messung ähnlich den oben beschriebenen Verfahren. Jedoch wird zur Ermittlung des Blutdrucks jeweils der Beginn und das Ende des pulssynchronen Ausschlags des Zeigers auf dem Messgerät als systolischer und diastolischer Wert ermittelt. Bei einer manuellen Messung muss dieses Verfahren als ungenau angesehen werden.

> Die automatische Messung am Monitor findet über die Oszillationsmethode statt und liefert recht genaue Ergebnisse.

Ultraschall-Blutdruckmessung

Die Messung per Ultraschall erfolgt im Prinzip identisch zur Messung der Korotkow-Geräusche, jedoch wird das Stethoskop durch eine Ultraschallsonde ersetzt. Dieses Verfahren hat den Vorteil, dass es sehr präzise ist und die Arterie nur in einem sehr kleinen Bereich durch die Manschette komprimiert werden muss. Somit ist es einerseits für den Einsatz in der Pädiatrie und Neonatologie sehr gut geeignet, aber auch im Bereich der Langzeit- und Mehrfachmessung bei Erwachsenen.

Beeinflussende Faktoren

Auch wenn der arterielle Blutdruck indirekt recht einfach zu ermitteln ist, gibt es eine Reihe von Faktoren, die die Genauigkeit sehr beeinflussen können:
- Falsche Größe der Blutdruckmanschette (ausreichende Länge und adäquate Breite beachten)
- Falsche Platzierung der Blutdruckmanschette
- Schlecht hörbare Korotkow-Geräusche bei hypotonen Patienten und/oder zentralisierten Patienten
- In kurzen Zeitintervallen wiederholte Messungen
- Zu schnelles Ablassen des Druck in der Blutdruckmanschette, sodass das erste Korotkow-Geräusch zu spät wahrgenommen wird

Vorteile

Die großen Vorteile der indirekten Messung des arteriellen Blutdrucks liegen in der breiten Verfügbarkeit des Verfahrens sowie darin, dass es sich um ein nichtinvasives Verfahren handelt und dass auch unter nicht optimalen Messbedingungen ein relativ genauer Blutdruck ermittelt werden kann.

6.4.4 Kontinuierliche, direkte Messung des Blutdrucks mittels eines intraarteriellen Systems

Unter bestimmten Gesichtspunkten kann es notwendig werden, den Blutdruck kontinuierlich, in Echtzeit, als Schlag-zu-Schlag-Messung zu ermitteln und damit letztlich exakter als die indirekte Messung zu messen.

Indikationen

Da es sich bei der direkten, kontinuierlichen Messung um ein invasives, kostenintensives und mit ggf. schwerwiegenden Komplikationen behaftetes Messverfahren handelt, sollte eine klare Indikationsstellung vorliegen. Dies kann z. B. sein:
- Hämodynamisch instabile Patienten (Polytrauma, Schock, …)
- Hämodynamisch relevante Arrhythmien mit instabilem Blutdruck
- Große vaskuläre, thorakale, abdominale oder neurologische Verletzungen oder Eingriffe
- Akute Medikation mit vasoaktiven oder inotropen Substanzen
- Berechnung des zerebralen Perfusionsdrucks
- Akute Gasaustauschstörungen
- Akute Veränderungen des Säure-Basen-Haushalts
- Beatmung von Patienten
- Häufige Blutentnahmen sind nur eine relative Indikation für dieses Verfahren
- (Hypertensive Krisen)

Relative Kontraindikationen
- Periphere arterielle Verschlusskrankheit (pAVK)
- Hämorrhagische Diathese
- Antikoagulationstherapie oder Thrombolyse
- Lokale Infektionen
- Z.n. gefäßchirurgischen Eingriffen

Vorbereitung

Für die invasive Messung des Blutdrucks ist ein spezielles Messsystem notwendig, welches zum Teil vorkonfektioniert zur Verfügung steht (◘ Abb. 6.4).

Auch bei den industriell vorbereiteten Systemen sollten vor dem Einsatz immer alle Verbindungen auf festen Sitz überprüft und ggf. nachgezogen werden.
- Spülflüssigkeit (NaCl 0,9 %) mit den Messsystem verbinden und im Druckbeutel einlegen
- Druckbeutel mittels des Blasebalgs auf den Arbeitsdruck von 300 mmHg aufpusten (dieser Druck ist notwendig, damit das System korrekt arbeitet und nicht verstopft, kontinuierlicher Durchfluss von ca. 3 ml/h)
- System bis zur Blasenfreiheit mit der Kochsalzlösung spülen

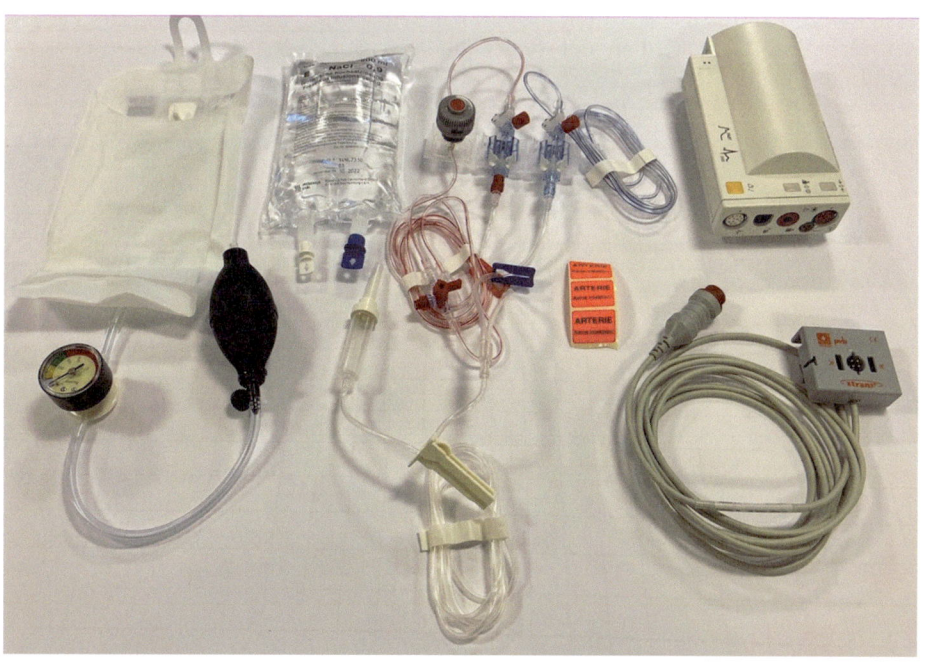

◘ Abb. 6.4 Benötigtes Material zur Vorbereitung des Messsystems: Druckbeutel, Kochsalzlösung, Messsystem mit druckbeständigen Leitungen (hier mit zusätzlichen Lumen zur ZVD-Messung), Druckwandler und Monitormodul

> Da Luft komprimierbar ist, verursachen Luftblasen im System falsche Messwerte.

- Monitorkabel einstecken, ggf. Parameter „Arterielle Druckmessung" einschalten
- System mit Druckwandler verbinden

> Arterielle Systeme sollten immer besonders gekennzeichnet sein, um eine versehentliche intraarterielle Injektion zu vermeiden.

Arterielle Kanülierung

Zur arteriellen Kanülierung werden am häufigsten kurze Gefäßkatheter eingesetzt. Für Erwachsene wird häufig die Größe 18 oder 20 G benutzt. Zur schnellen Punktion können „Direktpunktionskatheter", die ähnlich einer Venenverweilkanüle aufgebaut sind, eingesetzt werden. Aus hygienischen Gründen sollte, wenn möglich, die Anlage in „Seldinger-Technik" unter sterilen Kautelen vorgezogen werden. Zur Schaffung von besseren Bedingungen zur Punktion wird das Handgelenk auf der Handrückenseite z. B. mit einer Rolle oder einem aufgerollten Handtuch unterpolstert und überstreckt gelagert.

Mögliche Punktionsstellen
- Am häufigsten A. radialis (möglichst an der nicht dominanten Hand)
- A. axilaris
- A. ulnaris
- A. femoralis (in Seldinger-Technik)
- A. dorsalis pedis (selten)

Anschluss des Druckmesssystems

Nach der Punktion wird das vorbereitete Druckmesssystem mit der arteriellen Kanüle verbunden. Die Höhe des Druckwandlers wird in der Regel auf Herzhöhe (Nullpunkt) eingestellt (◘ Abb. 6.5).

> **Praxistipp**
>
> Zur korrekten Darstellung des Druckes an der Katheterspitze muss sich der Druckwandler (Transducer) ebenfalls auf der Höhe der Katheterspitze befinden. Daher haben relevante Lageveränderungen des Armes auch Auswirkungen auf die dargestellten Messwerte.
> Da im Verlauf häufig auch der sehr viel niedrigere zentrale Venendruck (Spitze vor dem rechten Vorhof) über die gleiche Höheneinstellung gemessen wird, haben Höhendifferenzen hierbei deutliche Auswirkungen auf die gemessenen Werte. Wichtig ist hierbei ein einheitliches Vorgehen im Bereich.

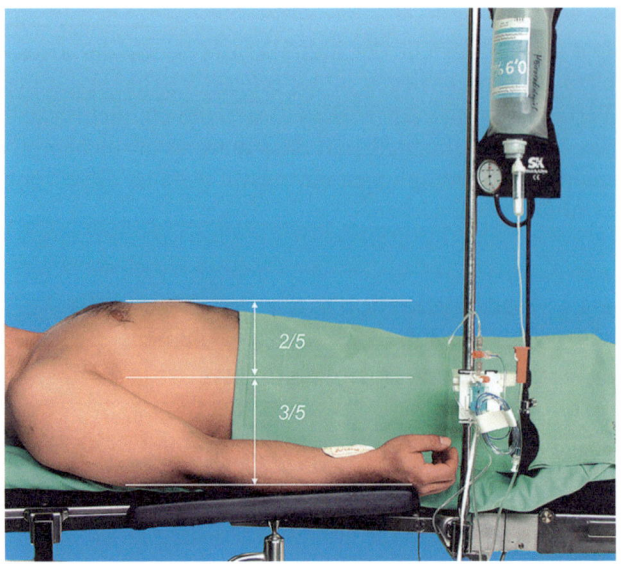

◘ **Abb. 6.5** Höheneinstellung des Druckmesssystems auf Herzhöhe. (Aus Larsen 2016)

> 10 cm Höhenunterschied führen zu einer Veränderung der gemessenen Werte von ca. 7,5 mmHg. Ein zu tief angebrachter oder „runter gefallener" Druckaufnehmer zeigt zu hohe Werte und ein zu hoch angebrachter Druckwandler zeigt zu niedrige Werte an.

Weiterhin ist ein „Nullabgleich" zur Darstellung der Messwerte erforderlich.

Nullabgleich

Beim Nullabgleich wird das Druckniveau des atmosphärischen Drucks ermittelt und als „Nulldruck" dargestellt. Hierzu muss der 3-Wege-Hahn am Druckaufnehmer zur Atmosphäre geöffnet werden und am Monitor der Nullabgleich gestartet werden (◘ Abb. 6.6). Nachdem dieser erfolgreich abgeschlossen wurde, muss das System wieder zur Atmosphäre verschlossen werden.

> **Praxistipp**
>
> Falls der 3-Wege-Hahn mit einen Verschlussstopfen verschlossen ist, kann kein Nullabgleich durchgeführt werden. Die Verbindung zur Atmosphäre muss offen sein.

Beurteilung der angezeigten Werte

Zur Beurteilung der angezeigten Messwerte sollte auch immer die angezeigte Kurve beachtet werden. Je nach Monitoreinstellung kann diese Kurve allerdings flacher oder spitzer sein. Hier sollte die Skala möglichst optimal nach den gemessenen Werten eingestellt werden.

Beobachtung und Beurteilung von Patienten in der Notaufnahme

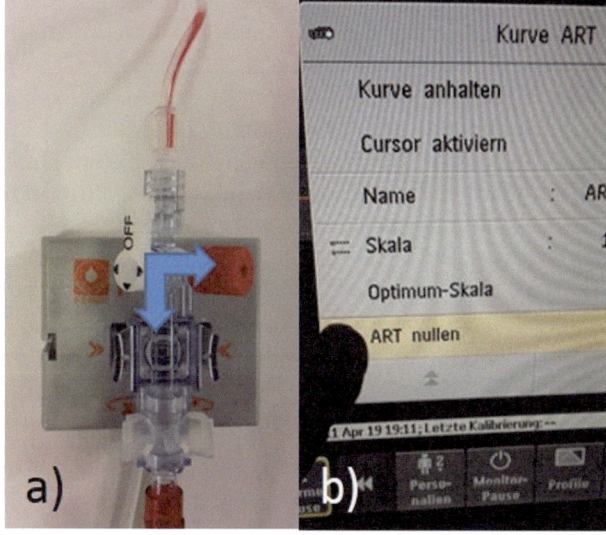

Abb. 6.6 a,b Nullabgleich des arteriellen Katheters. **a** Position des 3-Wege-Hahns zum Druckabgleich zwischen Druckwandler und Atmosphäre. **b** „Nullabgleich" am Monitor

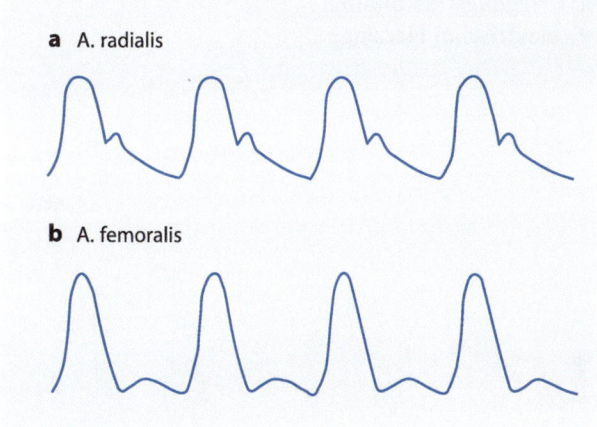

Abb. 6.7 a,b Normale Blutdruckkurven. **a** A. radialis, **b** A. femoralis. (Aus Ney und Reuter 2019)

Insbesondere bei Kathetern in der A. radialis lässt sich eine „Inzisur" aufgrund des Aortenklappenschlusses gut sehen (Abb. 6.7).

Falls der angezeigte Wert der Blutdruckmessung nicht mit den Patientenzustand übereinstimmt, sollte der Blutdruck durch eine manuelle RR-Messung überprüft werden.

> Um eine Veränderung des Patientenzustandes oder eine Diskonnektion des arteriellen Messsystems zu erkennen, müssen die Alarmgrenzen am Monitor immer eingestellt werden.

Gedämpfte „flache" Kurve

Eine besonders flache Kurve deutet auf eine übermäßige Dämpfung des Systems hin. Dieses entsteht häufig durch eine „schlechte" Lage der Kanüle, Blutgerinnsel oder durch Luftblasen im System. Vorhandene Gerinnsel und Luftblasen sollen nicht in den Patienten hineingespült werden, sondern müssen aus dem System entfernt (aspiriert) werden.

Schleuderzacken

Besonders hohe systolische Zacken mit einer falsch-hohen Blutdruckamplitude können durch eine zu lange Zuleitung hervorgerufen werden. Daher sollten die Systeme nicht unnötig verlängert werden.

6.5 Elektrokardiogramm/ Elektrokardiografie (EKG)

Michael Kegel und Oliver Klee

6.5.1 Grundlagen

Das Elektrokardiogramm gehört zu den Standardüberwachungsmaßnahmen bei einem kritisch kranken Menschen in der Notaufnahme. Die Elektrokardiografie ist Ausdruck der elektrischen Aktivitäten des Herzens. Das Oberflächen-EKG macht sich also die elektrischen Spannungsänderungen (Potenziale), die am Herzen entstehen, zunutze, die an der Körperoberfläche abgeleitet werden können. Die Aktionspotenziale werden von den Muskelzellen des Herzens ausgelöst (Depolarisation). Diese entstehen durch Änderungen unterschiedlicher spannungsabhängiger Ionenkanäle (Natrium-, Kalzium- und Kaliumkanäle), die sich in den Herzmuskelzellen befinden. Aussehen und Größe dieser Aktionspotenziale sind unterschiedlich, sodass sie den verschiedenen Bereichen des Reizbildungs- und Leitungssystems des Herzens (Sinusknoten, Vorhöfe, Erregungsleitungssystem und Ventrikel) zugeordnet werden können.

Mit dem Elektrokardiogramm werden die elektrischen Erregungsvorgänge (Erregungsbildung, Erregungsleitung und die Erregungsrückbildung) bildlich dargestellt bzw. aufgezeichnet (Elektrokardiografie). Das EKG gibt somit wertvolle Informationen über:
- Herzfrequenz
- Herzrhythmus
- Impulsausbreitung
- Erregungsrückbildung
- (elektrische) Herzlage

> Das EKG kann nur Auskunft über die elektrischen Vorgänge am Herzen geben, mechanische Vorgänge, wie z. B. die Effizienz der Myokardkontraktion, werden hierbei allerdings nicht dargestellt. Veränderungen der elektrischen Herzaktivität können aber durchaus auf ein beginnendes Herzversagen hindeuten.

6.5.2 Physiologie und Elektrophysiologie des Herzens

Das Erregungsleitungssystem des Herzens ist ein autonomes System spezialisierter Herzmuskelzellen (Schrittmacherzellen), die durch spontane Depolarisation elektrische Signale generieren und diese an das Arbeitsmyokard weiterleiten. Bei einem gesunden Herzen verläuft die elektrische Aktivitätsbildung und -leitung folgendermaßen (Abb. 6.8):

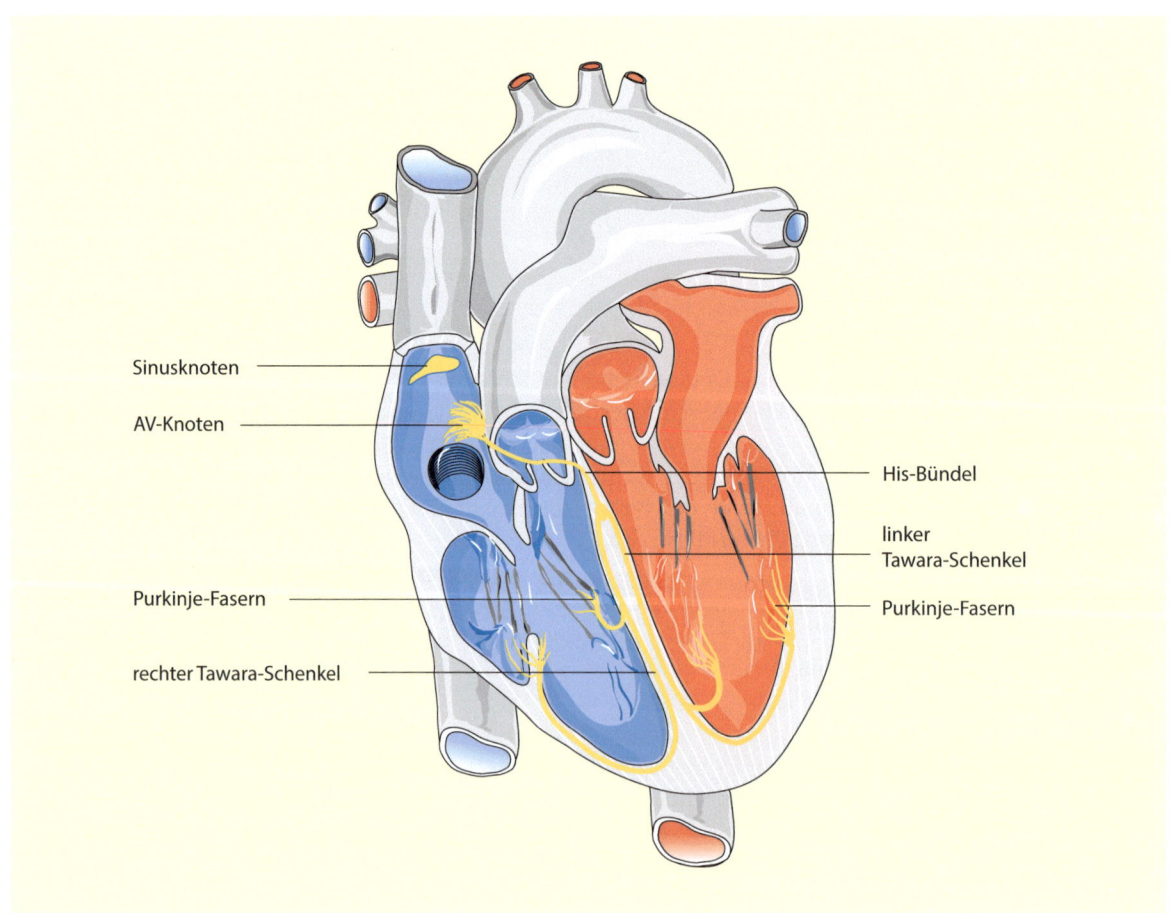

Abb. 6.8 Erregungsbildungs- und Leitungssystem des Herzens. (Aus Larsen 2016)

Beobachtung und Beurteilung von Patienten in der Notaufnahme

- Sinusknoten als „Impulsgeber/Schrittmacher" des Herzens: Dieser befindet sich im rechten Vorhof im Bereich der Einmündung der Vena cava superior.
- Atrioventrikular-Knoten (AV-Knoten): Der AV-Knoten liegt im Bereich des Übergangs der rechten Kammer zum rechten Vorhof und verzögert die Reizweiterleitung. Hierdurch kann bereits die Kontraktion des Vorhofs einsetzen und das Blut effizient in die Kammern gelangen. Im Falle eines Sinusknotenausfalls kann der AV-Knoten auch als Schrittmacher im Herzen agieren.
- His-Bündel: befindet sich im membranösen Abschnitt des Kammerseptums (Herzscheidewand).
- Rechter und linker Tawara-Schenkel: verlaufen im muskulösen Abschnitt des Kammerseptums
- Purkinje-Fasern: Auffächerung der Tawara-Schenkel zu den Ventrikeln.

6.5.3 EKG-Ableitung

Die einzelnen Ableitungen entsprechen den Blickwinkeln auf das Herz. Hierzu müssen Elektroden auf der Körperoberfläche an definierten Punkten angebracht werden. Mit einem sehr empfindlichen Spannungsmessgerät werden die Potenziale im Millivolt-Bereich (mV) an der Körperoberfläche gemessen.

■ **Grundvoraussetzungen zur Ableitung eines EKG**

Für eine störungsfreie Messung des EKG bzw. der elektrischen Spannungen ist ein guter elektrischer Kontakt zur Haut üblicherweise über Klebeelektroden, über Saugelektroden bei einer kurzfristigen Ableitung oder über Brustgurte notwendig. Hierbei ist zu beachten:
- Ausreichend Kontaktgel an den Klebeelektroden
- Elektroden müssen korrekt platziert sein
- Fester Sitz der Elektrode an der Haut
- Evtl. muss die Haut vorbereitet werden (Rasur/Entfettung)
- Klebeelektroden sollen hautfreundlich sein und keine Irritationen hervorrufen
- Knochenvorsprünge, Hautfalten und Gelenke sind als Position nicht geeignet
- Saugelektroden sollten im Betrieb nicht direkt besprüht werden (sonst drohen Gerätefehler!)

■ **Standardableitungen**
- Bipolare Ableitungen nach Einthoven (I, II, III)
- Unipolare Ableitungen nach Goldberger (aVL, aVR, aVF)
- Unipolare Ableitungen nach Wilson (V1–V6)
- Zusätzliche Ableitungen bei speziellen Fragestellungen

■ **Ableitungen nach Einthoven (I, II, III)**

Bei der bipolaren Ableitung nach Einthoven (I, II, III) wird die Frontalebene des Herzens aus drei Vektoren (Blickwinkeln) gemessen. Bipolare (zweipolige) Ableitungen werden von zwei Elektroden aus registriert, während unipolare (einpolige) Ableitungen, wie die Ableitung nach Goldberger, von einer Elektrode aus registriert werden.

> Bei der Verwendung von dreiadrigen Überwachungskabeln werden die Einthoven-Ableitungen am Monitor dargestellt.

Korrekterweise (bei einem 12-Kanal-EKG) werden die Elektroden an beiden Armen und am linken Bein angebracht. In welcher Höhe der Extremität die Elektrode angelegt wird, spielt dabei eine untergeordnete Rolle (z. B. bei Unterschenkelamputierten), jedoch sollte die Höhe der Position der Elektroden an den Extremitäten nicht deutlich abweichen.
- Rechter Arm – rote Elektrode
- Linker Arm – gelbe Elektrode
- Linkes Bein – grüne Elektrode

Zur dauerhaften Überwachung werden diese Elektroden allerdings auf den Thorax des Patienten angebracht. Bei diesen Ableitungen werden die elektrischen Aktivitäten folgendermaßen gemessen:
- Ableitung I: von roter zu gelber Elektrode
- Ableitung II: von roter zu grüner Elektrode
- Ableitung III: von gelber zu grüner Elektrode

Hieraus ergibt sich das sogenannte Einthoven-Dreieck. Da die Messung der Ableitung II direkt entlang der physiologischen Erregungsausbreitung des Herzens läuft, ist diese häufig am besten zur Überwachung geeignet.

■ **Ableitungen nach Goldberger (aVR, aVL, aVF)**

Auch bei der unipolaren Ableitung nach Goldberger wird die Frontalebene (Vertikale) des Herzens gemessen, jedoch erweitert diese Ableitung die Ableitung nach Einthoven um drei weitere Vektoren (Blickwinkel).

Die Elektroden werden ebenfalls an den Armen und am linken Bein angelegt. Jedoch werden jeweils zwei Elektroden über einen Widerstand zusammengeschlossen (indifferente Elektrode) und die Spannung zur „empfindlichen" Elektrode (differenten Elektrode) hin gemessen. Die Ableitungen sind entsprechend nach der differenten Elektrode benannt:
- aVR = rechter Arm/
- aVL = linker Arm/
- aVF = (linker) Fuß

Abb. 6.9 Bipolare Ableitungen nach Einthoven *(oben)*. Unipolare Ableitungen nach Goldberger *(unten)*. (Modifizierte Darstellung aus Larsen 2016)

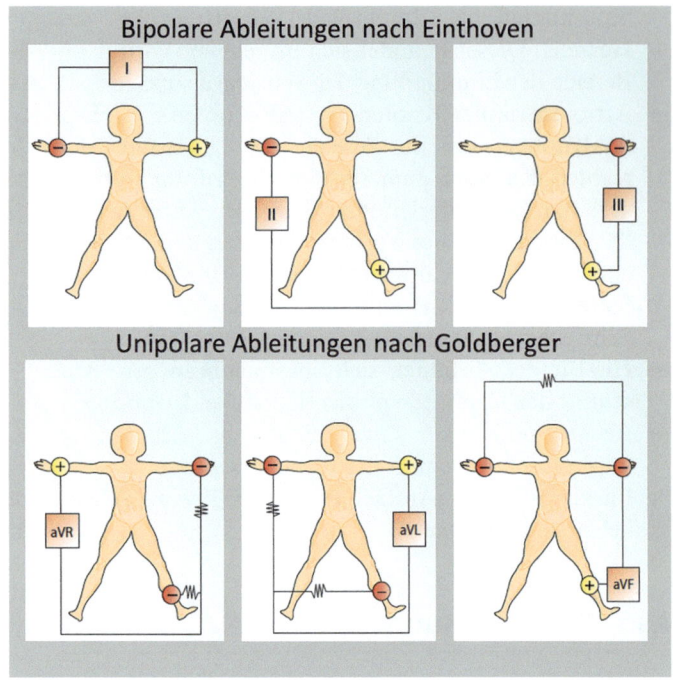

Tab. 6.8 Positionierung der Elektroden für die Brustwandableitung nach Wilson

Ableitung	Elektrodenposition	Herzregion
V1	Vierter Interkostalraum (ICR), rechts parasternal	Rechter Ventrikel, obere und mittlere Anteile des interventrikulären Septums
V2	Vierter ICR, links parasternal	Rechter Ventrikel, obere und mittlere Anteile des interventrikulären Septums
V3	In der Mitte zwischen V2 und V4	Vordere Septumabschnitte
V4	Fünfter ICR, auf der Medioklavikularlinie	Spitzennahe Septumabschnitte, apikale Anteile des linken Ventrikels
V5	Auf der Höhe von V4, vordere Axillarlinie	Lateralwand des linken Ventrikels
V6	Auf der Höhe von V4, mittlere Axillarlinie	Lateralwand des linken Ventrikels

Hierbei steht der erste Buchstabe a für „augmented" (verstärkt – ca. Faktor 1,5), der zweite Buchstabe V bezeichnet, dass „voltage" (Volt) gemessen wird, und der dritte Buchstabe steht für die ableitende Extremität. Üblicherweise wird bei dieser Ableitung noch ein viertes Kabel (schwarz) angeschlossen. Dieses dient nicht der direkten EKG-Ableitung, sondern „beruhigt" als Erdungs- oder Neutralelektrode das Bild und steigert somit die Darstellungsqualität. Diese Elektrode wird üblicherweise am rechten Bein oder im rechten unteren Thorax-/Abdomenbereich angebracht (Abb. 6.9).

- **Brustwandableitungen nach Wilson (V1–V6)**

Die Brustwandableitungen nach Wilson erhöhen die diagnostische Aussage insofern, als die Elektroden nun in Herznähe angebracht werden. Somit kann neben der Frontalebene (Ableitungen nach Einthoven und Goldberger) auch die Horizontalebene zusätzlich erfasst werden. Die Ableitungen nach Wilson sind wie die Ableitung nach Goldberger unipolare Ableitungen, sie bilden jedoch einen gemeinsamen Referenzpunkt („central terminal" oder Wilson'sche Sammelelektrode), der durch den Zusammenschluss der Extremitätenableitungen gebildet wird (Tab. 6.8).

Zu beachten ist, dass die erste zu tastende Rippe (von kranial) die zweite Rippe ist, da die erste Rippe unter der Subklavia liegt, somit ist der erste Interkostalraum (ICR) oberhalb der zweiten Rippe. Hier kann sich das Abzählen der Interkostalräume parasternal als sinnvoll darstellen (Abb. 6.10).

Beobachtung und Beurteilung von Patienten in der Notaufnahme

Abb. 6.10 Positionierung der Elektroden bei der Brustwandableitung. (Modifizierte Darstellung aus Brandes et al. 2019)

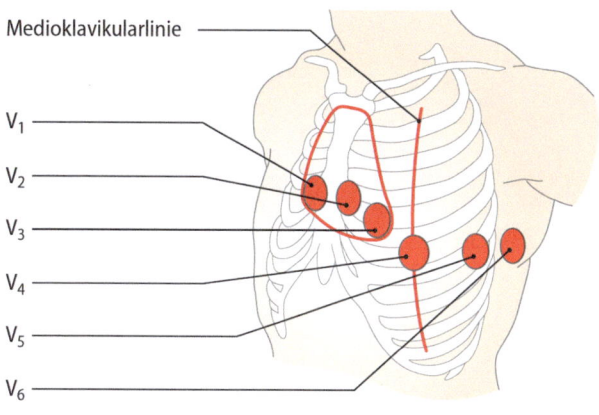

Tab. 6.9 Platzierung der Elektroden bei der posterioren Ableitung

Ableitung	Elektrodenposition	Herzregion
V7	Fünfter ICR, hintere Axillarlinie	Posteriore Abschnitte des linken Ventrikels
V8	Fünfter ICR, Skapularlinie	Posteriore Abschnitte des linken Ventrikels
V9	Fünfter ICR, in der Paravertebrallinie	Posteriore Abschnitte des linken Ventrikels

> **Praxistipp**
>
> Bei größeren Brüsten sollen die Elektroden V4–V6 zur korrekten Positionierung auf die Brust platziert werden.

V1 und V2 werden auch als vordere (anteriore) Brustwandableitungen (rechte Herzseite), V3 und V4 als mittlere (anteroseptale) Brustwandableitungen (interventrikulares Septum) und V5 und V6 als seitliche (laterale) Brustwandableitungen (linke Herzseite) bezeichnet.

Weiterhin ist zu beachten, dass der Hauptvektor in Richtung der Elektroden V4 und V5 geht (Strom fließt zur positiven Elektrode). Daher muss die Ableitung in V1 negativ sein, da der Storm hier von der Elektrode „wegfließt".

Die Brustwandableitungen nach Wilson spielen u. a. eine wichtige Rolle
- bei der Diagnostik von ventrikulären Leitungsstörungen (Schenkelblockierungen),
- bei der Hypertrophiediagnostik,
- bei der Diagnostik von Erkrankungen, die mit Veränderungen der EKG-Morphologie einhergehen (QT-Syndrom, Brugada-Syndrom),
- bei der Infarktdiagnostik und
- immer dann, wenn es um die vektorielle Deutung des EKG geht (Richtung der Erregungsausbreitung in der Horizontalebene).

Im Zusammenspiel der Ableitungen kann nun die Hinterwand des Herzes in die inferiore und posteriore Hinterwand detektiert werden, wobei primär die inferiore Hinterwand durch die Ableitungen II, III und aVF überwacht werden kann. Um eine direkte Überwachung der posterioren Hinterwand zu erhalten, muss die Ableitung nach Wilson um die linksposterioren Ableitungen V7, V8 und V9 erweitert werden. Indirekt (reziprok) kann die posteriore Hinterwand nur über die Ableitungen V1–V4 überwacht werden.

Spezielle Ableitungen

Im Rahmen von besonderen Fragestellungen können ggf. noch weitere standardisierte EKG-Ableitungen erforderlich sein. Hierbei sind insbesondere die erweiterte posteriore oder die rechtskardiale Ableitung von klinischer Bedeutung.

Bei dem Verdacht auf hohen Hinterwandinfarkt kann die Brustwandableitung um die Ableitungen V7, V8 und V9 erweitert werden. Hierzu werden in der Regel die Elektroden V1–V3 auf dem Rücken des Patienten angebracht (Tab. 6.9, Abb. 6.11).

Die rechtskardialen Ableitungen werden hingegen „spiegelverkehrt" auf der rechten Thoraxseite angebracht.

> Zur Vermeidung von Fehlinterpretationen müssen die Ableitungen (V7–V9 oder V4r) auf den EKG-Streifen besonders gekennzeichnet werden.

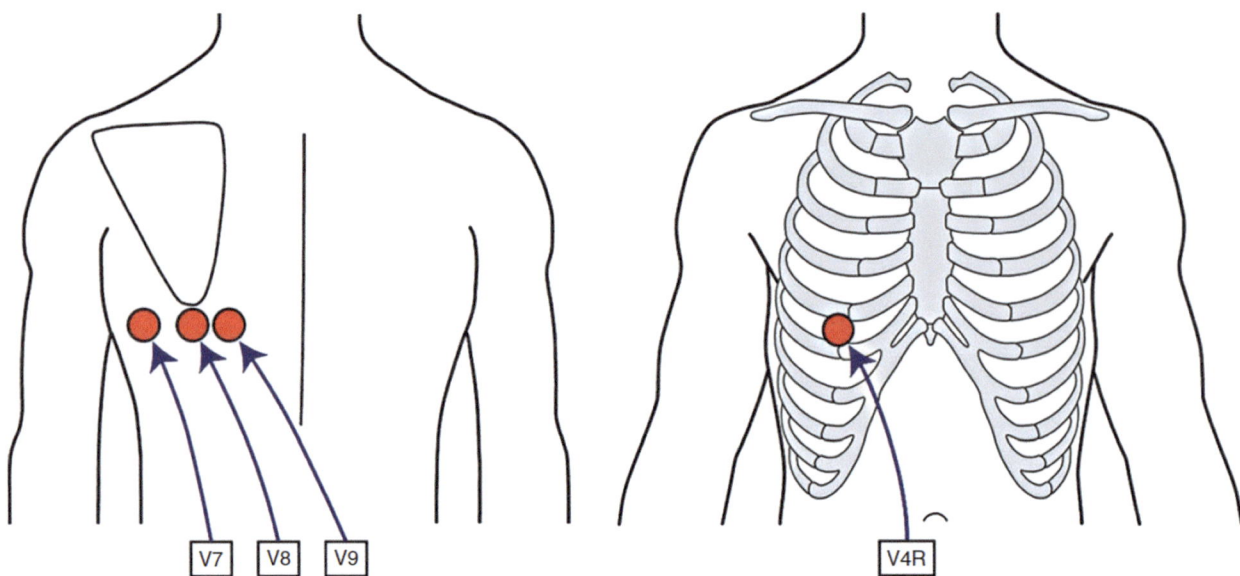

◨ **Abb. 6.11** Positionierung der Elektroden bei der posterioren oder rechtskardialen Ableitung. (Modifizierte Darstellung aus Ratzenböck et al. 2020)

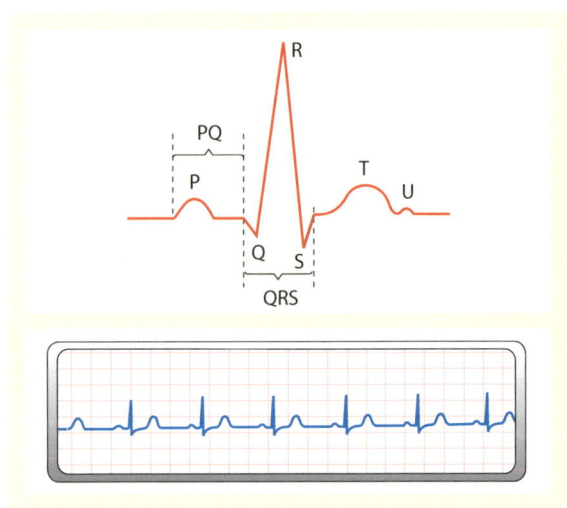

◨ **Abb. 6.12** Normale EKG-Impulsausbreitung. (Aus Larsen 2016)

6.5.4 EKG-Impulsausbreitung

Die einzelnen Impulse des EKGs werden mit den Buchstaben P bis U benannt. Hierbei werden die Impulse nach ihrer Form in Wellen, Zacken, Linien, Komplexe oder Strecken eingeteilt (◨ Abb. 6.12).

Unter physiologischen Bedingungen lassen sich die elektrischen Aktivitäten des Herzens auch immer den muskulösen Aktivitäten des Herzens zuordnen.

- **P-Welle**

Die P-Welle entstammt regulär aus den Sinusknoten und stellt die Erregungsausbreitung über die Vorhöfe dar. Im Falle einer Bildung weiterer impulsgebender Strukturen im Bereich der Vorhöfe z. B. beim Vorhofflattern können auch different geformte P-Wellen zu erkennen sein. Nach dem Abschluss der P-Welle kommt es zur Kontraktion der Vorhöfe. Reguläre Dauer ca. 0,1 s und Höhe 0,2–0,25 mV.

- **PQ-Zeit**

Die PQ-Zeit entspricht der Überleitungszeit des elektrischen Impulses auf die Kammer. Nach der elektrischen Erregungsausbreitung über die Vorhöfe wird die Weiterleitung zur adäquaten Kontraktion durch die Vorhöfe vom AV-Knoten verzögert. Die PQ-Zeit ist frequenzabhängig und verkürzt sich bei zunehmender Herzfrequenz. Bei einer Herzfrequenz von 60/min beträgt die PQ-Zeit 0,2 s. Normwerte 0,13–0,21 s. Verlängerte PQ-Zeiten werden auch als AV-Block bezeichnet.

- **QRS-Komplex**

Die Erregungsausbreitung über die Kammer lässt sich über den QRS-Komplex als zentrales Element des EKGs darstellen. Je nach Form der Herzerkrankung kann die Form dieses Komplexes sehr vielfältig sein. Dieser Gesamtkomplex geht der ventrikulären Kontraktion voran.

> Vereinfacht gesagt lässt sich der Ursprung der Komplexe nach ihrer Breite unterscheiden. Schmale Komplexe (<0,12 s) werden aus dem Vorhof oder AV-Knoten-Bereich übergeleitet. Verbreiterte Komplexe haben ihren Ursprung (z. B. ventrikuläre Extrasystolen) oder ihre Störung (z. B. Schenkelblöcke) im Bereich der Ventrikel.

Der QRS-Komplex besteht aus der Q-, R- und S-Zacke. Die Q-Zacke ist die erste negative Zacke nach der PQ-Strecke, diese ist allerdings nicht immer eindeutig sichtbar. Verbreiterte Q-Zacken können Zeichen eines (alten) Herzinfarktes sein. Die normale Q-Zacke sollte nicht breiter als 0,03 s (bei 50 mm/s – 1,5 mm) sein. In den Ableitungen V2 und V3 werden bereits Verbreiterungen ab 0,02 s als Infarktnarbe bezeichnet. Ein normales Q ist in der Regel auch nicht tiefer als ein Viertel der R-Zacke. Die R-Zacke ist die größte Zacke des normalen EKGs, in den Brustwandableitungen nimmt die Größe von V1–V5 immer mehr zu.

- **ST-Strecke**

Die normale Strecke von der S-Zacke bis zur T-Welle liegt auf der isoelektrischen Linie. In dieser Zeit sind beide Kammern vollständig depolarisiert. Die ST-Strecke darf maximal 0,1 mV (1 mm) ober- oder unterhalb der isoelektrischen Linie verlaufen. Eine veränderte ST-Strecke kann auf verschiedene Herzerkrankungen hindeuten. Insbesondere bei der Diagnostik eines Herzinfarktes ist die ST-Strecke von besonderer Bedeutung (STEMI oder NSTEMI).

- **T-Welle**

Die T-Welle entspricht der Phase der Erregungsrückbildung in den Kammern. Während der Zeit der Erregungsrückbildung ist das Herz besonders anfällig (vulnerable Phase) für Rhythmusstörungen. Fallen beispielsweise Extrasystolen in diese Phase, so können tachykarde Arrhythmien wie das Kammerflimmern ausgelöst werden (R-auf-T-Phänomen).

- **U-Welle**

Gelegentlich schwankt die T-Welle nochmal nach. Diese kann z. B. bei Hypokaliämien oder bei Vagotonie auftreten.

- **QT-Zeit**

Die Zeit vom Beginn der elektrischen Erregung der Herzkammer (Q) bis zum Ende der T-Welle umfasst die gesamte elektrische Erregungsausbreitung und Rückbildung in den Kammern. Diese Zeit ist frequenzabhängig und kann insbesondere bei einer verlängerten QT-Zeit als Indikator für die Gefahr (letaler) Herzrhythmusstörungen (z. B. Long-QT-Syndrom) oder als Nebenwirkung von Medikamenten wie z. B. Amiodaron, Antibiotika, Antiemitika gesehen werden. Die normale QT-Zeit sollte zwischen 380–450 ms liegen.

6.5.5 Überwachung des Patienten mittels EKG am Monitor

Die EKG-Überwachung am Monitor dient der Überwachung der Herzfrequenz und dem frühzeitigen Erkennen von Rhythmusstörungen, daher sollte die Indikation zur Überwachung am Monitor in der ZNA großzügig gestellt werden. Allerdings können auch technische Fehler und Artefakte verschiedene Rhythmusstörungen falsch anzeigen oder für ständige Alarme sorgen.

> Die Darstellungen des Monitors sollten immer mit dem klinischen Zustand des Patienten in Zusammenhang gebracht werden.

Typische Fehlerquellen sind hierbei eine falsche Positionierung der Elektroden, ausgetrocknete Elektroden, fehlerhaft eingestellte Alarmgrenzen, fehlende Schrittmachererkennung, falsch eingestellte Amplitude oder Ableitung am Monitor. Weiterhin können auch ein Muskelzittern (Frieren) oder auch defekte Kabel bzw. Monitormodule sowie eine fehlerhafte Erdung für Messartefakte sorgen.

6.5.6 EKG-Rhythmusinterpretation

Zur grundlegenden EKG-Rhythmusinterpretation sollten immer folgende Kriterien betrachtet werden:
- Frequenz: <60/min Bradykardie oder >100/min Tachykardie
- Regelmäßigkeit: regelmäßig/unregelmäßig
- Aussehen der QRS-Komplexe (Norm <0,12 s): breit oder schmal
- P-Wellen vor jedem QRS-Komplex
- PQ-Zeit verändert (Norm <0,2 s): AV-Block?

6.5.6.1 Wichtige EKG-Bilder

- **Asystolie und Kammerflimmern**

Diese beiden EKG-Bilder weisen auf einen reanimationspflichtigen Zustand des Patienten hin. Vor Beginn der Reanimationsmaßnahmen sollte immer erst der klinische Zustand des Patienten mit dem dargestellten EKG-Bild abgeglichen werden, um technische Ableitungsfehler wie z. B. einen Kabelbruch auszuschließen.

Neben dem Einleiten der Reanimationsmaßnahmen sollte bei einen Kammerflimmern schnellstmöglich eine Defibrillation durchgeführt werden (▶ Kap. 15). Bei einer Asystolie hingegen ist die Defibrillation nutzlos, hierbei muss eine zeitnahe Applikation von Adrenalin angestrebt werden (◘ Abb. 6.13).

- **Sinusrhythmus**

Charakteristisch für den Sinusrhythmus sind folgende Eigenschaften:
- Regelmäßige schmale QRS-Komplexe (Arrhythmien können auch auftreten – dann Sinusarrhythmie)
- Gleichmäßige P-Wellen, die immer vorhanden sind
- Keine erhöhten PQ-Zeiten

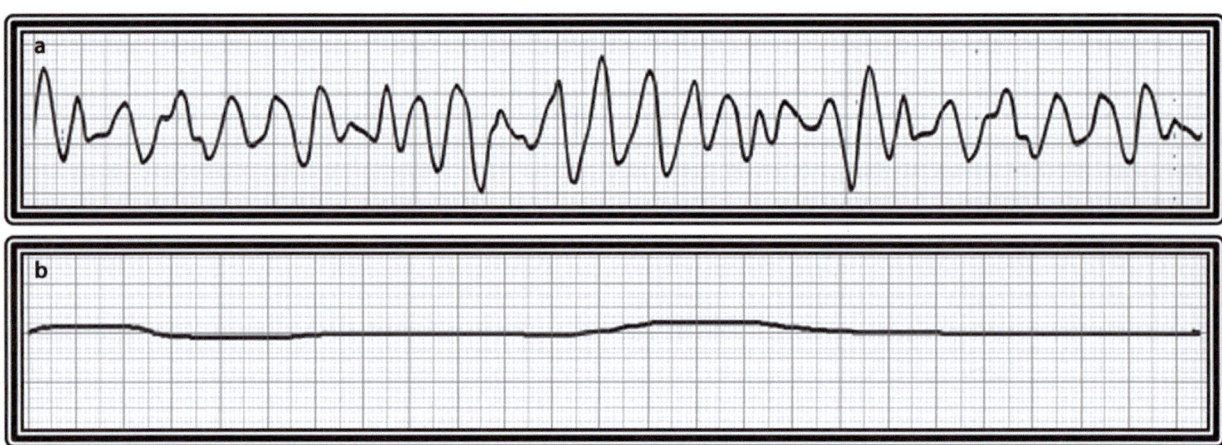

Abb. 6.13 a,b Reanimationspflichtiger Patientenzustand anhand der EKG-Bilder. **a** Kammerflimmern, **b** Asystolie

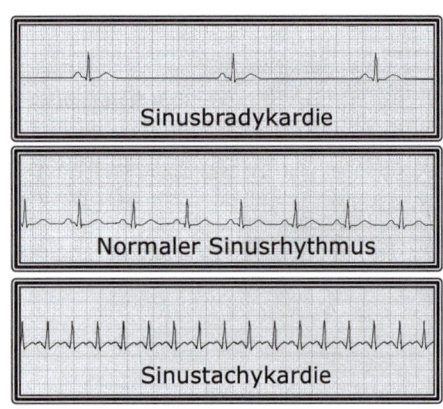

Abb. 6.14 Benennung des Sinusrhythmus anhand der Frequenz

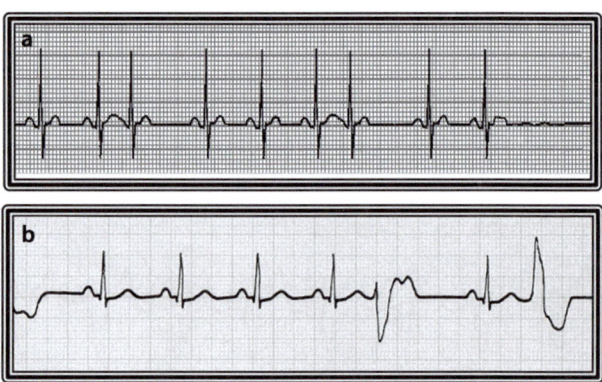

Abb. 6.15 **a** Supraventrikuläre Extrasystolen mit schmalen QRS-Komplexen. **b** Multiforme ventrikuläre Extrasystolen mit verbreiterten QRS-Komplexen

Je nach Frequenz Differenzierung in Sinusbradykardie (Herzfrequenz [HF] < 60/min), normaler Sinusrhythmus (HF 60–100/min), Sinustachykardie (HF > 100/min) (Abb. 6.14).

- **Extrasystolen**

Extrasystolen können ihren Ursprung sowohl aus den Vorhöfen (supraventrikulär) als auch aus den Kammern (ventrikulär) haben. Initial sollte allerdings der grundlegende Rhythmus identifiziert werden (z. B. Sinusrhythmus mit multiformen ventrikulären Extrasystolen).

Supraventrikuläre Extrasystolen (SVES) haben einen in der Regel einen schmalen QRS-Komplex (Ausnahme z. B. Schenkelblock). Die P-Welle ist entweder anders geformt oder bei tiefliegenden Extrasystolen nicht zu sehen.

Ventrikuläre Extrasystolen (VES) sind durch einen verbreiterten Komplex gekennzeichnet. Diese können entweder uniform (ein Herd) oder multiform (mehrere Herde) sein. In Abb. 6.15 unten finden sich neben den regulären Sinusrhythmus auch multiforme ventrikuläre Extrasystolen.

Charakteristisch ist ebenfalls die kompensatorische Pause (kurzer Aussetzer) nach einer Extrasystole, weiterhin können die VES auch mehrfach hintereinander in Salvenform auftreten.

- **Vorhofflimmern und Vorhofflattern**

Bei einem Vorhofflimmern laufen die Erregungen über die Vorhöfe völlig unkoordiniert ab. Eine geordnete Vorhofaktivität ist im EKG nicht mehr erkennbar. Die Frequenz der Flimmerwellen liegt über 300/min, häufig sind diese Wellen auch gar nicht erkennbar. Die Kammerkomplexe sind absolut unregelmäßig (absolute Arrhythmie). Die Frequenz schwankt hierbei und kann sich sowohl im normalen, aber auch im brady- oder tachykarden Bereich bewegen. Diese Rhythmusstörung kommt sehr häufig vor und findet sich bei über 10 % der 80-jährigen Patienten.

◘ Abb. 6.16 a Vorhofflimmern,
b Vorhofflattern

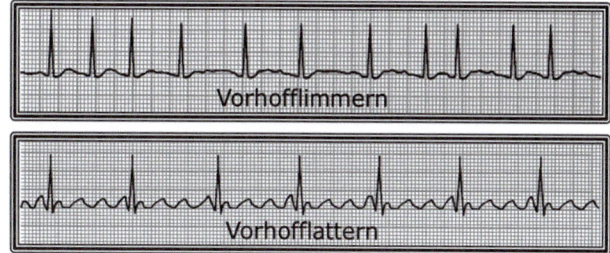

> Bei einer absoluten Arrhythmie liegt meistens ein Vorhofflimmern vor.

Bei dem Vorhofflattern zeigen sich regelmäßige (kreisende) Erregungen im Bereich der Vorhöfe mit einer Frequenz von etwa 300/min (230–350/min). Typischerweise werden die Vorhofaktivitäten in einem regelmäßigen Verhältnis von z. B. 2:1 bis zu 5:1 (Vorhofwellen: Kammererregungen) übergeleitet.

Die große Gefahr liegt in der sogenannten 1:1-Überleitung, also darin, dass jede Vorhofaktivität in die Kammern übergeleitet wird. Demzufolge kann hieraus eine Kammerfrequenz von 230–350/min mit kritischen hämodynamischen Auswirkungen entstehen. Typischerweise wird das Muster der Vorhofwellen auch als sägezahnartig beschrieben (◘ Abb. 6.16).

6.5.6.2 Therapieempfehlungen zur Behandlung von Patienten mit Tachykardie (mit Puls)

Für die akute Behandlung von Patienten mit tachykarden Herzrhythmusstörungen sollen nach den Empfehlungen des European Resuscitation Council (ERC 2021) initial folgende Entscheidungspunkte geklärt werden:
– Ist der Patient stabil oder instabil?

> Sollte der Patient instabil sein, wird eine zügige R-Zacken-synchronisierte Kardioversion unter Sedierung oder Allgemeinanästhesie empfohlen.

– Sind die Kammerkomplexe breit oder schmal?
– Ist der Rhythmus regelmäßig oder unregelmäßig?

■ **Tachykardien mit schmalen Kammerkomplexen (<0,12 s)**

Tachykardien mit schmalen Komplexen haben ihren Ursprung immer im Bereich der Vorhöfe (supraventrikuläre Tachykardie – SVT). Die Ursache liegt in den meisten Fällen in einer Reentry-Tachykardie (kreisende Erregungen im Bereich des AV-Knotens) oder ist durch eine Vorhoftachykardie (Vorhofflimmern/Vorhofflattern) begründet. Circa 25 % der regelmäßigen Tachykardien lassen sich relativ einfach durch nichtmedikamentöse Maßnahmen wie die Karotissinus-Massage oder ein Valsalva-Manöver behandeln. Die Karotissinus-Massage wird mit Druck auf die A. carotis in Höhe des Schildknorpels durchgeführt. Massieren Sie diese Region mit festen kreisenden Bewegungen für etwa 5 s. Falls das Manöver erfolglos war, soll dies auf der Gegenseite wiederholt werden.

> Führen Sie keine Karotissinus-Massage durch, wenn es ein Strömungsgeräusch über der Karotis gibt: Die Ruptur eines atheromatösen Plaques könnte eine zerebrale Embolie und einen Schlaganfall auslösen.

Beim Valsalva-Manöver soll der Patient forciert gegen die geschlossene Glottis ausatmen. Eine praktische Methode, dies ohne langwierige Erklärungen durchzuführen, ist, den Patienten zu bitten, mit so viel Kraft in eine 20-ml-Spritze zu blasen, dass der Spritzenkolben zurückgedrückt wird. Die Effektivität kann durch eine flache Rückenlage des Patienten mit anschließendem Anheben der Beine noch gesteigert werden.

Eine weitere einfache Maßnahme (auch zur Selbsthilfe) kann das Trinken von kaltem Wasser sein.

> Bei der Durchführung dieser Manöver sollte immer eine EKG-Aufzeichnung durchgeführt werden. Im Falle eines Vorhofflatterns werden aufgrund der verlangsamten ventrikulären Ansprechbarkeit ggf. die Flatterwellen demaskiert.

Bei unregelmäßigen Tachykardien mit schmalen Kammerkomplexen liegt in der Regel ein Vorhofflimmern vor. Hierfür gibt es folgende Behandlungsoptionen:
– Medikamentöse Frequenzkontrolle
– Rhythmuskontrolle mit Medikamenten, die die chemische Kardioversion unterstützen
– Rhythmuskontrolle durch elektrische Kardioversion mit einer initialen Energie von 70–120 J (wenn >48 h keine Kardioversion ohne Antikoagulation oder Ausschluss von Thromben)
– Komplikationsvorbeugung (z. B. Antikoagulation)

■ **Tachykardien mit breiten Kammerkomplexen (>0,12 s)**

Tachykardien mit breiten Kammerkomplexen haben meistens einen ventrikulären Ursprung, können aber im Falle einer Schenkelblockierung auch aus den Vorhöfen entsprungen sein.

> Tachykardien mit breiten Kammerkomplexen sind in der Regel bedrohlicher als supraventrikuläre Tachykardien. Im Zweifel muss eine Therapie analog der ventrikulären Tachykardie erfolgen.

Die ventrikuläre Tachykardie (VT) kann initial mit Amiodaron oder alternativ mit Procainamid behandelt werden. Eine Elektrolytsubstitution mit Kalium und Magnesium kann ebenfalls in Erwägung gezogen werden. Anhaltende oder instabile ventrikuläre Tachykardien sollten mittels einer synchronisierten Kardioversion mit einer initialen Energie von 120–150 J unter Sedierung oder Allgemeinanästhesie behandelt werden.

> Im Falle eines auftretenden Kammerflimmerns muss eine sofortige Defibrillation (ohne Synchronisierung) erfolgen.

Insbesondere bei den Torsades-de-Pointes-Tachykardien (unregelmäßige Sonderform der VT), stellt sich eine Therapie mit Magnesium als besonders effektiv dar. In schweren Fällen muss auch hier eine Defibrillation erfolgen (Abb. 6.17).

Blockbilder des Atrioventrikular-Knotens (AV-Blöcke)

Der AV-Knoten verzögert unter physiologischen Bedingungen die Reizüberleitung von den Vorhöfen in die Kammern. Dies dient einer Trennung der Kontraktionen von Vorhöfen und Kammern. Diese Verzögerung der Überleitung kann auch pathologisch gestört sein.

Die sogenannten AV-Blöcke werden in drei Grade eingeteilt. Je höhergradiger ein AV-Block ist, desto eher sollte eine Intervention eingeleitet werden. Die klinische Symptomatik kann sehr unterschiedlich ausgeprägt sein. Falls die Ursache eines hochgradigen AV-Blockes nicht behoben werden kann, muss in der Regel ein Schrittmacher implantiert werden. Für die Akutintervention kann auch eine medikamentöse Therapie z. B. mit Adrenalin oder Orciprenalin zur Verbesserung der elektrischen Überleitung erwogen werden. Atropin erzielt insbesondere bei den höhergradigen AV-Blockierungen häufig nicht den gewünschten Effekt.

Im Falle der Anlage eines externen Schrittmachers muss die Positionierung der Stimulationselektroden anterior–posterior (Brust und Rücken) erfolgen, um direkt

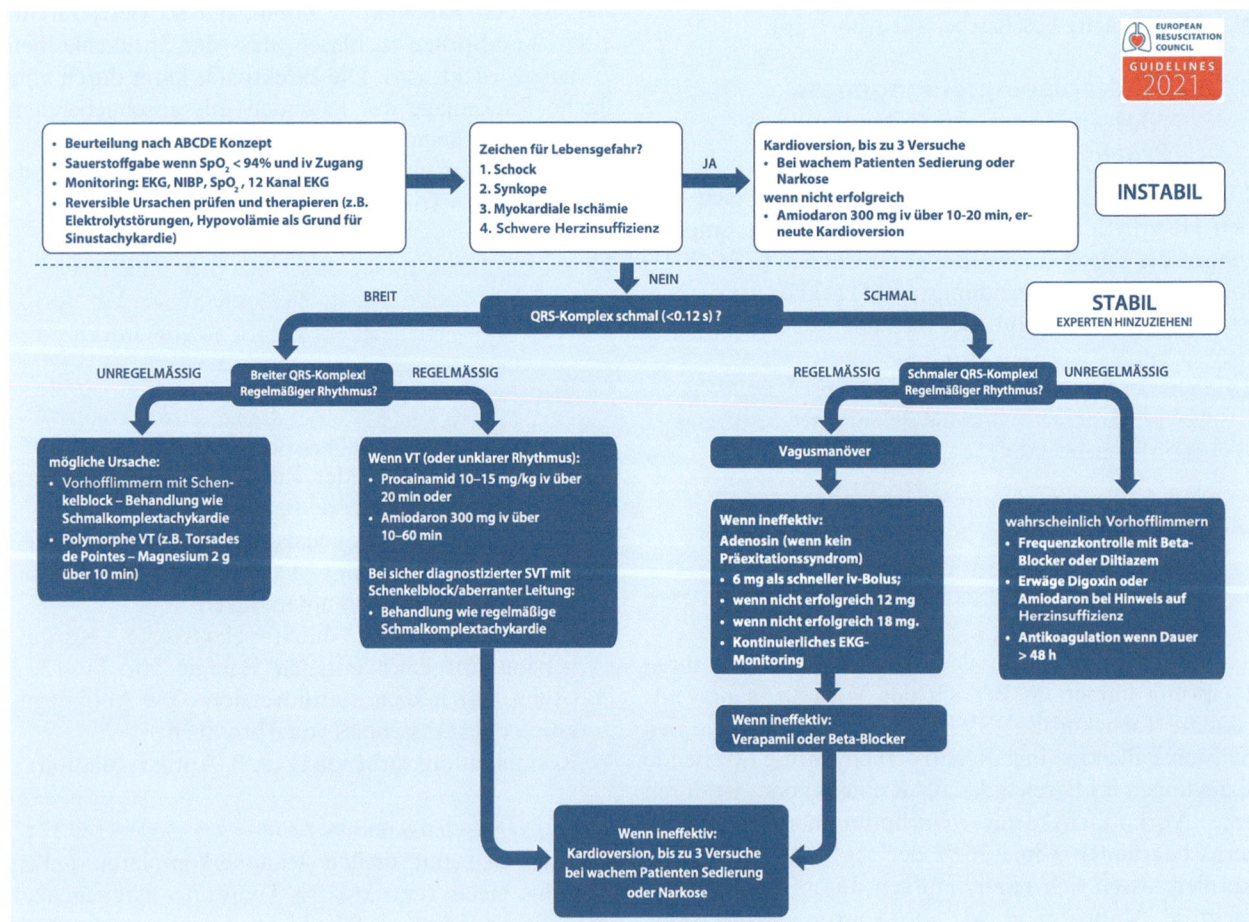

Abb. 6.17 ERC-Tachykardie-Algorithmus. (aus Soar et al. 2021)

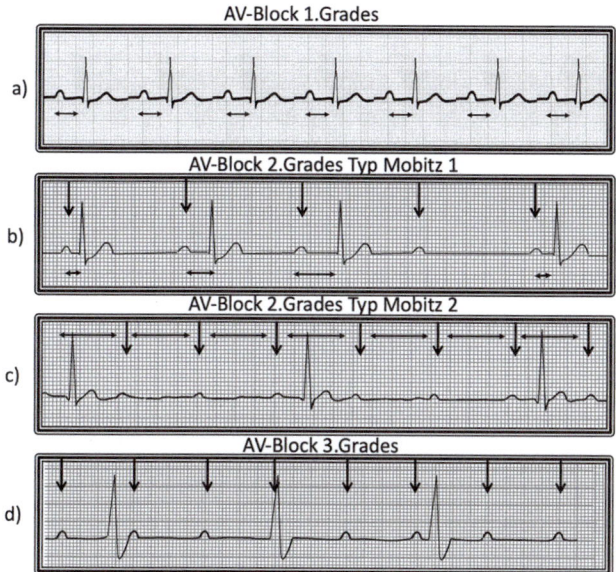

Abb. 6.18 a AV-Block 1. Grades mit verlängerter PQ-Zeit. b AV-Block 2. Grades Typ Mobitz 1 mit zunehmender Verlängerung der PQ-Zeit bis zum Ausfall eines Komplexes. c AV-Block 2. Grades Mobitz 2 mit regelmäßigen Ausfall eines QRS-Komplexes (hier zwei Ausfälle und eine Überleitung). d AV-Block 3. Grades mit markierten P-Wellen

die Kammern zu stimulieren. Bei einer Positionierung entlang der Herzachse werden die Impulse ebenfalls im AV-Knoten blockiert und bleiben somit wirkungslos.

- **AV-Block 1.Grades**

Der AV-Block 1.Grades ist durch eine Verlängerung der PQ-Überleitung von mehr als 0,2 s definiert. Der Impuls selber stammt aus den Vorhöfen (Sinusknoten) und wird nur verzögert übergeleitet (Abb. 6.18a, die waagerechten Pfeile zeigen die PQ-Strecke an).

- **AV-Block 2. Grades**

Der AV-Block 2. Grades wird in zwei Typen unterteilt. Der Typ Mobitz 1 wird auch als Typ Wenckebach bezeichnet. Charakteristisch für diesen Typ ist eine periodische Zunahme der PQ-Zeit mit einem regelmäßigen Ausfall des QRS-Komplexes (Wenckebach-Periodik).

Beim AV-Block 2. Grades Typ Mobitz 2 werden hingegen regelmäßig die Überleitungen der Vorhofaktivitäten (P-Wellen) nicht auf die Kammer übergeleitet. Der PQ-Abstand ist bei den übergeleiteten Impulsen allerdings im normalen Bereich (Abb. 6.18b und c).

- **AV-Block 3. Grades**

Beim AV-Block 3. Grades wird kein Impuls aus den Vorhöfen auf die Kammern übergeleitet. Je nach Ersatzrhythmus kann dies hämodynamisch noch ausreichend sein oder eine Reanimationspflichtigkeit durch einen funktionellen Kreislaufstillstand bedeuten. Charakteristisch sind regelmäßige P-Wellen (senkrechte Pfeile) und regelmäßige, unabhängige Kammerkomplexe, die je nach Lokalisation des Ersatzschrittmachers von unterschiedlicher Form und Frequenz(in der Regel Bradykard) sein können. Die Vorhöfe und die Kammern schlagen somit unabhängig voneinander. Je nach Kammerfrequenz „verschwinden" die P-Wellen in den QRS-komplexen und sind somit nicht sichtbar (Abb. 6.18d).

6.6 Defibrillation und Kardioversion

Tobias Herrmann

Die Zielsetzung einer Defibrillation bzw. Kardioversion liegt in der Durchbrechung einer ungeordneten Erregungsausbreitung und in der Wiederherstellung eines Sinusrhythmus sowie der regelgerechten Pumpfunktion des Herzes. Beiden Verfahren liegt ein elektrischer Impuls zugrunde, um nahezu alle Herzmuskelzellen geordnet zu depolarisieren.

Die Energieabgabe über einen Defibrillator wird sehr häufig als „Schock" bezeichnet.

6.6.1 Defibrillation

Die Defibrillation wird genutzt, um einen ungeordneten Herzrhythmus (Kammerflimmern oder pulslose ventrikuläre Tachykardie) wieder in einen geordneten Rhythmus zu überführen. Da bei diesen EKG-Bildern keine geordneten R-Zacken zu erkennen sind, erfolgt die Energieabgabe im Gegensatz zur synchronisierten Kardioversion asynchron und direkt nach dem Auslösen des Schocks. Eine aktivierte Sync-Funktion würde eine Energieabgabe verzögern oder gar nicht erlauben, daher ist diese Funktion bei der Defibrillation deaktiviert.

> Die elektrische Defibrillation stellt bei einem Kammerflimmern oder einer pulslosen ventrikulären Tachykardie im Rahmen der Reanimation eine wichtige Maßnahme dar und sollte, sobald ein Defibrillator verfügbar ist, ohne Verzögerungen durchgeführt werden.

- **Kammerflimmern**

Beim Kammerflimmern liegt eine gestörte Weiterleitung des elektrischen Signals im Herzen vor. Die Muskelfasern am Herzen kontrahieren unkoordiniert, sodass ein Auswurf und die mechanische Pumpfunktion nicht mehr gegeben sind. Die Kammerfrequenz ist hierbei schneller als 320/min. Durch den fehlenden Auswurf ist eine Versorgung des Körpers mit Blut nicht mehr gewährleistet. Im Rahmen der erforderlichen Reanimationsmaßnahmen sollte möglichst unverzüglich die Defibrillation durchgeführt werden.

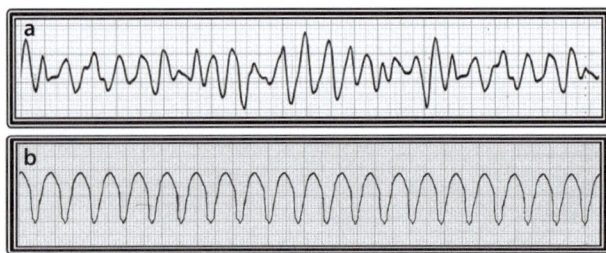

Abb. 6.19 a Kammerflimmern. b Ventrikuläre Tachykardie

- **Ventrikuläre Tachykardie**

Bei der ventrikulären Tachykardie liegt eine schnelle Kammererregung mit verbreitertem QRS-Komplex in monomorpher oder polymorpher Form vor. Das Herz erbringt hierdurch nur noch eine mangelhafte oder gar keine Auswurfleistung mehr. Die ventrikuläre Tachykardie kann mit vorhandenem Puls oder ohne vorhandenen Puls (pulslos) auftreten (Abb. 6.19).

- **Durchführung**

Bei der Defibrillation ist die Verwendung von Klebeelektroden empfohlen (auch Softpaddels oder Patches genannt). Eine Verwendung von Hardpaddles ist ebenfalls möglich, allerdings wird dies nicht mehr empfohlen. Hierbei muss unbedingt ein Gel oder ein Pad zur Übertragung (oder Überleitung) der Defibrillationsenergie verwendet werden. Weiterhin muss hierbei ein ausreichender Anpressdruck von 5–8 kg angewendet werden.

> Das Gerät sollte immer auf Einsatzfähigkeit und Funktion getestet werden. Jeder Mitarbeiter muss nach Medizinproduktegesetz (MPG) auf das Gerät eingewiesen sein. Ein täglicher Gerätetest ist unerlässlich, dabei ist auf die Herstellerinformation zu achten.

- **Vorgehen bei der Defibrillation**

Der Patient sollte flach auf dem Rücken gelagert werden und der Oberkörper muss entkleidet sein. Bei sehr starker Brustbehaarung kann eine grobe Haarentfernung an den Elektrodenstellen mittels Rasierer sinnvoll sein.

Dann wird das Gerät angeschaltet und je nach Typ und Hersteller in den passenden Modus gestellt.

> Bei einer selbstständigen Anwendung durch die Notfallpflegekraft empfiehlt sich die Verwendung des halbautomatischen Modus.

Im halbautomatischen Modus analysiert das Gerät selbstständig den Rhythmus und empfiehlt ggf. eine Schockabgabe. Die Energiemenge wird vom Gerät gewählt, die Abgabe des Schocks muss allerdings manuell initiiert werden. Die Verwendung des manuellen Modus ist bei den meisten klinischen Geräten auch möglich. Dieser kann bei sicherer Indikation auch durch die Notfallpflegekräfte angewendet werden.

Die Defibrillationselektroden sollen grundsätzlich rechts parasternal (sternal) oberhalb der rechten Brust und an der Herzspitze im Bereich der lateralen Brustwand (Apex) etwa eine Handbreit unterhalb der Achselhöhle geklebt werden. Der Energiefluss erfolgt somit entlang der Herzachse.

> **Praxistipp**
>
> Bei der Verwendung von Hardpaddles ist darauf zu achten, dass ausreichend Kontaktgel verwendet und ein ausreichender Anpressdruck von ca. 8 kg erreicht wird.

Trägt der Patient einen internen Kardiodefibrillator (ICD) oder Herzschrittmacher, sollten die Elektroden mindestens 8 cm abseits vom Aggregat geklebt werden. Lässt sich der ICD oder Herzschrittmacher mittels eines Magneten ausschalten, sollte dies nach Möglichkeit erfolgen.

Nach dem Kleben der Elektroden sollte eine schnellstmögliche Analyse des Herzrhythmus erfolgen.

Liegt nun ein defibrillierbarer Rhythmus vor, lädt das Gerät selbstständig oder muss manuell geladen werden. Bei der halbautomatischen Verwendung berechnet das Gerät aufgrund des Körperwiderstands die notwendige Energie.

In der manuellen Vorgehensweise wird beim Erwachsenen eine Energie von 150–200 J biphasisch und beim Kind 4 J/kg, je nach Hersteller und Impulsform, angewendet.

Beim Erreichen der notwendigen Ladung ertönt meist ein durchgehender Ton und die Schockabgabe kann erfolgen.

! Vor Schockabgabe muss eine Warnung an alle Umstehenden erfolgen, um den Kontakt zum Patienten zu unterbrechen/zu vermeiden.

Eine erfolgreiche Defibrillation liegt dann vor, wenn der Rhythmus in einem Zeitraum von 5 s konvertiert. Laut den aktuellen Reanimationsleitlinien soll die Herzdruckmassage direkt nach der Schockabgabe fortgesetzt werden.

6.6.2 Kardioversion

Die Kardioversion wird bei Patienten mit tachykarden Herzrhythmusstörungen mit vorhandenem Auswurf durchgeführt. Im Gegensatz zur Defibrillation findet eine Synchronisation mit der R-Zacke statt. Hierdurch wird die ausgewählte Energie erst ca. 20 ms nach der R-Zacke abgegeben und somit ein Stromstoß innerhalb der vulnerablen Phase vermieden.

> In der vulnerablen Phase (innerhalb der T-Welle) kann das Herz sehr empfindlich auf elektrische Störungen reagieren. Im Falle einer Schockabgabe in dieser Phase kann es zum Kammerflimmern oder zur Asystolie kommen. Daher muss bei der Kardioversion unbedingt die „Sync"-Funktion aktiviert sein.

Da sich die Sync-Funktion bei einigen Herstellern nach einer Energieabgabe wieder deaktiviert, muss diese vor jeder Kardioversion überprüft und ggf. neu aktiviert werden.

Indikation

Bei der Kardioversion unterscheidet man grundsätzlich zwischen der Anwendung im Notfall oder der elektiven Anwendung.

Als Notfallindikation betrachtet man instabile Herzrhythmusstörungen wie die ventrikuläre oder supraventrikuläre Tachykardie in Verbindung mit den Zeichen für Instabilität:
- Schock
- Synkope
- Myokardischämie
- Herzinsuffizienz

Die elektive Anwendung erfolgt häufig bei der Behandlung des Vorhofflimmerns, wenn:
- eine medikamentöse Kardioversion nicht erfolgreich war,
- eine Beschwerdepersistenz vorliegt,
- das Vorhofflimmern erst vor Kurzem aufgetreten ist,
- eine den Sinusrhythmus erhaltende Therapie indiziert ist,
- eine hohe Herzfrequenz vorliegt.

Bei der elektiven Anwendung sollte vorab immer eine Antikoagulation über 4 Wochen oder eine transösophageale Echokardiografie(TEE) zum Ausschluss von Thromben erfolgen.

Vorbereitung

Nach der Indikationsstellung sollte eine schnellstmögliche Umsetzung der Kardioversion bei einer kreislaufinstabilen Tachykardie erfolgen. Bei der elektiven Versorgung sollte wie oben beschrieben eine Antikoagulation und/oder TEE geschehen.

Zu der Vorbereitung der Kardioversion zählt:
- Ausführliche Aufklärung des Patienten
- Monitoring mit SpO_2, RR und EKG
- Mindestens ein sicherer periphervenöser Zugang
- Sauerstoffgabe (Präoxygenierung wegen Kurznarkose)
- Wahl der passenden Medikation zur Sedierung (ggf. Kurznarkose)
- Immer Reanimations- und Intubationsbereitschaft herstellen

Durchführung

Wenn möglich sollte eine Kardioversion immer mit mindestens zwei Personen durchgeführt werden. Eine Person übernimmt die Sedierung und überwacht die Hämodynamik, die zweite Person führt die eigentliche Kardioversion durch.

Elektroden positionieren (Abb. 6.20):
- Kleben der Elektroden anteroapical – Apex und Sternum, Verwendung bei Periarrest bzw. instabilen Patienten (wie auch bei der Defibrillation)
- Kleben der Elektroden Anterior–Posterior, Verwendung bei geplanter Kardioversion
- Aus Gründen der Sicherheit möglichst Verwendung von Klebelektroden zur Fehler- und Gefahrenminimierung
- Bei implantierten ICD oder Herzschrittmacher sollten die Elektroden mindestens 8 cm Abstand zum Aggregat haben

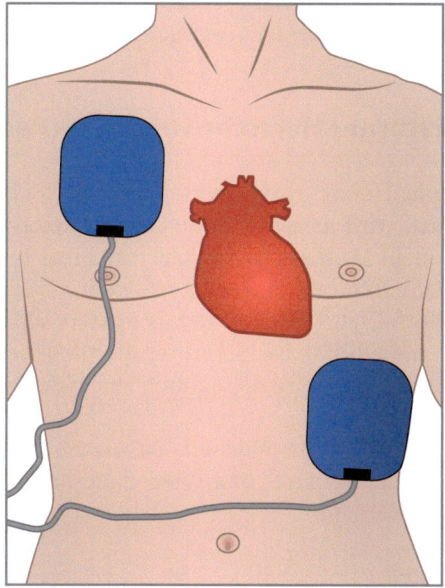

Abb. 6.20 Positionierung der Klebeelektroden. (Aus Ziegenfuß 2017)

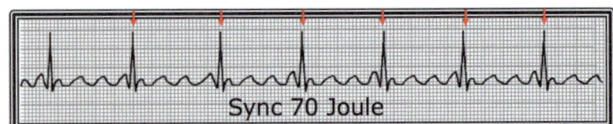

Abb. 6.21 Synchronisierte Kardioversion bei einem Vorhofflattern. Sync-Modus ab der 2. R-Zacke aktiviert, Geräte zeigen die identifizierten R-Zacken *(hier rote Pfeile)* und den Sync-Modus an

6.6.3 Sedierung bei der Kardioversion

Wann immer möglich sollte zur Kardioversion eine Sedierung durchgeführt werden. Verwendet wird meist ein kurzwirksames Benzodiazepin wie Midazolam oder Anästhetika/Narkotika wie Propofol oder Ketamin, es gibt allerdings viele Kombinationsmöglichkeiten. Abhängig gemacht wird es von der Stabilität des Patienten und ob die Kardioversion elektiv-geplant oder notfallmäßig geschieht. Dies erfolgt ist in Absprache mit dem Arzt oder nach hausüblichen Standard.

Nach der Vorbereitung des Patienten geht es an die eigentliche Kardioversion.

> Hier zunächst Synchronisation einschalten (mit R-Zacke)! (Abb. 6.21).

- **Energiewahl bei Kardioversion**
- Vorhofflimmern: 120–150 J
- Vorhofflattern oder andere supraventrikuläre Tachykardien: 70–120 J
- Ventrikuläre Tachykardie: 120–150 J
- Steigerung bei weiteren Versuchen

6.6.4 Externer Herzschrittmacher (Pacer)

Die externe Herzschrittmachertherapie, auch als Pacing bezeichnet, wird meist bei Patienten mit einer medikamentös nicht therapierbaren und instabilen bradykarden Herzrhythmusstörungen angewendet.

Im Notfallzentrum lässt sich besonders schnell eine externe transthorakale Schrittmachertherapie einleiten. Durchgeführt wird diese durch eine elektrische Stimulation mittels eines externen Herzschrittmachers. Im Verlauf sollte es allerdings ein passagerer Schrittmacher „eingeschwemmt" bzw. eine dauerhafte Lösung angestrebt werden.

- **Indikation**

Instabile Bradykardien wie z. B. bei hochgradigen AV-Block. Zeichen für Instabilität:
- Schock
- Synkope
- Myokardischämie
- Herzinsuffizienz (z. B Lungenödem)

- **Durchführung**

Wie bei der Kardioversion erwähnt, ist auch die Pacer-Therapie immer mit mindestens 2 Personen (1 Ärztlicher Dienst/1 Pflegekraft) durchzuführen.

- **Elektrodenposition**
- Kleben der Elektroden anterolateral, anterior–posterior

  Insbesondere bei hochgradigen AV-Blöcken muss die Positionierung der Elektroden anterior–posterior erfolgen, da die elektrischen Impulse sonst ebenfalls am AV-Knoten blockiert werden können. Daher müssen die Impulse direkt über die Kammern abgegeben werden.
- Kleben eines EKG zur Standardableitung (wird meist von den Geräten benötigt)
- Am Gerät Einstellung von „Demand" (reagiert auf Eigenfrequenz)
- Ohne diese Einstellung erfolgt eine Abgabe der Impulse, ohne die elektrische Aktivität des Patienten zu berücksichtigen
- Bei implantiertem ICD oder Herzschrittmacher sollten die Elektroden mindestens 8 cm Abstand zum Aggregat haben

Da die Stromabgabe über einen externen Schrittmacher für die Patienten unangenehm und schmerzhaft ist, muss auch bei der Schrittmacher-Therapie eine Analgosedierung erfolgen.

- **Geräteeinstellung und Umsetzung**
- Bei instabilen Patienten Start mit 80/min und 80/mA.
- Bei semistabilen Patienten sollte eine langsame Steigerung von 0 mA in 10-mA-Schritten erfolgen, bis eine kontinuierliche Stimulation vorliegt.
- Um eine sichere Stimulation zu garantieren, wird die Energie nochmals um 10 mA gesteigert und liegt meist zwischen 40–60 mA.
- Frequenz zunächst 50 % über die Eigenfrequenz, meist 20 Schläge höher als die Eigenfrequenz.
- Kommt es nun zu einer Übernahme der externen Stimulation und die Umsetzung in einen QRS-Komplex direkt nach dem Schrittmacher-Spike, ist das sogenannte „elektrische Capture" erreicht.

> „Capture" muss erreicht werden (Impulse werden übergeleitet) und eine sichere Pulsdetektion an einer großen Arterie zeigt eine erfolgreiche Schrittmachertherapie an.

Bei erfolgreicher Therapie muss zeitnah eine Ursachenabklärung und die weitere Versorgung z. B. durch die Anlage eines transvenösen Schrittmachers eingeleitet werden.

6.7 Point-of-Care-Testing (POCT)

Margot Dietz-Wittstock

» Einschätzung der Krankheitsschwere, Lebensrettung, Diagnosestellung und Koordination des weiteren Behandlungsganges sind die Kernaufgaben von Notaufnahmen (Dodt 2017, S.3).

Die sichere Erfüllung dieser Kernaufgaben in einem engen Zeitfenster setzt eine schnelle Verfügbarkeit von Notfalllaborparametern voraus, was nicht zuletzt zur Entwicklung von „Vor-Ort-Analysemöglichkeiten", sogenannter POCT(Point-of-Care-Testing)-Geräte mit unterschiedlichen Parameterbestimmungsmöglichkeiten geführt hat.

Gängige Parameter zur POCT-Analyse für das Notfallzentrum sind: Biomarker wie Troponin, Myoglobin, Creatinkinase(CK)-MB, D-Dimere sowie Brain natriuretic peptide (BNP) als mögliche Indikatoren zu Bestimmung einer Herzinsuffizienz, Gerinnungsparameter, Blutzucker und die Blutgasanalyse.

Weitere Vor-Ort-Analysemöglichkeiten in Form von Schnelltests wie der Schwangerschaftstest sowie die Influenza- oder Covid-19-Antigenbestimmungen können im Notfallzentrum Anwendung finden. Antigenbestimmungen müssen jedoch aufgrund der sehr unterschiedlichen Sensitivitäten kritisch bewertet werden.

> Gütekriterium Sensitivität: Eine infizierte Person ist wirklich infiziert und erhält ein positives Testergebnis. Beispielsweise werden bei einem Test mit 91%iger Sensitivität 91 von 100 Infizierten erkannt, 9 Infizierte werden allerdings nicht erkannt. Sie erhalten ein negatives Testergebnis, obwohl sie infiziert sind.

■ Allgemeine Grundsätze von Point-of-Care-Testungen
— Blutuntersuchungen unterliegen strengen Vorschriften und Richtlinien, diese müssen auch bei der POCT beachtet und eingehalten werden.
— Die exakte Durchführung der Probenabnahme, Probenhandhabung, Durchführung der Messung, Kalibration des Gerätes, Spülung und Wartung des Gerätes sowie korrekter Reagenzwechsel sind Voraussetzung für die sichere Diagnostik.
— Die POCT sollte leicht zu erlernen und durchzuführen sein und eine relevante Zeitersparnis im Vergleich zur Untersuchung im Labor darstellen, da es sich bei der Durchführung in der Regel um zeitliche Bindung des Pflegepersonals handelt.

6.7.1 Blutgasanalyse (BGA)

Die Blutgasanalyse als bettseitige Möglichkeit der Überwachung des Gasaustausches, des Säure-Basen- und Elektrolythaushaltes gehört zur Grundausstattung einer Notaufnahme. Sie kann Auskunft über vitale Störungen geben, als Indikator für sofortige Intervention und zur Therapiesteuerung dienen.

Bei respiratorisch auffälligen Patienten sollte die Abnahme einer arteriellen BGA erwogen werden. Bei respiratorisch unauffälligen Patienten genügt zunächst die venöse BGA. Grundlegende BGA-Parameter zeigt ◘ Tab. 6.10.

Weitere in der BGA bestimmbare Parameter sind Laktat und Elektrolyte zur Beurteilung der metabolischen Situation sowie das Hämoglobin (Hb) und der Blutzuckerwert (BZ).

◘ **Tab. 6.10** Grundlegende BGA-Parameter

Parameter	Beurteilung	Normwert (arteriell)	Normwerte (venös)
pO_2 – partialer Sauerstoffdruck	Lungenaktivität (Indikator für die Sauerstoffaufnahme ins Blut)	70–100 mmHg	36–44 mmHg
pCO_2 – partialer Kohlendioxiddruck	Aufschluss über die Abatmung des Kohlendioxids über die Lunge, die alveoläre Ventilation	35–45 mmHg	37–50 mmHg
pH-Wert	Gleichgewicht der Säuren und Basen im Blut	7,35–7,45	7,35–7,43
HCO_3 – Standard-Bicarbonat	Zusammen mit dem pH-Wert Verschiebung und Ursprung einer Verschiebung des Säure-Basen-Haushalts	21–26 mmol/l	21–26 mmol/l
B.E. – Base Excess	Differenz der im Blut vorliegenden Pufferbasen zum Normalwert	–2 bis +2 mmol/l	–2 bis +2 mmol/l
$SO_{2\%}$	Sättigung (wie viel des eingeatmeten Sauerstoffes wird vom Blut aufgenommen)	95–100 %	70–80 %

- **Wie wird die Messung korrekt durchgeführt?**
- Information des Patienten
- Aufsuchen der geeigneten Punktionsstelle
- Desinfektion der Punktionsstelle
- Möglichst Abnahme ungestaut
- Punktion
- Langsame Blutabnahme (zu schnelle Aspiration kann zu fehlerhaften Werten führen)
- Luftblasen entfernen
- Probe durch leichtes, ständiges Drehen durchmischen
- Möglichst zügige Verwertung der Probe oder fachgerechte Lagerung
- Kompression der Punktionsstelle, ggf. Druckverband mit Kontrolle auf Nachblutung

Bei der Abnahme aus einem Drucksystem:
- Verwerfen der ersten 1–2 ml Blut aus dem System
- Nach Abnahme Spülung des Systems

> **Praxistpp**
>
> Die Punktion einer Arterie ist aufgrund der unterschiedlichen Anatomie im Vergleich zur Vene in der Regel schmerzhafter als die Venenpunktion (Chauvin, A.et al. 2020).

Die Werte pO2 und pCO_2 sind aus der venösen BGA nur bedingt zu verwerten, da es sich um Messgrößen aus dem arteriellen Blut handelt.

6.7.2 Säure-Basen-Haushalt

Störungen des Säure-Basen-Haushaltes lassen sich zunächst in zwei Gruppen einteilen: respiratorische und metabolische Störungen (◘ Tab. 6.11).

- **Therapiegrundsätze**

Zunächst besteht grundsätzlich immer das Ziel, die Ursache der Störung zu beheben (◘ Abb. 6.22).

- **Respiratorische Störungen**

Respiratorische Störungen der Blutgase versucht der Körper metabolisch zu kompensieren.
- Respiratorische Azidose:
  Ziel ist die verbesserte Ventilation und das Beheben der Ursache.
- Respiratorische Alkalose:
  Bei angst- oder aufregungsbedingten Hyperventilationstetanien muss zu der erforderlichen Rückatmung von CO_2 ggf. eine (milde) Sedierung durchgeführt werden.

◘ Tab. 6.11 Störungen des Säure-Basen-Haushalts: Entstehung und Ursachen

Störung			Mögliche Ursachen
Respiratorische Störung	Vermehrte oder verminderte Abatmung von CO_2 beeinflusst in Sekundenschnelle die CO_2-Konzentration (pCO_2) im Blut	**Hypoventilation** führt zu verminderter Abatmung von CO_2, was zum Anstieg des pCO_2 im Blut führt, der pH-Wert sinkt, Folge ist die **respiratorische Azidose**	Atemstörungen, Einfluss von Betäubungsmitteln, falsch eingestellte Beatmungsparameter
		Hyperventilation führt zu vermehrter Abatmung von CO_2 und folglich sinkt der pCO_2 im Blut, der pH-Wert steigt, Folge ist die **respiratorische Alkalose**	Starke Atmung nach Angstzuständen
Metabolische Störung	Metabolische Einflüsse des Säure-Basen-Haushaltes werden hauptsächlich über das Bicarbonat-Puffersystem gesteuert, Verschiebungen können Stunden benötigen	Dem Basenverlust des Blutes oder dem Anstieg von Säuren folgt das Sinken des pH-Wertes und des HCO_3, der B.E. liegt unter –2 mmol/l, man spricht von **metabolischer Azidose**	Ketoazidose, Diabetes, Nierenversagen, Durchfallerkrankungen, Alkoholvergiftung
		Der Erhöhung der Basenkonzentration im Blut oder dem Verlust von Säuren folgt der Anstieg des pH-Wertes und des HCO_3, der B.E. liegt über +2 mmol/l, man spricht von einer **metabolischen Alkalose**	Falsche Diuretikatherapie, Hypokaliämie

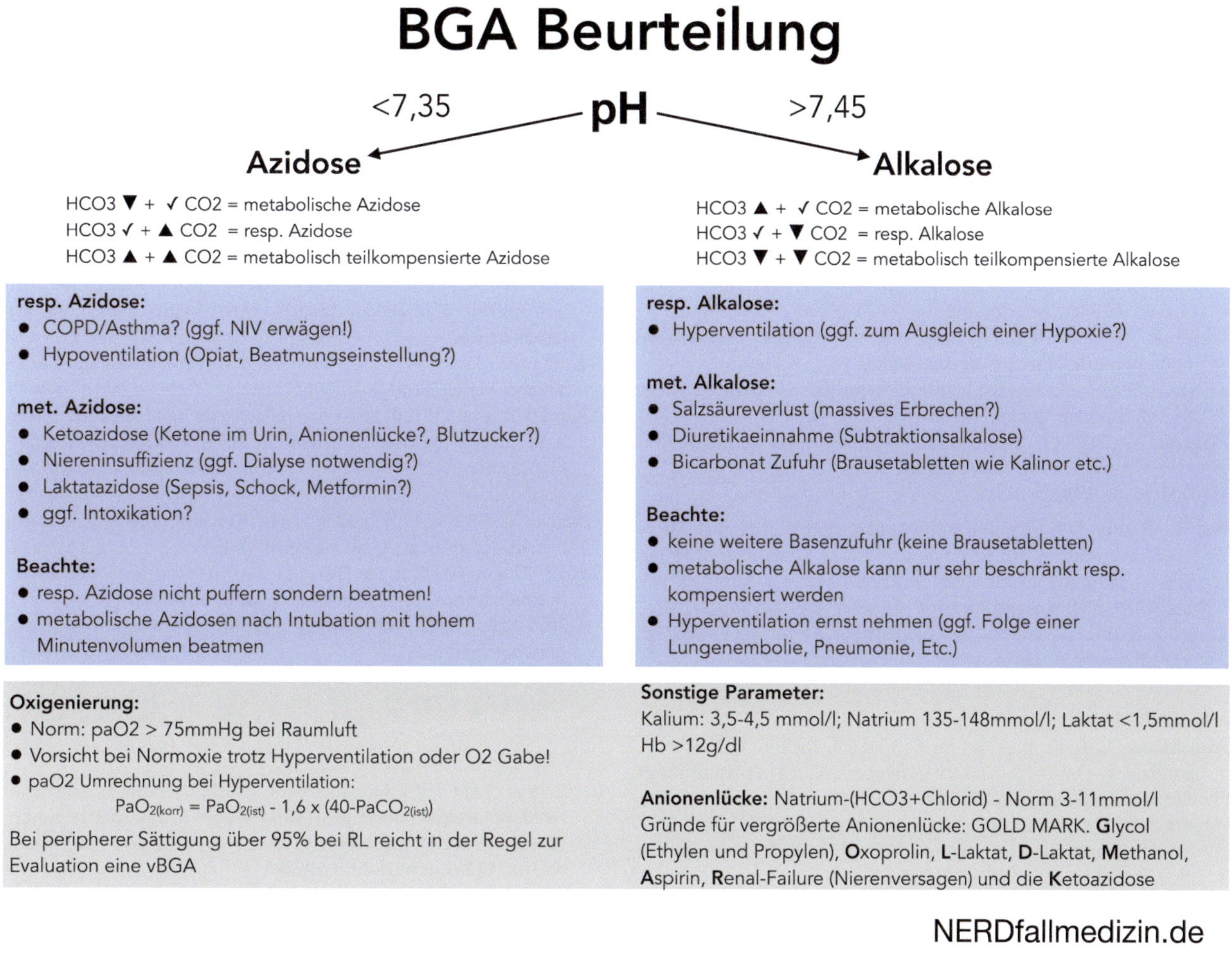

BGA Beurteilung

<7,35 ◄——— **pH** ———► >7,45

Azidose ◄   ► **Alkalose**

HCO3 ▼ + ✓ CO2 = metabolische Azidose
HCO3 ✓ + ▲ CO2 = resp. Azidose
HCO3 ▲ + ▲ CO2 = metabolisch teilkompensierte Azidose

HCO3 ▲ + ✓ CO2 = metabolische Alkalose
HCO3 ✓ + ▼ CO2 = resp. Alkalose
HCO3 ▼ + ▼ CO2 = metabolisch teilkompensierte Alkalose

resp. Azidose:
- COPD/Asthma? (ggf. NIV erwägen!)
- Hypoventilation (Opiat, Beatmungseinstellung?)

met. Azidose:
- Ketoazidose (Ketone im Urin, Anionenlücke?, Blutzucker?)
- Niereninsuffizienz (ggf. Dialyse notwendig?)
- Laktatazidose (Sepsis, Schock, Metformin?)
- ggf. Intoxikation?

Beachte:
- resp. Azidose nicht puffern sondern beatmen!
- metabolische Azidosen nach Intubation mit hohem Minutenvolumen beatmen

resp. Alkalose:
- Hyperventilation (ggf. zum Ausgleich einer Hypoxie?)

met. Alkalose:
- Salzsäureverlust (massives Erbrechen?)
- Diuretikaeinnahme (Subtraktionsalkalose)
- Bicarbonat Zufuhr (Brausetabletten wie Kalinor etc.)

Beachte:
- keine weitere Basenzufuhr (keine Brausetabletten)
- metabolische Alkalose kann nur sehr beschränkt resp. kompensiert werden
- Hyperventilation ernst nehmen (ggf. Folge einer Lungenembolie, Pneumonie, Etc.)

Oxigenierung:
- Norm: paO_2 > 75mmHg bei Raumluft
- Vorsicht bei Normoxie trotz Hyperventilation oder O_2 Gabe!
- paO_2 Umrechnung bei Hyperventilation:
$$PaO_{2(korr)} = PaO_{2(ist)} - 1{,}6 \times (40 - PaCO_{2(ist)})$$
Bei peripherer Sättigung über 95% bei RL reicht in der Regel zur Evaluation eine vBGA

Sonstige Parameter:
Kalium: 3,5-4,5 mmol/l; Natrium 135-148mmol/l; Laktat <1,5mmol/l
Hb >12g/dl

Anionenlücke: Natrium-(HCO3+Chlorid) - Norm 3-11mmol/l
Gründe für vergrößerte Anionenlücke: GOLD MARK. **G**lycol (Ethylen und Propylen), **O**xoprolin, **L**-Laktat, **D**-Laktat, **M**ethanol, **A**spirin, **R**enal-Failure (Nierenversagen) und die **K**etoazidose

NERDfallmedizin.de

Abb. 6.22 BGA-Beurteilung. (Mit freundlicher Genehmigung von NERDfallmedizin.blog)

■ **Metabolische Störungen**
— Metabolische Azidose:

Metabolische Azidosen werden vom Körper respiratorisch mittels einer erhöhten CO_2-Abatmung (Hyperventilation) kompensiert, Zuführen von Puffersubstanzen wie Natriumbikarbonat

Cave: Nur Natriumbicarbonat 4,2 % darf über einen periphervenösen Zugang verabreicht werden. Die 8,4 %ige Lösung muss über einen ZVK appliziert werden.

— Metabolische Alkalose:

Die metabolische Alkalose kann nur sehr beschränkt respiratorisch kompensiert werden. Zufuhr von Säuren.

Literatur

Literatur zu Abschn. 6.1

Deutsche Diabetes Gesellschaft (2015) S3-Leitlinie der DDG und AGDP 2015 Diagnostik, Therapie und Verlaufskontrolle des Diabetes mellitus im Kindes- und Jugendalter. Abgerufen am 14.11.2021 von ► https://www.awmf.org/uploads/tx_szleitlinien/057-016l_S3_Diabetes_mellitus_Kinder_Jugendliche__2017-02-abgelaufen.pdf

Larsen R (2016a) Anästhesie und Intensivmedizin für die Fachpflege, 9. Aufl. Springer Verlag Berlin, Berlin

Schilling T (2020) Endokrinologische und metabolische Notfälle. In: Gries A, Seekamp A, Christ M, Dodt C (Hrsg) Klinische Akut- und Notfallmedizin mit den Inhalten der Zusatzweiterbildung Klinische Akut- und Notfallmedizin aus der Musterweiterbildungsverordnung. Medizinisch Wissenschaftliche Verlagsgesellschaft

Teasdale G, Jenett B (1974) Assessment of coma and impaired consciousness. A practical scale. The Lancet 304(7872):81–84. ► https://doi.org/10.1016/S0140-6737(74)91639-0

Hacke W (2016) Neurologie, 14. Aufl. Springer Verlag, Berlin

Ziegenfuß T (2017a) Notfallmedizin, 7. Aufl. Springer Verlag, Berlin

Kleem K (2016) Fallbeispiel Neurochirurgie – Hirndruck. In: Busch J, Trierweiler-Hauke B (Hrsg) Pflegewissen Intermediate Care, 2. Aktualisierte und erweiterte Aufl. Springer Verlag, Berlin, S 263–275

Literatur zu Abschn. 6.2

Groß M, Vedadinezhad B, Hassanpour N (2020) Atemregulation. In: Groß M (Hrsg) Neurologische Beatmungsmedizin. Springer Verlag, Berlin, S 27–47

van Gestel AJR, Steiner J, Teschler H (2010) Analyse des Atemmusters. In: van Gestel AJR, Teschler H (Hrsg) Physiotherapie bei chronischen Atemwegs- und Lungenerkrankungen. S 122–133. Berlin, Heidelberg, New York.

Ziegenfuß T (2017b) Notfallmedizin, 7. Aufl. Springer Verlag, Berlin

Motzkus A (2016) Überwachung und Monitoring. In: Busch J, Trierweiler-Hauke (Hrsg) Pflegewissen Intermediate Care. Für die Weiterbildung und die Praxis, 2. Aufl. Springer Verlag, S 7–24. Berlin/Heidelberg.

Literatur zu Abschn. 6.3

Deutsche Gesellschaft für Pneumologie und Beatmungsmedizin e.V.(2021) S3-Leitlinie Sauerstoff in der Akuttherapie beim Erwachsenen. Verfügbar unter: ▶ http://www.awmf.org/leitlinien/detail/ll/020-021.html Zugriff am: 14.11.2021

Larsen R, Ziegenfuß T (2013) Beatmung, 5 vollständig überarbeitete und erweiterte. Springer Verlag, Berlin

Larsen R (2016b) Anästhesie und Intensivmedizin für die Fachpflege, 9. Aufl. Springer Verlag, Berlin

Ziegenfuß T (2017c) Notfallmedizin, 7. Aufl. Springer Verlag, Berlin

Literatur zu Abschn. 6.4

Ney L, Reuter DA (2019) Kardiozirkulatorisches und respiratorisches Monitoring. In: Rossaint R, Werner C, Zwißler B (Hrsg) Die Anästhesiologie. Springer Reference Medizin. Springer, Berlin, S 489–520. ▶ https://doi.org/10.1007/978-3-662-54507-2_36

Larsen R (2016c) Anästhesie und Intensivmedizin für die Fachpflege, 9. Aufl. Springer, Berlin

Literatur zu Abschn. 6.5

Appelboam A, Reuben A, Mann C, Gagg J, Ewings P, Barton A, Lobban T, Dayer M, Vickery J, Benger J (2015) Postural modification to the standard Valsalva manoeuvre for emergency treatment of supraventricular tachycardias (REVERT): a randomised controlled trial. Lancet 386:1747–1753. ▶ https://doi.org/10.1016/S0140-6736(15)61485-4

Brandes R, Lang F, Schmidt RF (2019) Physiologie des Menschen mit Pathophysiologie, 32. Aufl. Springer Verlag Berlin, Heidelberg

Larsen R (2016d) Anästhesie und Intensivmedizin für die Fachpflege, 9. Aufl. Springer Verlag Berlin, Heidelberg

Gertsch M (2008) Das EKG. Auf einen Blick und im Detail, 2. Aufl. Springer, Heidelberg

Ratzenböck E, Lohrmann J, Kühne M (2020) EKG an 60 Fällen lernen und üben die häufigsten Diagnosen und Fallstricke mit Selbsttest. Springer Verlag, Berlin

Schuster HP, Trappe HJ (2005) EKG-Kurs für Isabel, 4.Aufl. Georg Thieme Verlag Stuttgart

Schnelle R (2017) EKG in der Notfallmedizin, Grundlagen-Auswertung-Therapie. Stumpf&Kossendy Verlag, Edewecht.

Soar J, Nolan LP, Böttiger BW, Perkins GD, Lott C, Carli P, Peis C, Sandroni C, Skrifvars MB, Smith GB, Sunde K, Deakin CD (2015a) Erweiterte Reanimationsmaßnahmen für Erwachsene („adult advanced life support"). Kapitel 3 der Leitlinien zur Reanimation 2015 des European Resuscitation Council. Notfall&Rettungsmedizin 18:770–832

Soar J et al (2021) Erweiterte lebensrettende Maßnahmen für Erwachsene. Notfall-und Rettungsmedizin 4 2021 (Abb. 5) S 434. ▶ https://doi.org/10.1007/s10049-021-00893-x

Ziegenfuß T (2017d) Notfallmedizin, 7. Aufl. Springer Verlag Berlin, Heidelberg

Literatur zu Abschn. 6.6

Fandler, M (2018) Kardioversion – Strom, Strom, Strom!. Internet: ▶ https://nerdfallmedizin.blog/2018/09/15/kardioversion-strom-strom-strom/

Haferkamp, W (2003) Moderne Herzrhythmustherapie. Georg Thieme Verlag, Stuttgart, S 117–119

Klein H, Trappe HJ (2015) Kardioversion von nichtvalvulärem Vorhofflimmern In: Dtsch Arztebl Int 2015. ▶ https://www.aerzteblatt.de/archiv/173277/Kardioversion-von-nichtvalvulaerem-Vorhofflimmern

Lewalter T, Jilek C (2017) Elektrische Kardioversion – Schritt für Schritt. Kardiologie Up2Date 13: 122–125

Soar J, Nolan JP, Böttiger BT et al. (2015) Erweiterte Reanimationsmaßnahmen für Erwachsene („adult advanced life support") 2015 bzw. „ERC ALS Kapitel 3". ▶ https://www.grc-org.de/wissenschaft/leitlinien

Ziegenfuß, Thomas (2017) Notfallmedizin. Springer Verlag Berlin, Heidelberg, S 220–23

Literatur zu Abschn. 6.7

Chauvin A et al (2020) Reducing pain by using venous blood gas instead of arterial blood gas (VEINART): a multicentre randomised controlled trial. Emerg Med J 37(12):1–6. ▶ https://doi.org/10.1136/emermed-2019-209286

Dodt C (2017) Die Zentrale Notaufnahme im Internehmen Krankenhaus. In: Moecke H, Lackner CK, Dormann H, Gries A (Hrsg) Das ZNA Buch. Aufbau, Organisation und Management der zentralen Notaufnahme, 2.Aufl. Medizinisch Wissenschaftliche Verlagsgesellschaft, S 3–5

Larsen R (2016e) Anästhesie und Intensivmedizin für die Fachpflege, 9. Aufl. Springer Verlag, Berlin

Michael M, Al Agha S, Bernhard M (2020) Einfach und praktisch: Interpretation der Blutgasanalyse. Notfall Rettungsmedizin 23:553–556

Renner M (2009a) Die Blutgasanalyse Teil 1. Intensiv 17(4):204–207

Renner M (2009b) Die Blutgasanalyse Teil 2. Intensiv 17(5):254–260

Gotthard P (2018) BGA Beurteilung. ▶ https://nerdfallmedizin.blog/2018/09/22/bga-beurteilung/#more-785. Zugegriffen: 8. Febr. 2021

Injektionstechniken, Gefäßkatheter, Drainagen und Wundversorgung

Michael Kegel, Jenny Nüchter und Tobias Herrmann

Inhaltsverzeichnis

7.1 **Grundlagen** – 123
7.1.1 Hygienische Anforderungen an Injektionen und Punktionen – 123
7.1.2 Nadelstichverletzungen – 124

7.2 **Intramuskuläre Injektion** – 125
7.2.1 Vorteile – 125
7.2.2 Kontraindikation – 125
7.2.3 Injektionsorte – 126
7.2.4 Mögliche Komplikationen – 127

7.3 **Anlage eines peripheren Venenverweilkatheters (PVK)** – 127
7.3.1 Indikation – 128
7.3.2 Kontraindikationen – 128
7.3.3 Aufbau eines Venenverweilkatheters – 128
7.3.4 Bedeutung der verschiedenen Farbkodierungen – 128
7.3.5 Auswahl der Kanülengröße – 128
7.3.6 Punktionsstellen – 129
7.3.7 Komplikationen – 129
7.3.8 Benötigtes Material – 130
7.3.9 Durchführung – 130
7.3.10 Weitere Aspekte – 130

7.4 **Der zentrale Venenkatheter (ZVK)** – 131
7.4.1 Indikationen – 132
7.4.2 Komplikationen – 132
7.4.3 Kontraindikationen – 132
7.4.4 Zugangswege – 133
7.4.5 Benötigtes Material – 133
7.4.6 Vorbereitung – 133
7.4.7 Durchführung der Punktion – 133
7.4.8 Nachsorge – 134

© Springer-Verlag GmbH Deutschland, ein Teil von Springer Nature 2022
M. Dietz-Wittstock et al. (Hrsg.), *Notfallpflege - Fachweiterbildung und Praxis*,
https://doi.org/10.1007/978-3-662-63461-5_7

7.5	**Intraossärer Zugang** – 135	
7.5.1	Anatomische Grundlagen und Punktionsstellen – 135	
7.5.2	Indikation – 135	
7.5.3	Kontraindikationen – 136	
7.5.4	Punktionssysteme – 136	
7.5.5	Komplikationen – 137	
7.5.6	Benötigtes Material – 137	
7.5.7	Durchführung – 137	
7.5.8	Applikation von Flüssigkeiten und Medikamenten – 138	
7.5.9	Weitere Aspekte – 138	
7.6	**Thoraxdrainage** – 138	
7.6.1	Ziele – 138	
7.6.2	Indikationen – 138	
7.6.3	Punktionsorte – 138	
7.6.4	Entlastungspunktion – 139	
7.6.5	Benötigtes Material – 139	
7.6.6	Vorbereitung und Durchführung – 139	
7.6.7	Drainagesysteme – 140	
7.6.8	Weitere Aspekte – 141	
7.7	**Anlage einer Magensonde** – 141	
7.7.1	Sondenarten – 142	
7.7.2	Benötigtes Material – 142	
7.7.3	Vorbereitung – 142	
7.7.4	Durchführung – 142	
7.7.5	Hinweise/Komplikationen – 142	
7.8	**Wundversorgung und Wundnaht** – 143	
7.8.1	Wundmanagement – 143	
7.8.2	Primäre Wundversorgung – 143	
7.8.3	Sekundäre Wundversorgung – 143	
7.8.4	Einschätzung der Wunde – 143	
7.8.5	Wundverschluss – 144	
7.8.6	Offene und sekundäre Wundversorgung – 145	
7.8.7	Nahttechniken – 145	
7.8.8	Weitere Methoden des Wundverschlusses – 146	
7.8.9	Inzision von Hautabszessen – 146	

Literatur – 146

7.1 Grundlagen

Michael Kegel

7.1.1 Hygienische Anforderungen an Injektionen und Punktionen

Invasive Maßnahmen stellen immer ein Infektionsrisiko für den Patienten dar. Neben den endogenen Risikofaktoren spielen hierbei allerdings auch die Art und Komplexität des Eingriffs eine entscheidende Rolle. Zur Vermeidung von Infektionen greifen klassische Hygienemaßnahmen im Hinblick auf ein aseptisches Vorgehen und der gezielte Einsatz von Barrieremaßnahmen ineinander.

- **Infektionsrisiko nach Injektionen und Punktionen**

Bei peripheren Venenverweilkanülen wird die Rate einer bakteriellen Kolonisation (kurz nach der Anlage) vom Robert Koch-Institut (RKI) mit ca. 4 % angegeben! In 4–6 % aller Staphylokokken-Infektionen lässt sich der Ursprung in einer peripheren Venenverweilkanüle finden. Die Inzidenz einer Bakteriämie oder Sepsis, die von peripheren Gefäßkathetern ausgeht, liegt im Mittel bei 0,6/1000 Anwendungstage (RKI 2017). Auch wenn die Rate von schweren Komplikationen eher niedrig ist, müssen die hygienischen Anforderungen auch bei diesen „Routinemaßnahmen" beachtet und eingehalten werden.

Weitere publizierte Infektionsraten nach Punktionen und Injektionen (RKI 2011):
- Subkutane Injektionen: Einzelfälle und kleine Serien
- Spritzenabszess nach intramuskulärer Injektion: 1:10.000–1:12.000
- Nekrotisierende Fasziitis, Septikämie nach i.m. Injektion 1:1.000.000
- Purulente Meningitis, nach periduraler/intraspinaler Anästhesie 1:500.000
- Epidurale Abszesse nach periduraler/intraspinaler Anästhesie 1:5000
- Meningitis nach Anlage einer externen Ventrikeldrainage 3–11 %
- Purulente Arthritis nach Gelenkpunktion: 1:1000–1:50.000

- **Hygieneanforderungen**

Die Kommission für Krankenhaushygiene und Infektionsprävention (KRINKO) hat für die Durchführung von Punktionen und Injektionen 4 Risikogruppen mit jeweils spezifischen Anforderungen an die Hygiene festgelegt.
- **Risikogruppe 1:** Eingriffe mit einfachem Punktionsablauf und geringem Risiko einer punktionsassoziierten Infektion. Hierunter fallen z. B. s.c. Injektionen, i.m. Impfungen und auch die Blutentnahme. In dieser Risikogruppe können keimarme Tupfer verwendet werden, eine Abdeckung des Punktionsgebietes und das Tragen von sterilen Handschuhen ist nicht erforderlich.
- **Risikogruppe 2:** Einfacher Punktionsablauf und geringe Infektionsgefahr, aber schwerwiegende Infektionsfolgen. Hierunter fallen die i.m. Injektionen bei Risikopatienten und auch die i.m. Injektion von Kortikoiden oder gewebstoxischen Substanzen. Weiterhin auch die Punktion eines Shunts oder einer Portkammer sowie die diagnostische Pleura-, Lumbal- oder Aszitespunktion. In dieser Risikogruppe sollen sterile Tupfer verwendet werden. Eine i.m. Injektion oder eine Shuntpunktion kann mit unsterilen Handschuhen durchgeführt werden, bei einer Körperhöhlenpunktion müssen hingegen sterile Handschuhe und ein Mund-Nasen-Schutz getragen werden. Bei der Lumbalpunktion ist auch eine sterile Abdeckung erforderlich.
- **Risikogruppe 3:** Punktion von Organen oder Hohlräumen oder komplexer Punktionsablauf mit notwendiger zwischenzeitlicher Ablage von sterilem Punktionszubehör mit oder ohne Assistenz. Unter diese Risikogruppe fallen z. B. die Organpunktionen, die Spinalanästhesie (Single Shot), aber auch Gelenkspunktionen. Hierbei müssen immer sterile Tupfer, eine sterile Abdeckung und sterile Handschuhe verwendet werden. Ein Mund-Nasen-Schutz wird bei Punktionen mit einen Spritzenwechsel und bei der Spinalanästhesie ebenfalls empfohlen.
- **Risikogruppe 4:** Komplexe Punktion mit Notwendigkeit zwischenzeitlicher Ablage von sterilem Punktionszubehör und steriler Anreichung durch eine Assistenzperson oder Einbringung von Kathetern bzw. Fremdkörpern in Körperhöhlen oder tiefe Geweberäume. Im Notfallzentrum trifft diese Risikogruppe insbesondere auf die Anlage von Thoraxdrainagen zu. Weiterhin ist die Anlage eines Periduralkatheters (PDA) auch dieser Risikogruppe zugeordnet. Hier ist neben der Abdeckung, Verwendung von sterilen Tupfern auch noch das Tragen eines sterilen Kittels, von sterilen Handschuhen, OP-Haube und Mund-Nasen-Schutz obligat.

- **Desinfektion**

Vor invasiven Maßnahmen wie Punktionen oder Injektionen muss eine Hautdesinfektion mit einem geeigneten Desinfektionsmittel durchgeführt werden. Die Einwirkzeiten der Hersteller sind hierbei unbedingt zu beachten. Die Auswahl der Tupfer (steril oder keimarm) für die Wischdesinfektion richtet sich nach der Art der Punktion (siehe Risikogruppen).

Auch wenn im häuslichen Bereich bei der Blutzuckermessung oder bei der s.c. Injektion häufig auf eine Desinfektion verzichtet wird, muss diese vom medizinischen Personal in der Klinik durchgeführt werden.

> Trotz dieser Definition von spezifischen Maßnahmen müssen immer die Hygienepläne des eigenen Hauses beachtet und eingehalten werden.

7.1.2 Nadelstichverletzungen

Nadelstichverletzungen rangieren unter den arbeitsbedingten Unfällen im Gesundheitswesen an erster Stelle. Allein bei der Berufsgenossenschaft für Gesundheitsdienst und Wohlfahrtspflege (BGW) sind im Jahr 2013 über 49.000 Stichverletzungen gemeldet wurden. Mit 50–75 % der Meldungen sind am häufigsten die Pflegekräfte betroffen. Hinzu kommt noch eine hohe Dunkelziffer durch nicht gemeldete Nadelstichverletzungen. Häufig entstehen Stichverletzungen im Zusammenhang mit der Durchführung von Blutentnahmen und Injektionen. Allerdings kann auch eine nicht sachgerechte Entsorgung von spitzen und scharfen Utensilien zu diesen Verletzungen führen.

> **Häufige Ursachen von Stichverletzungen**
> — Einsatz von „konventionellen" Produkten, die nach Gebrauch nicht gesichert werden können
> — Instrumente werden nach Gebrauch nicht unmittelbar entsorgt
> — Entsorgung in ungeeignete Abfallbehälter
> — Überfüllte Kanülenabwurfbehälter
> — Recapping (Kanüle wird in die Schutzkappe zurückgesteckt)
> — Hektische und unkonzentrierte Arbeitsweise

■ **Infektionsgefahr**

Das Risiko einer Infektion bei den durch Blut übertragbaren Krankheiten im Rahmen einer Stichverletzung hängt von verschiedenen Faktoren ab:
— Viruslast des Patienten
— Art und Menge der Flüssigkeit
— Art der Verletzung (z. B. blutiges Skalpell, Hohlkanüle, Hautpenetration)
— Eigene „Empfänglichkeit"

Bei Stichverletzungen spielen insbesondere die Infektionskrankheiten Hepatitis B und C sowie HIV („human immunodeficiency virus") eine Rolle:
— Bei Hepatitis B beträgt die Übertragungswahrscheinlichkeit ca. 30 % (300 von 1000).
— Bei Hepatitis C beträgt die Übertragungswahrscheinlichkeit ca. 3 % (30 von 1000).
— Bei HIV beträgt die Übertragungswahrscheinlichkeit ca. 0,3 % (3 von 1000). Nach einer Schleimhautexposition liegt das Risiko für eine HIV-Übertragung bei ca. 0,03 %.

> Alle Mitarbeitenden in der Notaufnahme sollten über einen ausreichenden Impfschutz gegen Hepatitis A + B verfügen.

■ **Vermeidung von Nadelstichverletzungen**
— Kein Zurückstecken (Recapping) von Schutzkappen auf benutzte Kanülen!
— Verwendung von Sicherheitskanülen bei Blutentnahmen und Verweilkanülen
— Geordnete, durchdachte und konzentrierte Arbeitsweise bei verletzungsträchtigen Tätigkeiten
— Schaffung einer möglichst ergonomischen Arbeitsumgebung mit Vermeidung einer unbequemen Arbeitshaltung (z. B. Sitzgelegenheit bei der Blutentnahme)
— Verwendung bruch- und durchstichsicherer Entsorgungsbehälter für gebrauchte Kanülen u. Ä. am Ort des Umgangs bzw. Mitnahme der Behälter bei jedem entsprechenden Eingriff (Überfüllung vermeiden!)
— Anlegen von Schutzhandschuhen/Schutzbrillen vor möglichem Kontakt mit infektiösem Material wie Blut, Speichel u. a. (gilt auch für Reinigungs- und Desinfektionsmaßnahmen einschließlich Instrumentenaufbereitung)

> Die Verwendung von stichsicheren Kanülen mitsamt der erforderlichen Schulung ist in der TRBA 250 (Technische Regeln für Biologische Arbeitsstoffe) seit 2013 festgelegt.

■ **Verhalten nach Nadelstichverletzungen**

Sollte es trotz aller Präventionsmaßnahmen zu einer Nadelstichverletzung kommen, so gilt es als Erstes Ruhe zu bewahren und besonnen zu handeln. Initial sollte der Blutfluss durch Druck auf das umliegende Gewebe gefördert werden. Bei einer Exposition mit Blut oder anderen infektiösen Körperflüssigkeiten mit der Haut oder dem Auge sollte schnellstmöglich eine Spülung z. B. mit Leitungswasser durchgeführt werden. Anschließend soll eine intensive Desinfektion mit einem geeigneten Desinfektionsmittel erfolgen, bei Stich- oder Schnittverletzungen eignet sich auch die Anlage eines antiseptischen Wirkstoffdepots (desinfektionsmittelgetränkte Tupfer/Verband).

> Jede Stich- oder Schnittverletzung muss mittels eines Unfallmeldebogens aufgenommen und das Risiko einer Infektion mit dem zuständigen Durchgangsarzt (D-Arzt, Chirurg in der ZNA oder Betriebsarzt) besprochen werden.

Weiterhin soll eine Blutentnahme zur Bestimmung einer Hepatitis- und HIV-Serologie bei der betroffenen Pflegekraft und dem Indexpatienten erfolgen.

> **Praxistipp**
>
> Die Bestimmung des HIV- und Hepatitisstatus bei der betroffenen Person kann noch keine Infektion nachweisen oder ausschließen, sondern dient dem forensischen Nachweis einer Infektion durch die entstandene Stich- oder Schnittverletzung. Dies kann im Falle einer Infektion, für die Anerkennung als Berufskrankheit, von entscheidender Bedeutung sein.

■ **Postexpositionsprophylaxe (PEP)**

Durch die Einnahme einer antiviralen Medikation zur Postexpositionsprophylaxe (PEP) kann die Wahrscheinlichkeit einer Infektion mit Hepatitis oder HIV deutlich reduziert werden. Da diese Präparate (in der Regel Kombinationstherapie mit mehreren Medikamenten) auch über viele Nebenwirkungen verfügen, muss eine Risiko-Nutzen-Abwägung mit dem zuständigen D-Arzt (Chirurg in der ZNA oder Betriebsarzt) besprochen werden.

❯ Eine PEP sollte innerhalb von 24 h, bevorzugt innerhalb von 2 h nach dem Unfallereignis begonnen werden. Ein Beginn nach mehr als 72 h wird nicht mehr empfohlen.

Falls der Patient Hepatitis oder HIV-positiv war, sollte eine Nachuntersuchung der betroffenen Mitarbeitenden in definierten Abständen erfolgen. Im Falle einer durchgeführten PEP werden die Intervalle individuell mit dem behandelnden Arzt festgelegt. Falls keine PEP eingenommen wurde und der Indexpatient positiv war, so sollten die Kontrollen nach 6 Wochen sowie nach 3 und 6 Monaten durchgeführt werden.

Die Erfolgsrate einer rechtzeitig begonnen PEP liegt bei ca. 80 %.

7.2 Intramuskuläre Injektion

Michael Kegel

Als intramuskuläre (i.m.) Injektion bezeichnet man die Applikation eines Arzneimittels mittels Spritze und Kanüle (bzw. Fertigspritze) in einen Skelettmuskel. Ziel ist es, das Arzneimittel unter Umgehung des Magen-Darm-Traktes mit einer gewissen Depotwirkung zu verabreichen. Im Notfallzentrum wird diese Injektionsart überwiegend für Impfungen (z. B. Tetanus) genutzt.

❯ Bei einer Anaphylaxie wird die frühzeitige intramuskuläre Gabe von Adrenalin empfohlen.

Aufgrund der günstigeren Medikamentenresorption wird die intramuskuläre Adrenalinapplikation bei der Anaphylaxie gegenüber der intravenösen Gabe bevorzugt. Die Wirkstoffabgabe erfolgt bei der i.m. Injektion nur sukzessive aus dem injizierten Depot, daher verlängert sich die Wirkdauer und die unerwünschten Nebenwirkungen verringern sich gegenüber der i. v. Gabe signifikant.

7.2.1 Vorteile

- Wirkungseintritt in 10–15 min möglich
- Genaue Dosierung möglich
- Kein Wirkstoffverlust
- Sukzessive Resorption (länger dauernde Wirkung als bei der i. v.-Applikation)
- Bei Bewusstseins- oder Schluckstörungen anwendbar
- Umgehung des Magen-Darm-Traktes

7.2.2 Kontraindikation

- Schock: Aufgrund der Kreislaufzentralisation ist die Resorption im Muskel stark verlangsamt. (Bei der Anaphylaxie wird hingegen die i.m. Gabe empfohlen.)
- Akuter Myokardinfarkt bzw. Verdacht – Enzymverfälschung und Einblutung bei einer Lysetherapie möglich.
- Einnahme von Gerinnungshemmern (Marcumar-/Heparintherapie) oder Hämophilie. (Insbesondere bei tiefen i.m. Injektionen im Gesäßbereich – am Oberarm oder Oberschenkel ist eine adäquate Kompression der Einstichstelle zur Verminderung von Nachblutungen möglich.)

Im Falle vorhandener Kontraindikationen muss die i.m.-Applikation kritisch mit dem anordnenden Arzt besprochen werden. Gegebenenfalls bieten sich alternative Applikationsarten an.

> **Praxistipp**
>
> - Nicht in verändertes Gewebe spritzen (Ödeme, Entzündungen, Mangeldurchblutung oder Verbrennungen)
> - Nicht in die Nähe eines Dekubitus (wegen der Verschleppung von Keimen)
> - Möglichst nicht in paretische Extremitäten (verminderte Resorption möglich)

7.2.3 Injektionsorte

> Um die Präparate nicht subkutan zu verabreichen, sollten immer ausreichend lange Nadeln verwendet werden (Abhängig von der Lokalisation).

Aufgrund der erhöhten Gefahr einer Stichverletzung sollte bei der intramuskulären Injektion besonders umsichtig gearbeitet werden. Um die Injektionsnadel schnellstmöglich entsorgen zu können, muss ein durchstichsicherer Abwurfbehälter in unmittelbarer Nähe zur Verfügung stehen. Weiterhin ist ein Zurückstecken der Kanüle in die Schutzhülle (Recapping) zwingend zu unterlassen.

- **Obermarm (M. deltoideus)**

Für die Applikation von Impfstoffen ist der M. deltoideus zu bevorzugen und gilt somit als erste Wahl für Impfungen. Solange der Oberarmmuskel noch nicht ausreichend ausgebildet ist, wird bei Säuglingen und Kleinkindern alternativ der M. vastus lateralis (Oberschenkel) für die Applikation von Impfstoffen empfohlen (RKI 2017).

Aufgrund der geringen Muskelmasse soll die Injektionsmenge maximal 2 ml bei dieser Lokalisation betragen. Als knöcherner Orientierungspunkt dient die Schulterhöhe (Acromium). Die Injektion soll ca. 3 Querfinger (ca. 5 cm) unterhalb des Acromiums erfolgen. Hierzu kann der Patient entspannt sitzen und seinen Arm herunterhängen lassen.

> Personen, die beim Impfen oder anderen medizinischen Interventionen schon einmal ohnmächtig geworden sind, sollten im Liegen geimpft werden (RKI 2020, S. 31).

Die Nadellänge soll zwischen 25 und 50 mm betragen, bei normalgewichtigen Männern und Frauen reicht in der Regel eine Nadellänge von 25 mm zur sicheren Injektion in den Muskel aus. Die Stichrichtung erfolgt senkrecht zur Hautoberfläche.

> Die Injektion in den M. deltoideus oder in den M. vastus lateralis soll ohne Aspiration erfolgen. Da an diesen Injektionsstellen keine großen Blutgefäße verlaufen, ist eine Aspiration überflüssig und verursacht unnötige Schmerzen (RKI 2020, S. 31).

- **Oberschenkel (M. vastus lateralis)**

Insbesondere bei Säuglingen und Kleinkindern eignet sich der M. vastus lateralis sehr gut für die i.m. Injektion. Hier besteht in der Regel eine ausreichende Muskelmasse, weiterhin ist eine sichere Fixierung des Beines sehr gut möglich. Aufgrund einer höheren Peak-Plasmakonzentration wird die Applikation von Adrenalin im Rahmen einer Anaphylaxie ebenfalls in den M. vastus lateralis empfohlen.

Für die Injektion sollte das Bein gerade und leicht innenrotiert gelagert sein.

Die Injektionsmenge ist auf 5 ml begrenzt, weiterhin sollten keine öligen Lösungen in den Oberschenkel injiziert werden. Auch hierfür werden Injektionsnadeln mit einer Länge von 25–50 mm empfohlen.

- **Gesäßregion (M. gluteus medius/M. gluteus minimus)**

Die intragluteale Injektion soll aufgrund einer hohen Komplikationsrate nur noch in Ausnahmefällen durchgeführt werden. Hier können auch ölige Substanzen bis zu einer Menge von 10 ml injiziert werden. Um ausreichend tief in den Muskel zu gelangen, müssen Nadeln mit einer Länge von 40–70 mm verwendet werden. Da in der Gesäßregion auch Gefäße und große Nerven (N. ischiadicus) verlaufen, ist ein korrektes Aufsuchen des Injektionsortes von besonderer Bedeutung. Anerkannt sind vor allem die Christa-Methode nach Sachtleben und die ventrogluteale Injektion nach von Hochstetter.

Knöcherne Orientierungspunkte
- Spina iliaca anterior superior (vorderer oberer Darmbeinstachel)
- Crista iliaca (Darmbeinkamm)
- Trochanter major (großer Rollhügel)

- Der Patient liegt idealerweise auf der Seite, dem Injizierenden abgewandt. Die Methode kann jedoch auch in Rückenlage angewandt werden.
- Ein Schwurfinger (je nach Lage Zeige- oder Mittelfinger) liegt auf der Spina iliaca anterior superior, der zweite Schwurfinger gleitet nun ca. 5 cm an der Crista iliaca entlang. Bei schlanken Patienten kann dann das Tuberculum iliacum ertastet werden. Während der erste Schwurfinger auf der Spina liegen bleibt, wird der zweite (dorsale) wenige Zentimeter nach unten verschoben, sodass der Handballen auf dem Trochanter major zu liegen kommt.
- Die Injektion erfolgt in die untere Hälfte des Dreiecks zwischen den beiden Schwurfingern senkrecht zur Körperoberfläche.

Praxistipp

Die Praxis zeigt, dass an der korrekt aufgesuchten Injektionsstelle häufig noch sehniges Gewebe zu ertasten ist. Es empfiehlt sich in diesem Fall, 2–3 cm weiter dorsal zu injizieren. Der Abstand zu großen Gefäßen und Nerven bleibt hierdurch dennoch gewahrt. Eine Differenzierung, welche Hand für welche Körperseite zu benutzen ist, ist nicht erforderlich.

- **Christa-Methode nach Sachtleben**

Der Patient liegt idealerweise auf der Seite. Eine Hand wird so an die Hüfte angelegt, dass die Zeigefingerkante der Crista iliaca von oben (kranial) her anliegt.

Abhängig von der Körpergröße liegt der Injektionspunkt auf der gedachten Frontallinie über dem Trochanter major:

— Bei Patienten >150 cm Körpergröße erfolgt die Injektion im Abstand von 3 Querfingern unterhalb der Zeigefingerkante senkrecht zur Körperoberfläche,
— bei Patienten zwischen 100 und 150 cm Körpergröße im Abstand von zwei Querfingern unterhalb der Zeigefingerkante,
— bei Patienten <100 cm Körpergröße im Abstand von einem Querfinger unterhalb der Zeigefingerkante senkrecht zur Körperoberfläche.

Soll zwingend ventrogluteal injiziert werden, ist bei Patienten unter 150 cm Körpergröße die Crista-Methode ein Muss, während sie bei größeren Patienten lediglich eine Alternative zur Hochstetter-Methode darstellt.

> Bei Risikopatienten oder bei der Injektion von Kortikoiden bzw. gewebstoxischen Substanzen sollen zusätzlich zu dem geeigneten Hautdesinfektionsmittel auch sterile Tupfer verwendet werden (RKI 2011).

7.2.4 Mögliche Komplikationen

— **Anstich eines Nervs**
Bei Anstich eines Nervs oder eines Gefäßes ist die intramuskuläre Injektion abzubrechen. Der Anstich eines Nervs wird festgestellt durch einen sehr stark ausstrahlenden Schmerz beim Einstich bzw. durch einen starken Schmerz während der Injektion.
— **Anstich eines Gefäßes**
Der Anstich eines Gefäßes wird festgestellt durch Bluteintritt in die Spritze bei der Aspiration (intragluteale Injektion). Falls sich Blut aspirieren lässt, darf die Injektion nicht durchgeführt werden.
— **Spürbarer Widerstand beim Einführen der Kanüle**
Das Auftreffen auf einen Widerstand bedeutet in der Regel Kontakt mit einem Knochen, in diesem Falle ist die Kanüle etwas zurückzuziehen (ca. 1 cm) und anschließend die Injektion durchzuführen.
— **Abbrechen der Kanüle**
Ein Abbrechen der Kanüle kommt sehr selten vor. Sollte dies dennoch geschehen, soll die Kanüle wenn möglich sofort entfernt werden. In der Literatur wird gelegentlich noch ein Sicherheitsabstand von 10 mm zwischen Haut und Konus für diese Komplikation empfohlen. Hierbei muss auf eine ausreichend lange Kanüle zur sicheren i.m. Injektion geachtet werden.
— **Septischer Spritzenabszess**
Eine ungenügende hygienische Durchführung der Injektion kann zu einem bakteriellen Spritzenabszess führen. Das statistische Risiko liegt hierfür bei 1:10.000. Besonders gefährdet sind abwehrgeschwächte Patienten, allerdings tritt diese Komplikation häufig auch bei Patienten mit einen Drogenabusus durch mangelnde Hygiene im Rahmen der Selbstinjektion auf.
— **Aseptische Nekrosen**
Diese treten durchungeeignete Medikamente oder bei der Verwendung von zu kurzen Kanülen auf (subkutane Applikation eines ungeeigneten Medikaments).
— **Embolia cutis medicamentosa** (Nicolau-Syndrom)
Wird eine gefäßschädigende Substanz versehentlich in eine Arterie injiziert, kommt es infolge von Innenwandschäden evtl. zu einem arteriellen Gefäßverschluss. Innerhalb kurzer Zeit entwickelt sich eine blaurote Marmorierung der Haut. Im Extremfall entsteht daraus eine Haut- und Muskelgangrän oder eine Nekrose.
— **Hämatombildung**
An- und Durchstechen eines Gefäßes, mangelnde Beachtung der Kontraindikationen
— **Allergische/anaphylaktische Reaktionen**

7.3 Anlage eines peripheren Venenverweilkatheters (PVK)

Jenny Nüchter und Michael Kegel

Die Anlage eines periphervenösen Zugangs gilt als Standardmaßnahme bei jedem potenziell kritisch kranken Patienten in der Notaufnahme. Über diesen Zugang kann sowohl eine Blutentnahme als auch die Applikation von Infusionen und Medikamenten erfolgen.

Die periphere Venenverweilkanüle wird auch peripherer Venenkatheter, periphervenöser Katheter/Zugang und je nach Hersteller auch Abbokath, Braunüle, Flexüle, Venflon, Vygonüle; umgangssprachlich auch Viggo, Venüle, Nadel oder (venöser) Zugang genannt.

Die Anlage eines peripheren Venenverweilkatheters ist grundsätzlich eine delegationsfähige ärztliche Tätigkeit.

> Jede Notfallpflegekraft sollte die Anlage eines peripheren Venenverweilkatheters beherrschen.

7.3.1 Indikation

Verabreichung von:
- Infusionen wie z. B. Elektrolyt- oder Glukoselösungen,
- Medikamenten,
- Substratsubstitutionen im Rahmen einer parenteralen Ernährung,
- Kontrastmitteln (für spezielle Diagnostik wie z. B. CT).

Der periphere Venenverweilkatheter ist ein sicherer Zugangsweg, um schnell und kontrollierbar die oben genannten Infusionen oder Medikamente zu applizieren. Bei der Neuanlage eines peripheren Venenverweilkatheters kann, bevor die erste Infusion verabreicht wird, außerdem eine Blutentnahme erfolgen.

Schock-Patienten sollten schnellstmöglich zwei großlumige periphere Venenverweilkatheter erhalten, damit eine adäquate Volumenersatztherapie zügig begonnen werden kann.

7.3.2 Kontraindikationen

„Harte" Kontraindikation:
- keine

Relative Kontraindikationen:
- hemiplegische Extremitäten
- Shuntarm eines Dialysepatienten
- die Seite mit Z. n. Lymphadenektomie bei z. B. Mamma-Ca
- Verletzungen, Verbrennungen und oder Hautinfektionen an der geplanten Punktionsstelle

7.3.3 Aufbau eines Venenverweilkatheters

Die Venenverweilkanüle besteht aus einer inneren Stahlpunktionsnadel und einer äußeren Kunststoffkanüle. Nach der korrekten Anlage verbleibt nur noch die Kunststoffkanüle im Patienten. Diese verfügt in der Regel über eine verschließbare Zuspritzvorrichtung, Fixationsplatten (Flügel) und einen Luer-Lock-Anschluss. Die Stahlpunktionskanüle dient als Führungsmandrin bei der Punktion. Weiterhin ist hierin eine Blutfängerkammer (Konus) für zurückfließendes Blut integriert (◘ Abb. 7.1).

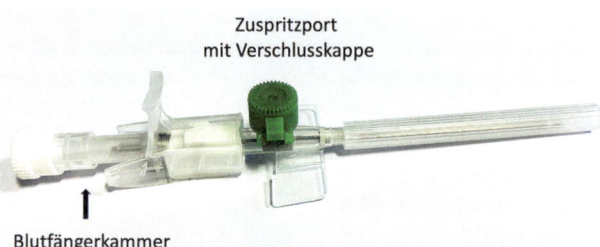
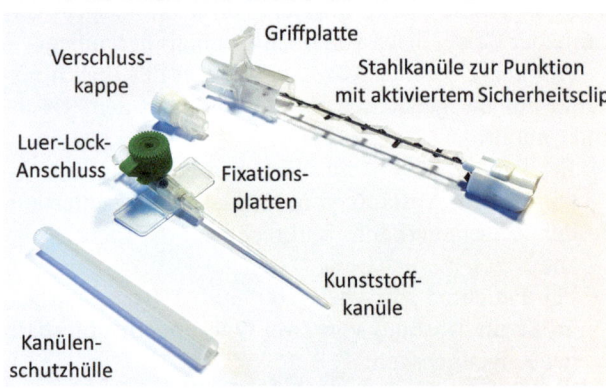

◘ Abb. 7.1 Aufbau eines peripheren Venenverweilkatheters

> Im Notfallzentrum sollten zum Schutz vor Nadelstichverletzungen immer sogenannte „Safety-Kanülen" verwendet werden.

Safety-Kanülen besitzen einen Schutzclip, der die Nadel der Stahlkanüle nach dem Entfernen aus dem Katheter sofort verschließt und somit vor Stichverletzungen schützt.

7.3.4 Bedeutung der verschiedenen Farbkodierungen

In der ◘ Tab. 7.1 sind die Farbkodierungen der verschiedenen peripheren Venenverweilkatheter mitsamt ihren Eigenschaften aufgelistet. Die hier angegebenen Daten beziehen sich auf die peripheren Venenverweilkatheter „Vasofix" der Firma Braun. Die Venenverweilkatheter der verschiedenen Hersteller unterscheiden sich lediglich durch den Außendurchmesser und die Länge, somit ändert sich geringfügig die Durchflussrate (Flow).

7.3.5 Auswahl der Kanülengröße

Die Wahl der Kanülengröße richtet sich primär nach der Indikation für die Anlage des Zuganges und nach den Venenverhältnissen der Patienten.

Tab. 7.1 Eigenschaften der Venenverweilkatheter „Vasofix" der Firma Braun

Farbe	Gauge	Außendurchmesser (mm)	Innendurchmesser (mm)	Kanülenlänge (mm)	Flow (ml/min)
Gelb	24	0,7	0,51	19	22
Blau	22	0,9	0,61	25	36
Rosa	20	1,1	0,76	33	61
Grün	18	1,3	0,96	33/45	96
Weiß	17	1,5	1,11	45	128
Grau	16	1,7	1,3	50	196
Orange	14	2,2	1,7	50	343

Bei Patienten, die keine großzügige Volumensubstitution benötigen, sollten dünnere bzw. kleinere Kanülen ausgewählt werden (rosa/grün). Diese können die Punktion vereinfachen und verursachen weniger Schmerzen als großlumige Zugänge.

Um eine adäquate Volumensubstitution durchführen zu können, sollen Patienten im Schock, mit starker Blutung oder Trauma hingegen schnellstmöglich zwei großlumige (wenn möglich grau/orange) Zugänge erhalten.

Bei Patienten mit schlechten Venenverhältnissen können initial auch kleinere Zugänge (blau) oder alternative Zugangswege (intraossärer Zugang/ZVK) in Erwägung gezogen werden.

7.3.6 Punktionsstellen

Idealerweise wird der Venenverweilkatheter so peripher wie möglich gelegt, das heißt in die Venen des Handrückens bis Ellenbeuge oder des Fußrückens.

Bei Säuglingen sind ebenfalls die gut sichtbaren Venen der Kopfhaut geeignet.

7.3.7 Komplikationen

Besonders bei Punktionen in der Ellenbeuge kann es zu verschiedenen Komplikationen führen:

- **Arterielle Fehlpunktion**

Insbesondere bei der Punktion im Ellenbeugenbereich kann die A. brachialis punktiert werden. Bei einem pulsierenden Rückfluss von hellrotem Blut sollte daher an eine arterielle Fehlpunktion gedacht werden. Möglicherweise kommt es auch peripher der Punktionsstelle zu einer Weißfärbung der Haut. Eine Blutentnahme ist auch über diesen Zugang möglich.

> Besteht der Verdacht auf eine arterielle Fehlpunktion, so darf über diesen Zugang bis zum Ausschluss des Gegenteils (z. B. durch BGA) keinesfalls eine Medikamentenapplikation oder Infusionstherapie erfolgen.

Falls der arterielle Zugang belassen werden soll, muss dieser ausreichend gekennzeichnet sein, um eine versehentliche Injektion von Medikamenten zu vermeiden. In der Regel wird der Zugang allerdings nach beendeter Blutentnahme wieder entfernt. Wichtig ist hierbei eine ausreichende Kompression der Einstichstelle, um eine Nachblutung oder die Bildung eines Hämatoms zu vermeiden.

- **Nervenschädigungen**

Im Ellenbeugenbereich verläuft neben der A. brachialis auch der N. medianus. Dieser kann bei einer Punktion, durch eine Hämatombildung oder einer paravenösen Infusionsgabe auch geschädigt bzw. komprimiert werden. Sollten sich besondere Schmerzen oder neurologische Auffälligkeiten während oder nach der Punktion zeigen, so muss die Infusion gestoppt und der Venenverweilkatheter gezogen werden. Gegebenenfalls kann eine weitere neurologische Abklärung erforderlich sein.

> **Praxistipp**
>
> **Tipps und Tricks, um die geeigneten Venen zu finden**
> - Patient auffordern zu „pumpen" (Faust öffnen und schließen)
> - Den gewünschten Punktionsort tiefer legen, z. B. Arm
> - Auf die Punktionsstelle „klopfen"
> - Ggf. ein Warmwasserbad für die gewünschte Punktionsstelle

7.3.8 Benötigtes Material

(Abb. 7.2)
- Händedesinfektionsmittel
- Handschuhe
- Tablett/Nierenschale
- Stauband oder Blutdruckmanschette
- Hautdesinfektionsmittel
- Sterile Tupfer
- Venenverweilkanülen (verschiedene Größen)
- Ggf. Adapter für eine Blutentnahme + Blutentnahmeröhrchen
- PVK-Pflaster
- Dreiwegehahn
- 10 ml NaCl in einer Spritze/Fertigspritze
- Roter Stöpsel
- Abwurfbehälter

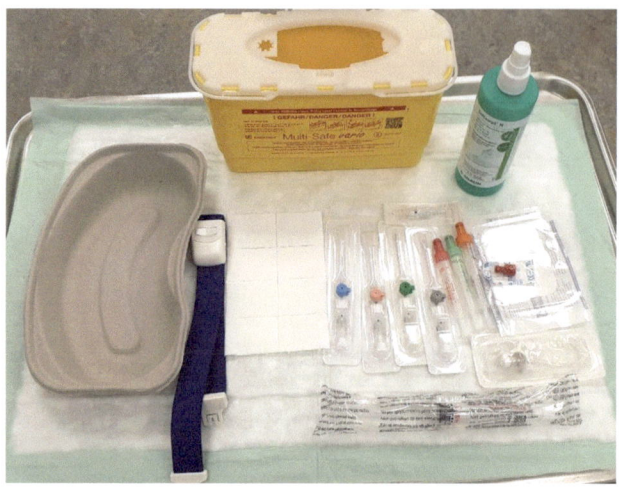

 Abb. 7.2 Benötigtes Material zur Anlage eines peripheren Venenverweilkatheters

7.3.9 Durchführung

Aus Gründen des Eigenschutzes soll eine Venenpunktion immer mit Einmalhandschuhen erfolgen.
- Arbeitsfläche säubern und vorbereiten
- Die benötigten Materialien zusammensuchen
- Aufklärung des Patienten über geplante Maßnahme sowie Einverständnis einholen, wenn möglich (hier reicht auch die kongruente Einwilligung – sichtbar einwilligendes Verhalten der Patienten)
- Händedesinfektion/Handschuhe anziehen
- Stauschlauch proximal der gewünschten Punktionsstelle anlegen
- Punktionsstelle ertasten
- Hautareal desinfizieren (Einwirkzeit beachten)
- Haut etwas spannen (nicht zu fest)
- Venenverweilkatheter im geeigneten Winkel ansetzen (20–30 Grad) und relativ zügig punktieren (Abb. 7.3a)
- Bei richtiger Anlage füllt sich der Konus mit Blut (Abb. 7.3b), nun die Kanüle noch einige Millimeter einführen, die Nadel zurückziehen (Abb. 7.3c) und dabei den Plastikschlauch vollständig vorschieben (Abb. 7.3d)
- Stauschlauch lösen

> Eine zu lange Stauung (>1 min) kann durch eine Hämolyse zu Veränderungen verschiedener Laborparameter führen, z. B. Lipide, Proteine, Kalium, Calcium, LDH etc.)

- Bei gewünschter Blutentnahme: Nadel entfernen (am vermuteten Katheterende abdrücken), zügig den Adapter zur Blutentnahme ansetzen und die gewünschten Röhrchen abnehmen, siehe (Abb. 7.3e)
- Venenverweilkatheter mittels geeigneten Pflasters fixieren (Abb. 7.3f.)
- Dreiwegehahn mit einer 10-ml-Spritze NaCl 0,9 % luftleer spülen und am Venenverweilkatheter anschließen. Hiernach muss der Zugang mittels der restlichen Kochsalzlösung auf Durchgängigkeit überprüft werden (Abb. 7.3g). Bei positiver Erfolgskontrolle wird entweder die Infusion angeschlossen oder der Dreiwegehahn mit einem roten Stöpsel verschlossen (Abb. 7.3h)
- Zur Sicherung der PVK kann zusätzlich eine Mullbinde oder ein Pflaster zur Fixierung angelegt werden
- Abschließend muss eine Reinigung des Arbeitsplatzes und eine Händedesinfektion erfolgen

7.3.10 Weitere Aspekte

- Falls kein Blut aus dem Venenverweilkatheter fließt, kann ein Aspirationsversuch oder eine vorsichtige Spülung mit NaCl 0,9 % erfolgen. Gelegentlich hilft auch eine leichte Lagekorrektur durch ein leichtes Zurückziehen des Zugangs. Bei einer möglichen Fehllage muss der Zugang entfernt und verbunden werden.
- Bei „Rollvenen" hat sich die Punktion an einen „Y-förmigen" Zusammenschluss von zwei Venen bewährt. Weiterhin sollten diese Venen im Rahmen der Punktion gespannt werden (bessere Fixierung der Venen).
- Bei einer Schwellung, die während einer Infusionsgabe rund um die Einstichstelle entsteht, muss der Zugang ebenfalls entfernt werden, da wahrscheinlich eine paravasale Lage aufgetreten ist („para gelaufen").

Injektionstechniken, Gefäßkatheter, Drainagen und Wundversorgung

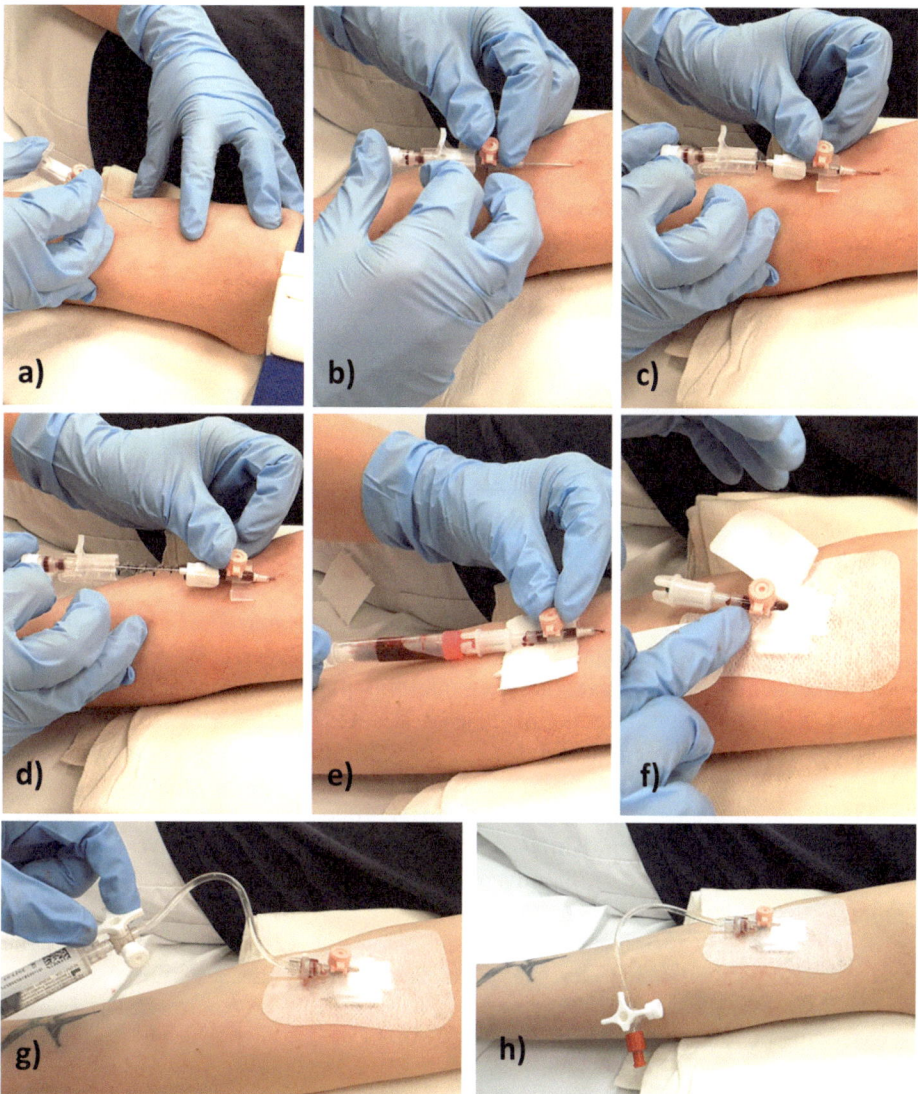

Abb. 7.3 a–h Arbeitsschritte zur Anlage eines peripheren Venenverweilkatheters (Beschreibung siehe Text)

— Insbesondere bei einer längeren Verweildauer im Notfallzentrum oder auf der Aufnahme- bzw. Beobachtungsstation muss eine tägliche Inspektion der Einstichstelle auf Infektionszeichen und Schmerzen erfolgen.

7.4 Der zentrale Venenkatheter (ZVK)

Jenny Nüchter

Der ZVK ist ein ein- oder mehrlumiger Venenkatheter, dessen Spitze vor dem rechten Vorhof in der Vena cava superior liegen soll. Es wird zwischen drei Arten von zentralen Venenkathetern unterschieden:
— Nicht implantierter Katheter: Hierbei wird die Vene mittels einer Kanüle punktiert und der ZVK anschließend meistens über einen Führungsdraht („Seldinger-Draht") eingeführt (Ausnahme V. basilica/ V. cephalica).
— Teilweise implantierter Katheter: Hier liegt ein Teil des Katheters subkutan und wird dann in die Vene eingeführt, z. B. Hickmann-Broviac-Katheter, hier liegen die Zugänge des Katheters außerhalb des Körpers.
— Implantierter Katheter: Wird vollständig unter die Haut transplantiert. Diese Systeme müssen mittels Spezialkanülen punktiert werden. Sie werden auch Portkatheter genannt.

> Im Notfallzentrum werden ausschließlich nicht implantierbare Katheter über eine Venenpunktion gelegt. Die teilweise- bzw. implantierten Katheter werden hingegen im OP angelegt.

Die Anlage eines zentralen Venenkatheters ist eine nicht delegierbare ärztliche Tätigkeit. Die Aufgabe der Pflege besteht in der Bereitstellung und Vorbereitung der benötigten Materialien, der Lagerung und Überwachung des Patienten, der Assistenz bei der Anlage sowie der Nachsorge und Pflege des zentralen Venenkatheters. Anhand der Indikation muss ein geeigneter Katheter ausgewählt werden. Je nach Anzahl der voraussichtlich im Behandlungsverlauf benötigten Medikamente (Perfusoren) und der erforderlichen Substitutionsmenge von Blutpräparaten und Infusionslösungen sind insbesondere die Anzahl und der Durchmesser der Lumen (Schenkel) von Bedeutung (Abb. 7.4).

7.4.1 Indikationen

Die Anlage eines ZVK ist indiziert bei:
- Notfallsituationen, bei denen kein peripherer Venenkatheter in angemessener Zeit gelegt werden kann, z. B. Volumenmangel, Schock, Verbrennungen oder bei sehr schlechten Venenverhältnissen
- hochkonzentrierten, hyperosmolaren oder im pH-Wert abweichenden Medikamenten, z. B. Kaliumchlorid, hochprozentige Glukose- oder Aminosäurelösungen sowie einige Chemotherapeutika
- Massivtransfusionen, mittels großlumigen zentralen Venenkathetern („Shaldon-Katheter") oder Schleusen
- Notfalldialyse, mittels großlumigen Venenkathetern
- Applikation von verschiedenen Medikamenten, die nicht kompatibel zueinander sind → meist auf Intensivstationen
- Messung des zentralen Venendrucks (ZVD)
- parenteraler Ernährung

7.4.2 Komplikationen

Während einer ZVK-Anlage kann es zu folgenden Komplikationen kommen:
- Arterielle Fehlpunktion → starke Blutung bis zu lebensbedrohlichen Hämatomen
- Pneumothorax, seltener Hämatothorax
- Perforation der Vene durch den Führungsdraht
- Herzrhythmusstörungen
- Luftembolie
- Fehllage, der ZVK kann umschlagen und hoch in die Kopfvenen laufen
- Verletzungen des N. brachialis (Nervengeflecht, das den Arm versorgt)
- Chylothorax (Ansammlung von Lymphflüssigkeit in der Pleurahöhle) nur bei Punktion der V. jugularis links, wenn der Ductus thoracicus verletzt wurde

Folgende Komplikationen können im Verlauf durch den ZVK entstehen:
- Infektionen
- Thrombosen
- Thrombophlebitis bei peripher gelegten ZVK
- Dislokation

7.4.3 Kontraindikationen

Für die Anlage eines ZVK gibt es nur relative Kontraindikationen, bei denen der Arzt Nutzen und Risiko abwägen muss:
- Anatomische Fehlbildungen (Gefahr einer Fehlpunktion)
- Gerinnungsstörungen (Gefahr der Hämatombildung)

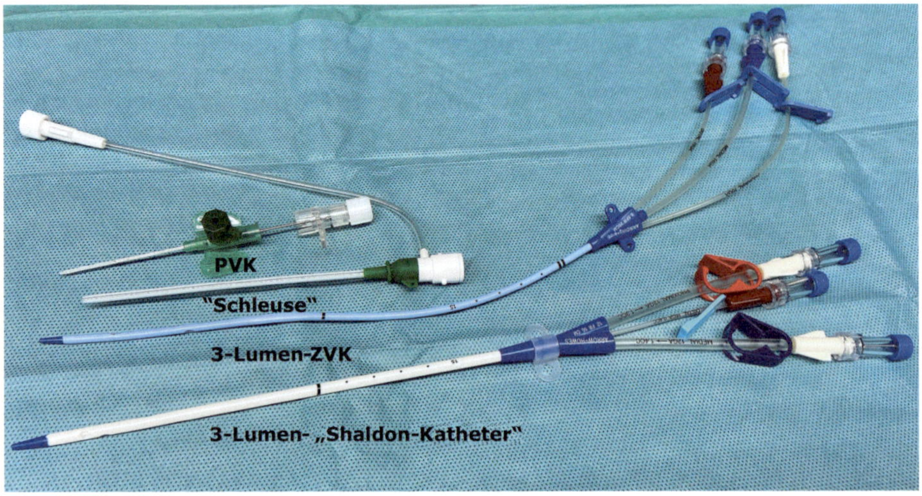

Abb. 7.4 ZVK-Systeme im Vergleich. *Oben:* peripherer Venenverweilkatheter (zum Vergleich). *Zweiter von oben:* „Schleuse". *Dritter von oben:* 3-Lumen-ZVK (jedes Lumen hat eine separate Öffnung am Katheter). *Unten:* großlumiger Katheter mit drei Schenkeln („Shaldon")

Injektionstechniken, Gefäßkatheter, Drainagen und Wundversorgung

7.4.4 Zugangswege

Ein ZVK wird in eine größere Vene eingeführt und bis zur V. cava superior vorgeschoben. Geeignete Venen hierfür sind:
- V. jugularis interna (und externa)
- V. subclavia
- V. femoralis
- V. basilica (spezieller Katheter erforderlich)
- Bei Kindern ebenfalls die V. saphena

> In der ZNA eignen sich insbesondere die Zugangswege über die V. jugularis interna oder der V. subclavia. Beide Venen sind im Notfall gut zugänglich. Auch in schweren Schockzuständen ist das Lumen der V. subclavia aus anatomischen Gründen immer offen. Alternativ bietet sich ebenfalls die V. femoralis an.

7.4.5 Benötigtes Material

Unsterile Materialien:
- Beistelltisch oder geeignete Ablagefläche
- Einmalrasierer
- Händedesinfektionsmittel, Hautdesinfektionsmittel
- Handschuhe
- Lokalanästhetikum
- 20–30 ml NaCl 0,9 % zum Spülen der Katheterschenkel
- Mundschutz, OP-Haube
- Abwurfbehälter
- Fixierpflaster
- Stauschlauch (bei ZVK über die Armvene)
- Ultraschallgerät

Sterile Materialien:
- ZVK-Set
- Handschuhe, Kittel, Kompressen/Tupfer, Schlitztuch, Unterlagetuch
- 10-ml-Spritze, Aufziehkanüle
- 2- bis 5-ml-Spritze sowie feine Kanüle für Lokalanästhesie
- Dreiwegehähne
- Skalpell
- Nadelhalter, Nahtmaterial

7.4.6 Vorbereitung

- Gerinnungsstatus einschließlich Thrombozyten überprüfen (ärztliche Tätigkeit)
- Aufklärung des Patienten über die geplante Maßnahme
- Genügend Arbeitsfläche schaffen
- Bereitstellen der benötigten Materialien (die ZVK-Sets können je nach Hersteller unterschiedliche Materialien enthalten)
- Monitor gut sichtbar positionieren und Einstellungen anpassen: akustischen EKG-Ton einstellen, Alarmgrenzen überprüfen, insbesondere Sauerstoffsättigung (um einen Pneumothorax frühzeitig zuerkennen)
- Ultraschallgerät bereitstellen
- Patienten lagern: Bei einer Punktion der V. jugularis Rücken- sowie leichte Kopftieflage ca. 15°, um eine Luftembolie zu verhindern und den Kopf des Patienten zur gegenüberliegenden Seite der Punktionsstelle drehen
- Punktionsgebiet freilegen (reinigen, ggf. rasieren)
- Händedesinfektion
- Anlegen der Schutzkleidung: Handschuhe, Haube, Mund-Nasen-Schutz
- Unterstützung beim sterilen Ankleiden des ärztlichen Personals: steriler Kittel, Haube, Mund-Nasen-Schutz, sterile Handschuhe

7.4.7 Durchführung der Punktion

> Während der gesamten Punktion gelten die Grundsätze für steriles Arbeiten.

■ **Ärztliche Tätigkeiten**
- Lochtuch und Abdecktuch ausbreiten
- Punktionsgebiet desinfizieren (unbedingt die Einwirkzeit beachten!)
- Lokalanästhesie applizieren
- Ultraschall der zu punktierenden Vene
- Punktion der Vene, meist nach Seldinger-Technik: Punktion der Vene mit geeigneter Kanüle, sobald Blut herausfließt, einen Führungsdraht durch die Punktionskanüle in die Vene einführen und die Kanüle entfernen
- Möglichkeiten der Erweiterung des Einstichkanals durch ein Skalpell oder einen Dilatator, der über den Führungsdraht eingeführt wird, das Gewebe aufdehnt und danach wieder entfernt wird
- Den Katheter über den Führungsdraht weit genug einführen und den Draht entfernen (korrekte Lage vor dem rechten Vorhof) (◘ Abb. 7.5)
- Eine Spritze an jeden Schenkel des Katheters ansetzen, Blut aspirieren und mit NaCl 0,9 % durchspülen, zur Lagekontrolle

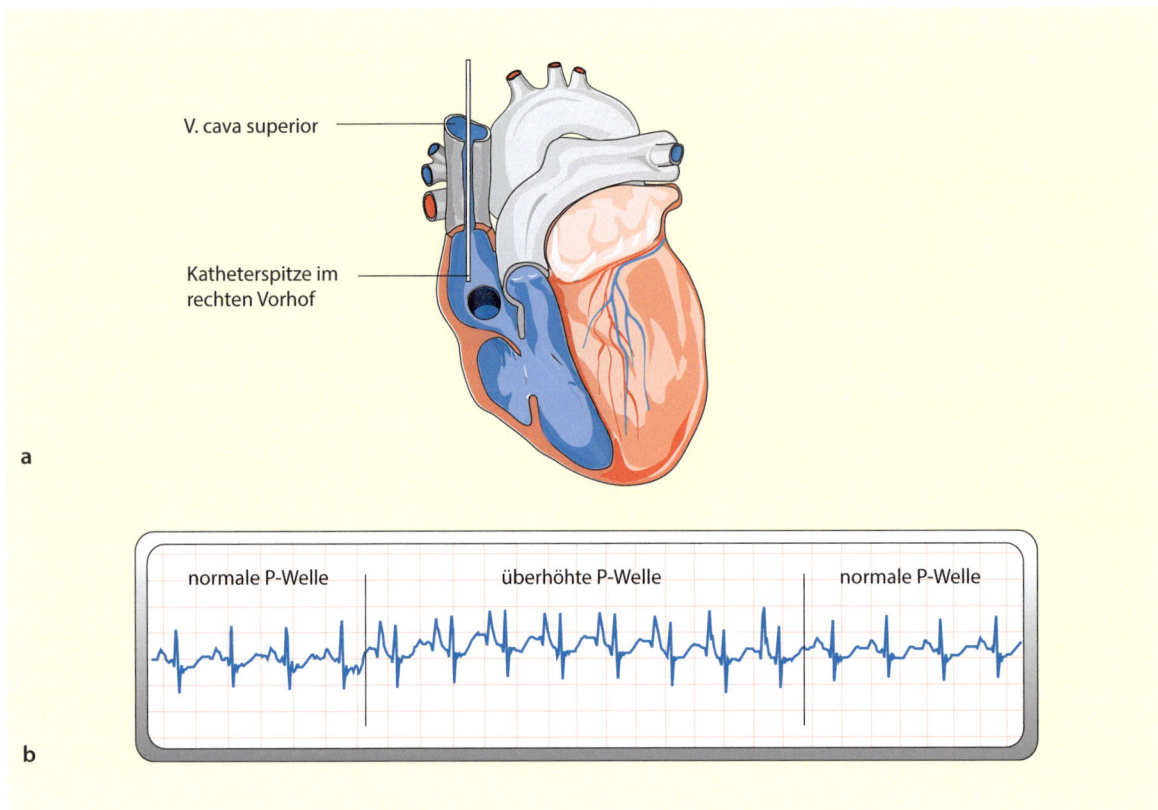

■ **Abb. 7.5** a, b Platzierung eines zentralen Venenkatheters unter EKG-Kontrolle. **a** Lage der Katheterspitze im rechten Vorhof. **b** Von der Spitze des mit Kochsalzlösung gefüllten Katheters wird ein EKG über ein spezielles Kabel abgeleitet und auf dem Monitor angezeigt. Die Lage der Katheterspitze wird an der P-Welle des EKGs kontrolliert. *Links im Bild* befindet sich die Katheterspitze in der unteren Hohlvene: die P-Welle ist normal hoch. Beim Zurückziehen des Katheters gelangt die Spitze in den rechten Vorhof: die P-Welle ist stark überhöht *(Bildmitte)*. Beim weiteren Zurückziehen gelangt die Katheterspitze nun in die obere Hohlvene, erkennbar an normal hohen P-Wellen. Diese Art der Lagekontrolle kann die röntgenologische Kontrolle der Katheterspitze meist ersetzen. (Aus Larsen 2016)

- Weitere Lagekontrolle durch atriale (intrakardiale) EKG-Ableitung möglich: mittels eines speziellen Geräts oder durch das Anschließen der roten EKG-Elektrode an den Metalldraht im ZVK. Zeigen sich im EKG hohe P-Wellen, liegt der ZVK im rechten Vorhof, oftmals begleitet durch Herzrhythmusstörungen. Bei korrekter Lage ist die P-Welle normal hoch. Die sicherste Lagekontrolle ist das Thorax-Röntgen
- Spritze entfernen, Dreiwegehähne anschließen und mit roten Stöpseln verschließen
- Sichere Fixierung des ZVK durch Annähen oder SteriStrips®, Einstichstelle mit einem sterilen Verband abdecken

■ **Pflegerische Tätigkeiten während der Punktion**
- Während der Durchführung im Kontakt mit dem Patienten bleiben und über die Vorgehensweise informieren
- Lagerung des Patienten ggf. anpassen (z. B. Kopfpositionierung oder Ziehen des Armes bei einer Punktion der V. subclavia)
- Steriles Anreichen von Materialien
- Überwachung der Vitalparameter (Monitoring)

7.4.8 Nachsorge

- Der liegende ZVK wird unter sterilen Bedingungen mit einem Gaze- oder Folienpflaster verbunden
- Vorschriftsgemäße Entsorgung der Materialien und Reinigung des Arbeitsplatzes
- Patienten in eine angenehme Position bringen/lagern
- Dokumentation der durchgeführten Maßnahme in der Patientenakte
- Insbesondere bei einer längeren Verweildauer im Notfallzentrum oder auf der Aufnahme- bzw.

Beobachtungsstation muss eine tägliche Inspektion der Einstichstelle auf Infektionszeichen und Schmerzen erfolgen

7.5 Intraossärer Zugang

Jenny Nüchter und Michael Kegel

Der intraossäre Zugang (kurz i. o., bedeutet „in den Knochen") ist eine temporäre Alternative zu einem peripheren Venenverweilkatheter oder einem zentralen Venenkatheter, um im Notfall schnellstmöglich Medikamente sowie Volumen zu applizieren. Diese Methode hat sich in der Rettungsmedizin sowie in der Notfallmedizin mittlerweile zu einem alternativen Standardverfahren bei pädiatrischen wie auch bei erwachsenen Notfallpatienten etabliert.

7.5.1 Anatomische Grundlagen und Punktionsstellen

Eine intraossäre Punktion (IOP) ist im Prinzip die Punktion einer knöchernen Vene, die auch in Schockzuständen nicht kollabiert. Mittels einer Stahlkanüle wird das Knochengewebe bis in die Markhöhle durchbohrt. Dort bleibt die Kanüle liegen und muss sicher fixiert werden. Medikamente, Flüssigkeiten sowie Blutprodukte können hier verabreicht werden und gelangen von dort über das venöse System schnell in den Blutkreislauf (◘ Abb. 7.6).

Die richtige Punktionsstelle hängt von unterschiedlichen Kriterien ab:
— Alter des Patienten (speziell Kinder)
— Verwendetes Verfahren (automatisch, halbautomatisch oder manuell)
— Einschränkungen des Patienten (z. B. Amputationen)

In jedem Fall sollte die Punktionsstelle schnell zu identifizieren und die Oberfläche ebenmäßig sein. Um eine Dislokation zu vermeiden und eine sichere Positionierung

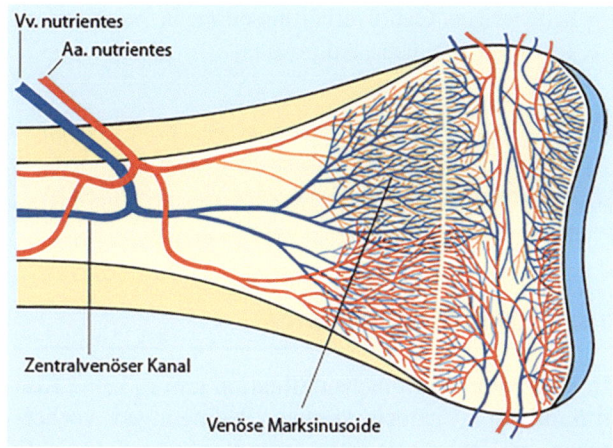

◘ **Abb. 7.6** Schematische Darstellung der Blutversorgung eines Röhrenknochens. (Aus Helm et al. 2008)

der Kanüle im Knochenmark zu gewährleisten, sollte die Knochenschicht dünn und die Markhöhle ausreichend groß sein (◘ Tab. 7.2).

> Die Anlage eines intraossären Zugangs verursacht erstaunlicherweise nur leichte Schmerzen. Allerdings kann die Applikation von Medikamenten und Volumen in den Knochen mit stärksten Schmerzen verbunden sein und sollte bei wachen Patienten aufgrund dessen nur mit einer vorausgegangenen Applikation von Lokalanästhetika in die Markhöhle verabreicht werden.

7.5.2 Indikation

Die Anlage eines intraossären Zugangs ist bei pädiatrischen sowie erwachsenen Notfallpatienten indiziert bei:
— Herz-Kreislauf-Stillstand, wenn kein i. v.-Zugang in angemessener Zeit von bis zu 2 min gelegt werden kann
— schweren hypovolämischen Schockzuständen
— schwerer Hypothermie
— stressbedingter Vasokonstriktion (z. B. beim Schock)

◘ **Tab. 7.2** Empfohlene Punktionsstellen. (Nach DGAI 2017, aus Bernhard et al. 2017)

	≤ 6 Jahre	> 6 Jahre	Erwachsene	Erwachsene – spezielle Systeme
1. Wahl	Proximale Tibia	Proximale Tibia	Proximale Tibia	Sternum
2. Wahl	Distale Tibia	Distale Tibia	Distale Tibia	
3. Wahl	Distaler Femur	Distaler Femur	Proximaler Humerus	

- schwierigen Gefäßverhältnissen (z. B. bei Kindern, i. v.-Drogenabusus, Adipositas)

> Intraossäre Zugänge werden ausnahmslos in akuten Notfallsituationen gelegt, um unmittelbar eine medikamentöse- oder eine Volumentherapie zu starten → **keine** prophylaktische Maßnahme!

7.5.3 Kontraindikationen

In einer vital bedrohlichen Situation gibt es keine Kontraindikation, jedoch können Bedingungen vorherrschen, bei denen eine intraossäre Punktion eher erfolglos scheint:
- Knochenfraktur am oder proximal des Punktionsortes (Gefahr der Paravasatbildung)
- Gefäßverletzung proximal der Punktionsstelle (Gefahr der Paravasatbildung)
- Kompartmentsyndrom an der zu punktierenden Extremität
- Fehlende Landmarken (z. B. bei Adipositas permagna)
- Vorausgegangene intraossäre Punktionsversuche am gleichen Knochen binnen der letzten 24–48 h (Gefahr der Paravasatbildung)
- Einliegendes Osteosynthesematerial am Punktionsort oder bekannte alte Fraktur (Unmöglichkeit des Einbringens der intraossären Punktionskanüle)
- Stattgehabte Sternotomie (gilt nur für ein sternales intraossäres Punktionssystem, z. B. FAST1®)

Relative Kontraindikationen, bei denen eine sorgfältige Risiko-Nutzen-Abwägung erforderlich ist:
- Akute Infektionen oder Verbrennungen/Verbrühungen an der Punktionsstelle
- Knochenerkrankungen (z. B. Osteogenesis imperfecta, schwerwiegende Osteoporose)
- Lokale bakterielle Infektionen, Bakteriämie und Sepsis
- Intrakardialer Rechts-links-Shunt (Gefahr der paradoxen Knochenmark-/Luft-/Fettembolie) (Bernhard et al. 2017, S. 673)

7.5.4 Punktionssysteme

Es gibt drei Arten von intraossären Punktionssystemen (◘ Abb. 7.7):
- **Manuelle Punktionskanüle** (z. B. COOK-Kanüle)

Nach der Penetration der Haut wird die Kanüle unter Druck mit der Hand in den Knochen gebohrt. Durch den Widerstandsverlust während der Punktion wird

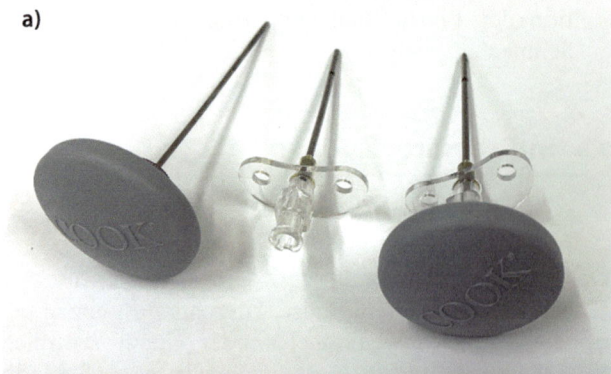
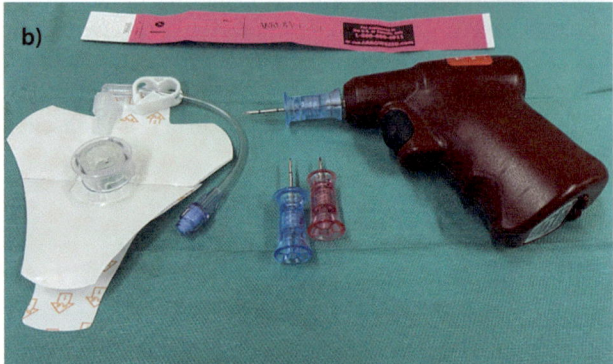
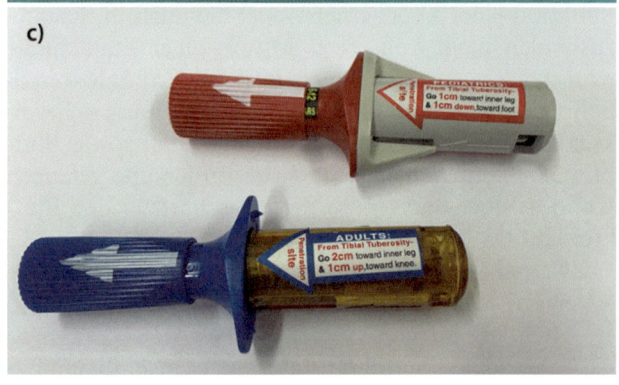

◘ **Abb. 7.7** a Manuelles Punktionssystem (COOK-Kanüle). b Halbautomatisches Punktionssystem (EZ-IO). c Automatisches Punktionssystem (Bone Injection Gun)

eine gute Kontrolle über die Lage der Kanüle ermöglicht. Insbesondere bei erwachsenen Patienten ist allerdings ein erhöhter Kraftaufwand zur Durchdringung des Knochens erforderlich.
- **Halbautomatisches Punktionssystem** (z. B. EZ-IO [„easy intra-osseous"])
- Das EZ-IO-System besteht aus einer batteriebetriebenen „Bohrmaschine" und speziellen Kanülen. Nach der initialen manuellen Hautpenetration wird die Nadel direkt auf den Knochen aufgesetzt und nun mechanisch in den Knochen eingebracht. Hierdurch ist bei einer weiterhin guten Kontrolle des Applikationsweges ein deutlich geringerer

Kraftaufwand als bei den manuellen Verfahren erforderlich.
  - Rosa: 15 mm für Säuglinge und Kinder
  - Blau: 25 mm für Jugendliche und Erwachsene
  - Gelb: 45 mm für Erwachsene und adipöse Patienten
- Die EZ-IO bietet drei verschiedene Kanülen für die verschiedenen Altersklassen sowie Gewebestärken:
  - Rosa: 15 mm für Säuglinge und Kinder
  - Blau: 25 mm für Jugendliche und Erwachsene
  - Gelb: 45 mm für Erwachsene und adipöse Patienten
- **Automatisches Punktionssystem** (z. B. BIG [„Bone Injection Gun"])

Mittels eines Federmechanismus wird die Kanüle der Bone Injection Gun in den Knochen eingetrieben. Während der Anlage ist eine Korrektur der Kanülenposition somit nicht möglich. Eine inkorrekte Positionierung des Applikators kann zu einer Fehllage der Kanüle führen.

Alle Systeme haben eine hohe Erfolgsrate, eine kurze Insertionszeit und sind in ihrer Anwendung einfach. Die sichere Anwendung benötigt dennoch ein regelmäßiges Training!

7.5.5 Komplikationen

Insgesamt liegt die Häufigkeit der klinisch relevanten Komplikationen bei 0,8 %. Verursacht werden diese durch Fehlpunktionen, das Verbiegen oder Brechen der Kanüle im Rahmen einer intraossären Punktion und durch Extravasation (das „Para-Laufen" der Infusion).
- Schwellung bei Extravasation → drohendes Kompartmentsyndrom (besonders bei Kindern durch kleinere Knochenstrukturen)
- Knochenfrakturen bei multiplen Punktionsversuchen oder hohem Kraftaufwand mit manuellen Kanülen
- Knochenmarks-, Fett- und Luftembolien (Inzidenz durchaus hoch, jedoch ohne relevanten Einfluss auf Morbidität und Mortalität)
- Hautinfektionen
- Hautnekrosen

7.5.6 Benötigtes Material

- Händedesinfektionsmittel
- Hautdesinfektionsmittel
- Sterile Handschuhe
- Steriles Lochtuch
- Sterile Unterlage
- Tuchrolle oder Polster zur Lagerung
- Punktionskanüle bzw. Punktionssystem
- 10-ml-Spritze mit 5–10 ml Lokalanästhetikum (z. B. 5–10 ml Lidocain 1 %)
- 10 ml Spritze mit 5–10 ml NaCl 0,9 %
- Dünne Kanüle (25–26 G) zur Infiltration der Haut bis zum Periost mit Lokalanästhetikum
- Kurze Infusionsleitung mit Dreiwegehahn
- Druckspülsystem
- Passendes Verbandsmaterial zur Fixierung des Zugangs

7.5.7 Durchführung

Die Durchführung einer intraossären Punktion sollte möglichst unter streng aseptischen Bedingungen erfolgen.
- Identifizierung der anatomischen Landmarken
- Lagerung der Punktionsstelle (z. B. bei einer Punktion der proximalen Tibia: festes Polster unter dem Kniegelenk platzieren)
- Ggf. Markierung der Punktionsstelle (z. B. mit dem Fingernagel)
- Händedesinfektion
- Desinfektion der Punktionsstelle (Einwirkzeit beachten)
- Sterile Handschuhe anziehen
- (Wenn möglich) steriles Lochtuch auflegen (die Punktionsstelle sollte in der Mitte des Loches sein)
- Lokalanästhesie der Punktionsstelle (falls erforderlich)
- Ansetzen der Kanüle (90°-Einstichwinkel) bis auf den Knochen und Abschätzen der weiteren Eindringtiefe
- Einbringen der intraossären Punktionskanüle, bis der Widerstand nachlässt (ausgeprägt nur bei manuellen Systemen; bei halbautomatischen Systemen deutlich geringer und bei automatischen Systemen gar nicht spürbar)
- Entfernung des Trokars oder Mandrins
- Aspiration von Knochenmark zur Lagekontrolle (cave: trotz korrekter Lage nicht in allen Fällen möglich), ggf. Entnahme zur Diagnostik (z. B. BGA, Hb, Gerinnung, Elektrolyte, Blutkulturen)
- Injektion von Lokalanästhetikum (außer bei der CPR)
- Injektion eines Flüssigkeitsbolus (z. B. 5–10 ml NaCl 0,9 %) zur Lagekontrolle (kein erhöhter Widerstand oder Paravasatbildung deuten auf eine korrekte Lage)
- Regelmäßige Kontrollen zur Erkennung einer Fehlanlage (Schwellung, Paravasat)
- Sicherung des i. o.-Zugangs und der Infusionsleitung

7.5.8 Applikation von Flüssigkeiten und Medikamenten

Die Markhöhle hat einen physiologischen Innendruck von 20–30 mmHg. Um eine ausreichende Durchflussrate zu gewährleisten, sollte für Infusionslösungen ein Druckbeutelsystem verwendet werden. Ebenso sollte unmittelbar im Anschluss an eine intraossäre Medikamentengabe ein Flüssigkeitsbolus (Flush) von 5–10 ml (z. B. NaCl 0,9 %) zur raschen systemischen Einschwemmung und zur Kontrolle der Paravasatbildung verabreicht werden.

Nach aktuellem Stand können nahezu alle bei der Behandlung von pädiatrischen und erwachsenen Notfallpatienten eingesetzten intravenösen Medikamente auch intraossär appliziert werden (z. B. Katecholamine, Infusionslösungen, Blutprodukte und Anästhetika).

Einschränkungen existieren lediglich bei der Anwendung von hypertonen (z. B. hypertone NaCl-Lösung) oder stark alkalischen Lösungen (Natriumbicarbonat-Lösung), da diese möglicherweise mit einer erhöhten Rate an lokalen Infektionen, Osteomyelitiden und Weichteilnekrosen am Injektionsort assoziiert sind.

Die intravenösen Medikamentendosierungen gelten auch für die intraossäre Applikation. (Bernhard et al. 2017, S. 3).

7.5.9 Weitere Aspekte

- Regelmäßig Kontrollen auf Schwellungen und frühe Zeichen eines sich entwickelnden Kompartmentsyndroms sowie auf Dislokation der intraossären Kanüle
- Liegedauer so kurz wie möglich halten, jedoch immer unter 24 h
- Das Entfernen des intraossären Zugangs erfolgt unter sterilen Bedingungen
- Die Insertionsstelle wird für 48 h steril verbunden

7.6 Thoraxdrainage

Michael Kegel

Die Anlage einer Thoraxdrainage kann aufgrund verschiedener Erkrankungen oder Verletzungen erforderlich sein. Am häufigsten muss die Drainage in der Notaufnahme allerdings nach einem Thoraxtrauma angelegt werden.

Hierzu legt der Arzt eine Drainage in den Spalt zwischen dem Rippenfell (Pleura parietalis) und dem Lungenfell (Pleura parietalis). Diese soll die pathologische Flüssigkeits- oder Luftansammlungen aus dem Pleuraspalt entfernen.

> Aufgrund der Lokalisation lautet die korrekte Bezeichnung eigentlich Pleuradrainage. Die Begriffe Thoraxdrainage und Pleuradrainage werden in der Praxis allerdings synonym verwendet.

7.6.1 Ziele

- Entfernen von Luft und Flüssigkeit aus den Pleuraspalt
- Verhindern eines Luft- und Flüssigkeitsrückflusses in den Pleuraspalt
- Wiederherstellung des Unterdruckes im Pleuraspalt, um die Lungen wieder voll zu entfalten

7.6.2 Indikationen

- Pneumothorax
- Hämatothorax
- Spannungspneumothorax
- Pleuraerguss
- Pleuraempyem
- Chylothorax (Sonderform des Pleuraergusses mit Lymphansammlung in der Pleurahöhle)

Die Anlage einer Pleuradrainage im Notfallzentrum kann sowohl als elektiver Eingriff als auch als zeitkritische lebensrettende Intervention erfolgen.

> **Praxistipp**
>
> **Spannungspneumothorax**
> Durch die Steigerung des intrathorakalen Drucks mit einer zunehmenden Mediastinalverschiebung führt ein Spannungspneumothorax schnell zu einer Kompression des Herzens und der herznahen Gefäße. Hierdurch verschlechtert sich der hämodynamische Zustand der Patienten zusehends und führt ohne rasche Intervention zum Tod.
> Daher sollte jede Notfallpflegekraft das benötigte Material für die Anlage einer Pleuradrainage kennen und hierbei assistieren können.

7.6.3 Punktionsorte

- 2.–3. Interkostalraum in Höhe der Medioklavikularlinie (Monaldi-Punktion)

Injektionstechniken, Gefäßkatheter, Drainagen und Wundversorgung

- 4.–6. Interkostalraum in Höhe der vorderen bis mittleren Axillarlinie (Bülau-Punktion)

7.6.4 Entlastungspunktion

Bei einem Spannungspneumothorax kann auch eine Entlastungspunktion mittels einer Kanüle als lebensrettende Intervention durchgeführt werden. Hierzu eignen sich insbesondere spezielle Kanülen mit einer Länge von über 8 cm. Wenn keine adäquate Nadel zur Dekompression verfügbar ist, kann auch ein Entlastungsversuch mit einer möglichst langen Braunüle erfolgen. Diese können allerdings aufgrund ihrer maximalen Länge von 5 cm zu kurz sein. In den aktuellen ATLS(Advanced Trauma Life Support)-Empfehlungen wird die Entlastungspunktion an der Bülau-Position (4.–6. ICR in Höhe der vorderen bis mittleren Axillarlinie) empfohlen.

> Die Entlastungspunktion kann nur als kurzfristige Überbrückungsmaßnahme betrachtet werden. Hierauf muss immer eine chirurgische Thorakotomie mit der Anlage einer Drainage folgen.

7.6.5 Benötigtes Material

- Pleuradrainage (Größe abhängig von der Indikation)
- Steriles Loch- und Abdecktuch, Kompressen, Tupfer
- Antiseptikum zur Hautdesinfektion, Waschschälchen, Klemme zur Desinfektion
- Skalpell (11er-Klinge)
- Schere zur Präparation
- Kornzange oder gebogene Klemme
- Nahtmaterial (Größe 0) und Nadelhalter
- Drainagesystem (ggf. mit Verbindung zum Vakuum-Anschluss)
- Lokalanästhesie (Medikament, Kanüle, Spritze)
- Mindestens Mund-Nasen-Schutz, sterile Handschuhe, idealerweise steriler Kittel und Haarschutz
- Verbandmaterial und Fixierpflaster
- Ultraschallgerät

Praxistipp

Um das benötigte Material immer vollständig und zügig griffbereit zu haben, empfiehlt sich die Vorbereitung von Sets oder Boxen für die Anlage einer Pleuradrainage.

7.6.6 Vorbereitung und Durchführung

Vor der Anlage einer Pleuradrainage sollte immer eine sonografische Kontrolle zur Überprüfung der Indikation und der korrekten Lokalisation erfolgen. Die Ausnahme bildet hierbei ein akuter Spannungspneumothorax.

- Drainagesystem einsatzfähig machen (Sogverbindung, Wasserschloss)
- Sogstärke nach Anordnung einstellen (häufig 20 cmH$_2$O)
- Funktionsfähigkeit der Drainage überprüfen
- Material bereitstellen
- Der Patient sollte auf den Rücken oder auf der nicht zu punktierenden Seite gelagert werden ggf. Oberkörper erhöht lagern (◘ Abb. 7.8)
- Arm des Patienten auf der zu drainierenden Seite über den Kopf legen (Erweiterung der Interkostalräume und verbesserter Zugang)
- Ein sicherer venöser Zugang und die Überwachung des Patienten sollten gewährleistet sein
- Desinfektion und Lokalanästhesie
- Hautdesinfektion und steriles Abdecken
- Hautinzision (ca. 4–5 cm parallel zur Rippe)
- Stumpfe Präparation mittels Klemme oder Schere am Oberrand der Rippe (Achtung: unterhalb der Rippe verlaufen die Gefäße und Nerven)
- Durchstoßen der Pleura und manuelles Austasten der Thoraxhöhle
- Einbringen der Drainage
- Fixieren der Drainage mittels Naht (idealerweise „Tabaksbeutelnaht") und Verbinden der Drainage mit dem vorbereiteten Drainagesystem
- Sicheres Fixieren der Verbindungsstellen und sterile Wundversorgung mittels Schlitzkompressen

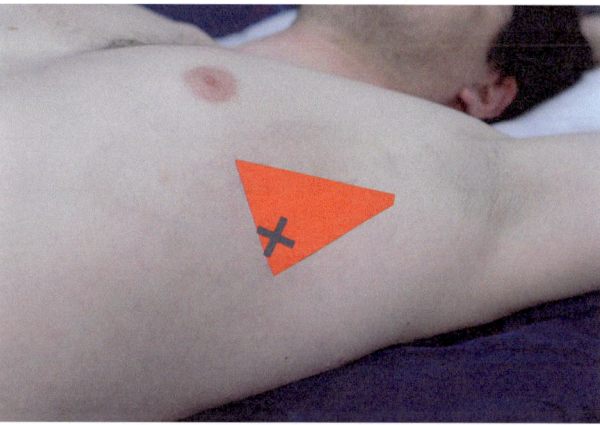

◘ Abb. 7.8 Lagerung des Patienten, in Rot markiert „triangle of safety" zur Punktion

- Abschließende Kontrolle mittels eines Röntgenbildes vom Thorax

> **Praxistipp**
>
> **Reexpansionsödem**
> Insbesondere bei einem länger bestehenden (Spontan-)Pneumothorax kann es durch die schnelle Ausdehnung der Lunge zu einem „Expansionsödem" kommen. Dieses kann bis zum Atemstillstand und somit zum Tod des Patienten führen. Das Risiko für ein solches Ödem liegt zwischen 6,5 % und 20 % (Oberhoff 2015). Daher sollten die Atem- und Kreislauffunktion der Patienten im Rahmen der Anlage einer Pleuradrainage immer adäquat überwacht werden.

7.6.7 Drainagesysteme

Im Notfallzentrum können verschiedene Drainagesysteme zum Einsatz kommen. Die gebräuchlichen „Drainagekästen" funktionieren immer noch ähnlich dem 3-Flaschen-System mit den Bestandteilen
- Sekretsammelkammer
- Wasserschloss
- Sogregulation

Bei den „neueren" Systemen wurde das Wasserschloss durch Ventile zum Schutz vor einem Rückstrom von Luft in den Thorax ersetzt.

Gebräuchlich sind entweder „nasse", „trockene" oder elektrische Systeme (Abb. 7.9, Tab. 7.3).

Um die Sogregulation über die Wassersäule einzustellen, muss bei „nassen" Systemen vor der Inbetriebnahme eine Kammer (A) und das Wasserschloss (B) mit Wasser gefüllt werden. Die vorhandene Wassersäule ermöglicht eine visuelle Kontrolle der tatsächlich vorhandenen Druckverhältnisse im Gesamtsystem.

> Um den eingestellten Sog der Wassersäule zu erzielen, muss der Sog am Wandanschluss so hoch eingestellt werden, dass die Wassersäule Umgebungsluft zieht. Das ist am „Blubbern" erkennbar. Falls die Wassersäule nicht „blubbert", wird kein ausreichender

Tab. 7.3 Bestandteile der Pleuradrainagesysteme

A)	Sogregulation entweder über die Wassersäule oder Einstellrad
B)	Wassersäulekammer
C)	„Air-Leak-Meter" zur Anzeige der Luftleckage bzw. Fördermenge der Luft
D)	Sekretsammelkammer
E)	„Float-Indikator" zur Kontrolle des aktiven Sogs
F)	„Negative Pressure Indicator" zur Anzeige eines negativen Drucks
G)	Manuelles Hochnegativitäts-Entlastungsventil

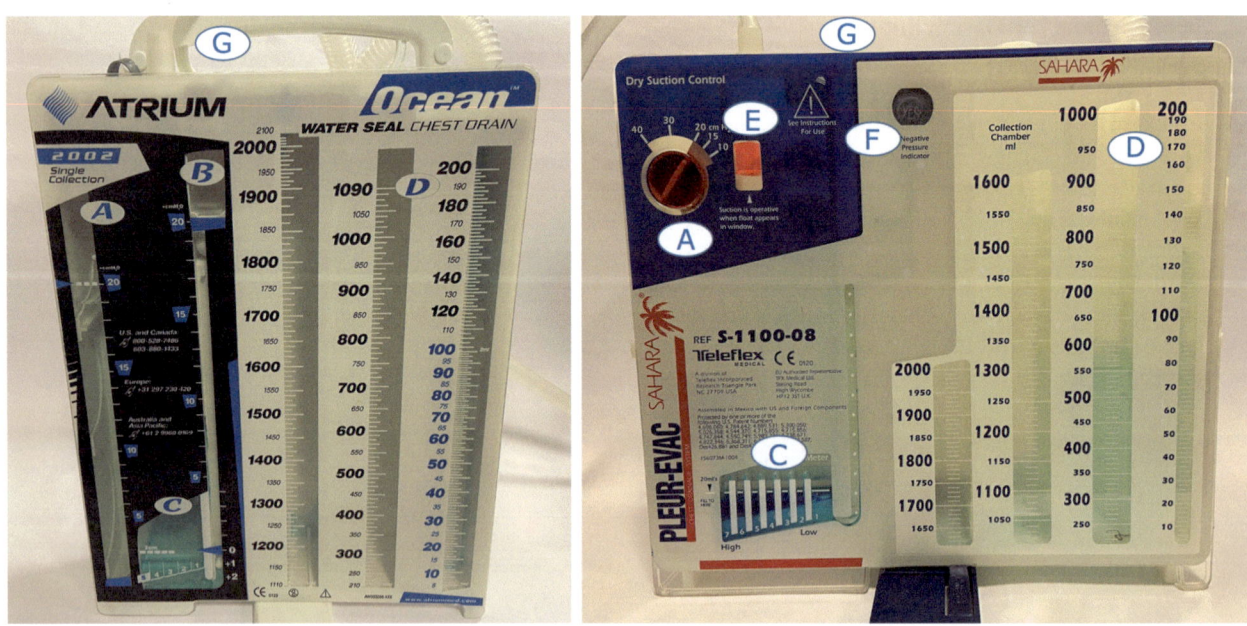

Abb. 7.9 *Links:* „Nasses" Pleuradrainagesystem (Ocean). *Rechts:* „Trockenes" Pleuradrainagesystem (Sahara). Beschriftete Bestandteile siehe Tab. 7.3

Sog aufgebaut (Sog am Wandanschluss erhöhen oder Kontrolle des Entlüftungsstopfens – dieser darf nicht blockiert sein).

Trockene Systeme funktionieren hingegen ohne eine „reale" Wassersäule über spezielle Ventile. Die Sogkontrolle erfolgt über einen visuellen Indikator (E). Nach dem Befüllen der Systeme mit Wasser lässt sich bei beiden Systemen die Luftleckmenge über das sogenannte „Air-Leak-Meter" ablesen (C). Luftblasen zeigen über die Indikatormarkierungen die Menge der geförderten Luft an, diese können aufgrund eines Pneumothorax oder aber auch bei einer Leckage des Drainagesystems auftreten.

> Da die negativen Drücke im Drainagesystem bis zu einem Druckausgleich immer bestehen bleiben, muss bei einer Reduktion des gewünschten Sog-Niveaus immer ein Druckausgleich („Belüftung") über das manuelle „Hochnegativitäts-Entlastungsventil" (G) erfolgen.

Elektrische System funktionieren hingegen ohne zusätzliche Sogquelle und sind somit räumlich unabhängiger einzusetzen. Die Sogregulation kann bei diesen Systemen sehr genau eingestellt werden. Durch die detaillierten Einstell- und Überwachungsfunktionen ist, insbesondere im Behandlungsverlauf, eine sehr individualisierte Behandlung durch die objektiven Parameter möglich. Weiterhin verfügen diese Systeme im Gegensatz zu den „Drainagekästen" auch über eine Überwachungs- und Alarmierungsfunktion (◘ Abb. 7.10).

7.6.8 Weitere Aspekte

- Bei beatmeten Patienten soll die Drainage nicht abgeklemmt werden, da hierdurch ein Spannungspneumothorax droht. Bei einem Systemwechsel ist ein sehr kurzzeitiges Abklemmen des Drainagesystems allerdings akzeptabel.
- Bei der nicht akuten Anlage einer Pleuradrainage muss immer die Blutgerinnung überprüft werden
- Falls sich bei einem Hämatothorax große Mengen an Blut entleert (>500–800 ml), muss Kontakt zur Thoraxchirurgie hergestellt und die Drainage ggf. abgeklemmt werden.
- Bei berechtigtem klinischem Verdacht auf einen Spannungspneumothorax (zunehmende hämodynamische Instabilität, abgeschwächtes oder aufgehobenes Atemgeräusch, hypersonorer Klopfschall [hochklingend] oder zunehmende Beatmungsdrücke) sollte eine Pleuradrainage ohne weitere Verzögerung durch andere Therapiemaßnahmen angelegt werden.

7.7 Anlage einer Magensonde

Michael Kegel

Das Legen einer Magensonde ist grundsätzlich eine ärztliche Tätigkeit, welche auch an Pflegekräfte delegiert werden kann. Die Anlage der Sonde erfolgt überwiegend transnasal oder alternativ auch oral. Magensonden dienen entweder der Entlastung des Magen-Darm-Traktes (z. B. bei einem Ileus oder möglicher

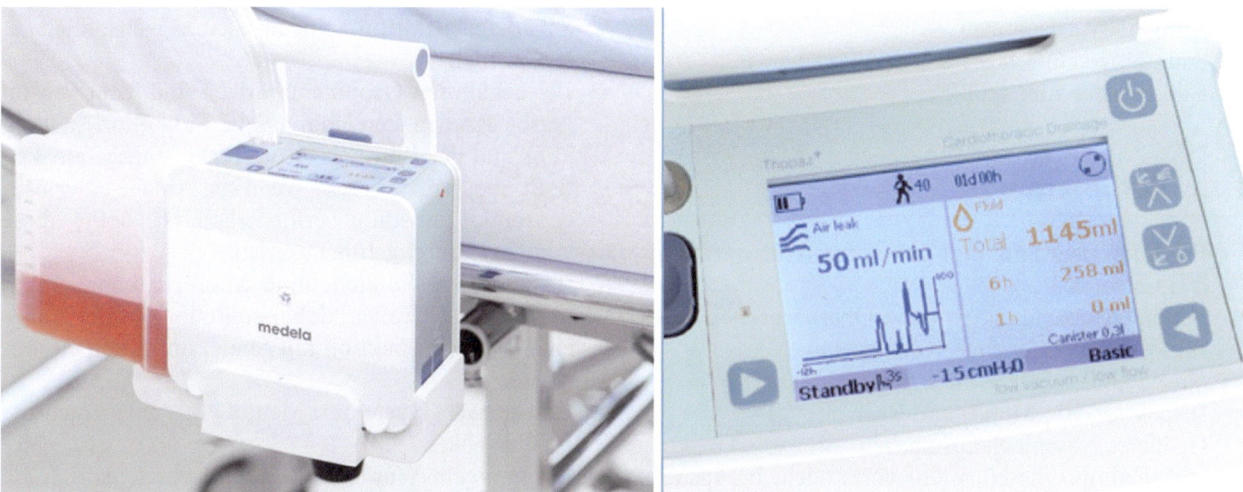

◘ **Abb. 7.10** Elektrisch betriebenes Drainagesystem. *Links:* Bettseitig angebrachtes System mit Sammelkammer. *Rechts:* Display mit detaillierten Einstell- und Überwachungsmöglichkeiten. (Mit freundlicher Genehmigung der Firma Medela)

Luftinsufflation bei beatmeten Patienten), der Applikation von Medikamenten oder der Durchführung einer enteralen Ernährung. Gelegentlich kann auch noch die Spülung des Magens über eine Magensonde erwogen werden.

7.7.1 Sondenarten

Je nach Anwendungszweck und Indikation können verschiedene Sonden verwendet werden.

Für die kurzzeitige Anwendung z. B. im Rahmen einer Narkose werden in der Regel einlumige PVC-Sonden verwendet. Diese werden allerdings nach einigen Tagen hart und können hierdurch leichter zu Druckschäden oder Verletzungen führen.

Zur Langzeitanwendung werden säurebeständige Kunststoffsonden ohne Weichmacher verwendet. Diese können entweder einlumig oder doppellumig sein. Bei doppellumigen Sonden dient der zweite Kanal der Be- bzw. Entlüftung des Magens oder ermöglicht eine Spülung unter kontinuierlichem Ablauf des anderen Lumens.

7.7.2 Benötigtes Material

- Handschuhe
- Anästhesierendes Gleitgel und Spray (z. B. Xylocain®)
- Magensonde
- Spritze zur Aspiration / Luftinsufflation
- Stethoskop
- Sekretauffangbeutel
- Nierenschale
- Pflaster zur Sondenfixierung
- (Einmal-)Waschlappen
- Saugfähige Unterlage (z. B. Moltex®)
- Evtl. Wasser zum Trinken

7.7.3 Vorbereitung

- Patienten über Sinn und Zweck der Intervention informieren
- Patienten sitzend lagern (bzw. Oberkörperhochlagerung), Kopf leicht nach vorn geneigt
- Nase reinigen (ggf. Nase schnäuzen lassen)
- Inspektion von Mund- und Rachenraum
- Größeres Nasenloch ausmachen
- Ggf. Zahnprothesen, wenn vorhanden, herausnehmen (lassen)

> Bei jedem (nicht sedierten) Patienten sollte vor der Anlage einer Magensonde eine Lokalanästhesie mit Lidocain-Spray (drei Hübe) durchgeführt werden. Dies vermindert signifikant Schmerzen und Unbehagen bei den Patienten während und nach der Maßnahme.

7.7.4 Durchführung

- Sondenlänge abmessen (vom Mund bis zum Ohr = ca. 10 cm, vom Mund bis zum Magenfundus = ca. 40 cm, insgesamt ca. 50 cm)
- Nasen-Rachen-Raum mit Lokalanästhetikum besprühen (durch die Nase)
- Magensondenspitze mit Gleitmittel benetzen
- Unteren Oberkörper mit saugfähiger Unterlage (z. B. Moltex®) abdecken
- Nasenspitze anheben und Sonde über das größere Nasenloch gerade in die Nase einführen
- Bei Erreichen des Rachenraums (durch Widerstand spürbar) Patienten zum wiederholten Schlucken auffordern (ggf. einen Schluck Wasser anbieten)
- Sonde weiter vorschieben, Nierenschale bereithalten (für ggf. schnellen Austritt von Magensaft über die Sonde)
- Lagekontrolle durch zügige Insufflation von Luft über die Sonde bei gleichzeitiger Auskultation des Magens („Blubbern")
- Sekretauffangbeutel mit Sonde verbinden
- Sonde mit Pflaster möglichst druckfrei an der Nase fixieren
- Patienten bequem bzw. sachgerecht lagern

7.7.5 Hinweise/Komplikationen

- Bei Mittelgesichtsverletzungen und Schädel-Hirn-Traumata sollten bis zum Ausschluss einer Schädelbasisfraktur keine nasalen Magensonden gelegt werden.
- Bei bekannten Ösophagusvarizen und Tumoren im Nasen-Rachen-Bereich muss die Indikationsstellung aufgrund der Blutungs- bzw. Verletzungsgefahr kritisch überprüft werden. Wenn die Anlage einer Magensonde unbedingt erforderlich ist, sollte diese vom Arzt durchgeführt werden.
- Insbesondere Sonden ohne Mandrin können sich im Rachen aufrollen, daher sollte im Zweifel immer eine Racheninspektion mit Spatel und Lampe erfolgen.
- Ein starker Hustenreiz deutet auf eine tracheale Fehllage hin.
- Bei heftigem Würgereiz während des Legens sollte die Sonde wieder zurückgezogen und dem Patienten Zeit zur Entspannung gegeben werden.
- Vagale Reaktionen sind möglich (Bradykardie), aber auch durch Stressreaktion bedingte Tachykar-

dien (daher idealerweise Anlage der Magensonde unter Monitorüberwachung).
- Bei Komplikationen (z. B. Nasenbluten oder Blutungen im Rachenraum) sollte der Arzt hinzugezogen werden.
- Die Sonde nicht gegen starken Widerstand einführen
- Magensonden können ggf. in den Kühlschrank gelegt werden (dies kann das Einführen erleichtern).

7.8 Wundversorgung und Wundnaht

Tobias Herrmann

Unter der Wundversorgung versteht man alle Maßnahmen, die zur Behandlung einer offenen Wunde getroffen werden. Darunter fallen die Reinigung bzw. Desinfektion der Wunde, der Wundverschluss und die Pflege.

> **Wunde**
> Eine Wunde definiert man als eine Läsion, die durch eine Trennung des Gewebezusammenhangs entstanden ist. Die Läsion kann mit oder ohne Substanzverlust stattfinden. Man unterscheidet zwischen der traumatischen, der iatrogenen und chronischen Wunden (siehe auch ► Kap. 12).

7.8.1 Wundmanagement

In Bezug auf eine Infektionsprophylaxe ist ein sorgfältiges Wundmanagement von besonderer Bedeutung.

Die chirurgische Wundversorgung wird dann erforderlich, wenn eine gute Wundheilung ohne Intervention nicht garantiert werden kann. Sie dient der Vorbeugung von Komplikationen wie Wundheilungsstörungen, Infektionen und Narbenbildung.

Man unterscheidet zwischen einer primären (geschlossenen) und sekundären (offenen) Wundversorgung.

7.8.2 Primäre Wundversorgung

Unter der primären Wundversorgung versteht man einen Wundverschluss, die Exzision oder auch die Wundreinigung, welche innerhalb der ersten 6 h nach der Verletzung erfolgen sollte. Dies kann entweder durch Kleben, Nähen oder Klammern, Exzision oder Reinigung der Wunde geschehen.

> Frische (<6 h), wenig kontaminierte und gut durchblutete Wunden werden mittels eines primären Wundverschlusses versorgt.

Dazu zählen u. a. in der Notaufnahme:
- Risswunde: unregelmäßiger Wundrand; tangentiale Gewalt
- Quetschwunde: unregelmäßige Oberfläche; stumpfe Gewalt
- Platzwunde: gerader Wundrand, meist glatte Oberfläche; stumpfe Gewalt
- Schnittwunde: senkrechte oder tangentiale Gewalt
- Stichwunde: scharfer Wundrand, tiefe Gewebsverletzung, senkrechte Gewalt mit Einstich
- Schürfwunde: unregelmäßige Oberfläche; tangentiale Gewalt

Folgende Wunden sollten primär operativ versorgt werden:
- Schusswunde: unregelmäßige Oberfläche mit Fremdkörper und Schmauchspuren, stumpfe Gewalt mit Zerstörung der Weichteile
- Pfählungsverletzung: unregelmäßige Oberfläche, stumpfe Gewalt

Alle weiteren Wunden werden nicht primär verschlossen.

7.8.3 Sekundäre Wundversorgung

In manchen Fällen ist ein primärer Wundverschluss nicht möglich oder sogar kontraindiziert. Darunter fallen infizierte und chronische Wunden, bei denen eine erhöhte Infektionsgefahr besteht oder Kontamination vorliegt oder vorliegen kann.

> **Sekundäre Wundbehandlung**
> Eine sekundäre Wundbehandlung sollte insbesondere bei folgenden Wunden durchgeführt werden:
> - Dekubitus
> - Säure-/Laugenverätzung
> - Verbrennung
> - Superinfizierte Wunden

7.8.4 Einschätzung der Wunde

Schon während der Ersteinschätzung sollte die Dringlichkeit, je nach Schwere der Verletzung, eingeschätzt werden, um eine notwendige zeitnahe Behandlung nicht zu verzögern und eine adäquate Therapie einleiten zu können. Eine ausführliche Anamnese ist der erste Schritt zur richtigen Wahl der geeigneten Wundbehandlung und derer Versorgung.
- Welche Verletzungen liegen vor (Art des Traumas, Wundgröße, Wundtiefe, Verletzungszeitpunkt)?

- Ist ein adäquates Trauma vorhanden, und passt es zur Wunde?
- Inspektion und Palpation der Wunde
- Überprüfung des Tetanusschutzes und ggf. dessen Auffrischung
- Allergien, besonderen Bezug auf Lokalanästhetika oder Desinfektionsmittel

Weiterhin muss die Notwendigkeit einer Bildgebung wie konventionelles Röntgen oder Sonografie bei V. a. knöcherne Begleitverletzungen oder Fremdkörper abgeklärt werden.

7.8.5 Wundverschluss

Nach Abschluss der notwendigen Diagnostik kann erfolgt die primäre Wundversorgung und der chirurgische Wundverschluss. Eine gute Vorbereitung ist im Hinblick auf mögliche Infektionen und ebenso auf die Umsetzung des Wundverschlusses unerlässlich und trägt zum Erfolg bei.

> Um das Personal und den Patienten vor Infektionen zu schützen, ist das Anlegen einer geeigneten Schutzausrüstung bei jeder Wundversorgung erforderlich. Dazu zählen Schutzkleidung inkl. Mund-Nasen-Schutz, Kopfhaube, sterile Handschuhe und ggf. Schutzbrille.

Die Wundversorgung sollte nach Möglichkeit in einem separaten, dafür vorgesehenen Eingriffsraum erfolgen. Ebenfalls sollte bei der Wahl des Raumes zwischen aseptischen und septischen Wunden unterschieden werden.

- **Vorbereitung**

Neben der Anamnese muss auch immer die Durchblutung, die Motorik und die Sensibilität überprüft werden.

> Bei Handverletzungen ist die Prüfung der 2-Punkt-Diskrimination wichtig, um Nervenverletzungen nicht zu übersehen. Dies ist eine taktile Unterscheidung von zwei räumlich getrennten Reizen oder Sensibilitätsprüfung an zwei verschiedenen Punkten.

- Ggf. ist ein Handchirurg zur Versorgung hinzuzuziehen
- Aufklärung des Patienten über mögliche Folgen und Komplikationen
- Wenn notwendig Analgesie oder ggf. Analgosedierung
- Ablegen von Schmuck (Uhren, Ringe, Piercings), ggf. auch Entfernen z. B. durch einen Ringschneider
- Richten der benötigten Materialien, u. a. sterile Abdecktücher, sterile Wundversorgungssets, Fäden, sterile Handschuhe, Schutzausrüstung.
- Vorbereitung des Lokalanästhetikums

- **Wahl des passenden Fadens**
- Monofile Fäden:
  - Glatte Oberfläche
  - Sehr gewebsschonend
  - Knoten sitzen schwächer
- Polyfile Fäden:
  - Setzen sich aus mehreren Einzelfäden zusammen
  - Leichtere Schädigung des Gewebes
  - Festerer Knotensitz
- Nicht resorbierbare Fäden:
  - Meist genutzt für oberflächliche Wunden in Belastungszonen
  - Nach Abschluss der Wundheilung müssen diese wieder entfernt werden
- Resorbierbare Fäden
  - Bei tiefen Gewebsverletzungen und gut durchbluteten Bereichen
  - Kommen meist in kosmetischen Bereichen zum Einsatz, z. B. Gesicht
  - Vollständige Auflösung nach ca. 30–40 Tagen

Die Wahl der Fadengröße richtet sich häufig nach der Lokalisation der Verletzung (Tab. 7.4).

- **Durchführung**
- Zunächst gründliche Reinigung (Entfernung grober Verschmutzungen mit NaCl 0,9 % durch Ausspülen) und Desinfektion der Haut sowie der Wundränder in einem Umkreis von 20 cm um die Wunde. Dazu können z. B. Polihexanid, NaCl 0,9 %, PVP-Jod-Lösung oder Octenidin-Lösung genutzt werden (cave: Zelltod durch Polyvidonjod). Octenidin darf allerdings nicht mittels einer Spritze in die Tiefe des Gewebes eingebracht werden und ist nur zur oberflächlichen Anwendung vorgesehen
- Lokalanästhesie (ggf. auch vor der Reinigung bei starken Schmerzen), kann entweder als topische Lokalanästhesie auf der Haut mit Gel, Kälte oder Pflaster erfolgen oder als Infiltrationsanästhesie meist mit Lidocain oder Prilocain erfolgen
- Steriles Abdecken der Wundumgebung nach dem Desinfizieren (z. B. Lochtuch)

Tab. 7.4 Größenwahl des Fadens

Kopf, Rumpf, Extremitäten	3–0 oder 4–0
Finger	4,0–5,0
Gesicht	5–0 bis 6–0

- Exploration der Wunde, Suche nach Fremdkörpern oder Verletzung weiterer und tieferer Strukturen wie Sehnen, Muskeln, Gefäßen oder Nerven
- Wenn notwendig auch Erweiterung der Wunde zur besseren Übersicht über tieferliegende Strukturen, die verletzt sein könnten
- Spülung der Wunde unter Druck mit NaCl 0,9 % oder Ringer-Lösung, ggf. Verwenden von Hilfsmitteln wie Knopfkanülen
- Evtl. kann eine Wundrandexision nötig sein (wenn die Wundränder bereits nekrotisch sind – nur sehr sparsam)
- Spannungsfreier Wundverschluss ohne Stufenbildung mit geeignetem Faden und Nahttechnik in Abhängigkeit von der Wunde, ggf. Einlegen einer Wunddrainage
- Steriler Verband, ggf. spezielle Verbände oder Fettgazen
- Bei gelenknahen Verletzungen sollte immer zur besseren Wundheilung eine Ruhigstellung z. B. durch Schienung erfolgen
- Entfernung des Nahtmaterials erfolgt in Abhängigkeit von der betroffenen Körperregion

Die Entfernung der Fäden erfolgt in der Regel beim niedergelassenen Arzt oder auf der Station. Je nach Lokalisation sollen die Fäden unterschiedlich lange belassen werden (Tab. 7.5).

7.8.6 Offene und sekundäre Wundversorgung

Liegt ein Wundalter von mehr als 8–12 h oder ein Biss, Schuss oder eine infizierte Wunde vor, kann meist kein primärer Wundverschluss erfolgen. In diesen Fällen ist eine offene oder sekundäre Wundversorgung indiziert.

Dabei ist die Vorbereitung analog zur primären Wundversorgung vorzunehmen.

- **Durchführung**
- Spülung der Wund mit Ringer- oder NaCl-0,9 %-Lösung, Betadine und mechanische Wundreinigung
- Wundrandexision und Debridement von nekrotischem Gewebe

Tab. 7.5 Liegedauer von nicht resorbierbaren Fäden

Gesicht/Kopf/Hals	4–6 Tage
Rumpf	8–10 Tage
Obere Extremitäten	10–12 Tage
Untere Extremitäten	12–14 Tage

- Bei radikalem Debridement im gesunden Gewebe kann die Wunde ggf. auch primär verschlossen werden
- Evtl. Einlage einer Drainage zum Abfluss von Sekret
- (Feuchter) steriler Verband (z. B. mit NaCl 0,9 %), ggf. Wundabdeckung mit Fettgaze
- Wenn notwendig Ruhigstellung des naheliegenden Gelenkes

> Bei Bisswunden sollte eine zügige Wundrandexision erfolgen, da bei Menschen- oder Tierbissen eine Infektionsgefahr von bis zu 80 % herrscht. Eine tägliche engmaschige Kontrolle und Einleitung einer geeigneten antibiotischen Therapie ist hierbei erforderlich.

- **Antibiose**

Es sollte eine antibiotische Frühtherapie zur Behandlung einer bereits vorhandenen Infektion oder als Postexpositionsprophylaxe für 3–5 Tage erfolgen.

Bei einer manifesten Infektion muss eine kalkulierte Antibiotika-Therapie eingeleitet werden. In Betracht kommen meist Aminopenicillin und Betalaktamase-Inhibitor oder Cephalosporine der 2. Generation.

7.8.7 Nahttechniken

Im Allgemeinen ist die Einzelknopfnaht in der Notfallversorgung am gängigsten und eignet sich für jede Art der Wundversorgung.

Dazu werden in einem Abstand von 0,5–1 cm zum Wundrand Knöpfe angelegt. Diese sollten einen Abstand von 1 cm zueinander haben.

Bei mechanisch stärker belasteten Hautarealen, wie Oberschenkel oder Knie, sollte eine Rückstichnaht nach Donati oder Allgöwer erfolgen. Bei diesen Formen der Wundnaht wird der erste Stich tiefer unterhalb des Hautgewebes geführt, um eine Adaption der Wundränder in der Tiefe zu erreichen, der zweite Stich bleibt flach unter der Hautoberfläche und innerhalb der Haut. Zusätzlich wird hier eine exaktere Annäherung der Wundränder erzielt. Die Fadenführung nach Donati gibt der Naht größere Stabilität gegen das Ausreißen als bei Einzelknopfnähten.

Ziel ist bei beiden Nahttechniken, das Adaptieren der Wundränder ohne zu viel Zug auf den Wundrand auszuüben. Daher sollten Einzelknopfnähte locker gebunden sein. Der Knoten soll sich auf einer Seite des Wundrandes befinden.

Bei tiefen Wunden eignet sich neben der Donati-Naht besonders eine Subkutannaht. Diese eignen sich zur Adaption des Unterhautgewebes, um im Anschluss einen adaptiven Wundverschluss mittels Einzelknopfnaht zu erzielen (Abb. 7.11).

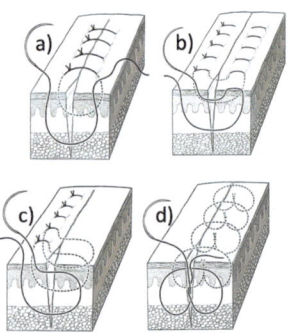

☐ **Abb. 7.11** **a** Platzierung der Einzelknopfnaht. **b** Rückstichnaht nach Donati. **c** Rückstichnaht nach Allgöwer. Ähnlich wie bei Donati, jedoch mit intrakutanem Rückstich. **d** „Subkutannaht" – Knoten liegt hierbei in der Tiefe (Subkutis). (Modifizierte Darstellung aus Rompel 2007)

7.8.8 Weitere Methoden des Wundverschlusses

Neben den klassischen Hilfsmitteln zum Wundverschluss wie dem Nähen gibt es weitere Methoden, um einen Verschluss von Wunden zu erzielen. Hierbei kommt häufig das Kleben oder Klammern von Wunden zum Einsatz.

Das Kleben von Wunden bietet gegenüber dem Nähen viele Vorteile. Wunden, die sich gut adaptieren lassen, können hierdurch schnell und kosmetisch ansprechend verschlossen werden. Zum Einsatz kommen sie häufig bei der Versorgung von Kindern, da ein Wundverschluss ohne Betäubung und Stichen möglich ist. Dieser Kleber verbleibt für ca. 7–10 Tagen auf der Haut und resorbiert sich selbstständig.

Hautklammern sind in der operativen Versorgung von Wunden seit Langem Standard und werden häufig eingesetzt. Aber auch in der akuten Versorgung von Wunden haben sie ihre Berechtigung. Der Wundverschluss kann mittels Hautklammern schnell erreicht werden und bietet einen sehr stabilen Halt bei Spannungsbelastung. Dem Vorteil der zügigen Anlage steht allerdings das kosmetisch schlechtere Ergebnis gegenüber (☐ Abb. 7.12).

7.8.9 Inzision von Hautabszessen

> Bei Abszessen gilt immer der Grundsatz „Wo Eiter ist, dort lasse ihn auch raus".

Bei unkomplizierten Hautabszessen sollte eine Inzision unter Lokal- oder Regionalanästhesie erfolgen. Gebräuchlich ist die Stichinzision unter Vereisung.

Bei ausgedehnten Befunden oder Fieber kann eine chirurgische Sanierung im OP indiziert sein.

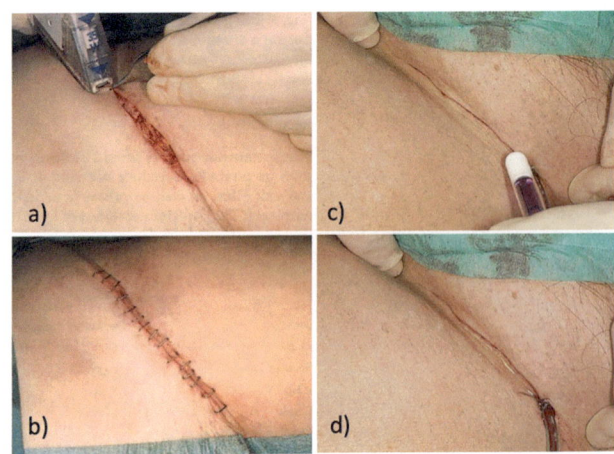

☐ **Abb. 7.12** **a** Senkrechte Platzierung mit dem Klammergerät. **b** Abschluss der Hautklammerung. **c** Anwendung eines Hautklebers für den oberflächlichen Hautverschluss. **d** Wundverschluss nach Anwendung eines Hautklebers. (Modifizierte Darstellung aus Rompel 2007)

Eine antibiotische Therapie ist häufig nicht indiziert, da sie nach heutiger Datenlage keinen Einfluss auf den Heilungsverlauf hat.

> **Praxistipp**
>
> Auch Bagatellverletzungen können Eintrittspforten für Clostridium tetani und dessen Sporen sein. Aufgrund dessen sollte regelhaft bei jeder Verletzung der Impfstatus überprüft und ggf. aufgefrischt werden (siehe auch ▶ Abschn. 11.7).

Literatur

Literatur zu Abschn. 7.1

Berufsgenossenschaft für Gesundheitsdienst und Wohlfahrtspflege (2016) Risiko Nadelstich. Infektionen wirksam vorbeugen. ▶ https://www.bgw-online.de/SharedDocs/Downloads/DE/Medientypen/BGW%20Broschueren/BGW09-20-001_Risiko-Nadelstich-bf_Download.pdf?__blob=publicationFile. Zugegriffen: 16. Jan. 2021

Hoch V (2017) Nadelstichverletzungen In: Schulz-Stübner S (Hrsg) Repetitorium Krankenhaushygiene, hygienebeauftragter Arzt und ABS-beauftragter Arzt, 2. Aufl. Springer, Berlin, S 275–281

KRINKO (2011) Anforderungen an die Hygiene bei Punktionen und Injektionen. Empfehlungen der Kommission für Krankenhaushygiene und Infektionsprävention beim Robert Koch Institut. Bundesgesundheitsblatt 54:1135–1144

KRINKO (2017) Prävention von Infektionen, die von Gefäßkathetern ausgehen Teil 2 – Periphervenöse Verweilkanülen und arterielle Katheter Empfehlung der Kommission für Krankenhaushygiene und Infektionsprävention (KRINKO) beim Robert Koch-Institut. Bundesgesundheitsblatt 60:207–215

Schulz-Stübner S (2017) Punktionen und Injektionen. In: Schulz-Stübner S (Hrsg) Repetitorium Krankenhaushygiene, hygienebeauftragter Arzt und ABS-beauftragter Arzt, 2. Aufl. Springer, Berlin, S 375–380

Literatur zu Abschn. 7.2

Ahrens K (2006) Injektionstechniken. In: Döbele M, Becker U, Glück B (Hrsg) Beifahrersitzbuch-Ambulante Pflege. Springer, Berlin

Heinemann N, Gaier G, Schempf B, Häske D (2019) Intramuskuläre Injektion im Rahmen der Anaphylaxie. Einfach und praktisch. Notfall Rettungsmed 22:342–346 ▶ https://doi.org/10.1007/s10049-018-0524-6

Humbert H (2002) Injektionen und Blutentnahmen. Kohlhammer, Stuttgart

Menche N et al (2019) Pflege Heute, 7. Aufl. Urban & Fischer München

Poland GA (1997) Determination of deltoid fat pad thickness. JAMA 277(21):1709. ▶ https://doi.org/10.1001/jama.1997.03540450065037

RKI (2011) Anforderungen an die Hygiene bei Punktionen und Injektionen Empfehlung der Kommission für Krankenhaushygiene und Infektions- prävention beim Robert Koch-Institut (RKI) In: Bundesgesundheitsbl 2011 54:1135–1144. ▶ https://doi.org/10.1007/s00103-011-1352-8

RKI (2017) Impfungen A-Z. Wo soll injiziert werden. ▶ https://www.rki.de/SharedDocs/FAQ/Impfen/AllgFr_AllgemeineFragen/FAQ03.html. Zugegriffen: 19. Apr. 2021

RKI (2020) Epidemiologisches Bulletin 34/2020. Empfehlungen der Ständigen Impfkommission beim Robert Koch-Institut 2020/2021. ▶ https://www.rki.de/DE/Content/Infekt/EpidBull/Archiv/2020/Ausgaben/34_20.pdf?__blob=publicationFile. Zugegriffen: 19. Apr. 2021

Literatur zu Abschn. 7.3

Geffers C, Kramer A, Scheithauer S, Schulz-Stübner S, Simon A, Suger-Wiedeck H, Trautmann M (2017) Prävention von Infektionen, die von Gefäßkathetern ausgehen. Springer, Berlin. ▶ https://doi.org/10.1007/s00103-016-2488-3

Hilbert-Corius P, zur Nieden K (2016) Periphervenöser Zugang. In: Bernhard M, Gräsner J-T (Hrsg) Notfalltechniken Schritt für Schritt. Thieme, Leipzig, S 154–163

Kühn D, Luxem J, Runggadier K (Hrsg.) (2010) Rettungsdienst heute (5. Aufl.) München: Urban & Fischer, Elsevier

medici V (2006) Praxisanleitung: Venenverweilkanüle Der Weg in die Vene. Thieme. ▶ https://m.thieme.de/viostatics/dokumente/vio-2/final/de/dokumente/klinik/Medical-Skills-Praxisanleitung-Venenverweilkanuele.pdf. Zugegriffen: 26. Nov. 2020

Schneider T, Wolcke B, Böhmer R (Hrsg) (2006) Taschenatlas Notfall und Rettungsmedizin (Bd. 3.). Springer Medizin Verlag, Mainz. Zugegriffen: 15. Dez. 2020

Stosch C (2018) Venenverweilkanüle. Kölner Interprofessionelles Skills Lab & Simulationszentrum. Köln: Medizinische Fakultät der Universität zu Köln. ▶ https://medfak.uni-koeln.de/sites/MedFakDekanat/Downloads/Viggo_Skript_2018.pdf. Zugegriffen: 15. Nov. 2020

Literatur zu Abschn. 7.4

Götz Wietasch J, Wilhelm W (2018) Monitoring und Gefäßzugänge. In: Wilhelm W (Hrsg) Praxis der Anästhesiologie. Springer, Deutschland. Von ▶ https://doi.org/10.1007/978-3-662-54568-3_12 abgerufen

Larsen R (2016) Anästhesie und Intensivmedizin für die Fachpflege, 9. Aufl. Springer, Berlin

Ragaller M, Vincent O (2015) Katheter in der Intensivmedizin. In: Marx G, Muhl E, Zacharowski K, Zeuzem S (Hrsg) Die Intensivmedizin (Bd. 12). Springer, Frankfurt a. M. ▶ https://doi.org/10.1007/978-3-642-54953-3

Riegert J, Tannen A (2012) Zu- und ableitende Systeme. In: Knipfer E, Kochs E (Hrsg) Klinikleitfaden Intensivpflege (Bd. 5). Urban & Fischer, München

Ziegenfuß T (2017) Notfallmedizin (7. Ausg.). (T. Ziegenfuß, Hrsg) Springer Medizin Verlag, Moers. ▶ https://doi.org/10.1007/978-3-662-52775-7

Literatur zu Abschn. 7.5

Bernhard M, Böttiger B, Fischer M, Gräsner J, Gries A, Helm M, . . . Weiss M (2017) S1 - Leitlinie: Die intraossäre Infusion in der Notfallmedizin. Deutsche Gesellschaft für Anästhesiologie und Intensivmedizin (DGAI). Aktiv Druck und Verlag, Ulm. 59:667–677

Götz Wietasch J, Wilhelm W (2018) Monitoring und Gefäßzugänge. In: Wilhelm W (Hrsg) Praxis der Anästhesiologie. Springer, Deutschland. Von ▶ https://doi.org/10.1007/978-3-662-54568-3_12 abgerufen

Helm M, Fischer S, Hauke J, Bernhard M, Gries A, Lampl L (2008) Invasive Techniken in der Notfallmedizin. Notfall + Rettungsmedizin. ▶ https://link.springer.com/article/10.1007/s10049-008-1039-3. Zugegriffen: 12. Jan. 2021

Kellner P, Eggers M, Rachut B (2011) Der intraossäre Zugang in der präklinischen Notfallmedizin. Indikation, Equipment und Durchführung. AINS 46:324–328

Ziegenfuß T (2017) Notfallmedizin (7. Ausg.). (T. Ziegenfuß, Hrsg). Springer Medizin Verlag, Moers. ▶ https://doi.org/10.1007/978-3-662-52775-7

Literatur zu Abschn. 7.6

Kiefer T (2016) Legen einer Thoraxdrainage- praktisches Vorgehen. In: Kiefer T (Hrsg) Thoraxdrainagen. Springer, Berlin

Larsen R (2016) Anästhesie und Intensivmedizin für die Fachpflege, 9 Aufl. Springer

Oberhofer E (2015) Thoraxdrainage legen: Was da schief gehen kann. MMW Fortschritte der Medizin 157:14. ▶ https://doi.org/10.1007/s15006-015-3629-6

Mende L, Keilitz AM, Schulze G, Weidhase L, Petros S (2016) Thoraxdrainage. In: Bernhard M, Gräsner JT (Hrsg) Notfalltechniken Schritt für Schritt. Stuttgart, Thieme Verlag

Steiner K, Fandler M (2019) Intensivmedizin+Notfall Basics. MedMedia Verlags GmbH, Wien

Literatur zu Abschn. 7.7

Mensche N, Lektorat Pflege (Hrsg) (2019) Pflege Heute, 7. Aufl. Urban & Fischer Verlag/Elsevier, München.

Oliveira AS et al (2019) Analgesic efficacy of 10% lidocaine spray during nasoenteral catheterization: randomized triple-blind trial. Eur J Pain ▶ https://doi.org/10.1002/EJP.1503

Vallböhmer D, Fetzner U, Schiffer G, Guckelberger O, Theisen J, Schröder W (2013) Basic skills. In: Schöder W, Krones C (Hrsg) Survival-Guide Chirurgie. Die ersten 100 Tage. Springer, Berlin, S 149–210

Literatur zu Abschn. 7.8

Lippert H, Piatek S, Tautenhahn J (2006) Wundatlas, 2. Aufl. Stuttgart, Thieme, S 50–79

Paul-Ehrlich-Gesellschaft für Chemotherapic c. V. (2019) S2k Leitlinie: Kalkulierte parenterale Initialtherapie bakterieller Erkrankungen bei Erwachsenen – Update 2018, Internet: ▶ https://www.awmf.org/uploads/tx_szleitlinien/082-006l_S2k_Parenterale_Antibiotika_2019-08.pdf

Rompel P (2007) Operative dermatologie, 2. Aufl. Springer, Berlin, S 79–88

Settelen C, Stebler-Schärz D, Egger B (2011) Leitlinie Wundmanagement, Internet: ► https://www.unispital-basel.ch/fileadmin/unispitalbaselch/Ressorts/Entw_Gesundheitsberufe/Abteilungen/Leitlinie_Wundmanagement/LLgesamtdokument.pdf

Welk I (2014) Pflege-Pocket in der Notaufnahme. Springer, Berlin, S 380

Zacher MT, Högele AM, Hanschen M, von Matthey F, Beer A-K, Gebhardt F, Biberthaler P, Kanz K-G (2015) Grundlegende Techniken des Wundverschlusses in der Notaufnahme. Notfall & Rettungsmedizin 18:621–641. ► https://doi.org/10.1007/s10049-0150091z

Gips- und synthetische Stützverbände

Adolf Schleikis

Inhaltsverzeichnis

8.1 Grundlagen – 150
8.1.1 Immobilisation – 150
8.1.2 Indikationsstellung und Durchführung der Verbandanlage – 151
8.1.3 Rechtliche Situation – 153

8.2 Exemplarische Darstellung ausgewählter Stützverbände – 153
8.2.1 Stützverbände – Mineralgips – 153
8.2.2 Stützverbände – Hartcast – 153
8.2.3 Stützverbände – Softcast (Kombicast) – 156

Literatur – 158

© Springer-Verlag GmbH Deutschland, ein Teil von Springer Nature 2022
M. Dietz-Wittstock et al. (Hrsg.), *Notfallpflege - Fachweiterbildung und Praxis*,
https://doi.org/10.1007/978-3-662-63461-5_8

8.1 Grundlagen

Neben moderner Unfallchirurgie und Orthopädie durch Osteosynthese hat der Einsatz von Stützverbänden auch Anfang des 21. Jahrhundert nach wie vor seine Bedeutung.

Der operativen Maßnahme und dem sinnvollen Anspruch auf eine frühfunktionelle Behandlung steht jedoch nicht selten eine zumindest vorübergehende Immobilisation gegenüber. Je nach Klinik und Patientengut ist im Weiteren auch der Anteil einer postoperativen Protektion nicht unerheblich.

Neben Frakturen, welche konservativ therapiert werden können, gibt es eine Vielzahl weiterer Indikationen, wie z. B. Verletzungen der Sehnen, des Kapselbandapparates und der übrigen Weichteile, bei denen eine Stabilisation primär erforderlich ist. Zur konservativen Therapie im Allgemeinen gibt es vielfältige und oft auch kontroverse Verfahrensweisen.

> Materialwahl und Technik zu ein und derselben Indikation sind je nach Klink und Lehre sehr unterschiedlich. Die Lehre nach Böhler ist jedoch auch heute noch in vielen Bereichen wiederzufinden. Indikation, Technik, Material und Dauer einer Ruhigstellung haben sich jedoch tiefgreifend geändert. Oftmals gibt es mehrere konkurrierende erfolgreiche Therapieformen für die gleiche Verletzung.

8.1.1 Immobilisation

Nach herkömmlichen Überlegungen erfordert die Ruhigstellung einen starren Verband. Er soll sowohl die Frakturstelle als auch die benachbarten Gelenke fixieren. Zwischen Knochen und umgebendem Weichteilmantel sowie dem Stützverband besteht eine Interaktion. Der Verband wirkt der Physiologie von Knochen und Weichteilmantel entgegen. Stabilisierung, jedoch nicht absolute Immobilisierung sind wichtig. Schmerzen werden gemindert, die Fragmentstellung erhalten, um Fehlstellungen zu vermeiden; jedoch für die Frakturheilung hat eine gesteigerte Immobilisation nicht den Stellenwert, welcher ihr oftmals zugesagt wird. Der Grad der Immobilisation sollte ein Mittelwert sein, der sowohl eine Stabilisierung bewirkt bei gleichzeitig angemessen funktioneller Verbandstechnik.

■ Indikation für eine Ruhigstellung
- Frakturen (konservatives Vorgehen bei nichtdislozierten Frakturen und Aufrechterhaltung der Ausrichtung nach Repositionen zur Gewährleistung der anatomischen Position)
- Kapsel-, Sehnen-, Bandverletzungen
- Luxationen
- Weichteilverletzungen
- Infektionen (zur Förderung der Abwehrlage)
- Nervenschädigungen (Regeneration z. B. von N. radialis, N. fibularis)
- Nach operativen Eingriffen (als additive Verbandstechnik zur Sicherung z. B. bei Brandverletzungen, Sehnennähten, nicht übungsstabilen Osteosynthesen, plastischen Eingriffen)
- Blutstillung (postoperativ)
- Schmerzlinderung (z. B. nach schweren Distorsionen, Extremitätenoperationen)

> Ziel jeder Ruhigstellung sollte eine möglichst frühzeitige Mobilisation bei bestmöglicher Wiedererlangung der Funktion des erkrankten Körperteils sein.

■ Komplikationen durch ruhigstellende Verbände
- Irreversible Bewegungseinschränkungen (z. B. Volkmann-Kontraktur)
- Thrombose (besonders bei Ruhigstellung der unteren Extremitäten)
- Hautnekrosen (prominente Stellen wie z. B. Ferse, Malleolen, mediale Schienenbeinkante, Wadenbeinköpfchen, Knie, Ellenbogen, Handgelenk)
- Druckschäden
- Kompartmentsyndrom
- Nervenschäden (z. B. N. ulnaris, N. fibularis)

■ Funktionelle Immobilisation

Der funktionelle Verband sollte nur die Gelenke einbeziehen bzw. ruhigstellen, die zwingend immobilisiert werden müssen.

Moderne Materialien und Techniken ermöglichen, trotz Stabilisierung, gesteuerte Bewegungen und funktionelle Belastungen und damit eine schnellere Rückkehr zur normalen Funktion. Die Verbände der „neuen Generation" sind leicht, oftmals weniger ausladend, kosmetisch ansprechend und vielfach bei normaler Kleidung zu tragen.

■ Biomechanik

Biomechanik ist die Wissenschaft, die sich mit Kraft und Bewegung, übertragen auf lebende Systeme, beschäftigt. Ein System ist der menschliche Körper, auf den durch Immobilisation Kräfte einwirken können (z. B. bei Extremitätenverletzungen). Demgegenüber werden auf den stützenden Verband als Körper Kräfte ausgeübt (wenn auch nicht umgekehrt proportional). Der Stützverband kann rigide, semirigide oder verformbar sein. Bei einer Reposition z. B. steht der Kraft eine Gegenkraft in Form des Weichteilmantels und der Muskelzüge gegenüber. Wird diese Gegenkraft nicht berücksichtigt, ist eine unerwünschte Bewegung bzw. Deformierung des Körpers im Stützverband möglich mit der Gefahr einer erneuten Dislokation.

Das 3-Punkte-Prinzip

Ein 3-Punkte-Gips übt einen Druck auf bestimmte Punkte des Skeletts aus (Charnley 1963) (◘ Abb. 8.1). Bei der Reposition sollte der Stützverband nicht als passive Schale oder Röhre fungieren, sondern aktiv auf die Oberfläche der fixierten Extremität wirken. Ein Modell (modifizierte Modellinterpretation), das den Weichteilzügel („hinge") bei Frakturen an den Enden der langen Röhrenknochen bildlich darstellt, z. B. am unteren Speichenende, bei der Luxationsfraktur des Fußgelenkes und dem suprakondylären Oberarmbruch.

Bei der „einfachen Schienentechnik (dorsale oder palmare Schale) z. B. wirkt der Gipsverband als passive Schaleneinheit. In diesem Fall kann nur Druck auf 2 Punkte ausgeübt werden. Die Schiene kann von der Frakturstelle wegrücken. Es ist daher notwendig, eine dritte Kraft wirken zu lassen, um das (rotierende) Kräftepaar zu neutralisieren. Der Stützverband kann sich somit von der Extremität nicht wegdrehen.

Übertragen kann man diese Technik auch auf ein modernes Stabilisationskonzept, bei dem z. B. ein semirigides Material in zirkulärer Form zwei steif verbundene Punkte durch Applikation (Integration) einer zusätzlichen Hartlonguette die Kriterien eines 3-Punkte-Verbands erfüllt; die semirigide Hülse ist zwar flexibel, aber nicht elastisch und ergibt den dritten Punkt (Kombicast).

8.1.2 Indikationsstellung und Durchführung der Verbandanlage

Gips und synthetischer Stützverband gehören zum Tätigkeitsspektrum einer Pflegekraft in der ZNA/Chirurgischen Ambulanz. Wissen zur Frakturenlehre und allgemeine Immobilisationskenntnisse gehen voraus, um z. B. auch bei Repositionen und Luxationen assistieren zu können.

Nachdem der Arzt die Indikation zur stabilisierenden Fixation festgelegt hat, erfolgt die Anlage des Verbandes. Die Anlage eines Immobilisationsverbandes ist eine delegierbare Leistung, welche allerdings am Ende eine ärztliche „Gipskontrolle" erfordert.

8.1.2.1 Werkstoffe und Techniken

Primärversorgung

Im Rahmen variabler Therapieformen und Techniken erfährt seit Jahren die Erstversorgung bei z. B. konservativer Frakturbehandlung eine Veränderung. Gespaltene Mineralgipse werden nicht selten abgelöst durch moderne Longuettentechnik aus Kunststoff oder Kombicast-Verbände. Der Weißgips gilt jedoch nach wie vor als Werkstoff der Wahl nach einer Reposition.

Definitivversorgung

In der Zweitversorgung haben Kunststoffe den klassischen Gipsverband seit Jahrzehnten abgelöst.

Primäre Definitivversorgung

Kommt der Kombicast (Softcast) in der Erstversorgung zum Einsatz, so muss z. B. kein „Umgipsen" erfolgen. Ein Engerstellen des Verbandes aus der primären in die definitive Versorgung erfolgt nach Schwellungsrückgang bzw. Muskelatrophie durch Reduzierschnitt an zuvor gespaltener Stelle und folgerichtiges Engerstellen des Verbandes (siehe Literatur Schleikis).

Der Indikationsbereich bezieht sich neben der konservativen Frakturbehandlung ohne Reposition auf eine Vielzahl weiterer Indikationen.

8.1.2.2 Anlage des Stützverbands

Lagerung

Eine optimale Positionierung des Patienten, sei es am Handtisch oder auf der Gipstrage, unter Einbeziehung von Lagerungshilfen – Gipsbänke der unterschiedlichen Größen, abwaschbare Kissen (Polster) – ist u. a. grundlegende Voraussetzung für einen gutsitzenden und ruhigstellenden Verband. Eine durchdachte Lagerung kann zudem erleichternd für den Patienten wie für den Anwender sein.

Gelenkwinkel

Allgemein muss eine physiologische Funktionsstellung der Gelenke eingehalten werden. Bei der Lagerung sollte der Gelenkwinkel der Extremität endgültig eingestellt werden. Eine Änderung bei Anlage des Verbands ist zu vermeiden.

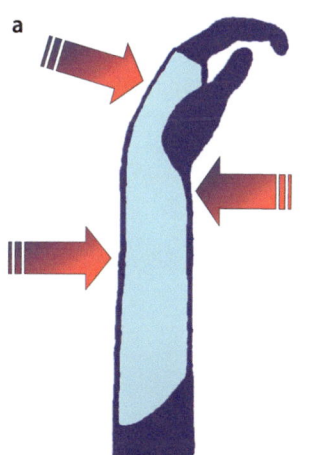
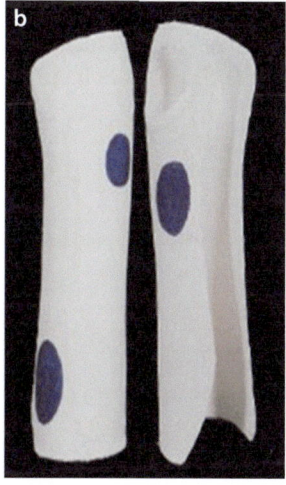

◘ Abb. 8.1 a Interpretation einer 3-Punkte-Wirkung nach Charnley. b Übertragen auf eine dorsopalmare Radiusgipsschiene. (Aus Schleikis 2013)

- **Intrinsic-Plus-Position**

Verletzungen der komplexen Einheit Hand erfordern von der durchführenden Pflegekraft ein hohes Maß an stützverbandtechnischem Know-how. Wer selbst „gipst", weiß, wie viel Gefahren in diesem Bereich lauern. Eine optimale Stellung der Gelenke kann nach einer Ruhigstellung Kontrakturen und Steifheit entgegenwirken.

Bei der Intrinsic-Plus-Stellung sind die Seitenbänder der Finger maximal angespannt und die Kapselapparate vollständig aufgedehnt (◘ Abb. 8.2):
- Handgelenk in 30 Grad Dorsalextension
- Fingergrundgelenke in 80 Grad Volarflexion
- Langfingergelenke 5/10 Grad flektiert

8.1.2.3 Werkstoffe zur Stabilisation

Drei häufig verwendete Werkstoffgruppen haben sich in den letzten Jahrzehnten zur Herstellung immobilisierender Verbände herauskristallisiert.

Mineralgips

Das Material hat nach wie vor einen sehr hohen Stellenwert aus Sicht der Erstversorgung; im Besonderen nach Repositionen. Man unterscheidet hier den Einsatz von Longuetten und zirkuläre Applikationsformen (Rollenmaterial).

Rigide Kunststoffe – Polyurethaninprägnierte Werkstoffe

Trägermaterialien sind:
- Fiberglas
- Polyester
- Polypropylen

Wasser dient als Katalysator beim Tauchen der Materialien, sodass eine Polymerisation und Versteifung des Verbandes erfolgen kann. Auch hier kommt die Longuette bzw. Bindenform zum Einsatz.

Semirigide Kunststoffe (Kombicast-Verbände)

Trägermaterialien:
- Fiberglas
- Polyester

Das Material in Bindenform wird in der Regel unter Einbezug einer Hartcast-Longuette angewickelt. Die Bearbeitung dieser Materialvariante ist mit einer Schere möglich. Die Applikation erfolgt extrem körpernah, da die klassische Wattierung in der Regel kontraindiziert ist. An prominenten Stellen erfolgt die Auflage eines Microfoam. Wasser ist auch hier Katalysator, sodass eine Polymerisation erfolgen kann.

8.1.2.4 Polsterung

Einen ungepolsterten Stützverband sollte es nicht geben. Zum Schutz der Haut legt man einen Schlauchverband bzw. Trikotschlauch faltenlos an. Der Verband sollte nicht zu eng gewählt werden, da sonst die Zirkulation der Extremität beeinträchtigt werden kann. Proximal und distal sollte der Schlauchverband über die Grenze des Stützverbandes hinausreichen.

- **Polstertechniken**
- Die Dicke der Polsterung sollte so dünn wie möglich und so dick wie nötig sein, wählt man das **zirkuläre Polstern** (z. B. halb überlappend).
- Bei der **minimalen Polsterung** erfolgt proximal und distal im Bereich des Abschlussverbandes eine zirkuläre Wattierungstour. Prominente und gefährdende Stellen werden zusätzlich gepolstert.
- Eine optimierte Oberflächengestaltung und zusätzlichen Nässeschutz für die Wattierung erreicht man durch den Einsatz von Pre-Cast.
- Die rein **punktuelle Polsterung** umfasst z. B. die Applikation eines Schaumstoffvlies an prominenter Stelle.

> **Grundsätzliches**
> - Jeder Stützverband bei frischen Verletzungen (auch der Schalenverband) muss bis auf die letzte Faser gespalten bzw. aufgeschnitten werden. Im

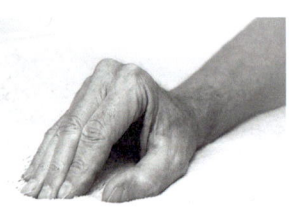

◘ **Abb. 8.2** Intrinsic-Plus-Position

Gips- und synthetische Stützverbände

Anschluss daran halb überlappendes Anwickeln mittels einer Fixierbinde.
- Jeder Patient, der einen Stütz- bzw. Fixierungsverband erhalten hat, **muss** am darauffolgenden Tag zur „Gipskontrolle".
- Patienten, welche einen Stützverband erhalten haben, bekommen ein „Gips-Merkblatt".
- Gipsverbände, die Schmerzen verursachen, müssen sofort entfernt werden.
- Der Patient im Gips hat immer recht.
- Eine medikamentöse Thromboseprophylaxe ist bei allen immobilisierenden Verbänden an der unteren Extremität individuell zu prüfen und anzuordnen.
- Eine Thrombozytenkontrolle mindestens 2-mal pro Woche ist erforderlich (HIT-Syndrom).

8.1.3 Rechtliche Situation

Vor ca. 70 Jahren durfte ein Gipsverband nur vom Arzt angelegt werden. Die Anlage von Stützverbänden wird auch heute noch juristisch als ärztliche Tätigkeit beschrieben. Ebenso ist aber auch festgelegt, dass derlei ärztliche Tätigkeiten grundsätzlich auf nichtärztliches Personal delegierbar sind, wenn ärztliches Eingreifen nicht erforderlich ist und nichtärztliche Mitarbeitende befähigt sind.

Es müssen folgende Kriterien erfüllt sein:
- Einfache Maßnahme, die dem Kenntnisniveau des nichtärztlichen Mitarbeiters entspricht
- Relativ geringe Gefährdung für den Behandelten
- Überwachung durch den Arzt bzw. absolute Beherrschbarkeit durch den nichtärztlichen Mitarbeiter

Der Arzt haftet grundsätzlich im Rahmen der Anordnungsverantwortung bzw. Führungsverantwortung. Für die Durchführung im Rahmen der Durchführungsverantwortung bzw. Handlungsverantwortung haftet der nichtärztliche Mitarbeiter.

8.2 Exemplarische Darstellung ausgewählter Stützverbände

Ein Teil der Verbandstechnik gehört zu den Inhalten des Lehrbuches *Gips und synthetischer Stützverband* von A. Schleikis (2013). Inhalte weiterer Veröffentlichungen erhalten Sie beim Autor.

Der Grund, dass einige Verbände ohne Unterbau gezeigt werden (Schlauchverband/Wattierung) soll einer optimalen Interpretation des Stützverbandes dienen (z. B. Applikationsgrenzen).

8.2.1 Stützverbände – Mineralgips

◘ Abb. 8.3, 8.4, 8.5

8.2.2 Stützverbände – Hartcast

◘ Abb. 8.6, 8.7, 8.8, 8.9

◘ **Abb. 8.3** Dorsopalmare Radiusgipsschale nach Reposition. **Indikation:** Distale Radiusfraktur. (Aus Schleikis 2013)

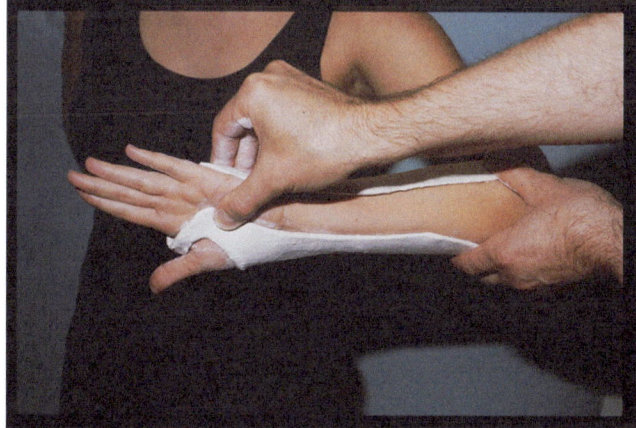
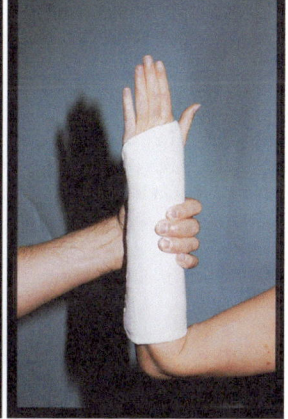

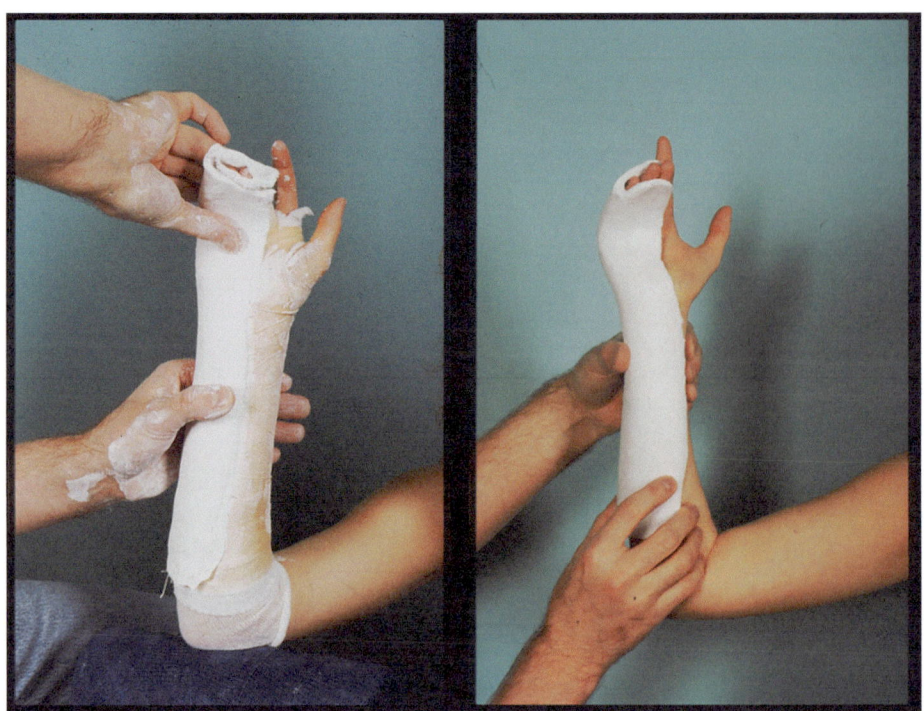

◘ **Abb. 8.4** Dorsopalmare Dreifingergipsschale. **Indikation:** Fraktur Strahl 3–5. Bemerkung: Bei MHK-5-Köpfchen-Fraktur auf Hypomochlion achten. (Aus Schleikis 2013)

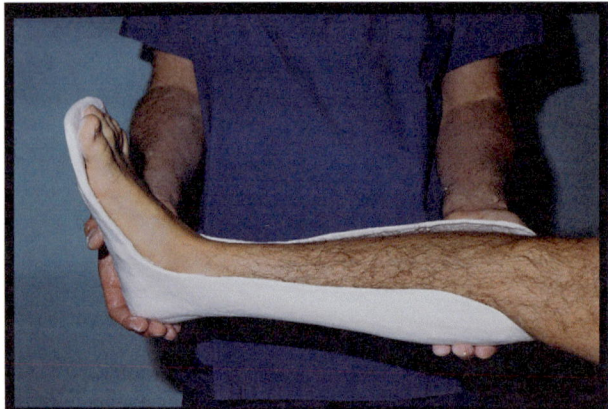

◘ **Abb. 8.5** Dorsale Unterschenkel-Liegegipsschale. **Indikationen:** Frakturen/Luxationen an Fuß, Fußwurzel und Sprunggelenk; nach Reposition bei Sprunggelenkluxationsfraktur. Bei Unterschenkelfrakturen sollte diese den Oberschenkel miteinbeziehen (leichte Beugung des Knies beachten). (Aus Schleikis 2013)

Abb. 8.6 Palmare Unterarmschale mit Fingereinschluss. **Indikation:** Frakturen der Hand Strahl 2–5

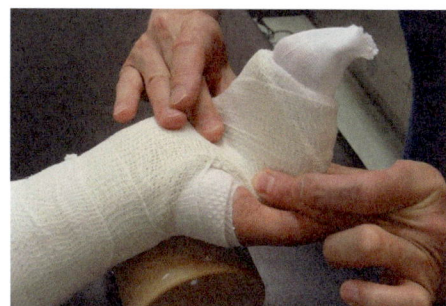

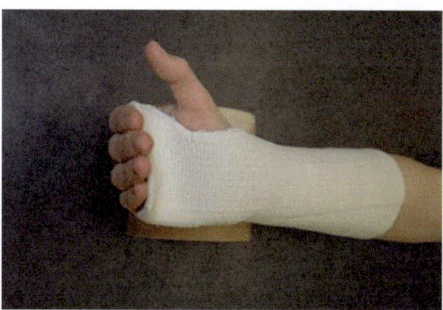 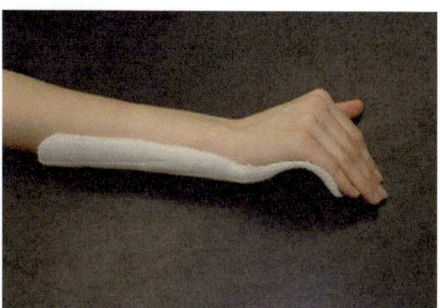

Abb. 8.7 Palmare Daumenschale. **Indikationen:** Frakturen des 1. Strahls, Bandverletzungen, Tendovaginitis de Quervain

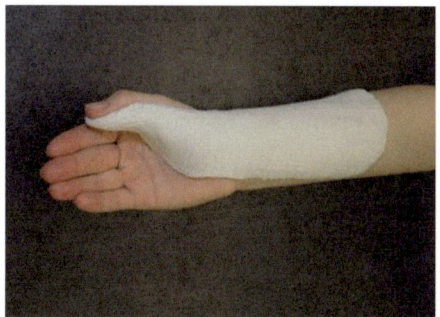 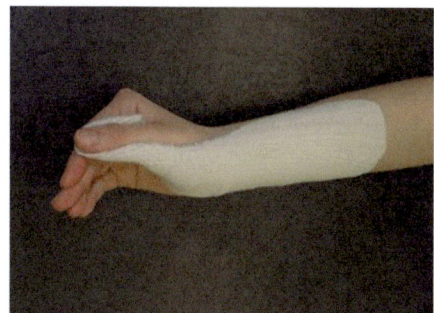

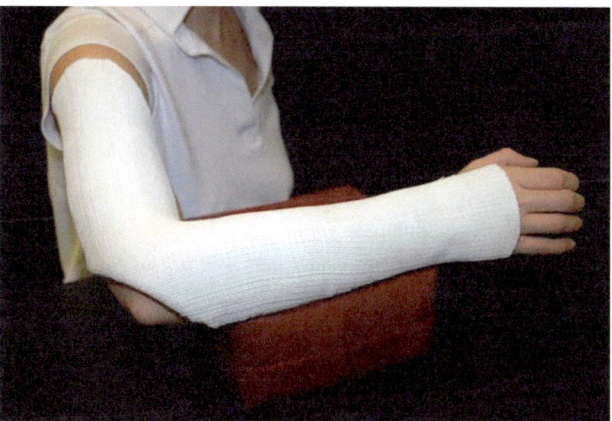

Abb. 8.8 Dorsale Oberarmschale. **Indikationen:** nicht dislozierte Radiusköpfchenfraktur (ggf. Prä-OP), nach Osteosynthese des distalen Oberarms, Ellenbogengelenks und ggf. Unterarms, nach Bursektomie, distale Radioulnargelenksprengung, Lymphangitis, -adenitis

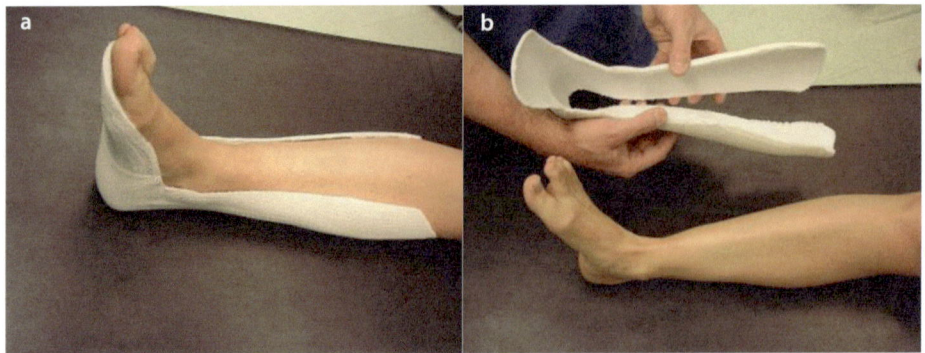

Abb. 8.9 **a** Dorsale Unterschenkelschale. **b** Modifizierter Steigbügelverband (U-Longuette). **Indikationen:** Frakturen an Fuß, Fußwurzel und Sprunggelenk (ggf. auch postoperativ) und Weichteilverletzungen

8.2.3 Stützverbände – Softcast (Kombicast)

Abb. 8.10, 8.11, 8.12, 8.13, 8.14, 8.15

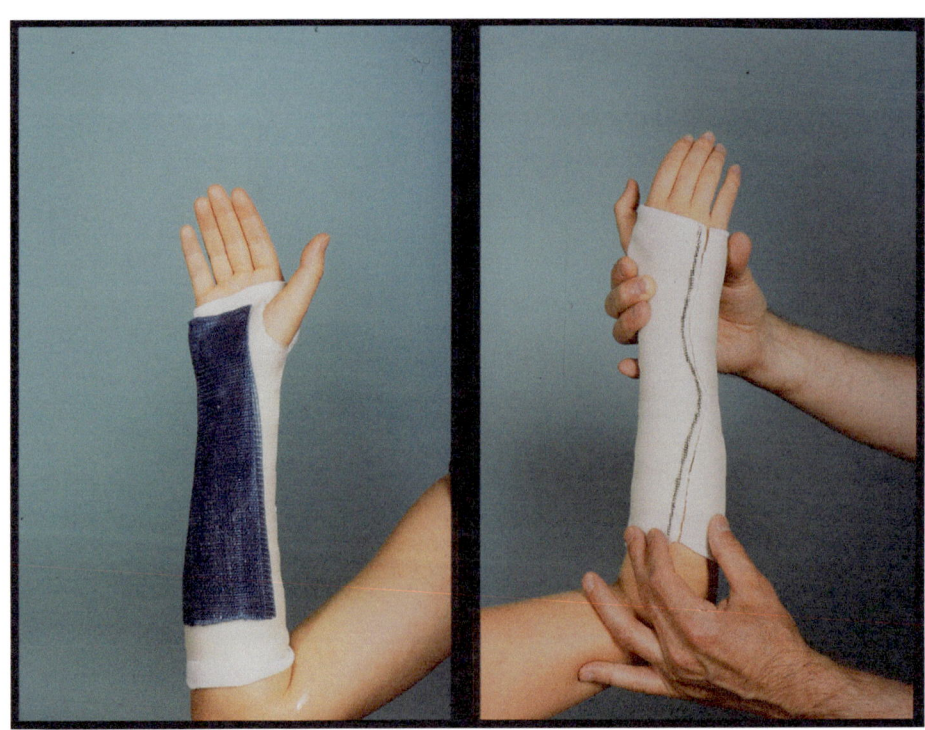

Abb. 8.10 Unterarmrundverband (gespalten). **Indikationen:** z. B. Radiusfraktur (nicht disloziert) oder kindliche distale Radiusfraktur (Grünholz/Wulst). (Aus Schleikis 2013)

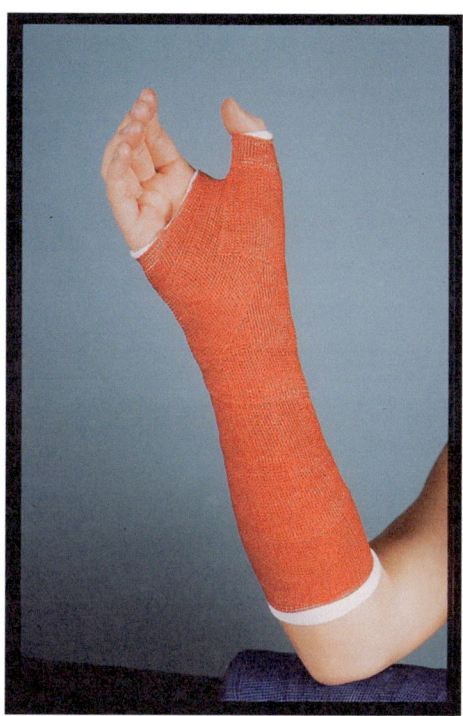

Abb. 8.11 Scaphoidverband. **Indikationen:** Scaphoidfraktur und z. B. Tendovaginitis de Quervain (auch als Orthese mit Beklettung zu empfehlen). (Aus Schleikis 2013)

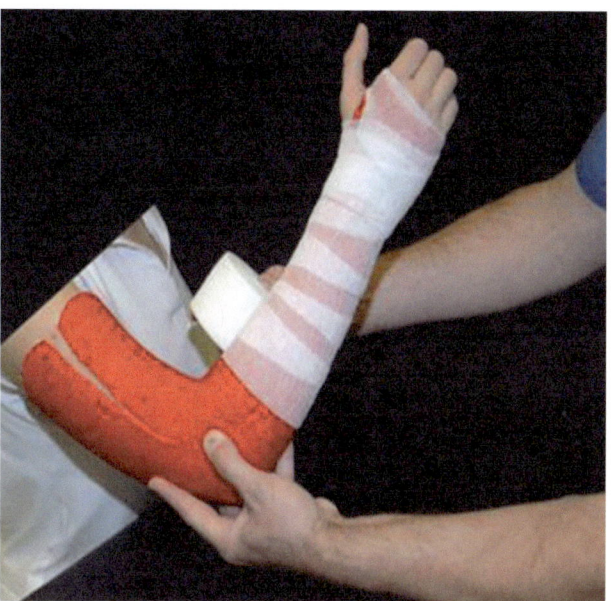

Abb. 8.13 Oberarmverband gespalten. **Indikationen:** Kindliche nicht dislozierte Fraktur des Unterarms und zur Protektion nach operativer Versorgung von Unterarm und Ellenbogengelenk

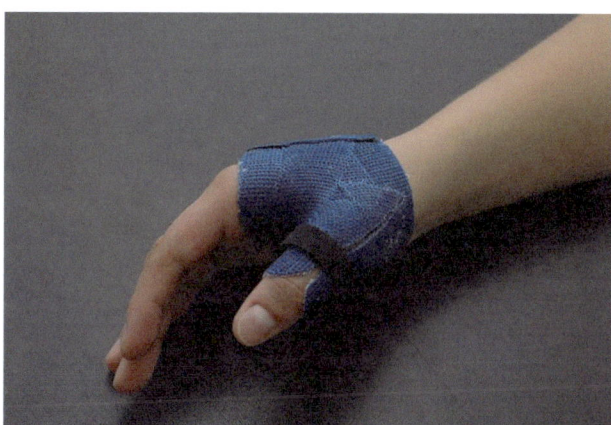

Abb. 8.12 Daumenorthese. **Indikation:** Verletzung am Daumengrundgelenk (z. B. ulnares Seitenband)

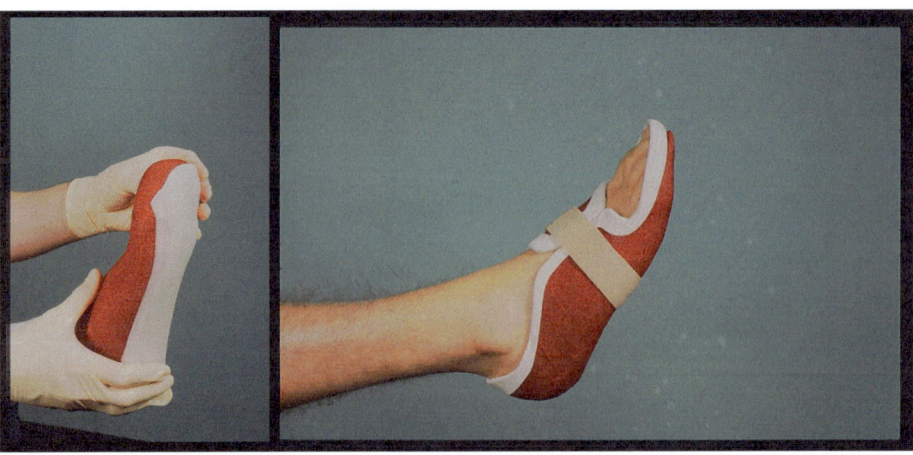

Abb. 8.14 Geishaverband gespalten. **Indikationen:** Frakturen der Metatarsalia (ausgenommen Mittelfußknochen[MFK]-5-Basis (cave: Peronaeus brevis), Absprengungen im Bereich Cuboid und Cuneiformia, postoperative Protektion nach z. B. Mittelfußserienfrakturen sowie bei Calcaneus- und Lisfranc-Frakturen „Geisha-Spezial" (siehe Schleikis 2013). (Aus Schleikis 2013)

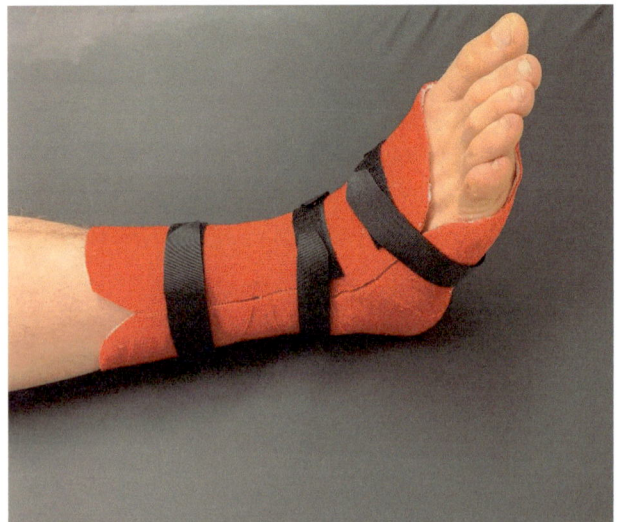

Abb. 8.15 Sprunggelenkverband gespalten. **Indikationen:** z. B. Frakturen des Os naviculare, kindlicher Malleolus (z. B. Aitken I nicht disloziert) und ggf. MFK-5-Basis

Literatur

Böhler L (1941) Die Technik der Knochenbruchbehandlung im Frieden und im Kriege. Maudrich, Wien

Boehme H (1991) Die Verantwortlichkeit des Krankenpflegepersonals beim Anlegen eines Gipsverbandes. Die Schwester/Der Pfleger 30.Jhrg 3

Charnley J (1963) The closed treatment of common fractures, 3. Aufl. (repint) E&S Livingston Ltd., Edingburgh

Jahna H, Wittich H (1985) Konservative Methoden in der Frakturbehandlung. Urban & Schwarzenberg, Wien

Schleikis A (1994) Primärversorgung mit Polyester bei ausgewählten Frakturformen. Pflegezeitschrift 47(12/94), Kohlhammer

Schleikis A (1997) Leitfaden zum Einsatz von Stützverbänden in der Klinik für Unfallchirurgie, Plastische und Wiederherstellungschirurgie Johnson/Johnson Medical GmbH

Schleikis A, Stürmer KM (1997) Neue Wege der Stützverbandtechnik bei der Erstversorgung im Rahmen der konservativen Frakturbehandlung. Johnson/Johnson Medical GmbH

Schleikis A, Dresing K, Stürmer KM (2000) Funktionelle Immobilisation mit Softcast (FIS). Primäre Stabilisation bei gleichzeitiger Definitiv Versorgung, Poster. Kongress Deutscher Verband der Gipspfleger und – schwestern e. V., Stuttgart

Schleikis A, Dresing K.,Stürmer KM (2000) Funktionelle Immobilisation mit Softcast (FIS). Der niedergelassene Chirurg (5. Jhrg. Heft 2/2001)), Promedico

Stürmer KM, Schleikis A (2007) Leitlinien Unfallchirurgie DGU Stützverbände bei Frakturen und Verletzungen

Schleikis A (2000, 2007) Gips und synthetischer Stützverband. Zweite bearbeitete und erweiterte Aufl. (2007) Steinkopff, Darmstadt

Schleikis A (2013) Gips und synthetischer Stützverband. Springer, Berlin

Unterstützung der Atemfunktion

Michael Kegel

Inhaltsverzeichnis

9.1 Atemwegssicherung bei akuten A-Problemen – 161
9.1.1 Trauma-Chin-Lift – 161
9.1.2 Esmarch-Handgriff – 161
9.1.3 (Stabile) Seitenlage – 161
9.1.4 Guedel-Tubus – 162
9.1.5 Wendl-Tubus – 162
9.1.6 Endotracheale Intubation – 163

9.2 Rückfallebenen zur Atemwegssicherung – 167
9.2.1 Maskenbeatmung – 167
9.2.2 Extraglottische Atemwegshilfen (EGA) – 168
9.2.3 Videolaryngoskopie – 169
9.2.4 Intubationsendoskope – 170
9.2.5 Koniotomie/Tracheotomie – 170

9.3 Unterstützung der Atemfunktion bei B-Problemen – 171
9.3.1 Sauerstofftherapie – 171

9.4 Grundlagen zur maschinellen Atemunterstützung – 173
9.4.1 Unterschiede der maschinellen Beatmung zur Spontanatmung – 174
9.4.2 Auswirkungen der Beatmung auf die Organe – 174

9.5 Nichtinvasive Beatmung im Notfallzentrum – 175
9.5.1 Indikation – 175
9.5.2 Wirkungsweise – 175
9.5.3 Beatmungsmodus – 176
9.5.4 Durchführung der NIV-Therapie – 177
9.5.5 Kontraindikation und Abbruchkriterien einer NIV-Therapie im klinischen Verlauf – 177
9.5.6 Erfolgskriterien der NIV-Therapie – 177

9.6 Invasive Beatmung – 178
9.6.1 Volumenkontrollierte Beatmung (IPPV/VC/VK) – 179
9.6.2 Druckkontrollierte Beatmung (PC/DK/AC-PC) – 179

© Springer-Verlag GmbH Deutschland, ein Teil von Springer Nature 2022
M. Dietz-Wittstock et al. (Hrsg.), *Notfallpflege - Fachweiterbildung und Praxis*,
https://doi.org/10.1007/978-3-662-63461-5_9

9.6.3	BiPAP (DuoPAP, Bi-Level, Bi-Vent) – 180	
9.6.4	Synchronized Intermittent Mandatory Ventilation (SIMV) – 180	
9.6.5	Einstellung der Beatmungsparameter – 180

9.7 Sedierung im Notfallzentrum – 181
9.7.1 Benzodiazepine – 181
9.7.2 Propofol – 181
9.7.3 Ketamin – 181

9.8 Narkose im Notfallzentrum – 182
9.8.1 Medikamentengruppen zur Notfallnarkose – 182
9.8.2 Narkosegerät (Anästhesiearbeitsplatz) – 182

Literatur – 185

Störungen der Atemwege können schnell zu einer vitalen Bedrohung führen, daher müssen entsprechende Auffälligkeiten sowohl strukturiert als auch systematisch erfasst und unmittelbar behoben werden. Da die Patientinnen und Patienten initial primär von den Notfallpflegekräften gesehen werden, sollte das Erkennen von akuten A- und B-Problemen sowie das Beherrschen der dazugehörigen Erstmaßnahmen zu den Grundkompetenzen jeder Notfallpflegekraft gehören. In zunehmendem Ausmaß werden auch erweiterte Maßnahmen wie die nichtinvasive oder auch die invasive Beatmung zur Unterstützung der Atemfunktion im Notfallzentrum durchgeführt. Auch wenn hierzu, je nach Struktur im Notfallzentrum, andere Abteilungen wie die Anästhesie oder Intensivstationen hierbei unterstützend tätig sind, sollte jedoch das gesamte interdisziplinäre und multiprofessionelle Team mit der Durchführung dieser teilweise zeitkritischen Maßnahmen vertraut sein.

9.1 Atemwegssicherung bei akuten A-Problemen

Bei bewusstseinsgetrübten oder bewusstlosen Patienten können die Atemwege durch den weichen Gaumen und den Zungengrund verlegt werden. Hierdurch ist die suffiziente Atmung des Patienten erschwert (schnarchendes Atemgeräusch) oder komplett verhindert.

Ein Problem der Atemwege wird im cABC-DE-Schema auch als A-Problem benannt. Da der Patient sonst erstickt, müssen die Atemwege vor der Durchführung weiterer Maßnahmen freigemacht bzw. freigehalten werden. Bei erhaltener Spontanatmung lässt sich dieses Problem durch einfache Maßnahmen wie den Trauma-Chin-Lift, Esmarch-Handgriff oder die stabile Seitenlage ohne Hilfsmittel beheben. Weitere einfach anwendbare Hilfsmittel sind die Oro- oder Nasopharyngealtuben (Guedel- oder Wendl-Tubus). Insbesondere bei schwerwiegenderen Atemwegsbehinderungen (Schwellungen/Traumata) oder Störungen der Atemfunktion müssen komplexere Maßnahmen der Atemwegssicherung wie beispielsweise die endotracheale Intubation durchgeführt werden.

9.1.1 Trauma-Chin-Lift

Beim Trauma-Chin-Lift wird der Unterkiefer ohne Überstreckung des Halses nach oben gezogen und ist deswegen sehr gut für Patienten mit einer HWS-Fraktur geeignet. Hierdurch wird indirekt der Zungengrund angehoben und von der Rachenhinterwand entfernt. Der Unterkiefer wird durch ein direktes Hineingreifen direkt mit einer Hand angehoben. Hierzu muss der Daumen im Mund direkt unterhalb der Schneidezähne angesetzt werden und mit der übrigen Hand der Unterkiefer von außen angehoben werden.

9.1.2 Esmarch-Handgriff

Beim Esmarch-Handgriff werden beide Unterkieferwinkel je mit einer Hand gefasst und der Unterkiefer hiermit nach vorne geschoben. Bei nicht HWS-traumatisierten Patienten wird zusätzlich noch der Hals überstreckt (◘ Abb. 9.1).

9.1.3 (Stabile) Seitenlage

Insbesondere wenn keine Hilfsmittel verfügbar sind oder keine traumatischen Verletzungen vorliegen, kann die stabile Seitenlage sehr einfach durchgeführt werden. Die Zielsetzung liegt in dem kontinuierlichen Offenhalten der Atemwege durch ein Überstrecken des Halses und einen freien Ablauf von Sekreten oder Erbrochenem aus der Mundhöhle des Patienten.

Hierzu muss der Patient in eine 135-Grad-Lagerung gedreht und die Reklination des Kopfes kontinuierlich durch die Hand des Patienten gesichert werden. Diese Lagerung eignet sich insbesondere bei aspirationsgefährdeten Patienten mit einer Alkoholintoxikation und suffizienter Spontanatmung.

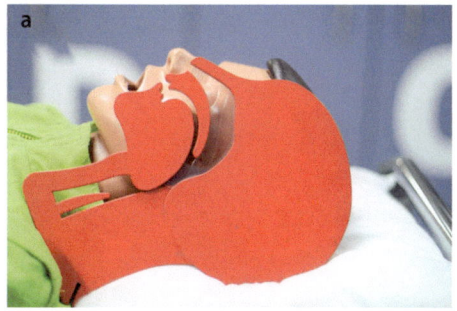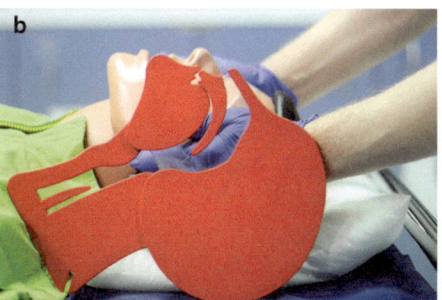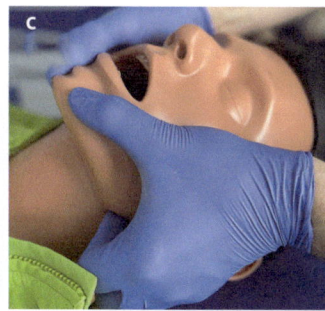

◘ Abb. 9.1 a Verlegung der Atemwege durch weichen Gaumen und Zungengrund. b Reklination des Kopfes und Anheben des Kinns öffnen die Atemwege. c Esmarch-Handgriff

> Die Seitenlage darf nur bei Patienten mit einer ausreichenden Spontanatmung durchgeführt werden, da eine Atemunterstützung in Seitenlage nicht möglich ist.

9.1.4 Guedel-Tubus

Der Guedel-Tubus ist ein häufig verwendetes Hilfsmittel, um die oberen Atemwege offenzuhalten.

Weiterhin dient er der Erleichterung einer Maskenbeatmung, insbesondere bei zahnlosen Patienten kann eine manuelle Beatmung hierdurch deutlich besser durchgeführt werden. Ebenfalls kann der Guedel-Tubus als Beißschutz bei endotracheal intubierten Patienten angewendet werden.

> Insbesondere bei „wacheren" Patienten kann durch den Guedel-Tubus ein Würgereiz mit Erbrechen ausgelöst werden.

Die korrekte Größe des Guedel-Tubus wird durch den Abstand von Mundwinkel zu Ohrläppchen bestimmt. Hierzu wird der Guedel-Tubus von außen an diese äußeren Punkte herangehalten und ausgemessen. Die Größe sollte adäquat ausgewählt werden, da ein zu kleiner oder zu großer Guedel-Tubus im schlimmsten Fall sogar die Atemwege verlegen kann.

Zum Einlegen wird nach dem Öffnen des Mundes der Guedel-Tubus mit der konkaven Seite in Richtung der Nase bis zum Widerstand durch den weichen Gaumen eingelegt, anschließend wird Tubus um 180° gedreht und weiter vorgeschoben. Hierdurch positioniert sich der Tubus unterhalb der Zunge und kann den Atemweg offenhalten (Abb. 9.2).

9.1.5 Wendl-Tubus

Der Wendl-Tubus dient ebenfalls dem Offenhalten der oberen Atemwege. Dieser wird über ein Nasenloch eingeführt und bis in den Hypopharynx vorgeschoben und hält somit den Atemweg offen (Abb. 9.3).

Im Gegensatz zum Guedel-Tubus wird der Wendl-Tubus, insbesondere von nicht bewusstlosen Patienten, deutlich besser toleriert, weiterhin wird deutlich seltener ein Würgereiz oder Laryngospasmus ausgelöst.

Allerdings ist dieser Tubus auch weniger effektiv und kann beim Einführvorgang auch Verletzungen bzw. Blutungen an der Nasenschleimhaut hervorrufen.

Daher sollte der Wendl-Tubus vor der Anlage mit etwas Gleitgel befeuchtet und unter vorsichtigen Drehbewegungen eingeführt werden. Sollte ein Widerstand auftreten, muss der Vorgang abgebrochen und über das andere Nasenloch durchgeführt werden.

Eine zu tiefe Einlage in den Ösophagus kann die Atmung zusätzlich behindern.

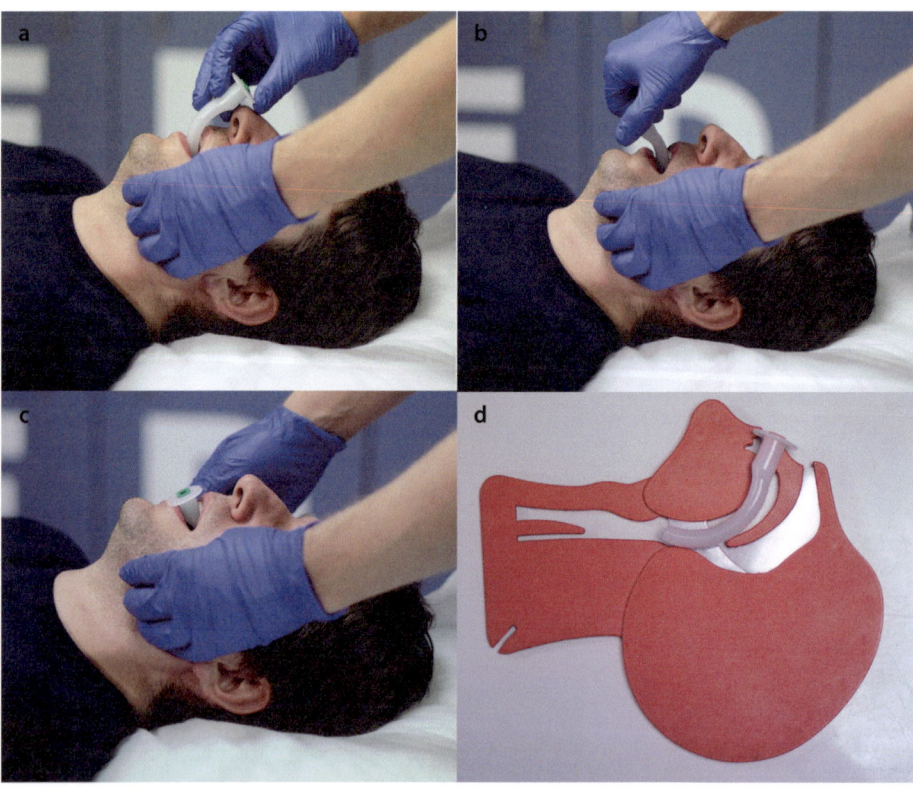

Abb. 9.2 a–d Einführen eines Guedel-Tubus. a Einlegen des Guedel-Tubus mit der konkaven Seite in Richtung Nase. b Drehen des Guedel-Tubus um 180°. c Finale Position. d Korrekte Lage des Guedel-Tubus im Modell

Unterstützung der Atemfunktion

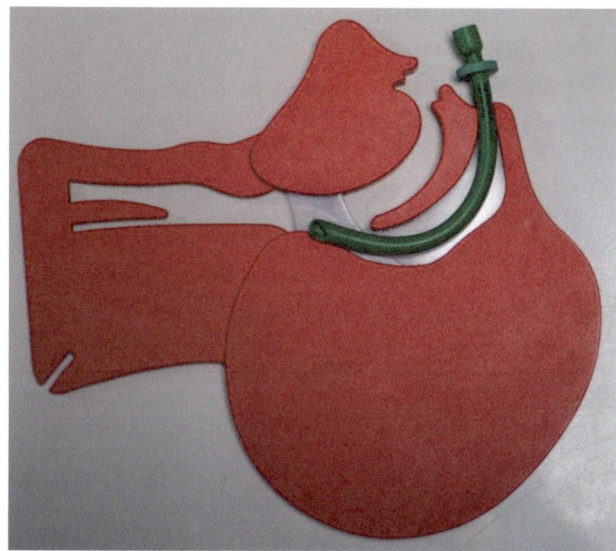

◘ Abb. 9.3 Lage eines Wendl-Tubus

Trotz fehlender Evidenz wird häufig noch eine mögliche intrazerebrale Fehllage bei Frakturen der Schädelbasis bzw. Gesichtstraumata beschrieben.

9.1.6 Endotracheale Intubation

Unter einer endotrachealen Intubation versteht man das Einführen eines Beatmungstubus in die Trachea. Der Endotrachealtubus ist den alternativen Hilfsmitteln zur Atemwegssicherung überlegen, denn ein Endotrachealtubus
- schafft freie Atemwege,
- schützt vor Aspiration und
- ermöglicht eine kontinuierliche Überdruckbeatmung mittels eines Beatmungs- bzw. Narkosegerätes.

Insbesondere in Notfallsituationen sollte die endotracheale Intubation nur von geübten Anwendern durchgeführt werden. Sollte die Intubation nicht beherrscht werden oder nicht gelingen, müssen rechtzeitig alternative Verfahren zur Atemwegssicherung angewandt werden.

> Um bei einer endotrachealen Intubation adäquat assistieren zu können, müssen der Ablauf, die benötigten Materialien, die Hilfsmittel (z. B. Videolaryngoskop) und alternativen Atemwegsutensilien (z. B. Larynxmaske) zur Intubation bekannt sein.

9.1.6.1 Benötigtes Material

- **Laryngoskop mit Spatel**

Das Laryngoskop wird benötigt, um den „Blick" auf die Kehlkopfebene zu bekommen. Idealerweise sieht der Anwender den Kehldeckel (Epiglottis) und die Stimmbandebene als Eingang der Trachea.

Die Spatel gibt es in verschiedenen Längen und Formen. Bei Erwachsenen wird in der Regel ein gebogener Spatel (Macintosh) mit einer 3er- oder 4er-Größe genommen. Die geraden Spatel (Miller) werden eher bei Säuglingen oder Kleinkindern verwendet.

Weiterhin gibt es spezielle Spatel z. B. mit hochklappbarer Spitze, um eine bessere Sicht zu ermöglichen (MacCoy-Spatel).

> Vor jeder Intubation muss das Laryngoskop auf Funktionstüchtigkeit und ausreichende Leuchtkraft überprüft werden.

- **Trachealtubus**

Am häufigsten werden die sogenannten Magill-Tuben eingesetzt. Dieser Tubus besteht aus einem dünnwandigen Kunststoff, ist leicht gekrümmt und besitzt (Erwachsenentuben) einen Blockerballon zur Abdichtung der Trachea. Zur Kontrolle des Blockungszustandes befindet sich über einem Zuleitungsschlauch ein Kontrollballon. Der Füllzustand kann manuell oder idealerweise über einen Cuffdruckmesser kontrolliert werden. Während der Beatmung sollte keine Nebenluft mehr entweichen. Neben der Hauptöffnung zur Beatmung befindet sich am Tubus noch eine weitere kreisförmige Öffnung, das sogenannte Murphy-Auge. Hierdurch wird eine Beatmung auch bei einer Verlegung der Hauptöffnung ermöglicht.

Aufgrund der Tubuslänge besteht die Gefahr einer einseitigen Belüftung (aufgrund des steileren Bronchialabgangs meist rechtsseitig), bei Erwachsenen liegt der Tubus in der Regel bei 20–24 cm an der Lippe korrekt.

- **Blockerspritze**

Um den Trachealtubus adäquat zu blocken, muss der Cuff mit 5–10 ml Luft gefüllt werden. Hierzu muss eine Spritze mit mindestens 10 ml Luft bereitgelegt werden. Alternativ kann auch direkt mit den Cuffdruckmesser die Blockung durchgeführt werden.

- **Führungsstab**

Durch einen Führungsstab kann der Tubus stabilisiert oder geformt werden. Bei schwierigen Sichtverhältnissen kann eine „Hockeyschlägerform" zur besseren Platzierung des Tubus in der Trachea hilfreich sein. Weiterhin kann bei den neueren Führungsstäben mit einer weichen Spitze der Führungsstab über den Tubus herausragen und als Leitschiene zur Platzierung in der Trachea genutzt werden.

Um den Führungsstab nach der Intubation wieder gut entfernen zu können, sollte dieser z. B. mittels Lokalanästhetika-Gel oder künstlichem Speichel gleitfähig gemacht werden.

- **Fixiermaterial**

Nach einer erfolgreichen Intubation muss der Endotrachealtubus sicher fixiert werden, um eine lebensgefährliche unbeabsichtigte Tubusdislokation zu vermeiden.

Hierzu können initial entweder speziell zugelassene Fixierungsvorrichtungen für Endotrachealtuben oder auch traditionell genutzte Fixierpflaster bzw. Binden verwendet werden.

- **Magill-Zange**

Mithilfe der Magill-Zange können tief liegende Fremdkörper entfernt werden, weiterhin können diese Zangen zur Führung des Trachealtubus bei der nasotrachealen Intubation genutzt werden.

- **Absaugvorrichtung**

Wenn immer möglich sollte ein funktionsbereites und mit einen großlumigen Absaugkatheter vorbereitetes Absauggerät zur Verfügung stehen.

Weiterhin muss eine Beatmungsmöglichkeit (Beatmungsbeutel/Beatmungsgerät), ein Stethoskop zur Lagekontrolle und eine kontinuierliche Monitorüberwachung inklusive einer CO_2-Messung (alternativ kolorimetrische CO_2-Messung) zur Verfügung stehen (◘ Abb. 9.4).

> **Praxistipp**
>
> Die sichere Tubuslage kann nur über die Messung von exspiratorischem CO_2 mittels Kapnografie und durch die Intubation unter Sicht bestimmt werden.
> Zum Ausschluss einer zu tiefen Tubuslage muss zusätzlich die Auskultation des Thorax erfolgen.

> In der ZNA muss bei allen beatmeten Patienten immer eine kontinuierliche CO_2-Überwachung erfolgen.

9.1.6.2 Durchführung der endotrachealen Intubation

Die Materialien zur Intubation sollten vollständig, funktionsbereit und geordnet vorbereitet werden. Die erforderlichen Medikamente zur Narkoseeinleitung müssen nach Absprache mit dem intubierenden Arzt oder nach dem Hausüblichen Standard vorbereitet sein (◘ Abb. 9.5).

> Mit Ausnahme des Kreislaufstillstandes müssen zur endotrachealen Intubation auch immer die Medikamente zur Einleitung und Aufrechterhaltung einer Narkose vorbereitet werden.

Alle Patienten sollten zur endotrachealen Intubation immer ausreichend präoxygeniert werden. Eine Ausnahme bildet hierbei die Intubation unter Reanimationsbedingungen.

Wenn möglich, sollte der Patient hierzu mit erhöhtem Oberkörper gelagert werden und über eine dichtsitzende Gesichtsmaske Sauerstoff mit einem hohen Flow (10–15 l/min) verabreicht bekommen. Die Anwendung einer nichtinvasiven Beatmung (z. B. PEEP 5 mbar/Druckunterstützung 8 mbar/FiO_2 100 %) kann die Apnoetoleranz noch weiter verbessern.

Vor der Intubation sollte weiterhin die Mundhöhle auf lose Zähne und Zahnprothesen inspiziert werden. Falls herausnehmbare Zahnprothesen vorhanden sind, werden diese entfernt.

- **Praktisches Vorgehen**
- Um die Sicht auf die Glottis zu verbessern, sollte der Kopf auf einem Kissen leicht erhöht und überstreckt gelagert werden (Achtung: nicht bei HWS-Verletzungen). Diese Positionierung wird auch „verbesserte Jackson-Position" genannt (◘ Abb. 9.6).

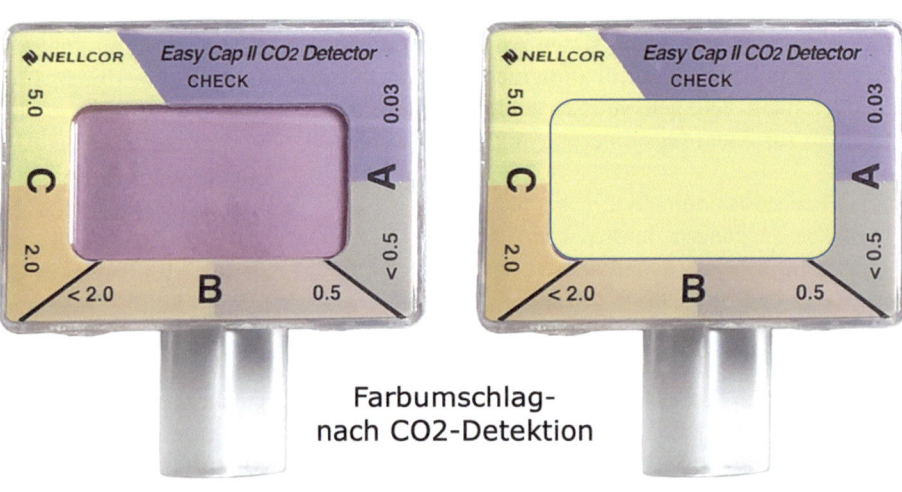

◘ Abb. 9.4 Kolorimetrische CO_2-Messung mit Farbumschlag bei CO_2-Detektion (als schnell verfügbare Alternative, wenn kein Monitor mit CO_2-Messung zur Verfügung steht)

Farbumschlag nach CO2-Detektion

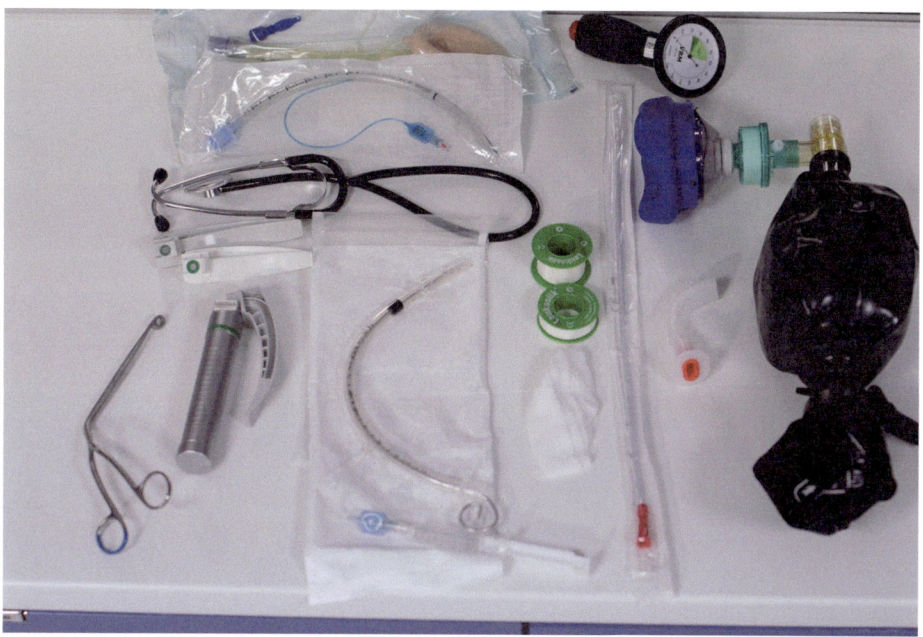

Abb. 9.5 Benötigtes Material zur endotrachealen Intubation

- Medikamentöse Narkoseeinleitung (Analgetikum, Hypnotikum und Muskelrelaxans).
- Der Mund wird durch den Intubierenden mit der rechten Hand geöffnet.
- Das Laryngoskop wird mit der linken Hand in den Mund eingeführt und die Zunge nach links zur Seite geschoben. Die Spitze des Laryngoskopspatels wird in die Mitte gerichtet und atraumatisch im Rachen bis vor die Epiglottis vorgeschoben.
- Sobald die Epiglottis zu sehen ist, wird ein gebogener Spatel vor die Epiglottis platziert. Diese soll nicht aufgeladen werden. Ist die Epiglottis nicht zu sehen, wurde der Spatel entweder zu tief eingeführt und verdeckt die Epiglottis oder er wurde nicht weit genug vorgeschoben. Bei der Benutzung eines geraden Spatels wird die Epiglottis hingegen auf die Vorderseite des Spatels aufgeladen.
- Zum Einstellen der Glottis wird das Laryngoskop kräftig in die Richtung des Spatelgriffs gezogen, hierdurch richtet sich die Epiglottis auf und die Stimmritze wird sichtbar. Das Laryngoskop darf hierbei nicht als Hebel verwendet werden, da hierdurch die oberen Vorderzähne herausbrechen können.
- Nun wird der Tubus mit der rechten Hand vorsichtig und unter Sicht durch die Stimmritze in die Trachea vorgeschoben. Der Cuff muss unterhalb der Stimmbänder liegen, einige Tuben verfügen über eine Markierung zur Einführtiefe.
- Nach der Positionierung des Tubus wird das Laryngoskop aus dem Rachen entfernt und der Cuff behutsam geblockt, bis keine Luft mehr aus der Trachea entweicht.
- Anschließend wird der Führungsstab entfernt und das Beatmungsgerät bzw. der Beatmungsbeutel angeschlossen.
- Während der Lagekontrolle muss der Tubus kontinuierlich gesichert sein. Die sichere Lage kann nur über eine exspiratorische CO_2-Messung und über eine Positionierung unter Sicht bestimmt werden. Weiterhin muss eine Auskultation des Thorax zum Ausschluss einer zu tiefen Intubation erfolgen. In diesem Fall würde nur eine einseitige Belüftung (meistens rechts) zu hören sein. Auch wenn seitengleiche Thoraxbewegungen, ein Beschlagen des Tubus und eine adäquate Sauerstoffsättigung wichtige Hinweise auf eine korrekte Tubuslage geben, können sie eine Fehllage des Tubus allerdings nicht sicher ausschließen.
- Abschließend muss der Tubus noch sicher fixiert werden

9.1.6.3 Komplikationen der endotrachealen Intubation

Auch wenn die endotracheale Intubation häufig lebensrettend ist, kann diese zu verschiedenen Komplikationen führen.

Die schwerwiegendsten, weil akut lebensgefährliche Komplikationen sind:
- Ösophageale Fehlintubation
- Hypoxie durch lang andauernde Intubationsversuche ohne zwischenzeitliche Beatmung

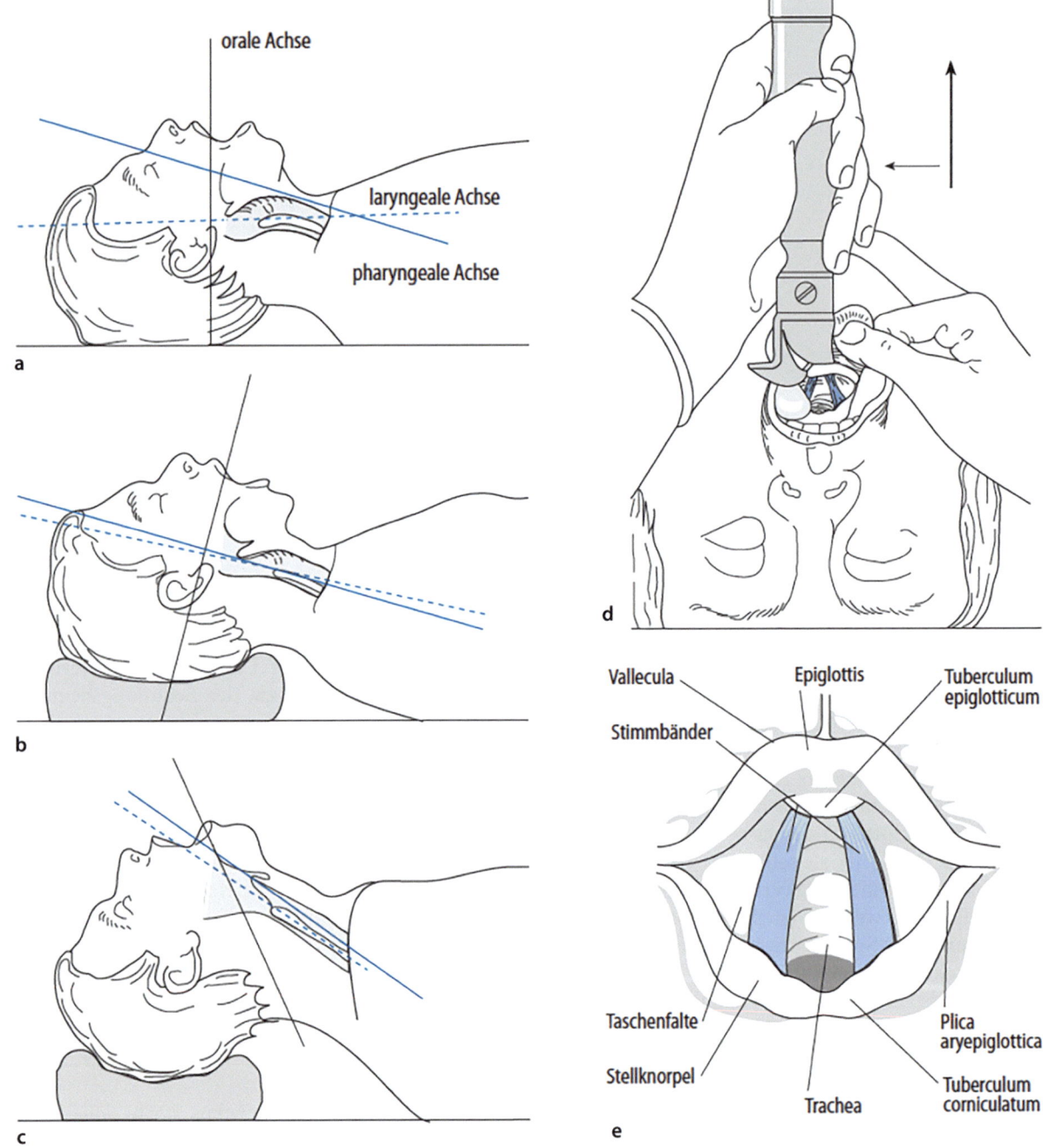

● **Abb. 9.6** a–e *Links:* Sichtlinien (Intubationsachsen) bei verschiedenen Lagerungen des Kopfes. **a** Ungünstige Sichtlinie bei normaler flacher Kopfposition. **b** Lagerung des Kopfes auf ein ca. 10 cm hohes Kissen – verbesserte Lagerung. **c** Durch die zusätzliche Reklination ideale Position zur Intubation. *Rechts:* Endotracheale Intubation. **d** Öffnen des Mundes mit der rechten Hand und Einführen des Laryngoskops mit der linken Hand unter Verschiebung der Zunge nach links. Der gebogene Spatel wird vor die Epiglottis geführt, die Epiglottis anschließend durch Zug des Laryngoskops in Griffrichtung angehoben, sodass der Blick auf die Stimmbänder freigegeben wird. **e** Laryngoskopische Ansicht des Kehlkopfs. (Modifizierte Darstellung aus Larsen et al. 2018)

- Hypoxie durch unbemerkte Dislokation eines nicht ausreichend gesicherten Tubus

> Eine ösophageale Fehllage muss sofort erkannt und behoben werden, da dem Patienten eine letale Hypoxie droht. Besteht ein begründeter Zweifel an einer endotrachealen Tubuslage, muss der Tubus entfernt werden.

Ebenfalls können die folgenden Komplikationen auch bedrohlich sein oder werden:
- Erbrechen und Aspiration während der Intubation

Unterstützung der Atemfunktion

- Sekundäre Rückenmarkschäden durch zu starkes Überstrecken des Halses bei HWS-Traumata
- Reflektorische Herzrhythmusstörungen (Bradykardie und RR-Abfall bei Reizungen des N. vagus bis hin zum Kreislaufstillstand oder Tachykardien bei ungenügender Narkosetiefe)
- Einseitige Intubation

Weiterhin können traumatische Komplikationen, wie das Herausbrechen der Vorderzähne, Verletzungen im Rachenraum, des Kehlkopfes oder der Stimmlippen durch die Laryngoskopie bzw. durch den Tubus hervorgerufen werden.

Schwierige oder unmögliche Intubation

Die Anzahl der Intubationsversuche mit direkter Laryngoskopie sollte auf maximal zwei limitiert werden. Sollte der erste Intubationsversuch also nicht erfolgreich sein, sollten vor dem zweiten Intubationsversuch die „Rahmenbedingungen" wie z. B. eine korrekte Kopfpositionierung, Absaugen von Sekret, die Verwendung von Tubuseinführhilfen und alternativen Spateln optimiert werden.

> Im Falle von Intubationsschwierigkeiten muss frühzeitig weiteres (fach-)ärztliches und pflegerisches Personal zur Unterstützung gerufen werden. Hierzu sollten Algorithmen mit den Rufnummern der hinzuzurufenden Fachkräfte (z. B. Oberarzt Anästhesie, HNO) in der Notfallaufnahme sofort verfügbar und jeder Notfallpflegekraft bekannt sein.

Sollte die Intubation nicht möglich sein, muss ein unverzüglicher Zugriff auf die „Rückfallebenen" möglich sein.

9.2 Rückfallebenen zur Atemwegssicherung

9.2.1 Maskenbeatmung

Die schnellste Möglichkeit, einen Patienten zu beatmen, ist die Beatmung über eine geeignete Maske und einen Beatmungsbeutel. Diese sind in verschiedenen Variationen und Größen verfügbar. Die Auswahl einer geeigneten Maske trägt entscheidend zum Gelingen der Beatmung bei. Insbesondere bei schwieriger Anatomie (z. B. fliehendes Kinn, eingefallene Wangen oder Adipositas), fehlenden Zähnen oder bei Vollbartträgern ist die Maskenbeatmung erschwert und erfordert viel Übung. Hier kann die Einlage eines Guedel-Tubus hilfreich sein.

> Die Maskenbeatmung sollte möglichst regelmäßig unter kontrollierten Bedingungen (z. B. im OP) geübt werden.

Idealerweise steht die beatmende Person hinter dem Kopf des Patienten und dichtet die Maske mit der linken Hand ab, hierbei bilden der Daumen und der Zeigefinger ein „C" (C-Griff) (Abb. 9.7).

Falls die Maskenbeatmung nicht suffizient durchgeführt werden kann, kann die Maske auch mit zwei Händen – „doppelter C-Griff" – abgedichtet werden. Hierbei müssen beide Hände auch den Unterkiefer anheben (Esmarch-Handgriff). Die Beatmung muss hierbei durch eine zweite Person oder ein Beatmungsgerät erfolgen.

Risiken bei der Maskenbeatmung

- Mangelhafte Belüftung der Lungen durch Leckagen
- Belüftung des Magens durch den „ungeschützten" Atemweg. Das Risiko einer Mageninsufflation steigt mit zunehmenden Beatmungsdruck. Wenn möglich sollen die maximalen Druckwerte auf 20 mbar begrenzt werden (z. B. APL-Ventil am Narkosegerät)
- Regurgitation (Zurückfließen) und Aspiration von Mageninhalt

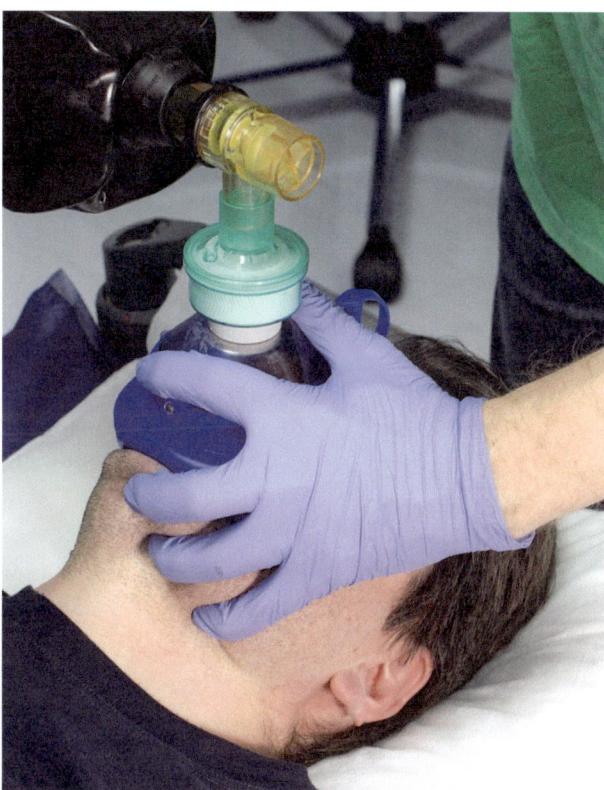

Abb. 9.7 Maskenbeatmung. Zum Abdichten der Maske muss diese mittels des „C-Griffs" dicht auf das Gesicht fixiert werden, weiterhin muss der Unterkiefer angehoben und ggf. der Kopf rekliniert (falls keine Kontraindikationen) werden

9.2.2 Extraglottische Atemwegshilfen (EGA)

Unter dem Begriff „extraglottische Atemwegshilfe" werden alle Atemwegshilfen zusammengefasst, die ein Offenhalten der Atemwege zwischen Oropharynx und proximalem Ösophagus gewährleisten, aber außerhalb der Glottis liegen. In einigen Publikationen wird auch der Begriff „supraglottische Atemwegshilfe" (SGA) verwendet. Hierzu zählen die Larynxmasken und die ösophagealen Verschlusstuben wie der Larynx- oder Combitubus.

Bei allen extraglottischen Atemwegshilfen sollte nach korrekter Platzierung und einer suffizienten Ventilation der Cuffdruck überprüft und angepasst werden. Hierbei sollten die Vorgaben des Herstellers beachtet werden, im Allgemeinen sollte ein Druck von 60 cmH$_2$O nicht überschritten werden.

9.2.2.1 Larynxmasken

Die Larynxmasken werden bereits seit vielen Jahren in der Anästhesie verwendet. Daher herrscht bei Anästhesisten in der klinischen Anwendung eine hohe Expertise.

Eine Larynxmaske wird „blind" in den Rachen bis vor den Kehlkopf eingeführt. Aufgrund ihrer Form wird der Kehlkopf umschlossen und abgedichtet. Die Spitze kommt im Ösophagus zum Liegen. Die Standardlarynxmasken verfügen über einen Cuff, der nach der Anlage geblockt werden muss. Die weiterentwickelten Larynxmasken ermöglichen zur Verminderung der Aspirationsgefahr die Anlage einer Magensonde über ein zusätzliches Lumen oder sogar die Intubation über den Hauptkanal (Abb. 9.8).

Die I-Gel-Larynxmasken dichten den Atemweg über ein thermoplastisches Elastomer sehr effektiv selbstständig ab. Hier ist ein Blocken nicht erforderlich bzw. möglich.

Da die Larynxmasken den Atemweg nicht so effektiv wie ein Trachealtubus abdichten, sollten höhere Beatmungsdrücke (je nach Modell max. 20–25 mbar) vermieden werden.

Die Größe der Larynxmaske wird anhand des Gewichts der Patienten bestimmt. Bei Erwachsenen werden je nach Hersteller Masken der Größe 3–6 verwendet. Der Cuff muss je nach Größe und Modell mit 15–40 ml Luft gefüllt werden.

- **Praktisches Vorgehen**
- Auswahl der geeigneten Maskengröße
- Cuff vollständig mit einer Spritze entleeren
- Wenn möglich sollte eine ausreichende Präoxygenierung durchgeführt werden
- Falls noch nicht geschehen, Narkoseeinleitung (eine Muskelrelaxierung ist für die Larynxmaske nicht erforderlich). Auf eine ausreichend tiefe Narkose achten

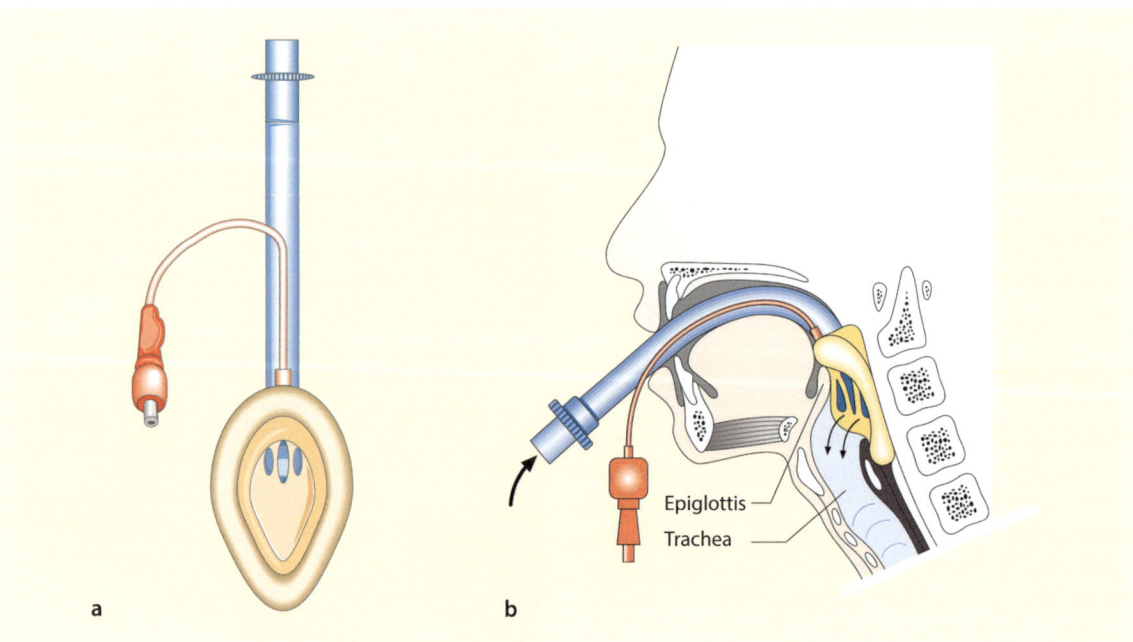

◘ Abb. 9.8 Larynxmaske. **a** Aussehen, **b** korrekte Position der Larynxmaske: Die Spitze der Maske liegt im Bereich des oberen Ösophagussphinkters, die Seiten der Maske zeigen in die Recessus piriformis des Kehlkopfs, der obere Anteil der Maske schließt mit der Zungenwurzel ab. Die Glottis und die Öffnung der Maske stehen einander gegenüber; bei aufgeblasenem Cuff bildet sich am Maskenrand eine abdichtende Manschette, sodass auch eine maschinelle Beatmung möglich ist. 2016 (Aus Larsen)

> Eine zu geringe Narkosetiefe kann zu Husten, Atemstillstand oder Laryngospasmus führen.

- Mit einer Hand den Mund öffnen
- Die Larynxmaske kann je nach Modell mittels einer Einführhilfe oder manuell mit den Fingern positioniert werden. Die Maskenöffnung muss hierbei zur Zunge zeigen und die Spitze der Maske entlang des harten Gaumens bis zu einem leicht federnden Widerstand in den Hypopharynx vorgeschoben werden. Der Zeigefinger sollte hierzu zwischen Cuff und Tubus positioniert werden und die ganze Zeit gegen den harten Gaumen drücken, um ein Aufrollen der Cuffspitze zu vermeiden
- Cuff befüllen (maximale Füllvolumina beachten, Druck nicht größer als 60 cmH$_2$O)
- Beatmung beginnen und die Lage mittels CO_2-Messung und Auskultation kontrollieren. Falls ein gastrales Lumen vorhanden ist (z. B. Pro-Seal-Maske), kann zusätzlich der „Bubble-Test" durchgeführt werden. Hierzu wird etwas Gel in das gastrale Lumen gegeben, falls Bläschen während der Beatmung aufkommen, liegt die Maske nicht korrekt. Ein weiterer Indikator für die korrekte Lage ist die widerstandsfreie Einlage einer Magensonde über diesen Kanal
- Fixierung der Larynxmaske mit Pflaster

9.2.2.2 Larynxtuben

Aufgrund seiner schnell zu erlernenden und einfachen Anwendung hat der Larynxtubus insbesondere im nichtärztlichen Rettungsdienst einen hohen Stellenwert in der Atemwegssicherung erlangt. Im Klinikalltag hingegen wird der Larynxtubus eher selten angewandt.

Durch seine spezielle Form soll das proximale Ende nach dem Einlegen in der Speiseröhre zum Liegen kommen. Der Larynxtubus wird, wie die Larynxmaske, auch ohne zusätzliche Hilfsmittel blind entlang des harten Gaumens im Rachen eingelegt. Am Tubus selber befinden sich zwei Blockermanschetten, diese dichten den Rachen gegen die Mund-Nasen-Öffnung ab und verhindern ein Einströmen von Luft in die Speiseröhre sowie eine Regurgitation von Mageninhalt. Zwischen diesen beiden Cuffs bleibt das Lumen offen und ermöglicht hierdurch eine Beatmung. Befüllt werden die beiden Cuffs über einen Zuleitungsschlauch mittels einer speziellen farbmarkierten Spritze, die Luftverteilung in den beiden Cuffs findet automatisch statt (◘ Abb. 9.9).

Zur Anlage muss der Unterkiefer bis zur Positionierung des Larynxtubus angehoben werden (direktes Anheben oder Esmarch-Griff), hierdurch vergrößert sich der Rachenraum und die Möglichkeit zur korrekten Positionierung wird verbessert. Der Tubus wird wie ein Bleistift gehalten und mittig entlang des harten Gaumens bis zur oberen Zahnreihenmarkierung geschoben.

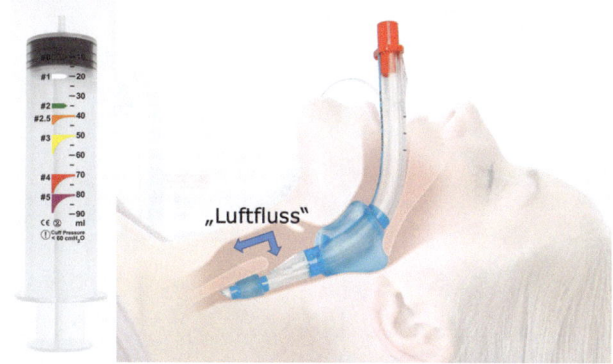

◘ **Abb. 9.9** Larynxtubus. *Links:* spezielle Blockerspritze. *Rechts:* Lage des farbkodierten *(rot)* Larynxtubus im Patienten mit Abdichtung des Rachens und des Ösophagus. (Mit freundlicher Genehmigung der Firma VBM-Medical)

Mit dem Blocken positioniert sich der Tubus durch die Cuffausdehnung nochmal etwas nach und sollte an der mittleren Zahnreihenmarkierung zum Liegen kommen.

Die neueren Larynxtuben der zweiten Generation verfügen zusätzlich noch über ein gastrales Lumen, um eine Magensonde zu legen und die ggf. in den Ösophagus entweichende Beatmungsluft wieder nach außen zu leiten.

Die Größenzuordnung erfolgt anhand der geschätzten Körpergröße des Patienten. Typische Größen für Erwachsene sind 3 (gelb < 155 cm), 4 (rot 155–180 cm) oder 5 (lila > 180 cm).

> Die Larynxmaske und der Larynxtubus stellen insbesondere bei einem schwierigen Atemweg eine gute Alternative zum Endotrachealtubus dar. Hierdurch können die Ventilation sichergestellt und unter kontrollierten Bedingungen die Voraussetzungen (Material, Patient, Personal) zur Intubation verbessert werden.

9.2.3 Videolaryngoskopie

Mittlerweile ist die indirekte Laryngoskopie mittels einer Videooptik nicht mehr aus dem klinischen Alltag wegzudenken. Neben den klassischen Glasfasern oder Prismen in flexiblen Endoskopen sind andere Modelle mit einer Kamera und Lichtquelle ausgestattet. Hierdurch wird das Bild auf einen Monitor übermittelt und die Glottis ist auch ohne direkte Sicht einsehbar.

Hierfür gibt es mittlerweile einfache transportable Geräte, an denen ein kleiner Monitor direkt auf dem Laryngoskop befestigt werden oder das Bild über eine Kabelverbindung auf einem größeren Monitor dargestellt werden kann. Weiterhin gibt es Videolaryngoskope mit verschiedenen Spateltypen.

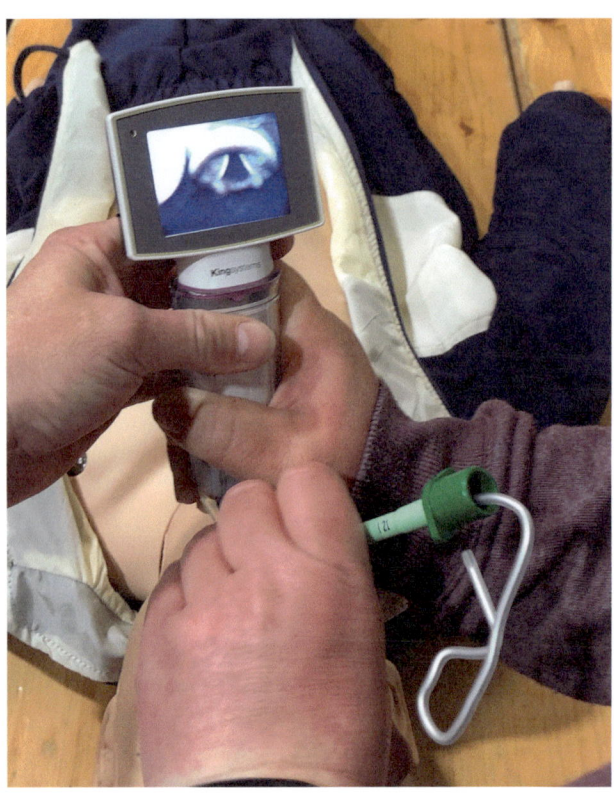

Abb. 9.10 Coaching zur Intubation mittels Videolaryngoskops

Zum einen kombinieren die gebogenen (Macintosh-ähnlichen) Spatel die bekannte Handhabung mit dem Vorteil einer besseren Sicht durch die Kamera.

Die stärker gebogenen Spatel ermöglichen auch unter schwierigen Bedingungen eine sehr gute Sicht, allerdings lässt sich der Tubus nicht immer gut platzieren. Hierzu ist unbedingt ein Führungsstab erforderlich, der eine dem Spatel entsprechende Krümmung des Tubus ermöglicht.

Einige Modelle besitzen auch eine Führungsschiene für den Endotrachealtubus. Bei diesen Modellen muss der Tubus bereits vor der Laryngoskopie in die Führungsschiene eingelegt werden.

> Aufgrund der Vielzahl der unterschiedlichen Geräte ist ein regelmäßiges Training im Umgang mit diesen Hilfsmitteln erforderlich (Abb. 9.10).

9.2.4 Intubationsendoskope

Je nach Verfügbarkeit können starre und flexible Intubationsendoskope ebenfalls zur Atemwegssicherung eingesetzt werden. Beim unerwartet schwierigen Atemweg ist insbesondere der Einsatz von flexiblen Intubationsendoskopen allerdings häufig schwieriger und zeitaufwendiger als bei dem geplant schwierigen Atemweg.

Mittels eines flexiblen Intubationsendoskops lassen sich zeitunkritische, geplant schwierige Intubationen auch unter Erhaltung der Spontanatmung durchführen.

- **Praktische Durchführung einer „Wachintubation"**
- Vorbereitung des Endoskops, Tubus, der Medikamente zur Lokalanästhesie der Nase und der Stimmbandebene (in der Regel Lidocain) und eines Präparats zum Abschwellen der Nasenschleimhaut (Xylometazolin). Weiterhin muss der Patient am Monitor überwacht werden und sollte über das freie Nasenloch Sauerstoff verabreicht bekommen. Eine leichte Sedierung unter Beibehaltung der Spontanatmung kann diesen Vorgang erleichtern.
- Lokalanästhesie der Nase.
- Entweder wird hieraufhin der Tubus direkt in der Nase vorgeschoben oder über das Endoskop aufgefädelt und dort befestigt.
- Das Endoskop wird durch die Nase bis zur Stimmbandebene geführt.
- Lokalanästhesie der Stimmbänder über den Arbeitskanal.
- Nach ausreichender Anästhesie wird das Endoskop in die Trachea eingeführt und der Tubus hierüber vorgeschoben.
- Nach der Lagekontrolle unter Sicht kann die Narkose eingeleitet werden.

9.2.5 Koniotomie/Tracheotomie

In seltenen Fällen ist die Koniotomie als lebensrettende Maßnahme zur Sicherstellung der Sauerstoffversorgung erforderlich. Dies gilt insbesondere für Situationen, in denen keine Intubation und keine Beatmung möglich ist („can't intubate, can't ventilate").

Hier ist ein zügiges und entschlossenes Handeln des gesamten Teams erforderlich.

> Die Koniotomie ist nur dann indiziert, wenn alle anderen Maßnahmen zur Atemwegssicherung versagt haben und nur so der Erstickungstod des Patienten verhindert werden kann.

Im Notfall wird anstelle der Tracheotomie (in der Regel in Höhe der 2.–4. Trachealknorpelspange) aufgrund der zügigeren Durchführbarkeit und geringeren Blutungsgefahr eine Koniotomie durchgeführt.

Eine Koniotomie ist die notfallmäßige Durchtrennung des Bandes zwischen Schild- und Ringknorpel

(Lig. cricothyreoideum). Hierdurch erhält man sehr schnell und einfach den Zugang zur Trachea.

Hierfür sind verschiedene Systeme erhältlich, grundsätzlich lassen sich zwei Durchführungsvarianten unterscheiden.
- Punktion mittels Koniotomieset
- Hierfür gibt es spezielle Punktionskanülen mit integrierten blockbaren Tuben, z. B. Quicktrach II. Diese werden durch eine direkte Punktion (Stichinzision) in die Trachea platziert.
- Chirurgische Koniotomie
- Im Rahmen der chirurgischen Koniotomie wird die Trachea mittels eines Skalpells eröffnet und über diesen Zugang ein dünner (z. B. 6,0 mm ID) Tubus eingelegt. Empfehlenswert sind spezielle Sets zur Koniotomie. Steht das Instrumentarium nicht zur Verfügung, kann auch ein Skalpell und ein Nasenspekulum bzw. eine Schere zum Spreizen verwendet werden.

Um den Raum zwischen Schild- und Ringknorpel zu verbessern, sollte der Kopf bei beiden Techniken möglichst weit überstreckt werden (Abb. 9.11).

9.3 Unterstützung der Atemfunktion bei B-Problemen

9.3.1 Sauerstofftherapie

Zur Unterstützung der Atemfunktion ist Sauerstoff wohl das meistverwendete „Medikament" in der Notaufnahme. Allerdings wird die Sauerstoffapplikation zum Teil unreflektiert angewendet. Durch eine zu hohe Sauerstoffkonzentration besteht auch die Gefahr weiterer Gewebsschädigungen. In der 2021 publizierten Leitlinie „Sauerstoff in der Akuttherapie beim Erwachsenen" wird bei nicht beatmeten Patienten ohne Hyperkapnierisiko eine Sauerstoffsättigung von 92-96% als Zielbereich empfohlen, bei bestehenden Hyperkapnierisiko liegt der empfohlene Zielbereich hingegen nur bei 88-92%. (Deutsche Gesellschaft für Pneumologie und Beatmungsmedizin e.V. (2021))

9.3.1.1 Indikationen

Jede Oxygenierungsstörung der Gewebe kann als grundlegende Indikation für die Sauerstofftherapie gesehen werden. Weiterhin kann eine prophylaktische

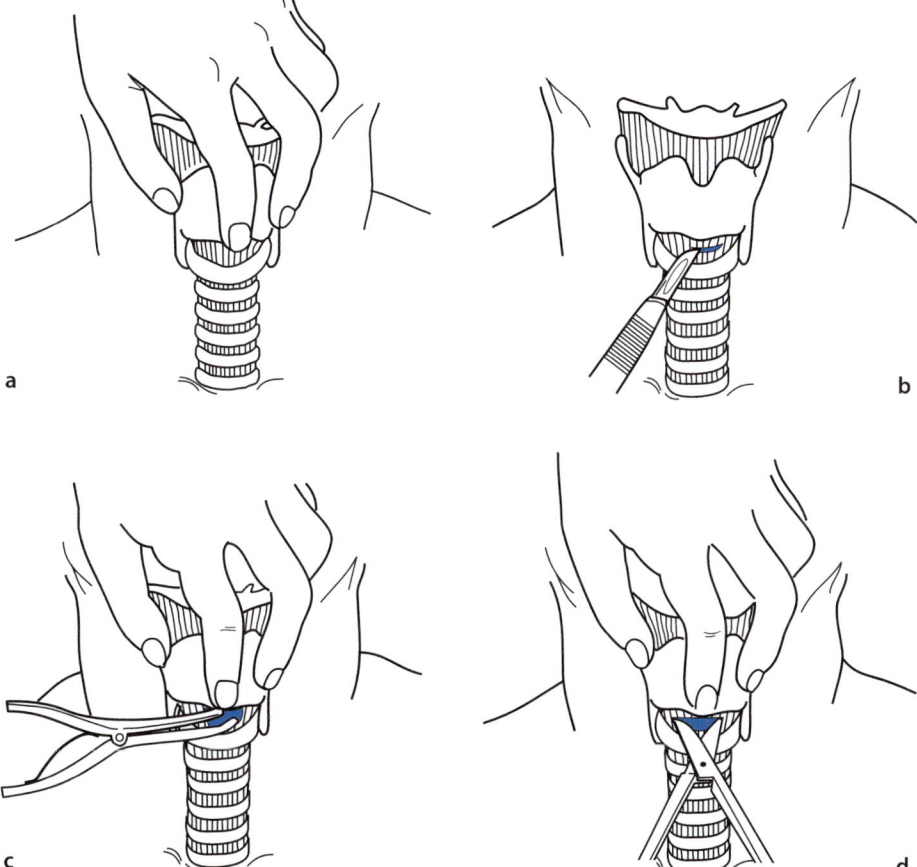

Abb. 9.11 a–d Koniotomie. **a** Palpation der Membrana cricothyroidea zwischen Schild- und Ringknorpel, **b** Inzision der Membran, **c** Spreizen der Membran, **d** stumpfe Präparation. (Aus Larsen et al. 2018)

Erhöhung der verfügbaren Sauerstoffreserven z. B. im Rahmen der Präoxygenierung vor einer Intubation indiziert sein.

> Durch die Präoxygenierung werden die „Sauerstoffvorräte" in den Atemwegen und den sauerstoffspeichernden Kompartimenten aufgefüllt und somit wird die Hypoxietoleranzzeit auf bis zu 10 min verlängert.

Definierte Grenzwerte für die Sauerstoffapplikation lassen sich nicht universal festlegen. Hierfür müssen immer der Patientenzustand und das Krankheitsbild individuell betrachtet werden. Kritisch werden aber arterielle PaO_2-Werte < 55–65 mmHg oder eine periphere Sättigung unter 88-90 % gesehen, da bei niedrigeren Werten die Sauerstoffbindungskurve sehr steil abwärts verläuft und es hierdurch zu einem rapiden Abfall des verfügbaren Sauerstoffs kommen kann (◘ Abb. 9.12). Bei einer normalen Sauerstoffsättigung ist hingegen eine zusätzliche Sauerstoffgabe nicht von Nutzen und somit auch nicht indiziert.

9.3.1.2 Methoden der Sauerstoffzufuhr

Grundsätzlich lässt sich die Sauerstoffapplikation in eine Low-Flow- und eine High-Flow-Therapie unterscheiden. Im klinischen Alltag überwiegt jedoch die Low-Flow-Applikation mit Flussraten bis zu 15 l/min.

Die effektive Sauerstoffkonzentration kann aufgrund der Flussrate allerdings nicht genau vorhergesagt werden, da diese vom Atemmuster, von der Höhe des O_2-Flusses und von der Atemtiefe abhängt. Die Dosierung sollte anhand der klinischen Parameter und der verfügbaren Applikationshilfsmittel erfolgen. Ungefähre Annäherungswerte der erreichbaren inspiratorischen Sauerstoffkonzentration finden sich in ◘ Tab. 9.1.

- **Sauerstoffsonden und -brillen**

Zur Sauerstoffapplikation werden die Sonden und Brillen am häufigsten eingesetzt. Hierdurch wird der Nasen-Rachen-Raum als Reservoir für den Sauerstoff genutzt. Neben dem Sauerstoff wird ebenfalls noch zusätzlich die Raumluft eingeatmet. Der maximale Sauerstofffluss sollte 6–8 l/min nicht überschreiten, da es andernfalls zu Schäden an den Schleimhäuten kommen kann. Weiterhin empfinden viele Patienten eine hohe Flussrate als sehr unangenehm.

- **Sauerstoffmasken**

Die Sauerstoffmasken erlauben höhere Flussraten bis zu 15 l/min. Hierbei sollte aufgrund des zusätzlichen Totraums eine Flussrate von 5 l/min nicht unterschritten werden.

Bei **Masken mit Reservoir** muss der Fluss so hoch gewählt werden, dass der Reservoirbeutel während der Inspiration nicht kollabiert. Durch den zusätzlichen Reservoirbeutel lassen sich Konzentrationen von bis zu 90 % erreichen.

Venturi-Masken besitzen ein spezielles Ventil, wodurch der Sauerstoff in einem festen Verhältnis mit der Umgebungsluft gemischt wird. Die Sauerstoffkonzentration bleibt auch bei einer Erhöhung des Sauerstoffflusses gleich. Daher eignen sich diese Masken insbesondere für Patienten, bei denen die Gefahr einer Hyperkapnie durch unkontrollierte Sauerstoffgabe besteht (z. B. Patienten mit einer COPD). Um eine adäquate Funktion zu gewährleisten, muss je nach Sauerstoffkonzentration ein Mindest-Flow eingestellt werden. Dieser ist in der Regel auf den farbkodierten Düsen aufgedruckt.

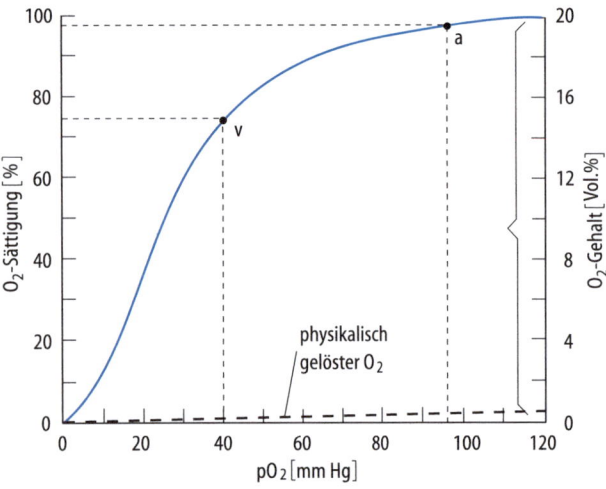

◘ **Abb. 9.12** Sauerstoffbindungskurve. Die linke vertikale Achse kennzeichnet die arterielle Sauerstoffsättigung, die rechte Achse den arteriellen Sauerstoffgehalt. Die Sauerstoffbindungskurve verläuft S-förmig, der arterielle Punkt *(a)* befindet sich im oberen flachen Anteil, der venöse Punkt *(v)* im steilen Anteil der Kurve. Der physikalisch gelöste Anteil des Sauerstoffs im Blut ist viel geringer als der an das Hämoglobin gebundene Anteil. 2018 (Aus Larsen et al.)

◘ **Tab. 9.1** Mögliche Sauerstoffkonzentration in Abhängigkeit von der Flussrate

Sauerstofffluss	Erreichbare inspiratorische Sauerstoffkonzentration
Raumluft	ca. 21 %
2–4 l/min	ca. 30 %
6 l/min	ca. 50 %
15 l/min (mit Reservoirbeutel)	ca. 80–90 %

Unterstützung der Atemfunktion

■ **High-Flow-Sauerstofftherapie**

Eine Sonderform der Atemunterstützung stellt die High-Flow-Sauerstofftherapie dar. Diese kann entweder über eine spezielle Maske oder über eigene Geräte mittels einer eigenen Nasenkanüle appliziert werden. Hierbei wird erwärmter und befeuchteter Sauerstoff mit hohen Flussraten über eine spezielle Nasenkanüle appliziert (HFNC – High Flow Nasal Cannula). Aufgrund der hohen Flussraten von bis zu 60 l/min kann eine bessere Oxygenierung bei Patienten mit einer akuten respiratorischen Insuffizienz erreicht werden. Insbesondere Patienten mit milden Oxygenierungsstörungen wie z. B. bei einer Pneumonie oder Lungenembolie können durch einen verbesserten Gasaustausch, eine Verringerung des funktionellen Totraums und eine Reduktion der Atemarbeit hiervon profitieren. Diese Therapieform ist einfach anwendbar und erscheint für die Patienten komfortabel (Abb. 9.13).

> Die (nasale) High-Flow-Therapie kann als Bindeglied zwischen der konventionellen Sauerstoffgabe und einer NIV-Therapie angesehen werden.

Zur einfachen und schnellen Anwendung sind auch High-Flow Gesichtsmasken mit integriertem PEEP-Ventil erhältlich. Hierbei werden die Vorteile der High-Flow-Sauerstofftherapie durch ein Venturi-Ventil und zwei parallele Sauerstoffverbindungen mit einem zusätzlichen passiven CPAP kombiniert. Diese Form der Atemunterstützung kann insbesondere bei einem Oxygenierungsproblem wie z. B. dem kardialen Lungenödem hilfreich sein. Beim Versagen der Atempumpfunktion (muskuläre Ventilation) stoßen diese Masken allerdings schnell an ihre Grenzen, da keine aktive Unterstützung bzw. Entlastung der Atempumpe stattfinden kann.

9.4 Grundlagen zur maschinellen Atemunterstützung

Eine Unterstützung der Atemfunktion mithilfe eines Beatmungsgerätes ist immer dann erforderlich, wenn eine ausreichende Sauerstoffaufnahme oder Kohlendioxidabgabe trotz anderer therapeutischer Maßnahmen nicht mehr sicher gewährleistet werden kann.

Die respiratorische Insuffizienz kann durch folgende Störungen hervorgerufen werden:
- Ventilationsstörungen (Störungen der Lungenbelüftung z. B. durch erhöhten Hirndruck, Erschöpfung der Atemmuskulatur oder Medikationswirkung wie bei Opioiden/Muskelrelaxanzien)
- Diffusionsstörungen (Störungen des Gasaustausches z. B. bei einem Lungenödem)
- Perfusionsstörungen (Verminderung der alveolären Durchblutung z. B. bei einer Lungenembolie)
- Störungen des Ventilations-/Perfusionsverhältnisses (z. B. unbelüftete Lungenabschnitte – Atelektasen)

Eine Kombination der verschiedenen Ursachen ist wie z. B. bei der COPD auch möglich.

Eine Einteilung der akuten respiratorischen Insuffizienz (ARI) wird anhand der Ventilation und Oxygenierung vorgenommen und folgendermaßen bezeichnet:
- Akute hyperkapnische respiratorische Insuffizienz, hierbei kommt es aufgrund einer Störung der Ventilation zu einem Anstieg des CO_2-Wertes im Blut.
- Akute hypoxämische respiratorische Insuffizienz, hierbei dominiert der Sauerstoffmangel mit einer niedrigen Sauerstoffsättigung und einem verringerten PaO_2-Wert im Blut.
- Die gemischte akute respiratorische Insuffizienz ist gekennzeichnet durch einen Sauerstoffmangel und einen CO_2-Anstieg.

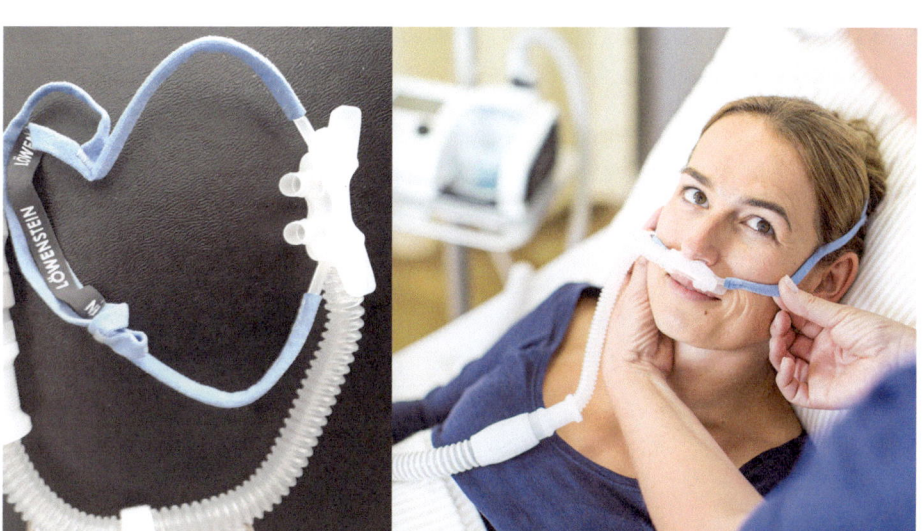

■ **Abb. 9.13** *Links:* Spezielle „Nasenkanüle". *Rechts:* Patientin unter HFNC-Therapie. (Mit freundlicher Genehmigung der Firma Löwenstein medical)

Die Atemunterstützung kann je nach Zustand des Patienten durch eine Sauerstofftherapie, einen nichtinvasiven Zugang (in der Regel Maske) oder durch einen invasiven Atemwegszugang (z. B. Endotrachealtubus/Trachealkanüle) erfolgen.

9.4.1 Unterschiede der maschinellen Beatmung zur Spontanatmung

Im Rahmen der physiologischen Atmung wird während der Inspiration ein Unterdruck erzeugt, hierdurch strömt die Luft in die Lungen. Bei der Exspiration hingegen erschlafft die Thorax- und Zwerchfellmuskulatur und die Luft wird mittels des entstehenden Überdrucks wieder aus der Lunge herausgepresst. Für diesen Atemvorgang sind unter physiologischen Voraussetzungen nur geringe Druckdifferenzen von 2–3 mbar erforderlich.

Um die Widerstände von Thorax, Zwerchfell und Lungengewebe zu überwinden, muss bei der kontrollierten Beatmung die Luft auch bei der Inspiration in den Patienten „gepresst" werden. Je nach Möglichkeit zur Mitarbeit des Patienten und den Widerstands- bzw. Dehnungsmöglichkeiten (Resistance und Compliance) in den Atemwegen müssen unterschiedlich hohe Atemwegsdrücke erzeugt werden.

Um die Beatmung effektiver zu gestalten, wird in der Regel im Rahmen der Beatmung auch ein PEEP (positiver endexspiratorischer Druck) eingestellt. Hierdurch wird kontinuierlich ein erhöhtes Druckniveau in der Lunge und somit auch im Thorax gehalten.

> Die maschinelle Beatmung ist eine Überdruckbeatmung. Bei der Inspiration wird die Luft mit Überdruck in die Lungen „gepresst". Die Ausatmung findet passiv durch die Rückstellkräfte von Lunge, Thorax und Zwerchfell statt. Durch einen eingestellten PEEP findet sich in jeder Atemphase ein kontinuierlich erhöhtes Druckniveau (Abb. 9.14).

9.4.2 Auswirkungen der Beatmung auf die Organe

Der kontinuierlich erhöhte intrathorakale Druck wirkt sich auf folgendermaßen auf die Organsysteme aus:
- **Herz-Kreislauf-System:**
  - Verminderung des venösen Rückflusses
  - Herzzeitvolumen sinkt (Senkung der Vorlast)
  - Blutdruckabfall
  - verminderte Organdurchblutung
  - vermehrte Ödemneigung
  - Senkung der Nachlast des linken Ventrikels (günstig bei Herzinsuffizienz)
- **Niere, Leber und Magen-Darm-Trakt:**
  - Funktionsbeeinträchtigung durch eine verminderte Durchblutung (Abflusshemmung der Hohlvenen)
  - Verminderte Peristaltik des Magen-Darm-Traktes mit Gefahr des Erbrechens
- **Gehirn:**
  - Hirndruckerhöhung aufgrund einer Stauung der oberen Hohlvene möglich
- **Lunge:**
  - Austrocknung der Zilien mit Störung der Reinigungsleistung
  - Inhomogene Luftverteilung

Weiterhin entstehen durch die Medikamente zur Sedierung/Narkose sowie durch einen invasiven Atemweg noch weitere Nebenwirkungen. Mit jedem Tag der invasiven Beatmung steigt das Risiko einer Pneumonie um 2–3 % an.

> Eine Entscheidung zur invasiven Beatmung muss immer gegenüber den Risiken abgewogen werden. Je nach Patientenzustand sollten rechtzeitig nichtinvasive Alternativen in Erwägung gezogen werden, diese müssen auch von den Notfallpflegekräften beherrscht werden.

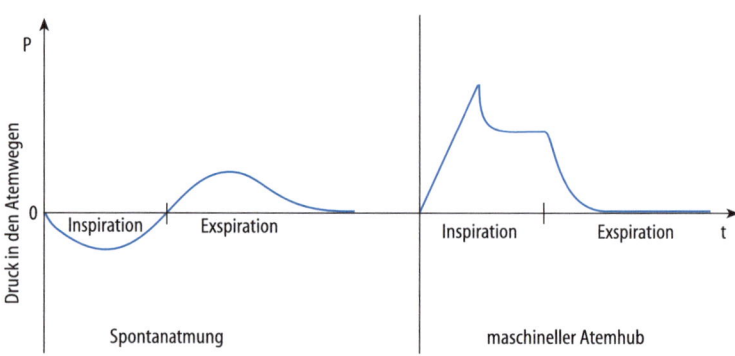

Abb. 9.14 Druckverlauf in den Atemwegen bei Spontanatmung und bei der maschinellen Beatmung. 2018 (Aus Larsen et al.)

9.5 Nichtinvasive Beatmung im Notfallzentrum

Die nichtinvasive Beatmung (NIV) ist eine bewährte Form der maschinelle Atemunterstützung, ohne eine Intubation oder Tracheotomie durchführen zu müssen.

In der Notfallaufnahme kommen hierfür überwiegend Mund-Nasen-Masken oder Gesichtsmasken zum Einsatz.

Insbesondere bei der akuten Exazerbation einer COPD und beim kardialen Lungenödem sind die Vorteile in Form einer Reduktion der Sterblichkeit sowie der Verkürzung der Intensiv- und Krankenhausaufenthaltsdauer eindeutig belegt.

Durch eine frühzeitige und adäquate Indikationsstellung können sich eine invasive Beatmung und alle hieraus entstehenden negativen Auswirkungen auf den Patienten vermeiden lassen.

Daher muss die Indikationsstellung zur Durchführung und Einleitung einer NIV-Therapie spätestens in der Notfallaufnahme erfolgen. Eine bereits durch den Rettungsdienst eingeleitete NIV-Therapie sollte nach einer Evaluation der Situation lückenlos fortgesetzt werden. Hierzu müssen die Notfallzentren über eine adäquate Ausstattung und über eine ausreichende Expertise verfügen.

> Eine Notfallpflegekraft sollte eine NIV-Therapie adäquat einleiten und den Adaptierungsprozess begleiten können.

9.5.1 Indikation

Um die Komplikationen einer invasiven Beatmung zu vermeiden, kann die NIV-Therapie bei allen Formen der respiratorischen Insuffizienz eingesetzt werden.

> Wenn wichtige Gründe für eine invasive Beatmung sprechen, darf die NIV-Therapie keinen Ersatz für die invasive Beatmung darstellen.

Auch wenn sich hinter dem Leitsymptom Luftnot oder der akuten respiratorischen Insuffizienz eine Vielzahl von Diagnosen finden lässt, muss die Entscheidung für oder gegen eine NIV-Therapie frühzeitig ggf. auch ohne abschließende Diagnose getroffen werden. Hierzu sind neben der subjektiven Beschreibung des Patienten insbesondere noch folgende klinische Zeichen zur Einschätzung der Indikationsstellung hilfreich:

Störungen der „Atempumpe" äußern sich durch
- eine schnelle und flache Atmung (> 30/min),
- einen pH-Wert von < 7,35 mmHg und
- einen arteriellen $PaCO_2$-Wert > 45 mmHg (Hyperkapnie).

Im Rahmen einer hypoxämischen respiratorischen Insuffizienz wie z. B. bei der Pneumonie oder einem kardialen Lungenödem lassen sich eine niedrige periphere Sauerstoffsättigung (< 92 %) und ein niedriger arterieller pO_2 (< 60 mmHg) finden.

> **Typische Indikationen für eine NIV-Therapie in der Notfallaufnahme**
> - Kardiales Lungenödem
> - Akute exazerbierte chronisch obstruktive Lungenerkrankung (COPD)
> - Akutes Asthma bronchiale
> - Stumpfes Thoraxtrauma (cave: bei einem unversorgten Pneumothorax kann sich durch die Überdruckbeatmung ein Spannungspneumothorax bilden)
> - Neurologisch bedingte Ventilationsstörungen (nicht bei fehlenden Schutzreflexen)
> - Palliative Notfallpatienten (insbesondere bis zur Ermittlung des Patientenwillens)
> - Zur optimalen Präoxygenierung vor einer Narkoseeinleitung

9.5.2 Wirkungsweise

Im Rahmen einer NIV-Therapie wirken sich besonders der PEEP und die Druckunterstützung auf den Therapieeffekt aus.

▪ PEEP

Der positive endexspiratorische Druck (PEEP) bewirkt, dass auch nach der Ausatmung ein erhöhter Druck in den Atemwegen bestehen bleibt. Hierdurch erhöht sich die sogenannte funktionelle Residualkapazität (FRC), also das Gasvolumen, welches nach der normalen Exspiration in der Lunge verbleibt. Da der Gasaustausch in jeder Atemphase stattfindet und sich die Gasaustauschfläche durch das Offenhalten der Alveolen vergrößert, verbessert sich somit die Oxygenierung des Blutes. Weiterhin werden durch den PEEP auch die Atemwege offengehalten. Insbesondere bei obstruktiven Störungen der Atmung kann hierdurch die Atemarbeit durch eine vereinfachte Ausatmung reduziert werden.

> Bei einem kardialen Lungenödem wird durch die Beatmung mit PEEP das Herz entlastet (verminderter venöser Rückstrom) und muss somit weniger Arbeit leisten.

- **Druckunterstützung**

Eine eingestellte Druckunterstützung reduziert die erforderliche Atemarbeit, da jede Atembemühung mit einem „Hilfsdruck" unterstützt wird. Die Druckunterstützung wird je nach Gerätehersteller entweder mit Druckunterstützung, Pressure Support (PS) oder auch Assisted Spontaneus Breathing (ASB) bezeichnet. Diese Atemunterstützung sollte insbesondere bei muskulärer Schwäche oder Erschöpfung der Atemmuskulatur eingestellt werden.

Die reine CPAP-Beatmung (Continuous Positive Airway Pressure) beschreibt hingegen eine Spontanatmung ohne Druckunterstützung auf einem erhöhten Druckniveau.

> Bei einer Atemunterstützung im Notfallzentrum mittels NIV sollte immer eine Druckunterstützung zur Entlastung der Atemmuskulatur eingestellt werden. Die Höhe der Druckunterstützung richtet sich nach dem Krankheitsbild des Patienten und muss immer gemeinsam mit dem Patienten angepasst werden.

Eine zu hoch oder zu niedrig eingestellte Druckunterstützung kann zur Ablehnung der Therapie durch den Patienten führen. Eine zu hoch eingestellte Druckunterstützung kann das Gefühl des „Aufgepustet-Werdens" hervorrufen, eine zu niedrig eingestellte Druckunterstützung kann hingegen zu einem „Luftmangel" führen.

Weiterhin müssen neben der auszuwählenden Beatmungsform, der Sauerstoffanteil (FiO_2), der Trigger und die Inspirationsgeschwindigkeit eingestellt werden.

- **Inspirationstrigger**

Der Inspirationstrigger kann als die Empfindlichkeit zum Erkennen von Atembemühungen des Patienten beschrieben werden. Ist dieser allerdings zu empfindlich eingestellt, kann es zu ungewollten Atemhüben des Respirators kommen. Im Falle einer zu hoch eingestellten Schwelle erhält der Patient trotz Atembemühungen möglicherweise keine Luft.

- **Exspirationstrigger**

(z. B. Inspirationsterminierung PIF%/ETS – prozentualer Anteil des inspiratorischen Spitzenflows/Exspiratorische Triggersensitivität, ExTr).

Neuere Geräte bieten neben dem Inspirationstrigger auch einen Exspirationstrigger an, also die Empfindlichkeit, wann der Patient ausatmen kann. Hierbei wird bei den spontanen Atemhüben der Abfall des Spitzenflusses auf einen definierten Schwellenwert eingestellt, ein Unterschreiten des Wertes führt daraufhin zum Beenden der Inspiration. Insbesondere Patienten mit einer COPD können von einer frühen Ausatemmöglichkeit profitieren. Bei hohen Leckagen kann eine adäquate Einstellung ebenfalls zu einer besseren Synchronisation des Gerätes mit den Patienten führen und somit den Patientenkomfort erhöhen.

- **Druckanstiegsgeschwindigkeit**

(Rampe/Druckrampe/Inspirationsanstiegszeit/InTr).

Mittels der Druckanstiegsgeschwindigkeit wird die Höhe der Gasflussgeschwindigkeit der Inspiration eingestellt. Je höher der Flow ist, desto schneller werden die Lungen mit Luft gefüllt und somit der eingestellte Zielwert (Druck oder Volumen) erreicht. Eine rasche Anstiegszeit kann für einen Patienten mit Atemnot vorteilhaft sein. Allerdings besteht auch die Gefahr, dass der hohe Luftstrom unangenehm ist und zu einer Ablehnung der NIV-Therapie führt. Ein zu niedriger Flow kann hingegen das Gefühl der Luftnot herbeiführen.

9.5.3 Beatmungsmodus

Je nach Indikation für die NIV-Therapie stehen verschiedene Beatmungsmodi zur Verfügung. Je nach Hersteller werden die Beatmungsmodi trotz ähnlicher oder gleicher Funktionsweise unterschiedlich benannt.

- **CPAP**

Im reinen CPAP-Modus findet eine Spontanatmung auf einem kontinuierlich erhöhten Druckniveau statt. Die Atemzüge des Patienten werden nicht maschinell unterstützt. Diese Beatmungsform findet sich insbesondere bei Schlafapnoe-Patienten und kann in der Notfallaufnahme bei hypoxischen Störungen ohne wesentliche Störung der Atempumpe eingesetzt werden.

- **CPAP mit Druckunterstützung (CPAP + ASB/PS/DU)**

Neben den positiven Effekten des erhöhten Druckniveaus werden die Atembemühungen des Patienten im druckunterstützten Modus mit einen „Hilfsdruck" unterstützt. Eine Druckunterstützung sollte insbesondere bei Störungen der Atempumpe mit muskulärer Schwäche oder Erschöpfung der Atemmuskulatur eingestellt werden.

- **Biphasischer positiver Atemwegsdruck – BiPAP(N-PPV/Bi-Level/DuoPAP)**

Diese Beatmungsformen zeichnen sich durch eine kontrollierte Übernahme der Inspiration mit der Möglichkeit der simultanen Spontanatmung aus. Je nach Hersteller werden diese Beatmungsformen trotz technisch gleicher oder ähnlicher Funktionsweise unterschiedlich benannt. Durch eine zeitgesteuerte Umschaltung von zwei Druckniveaus kommt es zu einer druckkontrollierten Beatmung mit einer eingestellten Mindestfrequenz. Allerdings können die Patienten zu jeder Zeit mitatmen, da der Modus in jeder Atemphase eine freie Spontanatmung erlaubt. Hierzu wird die Dauer der Inspiration vom Anwender über die Atemfrequenz und die Inspirationszeit bzw. das I:E-Verhältnis eingestellt. Die Atemtiefe bzw. das Atemhubvolumen wird über die eingestellten Druckniveaus adaptiert.

Insbesondere Patienten mit obstruktiven Atemstörungen können aufgrund der zunehmenden Erschöpfung von einer Übernahme der muskulären Atemarbeit durch den Respirator profitieren.

9.5.4 Durchführung der NIV-Therapie

Die Auswahl einer adäquaten Maske ist für das Gelingen einer NIV-Therapie von entscheidender Bedeutung. Durch eine gut und bequem sitzende Maske lassen sich Leckagen reduzieren und die Akzeptanz der Therapieform durch den Patienten steigern.

Neben den technischen Einstellungen am Respirator kann eine ruhige und zugewandte Atmosphäre sowie eine adäquate Lagerung des Patienten den Therapieerfolg positiv beeinflussen.

Insbesondere zu Therapiebeginn ist häufig eine enge Begleitung des Patienten und die Adaptierung der Parameter erforderlich.

> Für eine sichere Durchführung ist zu Beginn der Therapie ein Patienten-Therapeuten-Verhältnis von 1:1 und eine enge Betreuung erforderlich. Die Atemfrequenz und das Empfinden des Patienten stellen hierbei wichtige klinische Parameter bei der Implementierung einer NIV-Therapie dar.

Initial sollten eher niedrige Beatmungsdrücke ausgewählt und eingestellt werden, da insbesondere ein hoher PEEP das Atmen schwerer erscheinen lässt.

Auch wenn die NIV-Therapie patientenadaptiert eingestellt werden muss, können folgende Parameter als Standardeinstellung zur Therapieeinleitung ausgewählt werden:

Standardeinstellungen zur Einleitung einer NIV-Therapie
- PEEP 5 mbar
- Druckunterstützung 3–8 mbar über PEEP
- Inspirationstrigger 2 l/min
- Exspirationstrigger 25 %
- Inspirationsanstieg mittel oder steil
- FiO_2 40–100 % (initial eher hochdosiert mit 100 %)

Patienten mit Oxygenierungsstörungen wie bei einer Pneumonie oder einem Lungenödem benötigen häufig keine hohe Druckunterstützung, daher sollten eher niedrige Werte zu Beginn gewählt werden. Patienten mit Ventilationsstörungen wie z. B. bei einer COPD profitieren initial von einer höheren Druckunterstützung, daher sollte diese bereits bei der Therapieeinleitung schon höher (8 mbar über PEEP) eingestellt sein.

Zu Beginn der Therapie sollte die Maske manuell vom Anwender oder vom Patienten auf das Gesicht gehalten werden. In dieser Phase werden die Parameter angepasst, bis der Patient das Gefühl hat, adäquat Luft zu bekommen. Im Anschluss wird die Maske mittels des Gurtsystems am Kopf fixiert.

Die Fixierung sollte nicht zu stramm erfolgen, da hierdurch Druckstellen und ein Engegefühl hervorgerufen werden können.

Eine medikamentöse Anxiolyse kann die Akzeptanz und den Therapieerfolg verbessern. Häufig werden hierfür Morphin (2,5–10 mg) oder Midazolam (1–5 mg) eingesetzt, allerdings eignen sich auch andere Präparate wie Propofol (Boli von 20–30 mg), (Es)Ketamin (40 mg initial – Esketamin 20 mg) oder Dexmedetomidin als Dauerinfusion (Wirkeintritt erst nach 15–45 min).

Je nach Indikation und Patientenzustand können folgende Zielwerte angestrebt werden:

Praxistipp

- Patienten mit einem kardialen Lungenödem:
  - PEEP steigern bis auf ca. 10 mbar
  - Druckunterstützung je nach Atemfrequenz und Tiefe (3–5 mbar sind häufig ausreichend)
  - FiO_2 nach Sauerstoffsättigung titrieren
- Patienten mit obstruktiven Lungenerkrankungen (COPD)
  - PEEP 4–6 mbar
  - Druckunterstützung je nach Atemmechanik und Frequenz bis auf ca. 15 mbar
  - FiO_2 nach Sauerstoffsättigung titrieren

9.5.5 Kontraindikation und Abbruchkriterien einer NIV-Therapie im klinischen Verlauf

Die Hauptrisiken einer NIV-Therapie entstehen durch die fehlende Sicherung der oberen Atemwege (◘ Tab. 9.2).

9.5.6 Erfolgskriterien der NIV-Therapie

Sollte sich die Situation nicht innerhalb einer angemessenen Zeitspanne (je nach Patientenzustand bis zu

Tab. 9.2 Kontraindikationen und Abbruchkriterien einer NIV-Therapie (Westhoff et al. 2015)

Absolute Kontraindikationen	Atemstillstand
	Atempausen mit Bewusstseinsverlust oder Schnappatmung
	Fehlende Schutzreflexe
	Instabile Gesichtsfrakturen
	Akute gastrointestinale Blutungen oder Ileus
	Atemwegsverlegung (z. B. massive Schwellung)
	Polytrauma/schweres Schädel-Hirn-Trauma
	Nicht hyperkapnisch bedingte Bewusstlosigkeit
Relative Kontraindikationen	Massive Agitation
	Hämodynamische Instabilität (kardiogener Schock, Myokardinfarkt)
	Schwerwiegende Hypoxämie (paO_2 <45 mmHg trotz Sauerstoffgabe)
	Ausgeprägte Azidose (pH < 7,1)
	Massiver Sekretverhalt
Abbruchkriterien	Aspiration
	Nicht beherrschbare Maskenprobleme
	Nicht beherrschbare Aerophagie (Luftschlucken)
	Atempausen mit Bewusstseinsverlust oder Schnappatmung
	Ausbleiben von Erfolgskriterien

1–2 h) verbessern, muss die NIV-Therapie abgebrochen und eine Intubation mit invasiver Beatmung durchgeführt werden (Tab. 9.3).

Tab. 9.3 Erfolgskriterien der NIV-Therapie

Klinische Kriterien	Abnahme der Atemfrequenz
	Abnahme der subjektiven Atemnot
	Verbesserung der Vigilanz
Monitorparameter	Zunahme der Sauerstoffsättigung (SpO_2 > 85 %)
	Abnahme der Pulsfrequenz
Blutgasanalyse	Abnahme des $PaCO_2$
	Anstieg des pH-Wertes

9.6 Invasive Beatmung

Falls im Rahmen einer respiratorischen Insuffizienz Kontraindikationen gegen eine nichtinvasive Beatmung bestehen oder diese Therapieform nicht mehr ausreichend ist, muss eine invasive Beatmung über einen Endotrachealtubus oder eine Trachealkanüle durchgeführt werden.

Die modernen Notfallrespiratoren erlauben mittlerweile eine Vielzahl von Beatmungsformen und Einstellungsoptionen und werden somit den Intensivrespiratoren zunehmend gleichwertiger.

Im Notfallzentrum werden im Rahmen einer invasiven Beatmung allerdings primär die kontrollierten Beatmungsformen angewandt. Diese lassen sich aufgrund der beatmungstechnischen Spezifikation in eine druckkontrollierte oder volumenkontrollierte Form unterteilen.

Wie bei der NIV-Therapie müssen bei diesen Formen generell auch folgende Parameter eingestellt werden:
- PEEP (positiver endexspiratorischer Druck)
- FiO_2 (Anteil des Sauerstoffs am Gesamtatemgas)
- Inspiratorische Anstiegszeit oder Rampe
- Häufig ebenfalls auch den Trigger (falls der Patient wieder einen eigenen Atemantrieb entwickelt)

Weiterhin müssen bei den kontrollierten Beatmungsformen die sogenannte Atemzyklusdauer und die Länge der Inspirationszeit festgelegt werden. Aus dem Atemzyklus und der Inspirationszeit ergibt sich die maximale Exspirationszeit.

> **Beispiel**
>
> Atemfrequenz 15 × / min = Gesamtatemzyklus 4 s (60 s : 15 × / min = 4 s)
>
> Je nach Gerät und Modus wird die Inspirationszeit direkt oder in Form des Verhältnisses von Inspiration (I) und Exspiration (E) eingestellt. Physiologisch beträgt das Verhältnis I:E ca. 1:1,5–2, also eine 1,5- bis 2-fachen Zeit zur (passiven) Exspiration.
>
> Bei dem oben genannten Beispiel beträgt bei einem eingestellten I:E von 1:2 die Inspirationszeit 1,33 s und die Exspirationszeit 2,66 s.
>
> $$4 \text{ s (Atemzyklus) } 3 : (I + E) = 1,33$$
> $$\text{Inspiration } 1 \times 1,33 \text{ s} = 1,33 \text{ s}$$
> $$\text{Exspiration } 2 \times 1,33 \text{ s} = 2,66 \text{ s} \quad \blacktriangleleft$$

Häufig werden trotz nur einer möglichen Einstelloption beide Parameter (Zeiten und I:E-Verhältnis) angezeigt.

> Bei Patienten mit obstruktiven Lungenerkrankungen (COPD) kann eine Verlängerung der Exspirationszeit durch eine Anpassung des I:E-Verhältnisses von 1:3 bis 1:4 sinnvoll sein.

9.6.1 Volumenkontrollierte Beatmung (IPPV/VC/VK)

Der Modus der volumenkontrollierten Beatmung (VK, Volume Control – VC bzw. Intermittent Positive Pressure Ventilation – IPPV) wird präklinisch am häufigsten benutzt und ist insbesondere im Rahmen einer Reanimation am geeignetsten.

Bei der volumenkontrollierten Beatmung wird das Volumen pro Atemhub eingestellt. In Verbindung mit der Atemfrequenz ergibt sich hieraus das Atemminutenvolumen (AMV).

Atemhubvolumen × Atemfrequenz = Atemminutenvolumen

Da der Respirator die Vorgabe des zu applizierenden Volumens erfüllt, sind allerdings die erforderlichen Atemwegsdrücke variabel. Durch die gleichmäßige Volumenapplikation (konstantes Flow-Muster) werden häufig höhere Atemwegsdrücke als bei einer druckkontrollierten Beatmung benötigt. Daher sollte hier die obere Druckbegrenzung ausreichend niedrig eingestellt werden.

> Bei der reinen volumenkontrollierten Beatmung sind die Beatmungsdrücke variabel und sollten eng überwacht werden (obere Druckgrenzen adäquat einstellen).

Zur Verbesserung der Gasverteilung in der Lunge wird bei der volumenkontrollierten Beatmung in der Regel ein „Plateau" eingestellt. Die Plateauzeit gehört zur Inspiration, in dieser Zeit schließen sich die Ventile und das applizierte Gas kann sich in der Lunge verteilen. Je länger die Plateauzeit eingestellt wird, desto mehr verringert sich die Zeit, in der das voreingestellte Volumen appliziert werden kann. Hierdurch steigen die Beatmungsdrücke wiederum an. In der Druckkurve ist dieses Plateau an einem plötzlichen Druckabfall mit konstantem Verlauf zu sehen (Abb. 9.15).

> Endinspiratorische Beatmungsdrücke über 30 cmH$_2$O sollten vermieden werden, da hierdurch die Lunge dauerhaft geschädigt wird.

Eine besondere Situation bildet die kardiopulmonale Reanimation. Durch die externe Herzdruckmassage entstehen hohe intrathorakale Drücke, die einen Abbruch der Inspirationsphase durch die Druckbegrenzung auslösen können. Weiterhin verhindert ein sonst eher förderlicher PEEP den venösen Rückfluss und vermindert somit die Effizienz der Herzdruckmassage. Ist die Alarmgrenze des maximalen Beatmungsdruckes hierbei zu niedrig eingestellt, wird das Beatmungsgerät ständig aufgrund der hohen Drücke alarmieren. Weiterhin kann das eingestellte Volumen aufgrund der frühzeitig ausgelösten Exspiration nicht appliziert werden. Beim Überschreiten der oberen Alarmgrenze schalten die Beatmungsgeräte aus Sicherheitsaspekten sofort in die Exspiration um.

9.6.2 Druckkontrollierte Beatmung (PC/DK/AC-PC)

Die druckkontrollierte Beatmung (DK, Pressure Control – PC bzw. Assist Control-Pressure Control – AC-PC) wird häufig auf den europäischen Intensivstationen eingesetzt.

Durch eine Vorgabe des oberen Druckniveaus werden unkontrolliert hohe Beatmungsdrücke vermieden, allerdings kann das applizierte Volumen je nach Dehnbarkeit und Widerstand der Lunge variabel sein. In diesem Modus wird ein Zieldruck definiert und dieses Druckniveau für die voreingestellte Zeit gehalten.

Aus der entstehenden Druckdifferenz zwischen dem unteren Druckniveau (PEEP) und dem oberen Druckniveau generiert sich das applizierte Atemhubvolumen.

> Bei der reinen druckkontrollierten Beatmung ist das applizierte Atemvolumen variabel und muss eng überwacht werden (Volumengrenzen adäquat einstellen).

Um die Veränderungen des Volumens zeitnah zu bemerken, müssen die Grenzwerte des Atemhub- und Minutenvolumens ausreichend eng eingestellt werden.

Um das gewünschte Volumen applizieren zu können, müssen folgende Parameter eingestellt werden:
- Druckkontrolliertes Niveau (über PEEP) – Einstellung des „Zieldrucks". Eine isolierte Erhöhung des Wertes bewirkt (unter Beibehaltung aller sonstigen Parameter) eine Zunahme des zu applizierenden Volumens, eine Reduzierung des Druckniveaus senkt hingegen das zu applizierende Volumen.
- Durch eine Verkürzung oder Verlängerung der Inspirationszeit lassen sich ebenfalls die Volumina ver-

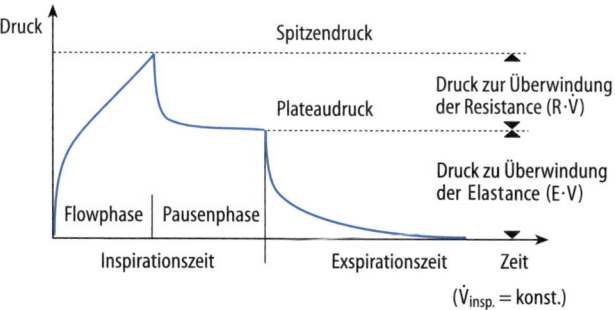

Abb. 9.15 Phasen des Beatmungszyklus einer volumenkontrollierten Beatmung. 2018 (Aus Larsen et al.)

ändern. Wie bereits beschrieben wird die Inspirationszeit durch die Atemfrequenz und das I:E-Verhältnis (bzw. der direkten Zeitvorgabe) bestimmt.

Eine direkte Vorgabe des Volumens ist im nativen druckkontrollierten Modus nicht vorgesehen. Allerdings können die modernen Beatmungsgeräte die Vorteile der beiden Beatmungsformen auch sehr gut miteinander kombinieren, das bedeutet ein möglichst niedriges und konstantes Druckniveau unter Einhaltung der Zielvorgaben des Atemhubvolumens (VC + /Pressure-regulated Volume Control [PRVC]/Autoflow).

9.6.3 BiPAP (DuoPAP, Bi-Level, Bi-Vent)

Der BiPAP-Modus (Bi-Level Positive Airway Pressure) eignet sich sowohl für die kontrollierte Beatmung als auch für die Beatmung von Patienten mit eigenem Atemantrieb. Die Grundeinstellungen entsprechen der druckkontrollierten Beatmung, allerdings erlaubt dieser Modus in jeder Atemphase eine freie Spontanatmung. Korrekterweise finden sich in diesem Modus zwei „CPAP-Niveaus". Je nach Hersteller lassen sich daher auch die Einstellparameter PEEP-Low und PEEP-High finden. Durch die Umschaltung vom unteren auf das obere CPAP-Niveau muss zum Aufbau des Zieldruckes Luft in die Lungen gepresst werden. Dies entspricht dem Charakteristikum einer druckkontrollierten Beatmung, allerdings kann der Patient zu jeder Zeit „mitatmen".

> **Wichtig**
> — Bei der volumenkontrollierten Beatmung wird das Zielvolumen vom Anwender vorgegeben, die Drücke sind hierbei variabel und häufig etwas höher als bei der druckkontrollierten Beatmung.
> — Bei der druckkontrollierten Beatmung werden die Zieldrücke vorgegeben und konstant gehalten, hierdurch ist allerdings das Volumen variabel.
> — Beide Beatmungsformen gelten als gleichwertig, daher kann keine Empfehlung für oder gegen eine der Beatmungsformen gegeben werden.

9.6.4 Synchronized Intermittent Mandatory Ventilation (SIMV)

Im SIMV-Modus wird eine synchronisierte kontrollierte Beatmung (je nach Hersteller volumen- oder auch druckkontrolliert) mit der Möglichkeit einer druckunterstützten Spontanatmung kombiniert. Hierdurch erhält der Patient immer die vorgegebene (Mindest-)Frequenz, hat allerdings auch die Möglichkeit, spontane Atemzüge zu tätigen. Diese werden entweder mit dem maschinellen Hub synchronisiert oder mit einem eingestellten Druck unterstützt.

9.6.5 Einstellung der Beatmungsparameter

- **Hubvolumen (VT)**

Moderne („lungenprotektive") Beatmungskonzepte empfehlen, primär eine Einstellung anhand des Atemhubvolumens zur Verminderung hoher Druckdifferenzen vorzunehmen.

Das Atemhubvolumen sollte so eingestellt werden, dass es 6–8 ml je Kilogramm ideales Körpergewicht (IBW) beträgt. Bei Patienten mit ARDS werden sogar nur 6 ml kg/IBW empfohlen.

Vereinfacht lässt sich folgende Rechnung aufstellen:

$$(\text{geschätzte}) \text{Körpergröße} (\text{in cm}) - 100 - 10\% = IBW$$
$$z.B. 180\ cm - 100(80\ kg) - 10\%(8\ kg) = 72\ kg\ IBW$$
$$72\ kg \times 6\ ml(8\ ml) = 432\ ml\ (576\ ml)$$

> Ein 180 cm großer Patient sollte also mit einen Tidalvolumen von ca. 500 ml beatmet werden.

- **Atemminutenvolumen (AMV)**

Eine adäquate Einstellung des Atemminutenvolumens sollte anhand der CO_2-Werte (endexspiratorisch – EtCO2/arterielle BGA – $PaCO_2$) vorgenommen werden. Hierfür muss die Atemfrequenz anhand der gemessenen CO_2-Werte angepasst werden, initial eignen sich Atemfrequenzen zwischen 12 und 16 × /min.

In der Regel wird eine Normoventilation mit einem CO_2-Wert von 35–45 mmHg angestrebt. Eine Hypo- bzw. eine Hyperventilation sollte vermieden werden. Eine Ausnahme kann das schwere Schädel-Hirn-Trauma mit der Therapieoption der kontrollierten Hyperventilation ($PaCO_2$ 30–35 mmHg) bei erhöhtem Hirndruck bieten.

- **PEEP**

Je nach Ausprägung der Oxygenierungsstörung können PEEP-Werte von 5-24 mbar erforderlich werden. Üblicherweise werden in der initialen Therapie jedoch Werte zwischen 5 und 15 mbar gewählt.

Je ausgeprägter die Oxygenierungsstörung ist, desto höher sollte der PEEP gewählt werden.

> **Praxistipp**
>
> Initiale Einstellung des Beatmungsgerätes zur Notfallbeatmung
> — Volumenkontrollierte Beatmung (6–8 ml IBW – ca. 400–600 ml)
> — 100 % Sauerstoff

- Maximaler Inspirationsdruck < 30 mbar
- Atemfrequenz 12–16 × /min
- Verhältnis von Inspiration: Exspiration (I:E) 1:2
- PEEP 5–10 mbar

Sonderfall Beatmung unter Reanimation mit Herzdruckmassage
- Volumenkontrollierte Beatmung (6–8 ml IBW – ca. 400–600 ml)
- 100 % Sauerstoff
- Obere Druckgrenze maximal hoch (60 mbar)
- Atemfrequenz 10–12 × /min (Vermeidung einer Hyperventilation)
- Verhältnis von Inspiration: Exspiration (I:E) 1:2
- PEEP 0–5 mbar

9.7 Sedierung im Notfallzentrum

Im Gegensatz zu einer (tiefen) Narkose soll im Rahmen einer Sedierung die Spontanatmung noch erhalten bleiben. Eine Sedierung kann beispielsweise zur Beruhigung oder auch zur Angstbekämpfung eingesetzt werden. Weiterhin lassen sich mittels einer Sedierung auch Prozeduren wie z. B. eine Reposition, Kardioversion, Gastroskopie oder auch die Wundversorgung bei Kindern durchführen.

Die meisten Sedativa wirken nicht analgetisch, daher müssen bei schmerzhaften Interventionen zusätzlich noch Analgetika verabreicht werden (Analgosedierung).

Da sich insbesondere durch die Kombination von Sedativa und Opioiden die Nebenwirkungen potenzieren, müssen die Patienten hierbei gründlich mittels eines Monitorings und der klinischen Beobachtung der Atemfunktion überwacht werden.

Häufig verwendete Medikamente sind Benzodiazepine (z. B. Midazolam), Propofol oder Ketamin. Falls kein venöser Zugang möglich ist, kann bei Midazolam oder auch dem Ketamin eine nasale Applikation über ein Zerstäubersystem oder die intramuskuläre Gabe erwogen werden. Die Dosis sollte im Rahmen der Applikation titriert werden, um eine „Narkose" zu vermeiden.

> Bei der Applikation solch potenter Medikamente sollte eine klare Feedback-Kommunikation mit dem anordnenden Arzt durchgeführt werden. Das heißt, das angeordnete Präparat wird vor der Applikation mitsamt der Dosis (und ggf. ml-Zahl) wiederholt und vom Arzt bestätigt.

9.7.1 Benzodiazepine

Aufgrund der schnellen Anschlagszeit, der relativ kurzen klinischen Wirkdauer von 15–30 min und der hieraus entstehenden guten Steuerbarkeit eignet sich das Midazolam besonders gut für den Einsatz im Notfallzentrum. Die Wirkung ist dosisabhängig und umfasst eine Sedierung bis hin zur Hypnose, eine Anxiolyse (Angstlösung) und eine Amnesie, weiterhin wirkt es auch antikonvulsiv (krampflösend). Als wichtigste Nebenwirkung ist die Atemdepression bis hin zum Atemstillstand zu nennen. Eine Antagonisierung kann mittels Flumazenil (Anexate) durchgeführt werden. Zur Sedierung werden Dosen von 0,05–0,1 mg/kg KG (Milligramm pro Kilogramm Körpergewicht) intravenös verabreicht.

9.7.2 Propofol

Beim Propofol handelt es sich um ein Hypnotikum, welches eigentlich zur Narkoseeinleitung und Aufrechterhaltung verwendet wird. Propofol zeichnet sich durch einen raschen Wirkeintritt und einer tiefen, aber für den Patienten angenehme Hypnose aus. Die Applikation von Propofol kann insbesondere bei einem Volumenmangel zu massiven Blutdruckabfällen führen, weiterhin dominiert noch eine stark atemdepressive Wirkung.

Die klinische Wirkung hält für ca. 5–8 min an. Zur Sedierung werden Dosen von 0,5–1 mg/kg KG intravenös verabreicht.

9.7.3 Ketamin

Das Ketamin nimmt als Hypnoanalgetikum eine Sonderrolle ein. Ketamin verfügt über einen ausgeprägten analgetischen Effekt und wirkt dosisabhängig auch hypnotisch. Ketamin hat nur eine gering ausgeprägte atemdepressive Wirkung und stimuliert das Herz-Kreislauf-System. Die Schutzreflexe bleiben bei der Anwendung von Ketamin in der Regel erhalten. Aufgrund der chemischen Ähnlichkeit mit dem LSD bewirkt das Ketamin eine sogenannte dissoziative Anästhesie, das heißt, Reize werden verändert verarbeitet. Dieser Zustand kann zu furchterregenden Alpträumen und zu deliranten Zuständen in der Aufwachphase führen. Um diese Nebenwirkungen zu vermindern, sollte Ketamin immer mit einem Benzodiazepin (idealerweise Midazolam) kombiniert werden. In der Dosierung ist zu beachten, dass es zwei Formen von Ketamin am Markt gibt. Das S-Ketamin hat ungefähr die doppelte Wirkstärke wie das klassische Razemat-Ketamin. Zur

Analgesie werden Dosen bis zu 0,5 mg/kg KG oder zur Hypnose 1–2 mg/kg KG intravenös verabreicht. Beim S-Ketamin wird die Dosis halbiert.

9.8 Narkose im Notfallzentrum

In der Präklinik oder in der ZNA muss eine Notfallnarkose häufig bei bewusstlosen, kardiopulmonal instabilen, schwerverletzten oder kritisch kranken Menschen durchgeführt werden.

Insbesondere Patienten mit einer schweren respiratorischen Insuffizienz benötigen zur Toleranz der Atemwegssicherung eine Narkose.

Weiterhin gelten diese Patienten generell als „nicht nüchtern" und sind zum Teil unkooperativ. Zur Verminderung der Aspirationsgefahr sollten daher Verfahren mit schneller Narkoseeinleitung und Atemwegssicherung ohne Zwischenbeatmung durchgeführt werden (Rapid Sequence Induction – RSI).

Ziele einer Narkose:
- Anxiolyse, Analgesie, Hypnose und Stressabschirmung
- Effektive Atemwegssicherung zur Sicherstellung der Ventilation und Oxygenierung durch eine Beatmung sowie zum Schutz vor einer Aspiration
- Reduktion des Sauerstoffverbrauchs und Schutz vitaler Organsysteme
- Vermeidung sekundärer myokardialer und zerebraler Schäden
- Toleranz von invasiven/operativen Maßnahmen

Zur Durchführung einer Notfallnarkose müssen immer folgende Vorbereitungen getroffen werden:
- Der Patient sollte mittels eines Monitors überwacht sein, der QRS-Ton ist eingeschaltet.
- Bei noch spontan atmenden Patienten findet eine ausreichende Präoxygenierung mit 100 % Sauerstoff statt.
- Die Materialien zur Intubation sind vollständig und einsatzbereit und mindestens ein alternatives Hilfsmittel zur Atemwegssicherung steht zur Verfügung.
- Das Absauggerät ist ebenfalls einsatzbereit und ggf. schon mit einem großlumigen Absaugkatheter vorbereitet.
- Die erforderlichen Medikamente sind vollständig aufgezogen und sicher gekennzeichnet.

9.8.1 Medikamentengruppen zur Notfallnarkose

Eine Narkose besteht grundsätzlich aus den folgenden Komponenten
- Hypnose (Tiefschlaf)
- Analgesie
- Muskelrelaxierung
- Vegetative Dämpfung

Im Notfallzentrum werden zur Narkoseeinleitung und Aufrechterhaltung überwiegend intravenöse Narkosemedikamente eingesetzt. Gebräuchliche Medikamente hierfür sind:
- Analgetika (Sufentanyl/Fentanyl oder Ketamin)
- Hypnotikum (Propofol/Thiopental oder Midazolam)
- Muskelrelaxans (Succinylcholin oder Rocuronium)

Die Medikamente müssen nach Anordnung des Arztes in der korrekten Dosierung verabreicht werden, hierzu muss die Konzentration der Präparate bekannt sein.

Weiterhin sollten aufgrund der vegetativen Dämpfung durch die Narkose (Blutdruckabfall) auch immer kreislaufunterstützende Medikamente wie Ephedrin, Akrinor oder Norepinephrin (Arterenol) vorbereitet sein. Diese können entweder als Bolus (Ephedrin/Akrinor) oder mittels einer Spritzenpumpe als Dauerinfusion appliziert werden (Norepinephrin).

9.8.2 Narkosegerät (Anästhesiearbeitsplatz)

Die meisten Schockräume sind neben einem konventionellen Beatmungsgerät auch mit einem separaten Narkosegerät ausgestattet. Die Narkosegeräte selber dienen der Zufuhr von Atemgasen und inhalativen (volatilen) Anästhetika. Insbesondere eignen sich diese Geräte zur Einleitung oder zur Aufrechterhaltung einer Narkose mittels Narkosegasen. Aufgrund der eingeschränkten Mobilität können die Vorteile der Narkosegeräte im Notfallzentrum häufig nicht adäquat genutzt werden, daher verzichten einige Einrichtungen auf den Einsatz von Narkosegeräten und benutzen direkt ein Transportbeatmungsgerät.

9.8.2.1 Narkosesysteme

Im Gegensatz zu einem Intensiv- oder Transportbeatmungsgerät findet bei einem Narkosesystem in der Regel eine Rückatmung des Atemgasgemisches statt. Das bedeutet, dass die ausgeatmete Luft wieder eingeatmet wird. Hierfür muss der verbrauchte Sauerstoff ersetzt und das entstandene CO_2 „herausgefiltert" werden. Hierbei spricht man funktionell von halbgeschlossenen oder geschlossenen Systemen.

> **Praxistipp**
>
> In der Praxis lassen sich überwiegend die sogenannten halbgeschlossenen Systeme finden. Das bedeutet,

Unterstützung der Atemfunktion

> dass trotz einer Rückatmung mehr frische Gase hinzugefügt werden als der Verbrauch an Gasen beträgt. In den technisch aufwendigen geschlossenen Systemen wird hingegen nur die genau verbrauchte Gasmenge substituiert.

Je nach Struktur des Notfallzentrums werden diese Geräte entweder durch die Pflegekräfte aus dem Notfallzentrum oder von der Anästhesieabteilung vorbereitet, geprüft oder auch bedient. Vor jedem Einsatz muss eine Funktionsprüfung nach den Vorgaben des Herstellers erfolgen. Zusätzlich zum Gerätecheck muss auch die Absaugvorrichtung überprüft werden. Weiterhin müssen auch immer ein Stethoskop und ein separater Beatmungsbeutel direkt am Gerät verfügbar sein.

❱ Narkosegeräte dürfen nur durch eingewiesene Personen bedient werden.

9.8.2.2 Wichtige Bestandteile des Narkosesystems

Siehe ◘ Abb. 9.16.

- **Anästhesiegasverdampfer (Vapor)**

Über die Vaporen können die volatilen Anästhetika durch eine kontrollierte Verdampfung dem Atemgasgemisch hinzugeführt werden. Da jedes Anästhesiegas über unterschiedliche physikalische Eigenschaften (z. B. Siedepunkt, Dampfdruck…) verfügt, ist für jedes Anästhesiegas ein eigener (farbkodierter) Vapor erforderlich. Gängige Präparate sind z. B. Sevofluran oder Desfluran. Die Dosierung erfolgt über eine prozentuale Volumenangabe und ist somit auch von der „Frischgasflussmenge" abhängig. Bei einem hohen Frischgasfluss (Sauerstoff und Luft) erhalten die Patienten eine größere Menge des Anästhesiegases als bei einem niedrigen Frischgasfluss.

❱ Da die Narkosegase im Körper nicht verbraucht werden, wird durch die Rückatmung der Atemgase ein rationaler Einsatz dieser Substanzen ermöglicht. Die Narkosegase wirken konzentrationsabhängig (hypnotisch, amnestisch, analgetisch und muskelrelaxierend) und verlieren ihre Wirkung durch die „Abatmung".

Eine wichtige Dosiseinheit bei den volatilen Anästhetika ist der sogenannte MAC_{50}-Wert. Das bedeutet, dass bei dieser Konzentration 50 % der Patienten einen chirurgischen Hautschnitt ohne Abwehrreaktionen tolerieren. Die Abkürzung MAC steht für minimale alveoläre Konzentration.

Beispielsweise beträgt der MAC_{50}-Wert bei Sevofluran ca. 2,0 Vol.-% bei einem Erwachsenen zur Aufrechterhaltung der Narkose, hingegen werden beim Desfluran ca. 6,0 Vol.-% benötigt (in Abhängigkeit vom Patientenalter), um diesen MAC_{50}-Wert zu erreichen.

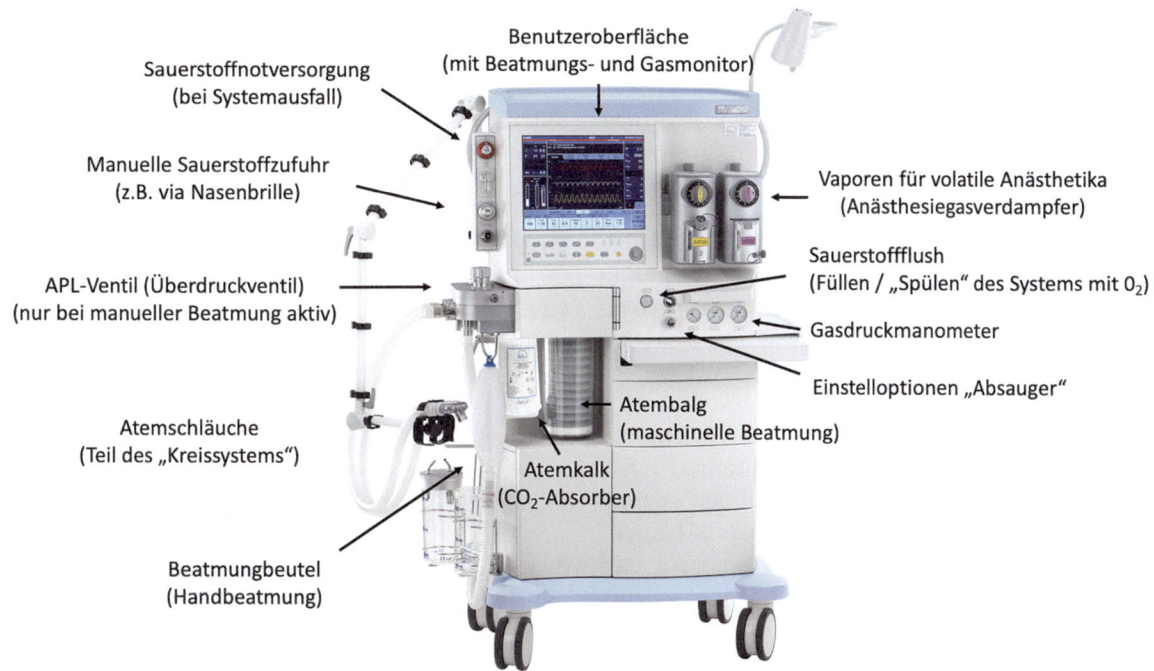

◘ **Abb. 9.16** Bestandteile eines Narkosegerätes. (Mit freundlicher Genehmigung der Firma Löwenstein medical)

Anästhesiegasfortleitungssystem (AGFS)

Da in einem halbgeschlossenen System ein Überschuss an Frischgasen besteht, muss dieser Überschuss entweichen können, um einen kontinuierlich ansteigenden Druck im Atemsystem zu vermeiden. Damit die Umgebungsluft nicht mit Narkosegasen angereichert wird, muss jedes Narkosegerät an dem sogenannten Anästhesiegasfortleitungssystem (AGFS oder auch Narkogasabsaugung) angeschlossen werden. Dieses Ableitungssystem ist in der Regel auf der Rückseite des Gerätes angebracht. Der sichtbare Anteil besteht aus einem Schlauchsystem mit einer speziellen Kupplung. Diese muss korrekt in den vorgesehenen Anschluss eingebracht werden, dies ist durch eine grünes Schauzeichen am Anschluss sichtbar. Weiterhin hört man ein „Rauschen" der Absaugung. Einige Narkosegeräte verfügen zusätzlich noch über einen „Schwimmer" zur visuellen Kontrolle am Gerät.

Kreissystem

Da in den gängigen Narkosesystemen eine Rückatmung der Atemgase stattfindet, ist das Atemsystem „kreisförmig" aufgebaut und besteht aus einem Inspirations- und einem Exspirationsschenkel. Am sogenannten Y-Stück vereinen sich die Schenkel und geben das Gasgemisch hierüber in die Patienten ab. Über die eingebauten Ein- und Ausatemventile findet eine Trennung der Inspirations- und Exspirationsluft statt. Das Narkosegas fließt somit immer nur in eine Richtung. Bei einem halbgeschlossenen Rückatemsystem ist die zugeführte Frischgasmenge immer niedriger als das Atemminutenvolumen des Patienten.

Atemkalk (CO_2-Absorber)

Um eine Rückatmung der Atemgase zu ermöglichen, muss das entstehende Kohlenstoffdioxid (CO_2) vor der erneuten Zuführung zu dem Patienten entfernt werden. Dieses wird durch eine chemische Reaktion im Atemkalk ermöglicht.

Die Hauptbestandteile des Atemkalks sind Kalziumhydroxyd, Natriumhydroxyd und Wasser. Weiterhin ist ein Farbindikator, der die Erschöpfung des Atemkalks anzeigt, zugesetzt. Durch die chemische Reaktion der CO_2-Absorption entstehen Wasser und Wärme, die dem Patienten teilweise wieder zugeführt werden.

Da die der Atemkalk nur eine bestimmte Menge an CO_2 absorbieren kann, muss die Erschöpfung der Kapazität rechtzeitig erkannt werden. Durch den Farbindikator verfärbt sich der erschöpfte Atemkalk blau-violett. Diese Verfärbung ist allerdings reversibel und verschwindet somit nach einigen Stunden Standzeit. Weiterhin findet die Verfärbung primär von innen nach außen statt (kegelförmig).

Zeichen für eine Erschöpfung des Atemkalks sind:
- Anstieg der inspiratorischen CO_2-Konzentration
- Blau-violette Verfärbung des Atemkalks (unsicheres Zeichen)
- Fehlende Erwärmung des Atemkalks
- Trockener und harter Atemkalk

> Verbrauchter Atemkalk kann kein CO_2 absorbieren und muss somit rechtzeitig gewechselt werden, um eine Rückatmung von CO_2 zu verhindern.

Atembalg

Je nach genutzter Gerätetechnologie verfügen die Narkosegeräte über einen Beatmungsbalg, Kolben, Zylinder oder eine Turbine zur Beatmung der Patienten. Der Beatmungskolben erlaubt eine zusätzliche visuelle Kontrolle über die Beatmung.

Adjustable Pressure Limitation (APL-Ventil)

Das APL-Ventil ist nur bei der Spontanatmung oder bei der manuellen Beatmung im Kreissystem aktiv und sorgt für eine Limitierung der Beatmungsdrücke im Kreissystem. Beim Erreichen des eingestellten Druckniveaus werden alle weiteren Gase, die zu einer Druckerhöhung im System führen, in das AGFS abgeleitet. Hierdurch wird insbesondere bei der Maskenbeatmung eine Insufflation von Luft in den Magen verhindert. Um eine widerstandsfreie Atmung zu gewährleisten, muss bei der Spontanatmung der Regler des Ventils auf „0" gestellt werden. Im Rahmen der Maskenbeatmung wird häufig ein Wert von maximal 20 mbar gewählt, um unterhalb des Ösophagusverschlussdrucks zu bleiben und somit die Beatmung in den Magen zu verhindern.

Bei der maschinellen Beatmung ist das APL-Ventil hingegen ohne Funktion, da hierbei die obere Druckgrenze über die Benutzeroberfläche eingestellt wird.

Benutzeroberfläche

Über die Benutzeroberfläche werden zum einen die Gas- und Beatmungsparameter des Narkosegerätes eingestellt und ebenfalls die gemessenen Werte dargestellt.

Sauerstoffnotversorgung

Je nach Hersteller gibt es verschiedene Möglichkeiten, die Sauerstoffnotversorgung zu aktivieren. Im Falle eines Geräteausfalls wird hierbei noch der Sauerstoff mit der eingestellten Flussgeschwindigkeit durch den Anästhesiegasverdampfer (Vapor) geleitet und ermöglicht somit eine Fortführung der Narkose unter einer manuellen Beatmung mittels des integrierten Beatmungsbeutels.

■ **Gasanschlüsse**

Neben dem Anästhesiegasfortleitungssystem müssen ebenfalls die Gasanschlüsse für den Sauerstoff und die Druckluft entweder in den Wandanschluss oder in separaten Gasflaschen funktionstüchtig eingesteckt werden.

Literatur

Deutsche Gesellschaft für Pneumologie und Beatmungsmedizin e.V. (2021) Sauerstoff in der Akuttherapie beim Erwachsenen. Abgerufen am 09.11.2021 von ► https://www.awmf.org/uploads/tx_szleitlinien/020-021l_S3_Sauerstoff-in-der-Akuttherapie-beim-Erwachsenen_2021-06.pdf

Larsen R, Ziegenfuß T, Mathes A (2018) Beatmung Indikationen-Techniken-Krankheitsbilder. 6. vollständig überarbeitete und, aktualisierte. Springer, Berlin

weiterführende Literatur

American College of Surgeons Comittee on Trauma (2015) Advanced Trauma Life Support (ATLS). Urban&Fischer, München

Baermann A, Vonier R (2010) Maschinelle Beatmung. In Ullrich L, Stoelcki D, Grünewald M (Hrsg.) Intensivpflege und Anästhesie (2. Aufl. ed.). Thieme Verlag Stuttgart

Bernhard M, Bein B, Böttiger B, Bohn A, Fischer M, Gräsner J, Hossfeld B (2015) AWMF S1-Leitlinie: Handlungsempfehlung zur prähospitalen Notfallnarkose beim Erwachsenen. Abgerufen am 08.11.2021 von ► https://www.awmf.org/uploads/tx_szleitlinien/001-030l_S1_Praehospitale_Notfallnarkose_Erwachsene_2015-03-verlaengert.pdf

Dembinski R (2019) Nichtinvasive Beatmungsformen. Anästh Intensivmed 60:308–315. ► https://doi.org/10.19224/ai2019.308

Deutsche Gesellschaft für Anästhesiologie und Intensivmedizin (DGAI) (2017) S3 Leitlinie Invasive Beatmung und Einsatz extrakorporaler Verfahren bei akuter respiratorischer Insuffizienz. Abgerufen am 08.11.2021 von ► https://www.awmf.org/uploads/tx_szleitlinien/001-021l_S3_Invasive_Beatmung_2017-12.pdf

Dormann H, Lödel S (2017) Nichtinvasive Beatmung in der Notaufnahme. Notfall und Rettungsmedizin 20:658–667

Huber T, Schuh C, Rupprecht H, Sellmann T, Worth H, Dormann H (2019) Status quo der nichtinvasiven Beatmung (NIV) in deutschen Notaufnahmen. Notfall und Rettungsmedizin, S. ► https://doi.org/10.1007/s10049-019-0595-z

Krämer R, Olschewski T (2005) Nicht Invasive Beatmung. In Meyer G, Friesacher, H, Lange, R (Hrsg.) Handbuch der Intensivpflege. S. 1-21. Landsberg am Lech, Ecomed Verlag.

Larsen R (2016) Anästhesie und Intensivmedizin für die Fachpflege, 9. Aufl. Berlin, Springer Verlag.

Larsen, R (2020) Wissens-Check: Anästhesie für die Fachpflege. Berlin: Springer Verlag

Larsen R, Dubb R, Kaltwasser A, Müller-Wolff T (2016) Machinelle Beatmung und NIV. In Larsen R (Hrsg.) Anästhesie und Intensivmedizin für die Fachpflege (9. Aufl. ed.). Berlin, Springer Verlag.

NAEMT (2016) Präklinisches Traumamanagement. Prehospital Trauma Life Support (PHTLS). (Bd. 3. Aufl.). München, Elsevier

Nicolai T, Dormann H (2017) Nichtinvasive Beatmung (NIV) bei akuten respiratorischem Versagen. Notfall und Rettungsmedizin 20:639–640

Piepho T, Cavus E, Noppens R, Byhahn C, Dörges V, Zwissler B, Timmermann A (2015) AWMF S1 Leitlinie Atemwegsmanagement. Airwaymanagement. Abgerufen am 08.11.2021 von ► https://www.awmf.org/uploads/tx_szleitlinien/001-028l_S1_Atemwegsmanagement_2015-04-abgelaufen.pdf

Pühringer F, Rex C (2017) Schwierige Atemwege. In Dubb R, Kalwasser A, Pühringer F, Schmid K (Hrsg.) Notfallversorgung und Pflege in der Notaufnahme. Praxisbuch für die multiprofessionelle Zusammenarbeit S.102-107. Stuttgart, Kohlhammer Verlag.

Roewer, N., & Thiel, H. (2017). Taschenatlas der Anästhesie. Thieme 6.aktualisierte und erweiterte Edition, Stuttgart

Rothaug O, Dubb R, Kaltwasser A, Hermes C, Müller-Wolff T, Stork B, Hebenstreit H-P (2012) Fixierung des oralen Trachealtubus in der Intensivtherapie. Intensiv 20(6):296–302

Schäfer S, Kirsch F, Scheuermann G, Wagner, R (2019) Fachpflege Beatmung (8.Aufl. ed.) Urban & Fischer Verlag/Elsevier GmbH München

Sellmann T, Meyer J (2017) Nichtinvasive Ventilation im Notarzt- und Rettungsdienst. Notfall und Rettungsmedizin 20:649–657

Westhoff M, Schönhofer B, Neumann P, Bickenbach J, Barchfeld T, Becker H, Schreite (2015) AWMF S3 Leitlinie Nichtinvasive Beatmung als Therapie der akuten respiratorischen Insuffizienz. Abgerufen am 08.11.2021 von ► https://www.awmf.org/uploads/tx_szleitlinien/020-004l_Nichtinvasive_Beatmung_ARI_2015-09-abgelaufen.pdf

Leitsymptomorientiertes Vorgehen in der Notaufnahme

Margot Dietz-Wittstock, Martin Pin, Andreas Hüfner, Michael Kegel, Manuela Zsidek-Fuchs, Dirk Becker, Sylvia Pemmerl und Frank Wösten

Inhaltsverzeichnis

10.1 Einleitung – 190

10.2 Leitsymptom Atemnot – 190
10.2.1 Definition – 190
10.2.2 Pathophysiologie – 190
10.2.3 Einteilung der Dyspnoe – Schweregrad – 190
10.2.4 Epidemiologie – 191
10.2.5 Ersteinschätzung und Vitalparameter – 191
10.2.6 Basisdiagnostik – EKG, Pulsoxymetrie und Blutgasanalyse – 191
10.2.7 Klinische Präsentation und körperliche Untersuchung – 192
10.2.8 Respiratorisches Versagen – 192
10.2.9 Erstmaßnahmen – 192
10.2.10 Differenzialdiagnosen und weiterführende Diagnostik – 193

10.3 Leitsymptom Brustschmerz – 194
10.3.1 Definition – 195
10.3.2 Epidemiologie – 195
10.3.3 „The Big Five" – High-Risk-Diagnosen – 195
10.3.4 Ersteinschätzung, Erstsichtung und Vitalparameter – 195
10.3.5 Basisdiagnostik – EKG, Pulsoxymetrie und Blutgasanalyse – 196
10.3.6 Differenzialdiagnosen, Symptomatik und weiterführende Diagnostik – 197

10.4 Leitsymptom Bauchschmerz – 197
10.4.1 Bauchschmerz – 197
10.4.2 Ersteinschätzung – 198
10.4.3 Erstmaßnahmen – 198
10.4.4 Akutes und unklares Abdomen – 199
10.4.5 Differenzialdiagnostik des Bauchschmerzes – 201

10.5 Leitsymptom Kopfschmerz – 201
10.5.1 Einteilung der Kopfschmerzen – 201
10.5.2 Anamnese – 202

© Springer-Verlag GmbH Deutschland, ein Teil von Springer Nature 2022
M. Dietz-Wittstock et al. (Hrsg.), *Notfallpflege - Fachweiterbildung und Praxis*,
https://doi.org/10.1007/978-3-662-63461-5_10

10.5.3	Körperliche Untersuchungen	– 202
10.5.4	„Red Flags" bei Kopfschmerzen	– 202
10.5.5	Primäre Kopfschmerzerkrankungen	– 202
10.5.6	Ausgewählte Ursachen von sekundären Kopfschmerzen	– 203
10.5.7	Häufige Ursachen von Kopfschmerzen	– 204
10.5.8	Gefährliche Ursachen von Kopfschmerzen	– 204
10.5.9	Pragmatischer Therapieansatz bei Kopfschmerzen	– 204
10.6	**Leitsymptom Rücken- und Nackenschmerz**	**– 204**
10.6.1	Anamnese	– 204
10.6.2	Körperliche Untersuchung	– 205
10.6.3	Bildgebung	– 205
10.6.4	Cauda-equina-Syndrom – „Kaudasymptomatik"	– 206
10.6.5	Aortenaneurysma/Aortendissektion	– 206
10.6.6	Bewusstlose Patienten	– 206
10.6.7	Nichtspezifische Rückenschmerzen	– 206
10.6.8	Weitere Ursachen für Rückenschmerzen	– 207
10.7	**Leitsymptom Herz-Kreislauf-Beschwerden**	**– 207**
10.7.1	Ersteinschätzung	– 207
10.7.2	Klinische Beurteilung und Erstmaßnahmen	– 207
10.8	**Leitsymptom Schock**	**– 211**
10.8.1	Schock	– 212
10.8.2	Pathophysiologie	– 212
10.8.3	Ersteinschätzung	– 212
10.8.4	Schockformen	– 213
10.8.5	Therapiemaßnahmen	– 215
10.9	**Leitsymptom Störungen des Bewusstseins und der Wahrnehmung**	**– 215**
10.9.1	Ersteinschätzung der Behandlungsdringlichkeit mit obligaten Erstmaßnahmen	– 217
10.9.2	Anamnese, Patientenbeobachtung und fokussierte körperliche Untersuchung	– 218
10.9.3	Erfassung der Leitsymptome unter Berücksichtigung der Differenzialdiagnosen	– 219
10.9.4	Notwendige Basis-Labordiagnostik inkl. Point-of-Care-Testung und erweiterte leitsymptomadaptierte Blutuntersuchungen	– 219
10.9.5	Weiterführende Diagnostik bei bewusstseinsgestörten Patienten	– 220

10.10 Leitsymptom Fieber – 220
10.10.1 Epidemiologie – 221
10.10.2 Definition – 221
10.10.3 Pathophysiologie – 221
10.10.4 Messen der Köpertemperatur – 221
10.10.5 Ersteinschätzung und Anamnese – 221
10.10.6 Diagnostik – 222
10.10.7 Ursachen von Fieber – 222
10.10.8 Vital bedrohliche Erhöhung der Körpertemperatur – 223
10.10.9 Besondere Erhöhungen der Körpertemperatur – 223

Literatur – 224

10.1 Einleitung

Margot Dietz-Wittstock

Patienten stellen sich in einer Notaufnahme in den seltensten Fällen mit einer Diagnose vor.

Vielmehr präsentieren sie sich mit unterschiedlichsten Symptomen, denen nicht selten zeitkritische Diagnosen oder schwere Erkrankungen zugrunde liegen. Diese gilt es sicher und so schnell wie möglich zu identifizieren.

Der Prozess vom Leitsymptom zur Diagnose stellt eine Kernkompetenz notfallmedizinischen Handels in der Notaufnahme dar und beginnt bereits mit einer professionellen Ersteinschätzung, der vor allem zur schnellen Identifikation potenziell lebensbedrohlicher und zeitkritischer Situationen eine ganz besonders wichtige Rolle zukommt. Um Fehldiagnosen und Fixierungsfehler zu vermeiden, ist es allerdings unerlässlich, die Leitsymptome im diagnostischen und differenzialdiagnostischen Prozess systematisch zu evaluieren und zu verifizieren.

In diesem Kapitel werden eine Auswahl wichtiger Leitsymptome, nämlich
- Atemnot,
- Brustschmerz,
- Bauchschmerz,
- Kopfschmerz,
- Rücken- und Nackenschmerz,
- Herz-Kreislauf-Beschwerden,
- Schock,
- Störungen des Bewusstseins und der Wahrnehmung sowie
- Fieber,

mit ihren differenzialdiagnostischen Herangehensweisen beschrieben, „Red Flags" benannt und die wichtigsten Therapieansätze aufgezeigt.

10.2 Leitsymptom Atemnot

Martin Pin

Atemnot (Dyspnoe) ist ein Leitsymptom, welches auf einen akut lebensbedrohlichen Zustand hinweisen kann. Es gibt vielfältige Ursachen für eine Dyspnoe und die Differenzialdiagnose ist oftmals anspruchsvoll. Zur Abschätzung der Dringlichkeit, der vitalen Bedrohung und des Schweregrads der Erkrankung müssen Patienten, die mit Dyspnoe in der Notaufnahme vorstellig sind, unmittelbar ersteingeschätzt und mittels ABCDE-Schema evaluiert werden. Auf dieser Basis kann eine erste Zuordnung zur Ursache der Dyspnoe erfolgen und die erforderlichen Maßnahmen können ergriffen werden.

10.2.1 Definition

„Dyspnoe" bedeutet das subjektive Gefühl der unangenehmen Atmungswahrnehmung. Dyspnoe bezeichnet somit keinen objektiv messbaren Parameter, sondern ein subjektiv empfundenes Symptom.

Die American Thoracic Society (1999) definiert Dyspnoe als subjektiv empfundene Atmungsbehinderung, die aus qualitativ unterschiedlichen Sensationen besteht und in ihrer Intensität variiert. Unabhängig vom Schweregrad der zugrunde liegenden Erkrankung hat der Patient aufgrund von subjektiv empfundener Luftnot das Gefühl, seine Atemtätigkeit anpassen und steigern zu müssen.

> Dyspnoe ist die subjektive empfundene Atemnot.

10.2.2 Pathophysiologie

Die Pathophysiologie der Atemnot und der Atmung ist komplex. Zusammenfassend können der Atemnot die folgenden Ursachen zugrunde liegen:
- erhöhte Atemarbeit,
- verminderte neuromuskuläre Kraft,
- gesteigerter chemischer oder neuronaler Atemantrieb (Russi 2009).

Unterschieden wird weiterhin zwischen einer eingeschränkten Sauerstoffaufnahme durch die Lunge und einer eingeschränkten Sauerstoffabgabe an das Gewebe.

10.2.3 Einteilung der Dyspnoe – Schweregrad

Eine Einteilung in Schweregrade der Dyspnoe ist nicht einfach, da einerseits die subjektive Symptomatik berücksichtigt werden muss, andererseits die objektivierten klinischen Befunde Einfluss finden müssen und letztlich bestenfalls eine Risikostratifizierung stattfinden sollte.

Nach Hüfner und Dodt (2015) kann die Atemnot funktionell eingeteilt werden in:
- Zusammenhang mit körperlicher Belastung
  - belastungsabhängig (Belastungsdyspnoe)
  - nicht belastungsabhängig (Ruhedyspnoe)
- Zusammenhang mit der Lage
  - lageabhängig (Orthopnoe)
  - nicht lageabhängig
- Art des Beginns
  - akut, plötzlich (<48 h)
  - langsam, schleichend (>48 h)
- Verlaufscharakteristika
  - anfallsweise intermittierend
  - permanent

Da Atemnot ein subjektives Gefühl des Patienten ist, kann auch das Ausmaß der Atemnot nur schwer quantifiziert werden (Lemm 2013). Bei der Bestimmung des Schweregrades liefern die Erhebung der Vitalparameter, die Atemfrequenz, die pulsoxymetrische Sauerstoffsättigung und ergänzend die arterielle Blutgasanalyse wichtige zusätzliche Hinweise.

Vor diesem Hintergrund ist die folgende Einteilung des respiratorischen Versagens möglich:

Respiratorisches Versagen
- Hyperkapnisches Lungenversagen:
  - Versagen der Atempumpe mit ventilatorischer Insuffizienz und vermehrter Totraumventilation
  - Erhöhtes CO_2 in der BGA
  - Beispiel: COPD
- Hypoxämisches Lungenversagen:
  - Oxygenierungsstörung durch intrapulmonale Shunts
  - Erniedrigtes O_2 in der BGA
  - Beispiel: Pneumonie, Lungenödem

10.2.4 Epidemiologie

In der Notaufnahme ist das Leitsymptom Dyspnoe häufig. 5–8 % der Vorstellungen erfolgt aufgrund dieses Leitsymptoms. Die hohe Krankenhaussterblichkeit von 10 % der Dyspnoe-Patienten zeigt die hohe Behandlungsdringlichkeit auf, die diesem Leitsymptom zugrunde liegt, und verdeutlicht die Notwendigkeit einer zeitnahen differenzialdiagnostischen Betrachtung (Möckel 2013; Hauswaldt 2017).

10.2.5 Ersteinschätzung und Vitalparameter

Notaufnahmen sind ausgesprochen dynamische Bereiche und oftmals ergeben sich aufgrund von hohen Patientenströmen Wartezeiten. Aus diesem Grunde ist es unerlässlich, dass Patienten mit dem Leitsymptom Dyspnoe unmittelbar nach Eintreffen in der Notaufnahme mittels eines validierten Ersteinschätzungssystems (ESI, MTS) durch qualifizierte Notfallpflegende ersteingeschätzt werden. Von der korrekten Durchführung und den daraus bedingten Zeiten bis zum Arztkontakt ergeben sich für den Patienten mit Dyspnoe wesentliche Konsequenzen hinsichtlich seiner Behandlung und möglicherweise auch der Prognose.

> Jeder Patient muss von einer qualifizierten Notfallpflegekraft ersteingeschätzt werden.

Im Rahmen der Ersteinschätzung müssen bei Dyspnoe-Patienten ebenfalls die Vitalparameter erhoben werden. Besondere Aufmerksamkeit muss der korrekten Messung der Atemfrequenz zukommen. Die korrekte Messung der Atemfrequenz wird leider immer noch vernachlässigt, obwohl ihr eine besondere Bedeutung zukommt und sie Auswirkungen auf die Prognose der zugrunde liegenden Erkrankung hat (Strauss 2014).

> Eine Atemfrequenz von > 25/min ist ein Hinweis auf eine schwerwiegende Beeinträchtigung und muss unmittelbar zu weiteren therapeutischen, diagnostischen und notfallpflegerischen Maßnahmen führen.

10.2.6 Basisdiagnostik – EKG, Pulsoxymetrie und Blutgasanalyse

Die Basisdiagnostik besteht aus der Anfertigung eines EKG, einer pulsoxymetrischen Bestimmung der Sauerstoffsättigung und der Durchführung einer Blutgasanalyse.

EKG

Patienten mit Dyspnoe sind häufig ängstlich und agitiert. Die Haut ist oftmals kaltschweißig, sodass die Ableitung eines 12-Kanal-EKGs schwierig sein kann und artefaktreiche Stromkurven liefert. Dennoch sollte strikt darauf geachtet werden, durch geeignete Maßnahmen einen möglichst artefaktfreien Stromkurvenverlauf zu erzielen. Das EKG liefert wichtige erste differenzialdiagnostische Hinweise auf die Genese der Dyspnoe.

Pulsoxymetrie

Voraussetzung für eine gute Bestimmung der peripheren Sauerstoffsättigung SpO_2 ist eine adäquate kapilläre Durchblutung. Eine $SpO_2 < 92\%$ unter Raumluft ist ein ernstzunehmendes Zeichen für die Schwere der Notfallsituation und die Beeinträchtigung des Patienten. Bestimmte Patientengruppen (Adipöse, Raucher, ältere Patienten) weisen oft eine verminderte SpO_2 von 92–95 % auf. Auch wenn Patienten aufgrund einer Grunderkrankung an niedrigere Werte adaptiert zu sein scheinen, so ist eine $SpO_2 < 92\%$ stets ein Warnsignal.

Blutgasanalyse

Die Blutgasanalyse kann arteriell, venös oder kapillär abgenommen werden. Goldstandard in der Diagnostik der Atemnot ist eine arterielle BGA. Die kapilläre BGA hat gerade bei Patienten mit schlechter peripherer Perfusion Limitationen. Die venöse BGA erlaubt zwar nur eine eingeschränkte Beurteilbarkeit hinsichtlich des Gasaustausches, allerdings können durch Beurteilung von pH-Wert, Metabolismus und Hb-Gehalt differenzialdiagnostische Schlüsse gezogen werden. Die arterielle BGA erlaubt die Unterscheidung zwischen einem hypoxämischen und einem hyperkapnischen Lungenversagen.

> **Wichtig**
> - Das EKG liefert wichtige differenzialdiagnostische Hinweise auf eine möglicherweise kardiale Genese der Dyspnoe.
> - Eine $SpO_2 < 92\,\%$ ist ein ernstzunehmender Warnhinweis.
> - Die arterielle BGA erlaubt die Unterscheidung zwischen einem hypoxämischen und einem hyperkapnischen Lungenversagen. Sie dient darüber hinaus der Steuerung der Sauerstoffapplikation.

10.2.7 Klinische Präsentation und körperliche Untersuchung

Die klinische Präsentation der Patienten mit Atemnot gibt weitere wichtige Hinweise auf den Grad der Gefährdung.

Terminologie der Atmung
- Normopnoe – normale Atemfrequenz
- Tachypnoe – erhöhte Atemfrequenz > 20/min
- Bradypnoe – verminderte Atemfrequenz < 8/min
- Hypopnoe – reduziertes Atemminutenvolumen
- Orthopnoe – schwere Dyspnoe, die eine aufrechte Haltung und Einsatz der Atemhilfsmuskulatur bedingt

Klinik von Patienten mit Dyspnoe:
- Angst, Unruhe
- Tachyorthopnoe
- Sprechdyspnoe
- Thoraxeinziehungen
- Periphere und/oder zentrale Zyanose
- Schwitzen, Kaltschweißigkeit
- Bewusstseinsveränderungen

10.2.8 Respiratorisches Versagen

Unter Zusammenschau der klinischen Präsentation, der Ersteinschätzung, Vitalparameter und der Basisdiagnostik kann ein drohendes oder bestehendes respiratorisches Versagen diagnostiziert werden (Tab. 10.1).

Tab. 10.1 Bedrohliche Dyspnoe und respiratorisches Versagen. (Mod. nach Hüfner, Dodt 2015)

Bedrohliche Dyspnoe	Drohendes respiratorisches Versagen
Klinische Zeichen: – Einziehungen – Orthopnoe – Sprechdyspnoe – Schweißigkeit, marmorierte Haut	Klinische Zeichen: – Unruhe, Agitation – Angst – Bewusstseinsstörung – Keine suffiziente Atemtätigkeit
	Objektive Kriterien: – Atemfrequenz > 25/min – $pSpO_2 < 92\,\%$ unter Raumluft – COPD $pSpO_2 < 88\,\%$ – Arterieller $p_aO_2 < 70$ mmHg und – arterieller $p_aCO_2 > 45$ mmHg mit pH < 7,35

> **Wichtig**
> Akutes respiratorisches Versagen ist definiert durch das Vorliegen von mindestens einem Kriterium:
> - Atemfrequenz > 25/min
> - $pSpO_2 < 92\,\%$ unter Raumluft
> - $pSpO_2 < 88\,\%$ unter Sauerstoffgabe
> - Arterieller $p_aO_2 < 60$ mmHg und
> - arterieller $p_aCO_2 > 45$ mmHg bei pH < 7,35

10.2.9 Erstmaßnahmen

Aufgrund der Vielzahl an Differenzialdiagnosen, die sich hinter dem Leitsymptom Atemnot verbergen können, und unter Berücksichtigung der Ersteinschätzung (Stufe 1, Stufe 2) besteht immer eine Schockraumindikation. Vorausschauende Planung und strukturierte Vorbereitung weiterführender Maßnahmen wie NIV-Therapie, High-Flow-Therapie oder Intubation und invasive Beatmung sind wesentliche Bestandteile der Erstmaßnahmen.

> Ziel aller Maßnahmen ist die Aufrechterhaltung einer ausreichenden Organperfusion und Oxygenierung.

Schockraumindikation, Primary und Secondary Survey sind von Kumle et al. (2019) im Rahmen des nichttraumatologischen Schockraummanagements kritisch kranker Patienten in Abb. 10.1 und 10.2 dargestellt.

> Für Patienten mit Dyspnoe und der Ersteinschätzung in Stufe 1 oder Stufe 2 besteht immer eine Schockraumindikation.

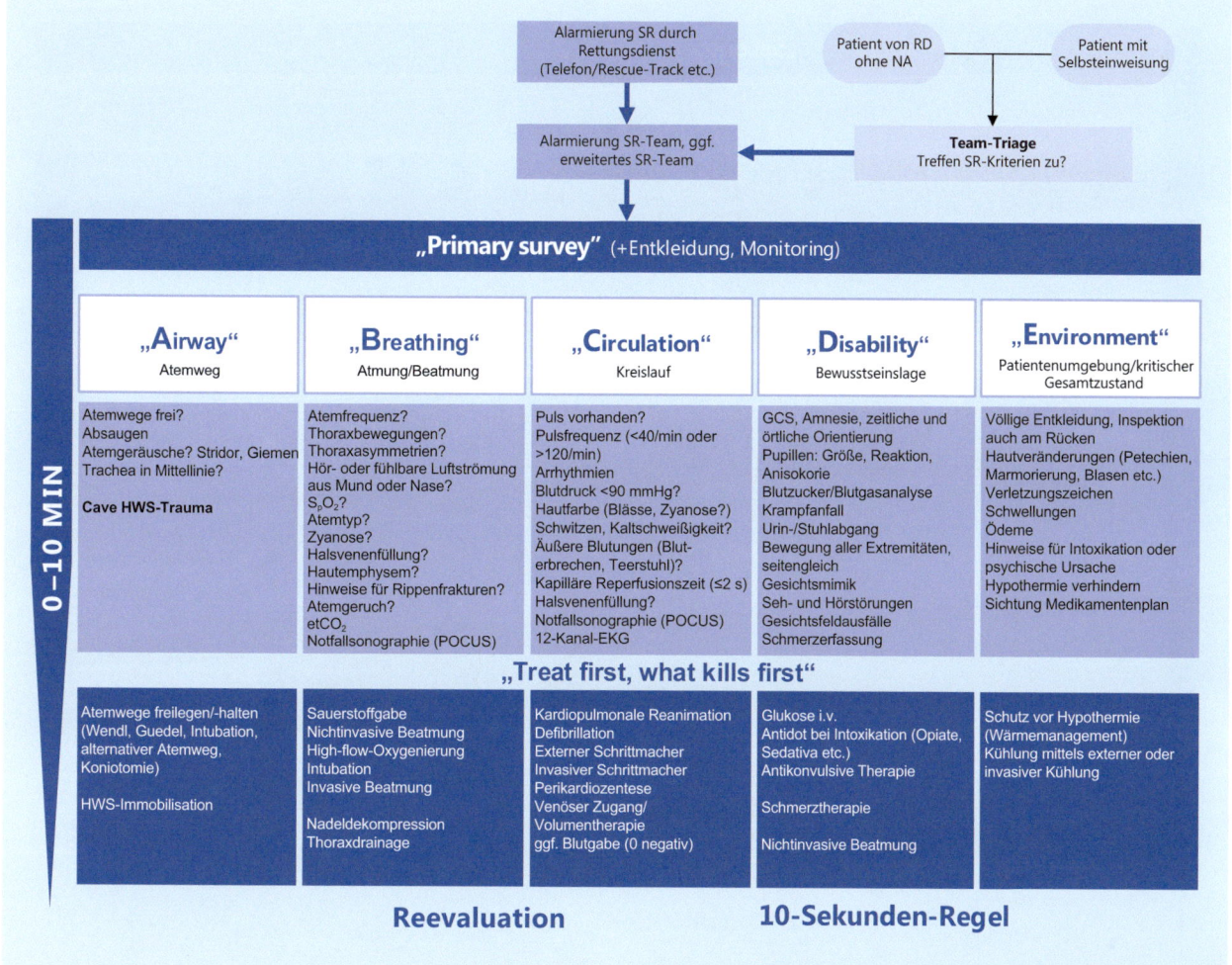

◘ Abb. 10.1 Primary Survey im nichttraumatologischen Schockraum. (Aus Kumle et al. 2019)

■ **Applikation von Sauerstoff als Erstmaßnahme**

Bei Patienten mit schwerer Dyspnoe ist als erste Maßnahme bereits während der Ersteinschätzung die Applikation von Sauerstoff durchzuführen. Die Steuerung der Sauerstoffgabe erfolgt unter Kontrolle der peripheren Sauerstoffsättigung mit einem Zielwert von 90–94 %.

Liegt bei dem Patienten eine vorbekannte chronisch obstruktive Lungenerkrankung (COPD) vor, so können auch niedrigere Werte angestrebt werden.

Da bei diesen Patienten der Atemantrieb nicht über die CO_2-Konzentration, sondern über die O_2-Konzentration reguliert wird, besteht die Gefahr einer CO_2-Retention, sodass zeitnah eine BGA zur Kontrolle erfolgen muss.

> Zur Steuerung der Sauerstofftherapie als Erstmaßnahme sind ein kontinuierliches Monitoring der Sauerstoffsättigung und Blutgasanalysen durchzuführen.

10.2.10 Differenzialdiagnosen und weiterführende Diagnostik

Dem Leitsymptom Dyspnoe kann eine Vielzahl von Diagnosen zugrunde liegen.

Die zielgerichtete weiterführende Diagnostik vor dem Hintergrund von Anamnese und körperlicher Untersuchung führt zügig zu einer Diagnose und der sich daraus ableitenden Therapie.

Weiterführende Diagnostik:
- Labor:
  - Basislabor, ergänzt um organspezifische Marker (z. B. Troponin, NT-pro BNP, D-Dimere ...)
- Point-of-Care-Ultraschall (POCUS):
  - Lungenultraschall
  - Echokardiografie
  - Abdomensonograhie
- Röntgen, Computertomografie

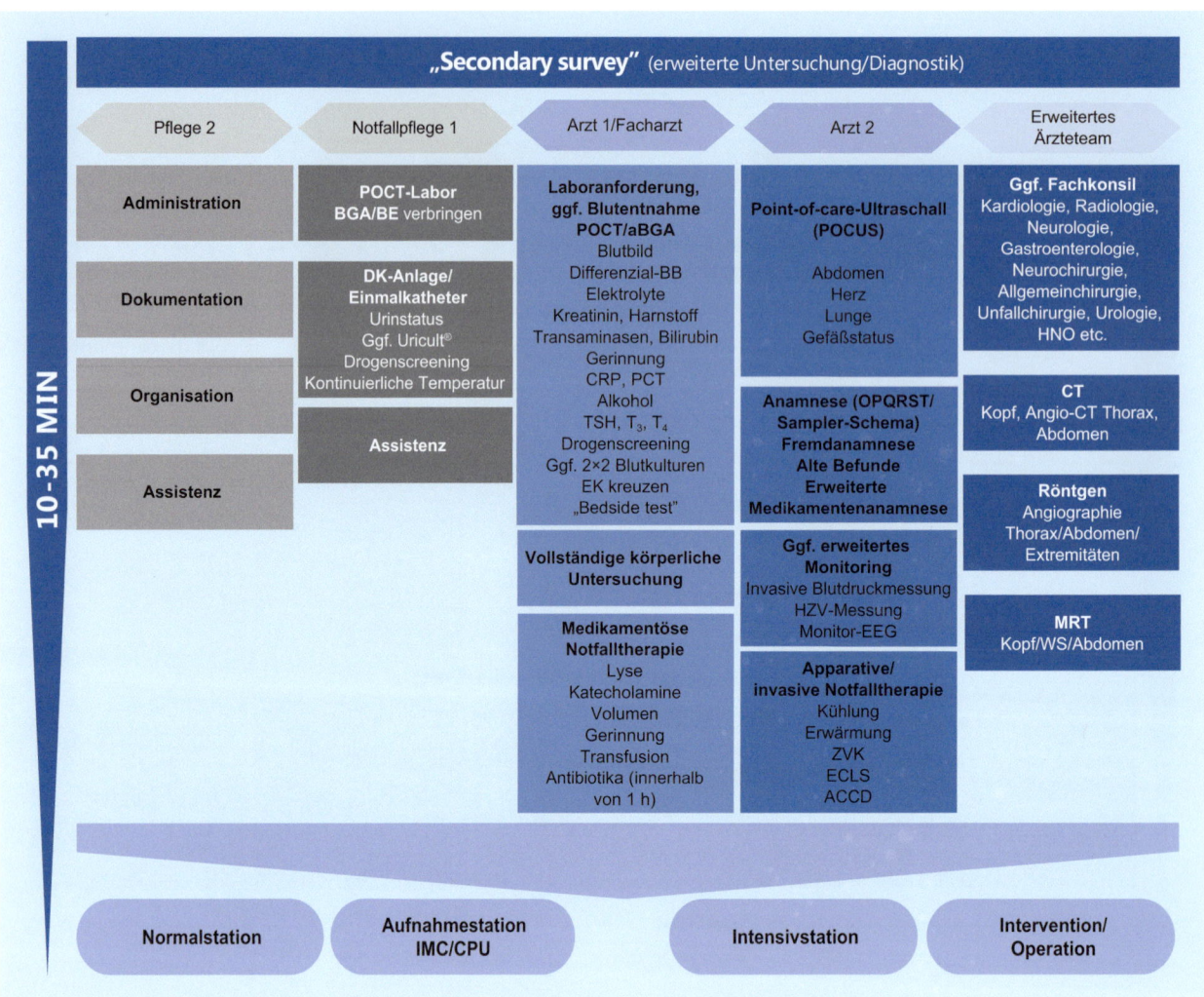

◘ Abb. 10.2 Secondary Survey im nichttraumatologischen Schockraum. (Aus Kumle et al. 2019)

Grundsätzlich ist die Genese der Luftnot in 4 Kategorien einzuteilen (◘ Abb. 10.3).

> **Fazit**
> - Dem Leitsymptom Dyspnoe kann eine Vielzahl von Diagnosen zugrunde liegen.
> - Ersteinschätzung, klinische Präsentation und Anamnese sind wegweisend für die Einleitung von Sofortmaßnahmen und differenzialdiagnostischen Überlegungen.
> - Akut vital bedrohliche Situationen müssen frühzeitig erkannt und entsprechend dem ABCDE-Algorithmus behandelt werden.
> - Für Patienten mit Dyspnoe der Ersteinschätzungsstufen 1 und 2 besteht eine Schockraumindikation.
> - Ziel aller Maßnahmen ist die Sicherstellung einer ausreichenden Oxygenierung und Organperfusion.

10.3 Leitsymptom Brustschmerz

Martin Pin

Das Leitsymptom Brustschmerz ist ein häufiger Vorstellungsgrund in Notaufnahmen. Dabei ist das Spektrum der zugrunde liegenden Erkrankung breit und reicht von lebensbedrohlichen Erkrankungen, die einer unmittelbaren Intervention bedürfen, bis hin zu eher harmlosen, nicht zeitkritischen Erkrankungen. Der Ersteinschätzung, der gezielten Anamnese und der zeitnahen Erstdiagnostik kommt deshalb zur Risikostratifizierung und zum Ausschluss einer lebensbedrohlichen Ursache eine immense Bedeutung zu. Die zeitnahe Diagnose oder der Ausschluss einer vital bedrohlichen Ursache haben beim „Leitsymptom Brustschmerz" oberste Priorität. In diesem Kontext haben die pflegerische Ersteinschätzung, die Erstsichtung und die ersten pflegebasierten Maßnahmen einen ausgesprochen hohen Stellenwert. Die explizite Betrachtung der

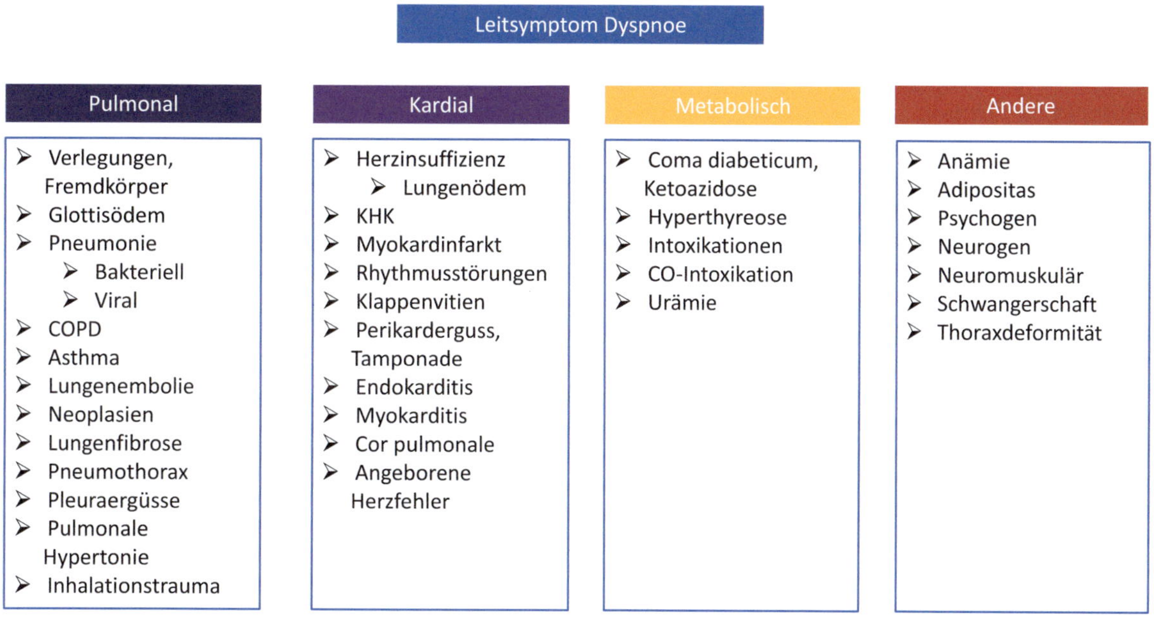

Leitsymptom Dyspnoe

Pulmonal
- Verlegungen, Fremdkörper
- Glottisödem
- Pneumonie
  - Bakteriell
  - Viral
- COPD
- Asthma
- Lungenembolie
- Neoplasien
- Lungenfibrose
- Pneumothorax
- Pleuraergüsse
- Pulmonale Hypertonie
- Inhalationstrauma

Kardial
- Herzinsuffizienz
  - Lungenödem
- KHK
- Myokardinfarkt
- Rhythmusstörungen
- Klappenvitien
- Perikarderguss, Tamponade
- Endokarditis
- Myokarditis
- Cor pulmonale
- Angeborene Herzfehler

Metabolisch
- Coma diabeticum, Ketoazidose
- Hyperthyreose
- Intoxikationen
- CO-Intoxikation
- Urämie

Andere
- Anämie
- Adipositas
- Psychogen
- Neurogen
- Neuromuskulär
- Schwangerschaft
- Thoraxdeformität

Abb. 10.3 Differenzialdiagnosen der Dyspnoe

differenzialdiagnostisch wichtigen Krankheitsbilder erfolgt in den entsprechenden Kapiteln.

10.3.1 Definition

> Thoraxschmerz ist ein häufiges Beschwerdebild, das als Schmerz oder Beklemmungsgefühl einhergehend mit oder ohne Dyspnoe im Bereich des Brustkorbs auftritt.

10.3.2 Epidemiologie

Der Anteil der Patienten, die sich mit dem Leitsymptom Brustschmerz in einer Notaufnahme vorstellen, beträgt etwa 10 % (Möckel 2013). Die Häufigkeit der Diagnosen bzw. der betroffenen Organsysteme, die dem Leitsymptom zugrunde liegen, variiert in unterschiedlichen Studien. Grundsätzlich lässt sich konstatieren, dass die Genese in bis zu 30 % der Fälle koronar bedingt ist und in ca. 70 % nichtkoronar. Von diesen 70 % nichtkoronarer Genese entfallen 32 % auf muskuloskelettale, 14 % auf pulmonale, 13 % auf kardiovaskuläre und 13 % auf psychogene Erkrankungen (Christ 2014; Domanovits 2002; Kriz 2017; Möckel 2013).

10.3.3 „The Big Five" – High-Risk-Diagnosen

Neben der Vielzahl von Erkrankungen, die dem Symptom Brustschmerz zugrunde liegen können, sind 5 akut lebensgefährliche Diagnosen hervorzuheben, die eine unmittelbare Intervention nach sich ziehen müssen. Das gesamte Vorgehen in der Notaufnahme muss sich daran orientieren, diese vital bedrohlichen Diagnosen zu bestätigen oder auszuschließen.

Hierzu zählen:
- Akutes Koronarsyndrom/Myokardinfarkt
- Akutes Aortensysndrom/Aortendissektion
- Lungenarterienembolie
- Spannungspneumothorax
- Ösophagusruptur

Der Ausschluss einer dieser Erkrankungen ist jedoch keine Diagnose. Nach dem Ausschluss müssen zielgerichtete weitere Untersuchungen zur Diagnosestellung eingeleitet werden.

> Die wichtigsten lebensbedrohlichen Diagnosen, die dem Leitsymptom Brustschmerz zugrunde liegen können, müssen durch gezielte Anamnese, Untersuchung und Diagnostik zeitnah erkannt werden.

10.3.4 Ersteinschätzung, Erstsichtung und Vitalparameter

Vor dem Hintergrund der beschriebenen High-Risk-Diagnosen kommt der pflegerischen Ersteinschätzung und Erstsichtung eine besonders wichtige Rolle zu.

Die Ersteinschätzung zur Festlegung der Behandlungsdringlichkeit erfolgt strukturiert nach den gängigen Ersteinschätzungssystemen ESI oder MTS und gibt bereits eine klare zeitliche Vorgabe.

Bereits im Rahmen der Erstversorgung sollten durch die Notfallpflegenden wichtige anamnestische Fragen gestellt und auch genau dokumentiert werden:
- Zeitpunkt und Dauer:
    - Seit wann haben Sie die Schmerzen? Wie lange in dieser Ausprägung?
    - Hatten Sie ähnliche Beschwerden zuvor?
- Schmerzverlauf und Auslösbarkeit:
    - Bestehen die Schmerzen permanent?
    - Nehmen die Schmerzen im Verlauf zu?
    - Treten die Schmerzen intermittierend auf?
    - Traten die Schmerzen spontan auf oder wurden sie z. B. durch Belastung ausgelöst?
    - Kann der Schmerz durch Druck oder Bewegung ausgelöst oder verstärkt werden?
- Schmerzcharakter:
    - Stechend, dumpf, Druckgefühl, brennend, reißend?
- Schmerzintensität:
    - Schmerzskala anwenden
    - Vernichtungsschmerz?
- Schmerzlokalisation:
    - Wo sind die Schmerzen lokalisiert?
    - Strahlen die Schmerzen aus?
    - Können Sie mit dem Finger den genauen Schmerzpunkt zeigen oder sind die Schmerzen flächig?
- Begleitsymptomatik
    - Hatten Sie begleitend Übelkeit, Erbrechen, Atemnot, Schwindel?

Eine mögliche Mnemonik zur teilweisen Abarbeitung dieser Fragen kann das Daily-Schema sein:

D	Dauer
A	Auslösbarkeit und Verlauf
I	Intensität und Charakter
L	Lokalisation und Ausstrahlung
sY	Begleitsymptomatik

Klinischer Blick – Erstsichtung
Die klinische Präsentation des Patienten lässt ebenfalls im Rahmen der Erstversorgung wichtige Rückschlüsse auf eine mögliche vitale Gefährdung zu:
- Blass?
- Kaltschweißig?
- Angst?
- Agitiert? Unruhig?

Vitalparameter
Die Vitalparameter müssen zeitnah erhoben werden und mit Uhrzeit auch im Verlauf genau dokumentiert werden. Dabei sollte der Blutdruck an beiden Armen gemessen werden, um eine Seitendifferenz als möglichen Hinweis auf eine Aortendissektion festzustellen.

Anamnese und Vorerkrankungen
Die Anamnese und die bestehenden Vorerkrankungen des Patienten liefern wertvolle Hinweise zur Abschätzung des Risikos für das Vorliegen einer bestimmten Erkrankung. Im Besonderen sollte nach kardialen Erkrankungen, Bluthochdruck, Lungenerkrankungen, Fettstoffwechselstörungen und Diabetes mellitus gefragt werden.

10.3.5 Basisdiagnostik – EKG, Pulsoxymetrie und Blutgasanalyse

Die Basisdiagnostik innerhalb der **ersten 10 min** besteht aus der Anfertigung eines EKG, einer pulsoxymetrischen Bestimmung der Sauerstoffsättigung und der Durchführung einer Blutgasanalyse.

EKG
Dem EKG kommt in der Diagnostik von Patienten mit Thoraxschmerzen eine wichtige wegweisende Bedeutung zu. Es ermöglicht frühzeitig die Identifikation von Patienten mit einem ST-Hebungsinfarkt (STEMI), weiterer ST-Streckenveränderungen, Blockbildern und Herzrhythmusstörungen. Bei jedem Patienten mit Brustschmerzen muss innerhalb von **10 min** ein EKG mit 12 Ableitungen und ergänzend den rechtsventrikulären (V3 re–V6 re) und linksposterioren Ableitungen (V7–V9) geschrieben und auch befundet werden (Perings 2016). Bei der Durchführung des EKG ist darauf zu achten, dass die Elektroden korrekt positioniert sind und ein möglichst artefaktfreier Stromkurvenverlauf vorliegt.

Pulsoxymetrie
Voraussetzung für eine gute Bestimmung der peripheren Sauerstoffsättigung SpO_2 ist eine adäquate kapilläre Durchblutung. Eine $SpO_2 < 92\%$ unter Raumluft ist ein ernstzunehmendes Zeichen für die Schwere der Notfallsituation und die Beeinträchtigung des Patienten. Auch wenn Patienten aufgrund einer Grunderkrankung an niedrigere Werte adaptiert zu sein scheinen, ist eine $SpO_2 < 92\%$ stets ein Warnsignal.

Blutgasanalyse
Die Blutgasanalyse kann arteriell, venös oder kapillär abgenommen werden. Goldstandard in der Diagnostik ist eine arterielle BGA. Die kapilläre BGA hat gerade bei Patienten mit schlechter peripherer Perfusion Limitationen. Die venöse BGA erlaubt zwar nur eine eingeschränkte Beurteilbarkeit hinsichtlich des Gasaustausches, allerdings können durch Beurteilung von

pH-Wert, Metabolismus und Hb-Gehalt differenzialdiagnostische Schlüsse gezogen werden.

> Bei Patienten mit Brustschmerz muss innerhalb von 10 min nach Eintreffen mindestens ein 12-Kanal-EKG geschrieben und qualifiziert befundet vorliegen.

> Notfallpflegende sollten in der Lage sein, signifikante EKG-Veränderungen zu erkennen (akuter Myokardinfarkt, lebensbedrohliche Herzrhythmusstörungen).

Unter Zusammenschau des klinischen Bildes, der Ersteinschätzung, der Beurteilung der Vitalfunktionen und der Basisdiagnostik können vital gefährdete Patienten schnell identifiziert werden. Bei diesen Patienten ist großzügig die Indikation zur Schockraumbehandlung zu stellen. Instabile Patienten sind entsprechend dem ABCDE-Algorithmus zu versorgen.

10.3.6 Differenzialdiagnosen, Symptomatik und weiterführende Diagnostik

■ Tab. 10.2 fasst die wichtigsten Differenzialdiagnosen zusammen (modifiziert nach Battegay 2012).

> **Kernaussagen**
> - Das Leitsymptom Brustschmerz ist in Notaufnahmen ein häufiger Vorstellungsgrund.
> - Wichtig ist das frühzeitige Erkennen der „Big-Five-Diagnosen".
> - Den Notfallpflegenden kommt im Rahmen der Ersteinschätzung und Erstsichtung eine entscheidende Bedeutung zu.
> - Das erste EKG muss innerhalb von 10 min geschrieben und befundet vorliegen.
> - Unter Berücksichtigung der Befunde ist großzügig die Indikation zur Schockraumbehandlung zu stellen und dem ABCDE-Algorithmus zu folgen.
> - Die unmittelbare Versorgung von Patienten mit Brustschmerz ist Teamwork und erfordert ein strukturiertes Vorgehen von Pflegenden und Ärzten.

10.4 Leitsymptom Bauchschmerz

Andreas Hüfner

Abdominalschmerzen sind einer der häufigsten Gründe für die Vorstellung in einer Notaufnahme und sind auch die häufigste Ursache für eine nicht unfallbedingte chirurgische stationäre Aufnahme. Auch im internistischen, gynäkologischen und urologischen Fachbereich präsentiert sich eine relevante Anzahl an Notfallpatienten mit dem Leitsymptom Bauchschmerz. Etwa 20 % dieser Patienten erfüllen die Definition eines „akuten Abdomens", wobei hiermit eine Vielzahl von Erkrankungsursachen zusammengefasst wird. Viele weitere Beschwerdebilder werden unter dem Begriff „unklares Abdomen" subsumiert. Die Herausforderung in der Notaufnahme besteht darin, vitalgefährdende Erkrankungen rasch von weniger dringlichen Schmerzursachen abzugrenzen. Hierfür bedarf es nicht selten einer großen klinischen Erfahrung. Auch wenn zahlreiche Patienten schon mit einer Verdachtsdiagnose in die Notaufnahme eingewiesen werden, muss gewährleistet bleiben, dass alle wichtigen Differenzialdiagnosen berücksichtigt werden.

10.4.1 Bauchschmerz

Der häufigste Grund für eine nicht verletzungsbedingte chirurgische stationäre Aufnahme ist der Abdominalschmerz (Grundmann et al. 2010). Aber auch in den angrenzenden Fachgebieten Innere Medizin, Urologie und Gynäkologie stellt sich ein relevanter Patientenanteil mit diesem Leitsymptom vor.

Die Behandlungsdringlichkeit von Bauchschmerzen wird von der Akuität der Beschwerden bestimmt. Man unterscheidet dabei **drei Schmerzformen:**
- **Somatischer/parietaler Schmerz** (Oberflächenschmerz): scharf, brennend, gut lokalisierbar → peritonealer Reiz (Bauchfellentzündung/Peritonitis)
- **Viszeraler Schmerz** (Eingeweide-/Tiefenschmerz): dumpf, krampfartig, schlecht lokalisierbar → Hinweis auf Obstruktion, Durchblutungsstörung, Entzündung
- **Übertragener Schmerz:** Schmerzen in einem bestimmten Hautareal (Dermatom) können dem Ort der Schmerzentstehung zugeordnet werden (z. B.: rechter Oberbauch, rechte Schulter: Leber/Gallenblase; linke Schulter: Milz)

> **Praxistipp**
>
> Jeder Patient mit abdominellen Schmerzen hat ein Recht auf eine bedarfsgerechte, frühzeitige Analgesie – insbesondere bei akutem Abdomen!

Je nach Ursache können Patienten neben dem Schmerz als Leitsymptom auch hämodynamische Einschränkungen bis hin zu Schockzeichen (z. B. bei Blutung, Sepsis) aufweisen. Die initiale Stabilisierung des Patienten folgt dem ABCDE-Schema (ATLS® 2018).

Tab. 10.2 Differenzialdiagnosen des Leitsymptoms Brustschmerz

Organsystem	Erkrankung	Mögliche Symptomatik	Diagnostik
Kardial	Akutes Koronarsyndrom – STEMI, NSTEMI – Instabile Angina pectoris	– Vernichtungsschmerz – Druck- und Engegefühl – Dyspnoe – Akut auftretend – Vegetative Symptomatik – Schock	Basisdiagnostik, EKG Labor mit Troponin, NT-proBNP, D-Dimere Echokardiografie Röntgen Risiko-Scores
Pulmonal	Lungenarterienembolie	– Dyspnoe – Atemabhängiger Schmerz – Hyperventilation – Hypoxämie, Hypokapnie – Synkope	Basisdiagnostik, EKG Labor mit Troponin, NT-proBNP, D-Dimere Echokardiografie Risiko-Scores – Wells – PERC-Rules – SPESI Angio-CT Thorax
	(Spannungs-)Pneumothorax	– Akut auftretend – Atemabhängiger Schmerz – Einseitiger Schmerz – Abgeschwächtes, fehlendes Atemgeräusch – Schock, Tachykardie, Hypotonie	Auskultation Thorax-/Lungensonografie Röntgen Thorax Ggf. CT Thorax
	Pneumonie	– Dyspnoe – Stechender Schmerz – Fieber	Basisdiagnostik Labor mit Entzündungsparametern Thorax-/Lungensonografie Röntgen Thorax
Vaskulär	Akutes Aortensyndrom – Aortendissektion	– Akuter, stärkster Schmerz – Häufig zwischen Schulterblättern – Blutdruckdifferenz – Hypotonie – Neurologische Symptome	Basisdiagnostik, EKG Labor mit Troponin, NT-proBNP, D-Dimere Echokardiografie Angio-CT Thorax (Abdomen)
Gastrointestinal	Ösphagusruptur	– Vernichtender Schmerz nach Erbrechen	Basisdiagnostik CT Thorax/Abdomen
Bewegungsapparat	Muskuloskelettal	– Bewegungsabhängig	Basisdiagnostik Spezifisch, Röntgen
Neurologisch	Interkostalneuralgie Herpes Zoster	– Stechend, schneidend – Auf Dermatom begrenzt – Hautveränderung	Basisdiagnostik

10.4.2 Ersteinschätzung

Schon im Rahmen der Ersteinschätzung muss die Erhebung der Schmerzstärke erfolgen und der hämodynamische Status beurteilt werden, um die Behandlungsdringlichkeit festzulegen. Meist werden diese Patienten aufgrund starker Schmerzen oder auch aufgrund vorliegender Schockzeichen in die Stufe 2 (Kategorie orange) oder 3 (Kategorie gelb) eines validierten 5-stufigen Ersteinschätzungssystems eingestuft. Es gibt aber auch einige Patienten, die in Ruhe kaum Schmerzen verspüren. Deshalb sollte auch die Schmerzstärke unter Belastung in die Ersteinschätzung einfließen. Zu beachten ist, dass gerade bei älteren Patienten mit Bauchschmerzen die Symptomatik deutlich geringer sein kann als das Krankheitsbild erwarten ließe. Hierdurch besteht die Gefahr der Untertriagierung (Pemmerl und Hüfner 2020a).

 Plötzlich einsetzende und progrediente Abdominalschmerzen sollten immer an eine vital bedrohliche Ursache denken lassen!

10.4.3 Erstmaßnahmen

Bei Patienten mit Abdominalbeschwerden empfiehlt sich ein standardisiertes Vorgehen. Die orientierende

Anamneseerhebung folgt dem SAMPLER(S)-Schema. Beim pflegerischen Erstkontakt werden folgende Maßnahmen durchgeführt:
- Erheben und Dokumentation von Vitalwerten (HF, RR, AF, SpO_2, T) und Schmerzscore (numerische Analogskala, NAS)
- Anlage einer peripheren Venenverweilkanüle
- Routinelabor (Blutbild, CRP, Elektrolyte, Nierenwerte, Gerinnung), Leber-/Cholestasewerte, Lipase, Laktat, TSH (bei geplanter CT mit Kontrastmittelgabe), venöse BGA, ggf. Procalcitonin, Urinanalyse, ggf. β-HCG (bei allen Frauen im gebärfähigen Alter); ggf. Kreuzblut/Anforderung von Blutprodukten
- Patient nüchtern lassen (Ringer-Lösung ≥ 500 ml)
- Bei Übelkeit/Erbrechen: antiemetische Therapie i. v. (bei Stuhlerbrechen, schwallartigem oder wiederholtem Erbrechen sollte zur Entlastung eine Magensonde gelegt werden)
- Bedarfsgerechte Analgesie i. v.
- Bei schwerem/septischem Krankheitsbild: mind. 2 Paar Blutkulturen
- Bei Oberbauchschmerz: 12-Kanal-EKG (Ausschluss akuter Myokardinfarkt)

> **Praxistipp**
>
> Stuhl- und Urin-, aber auch Blutausscheidungen sollten stets bezüglich Farbe und Konsistenz beurteilt und an den Arzt rückgemeldet werden.

Nach Anamnese und körperlicher Untersuchung wird der Notaufnahmearzt zunächst meist eine Ultraschalluntersuchung durchführen. Röntgen-Abdomenaufnahmen sind nur in bestimmten Situationen (Ausschluss freie Luft/Fremdkörper) hilfreich, da die meisten wegweisenden Befunde (z. B. Ileus, freie Flüssigkeit, Cholezystitis/-lithiasis) schon in der Sonografie darstellbar sind. Die Ultraschalluntersuchung stellt deshalb die Bildgebung der ersten Wahl für den versierten Arzt dar.

Bleibt die Diagnose unklar, so ist es meist sinnvoller, gleich eine Computertomografie des Abdomens anzuschließen. Gerade bei älteren Patienten sollte die Indikation hierzu großzügig gestellt werden.

Die Bewertung von pathologischen Laborparametern sollte immer im Kontext der Ergebnisse von Anamnese und klinischer sowie apparativer Untersuchung erfolgen.

Ältere Patienten zeigen aufgrund der geringeren Muskelmasse und eines oft schwächeren Immunsystems eine für das jeweilige Krankheitsbild eher atypische Präsentation; Peritonitiszeichen oder auch Infektzeichen (z. B. Fieber, Leukozytose) können fehlen. Auch bei Schwangeren ist die Entscheidungsfindung häufig erschwert.

10.4.4 Akutes und unklares Abdomen

Der Bauchschmerz ist eines der häufigsten Symptome, welches die Patienten in die Notaufnahme führt, und etwa 20 % davon werden dem Symptomenkomplex des akuten Abdomens zugeordnet. Das Kardinalsymptom ist hierbei die lokalisierte oder diffuse Abwehrspannung, welche den unmittelbaren Handlungsbedarf definiert.

> **Akutes Abdomen**
>
> Das „akute Abdomen" ist eine vorläufige Bezeichnung für einen unklaren, abrupt einsetzenden oder akut rezidivierenden Bauchschmerz, bei dem meist eine peritoneale Beteiligung (= Abwehrspannung) vorliegt und aufgrund der potenziellen Gefahr lebensbedrohlicher Ursachen ein unmittelbarer diagnostischer und therapeutischer Handlungsbedarf resultiert (Pemmerl und Hüfner 2020a).

Die Herausforderung für den Arzt besteht darin, eine ganze Reihe von vital gefährdenden Erkrankungen von weniger dringlichen Beschwerdeursachen abzugrenzen.

> **Symptomatik des akuten Abdomens (Lankisch et al. 2009)**
> - Starker abdominaler Spontan- und Druckschmerz (lokalisiert oder diffus)
> - Peritoneale Symptomatik (Abwehrspannung, Tonuserhöhung der Bauchmuskulatur)
> - Kreislaufregulationsstörung bis zum Kreislaufschock
> - Störung der Darmperistaltik (Meteorismus, Übelkeit, Erbrechen)
> - Reduzierter Allgemeinzustand

Liegen keine Zeichen eines akuten Abdomens vor, so spricht man häufig von einem **„unklaren Abdomen"** – zumindest bis eine (Arbeits-)Diagnose gestellt werden kann. In ca. 30–40 % der Fälle gelingt dies allerdings nicht und viele Patienten werden mit der Ausschlussdiagnose **„unspezifischer Bauchschmerz"** entlassen (Miettinen et al. 1996).

Potenziell letal verlaufende Differenzialdiagnosen müssen stets bedacht werden. Oft geben der Schmerz-

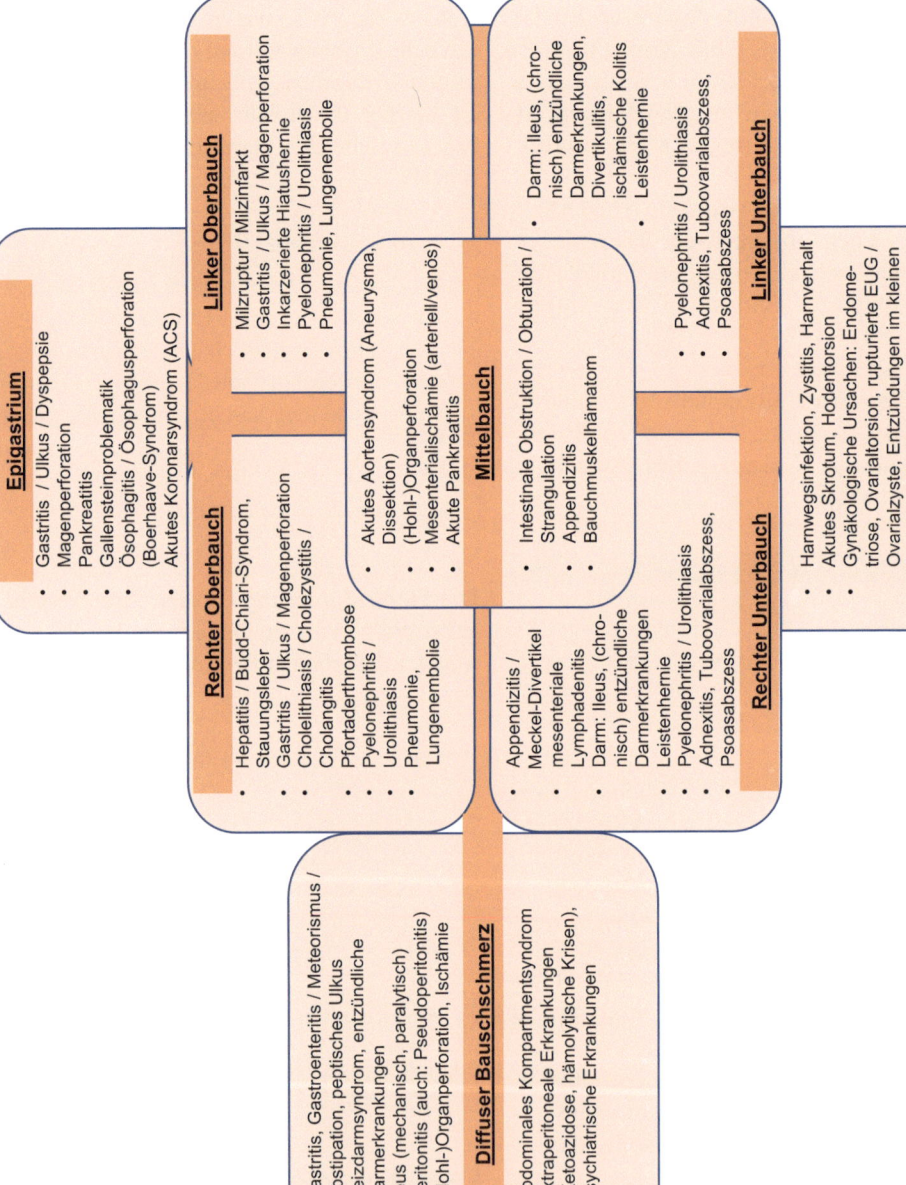

Abb. 10.4 Wichtige Differenzialdiagnosen des akuten Abdomens in Abhängigkeit vom Schmerzort. (Mod. nach Pemmerl und Hüfner 2020a)

verlauf und die -lokalisation wichtige Hinweise – hierfür kann das Akronym „**OPQRST**" verwendet werden:
- **O**nset: Schmerzbeginn
- **P**rovocation/Palliation: Schmerzverstärkung/-linderung
- **Q**uality: Schmerzcharakter
- **R**adiation: Schmerzausstrahlung/-ort
- **S**everity: Schmerzstärke/-intensität
- **T**ime: Schmerzdauer/-verlauf

10.4.5 Differenzialdiagnostik des Bauchschmerzes

Zahlreiche verschiedene Ursachen müssen in Betracht gezogen und ggf. aktiv ausgeschlossen werden (in ◘ Abb. 10.4 sind wichtige Differenzialdiagnosen entsprechend der Schmerzlokalisation dargestellt):
1. Infektion, Perforation, Peritonitis (z. B. Appendizitis, Divertikulitis, Hohlorganperforation, Pankreatitis)
2. Ileus (mechanisch, paralytisch): Bridenileus, Volvulus, Inkarzeration (z. B. Darmverwachsungen, eingeklemmte Hernien, Sigmavolvulus)
3. Gynäkologische und urologische Ursachen (z. B. Komplikationen von Ovarialzysten, Adnexitis, Ureterkolik, Harnverhalt)
4. Trauma – stumpf/penetrierend
5. Vaskuläre Ursachen (z. B. Mesenterialischämie, rupturiertes Aortenaneurysma, gastrointestinale Blutung)

Bei Oberbauchschmerzen muss auch an einen **Myokardinfarkt** und bei Frauen mit Unterbauchschmerz im gebärfähigen Alter an eine **ektope Schwangerschaft** gedacht werden.

Nicht selten werden Patienten schon mit einer Verdachtsdiagnose zugewiesen. Dabei ist davor zu warnen, vorschnell diese als gesichert zu übernehmen und andere, potenziell gefährliche Differenzialdiagnosen außer Acht zu lassen.

Bis zu 20 % aller Patienten mit unklaren bzw. akuten Bauchschmerzen müssen sich einem operativen Eingriff unterziehen. Das Vorliegen folgender „Red Flags" erhöht die Wahrscheinlichkeit für eine operativ zu behandelnde Ursache (Pemmerl und Hüfner 2020a):
- Alter ≥ 65 Jahre
- Schmerzen < 48 h
- Schmerzen nach Erbrechen
- Peritoneale Zeichen
- Voroperationen

Die Therapiestrategie des akuten Abdomens hängt stark von der (Verdachts-)Diagnose ab. Das akute Abdomen ist ein Symptomkomplex, der oft mehrere Fachgruppen beschäftigt und bei dem ein hoher medizinischer Sachverstand und die Abfolge mehrerer Untersuchungen notwendig sind, um die zugrunde liegende Ursache zu finden. In der Regel ist es insbesondere bei einem akuten Zustandsbild sinnvoll, frühzeitig einen erfahrenen Chirurg hinzuzuziehen. In manchen Fällen kristallisiert sich die richtige Diagnose auch erst nach einen gewissen Latenzzeit heraus, weshalb Patienten mit Bauchschmerzen auch häufig zur Beobachtung stationär aufgenommen werden, um das Beschwerdebild im zeitlichen Verlauf beurteilen und daraus Rückschlüsse auf die Ursache ziehen zu können.

10.5 Leitsymptom Kopfschmerz

Michael Kegel und Manuela Zsidek-Fuchs

Kopfschmerzen sind eines der häufigsten Gesundheitsprobleme in der deutschen Bevölkerung. Die Lebenszeitprävalenz der episodischen Kopfschmerzen vom Spannungstyp liegt bei 70 %, die der Migräne bei 15 %. 5 % aller Patienten in der Notaufnahme klagen über Kopfschmerzen (Hohenstein 2016, S. 19), welche auch das häufigste Leitsymptom (8,4–16 %) von neurologischen Notfällen sind (Schankin et al. 2017, S. 597). Allerdings sind hiervon nur 1 % der Fälle potenziell lebensbedrohlich.

10.5.1 Einteilung der Kopfschmerzen

Die International Headache Society (IHS) hat die Kopfschmerzen in folgende Kategorien eingeteilt: (IHS 2018)
- Primäre Kopfschmerzen als eigenständige Erkrankung:
  - Migräne
  - Kopfschmerz vom Spannungstyp
  - Clusterkopfschmerz und andere trigeminoautonome Kopfschmerzerkrankungen
  - andere primäre Kopfschmerzen
- Sekundäre Kopfschmerzen, welche symptomatisch zurückzuführen sind auf:
  - ein Kopf- und/oder HWS-Trauma
  - Gefäßstörungen im Bereich des Kopfes oder des Halses
  - nichtvaskuläre intrakranielle Störungen
  - eine Substanz oder deren Entzug
  - eine Infektion
  - eine Störung der Homöostase (Stoffwechselerkrankungen)
  - Erkrankungen des Schädels sowie von Hals, Augen, Ohren, Nase, Nebenhöhlen, Zähnen, Mund oder anderen Gesichts- oder Schädelstrukturen
  - psychiatrische Störungen (Somatisierungsstörungen, psychotische Störungen)
- Kraniale Neuropathien und andere Kopfschmerzerkrankungen

10.5.2 Anamnese

Insbesondere bei Patienten mit Kopfschmerzen ist eine adäquate Anamnese essenziell zur Diagnosestellung. Hierbei muss aktiv nach Warnzeichen („Red Flags") für eine bedrohliche Erkrankung gesucht werden.

Folgende Leitfragen müssen im Rahmen der Anamneseerhebung beantwortet werden:
- Dynamik (Beginn, Dauer, Verlauf, Veränderung)
- Phänotyp (Lokalisation)
- Begleitsymptome (z. B. Übelkeit/Erbrechen)
- Aura/neurologische Beschwerden
- Trigger (Auslösefaktoren)
- Vorerkrankungen
- Medikation

10.5.3 Körperliche Untersuchungen

Bereits während der Ersteinschätzung muss mindestens eine orientierende Einschätzung der Glasgow Coma Scale (GCS), der Aufmerksamkeit (Vigilanz) und von neurologischen Ausfällen erfolgen. Die weiteren Aspekte können auch hierbei schon grob eingeschätzt werden und geben wichtige Hinweise auf die Ursache der Kopfschmerzen.
- GCS, Aufmerksamkeit
- Vitalwerte
- Neurologische Ausfälle
- Temporalarterien abtasten (Arteriitis temporalis)
- Meningismus (Nackensteifigkeit)
- Augenpathologie (Druck, Rötung, Pupillen)
- HWS (Klopfschmerz, Meningismus)
- Kiefer-, Zahnapparat

10.5.4 „Red Flags" bei Kopfschmerzen

- Schlagartiger Beginn
- Neue Kopfschmerzen/verändertes Kopfschmerzmuster
- Lagerungsabhängige Kopfschmerzen
- Anstrengungsinduzierte Kopfschmerzen (auch Husten, Niesen, WC oder sexueller Aktivität)
- Neurologische Ausfälle
- Fieber
- Meningismus
- Systemische Erkrankungen wie AIDS oder Tumorleiden
- Antikoagulation
- Trauma

> Bei Vorhandensein von Red Flags muss zügig eine weitere Diagnostik wie Bildgebung, Lumbalpunktion (inkl. Eröffnungsdruck) und/oder Labor durchgeführt werden.

10.5.5 Primäre Kopfschmerzerkrankungen

■ Migränekopfschmerz

Migräne ist eine der häufigsten Kopfschmerzarten. In den Lebensjahren zwischen 20 und 50 Jahren sind Frauen 3-mal so häufig von Migräne betroffen wie Männer. Das Haupttool der Diagnostik ist die Anamnese und ein unauffälliger neurologischer Befund.

Eine apparative Diagnostik kann zum Ausschluss einer Subarachnoidalblutung hinzugezogen werden.

> **Diagnostische Kriterien einer Migräne (ohne Aura)**
>
> Mindestens 5 Attacken, welche die folgenden Kriterien erfüllen:
> - Kopfschmerzattacken von 4–72 h
> - Mindestens 2 der folgenden Charakteristika
>   - Einseitige Lokalisation
>   - Pulsierender Charakter
>   - Mittlere oder starke Schmerzintensität
>   - Verstärkung durch körperliche Routineaktivität
> - Während der Kopfschmerzen besteht mindestens eins der folgenden Symptome:
>   - **Übelkeit und/ oder Erbrechen**
>   - **Photophobie und Phonophobie (Licht- und Geräuschempfindlichkeit)**
> - Die Kopfschmerzen sind nicht auf eine andere Erkrankung zurückführbar

Weiterhin kann der Migränekopfschmerz auch mit einer „Aura" auftreten. Hierbei kommt es zu anfallsartig auftretenden neurologischen Symptomen wie visuellen, sensiblen Veränderungen oder einer vollständig reversiblen Sprachstörung mit einer Entwicklung in 5–20 min und einer Dauer von < 60 min. Innerhalb von 60 min nach der Aura tritt ein Migränekopfschmerz auf.

Wichtige Differenzialdiagnosen: transitorische ischämische Attacke (TIA), zerebrale Ischämie, Epilepsie, Hirnblutungen, Gefäßmalformationen.

Bei einer leichten Migräne erfolgt die Therapie anfänglich mit NSAR (nichtsteroidalen Antirheumatika). Zu dieser Gruppe gehören u. a. Diclofenac, Ibuprofen oder Metamizol.

> Häufig haben Migränepatienten bereits schon hohe Dosen von Paracetamol oder Ibuprofen als Selbstmedikation eingenommen.

Als Medikament der ersten Wahl eignen sich im Notfallzentrum somit alle Applikationsformen von Triptane, dieses Präparat kann als Tablette, s. c. oder nasal appliziert werden. In schweren Fällen kann auch die Applikation von Steroiden wie Prednisolon indiziert sein.

Spannnungskopfschmerz

Die Kopfschmerzen vom Spannungstyp werden in eine episodische und eine chronische Verlaufsform eingeteilt. Die chronische Form hat eine Lebenszeitprävalenz von bis zu 3 % und ist häufig therapieresistent.

Nach der IHS wird der Spannungskopfschmerz mit folgenden Charakteristika definiert:
- Maximal 15-mal pro Monat.
- Die Dauer einer Attacke dauert zwischen 30 min und bis zu 7 Tagen.
- Die Lokalisation des Kopfschmerzes ist immer beidseitig.
- Die Intensität ist leicht bis mittelschwer.
- Es gibt keine Verstärkung der Schmerzintensität bei körperlicher Anstrengung.
- Der Schmerzcharakter ist drückend, beengend, aber nicht pulsierend.
- Keine Übelkeit und kein Erbrechen.

Trigeminoautonomer Kopfschmerz – Clusterkopfschmerz

Unter trigeminoautonomen Kopfschmerzen versteht man streng einseitige Kopfschmerzen mit autonomen Begleitsymptomen. Am bekanntesten ist der Clusterkopfschmerz.

Bei Clusterkopfschmerzen liegt das Verhältnis von Männern zu Frauen bei 3:1. Dieser Typ des Kopfschmerzes beginnt im Mittel mit 28–30 Jahren, kann jedoch auch zu einem geringeren Maße zu einem späteren Zeitpunkt auftreten.

> **Clusterkopfschmerz**
> - Sehr starke, anfallsartige und konstant einseitig auftretende Kopfschmerzattacken
> - Periodisches Auftreten im Wechsel mit beschwerdefreien Intervallen
> - Bis zu 8-mal täglich Kopfschmerzattacken mit einer Dauer zwischen 15 min und 3 h
> - **Einseitig** frontotemporale Lokalisation – mit einer maximalen Schmerzprojektion auf den Raum hinter der Orbita

Bei Clusterkopfschmerzen sollte immer ein Therapieversuch mit 12–15 l/min Sauerstoff für 10–15 min durchgeführt werden. Ein positives Ergebnis spricht für eine Episode von Clusterkopfschmerzen. Alternativ können auch Triptane-Präparate in der Akuttherapie verabreicht werden. Eine Prophylaxe mit Verapamil und Steroiden kann ebenfalls sinnvoll sein.

> Bei allen primären Kopfschmerzen sollten Opioide vermieden werden.

10.5.6 Ausgewählte Ursachen von sekundären Kopfschmerzen

Siehe auch ▶ Abschn. 15.4 und 15.5 für weitere Ursachen.

Subarachnoidalblutung (SAB)

Die Subarachnoidalblutung ist eine arterielle Blutung unterhalb der Arachnoidea (Spinnengewebshaut). Die häufigste Ursache für diese Blutungsart ist die Ruptur eines arteriellen Aneurysmas. Diese angeborenen oder erworbenen Gefäßaussackungen können bereits durch einfache intrakranielle Druckerhöhungen, wie beispielsweise durch Pressen beim Toilettengang oder beim Niesen, auftreten. Hingegen treten traumatische Subarachnoidalblutungen nur nach schweren Gewalteinwirkungen auf den Schädel auf. Leitsymptom ist der plötzlich auftretende Kopfschmerz in noch nie zuvor erlebter Intensität, dem häufig zeitlich verzögert ein Nackenschmerz folgt und der in etwa 50 % der Fälle von Übelkeit, Erbrechen und Bewusstseinsstörungen begleitet wird. Die klinische Untersuchung zeigt typischerweise Lichtscheu und Nackensteifigkeit.

Meningitis

Die bakterielle Meningitis ist durch die klinischen Trias Kopfschmerzen, Nackensteifigkeit und Fieber gekennzeichnet. Zusätzlich können vegetative Begleitsymptome (Lichtscheu, Übelkeit, Erbrechen) sowie eine Vigilanzminderung und epileptische Anfälle auftreten.

Pseudotumor cerebri

Die Erkrankung ist definiert als Liquordruckerhöhung ohne Nachweis einer zerebralen Raumforderung und mit unauffälligem Liquorbefund. Leitsymptom ist ein Kopfschmerz, der häufig pulsierenden Charakter hat. Visuelle Reizerscheinungen, Gesichtsfeldausfälle, Tinnitus, Visusminderungen und Doppelbilder begleiten ihn in abnehmender Häufigkeit.

Arteriitis temporalis/Riesenzellarteriitis

Da eine Arteriitis temporalis zu Erblindungen und zerebralen Ischämien führen kann, sollte diese Erkrankung immer als Differenzialdiagnose bei Kopfschmerzen bedacht werden. Die typischen Symptome und Befunde der Riesenzellarteriitis (RZA) werden allerdings häufig fehlgedeutet, wodurch sich die dringend notwendige Behandlung verzögert:
- Kopfschmerzen (bitemporal)
- Kauschmerzen (Kauclaudicatio)
- Überempfindlichkeit der Kopfhaut
- Auffälligkeiten an der A. temporalis (Schmerzen, Knoten, Pulslosigkeit)

Weiterhin können durch eine Beteiligung der großen Gefäße auch Schmerzen an den Extremitäten (vor allem obere Extremität) auftreten. Durch die Entzündungsprozesse im Körper kommt es auch zu allgemeinen Entzündungszeichen (Fieber, Nachtschweiß, Gewichtsverlust), weiterhin können auch rheumatische Symptome auftreten.

Neben der klinischen Untersuchung (Abtasten der Kopfhaut, Temporalarterienregion) müssen hierbei auch Entzündungsmarker wie C-reaktives Protein (CRP), BSG und das Blutbild untersucht werden. Zum Nachweis einer RZA gilt allerdings die Biopsie weiterhin als Goldstandard.

10.5.7 Häufige Ursachen von Kopfschmerzen

- Spannungskopfschmerz
- Substanzinduzierter Kopfschmerz
- Migräne
- Akute Sinusitis
- Hypertonie

10.5.8 Gefährliche Ursachen von Kopfschmerzen

- Hirnblutungen (SAB 1–2 % der Kopfschmerzpatienten)
- Meningitis/Enzephalitis
- Sinus- und Hirnvenenthrombose
- Dissektion der hirnversorgenden Arterien
- Arteriitis temporalis
- Intrakranielle Raumforderungen

10.5.9 Pragmatischer Therapieansatz bei Kopfschmerzen

- Analgetika nach WHO-Stufenschema
- Gabe von Paracetamol oder Metamizol
- Die Gabe von NSAR oder Aspirin sollte restriktiv gehandhabt werden (Blutungsgefahr)
- Bei Migräne: Triptane, Steroide
- Bei möglichem Clusterkopfschmerz: Sauerstoffversuch
- Sekundärer Kopfschmerz muss ursächlich und symptomatisch behandelt werden. Bei starken Schmerzen wie bei SAB oder Meningitis sollen auch Opioide verabreicht werden
- Bei vorhandenen Red Flags oder Unsicherheiten sollte eine paraklinische Diagnostik (insbesondere Bildgebung) eingeleitet werden

10.6 Leitsymptom Rücken- und Nackenschmerz

Michael Kegel und Manuela Zsidek-Fuchs

Rückenschmerzen gehören in den westlichen Industriestaaten zu den häufigsten Volkserkrankungen. Die lebenslange Inzidenz für Schmerzen des unteren Rückens beträgt bis zu 85 %, wovon der größte Teil akut auftretend ist (BÄK et al. 2017).

Akute Rückenschmerzen sind definiert als Schmerzen unterhalb des Rippenbogens und oberhalb der Gesäßfalte, mit oder ohne Ausstrahlung und einer Dauer von weniger als 6 Wochen. Die Nackenschmerzen sind hingegen im dorsalen Halsbereich lokalisiert.

Die Symptome und Differenzialdiagnosen von Rücken- und Nackenschmerzen können sehr vielfältig sein und ihre Ursache auch in anderen Organsystemen haben.

> Im Notfallzentrum müssen die gefährlichen und/oder unmittelbar zu behandelnden Ursachen von Rückenschmerzen identifiziert bzw. ausgeschlossen werden.

Bedrohliche Differenzialdiagnosen
- Rupturiertes Aortenaneurysma/Aortendissektion
- Subarachnoidalblutung (SAB)
- Meningitis/Sepsis
- Myokardinfarkt (insbesondere Frauen und Diabetiker)
- Spinale Ischämie
- Myelopathie
- Hoher Querschnitt

> Eine sorgfältige Anamnese und die klinische Untersuchung sind zur Identifikation von akut behandlungsbedürftigen Verläufen von entscheidender Bedeutung.

10.6.1 Anamnese

Folgende Aspekte sollten anhand des Patientenzustandes und der klinischen Symptome erfragt werden. Hierbei sollten immer die „Red Flags" zur Bestätigung oder zum Ausschluss hinterfragt werden:
- Liegt eine Trauma-Anamnese vor?
- Schmerzlokalisation (isoliert oder ausstrahlend)
- Schmerzbeginn (akut oder lang andauernd)
- Motorische Schwäche (auch Inkontinenz und Ataxie)
- Sensible Defizite (z. B. Gefühlsstörungen an den Beinen und Intimbereich)

- Schmerztypologie (bewegungsabhängig, Ruheschmerz, Schmerzcharakter)
- Auslösende Faktoren wie z. B. körperliche Anstrengung (Aortendissektion/Spontanpneumothorax)
- Vorerkrankungen/Vormedikation (Osteoporose, Steroide, Gerinnungshemmer)
- Begleitsymptome wie Krankheitsgefühl, Fieber

Die Red Flags (◘ Tab. 10.3) geben als pragmatisches Konzept wichtige Hinweise auf gefährliche bzw. spezifische Verläufe, allerdings sollten diese immer im Zusammenhang mit dem Gesamtzustand des Patienten betrachtet werden.

10.6.2 Körperliche Untersuchung

> Durch eine adäquate Analgesie wird die Untersuchbarkeit von Patienten mit Rückenschmerzen häufig verbessert. Bereits beim Erstkontakt und beim Entkleiden sollte bereits auf das Gangbild, die Beweglichkeit, Schmerzen und die Haltung des Patienten geachtet werden.

Die weitere (ärztliche) Untersuchung muss neben einer Inspektion auch immer eine gezielte Suche nach neurologischen Defiziten, Kontrolle der Durchblutung und der Lokalisation des Schmerzursprungs beinhalten.

10.6.3 Bildgebung

Eine Bildgebung ist immer dann erforderlich, wenn die bereits durchgeführten Untersuchungen Hinweise geben, dass eine unmittelbare Intervention weitere Schäden verhindern kann. Hierfür dienen insbesondere die Red Flags als Indikatoren auf spezifische Ursachen. Weiterhin sollten lang andauernde Rückenschmerzen (> 6 Wochen) ebenfalls einer Bildgebung zugeführt werden. Bei unspezifischen Rückenschmerzen ist eine

◘ **Tab. 10.3** Warnhinweise auf spezifische Ursachen – „Red Flags" bei akuten Schmerzen des Rückens und des Nackens. (Modifiziert nach BÄK et al. 2017; Wösten 2020)

Verdacht auf	Hinweise in der Anamnese/Mechanismus
Fraktur/Osteoporose	– Schweres Trauma, z. B. durch Autounfall oder Sturz aus größerer Höhe, Sportunfall – Bei erhöhtem Osteoporoserisiko oder älteren Patienten evtl. auch bei einem Bagatelltrauma (z. B. Husten, Niesen oder schweres Heben) – Kortikoidtherapie
Infektion	– Allgemeine Infektionszeichen (Fieber/Schüttelfrost, Appetitlosigkeit, rasche Ermüdbarkeit) – Kürzlich zurückliegende Infiltrationsbehandlung an der Wirbelsäule – Bakterielle Infektion in den letzten Wochen – i. v.-Drogenabusus; Immunsuppression – Konsumierende Grunderkrankungen wie AIDS/TBC/Malignome – Starke (besonders nächtliche) Schmerzen
Radikulopathien/ Neuropathien	– Bei jüngerem Lebensalter eher Bandscheibenvorfall als Ursache der Wurzelkompression – In ein oder beide Beine ausstrahlende Schmerzen, ggf. verbunden mit Gefühlsstörungen wie Taubheitsgefühlen oder Kribbelparästhesien im Schmerzausbreitungsgebiet oder Schwächegefühl – Plötzlich einsetzende Blasen-/Mastdarmstörung, z. B. Urinverhalt, vermehrtes Wasserlassen, Inkontinenz – Gefühlsstörung perianal/perineal – Ausgeprägtes oder zunehmendes neurologisches Defizit (Lähmung, Sensibilitätsstörung) der unteren Extremität – Nachlassen des Schmerzes und zunehmende Lähmung bis zum kompletten Funktionsverlust (Nervenwurzeltod)
Tumor/Metastasen	– Höheres Alter – Tumorleiden in der Vorgeschichte – Allgemeine Symptome: Gewichtsverlust, Appetitlosigkeit, rasche Ermüdbarkeit – Schmerz, der in Rückenlage zunimmt; starker nächtlicher Schmerz
Zervikale Myelopathie	Gangstörung/manuelle Ungeschicklichkeit/Sphinkterstörungen
Axiale Spondyloarthritis (chronisch-entzündliche Erkrankung der Wirbelsäule – keine Notfallindikation)	– Schleichender Beginn und länger anhaltende Kreuzschmerzen (> 12 Wochen) – Alter der Patienten < 45. Lebensjahr – Zunehmende Steifheit der Wirbelsäule; Morgensteifigkeit (≥ 30 min) – Verbesserung der Kreuzschmerzen durch Bewegung, nicht in Ruhe – Schmerzbedingtes frühmorgendliches/nächtliches Erwachen – Alternierender Gesäßschmerz – Entzündungen der Gelenke/Arthritis; bekannte Psoriasis, entzündliche Darmerkrankung

Bildgebung nicht indiziert, da sie nicht mit der Symptomatik korrelieren und keinen Einfluss auf die Behandlung bzw. die Prognose haben.

10.6.4 Cauda-equina-Syndrom – „Kaudasymptomatik"

> **Praxistipp**
>
> Bereits beim Hinweis auf eine Kaudasymptomatik (Kompression der lumbosakralen Nervenwurzeln) muss eine Prüfung der Sensibilität der Parianal- und Genitalregion, des Analsphinkterstonus und eine Restharnbestimmung erfolgen.

Hinweise auf eine „Kaudasymptomatik" liefern beidseitige Beinschmerzen, Beinschwäche mit Hyperreflexie „Sattel- oder Reithosenanästhesie", Harn- oder Stuhlinkontinenz. Besonders sensitiv ist die Harninkontinenz in Form einer „Überlaufinkontinenz" mit einer Restharnmenge von mehr als 100 ml. Eine fehlende Restharnmenge schließt ein Cauda-equina-Syndrom in der Regel aus.

10.6.5 Aortenaneurysma/Aortendissektion

Das Aortenaneurysma und die Aortendissektion gehören zu den folgenschwersten Ursachen für Rückenschmerzen und müssen immer ausgeschlossen werden.
Risikofaktoren:
- Alter > 50 Jahre und männliches Geschlecht
- Rauchen
- Bluthochdruck
- Diabetes mellitus
- Arteriosklerose
- Positive Familienanamnese (30 %ige Risikoerhöhung)

Leitsymptome:
- Plötzlich einsetzender bewegungs- und lageunabhängiger Rücken-/Bauchschmerz
- Synkope
- Hypotonie und Tachykardie
- Selten tastbare pulsierende Schwellung im Abdomen
- Neurologische Symptome und Ausfälle der unteren Extremität
- Evtl. Erythrozyten im Urin

Die bestätigende Diagnostik kann mittels Ultraschalldiagnostik (Aneurysma) oder CT erfolgen. Ein MRT ist hierbei in der Regel zu zeitaufwendig. Die Versorgung muss anhand der c-ABCDE-Systematik und einer dringenden operativen oder endovaskulären Interventionen erfolgen.

 Hämodynamisch instabile Patienten mit einem Aortenaneurysma sollen nach Rücksprache sofort in den Operationssaal gebracht werden.

10.6.6 Bewusstlose Patienten

Die Untersuchung von bewusstseinsgeminderten oder bewusstlosen Patienten stellt eine besondere Herausforderung im Notfallzentrum dar. Der Rücken sollte immer inspiziert werden (Log-Roll-Manöver), hierbei wird auf Hämatome, Abschürfungen und Fehlstellungen geachtet. Hinweise auf eine Querschnittssymptomatik können auch eine schlaffe Beugestellung der Extremitäten und/oder ein Priapismus bzw. eine vaginale Lubrikation geben.

 Eine Hypotension ohne Tachykardie (Hemmung der sympathischen Nervenübertragung) mit warmer Haut spricht für einen spinalen Schock.

10.6.7 Nichtspezifische Rückenschmerzen

Von nichtspezifischen Rückenschmerzen spricht man, wenn mit einfachen klinischen Mitteln keine Ursache gefunden werden kann, welche die vorliegenden Beschwerden erklären kann. Der Anteil von Patienten mit nichtspezifischen Rückenschmerzen wird auf mindestens 80 % geschätzt – Tendenz steigend (Raspe 2012). Die Indikation zur Bildgebung sollte bei diesen Patienten eng gestellt werden. Eine routinemäßige Laboruntersuchung zum Ausschluss entzündlicher oder neoplastischer Ursachen von akuten unspezifischen Rückenschmerzen wird nicht empfohlen.

Des Weiteren kann der Rückenschmerz in einem zeitlichen Verlauf klassifiziert werden:
1. Akut: Hier dauern die Symptome, Schmerzen und körperlichen Einschränkungen unter 6 Wochen.
2. Subakut: Die Symptome dauern zwischen 6 und 12 Wochen.
3. Chronisch: In diesem Stadium halten Symptome des nichtspezifischen Rückenschmerzes über 12 Wochen an.
4. Rezidivierend: Symptome kommen immer wieder. In der Regel in einem Intervall von 6 Monaten.

Der nichtspezifische Rückenschmerz kann in drei Ursachen katalogisiert werden:
- Somatisch
- Psychisch
- Soziale Faktoren

- Therapie
  - Analgetika (primär NSAR oder COX-2-Hemmer, ggf. Metamizol oder Opioide)
  - Bewegungstherapie/Physiotherapie
  - Wärmetherapie
  - Kurzfristige körperliche Schonung, allerdings eher Aktivierung der Patienten
  - Aufklärung der Patienten

10.6.8 Weitere Ursachen für Rückenschmerzen

Rückenschmerzen insbesondere im LWS-Bereich können auch durch benachbarte Organe ausgelöst werden, die nicht zur Wirbelsäule gehören. Die Häufigkeit dieser Ursachen wird allerdings mit 2 % als gering, aber beachtenswert, dargestellt. Daher sollten diese Ursachen immer bedacht und ausgeschlossen werden.

> „Extravertebragene" Ursachen für Rückenschmerzen
> - Abdominelle und viszerale Prozesse, z. B. Cholezystitis, Pankreatitis
> - Gefäßveränderungen, z. B. Aortenaneurysmen
> - Gynäkologische Ursachen, z. B. Endometriose
> - Urologische Ursachen, z. B. Urolithiasis, Nierentumoren, perinephritische Abszesse
> - Neurologische Erkrankungen, z. B. Polyneuropathien
> - Psychosomatische und psychiatrische Erkrankungen

10.7 Leitsymptom Herz-Kreislauf-Beschwerden

Dirk Becker

Die nachfolgenden Abschnitte widmen sich Patienten mit Herz- und Kreislaufbeschwerden. In einer Auswahl der wichtigsten und häufigsten kardiovaskulären Erkrankungen werden die Erstmaßnahmen in der ZNA dargelegt.

Folgende Themen werden in diesem Abschnitt nicht behandelt, da sie an anderer Stelle in diesem Buch bearbeitet werden: Elektrokardiogramm (▶ Abschn. 6.5), Defibrillation und Kardioversion (▶ Abschn. 6.6), Schock (▶ Abschn. 10.8), Schockraummanagement (▶ Kap. 14), Brustschmerz (▶ Abschn. 10.3.), Kreislaufstillstand (▶ Abschn. 15.2).

10.7.1 Ersteinschätzung

Unter dem Begriff der Herz-Kreislauf-Beschwerden verbergen sich unterschiedliche Schweregrade verschiedener Organdysfunktionen. Die Patienten stellen sich daher mit unterschiedlichen Symptomen vor. Häufig geben sie unspezifische Beschwerden wie Schwäche, Müdigkeit, Abgeschlagenheit oder Schwindel, Kollaps und Synkopen an. Oft werden auch Symptome wie Atemnot, Sprechdyspnoe, Brustschmerzen, Herzrasen oder Herzstolpern angegeben. Aber auch Beschwerden wie Bauchschmerzen und Extremitätenschmerzen können Symptome einer kardiovaskulären Erkrankung sein. Daher ist besonders bei der Ersteinschätzung auf die Aussagen und Symptome der Patienten zu achten. Neben dem klinischen Bild und den erhobenen Vitalparametern (Vigilanz, AF, SpO_2, Rekapillarisierungszeit, Puls und ggf. Blutdruck) muss auch die Schmerzerfassung und der Beschwerdeverlauf der Patienten berücksichtigt werden.

> **Wichtig**
> Bei der Ersteinschätzung ist auf Hinweise von lebensbedrohlichen Situationen (Red Flags) zu achten:
> - Akute Atemnot
> - Akute Thoraxschmerzen
> - Anhaltende Palpitationen/Herzrasen
> - Blasse kalte Extremität
> - Stärkste Schmerzen VAS/NRS 8 oder mehr

Nach Erhebung dieser Parameter erfolgt die Festlegung der Behandlungsdringlichkeit, wobei eine Einstufung von der Kategorie 1 (Sofort, Rot) bis zur Kategorie 3 (Dringend, Gelb) erwartet werden muss. In wenigen Fällen kann eine Kategorisierung in die Stufe 4 (Normal, Grün) erfolgen, wenn die erhobenen Parameter und das klinische Bild dies mit dem jeweiligen Ersteinschätzungssystem erlauben. Die erforderlichen Vitalparameter zur Ersteinschätzung können allerdings, je nach klinischem Bild und verwendetem Ersteinschätzungssystem, stark variieren.

10.7.2 Klinische Beurteilung und Erstmaßnahmen

Unabhängig von der Ersteinschätzungskategorie werden alle Patienten in der ZNA mit dem ABC-DE-Schema der Notfallmedizin sowie den Akronymen SAMPLER inkl. OPQRST (NAEMT 2017) klinisch beurteilt. Hierbei müssen zuerst die lebensbedrohlichen Organdysfunktionen erkannt und entsprechende Erstmaßnahmen eingeleitet werden.

> **Wichtig**
> Bei der klinischen Beurteilung von Patienten mit Herz-Kreislauf-Beschwerden mit dem ABCDE-Schema müssen lebensbedrohliche Organdysfunktionen erkannt und die Patienten dem Schockraummanagement zugeführt werden:
> - Kardiogener Schock
> - Akutes Koronarsyndrom
> - Aortenaneurysma
> - Aortendissektion

Sind die Schockraumindikationen (▶ Kap. 14) vorerst ausgeschlossen, kann in der ZNA mit den Erstmaßnahmen begonnen werden. Hierbei ist die interprofessionelle Zusammenarbeit zwischen dem ärztlichen und pflegerischen Team in der ZNA wichtig. Klare Absprachen bei der Aufgabenaufteilung in der Erstversorgung sollten unter Berücksichtigung der CRM-Kriterien getroffen werden.

Zu den allgemeinen Erstmaßnahmen bei diesen Patienten sind neben der klinischen Beurteilung und Erhebung der Vitalparameter Vigilanz, AF, SpO_2, Rekapillarisierungszeit, Puls und Blutdruck (ggf. beidseitig) auch die Sauerstofftherapie, das Anlegen eines PVK inklusive Blutentnahme und das Schreiben eines 12-Ableitungs-EKG zu zählen. Je nach Symptom und initialer Verdachtsdiagnose müssen die Erstmaßnahmen um eine Blutgasanalyse, ein Röntgenbild vom Thorax, eine Echokardiografie oder eine periphere Dopplersonografie und die entsprechende medikamentöse Therapie erweitert sowie ein kardiales Monitoring angelegt werden.

> **Praxistipp**
>
> **Allgemeine Erstmaßnahmen bei Patienten mit kardiovaskulären Beschwerden**
> - Klinische Beurteilung (ABCDE & SAMPLER & OPQRST)
> - Vitalparameter (Vigilanz, AF, SpO_2, Rekapillarisierungszeit, Puls, Blutdruck bds.)
> - Sauerstoff
> - PVK
> - Blutentnahme
> - 12-Ableitungs-EKG

Nachfolgend werden Erstmaßnahmen bei einigen spezifischen Krankheitsbildern, welche bei den Patienten Herz-Kreislauf-Beschwerden auslösen, näher erörtert. Die bereits oben erwähnten allgemeinen Erstmaßnahmen gelten hier ebenso und werden daher nicht erneut aufgeführt. Die Normwerte der Vitalparameter und die EKG-Interpretationen sind im ▶ Kap. 6 nachzulesen.

10.7.2.1 Hypotonie

Parallel zu den allgemeinen Erstmaßnahmen muss die Ursache der Hypotonie gesucht und behandelt werden.

Eine pathologische Gegenregulation des Körpers kann nach dem Aufstehen aus liegender oder auch sitzender Position den Blutdruck um 20 mmHg abfallen lassen. Das Ausbleiben gegenregulierender Maßnahmen führt dann zu einer neurogenen orthostatischen Hypotonie, an der meist jüngere Patienten leiden. Ältere Patienten leiden eher an orthostatischen Hypotonien durch diverse Vorerkrankungen und deren medikamentöse Therapien (Hohenstein 2012). Ergänzend zu den allgemeinen Erstmaßnahmen kann eine orthostatische Blutdruckmessung (Schellong-Test) erfolgen.

Starke Volumenverluste oder Volumenverschiebungen, wie sie bei den unterschiedlichen Schockformen vorkommen, können ebenfalls zu einer Hypotonie führen. Die Zusammenhänge und die entsprechenden Maßnahmen beim Schock sind im ▶ Abschn. 10.8 zu finden.

10.7.2.2 Hypertonie

Parallel zu den allgemeinen Erstmaßnahmen muss die Ursache der Hypertonie gesucht und behandelt werden.

Liegen Blutdruckwerte über 230/130 mmHg vor, besteht eine hypertensive Krise. Kommen zusätzliche klinische Zeichen von Organschädigungen hinzu (Herzinsuffizienz, Lungenödem, Angina, Enzephalopathie, zerebrale Blutungen, Hirndruck, Krampfanfall oder Aortendissektion), wird von einem hypertensiven Notfall gesprochen.

Das Erkennen und die Therapie von sekundären Ursachen der Hypertonie wie Stroke, Schmerzen, Harnverhalt und emotionaler Stress stehen im Vordergrund. Dennoch sollte die sofortige, aber langsame Blutdruckeinstellung erfolgen. Eine Senkung des Blutdrucks um ca. 25 % in den ersten 2 h kann als Zielwert angestrebt werden. Hierzu stehen Medikamente wie Nitrate, Alpha-2-Agonisten, Alpha-1-Rezeptorenblocker, Kalziumantagonisten und Beta-Blocker zur Verfügung (Buscher und Fulde 2012).

Dabei muss der Patient kontinuierlich klinisch beurteilt und ein kardiales Monitoring sollte als Ergänzung der allgemeinen Erstmaßnahmen installiert werden.

10.7.2.3 Bradykardie

Parallel zu den allgemeinen Erstmaßnahmen muss die Ursache der Bradykardie gesucht und behandelt werden. Ursachen einer Bradykardie können kardial oder nichtkardial bedingt sein. Zu den kardialen Ursachen zählen der gestörte Karotissinus oder das Sick-Sinus-Syndrom. Nichtkardiale Ursachen können in einer Hypothyreose, Hypothermie und intrazerebraler

◘ **Tab. 10.4** Ursachen einer Bradykardie (nach Buscher und Fulde 2012)

Kardiale Ursachen	Nichtkardiale Ursachen	Medikamentöse Ursachen
– Gestörter Karotissinus – Sick-Sinus-Syndrom	– Hypothyreose – Hypothermie – Intrazerebrale Erkrankungen	– Beta-Blocker – Digitalis – Andere Antiarrhythmika

Erkrankung liegen oder medikamentös bedingt sein (◘ Tab. 10.4).

Sobald ein venöser Zugang besteht und die Blutentnahme gemacht ist, kann als medikamentöse Therapie mit einem Parasympatholytikum (z. B. Atropin® 0,5–3 mg i. v.) versucht werden, die Herzfrequenz zu steigern. Gelingt dies nicht, kann Adrenalin als kontinuierliche Infusion verabreicht werden. Bei schweren hämodynamischen Instabilitäten oder Bewusstseinsverlust muss eine transkutane Schrittmachertherapie eingeleitet werden. Hierzu muss der Patient an ein kardiales Monitoring angeschlossen sein und anschließend einer transvenösen Schrittmachertherapie zugeführt werden (Buscher und Fulde 2012; NAEMT 2017).

10.7.2.4 Tachykardie

Parallel zu den allgemeinen Erstmaßnahmen muss die Ursache der Tachykardie gesucht und behandelt werden. Ursachen einer Tachykardie sind in Fieber, Schmerzen, Hyperthyreosen, Anämien und Hypovolämien, Hypoxien, kardialen Erkrankungen, Elektrolytentgleisungen, Schock und emotionalen Stresssituationen zu suchen.

Bei extremen Tachykardien kardialer Ursache kann entweder medikamentös oder elektrisch therapiert werden. Hierzu muss im Voraus geklärt sein, ob die Tachykardie supraventrikulär oder ventrikulär bedingt ist.

Der Patient erhält neben den allgemeinen Erstmaßnahmen ein kardiales Monitoring und zusätzlich zum regulären 12-Ableitungs-EKG einen 12-Ableitungs-Rhythmusstreifen. Zur standardisierten Blutentnahme sollte hier eine venöse Blutgasanalyse zum schnellen Ausschluss von Elektrolytstörungen als Ursache gemacht werden. Falls es die Zeit zulässt, ist ein zweiter großlumiger und eher proximal liegender PVK für beide Therapien von Vorteil.

Besteht ein Ungleichgewicht der Elektrolyte, kann dies eine Ursache der Tachykardie sein und muss zuerst behoben werden. Anschließend muss eine erneute Evaluation und Rhythmusdiagnose erfolgen.

Handelt es sich um eine supraventrikuläre Tachykardie durch ein (chronisches) Vorhofflimmern, wird die medikamentöse Therapie mit Amiodaron (z. B. Cordarone® 150 mg in 250 ml G5 % als Kurzinfusion in 20 min) versucht.

Besteht eine Reentry-Tachykardie (z. B. Wolf-Parkinson-White-Syndrom), wird mit einer Vagusstimulation durch einseitige Karotisknotenmassage versucht, diese zu behandeln. Ist dies erfolglos, kommt die Verabreichung von Adenosin (z. B. Krenosin® 6 mg i. v.) zum Einsatz. Da Adenosin eine sehr kurze Halbwertszeit hat, muss es sehr schnell und unverdünnt gespritzt und direkt ein Bolus von mindestens 20 ml NaCl 0,9 % ohne Zeitverzögerung nachgespritzt werden. Zusätzlich empfiehlt es sich, beim Injizieren den Injektionsarm über Herzniveau zu halten. Dadurch gelangt das Medikament schneller zum Herz. Die Gabe von Adenosin verursacht einen temporären AV-Block, was bei den Patienten ein kurzzeitiges Unwohlsein, Angstgefühl und Bewusstseinsstörung auslösen kann. Neben der Vorbereitung und Assistenz bei der Durchführung gehört hier eine entsprechende Patienteninformation und -überwachung zu den zentralen Aufgaben der Pflegeperson ZNA. Adenosin sollte immer in Defibrillationsbereitschaft injiziert werden (Buscher und Fulde 2012; NAEMT 2017).

Das Vorgehen zur elektrischen Therapie bei ventrikulären Tachykardien mittels Kardioversion wird im ▶ Kap. 6 beschrieben.

10.7.2.5 Herzrhythmusstörungen

Parallel zu den allgemeinen Erstmaßnahmen muss die Ursache der Herzrhythmusstörungen gesucht und behandelt werden. Zur Identifikation der Rhythmusstörung muss in der ZNA neben dem 12-Ableitungs-EKG auch ein 12-Ableitungs-Rhythmusstreifen geschrieben werden. Die Entnahme einer venösen Blutgasanalyse ermöglicht den Ausschluss von Elektrolytstörungen als Ursache. Die klinische Beurteilung wird durch ein kardiales Monitoring ergänzt. In vielen Fällen ist eine antiarrhythmische Therapie nicht zwingend notwendig, außer es liegt eine hämodynamische Beeinträchtigung vor.

Supraventrikuläre Extrasystolen werden mit Antiarrhythmika behandelt, wenn sie mit supraventrikulären Tachykardien assoziiert sind.

Ventrikuläre Extrasystolen, welche vermehrt unter Belastung auftreten, mit schweren myokardialen Erkrankungen einhergehen, in Salven von mehr als zwei Komplexen auftreten oder als R-auf-T-Phänomen früh einschießen, sind ebenfalls behandlungsbedürftig. Hier können Beta-Blocker oder auch implantierte Defibrillatoren zum Einsatz kommen.

Beim Vorhofflimmern kann es durch das Fehlen der Vorhofkontraktion zu hämodynamischen Instabilitäten kommen. Da das Vorhofflimmern den Blutfluss im linken Vorhof reduziert, können sich hier Thromben bilden und eine Embolie auslösen. Daher ist eine Antikoagulation notwendig und eine medikamentöse Therapie von Herzrhythmus und -frequenz ist angezeigt. Eine notfallmäßige elektrische Kardioversion wird nur bei Patienten im kardiogenen Schock veranlasst. Bei hämodynamisch stabilen Patienten mit neu aufgetretenem Vorhofflimmern kann innerhalb von 48 h eine geplante Kardioversion durchgeführt werden. Ein chronisches Vorhofflimmern kann meist nicht mit einer Kardioversion therapiert werden (Buscher und Fulde 2012).

Beim Sick-Sinus-Syndrom setzt die Sinusaktivität intermittierend aus, was zu bradykarden Synkopen führen kann. Bis zur Schrittmachertherapie können in der ZNA Parasympatholytika oder Beta-Sympathomimetika verabreicht werden.

Der AV-Block II Typ Mobitz und der AV-Block III sind mit einer hämodynamisch relevanten Bradykardie behaftet und müssen daher einer zügigen Schrittmachertherapie zugeführt werden.

10.7.2.6 Akute Herzinsuffizienz

Parallel zu den allgemeinen Erstmaßnahmen muss die Ursache der Herzinsuffizienz gesucht und behandelt werden. Als Ursachen einer Herzinsuffizienz sind meist Koronarerkrankungen, Klappeninsuffizienzen und Kardiomyopathien zu nennen.

Eine Herzinsuffizienz kennzeichnet sich durch die Trias aus Symptomen, klinischen Zeichen und objektiven Befunden (◘ Tab. 10.5). Da unter der akuten Herzinsuffizienz verschiedene Syndrome zusammengefasst werden, welche unterschiedlich behandelt werden, überlappen sich die Therapien oft. Daher muss das entsprechende Therapiekonzept jeweils individuell auf den Pateinten angepasst werden (Buscher und Fulde 2012).

Das Ziel in der ZNA bei einer akut dekompensierten Herzinsuffizienz ist die Minderung der Herzarbeit durch Senkung der Vor- und Nachlast. Der Patient erhält neben den allgemeinen Erstmaßnahmen eine kontinuierliche Überwachung der Vitalparameter. Zusätzlich zur standardisierten Blutentnahme kann als weiterer Laborparameter das BNP oder NT-proBNP entnommen werden. Die Lagerung erfolgt wenn möglich mit erhöhtem Oberkörper, und die Gabe von Vasodilatatoren und Diuretika verringert den Pre- und Afterload. Hierbei kann die Einlage eines Dauerkatheters zur Kontrolle der Diurese hilfreich sein. Falls eine Reflextachykardie entsteht, kann diese mit Beta-Blockern behandelt werden. Um die Atemnot, Unruhe und Ängste des Patienten zu lindern, kann Morphin i. v. eingesetzt werden. Treten klinische oder radiologische Zeichen eines kardialen Lungenödems auf, erhält der Patient eine arterielle Blutgasanalyse, und eine nichtinvasive Ventilation oder auch eine invasive Beatmung sollten in Betracht gezogen werden.

Kommt es im Rahmen einer akut dekompensierten Herzinsuffizienz zu einer Hypotonie und zur Minderperfusion von Organen, können Inodilatatoren (z. B. Dobutamin®) verabreicht werden. Reichen diese nicht aus, um den Blutdruck anzuheben, müssen sie mit Vasokonstriktoren (z. B. Noradrenalin®) kombiniert werden (Buscher und Fulde 2012).

Im Verlauf sollte beim hämodynamisch stabilisierten Patienten eine Echokardiografie durchgeführt werden.

Schreitet die Dekompensation der Herzinsuffizienz weiter fort und liegt ein akutes kardiales Pumpversagen vor, erleidet der Patient einen kardiogenen Schock (siehe hierzu ▶ Abschn. 10.8).

10.7.2.7 Entzündliche Herzerkrankungen

Parallel zu den allgemeinen Erstmaßnahmen muss die Ursache der entzündlichen Herzerkrankung gesucht und behandelt werden.

- **Endokarditis**

Ursachen der Endokarditis sind im rheumatischen Fieber und invasiven Maßnahmen (Zahneingriffe, intravasale Katheter, intravenöser Drogenkonsum usw.) zu suchen. Patienten mit einer Immunsuppression oder mit Klappenprothesen sind für die Erreger einer Endokarditis anfälliger. Klinisch präsentieren sich diese Patienten häufig unspezifisch mit Schwäche, Nachtschweiß und Fieber. Als klinisches Zeichen kann ein neu aufgetretenes Herzgeräusch in der Auskultation den entscheidenden Hinweis geben. Zusätzlich zu den allgemeinen Erstmaßnahmen muss hier an die Entnahme von drei Blutkulturen (jeweils aerob und anaerob) gedacht werden, bevor mit einer Antibiotikatherapie begonnen wird (Buscher und Fulde 2012). Um eine Sepsis rechtzeitig zu erkennen, muss bei der Überwachung auf die Parameter des qSOFA geachtet werden (▶ Abschn. 15.5).

◘ **Tab. 10.5** Trias der Herzinsuffizienz

Symptome	Klinische Zeichen	Objektive Befunde
– Atemnot – Rasches Ermüden – Periphere Ödeme	– Tachykardie – Pulmonale und periphere Stauung	– Kardiomegalie – Verminderte Kontraktilität

■ **Myokarditis**

Eine Myokarditis verläuft häufig asymptomatisch, kann jedoch zu Rhythmusstörungen und Herzinsuffizienz führen. Wegweisend in der Diagnosestellung können klinische Entzündungszeichen, erhöhte Entzündungswerte und erhöhte Troponinwerte sowie EKG-Veränderungen ohne Hinweis auf eine Koronarerkrankung sein. Therapeutisch kommen entsprechende Antibiotika oder Virostatika zum Einsatz und werden durch eine angepasste Symptomtherapie ergänzt (Buscher und Fulde 2012).

■ **Perikarditis**

Eine Perikarditis kann durch eine virale Myokarditis, eine Urämie, als Begleiterscheinung von Tumoren, als Folge eines Myokardinfarktes oder nach herzchirurgischen Eingriffen entstehen. Neben Allgemeinsymptomen wie Schwäche, Abgeschlagenheit und Fieber klagen diese Patienten auch über ein retrosternales Druckgefühl. Bei der klinischen Untersuchung muss auf gestaute Halsvenen und auf abgeschwächte Herztöne als Zeichen einer Perikardtamponade geachtet werden. Wird diese nicht durch eine Perikardpunktion entlastet, kann sie zu einem obstruktiven Schock führen (Buscher und Fulde 2012).

Hämodynamisch stabile Patienten mit einer Perikarditis können mit ASS, NSAR und der Therapie der Ursache (Antibiotika, Antimykotika, in seltenen Fällen Virostatika) behandelt werden.

10.7.2.8 Vaskuläre Erkrankungen

Parallel zu den allgemeinen Erstmaßnahmen muss die Ursache der vaskulären Erkrankung gesucht und behandelt werden.

■ **Aortenaneurysma**

Das Aortenaneurysma stellt erst bei dessen Ruptur eine notfallmedizinische Erkrankung dar. Die Patienten klagen über starke plötzlich einschießende Schmerzen mit Ausstrahlung in den Rücken und zur Flanke hin. Klinisch zeigen sie Zeichen einer abdominellen retroperitonealen Blutung bis hin zum hämorrhagischen Schock. Manchmal kann eine abdominell pulsierende Raumforderung getastet werden. Ein rupturiertes Aortenaneurysma muss dem Schockraummanagement zugeführt und operativ versorgt werden (Buscher und Fulde 2012).

■ **Aortendissektion**

Patienten mit einer Aortendissektion stellen sich häufig wegen eines akuten thorakalen Schmerzereignisses vor. Der Schmerz wird mit einem sehr starken und scharfen Charakter beschrieben. Um in der ZNA einen Myokardinfarkt auszuschließen, wird neben den allgemeinen Erstmaßnahmen eine Troponinbestimmung, ein CT-Thorax und eine Herzechografie veranlasst. Die beidseitige Blutdruckmessung mit einer großen Blutdruckdifferenz kann ebenfalls Hinweise auf eine Aortendissektion zeigen (Buscher und Fulde 2012).

Liegt bereits eine rupturierte Aortendissektion vor, können gestaute Halsvenen und abgeschwächte Herztöne Hinweise auf eine Perikardtamponade mit einem drohenden obstruktiven Schock sein. Eine Ruptur ins Mediastinum oder Retroperitoneum führt zu einem hämorrhagischen Schock. Beide Schockformen müssen dem Schockraummanagement zugeführt und eine operative Versorgung eingeleitet werden (Buscher und Fulde 2012).

■ **Periphere arterielle Verschlusskrankheit (pAVK)**

Klinisch zeigt sich eine pAVK durch einseitige Kälte, Blässe, Zyanose und Pulsverlust der betroffenen Extremität im Seitenvergleich. Zusätzlich zu den allgemeinen Erstmaßnahmen sollte daher der Umfang der betroffenen Extremität mit dem der nicht betroffenen Extremität gemessen und verglichen werden. Des Weiteren wird eine DMS-Kontrolle (Durchblutung, Motorik, Sensorik) durchgeführt. Die betroffene Extremität sollte flach auf Bettniveau gelagert und eine Kompression vermieden werden. Zur Diagnosestellung sollte eine Dopplersonografie veranlasst werden. Zur Therapie können Antikoagulanzien, eine Revaskularisation oder eine operative Versorgung eingesetzt werden (Buscher und Fulde 2012).

■ **Venöse Thrombosen**

Patienten mit venösen Thrombosen klagen häufig über Schwellung, Rötung, Überwärmung und Schmerzen an der betroffenen Extremität. Meist betrifft dies einseitig die unteren Extremitäten. Zusätzlich zu den allgemeinen Erstmaßnahmen sollte der Umfang der betroffenen Extremität mit dem der nicht betroffenen Extremität gemessen und verglichen werden. Des Weiteren wird eine DMS-Kontrolle (Durchblutung, Motorik, Sensorik) durchgeführt. Zur Diagnosestellung sollte eine Dopplersonografie veranlasst werden. Bei einem hohen klinischen Verdacht oder bei bestätigter Thrombose wird eine Heparintherapie eingeleitet (Buscher und Fulde 2012).

10.8 Leitsymptom Schock

Andreas Hüfner und Sylvia Pemmerl

Der Schock ist gekennzeichnet durch ein Missverhältnis zwischen Sauerstoffangebot und Sauerstoffbedarf der Organe. Pathophysiologisch können vier Gruppen unterschieden werden (nach Häufigkeit): distributiv, hypovolämisch, kardiogen und obstruktiv. Das initiale

Assessment erfolgt nach dem ABCDE-Schema. Parallel oder in direktem Anschluss sollte die fokussierte Sonografie bzw. Echokardiografie durchgeführt werden.

Eine spezifische Therapie setzt die Ursachenabklärung des Schockgeschehens voraus.

Die suffiziente und möglichst kausale Initialtherapie des Schocks ist eine wesentliche Aufgabe der notfallmedizinischen Versorgung in der Notaufnahme. Alle Maßnahmen zielen darauf ab, die Hämodynamik zu stabilisieren, die Sauerstoffversorgung der Organe aufrechtzuerhalten und eine Organdysfunktion zu vermeiden. Die frühzeitige Einleitung der intensivmedizinischen Therapie hat einen hohen Stellenwert für das zu erwartende Outcome des Patienten.

10.8.1 Schock

> **Schock**
> Der Schock ist eine lebensbedrohliche Kreislaufstörung, die durch Sauerstoffminderperfusion im Gewebe zu Mikrozirkulationsstörungen und Sauerstoffmangel führt.

Unabhängig von der Schockursache ist dieser durch ein Missverhältnis zwischen Herzminutenvolumen (HZV) und erforderlicher Gewebedurchblutung gekennzeichnet. Durch die verminderte Kapillardurchblutung kommt es zu einer Gewebehypoxie mit lebensbedrohlicher Zellfunktions- und Stoffwechselstörung.

> **Schockformen**
> Im Allgemeinen werden 4 Schockformen unterschieden (Standl et al. 2018):
> – Hypovolämischer Schock (16 %)
> – Distributiver Schock (66 %)
> – Kardiogener Schock (16 %)
> – Obstruktiver Schock (2 %)

Allgemeine Schocksymptome sind (mod. nach Wunderl et al. 2019):
- Vigilanz/Psychomotorik
  - Agitation
  - Bewusstseinsstörung → Glasgow Coma Scale (GCS) < 15
- Inspektion
  - Tachypnoe/Hyperventilation
  - Blässe, Zyanose, marmorierte Extremitäten
- Palpation
  - Kaltschweißigkeit
  - Rekapillarisierungszeit > 2 s
  - Pulsqualität ↓
  - Tachykardie
- Messwerte
  - **Hypotension** → systolischer Blutdruck ≤ 90 mmHg oder RR-Abfall > 20 mmHg
  - **metabolische Azidose** → pH < 7,35, erhöhtes Serum-Laktat
  - **Oligurie/Anurie** → Urinproduktion < 0,5 ml/kg KG/h

Nicht bei jeder Schockform treten alle Symptome auf. Auch Mischformen von Schockursachen kommen vor (Standl et al. 2018; Kumle et al. 2019).

10.8.2 Pathophysiologie

Die verminderte Durchblutung lebensnotwendiger Organe ist die wesentliche Störung beim Schock. Durch unzureichende Sauerstoffzufuhr zu den Zellen reicht diese für den aeroben Stoffwechsel nicht mehr aus und es kommt zum vermehrten anaeroben Stoffwechsel mit erhöhter Produktion von Kohlendioxid (CO_2) und Laktat in den betroffenen Organen und im Blut. Hierdurch resultiert eine Gewebeazidose.

Der Schock führt zur Funktionseinschränkung verschiedener Organe („**Schockorgane**") (Herold 2019):
- Haut → Marmorierung, Akrozyanose
- Niere → akutes Nierenversagen (Oligurie, Anurie)
- Lunge → ARDS (Acute Respiratory Distress Syndrome)
- Leber → Schockleber (hypoxische Hepatitis)
- Gerinnung → Verbrauchskoagulopathie (DIG)
- Gehirn → zerebrale Minderperfusion mit Bewusstseinsstörung, Agitation
- Darm → Schockdarm (nicht okklusive Darmischämie – NOMI)

> Wenn ein Patient einen undifferenzierten Schock aufweist, ist es wichtig, dass der Arzt die Ursache frühzeitig identifiziert, damit eine rasche und zielgerichtete Therapie begonnen werden kann.

Die initiale Stabilisierung des Patienten folgt dem **ABCDE-Schema** (ATLS® 2018).

Bei Vorankündigung eines Patienten im Schock wird das innerklinische Schockraumteam aktiviert (Hempel und Michels 2019).

10.8.3 Ersteinschätzung

Schon im Rahmen der Ersteinschätzung werden in der Notaufnahme gezielt Vitalwerte gemessen, wozu auch die Herzfrequenz und der Blutdruck gehören, um bei neu eintreffenden Patienten den hämodynamischen Status beurteilen zu können. Allerdings können diese Parameter auch bei kritisch kranken Patienten im Normbereich sein, wodurch erforderliche Interventionen verzögert werden können und es zu einem erhöhten Bedarf an intensivmedizinischer Versorgung kommen kann; auch die Morbidität und Mortalität können dadurch ansteigen. Zu beachten ist auch, dass Patienten in fortgeschrittenem Alter mit einer arteriellen Hypertonie möglicherweise initial keine Zeichen der Tachykardie oder Hypotonie zeigen. Darüber hinaus können Patienten mit einer akuten Blutung selbst bei einem Verlust von fast einem halben Liter Blut den Blutdruck und die Herzfrequenz noch in normalen Grenzen halten.

> **Schockindex (SI)**
>
> Der Schockindex (SI) ist definiert als die **Herzfrequenz (HF)** geteilt durch systolischen **Blutdruck (RRsyst)**:
>
> **SI = HF/Rrsyst**
>
> Der **Normbereich** für diesen Index ohne Maßeinheit liegt bei **0,5–0,7**, wobei es Hinweise gibt, dass Werte bis 0,9 akzeptabel sind. Werte nahe 1,0 weisen auf eine Verschlechterung des hämodynamischen Zustands hin. Er sollte aber nie isoliert als Parameter zur Diagnose oder zum Ausschluss eines kritischen Zustands verwendet werden.

10.8.4 Schockformen

10.8.4.1 Hypovolämischer Schock

Ursache des hypovolämischen Schocks ist ein (nicht immer sichtbarer) **Verlust von zirkulierendem Blutvolumen**. Es resultiert eine Reduktion der kardialen Vorlast und des Schlagvolumens.

Ursachen für den Volumenmangel können Erbrechen, Durchfall, Dehydratation, innere oder äußere Blutungen (über 1 L), Verbrennungen, aber auch Flüssigkeitsverschiebungen im Rahmen einer Peritonitis sein.

> **Untergruppen**
>
> Der hypovolämische Schock wird in **vier Untergruppen** unterteilt (Adams et al. 2010):
> – Hämorrhagischer Schock infolge akuter Blutung ohne wesentliche Gewebeschädigung
> – Traumatisch-hämorrhagischer Schock infolge akuter Blutung mit Gewebeschädigung
> – Hypovolämischer Schock im engeren Sinne infolge kritischer Abnahme des zirkulierenden Plasmavolumens ohne akute Blutung
> – Traumatisch-hypovolämischer Schock infolge kritischer Abnahme des zirkulierenden Plasmavolumens ohne akute Blutung durch Gewebeschädigung und Freisetzung von Mediatoren

■ **Hämorrhagischer Schock**

Gesunde Erwachsene verfügen über ein Blutvolumen von etwa 70 ml/kg und kompensieren einen Volumenverlust sehr lange bei nur mäßig erhöhter Herzfrequenz. Kompensationsmechanismen hängen stark von Alter, körperlicher Konstitution und Dauermedikation (z. B. Beta-Blocker) ab. Meist sind die Kompensationsmechanismen bei einem Blutverlust ab 30 % erschöpft.

> **Praxistipp**
>
> Liegt ein Blutverlust von über 50 % vor, handelt es sich um einen lebensbedrohlichen Zustand.

Die häufigste Schockursache bei Traumapatienten ist die Blutung (ca. 40 % der Fälle). Die Behandlung dieser Patienten erfordert eine sofortige aktive Blutungskontrolle (z. B. Kompression, Tourniquet, Beckenschlinge), Volumenersatz und häufig die rasche Transfusion von Blutprodukten.

> Jedes Schockgeschehen bei einem Traumapatienten muss bis zum Beweis des Gegenteils als primär hämorrhagisch angesehen und entsprechend behandelt werden.

> **Praxistipp**
>
> Bei der Suche nach Blutverlust muss stets an die „5 Bs" gedacht werden:
> – Brustraum
> – Bauchraum
> – Beckenregion
> – Beine (Oberschenkel)
> – Boden (äußere Blutungen)

Beim Traumapatienten im Blutungsschock gilt es, die „letale Trias" zu verhindern:
– **Azidose** (pH-Wert < 7,35)
– **Koagulopathie** (Gerinnungsstörung)
– **Hypothermie** (Auskühlung)

10.8.4.2 Distributiver Schock

Ursache des distributiven Schocks ist ein Versagen der peripheren Kreislaufregulation mit peripherer Vasodilatation und daraus resultierendem relativen

Volumenmangel im Blutkreislauf. Zum distributiven Schock werden der septische, der anaphylaktische und der seltene neurogene Schock gezählt, aber auch Drogen, Toxine und endokrine Störungen können zu dieser Schockform führen.

- **Septischer Schock**

Der septische Schock stellt eine Komplikation der Sepsis dar, die mit einer Gefäßdysregulation und einer Permeabilitätsstörung der Kapillaren einhergeht. Hierdurch kommt es zu zusätzlichen Flüssigkeitsverlusten in die Zellzwischenräume (Interstitium). Trotz adäquater Volumentherapie persistiert dabei eine arterielle Hypotension mit der Notwendigkeit einer Therapie mit Vasopressoren, um einen mittleren arteriellen Blutdruck (MAP) von ≥ 65 mmHg zu erreichen.

> Definitionsgemäß muss für die Diagnose eines septischen Schocks ein Laktatwert im Serum > 2 mmol/l vorliegen (S3-Leitlinie Sepsis 2018).

Ursächlich sind bakterielle Toxine. Die Fokusdiagnostik (Blutkulturen, Urinstatus und Urinkultur, Röntgen-Thorax, Abdomensonografie) einschließlich der mikrobiologischen Probenentnahme (Blutkulturen) und der Therapiebeginn (Erstgabe Breitspektrumantibiotikum) sollten innerhalb von 90 min nach Notrufeingang erfolgen.

Selbst bei adäquater Therapie hat der septische Schock eine schlechte Prognose (40–60 % Letalität) (Hempel und Michels 2019).

- **Anaphylaktischer Schock**

Die Anaphylaxie ist eine generalisierte, akute allergische Reaktion des gesamten Organismus auf die Zufuhr von Eiweißstoffen. Der anaphylaktische Schock entspricht einer Anaphylaxie Grad III und gehört zu den schwerwiegendsten allergischen Reaktionen des Körpers. Er ist eine histaminvermittelte massive Vasodilatation und Verteilungsstörung, die durch eine Verschiebung von intravasalem Volumen nach extravasal gekennzeichnet ist. Diese führt zu einem relativen Volumenmangel mit typischen Schocksymptomen (Tachykardie und Hypotonie). Zusätzlich kann es zu massiven Schwellungen im Bereich des Gesichtes und der oberen Atemwege kommen, die ein lebensbedrohliches Ausmaß annehmen können.

> Bis zu 20 % der Patienten im anaphylaktischen Schock zeigen keine Hautreaktionen (Hempel und Michels 2019).

- **Neurogener Schock**

Der neurogene Schock ist selten und entsteht durch Ausfall der Regulation von Kreislauf und/oder Gefäßtonus. Er kommt bei Traumen des Rückenmarks (meist oberhalb des 6. Thorakalsegments) oder des Hirnstamms vor. Infolge der Unterbrechung der nervalen Versorgung der Blutgefäße entsteht eine Gefäßparalyse. Die Gefäße sind maximal weit gestellt und es kann keine Gegenregulation des Sympathikus erfolgen. Es resultiert eine relative Hypovolämie durch Versagen der neurogenen Kreislaufreaktion.

Diese Schockform zeigt eine **spezifische Symptomatik:**
- Hypotonie (maximale Vasodilatation)
- Anhidrose bzw. Hypohidrose (fehlende Schweißproduktion durch Ausfall des Sympathikus)
- Verlust bzw. Einschränkung der Thermoregulation
- Häufig Bradykardie

Im Vollbild zeigt sich also eine gut durchblutete, warme und trockene Haut der Extremitäten bei bradykarder Pulsfrequenz. Das Erkennen des neurogenen Schocks ist essenziell, da diese Patienten bei Volumenmangel nicht tachykard werden können.

Vom neurogenen Schock ist der **spinale Schock** zu unterscheiden, der einen Ausfall sämtlicher Rückenmarksfunktionen nach Verletzungen bezeichnet (Reflexausfall, Tonusverlust und Sensibilitätsverlust unterhalb der Stelle einer spinalen Läsion) und nicht zwangsläufig einen relativen Volumenmangel mit typischem Schockzustand bedingt (Hempel und Michels 2019).

Die Therapie erfolgt kausal durch Beseitigung der Ursache und Volumengabe.

10.8.4.3 Kardiogener Schock

Der kardiogene Schock ist durch ein Missverhältnis von Sauerstoffangebot und -bedarf aufgrund eines primären Pumpversagen des Herzens gekennzeichnet. Durch eine kritische Reduktion des Herzzeitvolumens (HZV) kommt es zu einer Minderversorgung der Organe.

Die häufigste Ursache ist der akute Myokardinfarkt. 5–10 % der Patienten, die einen STEMI erleiden, sind davon betroffen (Tharmaratnam et al. 2020; siehe auch Abschn. 15.1).

- **Ursachen**
- Kardiomyogen (z. B. Myokardinfarkt, Myokarditis, Kardiomyopathie, Pharmatoxizität)
- Mechanisch (z. B. Kunstklappendysfunktion, Erkrankungen der Herzklappen)
- Rhythmogen (Herzrhythmusstörung)

> Der kardiogene Schock ist in bis zu 80 % der Fälle durch eine akute myokardiale Ischämie ausgelöst und die Mortalität beträgt 40 %.

10.8.4.4 Obstruktiver Schock

Während dem distributiven Schock eine gestörte Blutverteilung durch generalisierte Vasodilatation zugrunde liegt, wird der obstruktive Schock durch eine Obstruktion im Herzen bzw. in den großen Gefäßen verursacht.

> **Ursachen**
>
> Die drei wichtigsten Ursachen für einen obstruktiven Schock sind:
> - Spannungspneumothorax
> - Perikardtamponade
> - Lungenarterienembolie

Weitere obstruktive Schockformen sind z. B. die Aortendissektion, das Leriche-Syndrom (embolischer Verschluss der Aortenbifurkation) und das Vena-cava-Kompressionssyndrom bei Schwangeren. Allen Ursachen des obstruktiven Schocks gemeinsam sind der oft schnelle massive Abfall des Herzzeitvolumens und des Blutdrucks mit hoher Dynamik dieser prinzipiell lebensbedrohlichen Situation. Der obstruktive Schock darf differenzialdiagnostisch bei der akuten Kreislaufinsuffizienz nicht übersehen werden. Er erfordert eine sehr schnelle und zielgerichtete Diagnostik in der Notaufnahme (Inspektion, Auskultation, Perkussion, orientierende Sonografie inklusive Echokardiografie, Computertomografie) sowie eine ebenso rasche Initialtherapie mit optimaler Oxygenierung.

■ **Perikardtamponade**

Körperliche Untersuchung und Sonografie sind die diagnostischen Mittel der Wahl. Die Therapie erfolgt hier durch sofortige Entlastung mittels Perikardpunktion oder ggf. Perikardiotomie.

■ **Lungenarterienembolie**

Neben anamnestischen Hinweisen können echokardiografische Zeichen der Rechtsherzbelastung die Diagnose eingrenzen. Bei Patienten im Schock wird die fokussierte Echokardiografie als initiale Diagnostik empfohlen. Ist eine CT-Angiografie nicht direkt verfügbar oder ist der Patient instabil, sollte die Therapie sofort nach der Echokardiografie eingeleitet werden (systemische Thrombolysetherapie, ggf. kathetergestützte Lysetherapie oder chirurgische Embolektomie).

■ **Spannungspneumothorax**

Nach der klinischen Untersuchung ist die Thoraxsonografie differenzialdiagnostisch wegweisend. Es muss eine umgehende Entlastungspunktion mit anschließender Anlage einer Thoraxdrainage erfolgen, um diesen lebensbedrohlichen Zustand umgehend zu beheben.

10.8.5 Therapiemaßnahmen

> **Maßnahmen bei Schockzuständen in der Notaufnahme**
> - Sauerstoffgabe
> - Kontinuierliches Monitoring (SpO_2, RR, EKG)
> - Legen von zwei großlumigen Venenzugängen (≥ 14 G)
> - Point-of-care-Sonografie, Herzechokardiografie
> - ZVK-Anlage, ZVD-Messung
> - Arterielle RR-Messung
> - Laborwerte (Blutbild, Elektrolyte, Entzündungs- und Gerinnungsparameter, Nierenretentionswerte, Leberwerte, ggf. kardiale Biomarker und D-Dimere)
> - BGA (Beurteilung des Säure-Basen-Haushalts, Laktat)
> - Kreuzblut/Anforderung von Blutprodukten
> - Ggf. Blutkulturen (mind. 2 Paar – aerob/anaerob)
> - Anlage eines Blasenkatheters (→ Urinstatus/-sediment/-kultur) zur Flüssigkeitsbilanzierung
> - Röntgen-Thoraxaufnahme, ggf. CT-Diagnostik

> **Praxistipp**
>
> Die Laktatkonzentration ist ein schnell verfügbarer Hypoxiemarker mit hoher Relevanz für die Verlaufskontrolle eines Schockgeschehens (Adams et al. 2004), der aber insgesamt unspezifisch ist und auch bei anderen Erkrankungen erhöht sein kann.

Die ursachengerechte Stabilisierung der Hämodynamik ist der Grundpfeiler der Initialtherapie. Je nach Ursache kann diese durch Gabe von Flüssigkeit oder Blutprodukten sowie Einsatz von kreislaufwirksamen Medikamenten erreicht werden. Bei spezifischen Schockursachen sind auch weitere Sofortmaßnahmen noch in der Notaufnahme erforderlich. ◘ Tab. 10.6 fasst die wichtigsten Therapieziele im Schock zusammen und ◘ Abb. 10.5 gibt einen Überblick zu den Schockformen und deren Auswirkungen auf den Kreislauf und stellt die initialen Therapiemaßnahmen dar.

Nach initialer Kreislaufstabilisierung durch Erstmaßnahmen profitiert der Patient im Schock von einer intensivmedizinischen Therapie und er sollte hierzu zeitnah (innerhalb von 60 min) auf die Intensivstation verlegt werden.

10.9 Leitsymptom Störungen des Bewusstseins und der Wahrnehmung

Frank Wösten

Das Leitsymptom Bewusstseinsstörung oder Wahrnehmungsstörung ist ein häufiges und nicht selten unterschätztes Leit- oder Begleitsymptom bei Notfallpatienten. Zuweisungen erfolgen in der Regel in rettungsdienstlicher Begleitung in die Klinik; bei Nennung oder

Tab. 10.6 Spezifische Therapieziele beim Schock

Hämodynamik	O₂-Versorgung	Organdysfunktion
MAD ≥ 65 mmHg (≥ 105 mmHg bei schwerem Schädel-Hirn- und/oder stumpfem Abdominaltrauma)	Hb-Wert ≥ 7 g/l	Urinproduktion von > 0,5 ml/kg/h
ZVD 9–11 cm H₂O (= 12–15 mmHg) → kann im kardiogenen Schock oder unter Beatmung höher sein	Sauerstoffsättigung > 94 %	GCS > 12
	Laktat < 2,2 mmol/l (→ Ziel: Senkung ≥ 10 %/h)	

Schockformen		Vorlast (JVP, ZVD, PCWP)	Pumpfunktion (HZV)	Nachlast (SVR)	Perfusion (SpO₂)	Therapie
Pathophysiologie	Ätiologie					
Hypovolämisch (intravaskulärer Volumenmangel)	Blutung (z.B. Trauma mit Blutung, gastrointestinale Blutung, Gefäßverletzung)	↓	↓	↑	↓	Blutstillung / Blutungskontrolle, O₂, ggf. Tranexamsäure, Gabe von Blutprodukten, Flüssigkeits- / Volumengabe, Noradrenalin, Wärmeerhalt
	Flüssigkeitsverlust (z.B. Verbrennung, Ileus, Diarrhö, Erbrechen, Diuretikaabusus, Fieber)					O₂, Flüssigkeits- / Volumengabe, Noradrenalin
Distributiv (Vasodilatation, systemischer vaskulärer Widerstand ↓↓ → Verteilungsstörung des zirkulierenden Blutvolumens)	Anaphylaktischer Schock (z.B. Medikamente, Nahrungsmittel)	↓	↑	↓	-/↑	Allergenzufuhr stoppen, Adrenalin (0,5 mg i.m. / 0,1 mg i.v.), O₂, Antihistaminika (H1-/2-Blocker), Hydrocortison, Flüssigkeits- / Volumengabe
	Neurogener Schock (spinales Trauma, Schädel-Hirn-Trauma)	↓/-	↑	↓	-/↑	O₂, Flüssigkeits- / Volumengabe, Noradrenalin
	Septischer Schock (Infektion, Sepsis)	↓	↑	↓	-/↑	O₂, Breitspektrumantibiotika, Flüssigkeits- und Volumengabe, Noradrenalin, Fokussierung
	Drogen-/Toxininduzierter Schock (z.B. Tier-/Insektengifte, sonstige Vergiftungen, Transfusionsreaktionen, Toxic Shock Syndrome (TSS))					O₂, Toxinzufuhr stoppen, ggf. Antidotgabe, Flüssigkeits- und Volumengabe, Noradrenalin
	Endokriner Schock (Addison-Krise) (Nebennierenrindeninsuffizienz)					O₂, Flüssigkeitsgabe, Hydrocortison, Noradrenalin
Kardiogen (eingeschränkte Auswurfleistung des Herzens)	Verminderte kardiale Pumpfunktion (z.B. Myokardinfarkt, Kardiomyopathie, Myokarditis, Herzkontusion, akute Herzklappendysfunktion, Hämatothorax)	↑	↓	↑	↓	Analgesie, O₂ (bei SpO₂ < 95%), Nitrate (bei RRsyst > 100 mmHg), ASS, Heparin, Dobutamin, Noradrenalin, Flüssigkeitsgabe, Reperfusion (PCA / Lyse)
	Tachy-/bradykarde Rhythmusstörung					O₂, Antiarrhythmika, Kardioversion/Defibrillation
	Akute Herzinsuffizienz					O₂, Diuretika, Nitrate, Dobutamin
Obstruktiv (Obstruktion im Herzen / in den großen Gefäßen)	Spannungspneumothorax	↑	↓	-/↑	-/↓	O₂, Entlastungspunktion / Thorakostomie
	Perikardtamponade					O₂, Perikardpunktion / Thorakotomie
	Lungenarterienembolie					O₂, Heparin, Lyse-/Reperfusionstherapie, Analgesie, Dobutamin, Noradrenalin

Abb. 10.5 Schockformen, Kreislaufwirkung und Therapiemaßnahmen. Abkürzungen: *ASS* Acetylsalicylsäure, *HZV* Herzminutenvolumen, *JVP* „jugular venous pressure" (Jugularvenendruck), *PCWP* „pulmonary capillary wedge pressure" (Lungenkapillaren-Verschlussdruck), *SpO₂* pulsoxymetrisch gemessene Sauerstoffsättigung, *SVR* „systemic vascular resistance" (totaler peripherer Widerstand), *ZVD* zentraler Venendruck

Übermittlung des (Begleit-)Symptoms Bewusstseins- und/oder Wahrnehmungsstörung sollten sich alle beteiligten notfallmedizinisch Tätigen konzentriert und fokussiert den Patienten widmen, um der zugrunde liegenden Störung möglichst zeitnah auf die Spur zu kommen. Denn: jeder Patient mit einer Störung des Bewusstseins und/oder der Wahrnehmung ist potenziell lebensbedrohlich erkrankt!

Die möglichen Ursachen für Bewusstseins- und/oder Wahrnehmungsstörungen sind sehr zahlreich und erfordern deshalb besonders zu Beginn der Patientenbehandlung ein zielgerichtetes und strukturiertes Herangehen.

Das standardisierte Vorgehen zu Beginn und im Verlauf der Behandlung umfasst folgende Schritte und soll im folgenden Abschnitt näher erläutert werden:
- Ersteinschätzung der Behandlungsdringlichkeit mit obligaten Erstmaßnahmen
- Anamnese, Erscheinungsbild und orientierende körperliche Untersuchung
- Erfassung der Leitsymptome unter Berücksichtigung der Differenzialdiagnosen
- Notwendige Basislabordiagnostik inkl. Point-of-Care-Testung und erweiterte leitsymptomadaptierte Blutuntersuchungen
- Weiterführende Diagnostik

10.9.1 Ersteinschätzung der Behandlungsdringlichkeit mit obligaten Erstmaßnahmen

Wer kennt das nicht: Es ist bald Feierabend, ein stressiger Arbeitstag ist fast vorbei, da fahren Rettungsdienstmitarbeiter doch tatsächlich den allen bestens bekannten Patienten in die Notaufnahme, der wieder einmal einen über den Durst getrunken hat.

Folgender erfundener Dialog kann sich daraufhin entspinnen:

„Übergabe?" → „Sorry! Keine Zeit!"

„Wohin?" → „Zuerst in den Ausnüchterungsraum…, wir schauen später nach ihm…"

Erfahrene Notfallmediziner werden bestätigen, dass die gravierendsten und überflüssigsten Fehleinschätzungen mit ähnlich unspektakulären Situationen beginnen: die verkannten oder unterschätzten Störungen des Bewusstseins, welche mit relevanten Patientengefährdungen einhergehen können!

Während klassische Leitsymptome wie Thoraxschmerz oder Dyspnoe mit klaren symptomorientierten Algorithmen im Sinne einer Routineabarbeitung vom Symptom zur Diagnose versehen werden können, ist es bei den hier beschriebenen Störungen des Bewusstseins ungleich schwieriger und gefährlicher!

> Unabhängig von möglichen Ursachen einer Bewusstseins- und/oder Wahrnehmungsstörung erfolgt in jedem Fall eine medizinische Ersteinschätzung der Notfallpatienten nach den bekannten Ersteinschätzungssystemen; zwingend muss beim Erstkontakt mit bewusstseinsgestörten Patienten auch eine erste Einteilung des Bewusstseinszustands vorgenommen werden, im besten Fall strukturiert, z. B. mit der Glasgow-Coma-Scale (Young 2009).

Die standardisierte medizinische Ersteinschätzung durch erfahrenes notfallmedizinisches Personal mit Einstufung der Behandlungsdringlichkeit, bei Bedarf die sofortige Einleitung von Erstmaßnahmen und eine an der Ersteinschätzung orientierte zeitgerechte strukturierte Abarbeitung des Leitsymptoms Bewusstseinsstörung ist die Basis für den Erfolg der Patientenbehandlung und entscheidet nicht selten darüber, ob die uns anvertrauten Patienten bleibende Schäden durch das schädigende Ereignis davontragen!

Folgende Handlungsfelder sollen bei Patienten mit Störungen des Bewusstseins beim Erstkontakt mitberücksichtigt werden:
- **Erkenne das führende Problem („Treat first what kills first") und behebe es ggf. vor allen weiteren Maßnahmen:**
- Die Beurteilung von bedrohlichen Störungen gemäß ABCDE-Schema und die Stabilisierung der Vitalfunktionen hat Vorrang vor allem anderen:
- Was nützt die erfolgreiche Behandlung einer Sinusvenenthrombose, wenn über längere Zeit ein vorliegendes A-/oder B-Problem nicht erkannt und somit nicht behandelt wurde?
- Kein A-, kein B-, kein C-Problem? Leider gibt es keine Entspannung, denn es liegt bei einem D-Problem fast **immer** ein relevanter Zeitdruck vor, denn der Wahlspruch der Schlaganfall-Experten lautet (unabhängig vom schädigenden Ereignis): Time is Brain!
- **Wertschätze alle Informationen, die zur Lösung beitragen können:**
- Nach der Abklärung des Patientenzustands nach ABCDE-Regel (D-Problem!) hören wir aufmerksam der kompletten Übergabe durch den Rettungsdienst zu; wir fragen nach der Auffindesituation, nach dem Symptomverlauf während des Transports und dem Eindruck des Rettungsdienstpersonals zum Zeitpunkt der Übergabe: Ist der Zustand verbessert oder hat er sich weiter verschlechtert? Wir **studieren** das Rettungsdienstprotokoll (cave: BZ-Messung erfolgt?)!
- **Rufe schnell nach Hilfe, wenn Du nicht weiterkommst:**
- Unklare Bewusstseinsstörungen gehören zu den mitunter unangenehmsten Notfallsituationen für alle, die eine erste Beurteilung dieser Patienten vornehmen müssen! Es ist keineswegs ein Zeichen von Schwäche, im Zweifelsfall Unterstützung anzufordern, sondern im Gegenteil: Es erfordert sehr viel mehr Mut für ein „Ich bin mir unsicher" als für ein unsicheres „Ist doch klar!". Unsere Patienten danken es uns!

Für Patienten mit einem A- und/oder B-Problem hat vor Einleitung weiterer Diagnostik zur Abklärung einer Bewusstseinsstörung die Atemwegssicherung oberste Priorität. Ein Score zur Bestimmung des Bewusstseinsgrades sollte in jedem akutmedizinischen Setting etabliert sein; bewährt hat sich hier trotz bekannter Schwächen die Glasgow Coma Scale (▶ Kap. 6). Im präklinischen Setting hat ein GCS ≤ 8 die Herstellung der Intubationsbereitschaft aufgrund vermuteter Beeinträchtigung des Schluckreflexes zur Folge; nicht selten werden Patienten deswegen schutzintubiert: Jede klinisch erfahrene Notfallkraft weiß von akutem Erbrechen bei unklarer Bewusstseinstrübung zu berichten. Eine Aspiration bei diesem Patientenkollektiv bei ohnehin kritischem Krankheitsbild gilt es unter allen Umständen zu vermeiden, da ein solches Ereignis die Überlebenswahrscheinlichkeit signifikant verringert! Insofern macht es auch im klinischen Kontext im Rahmen der Erstsichtung Sinn, ähnliche Vorkehrungen zu treffen im Sinne einer frühzeitigen Entscheidung zum weiteren Vorgehen und ggf. Vorbereitung atemwegssichernder Maßnahmen.

Eine engmaschige Kontrolle und persönliche Überwachung des Patienten muss bis zum Ausschluss einer weiteren akuten Progredienz bei Patienten mit Bewusstseinsstörung ohne Abstriche erfolgen. Bei isoliertem

D-Problem zum Zeitpunkt der Ersteinschätzung muss außerdem daran gedacht werden, dass im Verlauf eine Beeinträchtigung der zuvor nicht betroffenen Vitalfunktionen nicht auszuschließen ist. So kann aus einem D-Problem ein B-Problem mit möglicher Pflicht zur Sicherung der Atemwege und Beatmung entstehen. Insofern sollten alle Patienten mit einer akuten Bewusstseins- oder Wahrnehmungsstörung unabhängig von der Ursache einer Monitoring-Kontrolle und regelmäßigen persönlichen Kontrollen im Sinne von „Second/Third Surveys" zugeführt werden, um frühestmöglich auf patientengefährdende Entwicklungen des Krankheitsverlaufs reagieren zu können.

10.9.2 Anamnese, Patientenbeobachtung und fokussierte körperliche Untersuchung

> Eine fokussierte Anamneseerhebung und Patientenbeobachtung beim medizinischen Erstkontakt ist insbesondere bei Bewusstseinsgestörten der Schlüssel zum Erfolg für eine schnelle und erfolgreiche Patientenbehandlung und gehört immer dokumentiert!

Für eine fokussierte Anamneseerhebung müssen wir wissen, nach welchen in Frage kommenden Differenzialdiagnosen wir eigentlich suchen. Die vielfältigen Ursachen für Bewusstseins- und/oder Wahrnehmungsstörungen sind in der folgenden Übersicht zusammengefasst.

Mögliche Ursachen von Bewusstseinsstörungen
- Sauerstoffmangel durch globale oder fokale Minderdurchblutung (z. B. Herz-Kreislauf-Stillstand oder Hirninfarkt)
- Traumatische Schädigungen (z. B. mit Gehirnquetschung oder traumatischer intrazerebraler Blutung)
- Stoffwechselstörungen (Blutglukose, Hyperkapnie, Elektrolyte, Exsikkose, Hypoxie)
- Intoxikationen global durch z. B. Medikamente oder Drogen
- Blutungen innerhalb des Schädels, z. B. bluthochdruckbedingte Hirnblutung oder aneurysmabedingte Subarachnoidalblutung
- Degeneration der Hirnzellen, z. B. bei der Alzheimer-Demenz
- Epileptische Anfälle
- Tumorbedingte Gehirnschädigung durch Verdrängung oder Infiltration
- Infektion: fokal (Meningoenzephalitis, Enzephalitis, Hirnabszess) oder systemisch (Sepsis, Pneumonie usw.)
- Psychogene Störungen

> Eine aufmerksame und an die Anamnese adaptierte fokussierte Patientenbeobachtung kann dazu führen, dass richtige Entscheidungen das weitere Schicksal des akut erkrankten Patienten mit einer Bewusstseinsstörung wesentlich beeinflussen!

Durch die gewonnenen Informationen können Maßnahmen und Diagnostikschritte an die jeweils aktuelle Situation angepasst werden. Kompetente Patientenbeobachtung setzt ein gutes Fachwissen voraus und profitiert von zuvor gemachten Erfahrungswerten aus ähnlichen Situationen.

Berichtet der zuvor differenzierte Patient oder das Rettungsdienstpersonal über ein Sturzereignis mit nachfolgender Bewusstseinstrübung, kann die Ursache relativ leicht erklärbar sein. War der Patient allerdings zuvor schon gelegentlich verwirrt, ist die Abweichung vom „Normalzustand" schon nicht mehr so einfach zu benennen.

Wir können Fixierungsfehler, die aufgrund vermeintlich sicherer Aussagen immer möglich sind, dadurch vermeiden, indem wir unsere getroffenen Entscheidungen z. B. aufgrund neuer Informationen immer wieder hinterfragen und um deren Tragweite wissen.

Es ist demnach dreifache Vorsicht geboten:
- Ein Sturz kann die Ursache *oder* Folge einer Bewusstseinsstörung sein.
- Die Ursache eines ggf. unbeobachteten Sturzereignisses bei Patienten mit nun vorliegender Bewusstseinsstörung kann nie ohne Diagnostik abschließend entschieden werden: Eine „Kopfplatzwunde nach Sturz mit Schädel-Hirn-Trauma Grad I" als abschließende Diagnose kann richtig sein, erfordert aber zumindest eine gründliche körperliche Untersuchung („von der Socke bis zur Locke") und Dokumentation zum Ausschluss von Lähmungen, Sepsiszeichen oder anderen auffälligen Befunden, die ggf. eine Bewusstseinstrübung mit nachfolgender Sturzneigung verursacht haben können!
- Die Anamneseerhebung bei bewusstseinsgestörten Patienten erfordert aufgrund der zerebralen Dysfunktion ungleich mehr Erfahrung als bei bewusstseinsklaren Patienten, denn hier bedeutet ein Nein nicht automatisch auch Nein, ein Ja nicht Ja!
- Häufig imponieren Patienten mit Bewusstseinsstörungen durch ausgeprägte olfaktorische Sensationen: Als Folge der zerebralen Störung können Patienten häufig Stuhlgang und Miktion nicht mehr bewusst kontrollieren, sodass hierdurch Prioritäten verschoben werden können; durch pflegerische Reinigungsmaßnahmen vor dringlicher Diagnostik können mitunter nicht unerhebliche Zeitverluste entstehen. Hierdurch können sich Prognosen bei den Patienten unter Umständen dramatisch verschlechtern!

Erfahrene Notfallpflegende erkennen gefährdete Patienten mit unklaren Bewusstseinsstörungen sehr schnell und werden mit der Zeit sehr gut darin, diese zügig klinisch einzuschätzen – ohne den Patienten umfangreich und zeitintensiv untersuchen zu müssen. Sollten durch die Anamnese und Patientenbeobachtung Verdachtsdiagnosen bereits erhärtet sein, lohnt sich immer eine kurze fokussierte körperliche Untersuchung, um diese Verdachtsdiagnose zu bestätigen, z. B. FAST (Face-Arm-Speech-Test, ◘ Tab. 10.7).

▶ **Beispiel**

Bei einem bewusstseinsgetrübten Patienten mit einer nach rechts gerichteten Blickwendung lohnt sich eine ca. 10 s dauernde Prüfung nach FAST, um zu wissen, ob eine Gesichtslähmung, eine Halbseitenlähmung und/oder ein Sprachproblem vorliegt. Sprechen wir gleichzeitig ruhig mit dem Patienten (und nicht über ihn!), so haben wir in kurzer Zeit einen Gesamtüberblick über und eine vertrauensvolle Beziehung zum Patienten aufgebaut und wissen, welche weiteren diagnostischen Schritte unmittelbar folgen müssen. ◀

Zur Akuttherapie bei Bewusstseinsstörungen ohne fokal-neurologische Ausfälle und ohne erkennbare Ursachen können je nach erhobenen Befunden gehören:
- Empirische Gabe von Antibiotika und Volumen i. v., wenn Infektion/Sepsis vermutet
- Glukose-Infusion, wenn eine Hypoglykämie vorliegt
- Versuchsweise Naloxon, falls Opiatintoxikation vermutet wird
- Flumazenil, wenn Benzodiazepin-Intoxikation vermutet wird

10.9.3 Erfassung der Leitsymptome unter Berücksichtigung der Differenzialdiagnosen

Bei der Unterscheidung möglicher Ursachen von Bewusstseinsstörungen haben sich in der klinischen Praxis sogenannte Eselsbrücken bewährt, um keine der möglichen Ursachen zu übersehen oder zu vergessen.

Ein Lieblingsmerkspruch des Autors für behandelbare Differenzialdiagnosen bei Bewusstseinsstörungen ist „A-E-I-O-U-T-I-P-S". Die Anfangsbuchstaben stehen hier für:

A	Alkohol
E	Epilepsie, Enzephalopathie, Elektrolyte, endokrine Ursachen (z. B. Hypoglykämie, Hypothyreose)
I	Insulin
O	Opiate, „Overdose", O_2 (+CO_2 i. S. Hypoxie oder Hyperkapnie)
U	Urämie (metabolisch)
T	Trauma
I	Infektion
P	Psychiatrische Notfälle, Pharmakologie
S	Schock, SAB, Schlaganfall, Sepsis

Wie bereits oben erwähnt, ist eine Kenntnis der möglichen Differenzialdiagnosen eine Voraussetzung dafür, die zu Beginn der Patientenbehandlung erhaltenen Informationen zu sortieren und zu filtern, damit zeitnah die richtigen weiteren Diagnostikschritte eingeleitet werden können.

10.9.4 Notwendige Basis-Labordiagnostik inkl. Point-of-Care-Testung und erweiterte leitsymptomadaptierte Blutuntersuchungen

Im Rettungsdienst ist inzwischen die Bestimmung des Blutzuckers als einziger Labor-Routineparameter bei jedem kritisch kranken Patienten etabliert. Im klinischen Setting, wo uns nahezu unbegrenzte Labordiagnostik zur Verfügung steht, müssen wir uns eher im Gegenteil auf die wichtigen und für die Akutdiagnostik relevanten Laborwerte konzentrieren.

Zum Management akuter Bewusstseinsstörungen gehört demnach obligat zunächst eine Point-oft-Care-Testung mit den für Akutentscheidungen relevantesten Laborparametern:

◘ **Tab. 10.7** FAST – Face-Arm-Speech-Test

Sagen Sie dem Patienten, er soll lächeln/seine Zähne zeigen	Positiv, wenn Asymmetrie oder nur Grimassieren möglich
Armvorhalteversuch (Handflächen nach oben, beide Arme gestreckt; 90° im Sitzen/45° im Liegen)	Positiv, wenn ein Arm rasch absinkt oder nicht gehalten werden kann
Beurteilen Sie die Sprache des Patienten	Positiv: neue Sprachstörung (Fremdanamnese), verwaschene Aussprache, Wortfindungsstörung (im Zweifel: z. B. Stift zeigen oder in die Hand geben und benennen lassen)

Bei Patienten mit Bewusstseinsstörungen sollte die Blutgasanalyse entweder venös, kapillär oder arteriell abgenommen werden. Nach Meinung des Autors ist die Abnahmeart nicht entscheidend, sondern die Fähigkeit zur Interpretation der folgenden Ergebnisse (▶ Kap. 6).

Insbesondere sind neben den direkt (Blutglukose) mit Bewusstseinsstörungen assoziierten Veränderungen der BGA-Parameter die nicht direkt damit assoziierten enorm wichtig, da sie die nächsten akut erforderlichen Diagnostikschritte beeinflussen. So können pH-Wert und Elektrolytverschiebungen ein Hinweis auf eine urämische Stoffwechsellage mit Bewusstseinsstörung sein. Frühzeitig in der BGA-Diagnostik erkannte Hyponatriämien können direkt einer Therapie zugeführt werden. Ein erhöhtes Laktat in der BGA kann ein Hinweis auf eine vorliegende Sepsis mit Enzephalopathie sein. Mehr zur Interpretation der Blutgasanalyse siehe ▶ Abschn. 6.7.

Eine weitere Point-of-Care-Testung, welche nicht unmittelbar zur Diagnostik, sondern zur Planung der unmittelbaren weiteren Therapieschritte von großer Bedeutung ist, ist die frühe Bestimmung des Gerinnungsstatus noch in der Aufnahmesituation. So ist die frühzeitige Kenntnis des Gerinnungsstatus bei Patienten mit einem akuten fokal-neurologischen Defizit vor Einleitung einer Lyse-Therapie von großer Bedeutung.

Eine immer erforderliche Basis-Labordiagnostik für Patienten mit Bewusstseinsstörungen, deren Ergebnisse innerhalb von 60 min nach Abnahme vorliegen sollte, sollte folgende Parameter enthalten: Blutbild, Elektrolyte, Nierenwerte, Gerinnung, Leber- und Entzündungswerte.

Sollten anamnestische Hinweise auf Intoxikationen als Ursache der Bewusstseinsstörungen vorliegen, sollte ebenfalls ein toxikologisches Screening in der Aufnahmesituation erfolgen.

10.9.5 Weiterführende Diagnostik bei bewusstseinsgestörten Patienten

Bei allen Patienten mit einem plötzlichen Beginn einer Bewusstseins- oder Wahrnehmungsstörung ohne eindeutig erkennbare Ursache sollte zeitnah eine zerebrale Bildgebung meist in Form eines nativen Computertomogramms des Schädels durchgeführt werden.

Selbst bei naheliegenden Erklärungen für das Koma (z. B. hyperosmolares Koma bei Hyperglykämie) sollten zerebrale Schädigungen im Sinne der Verursachung oder als Komplikation unterstellt und zumindest ausgeschlossen werden (z. B. Hirninfarkte, Hirnödeme).

Die Computertomografie (CT) des Schädels ist ein sensitives Verfahren, um Hirnblutungen, Hydrozephalus, Hirnödem und Mittellinienverlagerungen zu erkennen, und kann Hinweise auf Schlaganfälle, Abszesse oder Tumoren geben. Eine mit Kontrastmittel durchgeführte CT-Diagnostik des Schädels kann sehr frühzeitig und ohne großen Mehraufwand mögliche ursächliche Stenosen der hirnversorgenden und hirneigenen Blutgefäße aufdecken, die ggf. zügig einer weiteren Therapie (systemische Lyse; neuroradiologische Katheterinterventionen) zugeführt werden können. Oft dient die Computertomografie des Schädels der Ausschlussdiagnostik, macht sie deshalb aber nicht weniger wertvoll bezüglich des diagnostischen und forensischen Nutzens im Rahmen der Patientenbehandlungen. Dementsprechend sollte in der Notaufnahme bei Fehlen einer erkennbaren Ursache frühzeitig aus Gründen der maximalen Diagnostiksicherheit des bewusstseinsgestörten Patienten die Indikation für die Durchführung eines CT gestellt werden. Bei normalen oder unklaren Befunden in der CT des Schädels ist meist eine Klärung mittels Magnetresonanztomografie (MRT) sinnvoll, ggf. unter Umständen noch in der Notfallsituation bei Verfügbarkeit.

Die notfallmäßige Lumbalpunktion kann im Rahmen der Notfallbehandlung notwendig werden, z. B. zum Ausschluss einer Meningitis, einer Enzephalitis und einer Subarachnoidalblutung. Zum Ausschluss eines erhöhten Hirndrucks wird vor der Lumbalpunktion grundsätzlich die Durchführung einer kranialen CT oder MRT des Schädels empfohlen. Von dieser Grundsatzempfehlung kann bei besonderen Indikationen, etwa beim Verdacht auf eine bakterielle Meningitis, abgewichen werden. Bei einem solchen Verdachtsfall sollte die Lumbalpunktion bereits vor einer zerebralen Bildgebung durchgeführt werden, soweit keine klinischen Anzeichen für einen erhöhten intrakraniellen Druck, wie Übelkeit, Erbrechen oder Vigilanzstörung, bestehen.

Eher nicht notfallmedizinisch relevante apparative Untersuchungen betreffen die EEG- sowie die MRT-Diagnostik.

10.10 Leitsymptom Fieber

Martin Pin

Das „Leitsymptom Fieber" ist zunächst wenig spezifisch. Unter dem allgemein verwendeten Begriff Fieber werden jedoch fälschlicherweise unterschiedliche Erhöhungen der Körperkerntemperatur subsumiert, die aufgrund der Genese und der Behandlungsdringlichkeit unbedingt getrennt voneinander zu betrachten sind. Die Anamnese, die vollständige körperliche Untersuchung und die Erhebung der Vitalparameter sind unabdingbare Voraussetzung zur Risikostratifizierung und Diagnosestellung.

10.10.1 Epidemiologie

Je nach Literatur liegt der Anteil der Patienten, die sich mit einer Erhöhung der Körpertemperatur in der Notaufnahme vorstellen, bei 6–7 %. Bei Erwachsenen über dem 65. Lebensjahr steigt dieser Vorstellungsgrund auf 10–15 % an. Bei Kindern liegt in 20–40 % der Fälle eine Erhöhung der Körpertemperatur der Vorstellung in der Notaufnahme zugrunde. Morbidität und Mortalität sind altersabhängig. Patienten > 65 Jahre und /oder chronisch kranke Patienten werden zu 70–90 % hospitalisiert und die Sterblichkeit beträgt ca. 7–9 % innerhalb des ersten Monats. Die häufigsten Ursachen sind Infektionen. Bei bis zu 74 % aller mit Fieber im Krankenhaus aufgenommenen Patienten liegt eine Sepsis vor. Keine Ursache für das Fieber findet sich in der Notfalldiagnostik bei ca. 20 % der Vorstellungen in der Notaufnahme (Blum 2010; Herzog et al. 2011; Dormann 2020; Walter et al. 2016).

10.10.2 Definition

Die Messung der Körpertemperatur unterliegt verschiedenen Einflüssen. Sie ist abhängig von der Tageszeit, dem Ort der Messung, dem Alter und weiteren Faktoren.

Eine einheitliche Definition der physiologischen Körpertemperatur und der Abweichungen liegt in der Literatur nicht vor. Eine Einteilung gibt ◘ Tab. 10.8 wieder.

10.10.3 Pathophysiologie

Die Temperaturregelung erfolgt im Hypothalamus. **Fieber** bezeichnet eine Sollwertverstellung im Hypothalamus. Fieber ist demnach eine physiologische Reaktion auf bestimmte Ursachen wie Infektionen. Eine **Hyperthermie** beschreibt einen Zustand der erhöhten Körperkerntemperatur ohne eine Sollwertverstellung im Hypothalamus. Gründe hierfür sind eingeschränkte Wärmeabgabe, externe Wärmezufuhr. Eine **Hyperpyrexie** ist gekennzeichnet durch eine sehr hohe Körperkerntemperatur. Sie beruht auf einer Erhöhung des Sollwertes, Versagen der Wärmeregulation und reduzierter Wärmeabgabe. **Die Hyperpyrexie stellt einen lebensbedrohlichen Notfall dar.**

> Die Körpertemperatur nimmt mit dem Alter ab, sodass bei älteren Patienten auch Körpertemperaturen zwischen 37,2°C und 37,8°C je nach Ort der Messung als Fieber interpretiert werden müssen (High et al. 2009).

10.10.4 Messen der Köpertemperatur

Die Messung der Körpertemperatur kann an verschiedenen Körperstellen mit unterschiedlich aufwendigen und unterschiedlich genauen Verfahren durchgeführt werden.

Zur Bestimmung der Körperkerntemperatur sind die Verfahren nicht alle geeignet. Je nach Messort ergeben sich somit auch differierende physiologische Temperaturen.

Die Anforderungen an ein Messverfahren in der Notaufnahme müssen sein:
- Einfaches Handling
- Genaue Messung
- Schnelles Ergebnis

Prinzipiell können in der Notaufnahme die in ◘ Tab. 10.9 aufgeführten Messverfahren zur Anwendung kommen:

Weitere Verfahren zur Temperaturmessung wie über einen Harnblasenkatheter mit Temperatursonde, Ösophagussonde oder das PICCO-Verfahren bleiben besonderen Notfallsituationen vorbehalten. Sie bieten jedoch den Vorteil eines kontinuierlichen Temperaturmonitorings.

> Die typmpanale Messung mittels Infrarot-Ohrthermometer hat sich in der Notaufnahme bewährt und ist ein in der Anwendung einfaches und für den Patienten angenehmes Verfahren mit guter Messgenauigkeit. Voraussetzung ist die korrekte Anwendung und ein freier Gehörgang. Bei nicht plausiblen Messwerten Kontrolle auf der Gegenseite.

10.10.5 Ersteinschätzung und Anamnese

Der Ersteinschätzung, Erhebung der Vitalparameter und der Anamnese kommt bei Patienten mit einer erhöhten Körpertemperatur eine besondere Bedeutung zu.

◘ **Tab. 10.8** Körpertemperatur – Einteilung. (Mod. nach Dormann 2020)

Temperatur	Einteilung/Bezeichnung
35,7 °C–37,3 °C	Normale Körpertemperatur
< 35,7 °C	Hypothermie
Bis 38,0 °C	Subfebrile Temperatur
Bis 39,9 °C	Fieber
Bis 41,5 °C	Hyperthermie
> 41,5 °C	Hyperpyrexie

Tab. 10.9 Körpertemperatur – Messverfahren

Messort/Messverfahren	Vorteile	Nachteile	Physiologische Temperatur in °C
Axilla, Leiste	– Einfache Anwendung – Nicht invasiv	– Hoher Zeitaufwand – Differenz zwischen Körperkerntemperatur und Oberflächentemperatur bis zu 1,9°C	34,7–36,3
Kutan, Stirn (Infrarot)	– Kontaktfrei – Einfache Anwendung – Geringer Zeitaufwand	– Ungenau – Nicht geeignet für NA	
Ohr/Tympanon	– Einfache Anwendung – Genaue Messung	– Fehlmessung bei falscher Positionierung oder Verlegung des Gehörgangs (Cerumen)	36,0–37,3
Rektal	– Einfache Handhabung – Genaue Messung – Geringe Beeinflussung durch Umgebungstemperatur	– Messfehler durch Stuhl – Änderung der Kerntemperatur zur rektalen Messung mit deutlicher Latenz (1–2 h)	36,5–37,7
Oral/Sublingual	– Einfache Anwendung – Nicht invasiv	– Hohe Anfälligkeit für Fehlmessung, Störanfällig – Hoher Zeitaufwand	35,9–37,2

Ergänzend zu den Vitalparametern sollte bei jedem Patienten mit Fieber der qSOFA-Score als Sepsis-Parameter bereits durch die Pflegenden ermittelt werden.

Anamnestisch sollte primär erfragt werden:
- Seit wann besteht Fieber?
- Wie hoch waren die gemessenen Temperaturen und wo wurde gemessen?
- Wie ist der Fieberverlauf?

> **Wichtig**
> Die Verlaufsform und die Höhe der Körpertemperatur können erste Rückschlüsse auf die Ursache geben:
> - Persistierend, hohes Fieber: bakterielle Infekte, Sepsis, Pneumonie, Meningitis, Harnwegsinfekte
> - Remittierend, Fieber: Endokarditis, Brucellose
> - Intermittierend: Malaria, Tuberkulose

- Bestehen Begleitsymptome, wie:
  - Kopfschmerzen
  - Nackenschmerzen
  - Abdominelle Schmerzen
  - Luftnot, Husten, Auswurf
  - Übelkeit, Erbrechen
  - Diarrhö
  - Dysurie, Pollakisurie, Hämaturie
  - Weichteilveränderungen wie Schwellung oder Rötung
  - Hautveränderungen – Exanthem
- Vorerkrankungen:
  - Maligne Erkrankungen,
  - Schilddrüsenerkrankung
  - Immunsuppression, Chemotherapie
- Medikamenteneinnahme, Drogenkonsum
- Reiseanamnese

10.10.6 Diagnostik

Der Umfang der Diagnostik ist abhängig von der ersten Verdachtsdiagnose, den vorliegenden Symptomen, der vitalen Gefährdung und der Höhe der Körperkerntemperatur.

Die Basisdiagnostik beinhaltet:
- EKG
- BGA
- Labor mit Elektrolyten, Nierenwerten, Leberwerten, Cholestaseparameter, Laktatdehydrogenase (LDH), Creatinkinase (CK), C-reaktives Protein (CRP) und Procalcitonin (PCT), Gerinnung, Blutbild
- Urinstatus
- Mikrobiologie Blutkulturen

Ergänzend bildgebende Verfahren wie Sonografie, Röntgen, CT.

10.10.7 Ursachen von Fieber

Wichtige Hinweise auf die Ursachen von Fieber ergeben sich durch die Betrachtung von Alter, Fieberhöhe und Fieberverlauf sowie der organspezifischen Begleitsymptomatik (Tab. 10.10).

Tab. 10.10 Ausgewählte Organspezifische Symptome und mögliche Ursachen von Fieber (in Anlehnung an Dormann 2020)

Organspezifische Symptome	Mögliche Ursache
Erwachsene	
Abdominelle Schmerzen, Ikterus, Übelkeit, Erbrechen, Durchfall	Cholezystitis, Choledocholithiasis, Pankreatitis, Appendizitis, Divertikulitis, Kolitis
Luftnot, Husten, Auswurf, Thoraxschmerz	Pneumonie, Pleuritis, Pleuraempyem
Dysurie, Flankenschmerzen, Hämaturie, Unterbauchschmerzen	Harnwegsinfekt, Zystitis, Pyelonephritis, Urolithiasis
Kopfschmerzen, Meningismus, neurologische Symptome	Meningitis
Kopfschmerzen, Halsschmerzen, Ohrenschmerzen	Sinusitis, Tonsillitis, Otitis
Kinder, Jugendliche	
Kopfschmerzen, Halsschmerzen, Ohrenschmerzen	Sinusitis, Tonsillitis, Otitis
Kopfschmerzen, Meningismus, neurologische Symptome, Bewusstseinstrübung, Lethargie, Petechien	Meningitis
Petechien	Schönlein Henoch
Lymphknotenschwellung, Hepatosplenomegalie	Infektiöse Mononukleose
Diarrhö	Viral: Rota-, Noro-Viren Bakteriell: Campylobacter, Salmonellen

10.10.8 Vital bedrohliche Erhöhung der Körpertemperatur

10.10.8.1 Hyperthermie (Temperatur bis 41,5°C)

■ Ursachen
– Physikalisch
  – Hitzschlag
– Metabolisch
  – Thyreotoxikose
– Pharmakologisch
  – Malignes neuroleptisches Syndrom Allmählicher Beginn, Auslöser: Antipsychotika, Neuroleptika, Metoclopramid (MCP), Amphetamine, Kokain
  – Serotonin-Syndrom Beginn akut, Auslöser: MAO-Inhibitoren, Linezolid, Ritonavir, Amphetamine, Kokain, Lithium, LSD, selektive Serotonin-Wiederaufnahmehemmer (SSRI), Sumatriptan u. a.
  – Maligne Hyperthermie Beginn akut, meist ca. 1 h nach Applikation von Succinycholin, Halothan oder anderen Inhalationsanästhetika
– Genetisch determiniert, selten

■ Therapie
– Keine Antipyretika
– Physikalisch (kühlende Maßnahmen)
– Möglichst kausal
– Stabilisierung der Vitalparameter

10.10.8.2 Hyperpyrexie (Temperatur > 41,5°C)

■ Ursachen
– Schwere Infektionen, septische Verläufe
– Zerebrale Hämorrhagie
– u. a. auch Ursachen der Hyperthermie

■ Therapie
– Absoluter Notfall!
– Antipyretika
– Physikalisch (kühlende Maßnahmen)
– Möglichst kausal
– Stabilisierung der Vitalparameter

10.10.9 Besondere Erhöhungen der Körpertemperatur

10.10.9.1 Neutropenes Fieber

■ Ursachen
– Meist infektiös
– Infektionsquelle in 20–30 % identifizierbar
– Bakteriämie in 10–25 % dokumentierbar
– Bedenke als Erreger auch Pilze

■ Therapie
– Absoluter Notfall
– Antibiotische Therapie so früh wie möglich
– Blutkulturen

10.10.9.2 Drug Fever

Wird durch unterschiedliche Wirkstoffe ausgelöst (Dormann 2020).
  Kategorien:
- Hypersensitivitätsreaktionen
- MTX, Azathioprin, Antibiotika, Virostatika, Antikonvulsiva
- Gestörte Thermoregulation
- Thyroxin, Thyreostatika, Anticholinergika, Atropin, Sympathomimetika, MDMA (Ecstasy, Amphetamine, Kokain)
- Durch Medikamentengabe
- Kontamination durch Endotoxine
- Sekundär pharmakologisch
  - Chemotherapeutika
  - Jarisch-Herxheimer-Reaktion auf Antibiotika

10.10.9.3 Fever of unknown origin (FUO) – Fieber unklarer Genese

- Fieber > 3 Wochen
- Nosokomiales Fieber unklarer Genese
- Neutropenisches Fieber unklarer Genese
- HIV-assoziiertes Fieber unklarer Genese (Dormann 2020)

- **Ursachen**
- Infektionen 10–20 %
  - Zahn, Spritzenabszesse
  - Bakteriell: Endokarditis, TBC
  - Viral: HIV, Zytomegalievirus (CMV), Hepatitis-B-Virus (HBV)
- Autoimmuner Formenkreis 20 %
  - Vaskulitiden
- Paraneoplastisch ca. 10 %
  - z. B. Lymphome
- Andere ca. 5 %
  - z. B. Thyreoiditis
- Unklar ca. 50 %
  - In aller Regel gute Prognose

> **Zusammenfassung**
> - Die korrekte Messung und Dokumentation von Körpertemperatur, Vitalzeichen und Ersteinschätzung ist essenziell.
> - Beachte Unterschied zwischen Fieber und Hyperthermie, da unterschiedliche Therapieansätze und Dringlichkeit.
> - Durch Zusammenschau von
>   - Anamnese, Reiseanamnese,
>   - begleitenden organspezifischen Symptomen,
>   - Immunstatus und
>   - Wahrscheinlichkeiten für eine bestimmte Erkrankung kann eine erste Verdachtsdiagnose in der Notaufnahme gestellt werden.
> - Lebensbedrohliche Erkrankungen wie z. B.
>   - Sepsis,
>   - Meningitis,
>   - malignes neuroleptisches Syndrom und
>   - Thyreotoxikose müssen frühzeitig diagnostiziert werden.
> - Frühzeitige kalkulierte Therapie bei Sepsis verbessert die Prognose

Literatur

Literatur zu Abschn. 10.2

American Thoracic Society (1999) Dyspnea. Mechanism, assessment an management: a consensus statement. Am J Respir Crit Care Med 159:321–340

Hauswaldt J, Blaschke S (12. September 2017) Dyspnoe. Internist (Berl). 58(9):925–936

Hüfner A, Dodt C (2015) Med Klin Intensivmed Notfmed 110:465–481. DOI ▶ https://doi.org/10.1007/s0006301500618 Online publiziert: 3. September 2015

Kumle B, Merz S, Mittmann A et al (2019) Nichttraumatologisches Schockraummanagement. Notfall Rettungsmed 22:402–414. ▶ https://doi.org/10.1007/s10049-019-0613-1

Lemm H, Dietz S, Buerke M (6. Februar 2013) Patienten mit Dyspnoe in der Notaufnahme. Medizinische Klin - Intensivmed und Notfallmedizin 108(1):19–24

Möckel M, Searle J, Muller R, Slagman A, Storchmann H, Oestereich P (April 2013) u. a. Chief complaints in medical emergencies. Eur J Emerg Med 20(2):103–108

Russi EW (2009) Dyspnoe – Pathophysiologie und Differentialdiagnose. Ther Umsch 66:629–631

Strauss R et al. (2014) The prognostic significance of respiratory rate in patients with pneumonia: a retrospective analysis of data from 705,928 hospitalized patients in Germany from 2010–2012. Dtsch Arztebl Int 111:29–30

Literatur zu Abschn. 10.3

Battegay E, Siegenthaler W (Hrsg) (2012) Siegenthalers Differenzialdiagnose: Innere Krankheiten – vom Symptom zur Diagnose, 20. Aufl. Thieme, Stuttgart

Christ M et al (2014) Chest pain units or chest pain algorithm? Med Klin Intensivmed Notfmed 109:495–503

Domanovits H et al (2002) Acute chest pain – a stepwise approach, the challenge of the correct clinical diagnosis. Resuscitation 55:9–16

Kriz R, Eisenburger P (2017) Thoraxschmerz in der Notaufnahme // Chest Pain in the Emergency Department. Journal für Kardiologie - Austrian Journal of Cardiology 24(3–4):44–51

Möckel M, Searle J, Muller R, Slagman A, Storchmann H, Oestereich P (April 2013) Chief complaints in medical emergencies. Eur J Emerg Med 20(2):103–108

Perings S et al. (2016) Konsensuspapier Kriterien der Deutschen Gesellschaft für Kardiologie – Herz- und Kreislaufforschung e. V. für „Brustschmerz-Ambulanzen" Update 2016, Kardiologe

10:301–306 DOI ▶ https://doi.org/10.1007/s12181-016-0074-4 Online publiziert: 4. August 2016

Tintinalli JE, Ma O, Yealy DM, Meckler GD, Stapczynski J, Cline DM, Thomas SH.(Hrsg.): (2020). Tintinalli's Emergency Medicine: A Comprehensive Study Guide, 9e. McGraw Hill. ▶ https://accessmedicine.mhmedical.com/content.aspx?bookid=2353§ionid=226604918 Zugriff am 06.12.2021

Literatur zu Abschn. 10.4

Advanced Trauma Life Support (ATLS)® Student Course Manual (2018) 10th Edition, American College of Surgeons, Chicago

Grundmann RT, Petersen M, Lippert H et al (2010) The acute (surgical) abdomen – epidemiology, diagnosis and general principles of management. Z Gastroenterol 48:696–706

Lankisch PG, Mahlke R, Lübbers H. (2009) Das akute Abdomen aus internistischer Sicht. Deutsches Ärzteblatt CME Kompakt 1(2). ▶ https://www.aerzteblatt.de/pdf.asp?id=64651 Zugriff am 06.12.2021

Miettinen P, Pasanen P, Lahtinen J (1996) Acute abdominal pain in adults. Ann Chir Gynaecol 85:5–9

Pemmerl S, Hüfner A (2020a) Das akute Abdomen: Ätiologie und Klinik. Dtsch Med Wochenschr 145:1535–1543

Pemmerl S, Hüfner A (2020b) Epidemiologie, Initialdiagnostik und -therapie des akuten und unklaren Bauchschmerzes in der Notaufnahme. Med Klin Intensivmed Notfmed. Online First doi: ▶ https://doi.org/10.1007/s00063-020-00696-x

Literatur zu Abschn. 10.5

Hohenstein C (2016) Kopfschmerzen. In: Fleischmann T, Hohenstein C (Hrsg) FAQ Klinische Notfallmedizin (S 19–22). Elsevier, München.

Schankin CJ, Straueb A, Bassetti CL, Fischer U (2017) Kopfschmerz in der Notaufnahme. Nervenarzt 88:597–606

Literatur zu Abschn. 10.6

Debus ES, Heidemann F, Gross-Fengels W, Mahlmann A, Muhl E, Pfister K, Roth S, Stroszczynski C, Walther A, Weiss A, Wilhelmi M, Grundmann RT (2018). S3-Leitlinie zu Screening, Diagnostik, Therapie und Nachsorge des Bauchaortenaneurysmas. ▶ https://www.awmf.org/uploads/tx_szleitlinien/004-014l__S3_Bauchaortenaneurysma_2018-08.pdf Zugriff am 06.12.2021

Raspe H (2012) Gesundheitsberichterstattung des Bundes Heft 53 Rückenschmerzen. Robert-Koch-Institut (Hrsg.). ▶ https://www.rki.de/DE/Content/Gesundheitsmonitoring/Gesundheitsberichterstattung/GBEDownloadsT/rueckenschmerzen.pdf?__blob=publicationFile Zugriff am 06.12.2021

Wösten F (2020) Rücken- und Nackenschmerzen. In: Gries A, Seekamp A, Christ M, Dodt C (Hrsg) Klinische Akut- und Notfallmedizin mit den Inhalten der Zusatzweiterbildung Klinische Akut-und Notfallmedizin aus der Musterweiterbildungsordnung. Medizinisch Wissenschaftliche Verlagsgesellschaft Berlin

Literatur zu Abschn. 10.7

Buscher H, Fulde G (2012) Kardiovaskuläre Notfälle bei Erwachsenen. In: Fleischmann Th (Hrsg) Klinische Notfallmedizin. Elsevier GmbH, München, S 174–203

Hohenstein Ch (2012) Synkope. In: Fleischmann Th (Hrsg) Klinische Notfallmedizin. Elsevier GmbH, München, S 66–76

NAEMT (2017) AMLS Advanced Medical Life Support – An Assessment-Based Approach, 2. Aufl. Jones & Bartlett Publisher, Burlington

Literatur zu Abschn. 10.8

Adams HA, Baumann G, Cascorbi I et al (2004) Empfehlungen zur Diagnostik und Therapie der Schockformen der IAG Schock der DIVI. Intensivmed 41:618–626

Adams HA, Baumann G, Cascorbi I et al (2010) Interdisziplinäre Behandlungspfade: Hypovolämischer Schock. Monographie Deutscher Ärzteverlag, Köln, Eine Empfehlung der IAG Schock der DIVI

Advanced Trauma Life Support (ATLS)® Student Course Manual (2018) 10th Edition, American College of Surgeons, Chicago

Hempel D, Michels G (2019) Schock – eine Übersicht für die klinische Praxis. Dtsch Med Wochenschr 144:884–891

Herold V (2019) Schock. In: Herold V (Hrsg) Internistische Intensivmedizin – Eine praxisorientierte Darstellung, 9. Aufl. Volker Herold, Regensburg

Standl T, Annecke T, Cascorbi I et al (2018) The nomenclature, definition and distinction of types of shock. Dtsch Arztebl Int 115:757–768

S3-Leitlinie Sepsis – Prävention, Diagnose, Therapie und Nachsorge (2018) Deutsche Sepsis Gesellschaft e. V. (federführend); AWMF-Registernummer: 079 – 001. ▶ https://www.awmf.org/uploads/tx_szleitlinien/079-001l_S3_Sepsis-Praevention-Diagnose-Therapie-Nachsorge_2020-03_01.pdf. Zugegriffen: 1. Apr. 2020

Tharmaratnam G, Wunderl M, Schebler K et al (2020) Die vier Schockformen – Teil 2: kardiogener Schock. Notarzt 36:46–53

Wunderl M, Tharmaratnam G, Schebler K et al (2019) Die vier Schockformen – Teil 1: hypovolämisch-hämorrhagischer Schock. Notarzt 35:224–235

Literatur zu Abschn. 10.9

Young GB (2009) Stupor and coma in adults: UpToDate. Online 17.2. ▶ http://www.uptodateonline.com

Literatur zu Abschn. 10.10

Blum FC (2010) Fever in the adult patient. Rosen´s emergency medicine

Dormann H (2020) Erhöhte Körpertemperatur. In: Fleischmann Th, Hohenstein C (Hrsg) Klinische Notfallmedizin. Urban & Fischer Verlag/Elsevier GmbH München

Herzog L, Phillips SG (2011) Addressing Concerns About Fever. Clin Pediatr 50(5):383–390. ▶ https://doi.org/10.1177/0009922810385929

High KP (2009) Clinical Practice Guideline for the Evaluation; 48:149–71 of Fever and Infection in Older Adult Residents of Long-Term Care Facilities: 2008 Update by the Infectious Diseases Society of America 48:149–171

Walter EJ, Hanna-Jumma S, Carraretto M, Forni L (2016 Jul 14) The pathophysiological basis and consequences of fever. Crit Care 20(1):200. ▶ https://doi.org/10.1186/s13054-016-1375-5. PMID:27411542;PMCID:PMC4944485

Weiterführende Literatur

Moecke H, Lackner CK et al (Hrsg) (2017) Das ZNA-Buch, 2. Aufl. Medizinisch Wissenschaftliche Verlagsgesellschaft

Kurz T, (o.J.) Leitsymptom: Thoraxschmerz. ▶ https://www.springermedizin.de/emedpedia/dgim-innere-medizin/leitsymptom-thoraxschmerz?epediaDoi=10.1007/978-3-642-54676-1_273 Zugriff am 06.12.2021

Irvin TT (1989) Abdominal pain: a surgical audit of 1190 emergency admissions. Br J Surg 76:1121–1125

Diener HC, Gaul C, Kropp P (2018) Therapie der Migräneattacke und Prophylaxe der Migräne, S1-Leitlinie. Deutsche Gesellschaft für Neurologie (Hrsg) Leitlinien für Diagnostik und Therapie in der Neurologie. ► www.dgn.org/Leitlinien

International Headache Society (2018) Headache Classification Committee of the International Headache Society (IHS)The International Classification of Headache Disorders, 3. Auflage-IHCD-3. ► www.ihcd-3.org. Zugegriffen: 6. Dez. 2021

Lenisch E (2012) Kopfschmerzen bei Erwachsenen. In: Fleischmann T (Hrsg) Klinische Notfallmedizin (S 90–95). Elsevier Urban & Fischer München

Ness T, Bley TA, Schmidt WA, Lamprecht P (2013) The diagnosis and treatment of giant cell arteritis. Dtsch Arztebl Int 110(21):376–386. ► https://doi.org/10.3238/arztebl.2013.0376

Nestler U (2020) Kopfschmerzen. In: Gries A, Seekamp A, Christ M, Dodt C (Hrsg) Klinische Akut- und Notfallmedizin mit den Inhalten der Zusatzweiterbildung Klinische Akut und Notfallmedizin aus der Musterweiterbildungsordnung (S 263–264). Medizinisch Wissenschaftliche Verlagsgesellschaft Berlin

Bundesärztekammer (BÄK), Kassenärztliche Bundesvereinigung (KBV), Arbeitsgemeinschaft der Wissenschaftlichen Medizinischen Fachgesellschaften (AWMF) (2017) Nationale Versorgungsleitlinie Nicht-spezifischer Kreuzschmerz–Langfassung, 2. Aufl. ► https://www.leitlinien.de/nvl/kreuzschmerz/kreuzschmerz/#

MacDonald D (2012) Rückenschmerzen. In: Fleischmann T (Hrsg) Klinische Notfallmedizin (S 111–114). Elsevier Urban & Fischer München

Harbison J, Hossain O, Jenkinson D, Davis J, Louw SJ, Ford GA (2003) Diagnostic accuracy of stroke referrals from primary care, emergency room physicians, and ambulance staff using the face arm speech test. Stroke 34(1):71–76. ► http://www.ncbi.nlm.nih.gov/pubmed/12511753. Zugegriffen: 29. Dez. 2020

Bingisser R ► medstandards.com Elsevier Verlag Philadelphia

Patienten mit traumatologischen Beschwerden

Dirk Becker, Mabel Nkwanzi, Clemens Müller, Grit Radtke und Florian Vogel

Inhaltsverzeichnis

11.1 Einleitung – 228

11.2 Schädel-Hirn-Trauma und Verletzungen des Gesichtsschädels – 228
11.2.1 Schädel-Hirn-Trauma – 228
11.2.2 Verletzungen des Gesichtsschädels – 230

11.3 Halsverletzungen – 232

11.4 Wirbelsäulentrauma – 232

11.5 Verletzungen des Körperstamms – 233
11.5.1 Thoraxtrauma – 233
11.5.2 Abdomentrauma – 234
11.5.3 Beckentrauma – 235

11.6 Verletzungen der oberen und unteren Extremitäten – 235
11.6.1 Erstmaßnahmen bei Frakturen, Luxationen und Amputationen – 236
11.6.2 Kompartmentsyndrom – 237

11.7 Wunden – 237
11.7.1 Anatomie – 237
11.7.2 Wundarten/Klassifikationen – 237
11.7.3 Befunderhebung (Anamnese) – 238
11.7.4 Tetanusschutz – 238
11.7.5 Wundversorgung – 238
11.7.6 Abschluss – 240

Literatur – 240

© Springer-Verlag GmbH Deutschland, ein Teil von Springer Nature 2022
M. Dietz-Wittstock et al. (Hrsg.), *Notfallpflege - Fachweiterbildung und Praxis*,
https://doi.org/10.1007/978-3-662-63461-5_11

11.1 Einleitung

Dirk Becker

In den folgenden Abschnitten wird auf das Monotrauma der Körperregionen Kopf, Hals, Körperstamm sowie der oberen und unteren Extremitäten eingegangen. Der Schwerpunkt wird dabei auf die notfallpflegerische Erstversorgung in der ZNA (Zentrale Notaufnahme) gelegt. Dem Themengebiet Wunden wird im ▶ Abschn. 11.7 eine besondere Aufmerksamkeit geschenkt.

Wie beim polytraumatisierten Patienten werden auch die Patienten mit einem Monotrauma gemäß dem ABCDE-Algorithmus der Notfallmedizin (Primary Survey) erstbeurteilt. Dies dient dazu, dass keine lebensgefährlichen Verletzungen des Patienten übersehen werden. Wurden diese ausgeschlossen, werden die meisten monotraumatischen Verletzungen im Secondary Survey erstbehandelt. Dennoch muss auch beim Monotrauma stets darauf geachtet werden, dass extremitätengefährdende Verletzungen möglichst rasch erkannt und erstbehandelt werden sowie innerklinisch keine zusätzlichen Schäden bei der Erstbehandlung verursacht werden.

Die Abläufe und Algorithmen der Versorgung polytraumatisierter Patienten werden in ▶ Kap. 14 behandelt.

11.2 Schädel-Hirn-Trauma und Verletzungen des Gesichtsschädels

Dirk Becker

Bei traumatischen Verletzungen im Kopfbereich wird prinzipiell zwischen dem Schädel-Hirn-Trauma (SHT) und Verletzungen des Gesichtsschädels unterschieden. Beide Verletzungen sind oft Teil von polytraumatisierten Patienten. Hier wird nun spezifisch auf die einzelne isolierte Verletzung als Monotrauma eingegangen.

11.2.1 Schädel-Hirn-Trauma

- **Einteilung**

Für die Einteilung von Verletzungen im Kopfbereich, dem Schädel-Hirn-Trauma, gibt es unterschiedliche Klassifikationen. Am häufigsten kommt in der ZNA die Einteilung nach der Schwere der Verletzung und der verletzten Organstrukturen (Morphologie) zur Anwendung. Um den Schweregrad eines SHT festzulegen, gilt die Glasgow Coma Scale (GCS) als objektiver klinischer Standard. Die Morphologie beinhaltet die Schädelfrakturen sowie intrakranielle Kontusionen, Hämatome und diffuse Verletzungen des Gehirns mit den daraus folgenden Schwellungen durch Ödeme und Hyperämie (ACS 2018).

> Die Einteilung des Schädel-Hirn-Traumas erfolgt anhand der Schwere der Verletzung und der Morphologie (◘ Tab. 11.1).

- **Erstbeurteilung**

Bei der Erstbeurteilung von Patienten mit einem entsprechenden Verletzungsmuster liegt der Schwerpunkt der Pflegeperson ZNA auf der Beurteilung des Schweregrades des SHT und der Beurteilung der verletzten Strukturen. Hierzu müssen die Kriterien „Augen öffnen", „Beste verbale Antwort" und „Beste motorische Antwort" mit der Glasgow Coma Scale erfasst werden (◘ Tab. 11.2).

Ergänzend folgt die Kontrolle der Lateralisationszeichen der Extremitäten und die Pupillenkontrolle nach den Kriterien: Größe, Gleichseitigkeit, Form und Reaktion auf Licht. Eine einseitig pathologische Pupillendilatation lässt auf eine neurologische Beeinträchtigung des Gehirns, z. B. durch eine Blutung oder ein Ödem, auf der gleichen Seite schließen.

Des Weiteren muss die klinische Untersuchung des Kopfes auf Prellmarken, Hautverletzungen und Frakturzeichen durchgeführt werden und in den Ohren- und Nasenöffnungen nach Blut- und Liquoraustritt gesucht werden. Oft ist gerade die Suche nach Liquor nicht ganz einfach, da häufig im Bereich der Nase auch Nasensekret zu finden ist. Hier kann eine Glukosebestimmung mittels eines Blutzuckermessgerätes oder eines Glukoseteststreifens hilfreich sein. Der Glukosewert im Liquor liegt bei ca. 50 %, der des Nasensekretes bei unter 25 % des aktuellen Blutzuckerwertes. Jedoch ist die Aussagekraft dieses Tests nur beschränkt zu verwenden und muss laborchemisch gesichert werden.

Beim Erfassen der Vitalparameter sind eine erhöhte Atemfrequenz, ein verändertes Atemmuster, ein erhöhter Puls sowie ein erhöhter Blutdruck Zeichen einer intrakraniellen Druckerhöhung und damit Hinweise auf eine intrakranielle Läsion. Steigt der intrakranielle Druck (ICP) weiter, ist dies im Verlauf an einer Bradypnoe mit unregelmäßigem Atemmuster, einer zunehmenden Bradykardie und einem steigenden systolischen Blutdruck mit breiter Blutdruckamplitude, der sogenannten Cushing-Trias, zu erkennen. Der Körper versucht dabei, den zerebralen Blutfluss (CBF) durch eine Steigerung des Blutdrucks (MAP) und daraus resultierender Steigerung des zerebralen Perfusionsdrucks (CPP) dem erhöhten ICP entgegenzuwirken. Steigt der ICP weiter an, besteht die Gefahr einer zerebralen Hypoxie sowie einer Herniation des Gehirns mit Todesfolge.

Patienten mit traumatologischen Beschwerden

Tab. 11.1 Einteilung des Schädel-Hirn-Traumas. (Übersetzt und modifiziert nach Valadka und Narayan, ACS 2018)

Schweregrad	Leichtes SHT	GCS-Wert 13–15	
	Mittelschweres SHT	GCS-Wert 9–12	
	Schweres SHT	GCS-Wert 3–8	
Morphologie	Schädelfraktur	Kalottenfraktur	Linear oder sternförmig
			Impressionsfraktur oder keine Impressionsfraktur
			Offene oder geschlossenen Fraktur
		Schädelbasisfraktur	Mit oder ohne Liquorleck
			Mit oder ohne Hirnnervenbeteiligung
	Intrakranielle Läsion	Fokal	Epidural
			Subdural
			Intrazerebral
		Diffus	Lokale Kontusion
			Multiple Kontusionen
			Hypoxische oder ischämische Schädigungen
			Axonverletzungen

Tab. 11.2 Glasgow Coma Scale für Erwachsene und Kinder (STN 2018)

Beurteilung Erwachsene und Kinder > 5 Jahre	Punkte	Beurteilung Kinder < 5 Jahre
Augen öffnen		**Augen öffnen**
Spontan	4	Spontan
Bei Ansprache	3	Bei Ansprache
Auf Druckreiz	2	Auf Druckreiz
Keine Reaktion	1	Keine Reaktion
Nicht testbar	NT	Nicht testbar
Beste verbale Antwort		**Beste verbale Antwort**
Orientiert	5	Äußert sich adäquat und lächelt freundlich
Verwirrt	4	Schreit, lässt sich trösten
Spricht Wörter	3	Schreit, lässt sich nicht trösten
Laute	2	Unruhig, erregt
Keine Antwort	1	Reine Reaktion
Nicht testbar	NT	Nicht testbar
Beste motorische Antwort		**Beste motorische Antwort**
Auf Aufforderung	6	Auf Aufforderung
Gezielt	5	Auf Schmerzreiz gezielt
Normale Beugeabwehr	4	Auf Schmerzreiz normale Beugeabwehr
Auf Schmerzreiz Beugesynergismen	3	Auf Schmerzreiz Beugesynergismen
Auf Schmerzreiz Stecksynergismen	2	Auf Schmerzreiz Stecksynergismen
Keine Reaktion	1	Keine Reaktion
Nicht testbar	NT	Nicht testbar

Um dies rechtzeitig zu erkennen, müssen im weiteren Verlauf der Patientenbetreuung regelmäßig die Vigilanz, die Atemfrequenz und das Atemmuster, die Sauerstoffsättigung, der Puls, der Blutdruck, der GCS-Wert, die Pupillenreaktion und die Lateralisationszeichen erhoben werden.

> Die Perfusion des Gehirns ist abhängig von einem ausreichenden zerebralen Perfusionsdruck (CPP). Dieser wird als mittlerer arterieller Blutdruck (MAP) minus intrakranieller Druck (ICP) definiert. Daraus folgt: CPP = MAP − ICP.

■ **Erstmaßnahmen**

Um die Hirnfunktion zu verbessern und sekundäre Hirnschäden zu vermeiden, sind folgende Erstmaßnahmen in der ZNA erforderlich.

- Ausreichende Oxygenierung mit Sauerstoff, um einen Zielwert von ≥ 95 % (ACS 2018; STN 2018) / > 90 % (DGU 2016) Sauerstoffsättigung zu erreichen
- Intubation bei Patienten mit einem GCS-Wert von 8 oder weniger Punkten.
- Bei intubierten Patienten den Kohlendioxidpartialdruck (pCO_2) im unteren Normwertbereich anstreben und primär eine Hyperventilation vermeiden
- Hyperventilation nur gezielt und kurzzeitig bei akuter neurologischer Verschlechterung oder Zeichen einer Herniation einsetzen
- Normotonie mit einem systolischen Blutdruck ≥ 110 mmHg (ACS 2018; STN 2018) / ≥ 90 mmHg (DGU 2016)
- Volumenmanagement mit Ringer-Lösung, um hypotensive Episoden zu vermeiden
- Normothermie erhalten
- Schmerztherapie einleiten, um einen schmerzbedingten ICP-Anstieg zu vermeiden
- Lagerung bei geschlossenem SHT mit ca. 30° erhöhtem Oberkörper, um den venösen Rückfluss aus dem Schädel zu optimieren
- Lagerung bei offenem SHT flach, um eine Luftembolie zu vermeiden
- Lagerung bei Kombinationsverletzungen mit der Wirbelsäule flach, in der Neutral-Null-Stellung von Kopf und Wirbelsäule
- Multislice-Computertomografie (MSCT) bei mittelschweren und schweren SHT sowie bei leichten SHT mit einem erhöhten Risiko einer intrakraniellen Blutung
- Mit der Neurochirurgie die medikamentöse und operative Therapie zur ICP-Senkung besprechen

> Je nach lokalen Gegebenheiten muss ein mittelschweres und schweres SHT dem Schockraummanagement zugeführt werden.

11.2.2 Verletzungen des Gesichtsschädels

Traumatische Verletzungen im Mund-, Kiefer- und Gesichtsbereich treten bei ca. 10 % aller Schädel-Hirn-Traumen als Zusatzverletzung auf. Während die Ursachen der Verletzungen des Gesichtsschädels bei Kindern und geriatrischen Patienten häufig Stürze sind, ist bei Erwachsenen zwischen 16 und 65 der Verkehrsunfall die häufigste Ursache. Zu erwähnen ist, dass bei jungen männlichen Erwachsenen die körperliche Auseinandersetzung ebenfalls einen hohen Stellenwert als Unfallursache einnimmt (Naujokat et al. 2019).

Bei schweren Verletzungen des Gesichtsschädels besteht die Gefahr der Atemwegsverlegung durch Schwellungen, Blutungen und Koagel sowie ausgeschlagene Zähne und andere Fremdkörper, wie z. B. Prothesen. Lebensbedrohliche Blutverluste bei Gesichtsverletzungen sind eher selten, da Blutungen oft durch eine punktuelle Kompression gegen den Gesichtsschädel kontrolliert und gestoppt werden können (Naujokat et al. 2019).

Nachfolgend wird kurz auf die Erstmaßnahmen spezifischer Verletzungen des Gesichtsschädels in der ZNA eingegangen.

■ **Maßnahmen bei Verletzungen des oberen Gesichtsschädels**

Bei Verletzungen des Orbitadachs steht die Kontrolle der Bewusstseinslage und eine ophthalmologische Kontrolle im Vordergrund, da eine Fraktur der vorderen Schädelbasis und eine Schädigung des Auges vermutet werden muss. Eine Einklemmung des Augenmuskels und Schädigungen des Sehnervs und der Sehbahnen sowie ein retrobulbäres Hämatom können das Auge nachhaltig schädigen und das Sehvermögen einschränken. Daher ist hier der Schwerpunkt in der Patientenbeobachtung durch die Pflegeperson der ZNA zu setzen.

Das Austreten von Liquor aus der Nase (Rhinoliquorrhö) ist ein Hinweis auf eine frontobasale Fraktur, welche als Komplikation eine aufsteigende Infektion mit sich ziehen kann. Daher erhalten Patienten mit Hinweis darauf ein Schnäuzverbot, um die Gefahr einer lebensbedrohlichen Infektion zu reduzieren. Zur weiteren Diagnostik ist ein MSCT angezeigt und die Konsultation eines Neurochirurgen und eines Ophthalmologen. Die Rekonstruktion durch einen Mund-Kiefer-Gesichtschirurgen kann anschließend erfolgen (Naujokat et al. 2019).

> Rhinoliquorrhö ist ein Hinweis auf eine frontobasale Fraktur, welche eine aufsteigende lebensbedrohliche Infektion mit sich ziehen kann.

■ **Maßnahmen bei Verletzungen des mittleren Gesichtsschädels**

Frakturen des Mittelgesichtes werden unterteilt in:
- Nasenbeinfraktur
- Le-Fort-I-Fraktur: Horizontaler Oberkieferbruch, Alveolarfortsätze sind vom restlichen Oberkiefer und Schädel getrennt.

Patienten mit traumatologischen Beschwerden

- Le-Fort-II-Fraktur: Pyramidenförmige Fraktur des Oberkiefers, welche durch den Orbitaboden und die Vorderwand des Oberkiefers verläuft. Verletzungen der Frontobasis und des Orbitainhaltes sowie der Tränengänge sind möglich.
- Le-Fort-III-Fraktur: Vollständiger Abriss des Gesichtsschädels von der Schädelbasis, wobei die Orbita beteiligt ist. Ebenfalls können das Siebbein, das Jochbein, die Nebenhöhlen und die Frontobasis mitverletzt sein.

Bei der klinischen Untersuchung ist daher auf Fehlstellungen im Nasenbereich, Abweichungen der Gesichtssymmetrie und bewegliche Fragmente sowie Stufenbildungen zu achten. Weitere Hinweise sind Brillen- und Monokelhämatome sowie Blutungen konjuktivaler Gefäße unter der Bindehaut (Hyposphagma), Störungen der Augenmotilität und Sensibilitätsstörungen im Gesicht.

Wie bereits bei den Verletzungen des oberen Gesichtsschädels müssen auch hier Einklemmung des Augenmuskels und Schädigungen des Sehnervs und der Sehbahnen sowie ein retrobulbäres Hämatom gesucht werden.

Eine weitere Komplikation der Mittelgesichtsverletzungen stellt das Septumhämatom dar. Klinisch zeigt es sich durch eine bläulich konvexe Vorwölbung im Bereich des Nasenseptums und muss entlastet werden, um eine Nekrose des Nasenknorpels zu verhindern. Nach der Entlastung sollte das Septum wieder mit der Nasenschleimhaut in Verbindung gebracht werden. Dazu eignen sich Septumschienen oder eine Naht.

Eine traumatisch bedingte Epistaxis kann mit Kompression und Kühlung gestoppt werden. Reicht dies nicht aus, können Schaumstofftamponaden oder Doppelballonkatheter eingeführt werden. Sind diese nicht vorhanden, kann auch ein Blasenkatheter mit Ballon zur Blutstillung in die Nase eingeführt werden.

Ausgeprägte Schwellungen können jedoch die gesamte Befunderhebung massiv beeinträchtigen. Daher ist eine dreidimensionale Bildgebung des Gesichtsschädels zur Diagnosestellung angezeigt, wobei eine intrakranielle Bildgebung zum Ausschluss intrakranieller Traumafolgen ergänzt werden muss (Naujokat et al. 2019).

> **Praxistipp**
>
> **Erstmaßnahmen bei Nasenbluten**
> - Eine Epistaxis kann mit Kompressen und Kühlung gestoppt werden.
> - Bei anhaltenden Blutungen Schaumstofftamponaden oder Doppelballonkatheter anwenden.
> - Im Notfall einen Blasenkatheter zur Blutstillung verwenden, wenn kein spezieller Doppelballonkatheter vorhanden ist.

■ **Maßnahmen bei Verletzungen des unteren Gesichtsschädels**

Verletzungen in der Mundhöhle, wie starke Blutungen der Zunge oder des Mundbodens sowie ein ausgeprägtes Mundbodenhämatom, können zu Beeinträchtigungen der oberen Atemwege bis hin zur Atemwegsverlegung führen und eine Schutzintubation notwendig machen. Daher liegt hier der Fokus in der kontinuierlichen Beurteilung der oberen Atemwege. Bei einer blutenden Zunge kann mit Kompressen und Kompression versucht werden, die Blutung zu stoppen. Gelingt dies nicht, ist eine umstechende Naht notwendig. Falls dies nicht gelingt, ist eine Schutzintubation des Patienten zur Tamponade der Mundhöhle unausweichlich.

Unterkieferfrakturen sind häufig bereits an einer Okklusionsstörung zu erkennen. Weitere klinische Hinweise können eine abnorme Bewegbarkeit, tastbare Stufen im Knochen oder der Zahnreihe, Druckschmerzen am Kiefergelenk und am Kinn sowie ein Hämatom am Mundboden sein.

> Eine nicht stillbare Blutung der Zunge sowie ein massives Mundbodenhämatom können eine Schutzintubation notwendig machen.

■ **Maßnahmen bei Zahnunfällen**

Ausgeschlagene Zähne und Zahnfragmente sollten aus dem Mund entfernt werden und in einer speziellen Zahnrettungsbox gelagert werden. Steht keine Zahnrettungsbox zur Verfügung, kann ein Gefäß mit Ringer-Lösung oder isotonischer Kochsalzlösung oder kalter H-Milch als Ersatz dienen. Dabei ist darauf zu achten, dass die Wurzeloberfläche des Zahnes nicht beschädigt wird, auch nicht durch Reinigung bei Verschmutzungen. Eine beschädigte Zahnwurzel kann die vitale Zahnoberfläche schädigen und die Prognose einer erfolgreichen Replantation reduzieren (Naujokat et al. 2019).

> **Praxistipp**
>
> Zur Lagerung von ausgeschlagenen Zähnen eignet sich am besten eine Zahnrettungsbox mit einer speziellen Nährlösung. Ist diese nicht vorhanden, kann der Zahn auch in Ringer-Lösung, isotonischer Kochsalzlösung oder kalter H-Milch gelagert werden.

Die Blutungen der Zahnfächer sind selten lebensbedrohlich und können mit sterilen Kompressen komprimiert werden. Falls die Möglichkeit besteht, kann der Zahn auch wieder in das Zahnfach in der Mundhöhle eingesetzt werden. Dies gilt allerdings nur für permanente Zähne und nicht für Milchzähne (Naujokat et al. 2019).

Je nach lokalen Gegebenheiten muss eine zügige Vorstellung bei einem Mund-Kiefer-Gesichtschirurgen oder einem Zahnarzt eingeleitet werden, denn je schneller die Zahnreplantation durchgeführt wird, desto besser ist die Prognose.

11.3 Halsverletzungen

Dirk Becker

Bei Weichteilverletzungen im Halsbereich besteht stets die Gefahr der Atemwegsobstruktion bis hin zur Atemwegsverlegung. Durch Traumata im Halsbereich neigen die empfindlichen Weichteile schnell zum Anschwellen und zu Blutungen. Dabei spielt es weniger eine Rolle, ob die Verletzungen durch ein spitzes Trauma (z. B. Schnitt-, Stichverletzung) oder ein stumpfes Trauma (z. B. Strangulation) verursacht wurden. Daher muss hier ein hoher Stellenwert auf die ausführliche klinische Untersuchung der Verletzungen und auf die engmaschige Beurteilung der Atemgeräusche sowie eine mögliche Beeinträchtigung der Stimme (z. B. Heiserkeit) gelegt werden.

Frakturen im Bereich der Halswirbelsäule werden im ▶ Abschn. 11.4 behandelt.

11.4 Wirbelsäulentrauma

Dirk Becker

Traumata im Bereich der Halswirbelsäule können zu Läsionen des Zervikalmarks führen und so eine Beeinträchtigung der Atemmuskulatur hervorrufen. Verletzungen im Bereich von C3–C5 können eine Lähmung des Zwerchfells mit nachfolgendem Atemstillstand verursachen, da hier der Nervus phrenicus verläuft (Weißleder et al. 2018).

Daher muss bei Verletzungen oberhalb der Klavikula die Halswirbelsäule (HWS) gründlich untersucht und ggf. eine Zervikalstütze zur manuellen In-Line-Stabilisierung angelegt werden. Da die Zervikalstütze nur eine Stabilisierung der HWS von ca. 70 % zulässt, sollte sie mit einer Ganzkörperimmobilisation kombiniert werden. Damit eine Zervikalstütze keine Folgeschäden verursacht, muss diese zuvor abgemessen und anschließend korrekt angelegt werden. Eine falsch angelegte Zervikalstütze bietet nicht die gewünschte Immobilisation und kann so zu Verletzungen der HWS und des Rückenmarks führen. Des Weiteren besteht die Gefahr der Steigerung des ICP durch eine Störung des venösen Rückflusses. Daher muss die Pflegeperson ZNA bei Patienten mit HWS-Verletzungen einerseits die Atmung mit Atemmuster und Atemmechanik beobachten und andererseits geübt in der Anlage und Kontrolle von Zervikalstützen sein. Siehe hierzu auch im ▶ Kap. 14 die ◘ Abb. 14.2 und 14.3.

Kommt es im Bereich des Zervikal- oder oberen Thorakalmarks zu Verletzungen der absteigenden Bahnen des sympathischen Nervensystems, kann dies zum Verlust des vasomotorischen Tonus und der sympathischen Innervierung des Herzens – dem neurogenen Schock – führen. Hierbei kommt es zur Dilatation der Viszeral- und Beingefäße, was eine Hypotonie verursacht, sowie zu einer Bradykardie durch die fehlende sympathische Innervierung des Herzens. In dieser Situation kann der Blutdruck mit Vasopressoren und der Puls mit Atropin angehoben werden.

Die Pflegeperson ZNA muss besonders bei Verletzungen oberhalb des 6. thorakalen Wirbelkörpers auf Zeichen eines neurogenen Schocks achten, da dieser hier häufiger zu finden ist als bei Verletzungen darunter (ACS 2018).

Zeigt ein Patient mit Wirbelsäulentrauma eine schlaffe Muskulatur mit Reflexausfall und fehlender Spontanmotorik, sind dies Zeichen eines spinalen Schocks. Hierbei handelt es sich um einen Ausfall der Rückenmarksfunktion durch direktes oder indirektes Trauma, wobei nicht immer von einer Rückenmarksschädigung auszugehen ist. Dieser Funktionsausfall kann von unterschiedlich langer Dauer sein. Der spinale Schock hat primär keine Auswirkung auf die Hämodynamik des Patienten, daher ist der Begriff "Schock" in diesem Zusammenhang häufig missverständlich.

Bei Querschnittverletzungen wird das Rückenmark nachhaltig geschädigt. Diese werden nach der Schwere des neurologischen Defizits und der Verletzungshöhe eingeteilt. Bei der klinischen Untersuchung ist auf jede erhaltene motorische oder sensorische Funktion der langen Nervenbahnen zu achten, da jede Funktion unterhalb der Verletzung auf eine inkomplette Rückenmarksschädigung hinweist (◘ Tab. 11.3).

Alle Patienten mit Wirbelsäulenverletzungen sollten in achsengerechter Nullstellung in Rückenlage ohne Rotation oder Flexion der Wirbelsäule immobilisiert werden. Hierzu stehen unterschiedliche Hilfsmittel (Spineboard, Vakuummatratze usw.) zur Verfügung. Bei jeder dieser immobilisierenden Maßnahmen ist auf eine möglichst kurze Liegedauer zu achten, da Schmerzen und Minderperfusionen an den aufliegenden Körperstellen verursacht werden.

Zur genauen Diagnosestellung sollte ein Patient mit Wirbelsäulenverletzung einer Computertomografie zugeführt werden.

Tab. 11.3 Schwere des neurologischen Defizits und Höhe der Verletzung bei Querschnittverletzungen

Schwere des neurologischen Defizits	
Inkomplette Plegie	Inkomplette Schädigung des Rückenmarks
Komplette Plegie	Komplette Schädigung des Rückenmarks
Höhe der Verletzung	
Tetraplegie	Schädigung des Zervikalmarks
Paraplegie	Schädigung des Thorakalmarks
Knöcherne Verletzungshöhe	Verletzter Wirbel, der zur Rückenmarksschädigung führt
Neurologische Verletzungshöhe	Das am weitesten nach kaudal gelegen Segment, welches beidseitig eine normale motorische und sensorische Funktion aufweist

11.5 Verletzungen des Körperstamms

Dirk Becker

Im folgenden Abschnitt werden die Verletzungen an Thorax, Abdomen und Becken behandelt, wobei gerade in diesen Körperregionen nach lebensgefährdenden Verletzungen gesucht und strikt nach dem Primary Survey gehandelt werden muss (siehe hierzu ▶ Kap. 14).

11.5.1 Thoraxtrauma

Da im Thoraxraum Organsysteme sowohl für die Sauerstoffaufnahme als auch für den Sauerstofftransport liegen, kann ein Thoraxtrauma mehrere Organschäden mit akuter Lebensgefahr verursachen. Beginnend mit den unteren luftleitenden Atemwegen über das Lungenparenchym sowie die großen blutführenden Gefäße und das Herz bis hin zum knöchernen Thorax.

Entstehen bei einem Unfall sehr hohe intrathorakale Druckverhältnisse, kann es zu Frakturen der Knorpelspangen bis hin zu Zerreißungen der Trachea und Bronchien kommen, was zu Störungen der Atemwege führen kann und eine Intubation notwendig macht. Hier ist auf pathologische Atemgeräusche, Störungen des Atemmusters und Zyanosezeichen durch die Pflegeperson ZNA zu achten.

Verletzungen des Lungenparenchyms durch Einrisse, Kontusionen, Rippenfrakturen oder Inhalationstraumata können einen Pneumothorax oder Hämatothorax verursachen. Klinisch sind fehlende Atemgeräusche auf der betroffenen Thoraxseite bei der Auskultation sowie ein pathologischer Klopfschallbefund wegweisend. Ein hyposonorer Klopfschall weist eher auf einen Pneumothorax, ein hyposonorer Klopfschall eher auf einen Hämatothorax hin. In beiden Fällen sollte der Patient zeitnah für die Einlage einer Thoraxdrainage vorbereitet werden. Zeigt sich klinisch zusätzlich, dass die Halsvenen gestaut sind, liegt eine intrathorakale Spannungssituation vor, bei der die Lunge und das Herz des Patienten komprimiert werden. Dies kann durch eine massive Luftansammlung als Spannungspneumothorax eine lebensbedrohliche Schocksituation (obstruktiver Schock) hervorrufen. Als Notfallmaßnahme muss eine Entlastungspunktion, entweder im 2. ICR (Interkostalraum) medioklavikulär (Monaldi-Position) oder im 5. ICR an der mittleren Axillarlinie (Bülau-Position), durchgeführt werden. Anschließend muss auch hier eine Thoraxdrainage eingelegt werden (Schulz-Drost et al. 2015).

Während bei Erwachsenen Lungenkontusionen eher seltener sind als Rippenfrakturen, ist es bei Kindern meist umgekehrt. Da der knöcherne Thorax bei Kindern noch einen hohen Knorpelanteil besitzt und dadurch flexibler ist, erleiden diese eher eine Lungenkontusion. Meist zeigt sich diese primär nur durch Dyspnoe des Patienten und ist in Röntgen- oder CT-Aufnahmen noch nicht klar erkennbar. Da im Verlauf jedoch massive Schädigungen des Lungenparenchyms mit Ödembildung auftreten können, ist eine engmaschige Überwachung der Atmung und der Sauerstoffsättigung sowie eine radiologische Verlaufskontrolle einige Stunden nach der ersten radiologischen Diagnostik erforderlich.

Kommt es im Rahmen eines Thoraxtraumas zu Einblutungen in das Perikard, muss diese Perikardtamponade zügig punktiert werden, bevor der Patient einen obstruktiven Schock erleidet. Klinisch wegweisend sind bei der Perikardtamponade gestaute Halsvenen, abgeschwächte Herztöne und eine geringe Blutdruckamplitude. Weitere Herzverletzungen wie die Herzkontusion (Contusio cordis) und Verletzungen der inneren Strukturen, wie Risse in den Klappen oder im Septum, schränken die Pumpfunktion des Herzens ein und können auskultatorisch durch entsprechende Herzgeräusche vermutet und durch eine Herzsonografie/Herzechografie diagnostiziert werden.

Zeigt der Patient Zeichen eines rasch auftretenden hämorrhagischen Schocks, sind meist Verletzungen der großen intrathorakalen Gefäße wie Aorta oder Lungengefäße die Ursache, welche schnellstmöglich identifiziert und operativ versorgt werden müssen.

Des Weiteren kann es beim Thoraxtrauma wie auch beim Abdomentrauma zur Zerreißung des Zwerchfells kommen. Dabei verlagern sich abdominelle Organe in den Thoraxraum, welche die Lunge komprimieren und die Atemmechanik beeinflussen. Der sogenannte Enterothorax zeigt sich auskultatorisch durch Darmgeräusche im Brustraum sowie abgeschwächte Atemgeräusche und muss ebenfalls operativ versorgt werden.

Zu den knöchernen Verletzungen beim Thoraxtrauma sind die Frakturen des Sternums und der Rippen zu zählen. Einzelne Rippenfrakturen oder Rippenserienfrakturen ohne relevante Instabilität sind zwar schmerzhaft, weshalb hier eine ausreichende Schmerztherapie im Fokus steht, beeinträchtigen aber nicht immer die Atemmechanik. Dennoch müssen auch diese Patienten auf zunehmende Atemprobleme und Hypoxiezeichen überwacht werden, um schwerwiegendere Verletzungen zu erkennen oder die Schmerztherapie anzupassen.

Zeigt sich bei der klinischen Untersuchung ein instabiles Segment, ein sogenannter Flail Chest, welcher die Atmung stark beeinträchtigt, kann der Patient intubationspflichtig werden. Der Flail Chest zeigt sich bei Rippenstückfrakturen, wenn drei oder mehr nebeneinanderliegende Rippen an mindestens zwei Stellen gebrochen sind. Dann entsteht ein instabiles Segment, welches bei Inspiration in den Thorax einsinkt und bei Exspiration hervorwölbt. Eine akute Lebensgefahr ist dann gegeben, wenn diese schwerwiegende Verletzung beidseitig am Thorax auftritt (Schulz-Drost et al. 2015).

11.5.2 Abdomentrauma

Bei abdominal traumatisierten Patienten liegen häufig Kombinationsverletzungen vor, was mit einer größeren Gesamtverletzungsschwere einhergeht und häufig dem Schockraummanagement zugeführt werden muss. Isolierte Abdominaltraumen sind eher selten. Zum besseren Verständnis der einzelnen Organverletzungen werden in diesem Abschnitt die Organe jeweils separat behandelt. Die Häufigkeit von Organverletzungen beim stumpfen Abdomentrauma zeigt Tab. 11.4.

Bei der klinischen Untersuchung weisen abdominelle Prellmarken, Hämatome, Abwehrspannung und Peritonismus auf abdominelle Verletzungen hin. Zusätzlich kann bei Verletzungen im Urogenitaltrakt noch

Tab. 11.4 Häufigkeit von Organverletzungen beim stumpfen Abdomentrauma (Storz et al. 2020)

Organ	Häufigkeit
Milz	30 %
Leber	19 %
Intestinum	13 %
Pankreas	5 %
Zwerchfell	3 %
Mesenterium	2 %

Blut aus der Urethra oder eine Hämaturie wegleitend sein. Da eine Sonografie in der ZNA meistens schnell verfügbar ist, sollte zeitnah ein e-FAST (extended Focused Assessment with Sonography for Trauma) durchgeführt werden. Ergänzend dazu kann, auch bei unauffälligem e-FAST, eine MSCT die Diagnostik komplettieren. Wird in der Sonografie eine parenchyme Organläsion oder freie Flüssigkeit im Abdomen festgestellt, ist bei kreislaufinstabilen Patienten eine Notfalllaparatomie angezeigt. Bei kreislaufstabilen Patienten kann ergänzend eine MSCT durchgeführt werden (Storz et al. 2020).

Die Pflegeperson ZNA muss bei einem Patienten mit Abdomentrauma den Schwerpunkt auf die klinische Beurteilung und die Vitalparameter legen, um Zeichen eines hämorrhagischen Schocks rechtzeitig zu erkennen. Das Volumenmanagement sollte dabei restriktiv gehalten und eine permissive Hypotension angestrebt werden.

Diaphragmaruptur

Bei hohen Krafteinwirkungen auf das Abdomen kann es, wie beim Thoraxtrauma, zur Zerreißung des Zwerchfells kommen. Dabei verlagern sich abdominelle Organe in den Thoraxraum, welche die Lunge komprimieren und die Atemmechanik beeinflussen. Der sogenannte Enterothorax zeigt sich auskultatorisch durch Darmgeräusche im Brustraum sowie abgeschwächte Atemgeräusche und muss operativ versorgt werden.

Milzruptur

Die häufigste parenchymatöse Organverletzung bei einem Abdomentrauma stellt die Milzruptur dar. Ist dabei sowohl das Parenchym als auch die Kapsel verletzt, ist mit einem großen Blutverlust zu rechnen. Dies benötigt ein angepasstes Volumenmanagement mit permissiver Hypotension in der ZNA und häufig anschließend eine operative Versorgung. Wird initial nur das Parenchym verletzt und die Kapsel bleibt intakt, kann durch ein zunehmendes parenchymatöses Hämatom die Kapsel sekundär reißen. Diese zweizeitige Milzruptur kann in wenigen Stunden oder erst nach einigen

Tagen auftreten und zu einem massiven Blutverlust in den Bauchraum führen (Storz et al. 2020).

- **Leberruptur**

Leberverletzungen stellen die zweithäufigste parenchymatöse Verletzung dar. Je nach Grad der Verletzung können diese konservativ oder operativ behandelt werden und eine Transplantation nach sich ziehen. In der ZNA ist hier eine ausgewogene Volumentherapie im Rahmen einer permissiven Hypotension anzustreben.

- **Pankreasverletzungen**

Eine Verletzung der Pankreas ist, durch die geschützte Lage, selten und kann zu Kontusionen und Lazerationen bis zu tiefen Einrissen reichen. Je nach Grad der Verletzung und der Beteiligung des Pankreasganges können diese Verletzungen konservativ behandelt oder müssen operativ versorgt werden. Kleinere Verletzungen im Bereich des Ductus pancreaticus können auch in einer ERCP (endoskopisch retrograde Cholangiopankreatikografie) versorgt werden. (Storz et al. 2020).

- **Darmverletzungen**

Hauptursachen von traumatischen Darmverletzungen sind eine direkte Krafteinwirkung von außen, plötzlicher Druckanstieg im Darmlumen sowie Scherkräfte zwischen festen und mobilen Darmanteilen; sie treten häufiger im Dünndarm als im Dickdarm auf. Je nach Schweregrad der Verletzung muss der Patient der entsprechenden operativen Therapie zugeführt werden (Storz et al. 2020).

- **Verletzungen der Nieren und ableitenden Harnwege**

Verletzungen im Bereich der Nieren und ableitenden Harnwege führen häufig zu Blutaustritt aus der Urethra oder Hämaturie. Hier spielt ebenfalls der Verletzungsgrad eine Rolle zur Therapiebestimmung. Bei Lazerationen im Nierenparenchym oder Gefäßverletzungen kann eine Blutstillung durch ein interventionell-radiologisches Embolisationsverfahren herbeigeführt werden (Storz et al. 2020).

11.5.3 Beckentrauma

Bei Beckenverletzungen kann prinzipiell zwischen Hochgenergietraumen und Bagatelltraumen bei geriatrischen Patienten unterschieden werden. Bei Bagatelltraumen, welche meist mit einfachen Beckenringfrakturen behaftet sind, ist in der ZNA oft eine angepasste Lagerung und Analgesie ausreichend bis zur definitiven Therapie. Im Rahmen eines Hochenergietraumas mit Beckenbeteiligung besteht die Gefahr der Zerreißung von Beckengefäßen und somit eines hämorrhagischen Schocks. Um bei diesen starken intrapelvinen Blutungen das Beckenvolumen zu verkleinern, muss zeitnah nach der klinischen Untersuchung ein Beckengurt angelegt werden (Ganther et al. 2017). Hinweise auf eine Instabilität des Beckenrings sind eine Beinlängendifferenz, Rotationsfehlstellung eines Beines ohne sichere Frakturzeichen und eine Urethraruptur (hochstehende Prostata, Skrotalhämatom, Blut am Harnröhrenausgang). Eine mechanische Untersuchung des Beckenrings durch versuchtes Schließen des Beckens oder eine Translationsbewegung am Becken des Patienten sollte nur einmal durchgeführt werden, da bei einer Beckeninstabilität bei jeder Prüfung Blutungen verursacht werden können (ACS 2018). Für die Pflegeperson ZNA sind die Schwerpunkte auf die klinische Beobachtung auf Zeichen eines hämorrhagischen Schocks sowie der korrekten Anlage des Beckengurtes und der ausreichenden Analgesie zu legen.

> **Praxistipp**
>
> **Maßnahmen zur Reduktion des Beckenvolumens bei Beckenfrakturen**
> - Beckengurt
> - Tuch, welches um das Becken herum über der Symphyse zusammengezogen und fixiert wird (Alternativ zum Beckengurt)
> - Innenrotation der Beine
> - Fixateur externe (Beckenzwinge)

11.6 Verletzungen der oberen und unteren Extremitäten

Dirk Becker

In diesem Abschnitt werden vorwiegend die knöchernen Verletzungen und Gelenkluxationen behandelt sowie auf das Kompartmentsyndrom eingegangen.

Extremitätenverletzungen, welche eine hämodynamische Instabilität zur Folge haben (z. B. Femurschaftfraktur), müssen dem Schockraummanagement zugeführt werden, siehe hierzu ▶ Kap. 14.

Prinzipiell beinhalten die Erstmaßnahmen einer verletzten Extremität immer die Beurteilung der Verletzung selbst und die Kontrolle der Durchblutung, Motorik und Sensorik (DMS) proximal und distal der Verletzung und im Seitenvergleich mit der unverletzten Extremität. Die DMS-Kontrolle proximal der Verletzung soll sicherstellen, dass die DMS nicht bereits oberhalb der Verletzung durch eine Vorerkrankung oder eine andere Verletzung beeinträchtigt ist. Wird im Rahmen der Erstversorgung eine ruhigstellende Maßnahme (z. B. Gips, Schlinge, Traction-Splint) angelegt, muss anschließend ebenfalls eine DMS-Kontrolle durchgeführt werden. Durch diese Maßnahme wird neben der Ruhigstellung einer Fraktur oder Luxation eine Verbesserung der Perfusion und Sensorik inkl. Schmerzreduktion erreicht. Dabei muss darauf geachtet werden, dass die immobilisierende Maßnahme die DMS nicht verschlechtert und distal der Verletzung eine ausreichende Perfusion und Sensorik vorhanden ist. Die Kontrolle der Motorik ist abhängig von der jeweiligen verletzungsbedingten ruhigstellenden Maßnahme.

> Die Erstmaßnahmen einer verletzten Extremität beinhalten immer die Beurteilung der eigentlichen Verletzung und die Kontrolle der DMS proximal und distal der Verletzung.

Tritt im Rahmen einer offenen Extremitätenverletzung eine lebensbedrohliche Blutung auf, muss diese primär gestoppt werden. Dies sollte mit einer manuellen Kompression auf die Blutungsstelle oder einem Druckverband geschehen. Ist dies nicht erfolgreich, muss entweder ein manuelles Tourniquet oder eine pneumatische Blutsperre proximal der Verletzung angelegt werden. Die Uhrzeit der Anlage dieser blutstillenden Maßnahme muss dokumentiert werden.

11.6.1 Erstmaßnahmen bei Frakturen, Luxationen und Amputationen

Auf Frakturen geben häufig die Anamnese und die klinische Untersuchung wegleitende Hinweise. Durch sichere Frakturzeichen kann diese Diagnose gestützt werden, im Gegensatz dazu gehen zwar unsichere Frakturzeichen häufig mit einem Knochenbruch einher, sind jedoch auch bei anderen Verletzungen wie Luxationen oder Distorsionen zu finden.

Frakturzeichen
- Sichere Frakturzeichen
  - Krepitation
  - Hervorstehende Knochenteile durch die Haut
  - Achsfehlstellung des Knochens
  - Abnorme Beweglichkeit
- Unsichere Frakturzeichen
  - Schmerzen
  - Schwellung
  - Hämatome
  - Funktionseinschränkung

Um potenzielle Weichteilverletzungen bei verschobenen Frakturen und Luxationen zu reduzieren und Kompressionen von Nerven und Gefäßen zu entlasten, steht bei diesen Verletzungen die Reposition mit anschließender Ruhigstellung im Vordergrund. Zur Vorbereitung einer Reposition ist eine ausreichende Analgesie und ggf. ein kurzwirksames Sedativum, z. B. Midazolam, nötig, um die Gegenspannung der Muskulatur des Patienten zu reduzieren oder ganz aufzuheben. Erst dann kann mit einem achsengerechten Längszug an der Extremität die Reposition der Fraktur oder Luxation durchgeführt werden. Mit gehaltenem Längszug wird anschließend die ruhigstellende Maßnahme durchgeführt. Diese richtet sich nach der Art der Verletzung und der betroffenen Extremität und sollte wenn möglich die jeweils angrenzenden Gelenke distal und proximal der Verletzung mit einschließen. Hierzu stehen für die Pflege der ZNA unterschiedliche ruhigstellende Maßnahmen wie Schienen, Gipse, Schlingen, Splints usw. zur Verfügung, welche nach den lokalen Gegebenheiten eingesetzt werden. Handelt es sich um eine offene Fraktur oder Luxation, muss vor der Anlage der ruhigstellenden Maßnahme eine Beurteilung und ggf. Reinigung sowie Desinfektion der Wunde und steriles Abdecken erfolgen. Vor und nach der Reposition sowie vor und nach der Anlage einer ruhigstellenden Maßnahme muss jeweils eine DMS-Kontrolle durchgeführt werden. Zusätzlich muss bei offenen Verletzungen an die antibiotische Abschirmung und an den Tetanusschutz gedacht werden.

Wird für den Patienten nach der Anlage einer ruhigstellenden Maßnahme eine ambulante Behandlung vorgesehen, muss die Pflege ZNA mit dem Patienten klären, ob dieser zu Hause mit seinem Gips, seiner Schiene oder Schlinge zurechtkommt oder ob er Hilfe benötigt und diese durch das ZNA Personal organisiert werden muss.

> Die Kontrolle der DMS erfolgt jeweils
> - vor und nach einer Reposition,
> - vor und nach der Anlage einer ruhigstellenden Maßnahme.

Handelt es sich um eine Amputationsverletzung, muss dem Amputat, falls vorhanden, zusätzlich eine besondere Aufmerksamkeit geschenkt werden. Das Amputat sollte bei ca. 4° Celsius gelagert werden und steril verpackt sein. Dies kann mit speziellen Amputat-Sets oder in der ZNA in einem sterilen Sack für das Amputat, der in einem weiteren Beutel hängt, welcher mit 2/3 Wasser und 1/3 Eis gefüllt ist, erreicht werden. Dabei ist darauf zu achten, dass das Amputat nicht am Eis festfriert. Der Amputationsstumpf sollte nach der Blutstillung steril abgedeckt und der Patient für eine Replantation im OP vorbereitet werden. Sowohl am Amputat selbst als auch am Amputationsstumpf sollte in der ZNA nicht durch Reinigungsversuche manipuliert werden. Dies sollte intraoperativ unter sterilen

Bedingungen durch den replantierenden Spezialisten geschehen.

Für die Pflegenden ZNA stellt bei Amputationsverletzungen die Begleitung des Patienten in seinen Sorgen und Ängsten bezüglich der Zukunft, besonders wenn keine Replantation durchgeführt werden kann, einen Pflegeschwerpunkt dar.

11.6.2 Kompartmentsyndrom

Jede Extremitätenverletzung kann zu einem Kompartmentsyndrom, auch Logensyndrom genannt, führen. Dabei handelt es sich um einen verletzungsbedingten Druckanstieg in einem Kompartment/einer Muskelloge. Steigt der Druck in diesem Kompartment über 30 mmHg, ist die Perfusion distal des Kompartments gestört, was in einem Untergang von Muskel- und Nervengewebe enden kann. Klinisch wird ein Kompartmentsyndrom durch einen überstarken Schmerz, einen passiven Dehnungsschmerz des betroffenen Kompartments, eine harten Schwellung der betroffenen Muskelloge und eine reduzierten Sensibilität distal des betroffenen Kompartment diagnostiziert. Ergänzend kann eine Logendruckmessung durchgeführt werden. Diese darf allerdings nicht die Therapie des Kompartmentsyndroms verzögern. Wird ein Kompartmentsyndrom vermutet, müssen alle zirkulären Verbände und ruhigstellenden Maßnahmen im betroffenen Bereich entfernt werden. Sind diese nicht die Ursache, ist die einzige Therapie die Druckminderung in der betroffenen Muskelloge durch eine Dermatofasziotomie, eine Spaltung der Muskelfaszie, des betroffenen Kompartments.

> **Kompartmentsyndrom**
> Ein Kompartmentsyndrom ist eine klinische Diagnose, die Symptome dafür sind:
> - Massive Schmerzen, welche größer sind als es die Verletzung vermuten lässt
> - Passiver Dehnungsschmerz des betroffenen Kompartment
> - Harte Schwellung im Bereich der betroffenen Muskelloge
> - Sensibilitätsstörungen distal des betroffenen Kompartment

Neben den Extremitätenverletzungen kann ein Kompartmentsyndrom auch an anderen Körperstellen entstehen, an denen eine Druckerhöhung in einem Kompartment herrscht. Dies beinhaltet neben allen Muskellogen des Körperstamms und der Extremitäten auch das abdominelle Kompartmentsyndrom.

11.7 Wunden

Mabel Nkwanzi, Clemens Müller, Grit Radtke und Florian Vogel

In diesem Abschnitt wird ein zentraler Aufgabenbereich von Pflegefachkräften in Notaufnahmen dargestellt, die Versorgung von Wunden. Das Primärziel einer Wundversorgung ist der Erhalt und die Wiederherstellung der Gewebskontinuität und der Wundverschluss. Unter den sekundären Zielen wird die Abheilung, das Minimieren des Infektionsrisikos und ein bestmögliches kosmetisches Ergebnis für die Patienten verstanden (vgl. Hüfner und Pemmerl 2020, S. 263; vgl. Zacher et al. 2015, S. 623).

11.7.1 Anatomie

Die Haut hat vielseitige Aufgaben. Sie schützt den Körper vor äußeren Einflüssen wie beispielsweise Bakterien und thermischen Einflüssen, reguliert den Wasserhaushalt und fungiert als Sinnesorgan. Sie wird von außen nach innen in drei Schichten gegliedert:
- Epidermis: Diese dient als Säureschutzmantel (pH-Wert ca. 5,5) und erneuert sich ca. alle 4 Wochen. Es wird somit eine erste Schutzschicht gegen das Eindringen von Mikroorganismen gebildet.
- Dermis: Auch Lederhaut genannt, sorgt für Elastizität und Festigkeit der Haut. In dieser Hautschicht verlaufen Nerven- und Muskelfasern, Schweiß- und Talgdrüsen, Blut und Lymphgefäße, Haarwurzeln und Wärme- bzw. Kälterezeptoren. Auch versorgen die Gefäße die darüberliegende Epidermis mit Nährstoffen.
- Subkutis: Die unterste Hautschicht dient als Wärme- und Nährstoffspeicher. Auch dämpft diese Hautschicht äußeren Druck und Stöße ab, schützt damit darunterliegende Strukturen und dient zugleich als Wärmeisolator (vgl. Zwick 2017).

11.7.2 Wundarten/Klassifikationen

Die für Notaufnahmen grundsätzlich relevantesten Wunden sind traumatisch bedingt und entstehen durch Verletzungen von außen. Je nachdem wie eine Wunde entstanden ist, lassen sie sich je nach Ursache in nachfolgende vier Wundarten klassifizieren:
- Mechanische Wunden: Schürf- und Kratzwunden, Riss-, Platz- und Quetschwunden, aber auch Stich- und Bisswunden. Ergänzend zu erwähnen sind hier auch die Schuss-, und Explosionswunden, Amputationen und Pfählungsverletzungen

- Thermische Wunden: Verbrennungen und Erfrierungen, welche in Schweregrade I–IV eingeteilt werden können
- Chemische Wunden: Verätzungen durch Säuren oder Laugen
- Radiogene Wunden: Strahlendermatitis/-ulkus

Die Beurteilung dieser Wunden kann anhand der Schwere und Art weiter differenziert werden.
- Bagatellwunde: einfache Verletzung wie eine Schürf- oder oberflächige Schnittverletzung
- Perforierende Wunde: beispielsweise eine tiefe Schnittverletzung oder eine Stich-, und Risswunde
- Komplizierte Wunden: offene Frakturen oder Schussverletzungen

Relevant für die Wundbehandlung ist die Einschätzung der ggf. vorhandenen Kontamination und Infektion. Dabei finden Abstufungen im Sinne von aseptischen und septischen Wunden statt, welche sich weiter nach sauberen, sauber-kontaminierten, kontaminierten und verunreinigten Wunden aufgliedern (Hüfner und Pemmerl 2020, S. 264 f.).

11.7.3 Befunderhebung (Anamnese)

Wichtige Informationen zur Wundbeurteilung lassen sich bereits im Rahmen einer Ersteinschätzung in der Notaufnahme durch eine qualifizierte Person festhalten. Dabei wird in Erfahrung gebracht, welcher Verletzungsmechanismus zutrifft, ob es zum Einwirken von Fremdkörpern kam, und standardisierte Fragen zum Impfstatus, Medikamenteneinnahme, Allergien sowie Begleiterkrankungen werden gestellt. Nach Möglichkeit sollten weitere Erkenntnisse zur Befunderhebung beitragen: Zeitpunkt der Wundentstehung, Unfallort und Entstehung. Eine Untersuchung des Patienten und insbesondere der Wunde mit Hauptaugenmerk auf der pDMS (periphere Durchblutung, Motorik und Sensorik) ist unerlässlich. Dabei sollte die Wunde unter guten Lichtverhältnissen begutachtet werden.

Aktive Blutungen bedürfen einer Blutstillung, z. B. durch Hämostyptika und/oder direkte Kompression. Eine Analgosedierung oder eine Lokal- bzw. Regionalanästhesie kann zur Wundbeurteilung und -exploration notwendig werden.

Wichtige Kriterien zur Beurteilung einer Wunde sind: Lokalisation, Größe, Exsudat, Wundrand, Wundumgebung, Entzündungs- bzw. Infektionszeichen, Fremdkörper und eventuelle Grunderkrankungen in der Anamnese. Die Befunderhebung schließt mit der Dokumentation ab und der Patient sollte in einem ausführlichen Gespräch über das weitere Vorgehen informiert und ihm die Behandlungsmöglichkeiten aufgezeigt werden (Hüfner und Pemmerl 2020, S. 266 f.).

11.7.4 Tetanusschutz

Grundsätzlich ist jede Wunde eine Eintrittspforte für Bakterien. Somit kann das Clostridium tetani zum Wundstarrkrampf (Tetanus) führen. Daher sollte bei Patienten mit Wunden auch immer der Impfstatus abgefragt werden.
- Eine aktive Impfung mit einem Tetanus-Impfstoff sollte bei sauberen, geringfügigen Wunden dann erfolgen, wenn die letzte Impfung länger als 10 Jahre her ist.
- Bei tiefen oder verschmutzten Wunden sollte eine aktive Impfung erfolgen, wenn die letzte Impfung vor mehr als 5 Jahren stattfand. Auch wird zusätzlich eine passive Impfung mit Tetanus-Immunglobulin empfohlen, wenn seit der letzten Impfung mehr als 10 Jahre vergangen sind (Gromer et al. 2017, S. 592 ff.).

11.7.5 Wundversorgung

■ **Wundreinigung/Hautdesinfektion/Wundspülung**
Die Wundspülung dient der lokalen Reinigung. Hierfür sollte eine Lösung verwendet werden, welche steril, physiologisch, reizlos, geruchs- und farblos ist wie z. B. eine Kochsalz- oder Ringer-Lösung.

Für die Hautdesinfektion eignet sich eine Lösung mit dem Wirkstoff Octenidin oder Polihexanid. Nicht alle Schmutzpartikel können mit einer Wundspüllösung entfernt werden, daher kann eine mechanische Reinigung mittels getränkten Kompressen oder sterilen Bürsten notwendig werden (Hüfner und Pemmerl 2020, S. 269).

■ **Haarentfernung**
Eine routinemäßige Haarentfernung vor einer chirurgischen Naht ist heutzutage nicht zwingend erforderlich. Vielmehr hat sich gezeigt, dass es durch eine Rasur des Wundgebietes zu Verletzungen der Haarfollikel kommen kann, wodurch ein erhöhtes Infektionsrisiko entsteht.

Mit dem Ziel, eine adäquate Wundversorgung zu gewährleisten, können durch den Einsatz einer Schere die Haare gekürzt oder diese alternativ durch Befeuchten zur Seite gelegt werden (Hüfner und Pemmerl 2020, S. 271).

Anästhesie

Die Lokalanästhesie sorgt für eine schmerzfreie Wundversorgung. Vor allem die Aufklärung über die Maßnahme, Nebenwirkungen und die Untersuchung der pDMS sind enorm wichtig und vor jeder Applikation durchzuführen.

- **Kryoanästhesie:** Hierbei wird der zu versorgende Bereich mit Eis oder Spray gekühlt und somit schmerzunempfindlicher gemacht. Wichtig ist, dass bei dem Spray ein Abstand von 10 cm eingehalten und es nur auf intakte Haut aufgetragen wird. Deswegen eignen sich Spray und Eis auch nur zur Wunderöffnung oder bei sehr oberflächlichen Eingriffen.
- **Topische Anästhetika:** Auftragen von 2 %igem Lidocaingel auf die Wunde, wodurch eine anästhetisierende Wirkung nach ca. 5 min eintritt. Weitere Formen wie Cremes, welche sich aus Lidocain und Prilocain zusammensetzen, haben eine längere Dauer bis Wirkungseintritt.
- **Intra- oder subdermale Anästhesie:** Bei tieferen Wunden und/oder der bei der Indikation zum Anlegen einer Wundnaht liegt die Notwendigkeit einer intra- oder subdermalen Anästhesie nahe. Dabei wird das zu versorgende Gebiet mit einer dünnen Nadel (zwischen 22–28 G) anästhesiert. Um eine intravasale Applikation zu vermeiden, ist das Aspirieren vor der Applikation indiziert, da es sonst zu Komplikationen wie Angst, Panik, Tremor, Krampfanfällen und Schocksymptomatik kommen kann. Um eine möglichst schmerzfreie Applikation zu gewährleisten, wird die Injektion subdermal durchgeführt. Ausnahmen stellen stark verschmutzte Wunden dar, bei denen die Anästhesie durch die intakte Haut stets langsam und kontinuierlich durchgeführt werden sollte. Die Einwirkzeit beträgt zwischen 5 und 10 min (Hüfner und Pemmerl 2020, S. 271 f.; Zacher et al. 2015, S. 627).

Wundverschluss

Beim Wundverschluss unterscheidet man zwischen der primären Wundheilung (Wundverschluss) und der sekundären Wundheilung (Wundverschluss). Für die Notaufnahmen sind die primären Wundverschlüsse von Bedeutung (siehe auch ▶ Abschn. 7.8).

Bei der primären Wundheilung können Wunden sofort chirurgisch verschlossen werden. Kriterien dafür sind gut adaptierbare Wundränder, geringe Kontamination und eine gute Durchblutung. Wichtig bei der primären Wundheilung ist, dass die „6-h-Grenze" nicht überschritten wird.

Der sekundäre Wundverschluss wird bei hohem Infektionsrisiko angewandt. Hierbei wird die Wunde für mehrere Tage offengelassen und ggf. zu einem späteren Zeitpunkt verschlossen.

In Abhängigkeit von der Wundbeschaffenheit ergeben sich folgende Möglichkeiten des Wundverschlusses:

Hautkleber

Dieser wird bei Wunden mit einer Länge von max. 4–5 cm, glatten Wundrändern und keiner Kontamination oder Infektion angewandt, jedoch nicht in Augennähe. Die Wundränder werden manuell einander angenähert (verschlossen) und der Hautkleber darübergestrichen. Es ist darauf zu achten, dass der Handschuh nicht mit der Haut des Patienten verklebt, und dass es keine Blutung im Wundbereich gibt, da diese in der Wunde zu Wundheilungsstörungen/Dehiszenzen führen kann.

Klammernaht

Eine Klammernaht eignet sich für längere Wunden ohne eine kosmetische Gewichtung. Der Abstand zwischen zwei Klammern sollte bei ungefähr 1 cm liegen. Der Vorteil liegt in der geringeren Traumatisierung und, bedingt durch die bessere Durchblutung der Wundränder, in einer meist komplikationslosen Wundheilung.

Nahtmaterial

Die Anwendung von Nahtmaterial ermöglicht, auch tiefergehende Wunden zu versorgen. Hierbei können resorbierbare Fäden für die Subkutis und Faszien und für oberflächliche Wunden nicht resorbierbares Nahtmaterial genutzt werden. Auch für behaarte Kopfhaut eignet sich diese Art der Wundversorgung (Hüfner und Pemmerl 2020, S. 273 f.; Zacher et al. 2015, S. 624, 632). Spezielle Nahttechniken wie z. B. eine Intrakutannaht ermögliche kosmetisch bessere Ergebnisse.

Wundabdeckungen und -verbände

Der Wundverband stellt die abschließende Maßnahme in der Notaufnahme dar. Dieser unterscheidet sich je nach Verschlussart und Compliance des Patienten. Während bei einer primären Wundnaht eine Abdeckung mit Pflasterverbänden und/oder mit Kompressen meist ausreichend ist, sollte bei adaptiv genähten Wunden oder Wundklammern darauf geachtet werden, dass der Verband mit ausreichend saugfähigen Kompressen abgedeckt wird. Hier kann es zu einer vermehrten Wundsekretion und Blutung kommen. Das Verkleben der Wunde mit dem Verband kann z. B. mit einem Wunddistanzgitter vermieden werden. (Hüfner und Pemmerl 2020; S. 283). Bei sekundärer Wundheilung und chronische Wunden können je nach Wunde verschiedenste Materialien zum Einsatz kommen.

11.7.6 Abschluss

Bei der gesamten Wundversorgung arbeitet die Fachpflegekraft interaktiv mit den behandelnden Ärzten zusammen, assistiert und übernimmt je nach Qualifikation delegierbare Aufgabenfelder wie die Wundreinigung oder Anästhesie. Sie sichert die hygienischen Anforderungen und übernimmt die Vor- sowie Nachbereitung der Materialien. Über die reine Wundbehandlung hinaus gehört es zu den Aufgabenfeldern der Pflegekraft, dem Patienten Sicherheit durch empathisches, zugewandtes Verhalten zu geben und der umfassenden beratenden Funktion nachzukommen. So klärt sie über die Bedingungen einzunehmender Schmerzmedikamente auf, den Einfluss von Begleiterkrankungen wie z. B. Diabetes mellitus, schult den Umgang mit der Wunde, insbesondere bei Hochlagerungen der Extremitäten, oder die Vermeidung der Berührung mit Wasser und informiert über weitere Behandlungsschritte im Anschluss an die notfallmäßige Behandlung, wie einen Besuch beim Hausarzt.

Literatur

Literatur zu Abschn. 11.1–11.6

ACS (2018) ATLS Advanced Trauma Life Support Student Manual, 10. Aufl. American College of Surgeons The Committee on Trauma, Chicago

DGU (2016) (Hrsg) S3 – Leitlinie Polytrauma / Schwerverletzten-Behandlung. Deutsche Gesellschaft für Unfallchirurgie, Berlin

Ganther A, Beisemann N, Gebhard E, Gliwitzky B, Böttcher M, Geißert S, Swartman B, Kreinest M (2017) Ruhigstellung von Frakturen in der präklinischen Notfallmedizin. Notfall + Rettungsmedizin 20:543–554. Springer Medizin Verlag GmbH

Naujokat H, Sengebusch A, Wiltfang J (2019) Traumatologie des Gesichtsschädels – eine aktuelle Orientierung. Notfallmedizin Up2date 14(4):397–409. Georg Thieme Verlag

Schulz-Drost S, Matthes G, Ekkernkamp A (2015) Erstversorgung des Patienten mit schwerem Thoraxtrauma. Notfall + Rettungsmedizin 18:421–437. Springer, Berlin

STN (2018) Advanced trauma care or nurses student manual. 8. Ausgabe. Deutsche Übersetzung. ATCN Switzerland, Zürich

Storz P, Ashmawy H, Kivillis M, Knoefel WT (2020) Das stumpfe Abdominatrauma. Notaufnahme up2date 2:59–72

Weißleder A, Helm M, Hossfeld B, Treffer D (2018) Immobilisationstechniken der Wirbelsäule – Schritt für Schritt. 237–246. Georg Thieme Verlag

Literatur zu Abschn. 11.7

Gromer A. et al (2017) Algorithmus für die Tetanus-Immunprophylaxe im Verletzungsfall. Notfall + Rettungsmedizin – Zeitschrift für präklinische und innerklinische Notfallmedizin 20:592–595, Springer. Berlin

Hüfner A, Pemmerl S (2020) Basics der Wundversorgung. Notaufnahme up2date 2(3):263–286. Georg Thieme Verlag, Stuttgart

Zacher MT et al (2015) Grundlegende Techniken des Wundverschlusses in der Notaufnahme. In: Notfall + Rettungsmedizin – Zeitschrift für präklinische und innerklinische Notfallmedizin, 18(7):621–641, Springer, Berlin

Zwick Y (2017) Die Haut: Aufbau, Funktion und Krankheiten. In: Springer Pflege. ▶ https://www.springerpflege.de/hautpflege/hauterkrankungen/haut-aufbau-funktion-und-krankheiten/15089698. Zugegriffen: 1. Juli 2021

Patienten mit speziellen Verletzungen und Erkrankungen in der Notaufnahme

Ulrike Sell, Franziskus M. Schützeichel, Frank G. Holz, Tobias Herrmann, Sarah Moeller, Roya Fakhrabadi, Procula Glien und Inke Schumacher

Inhaltsverzeichnis

12.1	**Notfälle in der Hals-Nasen-Ohren-Heilkunde** – 243	
12.1.1	Respiratorische Notfälle/Atemnot – 243	
12.1.2	Blutungen im Kopf-Hals-Bereich – 244	
12.1.3	Verletzung und Frakturen – 245	
12.1.4	Verbrühung und Verätzung – 246	
12.2	**Augenheilkundliche Notfälle** – 246	
12.2.1	Sehstörungen – 246	
12.2.2	Glaukomanfall – 247	
12.2.3	Infektionen – 247	
12.2.4	Traumata – 248	
12.2.5	Komplikationen nach Augenoperationen – 249	
12.3	**Hämatoonkologische Notfälle** – 249	
12.3.1	Einleitung – 249	
12.3.2	Systemische Tumortherapie – 249	
12.3.3	Spezielle hämatoonkologische Notfälle – 251	
12.3.4	Notfälle in der Palliativmedizin – 252	
12.4	**Gynäkologische Notfälle** – 252	
12.4.1	Schwangere Patienteninnen in der Notaufnahme – 252	
12.4.2	Blutungen in der Schwangerschaft – 253	
12.4.3	Blutungen in der Spätschwangerschaft (ab 24.–40. SSW) – 253	
12.4.4	Hypertensive Schwangerschaftserkrankungen: Präeklampsie, Eklampsie, HELLP-Syndrom – 254	
12.5	**Urologische Notfälle** – 254	
12.5.1	Flankenschmerz – 255	
12.5.2	Nierenkolik – 255

© Springer-Verlag GmbH Deutschland, ein Teil von Springer Nature 2022
M. Dietz-Wittstock et al. (Hrsg.), *Notfallpflege - Fachweiterbildung und Praxis*,
https://doi.org/10.1007/978-3-662-63461-5_12

12.5.3	Anurie	– 255
12.5.4	Harnwegsinfekt	– 256
12.5.5	Urosepsis	– 256
12.5.6	Hordentorsion	– 257
12.5.7	Priapismus	– 257
12.5.8	Paraphimose	– 258

12.6 Psychiatrische Notfälle – 259
- 12.6.1 Erregungszustände – 260
- 12.6.2 Suizidalität – 261
- 12.6.3 Delirantes Syndrom – 261
- 12.6.4 Intoxikationen – 262

Literatur – 262

12.1 Notfälle in der Hals-Nasen-Ohren-Heilkunde

Ulrike Sell

Der folgende Abschnitt widmet sich dem Thema Notfälle in der Hals-Nasen-Ohren-Heilkunde. Die wichtigsten Notfallsituationen der HNO-Heilkunde lassen sich in zwei Gruppen differenzieren:
- vital bedrohlich, wie Atemnot, mit sofortigem Handlungsbedarf und
- nicht vital bedrohlich, wie Blutungen, Frakturen, Verletzung, Verätzung oder Fremdkörper, die einer notfallmäßigen therapeutischen Maßnahme durch den HNO-Arzt bedürfen.

Notfallsituationen in der HNO
- Atemnot
- Blutung
- Verletzung und Frakturen
- Verbrühung und Verätzung
- Fremdkörper

12.1.1 Respiratorische Notfälle/Atemnot

Neben der mechanischen Obstruktion der oberen Atemwege, wie sie klassischerweise in der HNO auftritt, können differenzialdiagnostisch weitere Störungen der Atemfunktion ursächlich für eine Atemnot sein, die einer Therapie in weiteren Fachabteilungen bedürfen. Erste klinische Hinweise auf die Diagnose geben die Atemfrequenz, ein Atemgeräusch, der Einsatz der Atemhilfsmuskulatur und Zyanose:

> - Tachypnoe bei peripherer Atemstörung
> - Bradypnoe bei zentraler Atemstörung
> - Inspiratorischer Stridor bei Atemhindernis im Bereich des Larynx und Trachea
> - Exspiratorischer Stridor bei z. B. Asthma bronchiale

Als Ursache für eine mechanische Obstruktion der oberen Atemwege kommen verschiedene Gründe in Frage. Im Rahmen von entzündlichen Erkrankungen oder Tumoren können diese langsam voranschreiten und dann zu einer plötzlichen Dekompensation führen (◘ Abb. 12.1). Hierbei sind Anamnese, Körpertemperatur, vegetative Parameter, äußeres klinisches Erscheinungsbild und die klinische Untersuchung wegweisend. Tumorerkrankungen in Oro- und Hypopharynx, Larynx und Schilddrüse können direkt zu einer Obstruktion der Atemwege oder sekundär über eine Schädigung und Parese des Nervus laryngeus reccurens oder

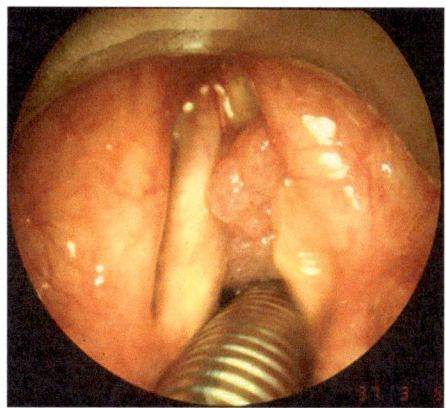

◘ **Abb. 12.1** Glottisverlegendes Larynxkarzinom rechts nach Intubation

über eine Blutung und Borkenbildung im Bereich der oberen Atemwege zu Atemnot führen. Besteht bereits eine deutliche Einschränkung der Atmung mit Stridor und Zyanose, ist eine Intubation, Tracheotomie oder im äußersten Notfall Koniotomie vorzubereiten.

> Auch nach einer Kehlkopfentfernung (Laryngektomie) mit endständigem Tracheostoma ist durch Borkenbildung eine Verlegung der Atemwege möglich!

Entzündungen im Kopf-Hals-Bereich sind durch die klassischen 4 Entzündungszeichen Calor (Wärme), Dolor (Schmerzen), Tumor (Schwellung/Raumforderung) und Rubor (Rötung) gekennzeichnet. Die Patienten berichten in ihrer Anamnese von Schluckschmerzen und Fremdkörpergefühl. In manchen Fällen ist eine äußerliche Schwellung und Rötung des Halsbereichs sichtbar oder es besteht eine kloßige Sprache und Heiserkeit (◘ Abb. 12.2). Besteht bereits eine Abszedierung, ist eine operative Entlastung anzustreben.

Atemwegsverlegende Entzündungen im Kopf-Hals-Bereich
- Tonsillitis
- Peritonsillarabszess/Parapharyngealabszess
- Uvulaödem
- Epiglottitis/Epiglottisabszess
- Larynxödem

Darüber hinaus können noch weitere Krankheitsbilder zu einer akuten Schwellung der oberen Atemwege führen. Hier sind das Angioödem und die anaphylaktische Reaktion zu benennen. Beim hereditären Angioödem durch C1-Inhibitor-Mangel treten episodische Schwellungen der Haut, des Magen-Darm-Trakts und der Mundhöhle bzw. des Pharynx und Larynx auf. Die Ödeme können spontan, nach einem mechanischen

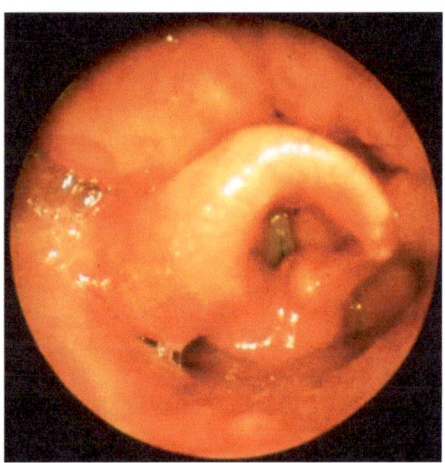

Abb. 12.2 Supraglottische und glottische Schwellung bei Epiglottitis

Reiz oder nach der Einnahme eines Angiotensin-Converting-Enzym-Inhibitors (ACE-Hemmer) auftreten. Bei Auftreten eines Larynxödems ist Intubationsbereitschaft zu treffen und im äußersten Notfall eine Koniotomie oder Tracheotomie durchzuführen. Begleitend wird eine medikamentöse Therapie mit einem C1-Inhibitor (Berinert®) oder Icatibant® durchgeführt (Bork et al. 2019).

Häufige Auslöser einer schweren anaphylaktischen Reaktion sind Nahrungsmittel, Insektengifte oder Medikamente. Ursächlich liegt der Anaphylaxie meist eine immunologische Reaktion – am häufigsten als Immunglobulin-E-vermittelte Allergie – zugrunde, die in vier Schweregrade eingeteilt wird und von Urtikaria, über Rhinokonjunktivitis, Larynxödem bis hin zum Atem- und Kreislaufstillstand führen kann. Zunächst erfolgt eine Anamnese mit Basisuntersuchung. In Abhängigkeit vom Schweregrad erfolgt die Therapie mit Glukokortikoiden und einem H1/H2-Antihistaminikum i. v.. Bei vegetativen Begleitsymptomen oder Stridor ist ebenfalls die Gabe von Adrenalin i. v. und einem kurzwirksamen β2-Sympathikomimetikum indiziert (Ring et al. 2014).

Fremdkörper der oberen Atemwege kommen im Kindesalter häufig im Bereich der Nasenhaupthöhlen und nach Aspiration von zerkleinerter Nahrung wie Nüssen, Möhren und Äpfeln vor. Im Erwachsenenalter und gehäuft bei dementen Menschen kommt es zur Aspiration von Gräten, Nahrung oder Fremdkörpern, wie Prothesen- oder Zahnbestandteilen. Auch hier sind die Anamnese und klinische Untersuchung ausschlaggebend. Bei röntgendichtem Material kann vor der endoskopischen Bergung die Lokalisation bestimmt werden (Abb. 12.3). Auch nach der Entfernung der Fremdkörper besteht durch ein fremdkörperassoziiertes Ödem weiterhin die Gefahr der akuten Atemnot, sodass eine stationäre Überwachung indiziert ist.

> Bei Verlegung des Kehlkopfes droht der sogenannte Bolus-Tod durch reflektorischen Herzstillstand!

12.1.2 Blutungen im Kopf-Hals-Bereich

12.1.2.1 Nasenbluten (Epistaxis)

Die häufigste Blutung im Kopf-Hals-Bereich stellt das Nasenbluten dar. Für die Therapie sind die Lokalisation und die Ursache des Nasenblutens relevant. Die häufigste Lokalisation ist das Gefäßnetz des Locus Kieselbachi, der sich im anterioren Septumbereich findet. Als Ursachen spielen Manipulation, Tumoren, Septumperforation, arterielle Hypertonie, hämorrhagische Diathese/Dauertherapie mit einem Antikoagulans und Traumata eine Rolle.

Erste Maßnahmen sind die Anlage einer Eiskrawatte des Nackens, Kompression der Nasenflügel und Vorbeugen des Kopfes, um ein Herabrinnen des Blutes in den Ösophagus zu vermeiden. Bei begleitend auftretenden hypertensiven Krisen sind diese zuerst zu

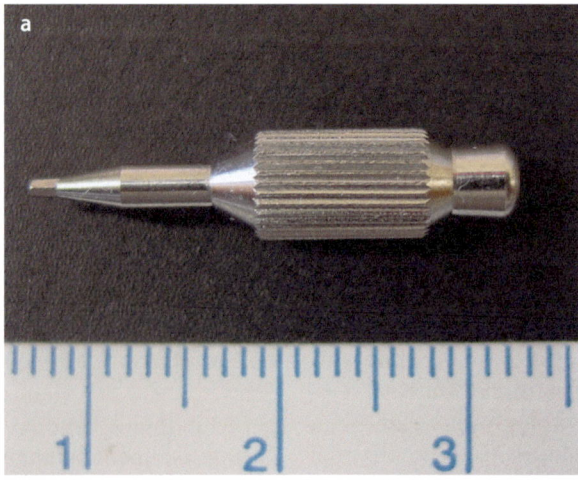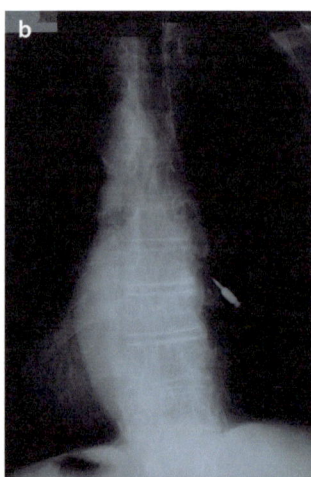

Abb. 12.3 a, b Aspiration: a ein metallischer Fremdkörper, b mit radiologischer Lokalisation im linken Hauptbronchus

therapieren. Bei Lokalisation eines blutenden Gefäßstumpfes im anterioren Septumbereich oder der Nasenmuschel ist eine bipolare Koagulation möglich. Bei hierdurch unzureichender Blutstillung oder schlechter Lokalisierbarkeit der Blutung erfolgt die Tamponade der Nasenhaupthöhle mit fortlaufenden Tamponaden, vorgefertigten gesalbten Fingerlingstamponaden, die als Widerlager beidseits eingebracht werden, oder Ballontamponaden, die bis in den Nasenrachen reichen. Schließlich bleiben operative Maßnahmen, wie endoskopische Blutstillung und Clippen von Gefäßen, sowie interventionelle Maßnahmen, wie das Coiling von selektiven Gefäßzuflüssen aus der Carotis externa (◘ Abb. 12.4).

12.1.2.2 Mundhöhlen- oder Pharynxblutung

> Schweren Mundhöhlen- und Pharynxblutungen liegen häufig Gefäßarrosionen durch Tumoren oder Unfälle zugrunde.

Neben dem akuten Blutverlust führen insbesondere Aspiration von Blut und Koageln zu lebensbedrohlichen Situationen. Daher besteht die oberste Priorität in der Sicherung und dem Freimachen der Atemwege. Hierzu wird ein großer Sauger benötigt und eine Intubation ist vorzubereiten. Die zweite Priorität liegt in Monitoring und Sicherung der Vitalfunktionen, wobei auf den Schockindex zu achten ist. Ein großer Blutverlust kann zu einem hypovolämischen Schock führen, dem mit Volumengabe, Lagerung und ggf. Transfusionen entgegenzusteuern ist.

Um einen weiteren Blutverlust zu vermeiden, erfolgt die Blutstillung. Als erste Maßnahme ist hier die Kompression zu nennen, die bis zu endgültiger operativer Versorgung durch bipolare Koagulation, Unterbindung von zuführenden Gefäßen oder angiografischer Embolisation erfolgen soll. Bei Traumata kommt unter Umständen eine veränderte Anatomie erschwerend hinzu.

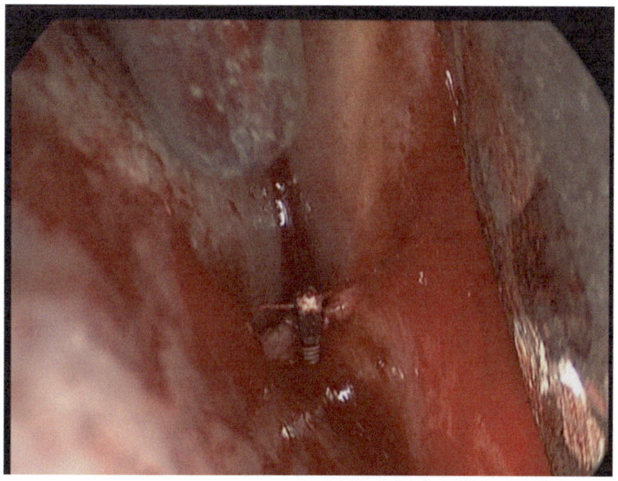

12.1.3 Verletzung und Frakturen

Verletzungen und Frakturen im Kopf-Hals-Bereich
- Mittelgesichts- und Rhinobasisfraktur
- Felsenbeinfraktur
- Orbitabodenfraktur
- Kehlkopfverletzung
- Pfählungsverletzungen
- Strangulation

Frakturen liegt in den meisten Fällen direkte Gewalteinwirkung zugrunde, wie bei einem Sturz oder Verkehrsunfall. Weichteilverletzungen sind oftmals von außen sichtbar und durch äußere oder innere Blutungen begleitet. Zur Diagnostik einer knöchernen Fraktur ist auf Fehlstellungen, Funktionsausfälle und Begleitsymptome, wie Liquorrhö, Nervenausfälle und Doppelbilder zu achten. Weitere Diagnostik erfolgt mittels radiologischer Bildgebung (◘ Abb. 12.5). Eine sofortige operative Therapie ist angebracht, wenn eine ausgedehnte frische Weichteilverletzung mit Rhinobasisfraktur, eine Dura- oder Hirnverletzung mit Liquorrhö (Otoliquorrhö und Rhinoliquorrhö), eine Fremdkörperperforation, eine traumatisch bedingte Nervenkompression (Nervus facialis) oder drohende Sehnervenschädigung vorliegt.

Stabile knöcherne Frakturen können auch im Intervall nach Abschwellen des Weichgewebes versorgt werden.

> Perforierende Fremdkörper werden bis zur operativen Versorgung belassen.

◘ Abb. 12.4 Gefäßclip auf der A. ethmoidalis zur Blutstillung

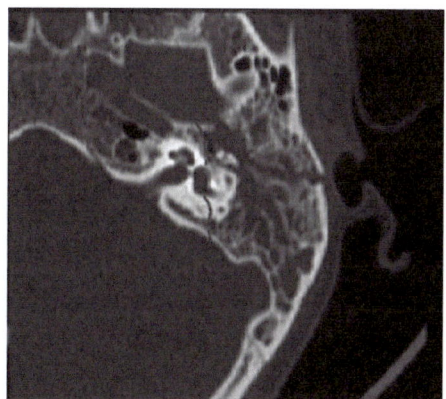

◘ Abb. 12.5 Kombinierte Felsenbein-Längs- und -Querfraktur links ohne Beteiligung der Cochlea

12.1.4 Verbrühung und Verätzung

Verbrühungen kommen oft bei Kindern durch das Trinken von heißem Wasser zustande. Heißes Wasser zerstört nur die oberen Schleimhautschichten, hat daher eine gute Prognose und benötigt eine symptomatische Therapie mit Analgetika, Steroiden und antibiotischer Abdeckung.

Verätzungen durch Säure oder Lauge schädigen hingegen die tieferen Gewebsschichten, führen zu Gewebsödemen und Ätzschorf und können zu Perforationen oder Narbenstrikturen führen. Der Patient benötigt eine intensivmedizinische Überwachung, hochpotente Analgetika, breite antibiotische Prophylaxe und eine Endoskopie.

12.2 Augenheilkundliche Notfälle

Franziskus M. Schützeichel und Frank G. Holz

Generell gilt es, beim Notfallpatienten zuerst die Behandlungsprioritäten festzulegen, denn eine Versorgung von Augenproblemen steht immer an zweiter Stelle, wenn zeitgleich ein lebensbedrohlicher Akutzustand vorliegt.

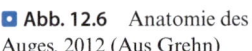 Vita vor Visus!

In der Anamnese sollten die Art der Beschwerden, der Zeitpunkt ihres Auftretens und Verlaufs, die Begleitumstände sowie exakte Angaben zu Fremdeinwirkungen, wie exogenen Noxen oder Traumata, eingeholt werden. Wichtig ist zudem eine kurze Befragung über bereits bekannte Augenerkrankungen und eine kurze Allgemeinanamnese. Zu einer Untersuchung ohne Hilfsmittel gehört eine grobe Bestimmung der Sehschärfe, eine Untersuchung auf äußere Auffälligkeiten sowie die Untersuchung der Pupillen (sie sollten rund und gleich groß sein sowie prompt auf Licht reagieren), der Augenmotilität (in mindestens vier Richtungen) und des Intraokulardrucks (direkte Palpation) (◘ Abb. 12.6).

12.2.1 Sehstörungen

Die plötzliche Sehverschlechterung kann von der plötzlich bemerkten chronischen Erkrankung bis hin zur dringlichen Notfallerkrankung vielfältige Ursachen haben.

Klagt ein Patient mit äußerlich unverändertem Auge über plötzlich aufgetretene und schmerzlose erhebliche Sehverschlechterung, ist eine Ursache im Bereich des hinteren Augenabschnitts wie beispielsweise ein Zentralarterienverschluss wahrscheinlich. Zuweilen können dem Ereignis eine oder mehrere kurzzeitige Episoden von Dunkelsehen vorrausgehen. In der Regel handelt es sich um eine atherosklerotische Genese bei kardiovaskulär vorbelasteten Patienten. Der Patient sollte sofort an einen Augenarzt/eine Augenklinik überwiesen werden, um zielgerichtete diagnostische und therapeutische Maßnahmen einzuleiten.

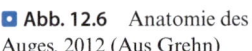 Bei akuten Netzhauterkrankungen ist das äußere Auge in der Regel unbeteiligt.

Klagt ein zumeist älterer Patient neben plötzlicher deutlicher Sehminderung über Kopf- und Kauschmerzen, so lässt sich in Zusammenschau mit einer deutlich erhöhten Blutkörperchensenkungsgeschwindigkeit (BSG) und einer Pupillenfunktionsstörung die Diagnose einer Arteriitis temporalis stellen. Allein der dringende Verdacht reicht aus, mit einer hochdosierten Steroidgabe zu beginnen, da unbehandelt die beidseitige

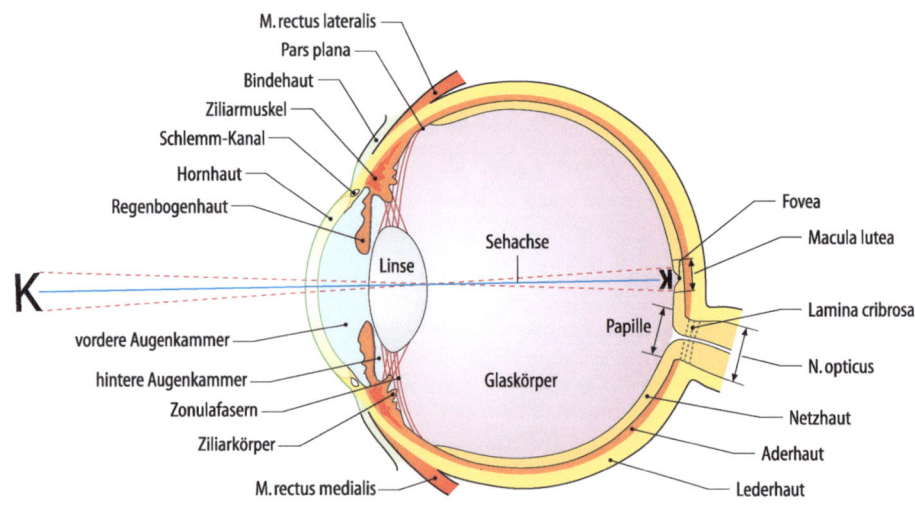

◘ Abb. 12.6 Anatomie des Auges. 2012 (Aus Grehn)

Erblindung droht und es sich aufgrund des möglichen Verschlusses anderer Endarterien um eine potenziell letale Erkrankung handelt.

Einer plötzlichen Sehverschlechterung kann auch ein Zentralvenenverschluss oder eine Entzündung der Sehnerven zugrunde liegen. Bei Blutungen in den Glaskörperraum, häufig bei Diabetikern, oder unter die Netzhaut, häufig bei Patienten mit altersabhängiger Makuladegeneration, kommt es zu plötzlicher Sehverschlechterung und Rotsehen. Eine zügige Zuweisung zum Augenarzt ist indiziert.

> Bei einer plötzlichen Sehverschlechterung sollte stets eine Fundus-Untersuchung durchgeführt werden.

Unter Sehstörungen ist nicht nur die Reduktion der Sehschärfe zu verstehen, auch Verzerrtsehen, Gesichtsfelddefekte oder Blitze können Leitsymptome eines Notfallpatienten sein.

Blitze, Rußregen, einseitige schattenartige Gesichtsfeldeinschränkung und Sehverschlechterung können Symptome einer Netzhautablösung sein. Betroffen sind vor allem Ältere und Kurzsichtige. Ein Trauma, Diabetes oder eine stattgehabte Kataraktoperation erhöhen ebenfalls das Risiko einer Netzhautablösung. In jedem Fall muss ein Augenarzt hinzugezogen werden und bei bestätigter Diagnose ein chirurgischer Eingriff erfolgen.

Plötzlich aufgetretene Doppelbilder können u. a. entzündlicher (Orbitaphlegmone), traumatischer (knöcherne Verletzung der Orbita) oder neurologischer Genese sein. Entfällt die entzündliche oder traumatische Genese, sind zerebrale Ursachen oder eine periphere Nervenschädigung wahrscheinlich. Der Patient muss dann zur weiteren Diagnostik und Therapie dem Neurologen zugeführt werden.

Plötzlich aufgetretene beidseitige Gesichtsfeldeinschränkungen können durch einen Apoplex verursacht werden, den es durch den Neurologen zuerst auszuschließen gilt, bevor der Augenarzt hinzugezogen wird.

Auch die Migräne kann sich durch vorübergehende Gesichtsfeldausfälle mit Flimmern, Schwindel und nachfolgendem Kopfschmerz äußern oder als reine „Augenmigräne" ohne Kopfschmerzen auftreten.

12.2.2 Glaukomanfall

Im Allgemeinen lassen Augenschmerzen eher auf Erkrankungen der äußeren und vorderen Augenabschnitte schließen, wohingegen bei Erkrankungen der hinteren Augenabschnitte, der optischen und okulomotorischen Zentren und Bahnen Schmerzen minimal bis fehlend sein können. Schmerzen korrelieren nicht zwingend mit dem Schweregrad von Erkrankungen. Geringfügige Verletzungen können stärkste Schmerzen hervorrufen und schwerwiegende Erkrankungen ohne nennenswertes Schmerzempfinden verlaufen. Wichtigste auszuschließende Differenzialdiagnose bei akuten, typischerweise einseitigen Augenschmerzen ist der Glaukomanfall. Hierbei kommt es zum schmerzhaften Druckanstieg im Auge. Starke und dumpfe Schmerzen, oft ausstrahlend und daher vom Patienten nicht immer genau lokalisierbar und nicht selten auch von Übelkeit und Erbrechen begleitet, führen zuweilen zur fälschlichen Annahme eines kardialen oder intraabdominellen Ereignisses. Des Weiteren können eine einseitige Visusminderung und farbige Kreise vom Patienten wahrgenommen werden.

> Beim Glaukomanfall kann die Schmerzlokalisation variieren und zu Fehldiagnosen führen.

Das Auge ist gerötet, mit lichtstarrer und mittelweiter Pupille und bisweilen milchig-trüb erscheinendem Hornhautödem. Ist der Bulbus im Vergleich zur Gegenseite beim Ertasten steinhart, kann dies ebenfalls ein Hinweis auf diese sofort zu therapierende Erkrankung sein. Der Patient muss rasch in die nächste Augenklinik verlegt werden und es sollte, falls verfügbar, sofort mit der antiglaukomatösen Therapie begonnen werden (Azetazolamid 500 mg i. v. und lokal Pilocarpin 1 % Augentropfen alle 10 min in das erkrankte Auge, Analgesie, z. B. Morphin 5–10 mg i. v.).

12.2.3 Infektionen

Da differenzialdiagnostisch etliche Ursachen in Betracht kommen, sollte jeder Patient mit rotem Auge dem Augenarzt vorgestellt werden. Bei infektiösen Erkrankungen kommt es zusätzlich zur wässrigen, schleimigen oder eitrigen Sekretion. Am häufigsten kommt es zur bakteriellen oder allergischen, seltener auch zur viralen Entzündung. Trotz des zum Teil dramatischen Erscheinungsbildes sind sie meist ungefährlich. Erscheint die Rötung als roter, limbusnaher Ring, der auf eine Entzündung des inneren Auges hinweisen kann, handelt es sich um einen Kontaktlinsenträger oder wird über ein reduziertes Sehvermögen geklagt, kann eher von einer schweren Infektion ausgegangen werden. Gleiches gilt für Patienten mit Erkrankungen des rheumatischen Formenkreises und Rötung des Auges, die stets an den Augenarzt überwiesen werden sollten.

Greift die Augenentzündung auf die Hornhaut über, kann es zur Ausbildung eines Hornhautulkus kommen, das in späteren Stadien mit bloßem Auge als weißer Fleck erkennbar ist. In der Regel ist die Sehschärfe des betroffenen Auges stark herabgesetzt. Die Hauptrisikogruppen sind Ältere und Kontaktlinsenträger. Durch rasches Fortschreiten kann ein irreparabler Verlust des Sehvermögens drohen. Eine intensive lokale Antibiose nach Materialentnahme zur mikrobiologischen Aufarbeitung ist daher notwendig. Jede Hornhauterkrankung sollte dem Augenarzt überwiesen werden.

Starkes Tränen, Lichtscheu, Fremdkörpergefühl, präaurikuläre Lymphknotenschwellung und Bindehautschwellung kennzeichnen die hochansteckende adenovirale Bindehautentzündung.

Herpes simplex oder Herpes Zoster können virale Hornhautentzündungen verursachen. Beim Herpes Zoster, der sich mit Schmerzen und Hautbläschen zeigt, sollte auch ein dermatologischer Kollege hinzugezogen und eine systemische antivirale Therapie begonnen werden.

Eine Schwellung und Rötung der Augenumgebung, von Fieberanstieg oder einer Nasennebenhöhlenentzündung flankiert, kann auf eine Lid- oder Orbitaphlegmone hinweisen. Vor allem Letztere bedarf zügig bildgebender Diagnostik und einer antibiotischen, bei Abszessbildung auch operativer Therapie. Unbehandelt führt die Orbitaphlegmone zu bleibender Sehverschlechterung. Ist der Augapfel frei beweglich, handelt es sich nicht um eine Entzündung der Orbita.

12.2.4 Traumata

Der Schweregrad von Augenverletzungen variiert stark. Liegt eine Fremdeinwirkung zugrunde, sollte bereits auch aus juristischen Gründen immer ein Augenarzt hinzugezogen werden. Augenschmerzen korrelieren selten mit dem Schweregrad einer Augenerkrankung. Ein Sehverlust ist immer abklärungsbedürftig. Ausdruck einer schwerwiegenderen Verletzung können Störungen oder Formveränderungen der Pupille, wie deren Größenunterschied oder Reaktionsstörung, sein.

Hornhautabschürfungen, in der Regel traumatischer Genese, werden gleich den Hornhautfremdkörpern, wie sie z. B. nach Bohren und Schleifen entstehen können, vom Patienten bei genauer Anamnese eher als intensives Fremdkörpergefühl denn als Schmerz wahrgenommen. Hornhautfremdkörper müssen vom Augenarzt alsbald vollständig entfernt werden.

Die in der Regel harmlose sogenannte „Verblitzung" wird durch die Emission von UV-Licht beim Schweißen oder durch Höhensonnenexposition hervorgerufen. Mit einer Latenzzeit von etwa 5 h berichten die Patienten über unerträgliche Schmerzen, Tränenlaufen und Lidkrampf. Beide Augen sind gerötet. Eine pflegende Therapie ist hier angezeigt, wobei mit Regeneration des Hornhautepithels die Schmerzen meist relativ schnell wieder rückläufig sind.

Verbrennungen erfordern neben der Augenspülung ein steriles Abdecken mit lokaler Kühlung und sollten schnellstmöglich vom Augenarzt gesehen werden, da langfristig Narben mit Lidfehlstellungen auftreten können.

Verätzung und Penetration des Augapfels sind absolute Notfallsituationen. Eine Verätzung erfordert die sofortige und gründliche Spülung des Auges für mindestens 10 min grundsätzlich mit jeder verfügbaren Flüssigkeit, vorzugsweise mit Ringer-Laktat-Lösung. Priorität hat die rasche und vollständige Entfernung der ätzenden Substanz. Hierbei liegt der Kopf zur Seite des verletzten Auges, die Spüllösung wird sodann am inneren Lidwinkel ins Auge geträufelt und sollte nach außen hin ablaufen. Die Spülung sollte auch während des Notfalltransports in die Augenklinik erfolgen. Verätzungen durch festen ungelöschten Kalk sollten nicht gespült, sondern die Partikel mechanisch mit einem Wattestäbchen entfernt werden. Die Folgen einer zu späten oder unzureichend versorgten Verätzung können gravierend sein.

> Bei Verätzungen muss das Auge ohne Zeitverzug ausgespült werden.

Spitze Traumata oder perforierende Verletzungen z. B. durch Verkehrsunfälle oder zurückschlagende Drähte/Äste sind nicht immer gleich sichtbar und zuweilen durch oberflächliche Verletzungen verdeckt. Sichtbar verbliebene Fremdkörper sollten nicht entfernt werden. Außer der Tetanusprophylaxe, einer sterilen Abdeckung und ggf. antibiotischen Augentropfen steht der Notfalltransport in die Augenklinik im Vordergrund.

> **Praxistipp**
>
> **Salben-/Tropfenapplikation:** Händedesinfektion, Patient mit leicht zurückgeneigtem Kopf nach oben blicken lassen und dabei das Unterlid leicht nach unten ziehen. Einen Tropfen bzw. einen 0,5 cm langen Salbenstrang in den unteren Bindehautsack (nicht auf die Hornhaut) geben.
>
> **Anlegen eines Augenverbandes:** Händedesinfektion. Ovale Kompresse auf das geschlossene Auge schräg aufbringen und mit drei Klebestreifen (12 cm lang, 2,5 cm breit) von Stirn zur Wange befestigen.

Ein stumpfes Trauma des Auges, wie es bei der Arbeit, aber insbesondere auch bei Schlägereien und durch Sportunfälle auftreten kann, sollte ebenfalls der Augenklinik zugewiesen werden. Klagt der Patient über Doppelbilder, ist Bildgebung (in der Regel eine CT) indiziert, um eine knöcherne Verletzung der Orbita auszuschließen.

Bei einseitig hervorstehendem Auge, manchmal auch pulsierend und mit Ohrgeräuschen, kann eine Karotis-Sinus-cavernosus-Fistel vorliegen. Durch Flussumkehr aufgrund einer Verbindung im Venengeflecht des Auges mit einer Halsarterie stauen sich die Gefäße der Augenoberfläche. Der Patient ist der interventionellen Radiologie zuzuweisen.

Lidkantenverletzungen erfordern ebenfalls eine schnelle augenärztliche Beurteilung, um durch eine rasche Versorgung spätere Lidfehlstellungen und Tränenträufeln zu vermeiden.

12.2.5 Komplikationen nach Augenoperationen

Komplikationen ophthalmochirurgischer Eingriffe können von der harmlosen Benetzungsstörung bis hin zur Entzündung des Augapfels mit Erblindungsgefahr (Endophthalmitis) reichen. Besonders schwerwiegende Komplikationen treten in der Regel innerhalb der ersten 14 Tage postoperativ auf. In jedem Fall sollte unmittelbar an eine Augenabteilung überwiesen werden.

12.3 Hämatoonkologische Notfälle

Tobias Herrmann und Sarah Moeller

12.3.1 Einleitung

Wie begrifflich schon ersichtlich, teilt sich der klassisch als Onkologie wahrgenommene Bereich in die Untergruppen der hämatologischen und der onkologischen Krankheitsbilder. Die Art des Notfalls setzt sich meist zusammen aus den krankheitsspezifischen Merkmalen in Kombination mit den Nebenwirkungen der laufenden oder stattgefundenen (Chemo-)Therapien.

So hängen die Beschwerden häufig im Zusammenhang mit den befallenen Organen oder einer (Neben-)Wirkung der Therapie zusammen. Dabei zeigen bestimmte primäre Krebserkrankungen jeweils bevorzugte Metastasierungsmuster. Je nach Situation kann diese Vorstellung damit in jedem Bereich der Notaufnahme stattfinden (internistisch – Infektion, unfallchirurgisch – pathologische Fraktur, neurologisch – Krampfanfall).

☐ Tab. 12.1 und ☐ Tab. 12.2 stellen die häufigsten Krebserkrankungen und Akutsymptome dar, die zu notfallmäßigen Vorstellungen führen. Sie legen dabei keinen Wert auf Vollständigkeit, sondern hoffen eine allgemeine Übersicht und Sensibilisierung für die Symptomkomplexe und die möglichen Maßnahmen zu bieten.

> **Praxistipp**
>
> Folgende Fragen gilt es bei allen hämatoonkologischen Patienten möglichst schnell für das gesamte Team zu klären, während die Behandlung bereits anläuft:

- Therapieziel?
- Palliatives oder kuratives Krankheitsbild?
- Zeitpunkt der Erkrankung (nahe Erstdiagnose/weit fortgeschritten/ vor, nach oder unter Chemotherapie)?
- Betroffene Organe (z. B. ossäre Metastasierung mit drohenden Frakturen? Mechanischer Ileus bei Peritonealkarzinose? Hirnmetastasen mit Krampfneigung?)
- Patientenverfügung, geäußerter Patientenwille (mit Zeugen dokumentieren)

12.3.2 Systemische Tumortherapie

Unabhängig von moderner "Immuntherapie" oder klassischer Chemotherapie verursacht jedwede Tumortherapie unerwünschte Wirkungen. Diese können primäre Ursache des Notfalls sein (z. B. Lungenembolien, Nierenversagen, Blutungen) oder aber die Therapie des Notfalls erschweren. Grundsätzlich gilt, dass fast alle Tumortherapien die „Blutbildung" im Knochenmark einschränken, sodass es zu einem Abfall aller drei Blutreihen mit Leukozytopenie, Thrombozytopenie und Anämie kommen kann.

Leukozytopenie

Die Leukozyten sind der Oberbegriff für eine Gruppe aus unterschiedlichen Zellen, die die Immunabwehr bilden. Sinkt ihre Zahl unter 1000/µl ist eine schwerste Immunschwäche zu vermuten. Genauer differenziert wird dies mittels der Zahl der Neutrophilen oder auch Granulozyten (großes Differenzialblutbild). Ist diese < 500/µl, liegt eine sogenannte Aplasie vor, das heißt ein quasi vollständiger Ausfall des Immunsystems.

Je länger eine Aplasie andauert, desto höher ist das Risiko auch für atypische Erreger (z. B. Aspergillus-/Pneumocystis-Pneumonie).

Klinische Relevanz:
- Umkehrisolation bei Aplasie
- Trennung von potenziell infektiösen Patienten (Diarrhö, Influenza etc.), Breitbandantibiosen
- Beachtung kleinster Verletzungen als Infektionsquellen
- Rascherer Verlauf von Infektionen/Sepsis, ggf. engmaschigeres Kreislaufmonitoring

Thrombozytopenie

Die Thrombozyten bilden die Grundlage für die primäre Hämostase und stillen durch die Thrombozytenaggregation direkt an der Verletzung die Blutung. Liegt eine Thrombozytopenie < 50.000/µl vor, sind interventionelle Eingriffe nur begrenzt möglich, Blutungen neh-

Tab. 12.1 Die häufigsten onkologischen Grunderkrankungen

Primäres Organ	Häufige Leitsymptome	Mögliche Ursache	Erste Maßnahmen
Bronchialkarzinom (auch pulmonale Metastasierung)	Dyspnoe Hämoptoe (Bluthusten)	Tumormasse Stenosen/Atelektasen Pneumonien Gefäßinvasion	O_2-Gabe, Opiat, Hochlagerung des Oberkörpers, Inhalation Spasmolytika, Antibiose Kreuzblut, Tranexamsäure
Mammakarzinom	Schmerzen Neurologische Ausfälle/ Krampfanfall	Ossäre Metastasen Hirnmetastasen/ Liquorbefall	Analgesie (meist Opiat) Dexamethason, Lagerung (Hirndruck), Antikonvulsiva
Kolonkarzinom	Akutes Abdomen Emesis Obstipation	(Sub)Ileus z. B. bei Peritonealkarzinose	Analgesie, Antiemetika, ggf. Magensonde/ abführende Maßnahmen von rektal
Pankreaskarzinom	Ikterus, Fieber	Cholangitis	Antibiose, Antiemetika
Magenkarzinom	Nausea/Emesis Hämatemesis/Meläna	Stenosierung, Retentionsmagen Gefäßinvasion	Antiemetika Anlage Magensonde Kreuzblut, Tranexamsäure
Prostatakarzinom	Harnverhalt Knochenschmerzen	Primarius Ossäre Metastasen	Anlage Dauerkatheter Analgesie (meist Opiat)
Karzinome der Harnwege	Hämaturie Infektionen Harnverhalt	Gefäßinvasion Restharn, Fisteln Stenosen	Anlage (Spül-) Dauerkatheter Antibiotika Lokalmaßnahmen Urologe
Kopf-Hals-Karzinome	Blutungen	Gefäßinvasion	Tranexamsäure, lokales Suprarenin, Intervention HNO
	Verlegung Atemwege	Tumorwachstum/ Nerveninvasion	O_2-Gabe, Absaugen, Intervention
	Infektion	Tracheostoma/Wunde	Antibiose, Lokaltherapie
Hirntumoren (auch zerebrale Metastasen)	Krampfanfall Paresen Verwirrtheit/Agitation Vigilanzstörung	Hirndruck Begleitödem Tumorinfiltration	Antikonvulsiva Dexamethason Anxiolytika/Sedativa Lagerung (Hirndruck)

men an Intensität zu. Ab einem Wert < 20.000/µl ist das Blutungsrisiko bzw. die Stärke einer Blutung deutlich erhöht. Zeigen sich aktive Blutungszeichen, ist eine Thrombozytentransfusion notwendig. Bei Thrombozyten < 10.000/µl sind auch spontane Blutungen ohne Trauma möglich (z. B. spontane Hirnblutung ohne

Patienten mit speziellen Verletzungen und Erkrankungen ...

Tab. 12.2 Die häufigsten hämatologischen Grunderkrankungen

Primäre Zellreihe	Häufige Leitsymptome	Mögliche Ursache	Erste Maßnahmen
Multiples Myelom	Knochenschmerzen Dyspnoe Infektionen/Sepsis Kopfschmerzen/Schwindel	Frakturen Anämie Immuninkompetenz Hyperviskosität	Bewusste Lagerung Kreuzblut Antibiose, Umkehrisolation Volumengabe
Lymphome	Infektionen/Sepsis Lokale Schmerzen Dyspnoe	Immuninkompetenz Große Lymphome Einflussstauung	Volumengabe, Antibiose Analgesie Hochlagerung, RR-Messung beide Seiten
Chronische Leukämien	Infektionen/Sepsis Kreislaufinsuffizienz/ Anämie	Pneumonien Immuninkompetenz (Milz-)Blutung Splenomegalie!	Infekt-Therapie Ggf. Umkehrisolation Vorsichtige Lagerung Transfusion
Myelodysplastische/-proliferative Syndrome	Infektionen/Sepsis	Immuninkompetenz (Pilz-) Pneumonien	Infekt-Therapie Ggf. Umkehrisolation
	Blutungen	Thrombozytopenie Splenomegalie	Kreuzblut/ Thrombozyten-Transfusion
Akute Leukämien	Infektion/Sepsis	Immuninkompetenz (Pilz-) Pneumonien	Engmaschiges Monitoring! (▶ Abschn. 15.5)
	Blutungen (Hämatome, Hirnblutung, Epistaxis)	Gerinnungsstörungen! Thrombozytopenie Splenomegalie	Gerinnungsfaktoren Transfusion

Trauma, Magen-/Darmblutungen). Hier wird je nach Begleitproblematik bereits prophylaktisch eine Thrombozytentransfusion erwogen.

Klinische Relevanz:
- Bestimmung der Blutgruppe
- Vorsichtiger Umgang beim Umlagern
- Bedachtes Entfernen von Zugängen (lange Nachblutungen)
- Ggf. Pausieren von Antikoagulationen (<20.000/µl in der Regel keinerlei Heparine, orale Antikoagulanzien (OAK), ASS...)

■ Anämie

Akute oder chronische Reduktion des Hämoglobinwertes mit konsekutiv reduzierter Versorgung der Organe mit Sauerstoff. Insbesondere kardiologische Notfälle können durch einen niedrigen Hämoglobinwert begünstigt werden. Allerdings zeigt sich insbesondere das Symptom einer (Belastungs-)Dyspnoe bei Werten < 8 g/dl häufig, sodass eine Anämie differenzialdiagnostisch mit in Betracht gezogen werden sollte.

Klinische Relevanz: Kreuzblut-Abnahme, Blutungsausschluss, Kreislaufkontrolle (hypovolämischer Schock?), O_2-Gabe

12.3.3 Spezielle hämatoonkologische Notfälle

■ **Neutropenes Fieber (ggf. in Aplasie)**

Siehe auch ▶ Abschn. 15.5. Grundsätzlich gilt bei dem V. a. eine Sepsis, dass aufgrund der fehlenden Immunkompetenz die frühzeitige Gewinnung von Blutkulturen (zusätzlich aus dem Port-System, wenn vorhanden) und die frühzeitige (innerhalb der ersten Stunde) Gabe eines Breitbandantibiotikums zwingend erfolgen muss. Auch bei fehlenden Kriterien der Sepsis, aber eindeutigen Infektionszeichen ist laut Leitlinie ein Breitbandantibiotikum zu wählen. Zusätzlich sollte ein engmaschiges Monitoring der Vitalparameter und der Bewusstseinslage stattfinden, da eine Verschlechterung des Zustandes rascher und dramatischer verlaufen kann.

Zur raschen Bildung von reifen Granulozyten kann der medikamentöse Wirkstoff G-CSF (Granulozyten-Kolonie-stimulierender Faktor, z. B. Filgastrim) eingesetzt werden.

- **Hyperkalzämie**

Beim Vorliegen einer ossären Metastasierung (zumeist Lungenkarzinom, Prostatakarzinom, Mammakarzinom, multiples Myelom) kann die dadurch entstehende Hyperkalzämie zu einer vital bedrohlichen Lage führen, auch wenn die Symptomatik stark variabel ist (asymptomatisch – Vigilanzminderung – agitierte Verwirrung). Eine Bestimmung des Gesamtkalziums sollte daher bei Tumorpatienten bereits in der Notaufnahme erfolgen und einer Hyperkalzämie mittels forcierter Diurese (Volumen + Diuretika), Kortison- und ggf. Bisphosphonat-Gaben akut entgegengewirkt werden.

- **Tumorlyse**

Diese tritt zumeist nur bei hämatologischen Erkrankungen sowie neuroendokrinen (kleinzelligen) Karzinomen und bei Therapiebeginn auf. Zeigt sich eine hohe LDH, sollten zusätzlich Nierenretentionsparameter, Kalzium und Harnsäure bestimmt und eine Volumentherapie eingeleitet werden.

12.3.4 Notfälle in der Palliativmedizin

Palliative Krankheitsbilder beziehen sich nicht ausschließlich auf den Bereich der Hämatoonkologie. Eine hochgradige Herzinsuffizienz, eine amyotrophe Lateralsklerose (ALS) oder multiple Sklerose können ebenso zu einer palliativen Situation führen.

Dabei schließt ein palliatives Krankheitsbild die Notwendigkeit einer notfallmäßigen oder sogar intensivmedizinischen Behandlung nicht zwingend aus (Beispiel multiples Myelom: *palliative* Lebenserwartung > 10 Jahre!). Dennoch muss rasch und fundiert geklärt werden, wie die Gesamtsituation zu bewerten ist. Gelingt diese Klärung nicht umgehend, sollte zunächst die volle auch interventionelle Therapie (falls medizinisch erfolgversprechend) zum Einsatz kommen.

Notfälle, die einen palliativen Patienten in die Notaufnahme führen, können insbesondere Schmerzen, Luftnot, Infektionen, Blutung, Verwirrtheit, Angst, Harnverhalt, Ileus und vieles mehr sein.

Einige dieser Beschwerden können durch die palliative Medikation, meist die Opiate/Benzodiazepine, mitverursacht werden. Begünstigt wird eine solches Auftreten durch eine eingeschränkte Nieren- oder Leberfunktion bei zunehmend finalen Patienten mit entsprechender Kumulation der Wirkstoffe.

Abgesehen von der Organisation einer psychosozialen Begleitung für Patienten und Angehörige sollte primär auf eine ausreichende Anordnung von Bedarfsmedikamenten geachtet werden. Diese sollte möglichst von der betreuenden Pflegekraft direkt selbst angewendet werden können (Zugangsweg!). Hier ist die Rücksprache mit dem Arzt entscheidend, sollte dies nicht der Fall sein.

Bewährte Substanzen für häufige Symptome sind:
- Opiate bei Schmerzen und Dyspnoe (z. B. Hydromorphon oder Morphin s.c.)
- Benzodiazepine bei Angst, Unruhe, Agitation (z. B. Lorazepam s.l.)
- Neuroleptika bei Demenz/Delir (z. B. Risperidon s.l.)
- Antikonvulsiva bei Krampfneigung (z. B. Diazepam rektal)
- Palliative Notfallsedierung (z. B. Midazolam-Perfusor), z. B. bei unstillbarer Massenblutung

12.4 Gynäkologische Notfälle

Roya Fakhrabadi

Gynäkologische Notfallsituationen beinhalten Erkrankungen und Verletzungen der weiblichen Genitalien und die Geburtshilfe (Brokmann 2008). Patientinnen stellen sich häufig mit dem Symptom der plötzlichen und/oder intensiven vaginalen Blutung vor. Eine Herausforderung stellen gravide Patienteninnen in der Notaufnahme dar.

12.4.1 Schwangere Patienteninnen in der Notaufnahme

Bei graviden Patientinnen werden gleichzeitig zwei Patienten (werdende Mutter und Fetus) versorgt. Die Herausforderung besteht in den eingeschränkten diagnostischen und therapeutischen Möglichkeiten. Nicht jede radiologische Diagnostik oder medikamentöse Therapie ist für den Fetus geeignet. Es ist eine Gradwanderung in der schnellen und zielgerichteten Versorgung, um Schäden bei der Mutter und Fetus abzuwenden (Heyl 2012).

> Komplikationen, die kreislaufwirksam für die werdende Mutter sind, können zur Hypoxie der Feten führen. Ursache ist eine Minderperfusion der Plazenta (Heyl 2012).

Jede medizinisch betreute Schwangere in Deutschland besitzt einen Mutterpass, der alle wichtigen Informationen enthält und bei Notfällen sofort lebenswichtige Informationen über die Mutter und ihren Schwangerschaftsverlauf liefert.

Der **Mutterpass** enthält:
- Allgemeine anamnestische Daten der Mutter
- Geburtshilfliche Anamnese
- Risikofaktoren und Behandlungsmaßnahmen
- Voraussichtlicher Entbindungstermin
- Serologische Befunde
- Befunde der Ultraschalluntersuchungen
- Stationäre Aufenthalte
- Befunde der durchgeführten Schwangerschaftsvorsorgeuntersuchungen (Urinstatus – Blutdruckwerte – Therapiemaßnahmen)

> **Praxistipp**
>
> Empfehlenswert ist, dass in der Einarbeitung des medizinischen Personals der Aufbau des Mutterpasses ebenso erlernt wird wie der von Blutpass oder Impfpass!

In den nachfolgenden Abschnitten wird der Fokus auf die häufigsten geburtshilflichen Notfälle gelegt.

12.4.2 Blutungen in der Schwangerschaft

Der Organismus verändert sich während der Gravidität. Zu den Veränderungen gehört die Erhöhung des Blutvolumens der Mutter um 40 %. (Rath 2010) Diese Veränderung bewirkt das ein Blutverlust von bis zu 1,5 Litern ohne die typischen Zeichen der Tachykardie oder auch Hypotonie, kompensiert werden (Knapp et al. 2016).

Blutungen ab der 24. Schwangerschaftswoche (SSW) kann sich zu einer lebensbedrohlichen Situation entwickeln. Eine frühe Einbindung des Kreißsaals ist erforderlich.

> Bei allen Notfällen von Schwangeren ab der 24. Schwangerschaftswoche (SSW) muss die Körperlagerung grundsätzlich in der Linksseitenlage erfolgen, damit die Kompression der V. cava inferior vermieden wird.

Zur Erstversorgung empfiehlt es sich, zwei Venenverweilkanülen zur großzügigen Substitution mit einer Vollelektrolytlösung zu platzieren.

Wegen des erhöhten Sauerstoffbedarfs der Mutter in der Schwangerschaft und höherer Sensibilität des Fetus gegen maternale Hypoxie bei Notfällen ist eine kontinuierliche Sauerstoffzufuhr (2–4 l O_2 nasal) erforderlich (Say und Hofmeyr 2003).

Eine Tokolyse ist notwendig bei extremen Uteruskontraktionen (z. B. bei Plazentalösungen oder vorzeitiger Wehentätigkeit). Ein Tokolytikum (Partusisten intrapartal) wird auf ärztliche Anordnung gegeben, damit die Wehentätigkeit aufhört, um eine Hypoxie des Fetus zu vermeiden (Hösli et al. 2013).

12.4.3 Blutungen in der Spätschwangerschaft (ab 24.–40. SSW)

12.4.3.1 Placenta praevia

Placenta praevia ist eine vollständige (totalis) oder partielle Implantation der Plazenta im Bereich des unteren Uterinsegmentes (in der Nähe vom inneren Muttermund). Diese Form der Blutungen machen ungefähr 20 % der praepartalen Blutungen aus (Heyl 2012).

Mögliche Ursachen:
- Zustand nach Sectio caesarea (Kaiserschnitt)
- Multiparität
- Zustand nach Kürettage
- Alter der Mutter

Symptomatik:
- Unerwartete Blutung
- Schmerzfreier Verlust von hellrotem Blut (oft ab der 28. SSW)
- Keine spürbare Wehentätigkeit
- Abdomen und Uterus sind weich

Die Therapie ist an das Ausmaß der Blutung und das Alter der werdenden Mutter gekoppelt. Überwachung der Patientin, Bettruhe und die Gabe von Tokolytika zur Ruhigstellung der Gebärmutter machen eine stationäre Aufnahme erforderlich.

Schwangere Patientinnen, die beschwerdefrei sind, können bis zur 36. Schwangerschaftswoche in der ambulanten Betreuung verbleiben (Heyl 2012).

12.4.3.2 Vorzeitige Plazentablösung

Bei einer Einblutung zwischen Uteruswand und Plazenta mit einer teilweisen oder vollständigen Ablösung vor der Geburt des Kindes spricht man von einer vorzeitigen Plazentaablösung (Heyl 2012).

Mögliche Ursachen:
- Trauma
- Blasensprung
- Plazentalösung beim 2. Zwilling
- Hypertonie
- Plazentainsuffizienz
- Rauchen

Symptomatik:
- Schmerzhafte und häufige Kontraktionen bzw. Dauerkontraktionen (Tetanus uteri), brettharter Uterus (Holz-Uterus)
- Plötzliche Abdominalschmerzen
- Vaginale Blutung meist gering, dunkelrot (Koageln!)

Die Gefährdung des Feten ist in Kausalität des Ablösungsgrades der Plazenta zu betrachten. Bei schweren Verläufen kann es zu Schockgeschehen kommen (Heyl 2012).

12.4.3.3 Randsinusblutung

Es handelt sich um eine geringe Ablösung im Randbereich der Plazenta mit nur geringer Blutung nach außen. Die Blutung aus dem Plazentarand tritt in der zweiten Schwangerschaftshälfte auf (Büchel und Lapaire 2013).

Symptomatik:
- Schmerzfrei
- Keine Wehentätigkeit
- Dunkelrote, schwache Blutung

> Für alle Blutungen gilt: Stabilisierung der Vitalfunktionen und Lagerung der Patientin mit Vorlagen.

12.4.3.4 Vasa praevia

Bei der Vasa praevia handelt es sich um eine Anomalie der umbilikalen Gefäße. Da sie nicht geschützt liegen, kann es bei Wehentätigkeit oder Blasensprung zum Einreißen mit massiver Blutung aus der Nabelschnur kommen, die bis zum Verbluten des Fetus führen kann (Kainer 2013).

Mögliche Ursachen:
- Tiefsitzende Plazenta
- Vorangegangene Sterilitätsbehandlung
- Mehrlingsschwangerschaften

Symptomatik: starke vaginale hellrote Blutung in Zusammenhang mit Blasensprung oder Amniotomie.

> Bei einer massiven Blutung egal welcher Ursache kann oft nur eine organisierte Notsectio – möglichst in einem Pränatalzentrum durchgeführt – das Leben von Kind und Mutter retten.

12.4.4 Hypertensive Schwangerschaftserkrankungen: Präeklampsie, Eklampsie, HELLP-Syndrom

Mehr als 50.000 Schwangere pro Jahr versterben weltweit an den Folgen hypertensiver Schwangerschaftserkrankungen (Rath und Fischer 2009).

12.4.4.1 Präeklampsie

Dabei handelt es sich um eine neu aufgetretene Gestationshypertonie (Blutdruck > 140/90 bis zu Schwerpräeklampsie > 160/110) und Proteinurie (3–5 g in 24 h) (Hagmann et al. 2018).

Symptome:
- Nierenfunktionsstörung
- Oberbauchschmerzen (Beteiligung der Leber mit Anstieg der Transaminasen)
- Neurologische Symptome (starke Kopfschmerzen, Hyperreflexie, visuelle Störungen)
- Thrombozythopenie bis hin zur Hämolyse (Hagmann et al. 2018)

12.4.4.2 Eklampsie

Bei der Eklampsie handelt es sich um im Rahmen von Präklampsie auftretende tonische-klonische Krämpfe. Sie tritt häufig bei Erstgebärenden auf. Auch bei Mehrlingsschwangerschaften ist die Eklampsie 6-mal häufiger anzutreffen (Brokmann 2008).

Symptomatik:
- Tonisch-klonischer Krampfanfall
- Sehstörungen
- Ödeme
- Erbrechen
- Proteinurie

Erstmaßnahmen umfassen ein engmaschiges Monitoring mit Sauerstoffgabe. Die Lagerung der Patientin erfolgt in Oberkörperhochlagerung und Linksseitenlage (Brokmann 2008).

> Eine schnelle Absenkung des systolischen Blutdrucks und Absenkung unter 150 mmHg sollten vermieden werden.

12.4.4.3 HELLP-Syndrom

Es handelt sich um eine schwere Verlaufsform der Präeklampsie mit typischen labor-chemischen Werten:
- H: Hemolysis (= Hämolyse)
- EL: Elevated liver enzyme (= pathologisch erhöhte Leberenzyme)
- LP: Low platelet count (= Thrombozythopenie)

> Proteinurie oder Hypertonie können beim HELLP-Syndrom fehlen (Hagmann et al. 2018).

12.5 Urologische Notfälle

Procula Glien

Patientinnen und Patienten, die mit urologischen Beschwerden in die Notaufnahme kommen, stellen sich am häufigsten mit dem Leitsymptom Schmerz oder Blutungen vor.

Die primärpflegerische Aufgabe besteht darin, anhand der Symptomatik die richtigen Maßnahmen einzuleiten.

› Schmerzbeginn, Schmerzlokalisation, Schmerzausstrahlung und allgemeinen klinischen Zustand analysieren.

Eines der häufigsten urologischen Beschwerdebilder in der Notaufnahme stellt der Flankenschmerz dar.

12.5.1 Flankenschmerz

Flankenschmerzen können einseitig links oder rechts auftreten und bis in das äußere Genitale ausstrahlen. Flankenschmerzen können sich plötzlich oder langsam entwickeln.

Sportunfälle, Verspannungen, Wirbelsäulenerkrankungen, intraabdominelle Ursachen sollten ausgeschlossen werden. Patienten müssen für die weitere Eingrenzung neben der Erhebung der Vitalparameter, insbesondere der Temperaturmessung, auch eine Urinprobe abgeben.

› Urin-Stix zum Nachweis von Blut, Eiweiß, Leukozyten, Nitrit.

Flankenschmerz können mittels der Begleitsymptome weiter eingegrenzt werden. Begleitsymptome können Übelkeit, Erbrechen, Brechreiz, Schweißausbruch, Kollapsneigung, Fieber sein.

12.5.2 Nierenkolik

Nierenkoliken entstehen durch Konkremente, die den Ureter passieren. Dabei nimmt die Uretermotilität ab, bis hin zum Stillstand. Irritationen der Schleimhaut, Schwellungen und Ödeme, gepaart mit einer gesteigerten muskulären Wandspannung, und vor allem der Harnstau spielen dabei eine Rolle in der Schmerzentstehung (Hofmockel und Frohmüller 2002). Konkremente werden durch ihre chemische Zusammensetzung klassifiziert. Die häufigsten Konkremente sind Kalziumoxalatsteine, gefolgt von Harnsäuresteinen und Kalziumphosphatsteinen (Welk 2014). Die Schmerzen werden von den Patienten als stechend, wellenartig und sehr intensiv beschrieben. Begleitsymptome sind häufig Übelkeit, hypertone und hypotone Blutdruckphasen.

Eine Urinuntersuchung zum Erythrozytennachweis grenzt die Verdachtsdiagnose zu anderen Krankheitsbildern, wie Appendizitis, Cholezystolithiasis, akutes Abdomen, weiter ein.

> **Praxistipp**
>
> Für den Nachweis von spontanen Abgängen von Nierensteinen die Patienten bei jeder Miktion zur Benutzung eins Uro-Siebs auffordern.

Durch eine krampflösende und schmerzstillende Medikation, intravenös appliziert, kann eine schnelle Schmerzlinderung erzielt werden. Dabei ist eine engmaschige Kontrolle der Vitalparameter indiziert.

Im weiteren Verlauf wird mit bildgebenden Verfahren wie Ultraschall, Röntgen, Nativ-Computertomografie (CT) diagnostisch abgeklärt, um anschließend die entsprechende Therapie durchzuführen.

> **Praxistipp**
>
> Patienten mit kolikartigen Schmerzen und Begleitsymptomatiken monitoren.

Führt die Applikation von Analgetika nicht zu einer deutlichen Schmerzlinderung, ist die Empfehlung, eine Druckentlastung im Nierenhohlsystem durchzuführen. Exemplarisch soll hier die zystoskopisch eingebrachte Harnleiterschiene (Doppel-J-Katheter) und die perkutane Nephrostomie genannt werden (Hofmockel und Frohmüller 2002).

12.5.3 Anurie

Von einer (Anurie) spricht man, wenn eine Ausscheidung < 100 ml/24 h vorliegt. Die Anurie wird in eine prärenale, renale und postrenale Anurie unterteilt (Hofmockel und Frohmüller 2002). Ursachen können Nierensteine, Tumoren, Niereninsuffizienz, verminderte Nierendurchblutung, Hypovolämie oder entzündliche Prozesse sein. Bei Männern in höherem Alter ist an eine Blasenentleerungsstörung durch eine vergrößerte Prostata oder auch eine Harnröhrenverengung mit zu denken (Ottomann und Seidenstücker 2014). Auch Fremdkörper, Koageln können ursächlich für eine Anurie mit verantwortlich sein.

> **Praxistipp**
>
> Bei Patienten mit liegendem transurethalen Blasenverweilkatheter (Dauerkatheter, DK) an Harnröhrenläsion mit Koageln denken.

Symptome der Anurie sind Unterbauchbeschwerden, Flankenschmerz (meist bei renaler Anurie), Harndrang. Spricht der Patient bei der Ersteinschätzung von fehlender Miktion, ist zu differenzieren, ob es sich dabei um Harnverhalt handeln könnte. Inspektorisch kann eine Vorwölbung im Unterbauch sichtbar sein.

Zu differenzieren ist zwischen Anurie und Harnverhalt. Im Unterschied zur Anurie ist bei Harnverhalt eine Miktion trotz normaler Urinproduktion und Blasenfüllung nicht möglich (Tab. 12.3).

Nach Einleitung der Diagnostik, (zum Beispiel (z. B.) durch Ultraschall) erfolgt eine Entlastung der Blase durch Katheterisierung. Das weitere Vorgehen bestimmt die Ursache der Anurie

12.5.4 Harnwegsinfekt

Mit 22,4 % gehören Harnwegsinfektionen mit zu den häufigsten urologischen Beschwerdebildern (Volz et al. 2020).

> **Harnwegsinfektion**
>
> Unkomplizierte Harnwegsinfektionen liegen vor, wenn keine signifikanten anatomischen oder funktionellen Störungen im Harntrakt, kein Fieber oder Begleiterkrankungen (Komorbiditäten)vorliegen. Eine komplizierte Harnwegsinfektion liegt vor, wenn eine oder mehrere Faktoren wie unten dargestellt, zutrifft (Volz et al. 2020).

Ursachen einer unkomplizierte Entwicklung eines Harninfekts können sein:
- Geschlechtsverkehr
- Verhütung mit Scheidendiaphragmen/Spermiziden
- Diabetes mellitus, stabile Stoffwechsellage
- Zurückliegende Antibiotikatherapie (2–4 Wochen)

Ursachen einer komplizierten Entwicklung eines Harninfektes können sein:
- Fremdkörper im Harntrakt (Harnblasendauerkatheter, suprapubischer Katheter, Harnleiterschiene, Nephrostomie)
- Blasenentleerungsstörung (neurogen, Blasenauslassobstruktion, Harnröhrenstriktur, benigne Prostatahyperplasie)
- Urolithiasis
- Niereninsuffizienz
- Nierentransplantation
- Harntransportstörung im oberen Harntrakt
- Immunsuppression
- Diabetes mellitus mit instabiler Stoffwechsellage (Stief 2020)

Weiter eingeteilt werden Harnwegsinfektionen in untere und obere Infektionen. Die Differenzierung erfolgt durch die Symptomatik und durch Befunde der bildgebenden Diagnostik.

Als untere Harnwegsinfektion wird die Zystitis bezeichnet. Symptome sind Dysurie, unkontrollierter Harndrang (imperativer Harndrang), Schmerz, häufige Miktion in kleinen Portionen (Pollakisurie).

Die obere Harnwegsinfektion wird als Pyelonephritis bezeichnet. Von einer Pyelonephritis wird ausgegangen, wenn zusätzlich die Symptome Flankenschmerz, Fieber > 38°C und/oder klopfschmerzhaftes Nierenlager auftreten (Leitlinienprogramm DGU: Interdisziplinäre S. 3 Leitlinie: Epidemiologie, Diagnostik, Therapie, Prävention und Management unkomplizierter, bakterieller, ambulant erworbener Harnwegsinfektionen bei erwachsenen Patienten, 2017).

Die erste Diagnostik erfolgt mittels Urin-Stix. Weist der Urin-Stix Erythrozyturie, Leukozyturie, Nitrit und Proteinurie auf, empfiehlt es sich, Urin für den Erregernachweis mitzugewinnen. Eine Blutentnahme sollte, wenn sie nicht mit im Ersteinschätzungsprozess verankert ist, mit veranlasst werden.

12.5.5 Urosepsis

Im ▶ Abschn. 15.5 wird auf die schwerste Verlaufserkrankung einer Infektion, die Sepsis, ausführlich eingegangen (Weis et al. 2017). Die Sepsis auf Grundlage eines urologischen Infektionsherdes wird als Urosepsis bezeichnet. Auslöser sind Bakterien und in den meisten Fällen eine Harnabflussstörung.

> **Urosepsis**
>
> Treten Bakterien oder deren Toxine aus dem Urogenitaltrakt in die Blutbahn über, wird es als Urosepsis bezeichnet (Hofmockel und Frohmüller 2002).

Tab. 12.3 Symptome und Ursachen des Harnverhalts. (Aus Zaak et al. 2002)

Ursachen des Harnverhalts	Symptome des Harnverhalts
Prostatahyperplasie	Imperativer Harndrang
Blasenhalsstenose	Keine Miktion und Schmerzen
Prostatitis	Tröpfchenweiser Urinabgang
Harnröhrenstriktur	Stärkster suprapubischer Schmerz
Blasenventilstein	Harnblase im Unterbauch möglicherweise tastbar
Neurogene Ursachen	Unruhe, Blässe
Medikamente (z. B. trizyklische Antidepressiva, Anticholinergika)	
Schmerzen bei Kolik	
Alkoholabusus	

Wie in ▶ Abschn. 15.5 beschrieben, sind erste Warnzeichen die erhobenen Vitalparameter bei der Ersteinschätzung der Patienten.

> Warnzeichen der Sepsis:
> - Fieber < 36°C oder > 38°C
> - Herzfrequenz ≥ 90/min
> - Atemfrequenz ≥ 20/min (Brunkhorst 2019)

Weitere Warnzeichen sind, wenn über Appetitlosigkeit und Verwirrtheit berichtet wird.

Als Erstmaßnahme gilt es, die Patienten engmaschig zu monitoren. Zu Beginn zeigen sie sich häufig unruhig und tachykard (Zaak et al. 2003).

Bei der Entstehung der Urosepsis wird der Harnwegsinfekt als Fokus mit 25 % angegeben.

Faktoren, die das Risiko einer Urosepsis erhöhen, sind:
- Interventionen an Harnwegen
- Tumoren
- Prostatavergrößerung
- Infizierte Fremdkörper (transurethraler Dauerkatheter, Harnleiterschiene…) (Book et al. 2005)
- Harnabflussstörungen

Für eine frühe und zielorientierte Behandlung ist eine rasche Diagnose essenziell. Dazu gehört neben dem Anlegen einer Urinkultur die Abnahme von Blutkulturen mit zu den Basismaßnahmen. Für die Patienten ist das therapieentscheidend, obwohl die Ergebnisse der Blutkulturdiagnostik nicht zeitnah vorliegen. Die mikrobiologischen Erkenntnisse sind für die nachfolgenden Strukturen (Station) für die Therapie und die Gabe des Antibiotikums therapierelevant (◘ Abb. 12.7) (Orth et al. 2020).

12.5.6 Hordentorsion

Hodentorsionen werden oft als akutes Skrotum in der Notaufnahme bezeichnet. Dabei ist die Terminologie des akuten Skrotums ein Sammelbegriff für die unterschiedlichen Erkrankungen in der Skrotalregion. Darunter können sich akute oder chronische Entzündungen der Nebenhoden (Epididymitis/Orchitis), Hodentrauma, Hodentumor oder Zelen verbergen.

Zur Abgrenzung der Hodentorsion ist bei Ersteinschätzung wichtig, den Patienten zum zeitlichen Ablauf der Beschwerden zu befragen (Bosshard et al. 2020).

Hodentorsionen können in jedem Lebensalter auftreten. Am häufigsten ist die Hodentorsion im Säuglingsalter und zwischen dem 15. und 20. Lebensalter beschrieben (Zaak et al. 2003).

Patienten berichten über plötzlich auftretenden Schmerz im Skrotum. Dabei kann der Schmerz auf der entsprechenden Seite in den Leistenkanal ausstrahlen. Teilweise wird er durch Berührung verstärkt.

Bei der Ersteinschätzung ist neben der Fachkompetenz der Pflegekraft besonders die Sozialkompetenz gefordert. Patienten sind in der Kommunikation über den Genitalbereich verunsichert und schambehaftet. Eine empathische und effektive Kommunikation mit dem Patienten und/oder Angehörigen sind unerlässlich.

In der pflegerischen Kurzanamnese gilt es herauszufiltern:
- Schmerzbeginn
- Schmerzlokalisation
- Schmerztyp
- Stattgefundene Infektionen
- Traumatische Ereignisse

> **Hodentorsion**
>
> Hodentorsion bezeichnet die akute Drehung von Hoden und Samenstrang um die Längsachse und eine konsekutive Durchblutungsstörung. Die Hodentorsion stellt ein dramatisches Ereignis dar. Folgen für den Patienten können der Verlust des Hodens durch Infarzierung und Hodennekrose sein.

Neben dem Symptom Schmerz geben Patienten Symptome wie Übelkeit und Erbrechen an.

Eine zügige Einleitung der Diagnostik und Therapie minimiert das Risiko des Verlustes des Hodens. Zunehmende irreversible Schäden treten nach ungefähr nach 4–6 h auf (Hofmockel und Frohmüller 2002).

Die wichtigsten Differenzialdiagnosen und deren Merkmale sind in ◘ Tab. 12.4 dargestellt.

12.5.7 Priapismus

Patienten, die sich in der Notaufnahme mit einer schmerzhaften Dauererektion vorstellen, haben stärkste Schmerzen.

Die schmerzhafte Dauererektion (Priapismus) ist nicht auf eine sexuelle Erregung zurückzuführen (Goepel 2001).

Mögliche Ursachen:
- Hämatologische Erkrankungen (z. B. Sichelzellanämie, Leukämie)
- Neurologische Erkrankungen (z. B. multiple Sklerose)
- Gerinnungsstörungen
- Pharmakologisch (z. B. Blutdruckmittel, Antidepressiva)
- Schwellkörperautoinjektionstherapie (SKAT-Therapie)

Zu differenzieren ist zwischen dem Low-Flow- und dem High-Flow-Typ. Der Low-Flow-Typ wird in der Notaufnahme häufiger angetroffen. Er zeichnet sich durch eine venöse Abflussbehinderung (komplett oder

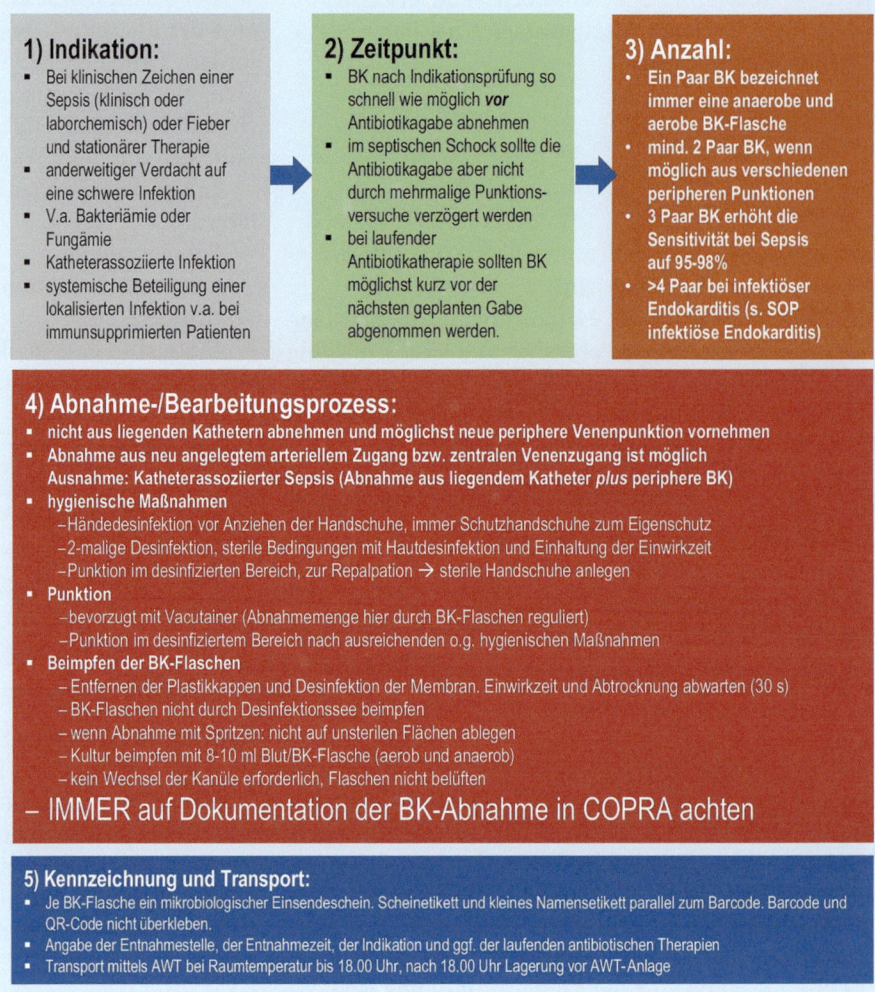

Abb. 12.7 Standard Operating Procedures (SOP) Blutkulturen. (Aus Orth et al. 2020)

inkomplett) aus dem Schwellkörper aus. Als Symptom ist der Penis von harter Konsistenz. Besteht der Zustand über einen längeren Zeitraum, besteht die Gefahr der zunehmenden Schädigung der Schwellkörper und Erektionsstörung.

Der High-Flow-Typ ist gekennzeichnet durch eine hohe arterielle Perfusion (beispielhaft bei Beckenverletzungen) ohne eine Ischämie. Der Schwellkörper ist prall elastisch und ohne oder mit nur geringem Druckschmerz (Goepel 2001).

Die Therapie des Priapismus richtet sich nach den Ursachen. Es ist ein akuter Notfall, der innerhalb eines Zeitfensters von 12 h zu behandeln ist.

Erstmaßnahmen sind Analgesie und Monitoring. Im weiteren Verlauf recht die Therapie von der Schwellkörperpunktion bis zur operativen Versorgung (Goepel 2001).

12.5.8 Paraphimose

Paraphimose geht aus von einer Phimose (Vorhautenge), der zirkulären Einengung der Vorhaut hinter der Glans penis (Zaak et al. 2003).

> **Praxistipp**
>
> Auslösender Faktor kann auch ein liegender Katheter sein (Zaak et al. 2003).

Patienten stellen sich mit folgenden Symptomen vor:
- Schmerzhaftes Vorhautödem
- Livide Glans penis
- Durchblutungsstörungen der Glans (Manski 2020)

Tab. 12.4 Auswahl urologischer Notfälle und deren Merkmale. (Aus Bosshard et al. 2020)

	Schmerz	Dysurie	Urin	Erster Inspektionsbefund
Hodentorsion	Akuter, stärkster Schmerz	–	Unauffällig	Hodenhochstand
Hyatidentorsion	Akuter Beginn	–	Unauffällig	Schmerzhafter Knoten am Nebenhoden
Epidimyitis	Beginn schleichend	+	Mikrohämaturie, Leukozyturie, Bakteriurie	Druckschmerzhafter Nebenhoden, Schwellung
Hodenruptur	Stärkster Schmerz nach Trauma	–	Mikrohämaturie/Makrohämaturie	Schwellung, skrotales Hämatom
Hodentumor	Schmerzlos	–	Mikrohämaturie	Schwellung, Knoten wachsend
Inguinoskrotalhernie	Akuter, stärkster Schmerz	–	Unauffällig	Einseitige Schwellung im Hoden bis Leistenring

Damit es nicht zu Durchblutungsstörungen mit Gangrän der Glans penis kommt, ist eine schnelle Reposition anzustreben (Zaak et al. 2002).

12.6 Psychiatrische Notfälle

Inke Schumacher

In Deutschland werden jährlich 1,5 Mio. Menschen aufgrund eines psychiatrischen Notfalls in den Notaufnahmen behandelt. Die Diagnostik ist aufgrund der Symptome nicht immer leicht durchzuführen. Die Patienten haben Schwierigkeiten, dem Gespräch zu folgen, sind eingebunden in ihr Wahngebilde oder durch Angst bzw. Suchtmittel stark beeinträchtigt. Aggressive Durchbrüche mit Eigen- bzw. Fremdgefährdung runden das Bild häufig ab. Um diese Patienten schnell zu unterstützen, erfolgt das weitere Vorgehen in einer syndromalen Einteilung. Suizidalität, Erregungszustände, das delirante Syndrom oder Intoxikationen treten dabei am häufigsten auf. Nach einer ersten Linderung bei diesen Symptomen entsteht die Möglichkeit der Herstellung einer tragfähigen Behandler-Patienten-Beziehung.

In eine psychische Dekompensation kann letztendlich jeder Mensch geraten. Kurzfristige Belastungen, wie z. B. Verluste, Enttäuschungen, aber auch traumatische Erlebnisse oder Konflikte im psychosozialen Bereich gepaart mit einer psychischen Erkrankung wie einer Depression, einer Psychose oder Angsterkrankung können zu diesem Ausnahmezustand führen.

Doch was macht diesen Ausnahmezustand zu einem psychiatrischen Notfall?

Ein psychiatrischer Notfall ist ein Zustand, der häufig, aber nicht immer zwangsläufig durch eine psychiatrische Krankheit bedingt ist. Um Lebensgefahr oder sonstige schwerwiegende Folgen für den Patienten und andere Personen abzuwenden, zwingt ein psychiatrischer Notfall zu unmittelbarem Handeln. Es ist eine sofortige, an der akuten Symptomatik orientierte gezielte Therapie erforderlich, um subjektive Beschwerden zu mildern oder selbst- sowie fremdschädigendes Verhalten zu verhindern. Die Behandlung ist nicht zwingend in einer psychiatrischen Abteilung nötig (vgl. Mavrogiorgou und Juckel 2015, S. 1111).

Aufgrund eines psychiatrischen Notfalls werden jährlich etwa 0,5 Mio. Menschen in Deutschland vom Notarzt und etwa 1,5 Mio. Menschen in den Notaufnahmen versorgt. Die häufigsten Ursachen sind Intoxikationen, Erregungszustände und Suizidalität, dabei entstehen im höchsten Maße Eigen- und Fremdgefährdung oder andere lebensgefährliche Gesundheitsbedrohungen (vgl. Pajonk 2015, S. 1082). Um Indikatoren in ihrer Dringlichkeit besser einschätzen zu können, werden die Notfallindikationen in absolute Notfallindikationen mit Notarztindikation und Relative Notfallindikationen ohne dringliche Notarztindikation unterschieden.

Psychiatrische Notfallindikationen
- Absolute Notfallindikationen mit Notarztindikation:
    - Erfolgter Suizidversuch
    - Konkrete Suizidpläne oder -vorbereitungen
    - Hochgradiger Erregungszustand
    - Aggressivität/Gewalttätigkeit im Rahmen psychischer Erkrankungen
    - Konkrete Fremdtötungsabsichten im Rahmen psychischer Erkrankungen
    - Schwere Intoxikation
    - Delir

- Relative Notfallindikationen ohne dringliche Notarztindikation:
  - Verwirrtheit
  - Entzugssymptome ohne Delir
  - Suizidgedanken ohne konkrete Pläne
  - Angst und Panik
  - Akute Belastungsreaktion

(vgl. Pajonk 2015, S. 1085)

Notfälle können aus den verschiedensten psychiatrischen Erkrankungen entstehen. Jedoch ist es in der Notfallsituation schwierig, die Störung einer Erkrankung zuzuordnen. Daher bietet es sich eher an, eine syndromale Einteilung vorzunehmen (vgl. Panjok 2015, S. 1085). Dementsprechend können notfallpsychiatrisch relevante Störungen folgende sein:
- Suizidalität
- Erregungszustände
- Delir
- Bewusstseinsstörungen und Verwirrtheit
- Intoxikationen und andere substanzbedingte Störungen
- Paranoid-halluzinatorisches Syndrom
- Manisches Syndrom
- Stupor und Katatonie
- Angststörungen
- Psychosoziale Krise und Traumatisierung
- Anorexie

(vgl. Pajonk 2015, S. 1085)

Die wichtigsten Fragen in der Diagnostik drehen sich um die Einschätzung vitaler Gefährdung, bestehender Eigen- oder Fremdgefährdung, somatischer oder psychiatrischer Behandlung, aber auch der ambulanten oder stationären Behandlungsnotwendigkeit.

Bei jedem psychiatrischen Patienten sollten ein psychopathologischer Befund und eine vollständige körperliche und neurologische Untersuchung durchgeführt werden. Darüber hinaus ist die Laboruntersuchung obligatorisch und ggf. sollte eine apparative Diagnostik angestrebt werden. Dieses gründliche Vorgehen ermöglicht in den meisten Fällen eine richtige Zuordnung zu den Beschwerdeursachen. Jedoch ist aufgrund der Notfallsituation diese eingehende Anamnese und klinische Untersuchung oft undenkbar. Die Äußerungen des Patienten sind für eine Anamnese häufig irreführend oder gar nicht erst zu erheben. Deshalb sollte der Fokus, gerade bei neu auftretenden psychiatrischen Symptomen, in jedem Fall auf der somatischen Diagnostik liegen. Vordergründig psychiatrische Symptome, wie z. B. die Erregungszustände, können eine somatische Ursache haben, z. B. bei Hypoglykämie. Die notwendige somatomedizinische Abklärung psychisch kranker Menschen umfasst:

- Messen von Blutdruck
- Puls
- Sauerstoffsättigung
- Temperatur

Darüber hinaus die Durchführung einer Elektrokardiografie und die Bestimmung der Laborparameter inkl. BB, Elektrolyte, Leber- und Nierenfunktionsparameter, C-reaktivem Protein, Blutzucker und Gerinnungsparametern. Drogen- oder Alkoholscreening ist je nach Anamneseerhebung verzichtbar. Die Bildgebungsverfahren sollten nur bei begründeter Indikation durchgeführt werden (vgl. Pajonk 2015, S. 1085).

Im Folgenden werden die häufigsten Symptome näher erläutert.

12.6.1 Erregungszustände

Folgende Symptome des akuten Erregungszustandes sind zu bemerken: die Steigerung von Antrieb, Psychomotorik, in der Patienten beispielsweise einen akuten Bewegungsdrang haben, pöbeln oder um sich schlagen.

Dabei sind tückischerweise Wechsel von Ruhe und Erregung zu beobachten. Der Zustand ist geprägt von affektiver Enthemmung und Gereiztheit, die sich z. B. in Angst, Euphorie oder auch zielgerichteter Aggression widerspiegelt. Die Patienten haben häufig einen Kontrollverlust mit raptusartigen, aggressiven Verhaltensweisen. Darüber hinaus gibt es formale Denkstörungen, Wahn, Halluzinationen und auch Orientierungsstörungen. Vegetative Symptome können der Blutdruckanstieg, die Tachykardie, Hyperthermie, Schwitzen und auch gastrointestinale Symptome sein.

Die Ursache kann psychiatrisch sowie somatisch sein. Die häufigsten Ursachen für Erregungszustände sind schizophrene Störungsbilder, Manie, agitierte Depressionen, hirnorganische Psychosyndrome wie z. B. das Schädel-Hirn-Trauma oder die Enzephalitis. Intoxikationen, akute Belastungsreaktionen und internistische Erkrankungen können ebenfalls ursächlich für Erregungszustände sein.

Behandelt werden diese Zustände durch schnelles pharmakologisches Vorgehen ohne Sedierung und beruhigenden Maßnahmen bestenfalls durch das multiprofessionelle und empathische Auftreten und Handeln. So können Zwangsmaßnahmen verhindert werden und das vorrangige Ziel, nämlich die Wiederherstellung der Behandler-Patienten-Beziehung, kann verfolgt werden.

Es wird versucht, den Patienten durch gleichmäßiges, freundliches Ansprechen und die Aufrechterhaltung des Gesprächskontaktes zu beruhigen. Dafür ist die eigene Ruhe notwendig. Eine Reizabschirmung ist dabei sinnvoll, um raptusartigen Gewaltausbrüchen durch belanglose Reize vorzubeugen. Das Personal sollte beim Erstkontakt nicht alleine den Kontakt suchen, sondern die Mitarbeitenden in Anwesenheit wissen (vgl. Mavrogiorgou und Juckel 2015, S. 1114 ff.).

> **Praxistipp**
>
> **Verhalten bei Fremdgefährdung**
> - Falls ein Gespräch möglich ist: Nach der Ursache von Aggression und Gewalttätigkeit suchen. Am besten dabei die Perspektive des Patienten einnehmen. Oft beruhigt es ihn, wenn eine Lösung für das aggressionsauslösende Problem angeboten wird.
> - Für eine „reizabgeschirmte" Umgebung, z. B. einen separaten Raum, sorgen.
> - Zuerst an die eigene Sicherheit denken.
> - Treten Sie aggressiven Patienten nie allein gegenüber.
> - Halten Sie einen ausreichenden Abstand ein.
> - Entfernen von Gegenständen, die sich als Waffe eignen.
> - Fluchtweg offenlassen.
> - Rechtzeitig Ordnungskräfte hinzuziehen.
> - Falls eine Deeskalation oder Krisenintervention nicht erfolgreich sein sollte, ist ein entschlossenes und koordiniertes Vorgehen erforderlich.
> - Patienten ggf. erst durch eine geeignete psychopharmakologische Intervention („rapid Tranquilisation") beruhigen.
>
> (vgl. Messer et al. 2012)

Die rechtlichen Voraussetzungen sollten bei der Behandlung dieser Patienten geläufig sein, falls freiheitsentziehende Maßnahmen eingeleitet werden müssen. Dabei ist der §34 des Strafgesetzbuches („rechtfertigender Notstand") relevant (vgl. §34 StGB). Bei Patienten, die einer Betreuung unterliegen, wird die Berücksichtigung des Betreuungsgesetzes notwendig (vgl. § 1896 ff. BGB). Das Psychiatrische Krankengesetz (PsychKG), welches als Landesgesetz von Bundesland zu Bundesland etwas variiert, kann als Grundlage zur Unterbringung in einem Krankenhaus genommen werden, vorausgesetzt der Patient leidet an einem psychiatrischen Störungsbild und die Unterbringung dient der Abwendung von akuter Eigen- und/oder Fremdgefährdung (vgl. Mavrogiorgou und Juckel 2015, S. 1111 f.).

12.6.2 Suizidalität

Suizidalität kann grundsätzlich bei allen Menschen möglich sein. Es wird auch nicht als Erkrankung definiert. In psychosozialen Krisen und bei psychiatrischen Erkrankungen tritt es häufig in den Vordergrund aufgrund des Erlebens von Hoffnungslosigkeit, Depressivität, fehlender Zukunftsperspektive und auch bei krankhaft veränderter Wahrnehmung. In der Psychiatrie werden suizidale Handlungen als psychiatrischer Notfall gesehen (vgl. Wolfersdorf et al. 2015, S. 1122).

Risikogruppen sind psychisch Kranke, vor allem depressiv Kranke, junge schizophrene Männer, Suchtkranke, aber auch Menschen mit einem Suizidversuch oder Suizidalität in der Vorgeschichte und Menschen in schwierigen, belastenden und nicht erträglichen Lebenssituationen. Vor allen Dingen ist es wichtig, die Situation schnell zu erfassen, denn die Entschlusszeit vom Entschluss zur Handlung liegt bei 97 % unter 24 h, bei 58 % sogar nur unter einer Stunde (vgl. Wolfersdorf et al. 2015, S. 1123 f.).

In der Notfallpflege geht es daher um das schnelle Erfassen der Suizidalität. Oberste Priorität hat die gesundheitliche Unversehrtheit und das Überleben des Patienten. Dazu muss eine Beziehung hergestellt werden, um zum einen die nötige Zuwendung für den Menschen in Not zu geben und um insoweit ein Vertrauensverhältnis herstellen zu können, damit der Patient die nötigen Informationen zu seiner Situation überhaupt für die Diagnostik preisgibt. In der Situation ist es möglich, dass Patienten unter Gedankenkreisen leiden und Informationen nur schwer aufnehmen können. Notwendig ist auch das aktive(!) Erfragen von Suizidalität bzw. Selbsttötungsabsichten/-gedanken. Gegebenenfalls ist es nötig, den Patienten auch gegen seinen Willen in die Behandlung zu geben. Die transparente, fürsorgliche Kommunikation trägt dazu bei, den Patienten neben den schützenden Maßnahmen in eine Therapiephase zu geleiten, in der Gespräche, der Einsatz von Medikamenten und eine kontinuierliche Begleitung des Betroffenen stattfinden.

Darüber hinaus macht es Sinn, sich über die Gefahren der einzelnen Räumlichkeiten der Unterbringung Gedanken zu machen, und vor allen Dingen gehören die Patienten bei keiner Möglichkeit der Absprachefähigkeit in eine 1:1-Betreuung.

12.6.3 Delirantes Syndrom

Unter Verwirrtheit versteht man nicht nur die Störung der Orientierung, sondern darüber hinaus auch die Beeinträchtigung von Auffassung, Aufmerksamkeit und dem Kurzzeitgedächtnis. Dabei treten Unruhe, Fahrigkeit, Ablenkbarkeit, Erregung und Wahnstimmung sowie Sinnestäuschungen, z. B. optische Halluzinationen, auf. Nach der ICD-10 werden solche Verwirrtheitszustände als Delir bezeichnet (vgl. Gouzoulis-Mayfrank 2016a, 2016b, S. 332).

Das delirante Syndrom tritt häufig akut auf und geht einher mit Bewusstseins- und Orientierungsstörungen und kognitiven Beeinträchtigungen. Darüber hinaus sind die Umkehr des Tag-Nacht-Rhythmus, Desorganisiertheit, optische Halluzinationen und das Verkennen von Situationen möglich. Neurologische Symptome, wie Tremor, Dysarthrie und Ataxie können genauso wie vegetative Symptome (z. B. Tachykardie, Hypertonie und Schwitzen) auftreten.

Das Syndrom ist Folge einer akuten systemischen oder zerebralen Erkrankung oder dem Entzug von schädigenden Stoffen. Postoperativ ist es vor allen Dingen bei älteren Patienten zu beobachten (vgl. Schneider und Weber-Papen 2017, S. 822 f.). Darüber kann das Syndrom bei fieberhaften Infekten und Exsikkose auftreten (vgl. Gouzoulis-Mayfrank 2016, S. 332).

Zu ergreifende Sofortmaßnahmen sind die Überwachung der Vitalparameter, das Absetzen von Risikomedikamenten und ggf. der Beginn einer Antibiotikatherapie (vgl. Schneider und Weber-Papen 2017, S. 824). Je nach Ursache sollte unter Berücksichtigung der kardialen Situation Flüssigkeit zugeführt werden (vgl. Gouzoulis-Mayfrank 2016, S. 333). Pflegerisch sind diese Patienten engmaschig zu überwachen, da Orientierungslosigkeit und Verwirrtheit das Syndrom begleiten. Die meisten Patienten sind unruhig und es kommt zu nicht nachvollziehbaren Bewegungen, die durch optische Halluzinationen erklärbar sind (vgl. Gouzoulis-Mayfrank 2016, S. 381). Um den Patienten möglichst viel Sicherheit zu vermitteln, ist es hilfreich, sich in der Zuständigkeit auf wenige Bezugspersonen zu beschränken. Darüber hinaus hilft Reizabschirmung, um die Patienten nicht noch zusätzlich zu ihrem Erleben zu belasten.

12.6.4 Intoxikationen

Notfälle aufgrund von Suchtmitteln im Rahmen von Intoxikationen oder Entzug sind sehr häufig. Je nach Substanz können die Symptome unterschiedlich sein.

Alkoholintoxikationen sind charakterisiert von Symptomen wie Distanzminderung, Gereiztheit, Aggressivität und Vigilanzminderung. Die Alkoholwertgrenzen sind nur schwer zu benennen, da sie je nach Alkoholtoleranz variieren können. Benzodiazepin-Intoxikationen gehen klassisch mit Symptomen wie Bradykardie, Bradypnoe, Hypotonie und Sedierung einher. Amphetamin-Intoxikationen zeigen Unruhe- und Erregungszustände, Angst, Aggressivität, eine Hypervigilanz sowie halluzinatorisches und wahnhaftes Erleben. Bei Kokain-Intoxikationen kommen zu diesen Symptomen noch Phänomene wie Schlafmangel, eine gesteigerte Libido und Verwirrtheit dazu. Bei der Cannabis-Intoxikation tauchen Symptome wie Angst, Panik, Depersonalisationserleben und Mundtrockenheit auf. Symptome von Opiat-Intoxikationen können sich durch psychomotorische Verlangsamung, Miosis, Atemdepression, niedrige Körpertemperatur und kalte, trockene Haut zeigen.

Je nach Substanz und Schwere der Symptome bedürfen diese Patienten einer internistischen oder intensivmedizinischen Überwachung und Behandlung. Der gleichzeitige Konsum unterschiedlicher Substanzen kann die vitale Bedrohung noch verstärken.

Daher ist bei diesen Patienten die Überwachung des Kreislaufs, der Atmung und die Erhebung des neurologischen Status (z. B. Pupillen, Vigilanz, Schutzreflexe) auch über einen längeren Zeitraum von Bedeutung, da es durch eine verspätete Resorption und Kumulation zu einer Zunahme der Intoxikation kommen kann (vgl. Schneider und Weber-Papen 2017, S. 825 ff.).

Literatur

Literatur zu Abschn. 12.1

AWMF-Leitlinie: Hereditäres Angioödem. Bork K, Aygören-Pürsün E, Bas M, Bieder-mann T, Greve J, Hartmann K, Magerl M, Martinez-Saguer I, Maurer M, Ott H, Schauf L, Staubach P, Wedi B (2019) Guideline: Hereditary angioedema due to C1 inhi-bitor deficiency. S1-Guideline of the German Society for Angioedema (DGA), German Society for Internal Medicine (DGIM), German Society for Otorhino-laryngology (DGHNO), German Society for Aller-gology and Clinical Immunology (DGAKI), German Society for Child and Adolescent Medicine (DGKJ), German Dermatological Society (DDG), German Society for Pediatric Allergology and Environmental Medicine (GPA), German Association of ENT Surge-ons (BVHNO) and the German HAE Patient Associ-ation (HAE-SHG). Allergo J Int 28:16–29. ▶ https://doi.org/10.1007/s40629-018-0088-5

AWMF-Leitlinie: Akuttherapie der Anaphylaxie (Aktuell in Überarbeitung) Ring J, Beyer K, Biedermann T, Bircher A, Duda D, Fischer et al (2014) Guideline for acute therapy and management of anaphylaxis. S2 guideline of DGAKI, AeDA, GPA, DAAU, BVKJ, ÖGAI, SGAI, DGAI, DGP, DGPM, AGATE and DAAB. Allergo J Int 23: 96–112. ▶ https://doi.org/10.1007/s40629-014-0009-1

Bootz F, Plinkert PK, Zenner H-P (2011) HNO-Notfälle-Die wichtigsten Erkrankungen im Überblick. Lege artis 1:308–315

Strutz J, Mann W (Hrsg) (2009) Praxis der HNO-Heilkunde, Kopf- und Halschirurgie. Thieme, Stuttgart

Literatur zu Abschn. 12.2

Grehn F (2012) Anatomie, Physiologie und Pathophysiologie des Auges. Augenheilkunde. Springer-Lehrbuch. Springer, Berlin

Literatur zu Abschn. 12.3

Kreuzer KA & Beyer J (Eds.). (2016) Hämatologie und Onkologie: fallorientierte Darstellung-rationale Diagnostik und Therapie. Georg Thieme Verlag. Stuttgart

Michl M (2019) BASICS Hämatologie, 5. Aufl. München: Urban & Fischer, Elsevier

Possinger K, Regierer, AC, Eucker J (2018) Klinikleitfaden Hämatologie und Onkologie. München: Urban & Fischer, Elsevier

Vehling-Kaiser U (2018) Hämatologie und Onkologie - Basics für medizinisches Fachpersonal und Pflegeberufe, 7. Aufl. München: W. Zuckerschwerdt Verlag

Literatur zu Abschn. 12.4

Book M, Lehmann L, Schewe J-C, Weber S, Stüber F (April 2005) Urosepsis. Der Urologe, Ausgabe A volume 44: 413–424

Bosshard P, Lütloff S, Thalmann G (4. November 2020). Das akute Skrotum. J Urol Urogynäkologie 27:135–143

Brokmann J (2008) Gynäkologische Notfälle. In: Brokmann J, Rossaint R (Hrsg) Repetitorium Notfallmedizin. Springer, Heidelberg, S 297–304

Brunkhorst F (2019) Sepsis-3-Definition-ein Fortschritt? Notfall & Rettungsmedizin. Band 22:185

Büchel J, Lapaire O (13. September 2013) Abgerufen am Januar 2021 von rosenfluh.ch: ▶ https://www.rosenfluh.ch/gynaekologie-2013-02/vaginale-blutung-in-der-schwangerschaft

Goepel M (November 2001) Urologische Notfälle beim internistischen Hausbesuch. Der Internist(11) Band 11:1469

Hagmann H, Benzing T, Kurschat C (12. Februar 2018) (Der Nephrologe) Abgerufen am Januar 2021 von link.springer.com: ▶ https://link.springer.com/article/10.1007/s11560-018-0228-4

Heyl W (02. Februar 2012) Peripartale Notfälle. Notfall + Rettungsmedizin 15:161–175

Hofmockel G, Frohmüller H (18. Oktober 2002) aerzteblatt.de. Abgerufen am Januar 2021 von ▶ https://www.aerzteblatt.de/archiv/34028/Ausgewaehlte-urologische-Notfaelle

Hösli I, Sperschneider C, Drack G, Zimmermann R, Surbek D, Irion O (Februar 2013) Abgerufen am Dezember 2020 von sgg.ch: ▶ https://www.sgg.ch/fileadmin/user_upload/41_Tokolyse_2013.pdf

Kainer F (25. Oktober 2013) Abgerufen am Januar 2021 von link.springer: ▶ https://link.springer.Com/article/10.1007/s00129-013-3164-4

Knapp J, Hofer S, Lier H (8. März 2016) (Der Anaesthesist) Abgerufen am Januar 2021 von link.springer.com: ▶ https://link.springer.com/article/10.1007/s00101-016-0148-5

Leitlinienprogramm DGU: Interdisziplinäre S3 Leitlinie: Epidemiologie, Diagnostik, Therapie, Prävention und Management unkomplizierter, bakterieller, ambulant erworbener Harnwegsinfektionen bei erwachsenen Patienten. (April 2017) ▶ www.awmf.org. Abgerufen am Januar 2021 von ▶ https://www.awmf.org/uploads/tx_szleitlinien/043-044l_S3_Harnwegsinfektionen_2017-05.pdf

Manski D (August 2020) Abgerufen am Februar 2021 von ▶ www.urologielehrbuch.de: ▶ https://www.urologielehrbuch.de/paraphimose.html

Orth H, Al Agha S, Kempe M, Mackenzie C, Michael M, Bernhard M (2. Oktober 2020) Optimierung der mikrobiellen Diagnostik durch Einführung einer Standard Operatig Procedure "Blutkulturen" in der zentralen Notaufnahme. Abgerufen am Dezember 2020 von link.springer.com: ▶ https://link.springer.com/article/10.1007/s00063-020-00729-5

Ottomann C, Seidenstücker K-H (2014) Maritime Medizin: Praxiswissen für Schiffsärzte und Ärzte im Offshore-Bereich. Springer, Heidelberg

Rath W (2010) Abgerufen am Januar 2021 von tieme -connect: ▶ https://www.thieme-connect.de/products/ebooks/lookinside/10.1055/b-0034-10704

Rath W, Fischer T (2009) (Deutsches Aerzteblatt) Abgerufen am Dezember 2020 von aerzteblatt.de: ▶ https://www.aerzteblatt.de/archiv/66580/Diagnostik-und-Therapie-hypertensiver-Schwangerschaftserkrankungen

Say L, Gülmezoglu AM, Hofmeyr G (20. Januar 2003) Abgerufen am 2020 Dezember von cochrane.com: ▶ https://www.cochrane.org/de/CD000137/PREG_mutterliche-sauerstoffzufuhr-bei-verdacht-eines-verminderten-wachstums-des-ungeborenen

Stief C (24. September 2020) springerlink. Abgerufen am 2021 Januar von ▶ https://www.springermedizin.de/harnwegsinfektionen/harnwegsinfektionen-in-der-urologie/harnwegsinfekt-kompliziert-oder-unkompliziert/18400604?fulltextView=true&doi=10.1007%2Fs15006-020-1201-5

Volz Y, Eismann L, Stief C, Magistro G (24. September 2020) ▶ www.springermedizin.de. Abgerufen am Januar 2021 von ▶ https://static-content.springer.com/pdf/art%3A10.1007%2Fs15006-020-1201-5.pdf?token=1610098943674--ed4300de4bd56a74fd70e3ef4a9129bb6abe40c5556ab239a8f24dcf4f-028f06e2167cf81b6734772941406db726a9b6bac28e4d73e4352abb1514bd80ec545c

Weis S, Dickmann P, Pietz M, Coldewey S, Gerlach H, Bauer M (24. Juli 2017) ▶ www.cdn.aerzteblatt.de. Abgerufen am Januar 2021 von ▶ https://cdn.aerzteblatt.de/pdf/114/29/a1424.pdf

Welk I (2014) Pflege-Pocket Zentrale Notaufnahme. Springer, Heidelberg

Zaak D, Hungerhuber E, Müller-Lisse U, Hofstetter A, Schmeller N (Juli 2002) Urologische Notfälle. Notfall& Rettungsmedizin. Band 5:531

Zaak D, Hungerhuber E, Müller-Lisse U, Hofstetter A, Schmeller N (13. Mai 2003) (Der Urologe) Abgerufen am Januar 2021 von link.springer.com: ▶ https://link.springer.com/article/10.1007/s00120-003-0368-6#SB42

Literatur zu Abschn. 12.5

Book M, Lehmann L, Schewe J-C, Weber S, Stüber F (April 2005) Urosepsis. Der Urologe: 413–424

Bosshard P, Lütloff S, Thalmann G (4. November 2020) Das akute Skrotum. J Urol Urogynäkologie 27:135–143

Brokmann J (2008) Gynäkologische Notfälle. In: Brokmann J, Rossaint R (Hrsg) Repetitorium Notfallmedizin. Springer, Heidelberg, S 297–304

Brunkhorst F (maerz 2019) Sepsis-3-Definition-ein Fortschritt ? Notfall & Rettungsmedizin: 185

Büchel J, Lapaire O (13. September 2013) Abgerufen am Januar 2021 von rosenfluh.ch: ▶ https://www.rosenfluh.ch/gynaekologie-2013-02/vaginale-blutung-in-der-schwangerschaft

Goepel M (November 2001) Urologische Notfälle beim internistischen Hausbesuch. Der Internist(11):1469

Hagmann H, Benzing T, Kurschat C (12. Februar 2018) (Der Nephrologe) Abgerufen am Januar 2021 von link.springer.com: ▶ https://link.springer.com/article/10.1007/s11560-018-0228-4

Heyl W (02. Februar 2012) Peripartale Notfälle. Notfall + Rettungsmedizin 15:161–175

Hofmockel G, Frohmüller H (18. Oktober 2002) aerzteblatt.de. Abgerufen am Januar 2021 von ▶ https://www.aerzteblatt.de/archiv/34028/Ausgewaehlte-urologische-Notfaelle

Hösli I, Sperschneider C, Drack G, Zimmermann R, Surbek D, Irion O (Februar 2013) Abgerufen am Dezember 2020 von sgg.ch: ▶ https://www.sgg.ch/fileadmin/user_upload/41_Tokolyse_2013.pdf

Kainer F (25. Oktober 2013) Abgerufen am Januar 2021 von link.springer: ▶ https://link.springer.Com/article/10.1007/s00129-013-3164-4

Knapp J, Hofer S, Lier H (8. März 2016) (Der Anaesthesist) Abgerufen am Januar 2021 von link.springer.com: ▶ https://link.springer.com/article/10.1007/s00101-016-0148-5

Leitlinienprogramm DGU: Interdisziplinäre S3 Leitlinie: Epidemiologie, Diagnostik, Therapie, Prävention und Management unkomplizierter, bakterieller, ambulant erworbener Harnwegsinfektionen bei erwachsenen Patienten (April 2017) ▶ www.awmf.org. Abgerufen am Januar 2021 von ▶ https://www.awmf.org/uploads/tx_szleitlinien/043-044l_S3_Harnwegsinfektionen_2017-05.pdf

Manski D (August 2020) Abgerufen am Februar 2021 von ▶ www.urologielehrbuch.de: ▶ https://www.urologielehrbuch.de/paraphimose.html

Orth H, Al Agha S, Kempe M, Mackenzie C, Michael M, Bernhard M (2. Oktober 2020) Optimierung der mikrobiellen Diagnostik-

durch Einführung einer Standard Operatig Procedure "Blutkulturen" in der zentralen Notaufnahme. Abgerufen am Dezember 2020 von link.springer.com: ▶ https://link.springer.com/article/10.1007/s00063-020-00729-5

Ottomann C, Seidenstücker K-H (2014) Maritime Medizin: Praxiswissen für Schiffsärzte und Ärzte im Offshore-Bereich. Springer, Heidelberg

Rath W (2010) Abgerufen am Januar 2021 von tieme -connect: ▶ https://www.thieme-connect.de/products/ebooks/lookinside/10.1055/b-0034-10704

Rath W, Fischer T (2009) (Deutsches Aerzteblatt) Abgerufen am Dezember 2020 von aerzteblatt.de: ▶ https://www.aerzteblatt.de/archiv/66580/Diagnostik-und-Therapie-hypertensiver-Schwangerschaftserkrankungen

Say L, Gülmezoglu AM, Hofmeyr G (20. Januar 2003) Abgerufen am 2020 Dezember von cochrane.com: ▶ https://www.cochrane.org/de/CD000137/PREG_mutterliche-sauerstoffzufuhr-bei-verdacht-eines-verminderten-wachstums-des-ungeborenen

Stief C (24. September 2020) springerlink. Abgerufen am 2021 Januar von ▶ https://www.springermedizin.de/harnwegsinfektionen/harnwegsinfektionen-in-der-urologie/harnwegsinfekt-kompliziert-oder-unkompliziert/18400604?fulltextView=true&doi=10.1007%2Fs15006-020-1201-5

Volz Y, Eismann L, Stief C, Magistro G (24. September 2020) ▶ www.springermedizin.de. Abgerufen am Januar 2021 von ▶ https://static-content.springer.com/pdf/art%3A10.1007%2Fs15006-020-1201-5.pdf?token=1610098943674--ed4300de4bd56a74fd70e3ef4a9129bb6abe40c5556ab239a8f24dcf4f-028f06e2167cf81b6734772941406db726a9b6bac28e4d73e4352ab-b1514bd80ec545c

Weis S, Dickmann P, Pietz M, Coldewey S, Gerlach H, Bauer M (24. Juli 2017) ▶ www.cdn.aerzteblatt.de. Abgerufen am Januar 2021 von ▶ https://cdn.aerzteblatt.de/pdf/114/29/a1424.pdf

Welk I (2014) Pflege-Pocket Zentrale Notaufnahme. Springer, Heidelberg

Zaak D, Hungerhuber E, Müller-Lisse U, Hofstetter A, Schmeller N (Juli 2002) Urologische Notfälle. Notfall& Rettungsmedizin: 531

Zaak D, Hungerhuber E, Müller-Lisse U, Hofstetter A, Schmeller N (13. Mai 2003) (Der Urologe) Abgerufen am Januar 2021 von link.springer.com: ▶ https://link.springer.com/article/10.1007/s00120-003-0368-6#SB42

Literatur zu Abschn. 12.6

BGB (2017) Bürgerliches Gesetzbuch vom 01.01.1900 i. d. F. v. 02.02.2002, BGBl. 1 S 42

Gouzoulis-Mayfrank E (2016a) Notfälle, Suizidalität, Krisenintervention. In: Haupt W, Gouzoulis-Mayfrank E (Hrsg) Neurologie und Psychiatrie für Pflegeberufe. Thieme, Stuttgart, S 331–337

Gouzoulis-Mayfrank E (2016b) Organische psychische Störungen. In: Haupt W, Gouzoulis-Mayfrank E (Hrsg) Neurologie und Psychiatrie für Pflegeberufe. Thieme, Stuttgart, S 379–404

Mavrogiorgou P, Juckel G (2015) Erregungszustände. Nervenarzt 86(9):1111–1119

Messer T, D'Amelio R, Pajonk F-GB (2012) Aggressive und gewalttätige Patienten – Risikoabschätzung und Krisenmanagement ▶ https://www.thieme-connect.com/products/ejournals/abstract/10.1055/s-0032-1302471 [Stand 19.08.2019].

Pajonk F-GB (2015) Zur Situation der Notfall- und Akutpsychiatrie in Deutschland. Der Nervenarzt 9:1081–1090

Schneider F, Weber-Papen S (2017) Notfälle auf Grund psychischer Störungen. Der Nervenarzt 7:819–831

StGB (2017) Strafgesetzbuch vom 01.01.1872 i. d. F. v. 13.11.1998, BGBl. 1 S 3322

Wolfersdorf M, Schneider B, Schmidtke A (2015) Suizid: ein psychiatrischer Notfall, Suizidprävention: eine psychiatrische Verpflichtung. Der Nervenarzt 9:1120–1129

Besondere Patientengruppen in der Notaufnahme

Procula Glien, Bernard Dannenberg, Nancy Ewen Wang, Sigrid Garbade, Susanne Schuster, Anna Brinkmann, Susanne Hepe, Klaus-Peter Hermes und Sonja Schäfer

Inhaltsverzeichnis

13.1 Besondere Patientengruppen – Einleitung – 267

13.2 Das kranke Kind – 267
13.2.1 Spezifische Ausstattung zur Versorgung von Kindernotfällen – 268
13.2.2 Vitalfunktionen und Behandlungsalgorithmen – 270
13.2.3 Krankheiten im Kindesalter, Diagnose und Behandlung – 270
13.2.4 Die „Aua-freie" Kindernotaufnahme: Behandlung von Schmerzen und Angst – 275

13.3 Chronisch kranke Menschen im Notfallzentrum – 276
13.3.1 Die Perspektive des Patienten – 276
13.3.2 „Was genau ist passiert?" – 277
13.3.3 Das Erleben von Kranksein – 278
13.3.4 Bedürfnis nach Selbstbestimmung – 279
13.3.5 Bewältigen statt heilen – 279
13.3.6 Fazit – 280

13.4 Geriatrische Notfallpatientinnen und -patienten – 280
13.4.1 Warum sich gezielt dem älteren Notfallpatienten widmen? – 281
13.4.2 Besonderheiten des geriatrischen Notfallpatienten – 281
13.4.3 Empfehlungen zu einer geriatrischen Notfallpflege – 282
13.4.4 Ausblick in eine künftige (geriatrische) Notfallpflege – 282

13.5 Patientinnen und Patienten aus anderen Kulturen – 283
13.5.1 Schmerz im kulturellen Kontext – 284
13.5.2 Familienstruktur im Kollektivismus – 284
13.5.3 Schmerzbewältigungsstrategien – 285
13.5.4 Verhalten der Angehörigen in der Notaufnahme – 285
13.5.5 Die Stellung der Pflegekräfte – 286
13.5.6 Fazit – 286

© Springer-Verlag GmbH Deutschland, ein Teil von Springer Nature 2022
M. Dietz-Wittstock et al. (Hrsg.), *Notfallpflege - Fachweiterbildung und Praxis*,
https://doi.org/10.1007/978-3-662-63461-5_13

13.6	Patientinnen und Patienten nach Missbrauch und Misshandlungen – 287	
13.6.1	Folgen von körperlicher Gewalt – 287	
13.6.2	Psychische und psychosomatische Folgen – 287	
13.6.3	Hören und Handeln – 288	
13.7	Patientinnen und Patienten am Lebensende – 289	
13.7.1	Ethische Aspekte in der Notaufnahme – 289	
13.7.2	Medizinethische Prinzipien – 290	
13.7.3	Wirtschaftlichkeit und Effizienz – 291	
13.7.4	Therapiezieländerung, Therapieverzicht und Therapieabbruch – 291	
13.7.5	Dokumentation – 293	
13.7.6	Problematik Organspende – 294	
13.7.7	Abbruch Reanimation – 296	
13.7.8	Terminales Weaning – 296	
13.7.9	Ernährungssonden/perkutane endoskopische Gastrostomie (PEG) – 296	
13.7.10	Personal in der Notaufnahme – 297	

Literatur – 297

13.1 Besondere Patientengruppen – Einleitung

Procula Glien

Notfallpatienten und -patientinnen müssen gezielt und schnell einer fachspezifischen Diagnostik und Behandlung zugeführt werden. Deshalb sind die primären Prozesse der Notaufnahme, die Ersteinschätzung, Diagnostik, Therapie, Stabilisierung und Planung der weiteren Prozessschritte unter der Berücksichtigung der Patientenbedürfnisse zu planen.

Herausforderungen entstehen durch den demografischen Wandel. Vermehrt stellen sich ältere Patienten in der Notaufnahme vor (von Eiff 2016). Ältere Patienten und Patientinnen sind häufig von Polypharmazie und Multimorbidität betroffen.

Kinder in der Notaufnahme stellen eine weitere Herausforderung dar. Oft erfolgt die pflegerische Kurzanamnese zur strukturierten Dringlichkeitseinstufung durch eine Fremdanamnese.

13.2 Das kranke Kind

Bernard Dannenberg und Nancy Ewen Wang

Kinder sind nicht einfach nur kleine Erwachsene, sondern verlangen aufgrund ihrer Größe, ihres Körpergewichtes sowie unterschiedlicher physiologischer und psychologischer Komposition ein differenziertes Vorgehen. Während viele Kinder von ihren Eltern direkt zum Kinderarzt bzw. in die Notaufnahme eines Kinderkrankenhauses gebracht werden, sollte jede Notaufnahme in der Lage sein, ein krankes oder schwer verletztes Kind zu versorgen und zu stabilisieren. Voraussetzung dazu sind eine pädiatrisch spezifische Grundausrüstung, basierend auf Körpergewichtstabellen sowie ein allgemeines Verständnis von Krankheitsprozessen im Kindesalter und deren Erkennung und Erstbehandlung.

> Die Vitalfunktionen verändern sich während der Entwicklung eines Kindes. Es ist daher wichtig zu wissen, welche Parameter normal sind und ab wann man intervenieren muss.

Kinder kommunizieren mit ihrer Umwelt altersgemäß. Oft erschwert das Fehlen von Sprache und die mehr konkrete Gedankenwelt im Kindesalter die korrekte Beurteilung eines Kindes. Mithilfe der Eltern, etwas Geduld und einer detaillierten Anamnese lässt sich dieses Manko oft umgehen. Dabei darf man nicht vergessen, dass man zwei Patienten vor sich hat: die Kinder und deren Eltern.

Elterliche Erwartungen stehen oft diametral in Gegensatz zu dem, was letztendlich möglich ist. Diese Erwartungen müssen in einem Gespräch auf das Machbare zurückgesetzt werden. Dabei ist die längere Beobachtung von Kindern in der Notaufnahme ein wichtiger Punkt. Fiebersenkende Medikamente verwandeln ein anfangs eher krank erscheinendes Kind schnell in ein aktives Energiebündel. Antiemetika erlauben es dem Kind, Flüssigkeit aufzunehmen, und eine Bronchiolitis mit Atemproblemen lässt sich oft mit einfachen Interventionen wie Absaugen des Schleims der oberen Atemwege verbessern. Angenehm bei der Behandlung von Kindern: Sie simulieren oder manipulieren selten.

Neugeborene, Kleinkinder, Jugendliche haben altersspezifische Krankheitsbilder, deren Behandlung sich stark von der Erwachsener unterscheidet. Ein Säugling mit Krampfanfällen wird in Bezug auf Ursache, Diagnose und Intervention anders behandelt als z. B. ein 40-jähriger Erwachsener. Viele Krankheitsbilder treten nur im Kindesalter auf (Kawasaki-Syndrom, Pylorusstenose), andere verlangen aufgrund der physiologischen Veränderungen in der körperlichen Entwicklung eine altersspezifische Beurteilung (ein Trauma im Brustkorbbereich verursacht bei Kindern eine Lungenkontusion, im Gegensatz zu einem Rippenbruch bei Erwachsenen). Darüber hinaus haben viele Kinder chronische Erkrankungen (Asthma, angeborene Herzfehler, Zerebralparese), deren akute Behandlung eine allgemeine Notaufnahme schnell überfordern kann.

Kinder erleben und verarbeiten den Besuch einer Notaufnahme grundsätzlich mit einem Gefühl der Angst. Erwachsene beurteilen und kontrollieren diese Angst besser. Der Anblick einer Injektionsnadel löst bei einem Erwachsenen ein „unangenehmes" Gefühl aus, bei Kindern hingegen meistens absoluten Terror und Kontrollverlust.

> Genauso wie die Angstkontrolle ist eine adäquate Behandlung von Schmerzen bei Kindern besonders wichtig.

Oft werden Medikamente aus Furcht vor einer Überdosierung in zu geringen Dosen gegeben, Kinder werden körperlich fixiert (verschlimmert sofort den Angstzustand) oder schmerzhafte Behandlungen werden verleugnet und heruntergespielt („Ist ja nur ein Mückenstich!").

Kinder und Eltern werden durch fehlende Schmerz- und Angstkontrolle traumatisiert. Dies verhindert eine genauere körperliche Untersuchung und verringert die Vertrauensbildung zum Kind und den Eltern.

13.2.1 Spezifische Ausstattung zur Versorgung von Kindernotfällen

> Jede Notfallaufnahme sollte eine Basisausrüstung zur Behandlung und Reanimation von Kindernotfällen an einer für alle leicht zugänglichen zentralen Stelle besitzen.

Um Verwechselungen zu vermeiden, sollte diese optisch und organisatorisch einfach und verständlich aufgebaut sein.

Grundlage dazu ist die Einteilung in „Körpergewichtssektionen". In jeder Schublade oder Ablage befinden sich die für das jeweilige Körpergewicht notwendigen Utensilien wie Kanülen, Katheter, Beatmungs- oder Intubationsinstrumente sowie altersspezifische Instrumentenpakete wie z. B. Nabelschnurkatheter bei Neugeborenen.

Längenbasierende Körpergewichtstabellen

Es werden einige Systeme mit „Körpergewicht-Unterteilung" industriell angeboten. Stellvertretend hierfür steht das Broselow-System. Eine deutsche Version wird unter dem Namen Pedi-Tape von Kindersicher angeboten. Als Grundlage dient ein normiertes Maßband, mit dem die Körperlänge des Kindes gemessen wird.

Je nach Körperlänge erfolgt die Zuordnung zu einer der neun markierten Farben. Jeder Farbe ist ein Alter und Gewicht zugeordnet.

In jedem Farbfeld stehen Informationen über normale Vitalfunktionen, Kathetergrößen, Medikamentendosis und andere relevante Daten. Dies ermöglicht einen schnellen Überblick und sofortigen Zugriff während einer Reanimation (◘ Abb. 13.1).

Längenbasierender farbkodierter Ausrüstungswagen

Neben dem längenbasierenden Körpergewichtsmaßband ist ein dazugehöriger Wagen mit korrekt zusammengestelltem Inhalt wichtig (◘ Abb. 13.2). Auch hier hilft optisch und übersichtlich die Zuordnung zu einer Farbe, um den schnellen Zugriff auf die richtige Ausrüstung zu ermöglichen. Die Ausrüstung kann in einem Wagen mit Schubladen oder mehr transportabel als „Flying Carpet" in einer Transporttasche verstaut werden. Die genaue Zusammenstellung des Inhaltes sollte auf die jeweilige Notfallaufnahme individuell angepasst werden. Je nach Versorgungsgrad des Krankenhauses kann jeder Farbe eine Basisausrüstung mit Erweiterungsmöglichkeiten zugeordnet werden. Die Zusammenstellung des Inhaltes sollte interdisziplinär zwischen Vertretern der Notaufnahme unter Einbeziehung von Kinderanästhesie und Kinderintensivmedizin erfolgen. Wichtig ist die regelmäßige Inventarkontrolle und sofortige Wiederbestückung bei Benutzung. Wird das Verschluss-Siegel aufgebrochen, muss sichergestellt sein, dass alle verbrauchten Materialien umgehend ersetzt werden.

Ausrüstungsvorschläge für Kindernotfälle

Alle möglichen Ausrüstungsmaterialien für jeden Kindernotfall aufzulisten, würde den Rahmen dieses Kapitels sprengen. Hier ist eine Liste mit weiteren Vorschlägen und Ideen, die in einer gut ausgestatteten Notaufnahme nicht fehlen sollten.

Intraossärer Zugang

Die Anlage eines intraossären Zugangs wird detailliert im ▶ Abschn. 7.5 beschrieben.

Farbe	Alter	Länge in cm	Gewicht in kg
Grau	Neugeborenes	46,8–51,9	3
Grau	Neugeborenes	51,0–55,0	4
Grau	2 Monate	55,0–59,2	5
Pink	4 Monate	59,2–66,9	6–7
Rot	8 Monate	66,9–74,2	8–9
Violett	1 Jahr	74,2–83,8	10–11
Gelb	2 Jahre	83,8–95,4	12–14
Weiß	4 Jahre	95,4–108,3	15–18
Blau	6 Jahre	108,3–121,5	19–23
Orange	8 Jahre	121,5–130,7	24–29
Grün	10 Jahre	130,7–143,3	30–36

◘ **Abb. 13.1** Farbkodierte Übersicht der altersentsprechenden Normwerte (Größe/Gewicht)

Besondere Patientengruppen in der Notaufnahme

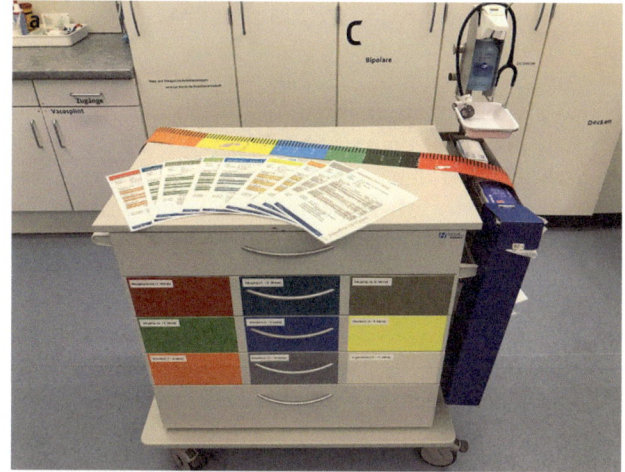

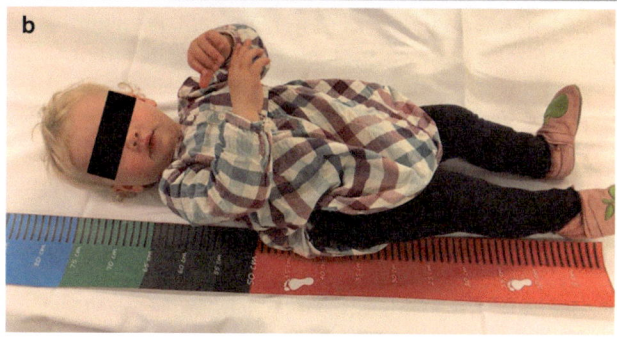

◘ Abb. 13.2 a Kindernotfallwagen mit farbkodierten Schubladen und Merkhilfen. b Farbcodiertes Kindernotfallmaßband

Ursprünglich wurden intraossäre Zugänge erstmals bei Kindern als Alternative zum Venenzugang bei der Reanimation im Schockraum beschrieben. Dünnere Kinderknochen (proximale Tibia) waren leicht mit manuellen Punktionskanülen (z. B. Cook oder Yamshidi) zu durchstoßen. Leider war der Halt im Knochen oft suboptimal, da die Kanüle nicht perfekt „rund" in den Knochen eingedreht werden konnte. Das Resultat waren oft „leckende" Zugänge. Neuere Systeme wie das batteriebetriebene EZ-IO-System kombinieren den Vorteil einer Bohrmaschine mit einer Punktionskanüle. Das Resultat ist eine höhere Erfolgsrate und ein festerer Sitz der Kanüle im Knochen (verringerte Extravasation). Bei Kindern hat sich die Benutzung eines intraossären Zugangs gegenüber dem Versuch der Anlage eines zentralen Venenkatheters in der Kindernotaufnahme durchgesetzt. Die Erfolgsrate und Geschwindigkeit des Zuganges zum venösen Blutsystem machen diese Entscheidung leicht. Neben dem klassischen Zugang in die mediale proximale Tibia können auch der distale Femurknochen oder die mediale distale Tibia benutzt werden. Bei älteren Kindern (>10 Jahre) steht auch noch der proximale Humerus zur Verfügung. Neben der Benutzung bei der Schockbehandlung kann die intraossäre Punktion auch als Alternative zum peripheren Venenzugang angesehen werden. Oftmals ist es schwierig, bei dehydrierten Kindern die Vene zu punktieren. Eine Verzögerung bei der Infusion von Flüssigkeiten oder der Verabreichung von lebenswichtigen Medikamenten (Antibiotika) ist die Folge. Vor der Anlage des i. o.-Zugangs sollte ein Lokalanästhetikum (z. B. 2–3 ml Lidocain 1 %) in das Periost injiziert werden. Nach erfolgreicher Anlage des Zugangs sollten dann noch über einen Zeitraum von 5–10 min weitere 2–5 ml Lidocain ins Knochenmark infundiert werden, um den Schmerz bei den nachfolgenden Infusionen zu verringern.

> **Praxistipp**
>
> Die Haut durchstechen und die Spitze des Bohrers fest und direkt auf den Knochen setzen. Die Spitze des Bohrers kann dadurch nicht mehr verrutschen. Erst dann den Bohrer in Betrieb setzen.

▪▪ Magill-Zange
Kinder nehmen häufig Dinge in den Mund, die sie entweder verschlucken oder schlimmstenfalls aspirieren. Eine Magill-Zange kann dabei lebensrettend sein.

▪▪ Beatmungsbeutel, Guedel- oder Wendl-Tubus mit passender Beatmungsmaske
Während die direkte endotracheale Intubation bzw. die videounterstützte Intubation die ultimative Absicherung der Atemwege darstellt, ist der Weg dorthin oft schwierig und häufig mit Misserfolgen gepflastert. Fast alle Kinder können mit einem Beatmungsbeutel und Maske, einem passenden Guedel- oder Wendl-Tubus über längere Zeit erfolgreich beatmet werden. Gerade bei der frühen Reanimation mit Herzdruckmassage wird häufig zu viel Zeit damit verbracht, einen definitiven Atemwegszugang anzulegen. Das richtige Erlernen der Beatmung mit dem Beatmungsbeutel und einer Maske ist hierbei ein wichtiger Lernpunkt für das Arzt- und Pflegepersonal und sollte häufig trainiert werden. Als Alternative bietet sich die Benutzung eines Larynxtubus bzw. einer Larynxmaske an.

▪▪ Nabelvenenkatheter
Neugeborene haben den Vorteil einer intakten offenen Nabelschnur, die einen schnellen Zugang ermöglicht. Die durchgeschnittene Nabelschnur hat drei Gefäße: ein großes und zwei kleine. Nach Entfernen der Nabelklemme kann der Katheter oder die Knopfkanüle in das große Gefäß so weit eingeführt werden, bis Blut aspiriert werden kann. Die Sicherung erfolgt mittels einer Klemme oder eines Nabelschnurbands.

13.2.2 Vitalfunktionen und Behandlungsalgorithmen

Was sind die normalen Vitalfunktionen bei einem Kind? Wo finde ich Behandlungsprotokolle und Reanimationsalgorithmen? Gibt es für so etwas eine App? Ein kurzer Überblick:

- **Normale Vitalfunktionen**
- Tab. 13.1

> Fieber im Kindesalter ist eine Temperatur ≥38,0 C.

- **Behandlungsalgorithmen**

Wer Kinder in einer Notaufnahme behandelt und eine Verdachtsdiagnose hat, steht oft vor dem Dilemma: Was jetzt? Ein Konsil anfordern, das Kind in ein Kinderkrankenhaus verlegen oder in Fachbüchern nachschlagen?

Im Internet gibt es ein offenes Netzwerk, in dem man die Behandlungsalgorithmen aller kinderspezifischen Krankheitsbilder nachverfolgen kann. Damit können Behandlungen frühzeitig initiiert werden und man verliert keine wertvolle Zeit. Bis jetzt allerdings nur in englischer Sprache, aber immer auf dem neuesten Stand der Kindernotfallmedizin.

> **Praxistipp**
>
> ▶ www.curbsidehealth.com

- **Reanimationsalgorithmen, Fortbildung und die „Pedi STAT"-App**

Es gibt viele Reanimationskurse und Fortbildungsformate für die Behandlung von Kindern im Schockraum. Die weltweit bekanntesten sind:

- Pediatric Advanced Life Support (PALS) der American Heart Association (AHA)
- Advanced Pediatric Life Support (APLS) und Neonatal Resuscitation Program (NRP) der American Academy of Pediatrics (AAP)
- Advanced Trauma Life Support (ATLS) vom American College of Surgeons (ACS), um Trauma im Kindesalter zu behandeln

Diese Fortbildungskurse sind vor allem für Pflegepersonal und Ärzte ausgelegt, die oft Kinder in ihrer Notaufnahme behandeln. Wer nur selten oder wenige Kinder als Patienten hat, wird das Gelernte schnell vergessen und wahrscheinlich nicht in einer Notsituation abrufen können.

Aber im digitalen Zeitalter, in dem jedermann ein Smartphone besitzt, gibt es eine **„App for that"**, die dem Pflegepersonal und Ärzten schnell Informationen zur Verfügung stellt. Obwohl zurzeit nur in Englisch verfügbar (eine deutsche Version ist in Bearbeitung), wird die gesamte Palette der Kindernotfallmedizin von „Airway Intervention" bis „Toxicology" behandelt.

Die einzige Information, die benötigt wird, ist entweder das Alter oder das Gewicht oder die Körperlange des Kindes oder die Farbe des Broselow-Maßbandes. Ein hilfreiches Instrument, wenn man schnell eine Antwort benötigt („Pedi STAT" von James Kempema, MD, FACEP und Jennifer Ivester, PharmD) (Abb. 13.3).

13.2.3 Krankheiten im Kindesalter, Diagnose und Behandlung

In diesem Abschnitt werden einige der wichtigsten Krankheiten im Kindesalter vorgestellt.

Tab. 13.1 Normwerte

Alter in Jahren	Gewicht in kg[a]	Herzfrequenz pro Minute	Atemfrequenz pro Minute	Systolischer Blutdruck (mmHg)[b]
Neugeborenes	3 (7 kg, wenn 6 Monate alt)	120–160	<60	70
1–2	10	120–140	<40	90
3	15	100	<30	95
5	20	100	<25	95
8	25	90	<20	95

[a]Formel: 10 + 2 kg/Jahr
[b]Tiefster Blutdruck: >60 mmHg 1–12 Monate, >70 mmHg, wenn >1 Jahr. Formel: 70 mmHg + (2 × Alter in Jahren)

Besondere Patientengruppen in der Notaufnahme

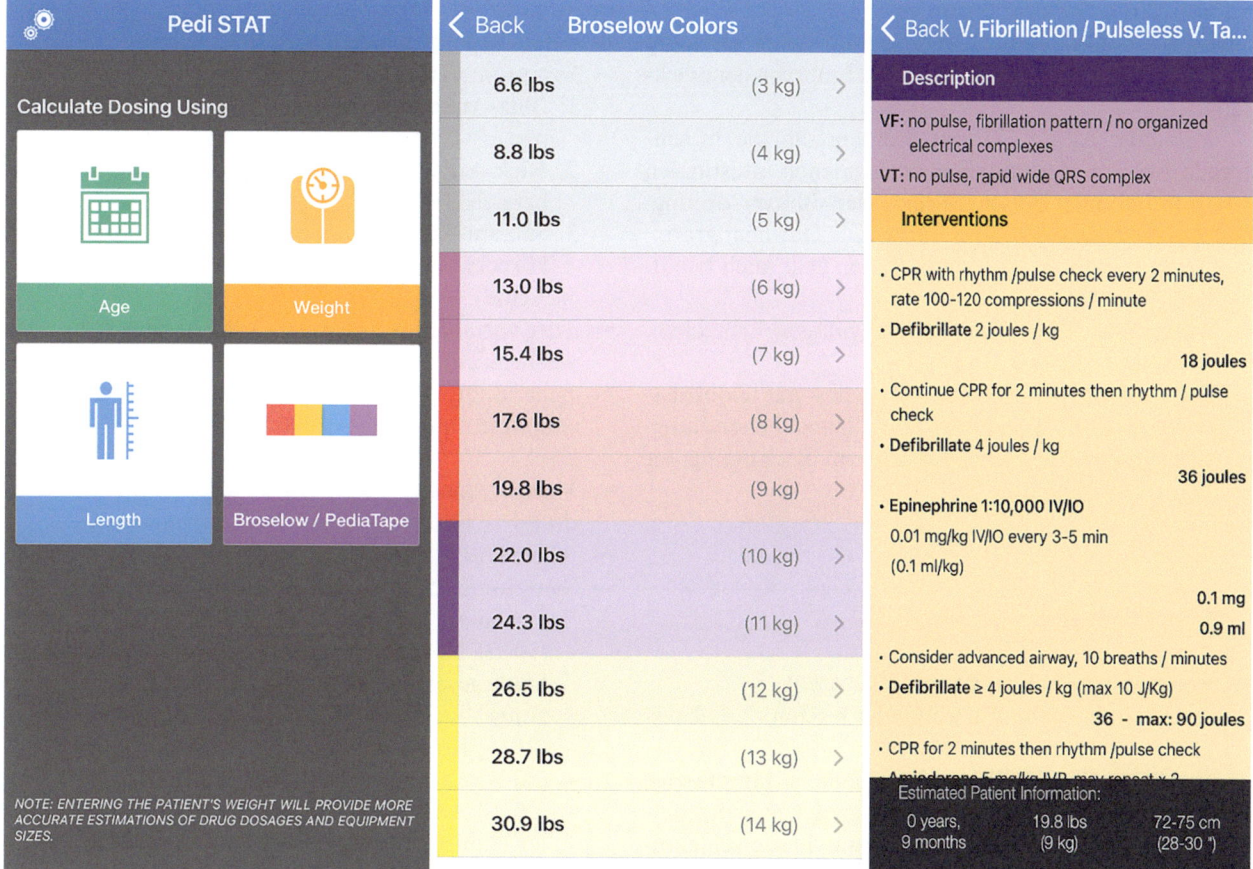

◘ Abb. 13.3   Verschiedene Hilfsmittel in PediSTAT

13.2.3.1 Neugeborene und Säuglinge

- **Angeborene Herzfehler mit plötzlichem Verschluss des Ductus arteriosus**
- Alter: 1–2. Lebenswoche
- Symptome: Plötzlicher Schock, Zyanose, Hypotension, Atembeschwerden
- Behandlung:
  - Prostaglandin-Infusion 0,05 mg/kg KG/min
  - Transfer zu einer Kinderklinik mit chirurgischer Kinderkardiologie

❯ Prostaglandin kann einen Atemstillstand verursachen.

- **Sepsis und Meningitis**
- Alter: Geburt bis 28. Tage
- Symptome: Fieber ≥38,0 °C oder ≤36,4 °C
- Behandlung:
  - Blutbild, Urin, Blut- und Urinkulturen, C-reaktives Protein, Procalcitonin, Lumbalpunktion, Röntgen Lunge
  - Antibiotika

❯ Aciclovir bei Verdacht auf Herpes-simplex-Virus-Infektion (Hautauschlag oder Krampfanfall).

- **Pylorusstenose**
- Alter: 4–6 Wochen
- Symptome: Erbrechen nach jeder Nahrungsaufnahme, Gefahr einer Dehydration mit metabolischer Alkalose, 4-mal häufiger bei Jungen als Mädchen
- Behandlung: Infusion mit Elektrolytlösungen, Ultraschall, Pylorotomie durch Kinderchirurgen

- **Nekrotisierende Enterokolitis (NEK oder NEC)**
- Alter: Neugeborene, vor allem Frühchen mit Geburtsgewicht <1500 g
- Symptome: Aufgeblähter Bauch, Schwierigkeiten bei der Nahrungsaufnahme, Erbrechen gallig-blutigen Magensaftes, im Röntgenbild Darmwandverdickungen und Pneumatosis intestinalis
- Behandlung: Sofortige Einstellung der Ernährung, Infusion anlegen, Antibiotika

- **Intestinale Malrotation mit Volvulus**

Intestinale Malrotation: Störung der normalen Drehung des Dünn- und Dickdarmes in der Embryonalentwicklung.

Volvulus: Akute Darmverdrehung um die mesenteriale Achse aufgrund einer vorhandenen intestinalen Malrotation mit Einschränkung der Blutversorgung. Verursacht Darmverschluss bis hin zur Darmgangrän.
- Alter: Vor allem im Säuglingsalter, aber auch bei älteren Kindern
- Symptome: Geblähter Bauch, galliges Erbrechen, Peritonitis, Schock
- Behandlung: Röntgen des Bauches mit Kontrastmittelzugabe, Infusionen zur Schockbehandlung, sofortiger chirurgischer Eingriff zur Beseitigung der Darmverschlingung

> Galliges Erbrechen bei Säuglingen und Kleinkindern sollte immer wie ein möglicher chirurgischer Notfall behandelt werden.

- **Intussuszeption oder Darminvagination**
- Alter: Säuglinge und Kleinkinder bis zum 2. Lebensjahr
- Symptome: Plötzlich eintretende krampfartige Bauchschmerzen, Erbrechen, dazwischen symptomlose Intervalle, im späteren Verlauf blutig-schleimiger Stuhl („Johannisbeergelee")
- Behandlung: Diagnose durch Ultraschall, Therapieversuch der Ausstülpung des Darmes durch Luft- oder Kontrastmittelinsufflation, falls nicht erfolgreich, chirurgischer Eingriff (selten)

13.2.3.2 Medizinische und chirurgische Notfälle im Kindesalter

- **Krampfanfall**

Unterschieden werden Fieberkrämpfe und infantile Spasmen.

- **Fieberkrampf (häufigste Form eines Krampfanfalles)**
- Alter: 5 Monate bis 5 Jahre alt. Gehäuftes Auftreten in Familien.
- Symptome: Fieber, das einen bis zu 10-minütigen, generalisierten tonisch-klonischen Anfall mit Bewusstseinsverlust verursacht.
- Behandlung: Fiebersenkende Medikamente. Die Feststellung der Ursache des Fiebers ist wichtiger als eine Diagnostik des Krampfanfalls. Die meisten Fieberkrämpfe sind harmlos und benötigen keine spezielle Labordiagnostik, Lumbalpunktion oder CT.

> 30 % der Kinder erleben im weiteren Verlauf ihres Lebens einen zweiten Fieberkrampf.

- **Infantile Spasmen (West-Syndrom)**
- Alter: Beginn zwischen 3. und 12. Monat
- Symptome: Trias von Anfallstypen:
  1. Blitz-Anfälle: Myoklonische Zuckungen des Körpers
  2. Nick-Anfälle: Zuckungen im Nacken und Halsbereich
  3. Salaam-Anfälle: Beugung des Kopfes und Oberkörpers bei gleichzeitiger Verschränkung der Arme
- Tritt vor allem während des Einschlafens oder Aufwachens auf
- Behandlung: EEG und kinderneurologische Konsultation, stationäre Aufnahme

- **Mukokutanes Lymphknotensyndrom (Kawasaki-Syndrom)**
- Alter: Unter 5 Jahren
- Symptome: 5 Tage Fieber plus 4/5 der folgenden Symptome
  - (90 %) Rötung der Mundschleim und Rachenhaut, geschwollene Lippen, Erdbeerzunge (Lackzunge)
  - (85 %) Konjunktivitis
  - (80 %) Exanthem, vor allem am Rumpf
  - (70 %) Anschwellen und Rötung der Hände, später Hautschuppung
  - (70 %) Anschwellen der Halslymphknoten
- Komplikationen sind Myokarditis, Perikarditis, Aneurysmabildung
- Behandlung:
  - Acetylsalicylsäure (ASS): 30–100 mg/kg KG/Tag für 14 Tage
  - Immunglobuline 2 g/kg KG als Infusion über 12 h
  - Stationäre Aufnahme
  - Herzultraschall, Kinderkardiologie

> Das Multisystem Inflammatory Syndrome in Children (MIS-C) ähnelt Kawasaki und wird in Verbindung mit einer SARS-CoV-2-Infektion gebracht.

- **Diabetes mellitus Typ 1**
- Alter: Kleinkindalter bis Jugendliche
- Symptome: Polyurie, Polydipsie, Gewichtsabnahme, Erbrechen, Müdigkeit
- Behandlung: Elektrolytlösungen zum Ausgleich der metabolischen Azidose, Dehydratation und zur Elektrolytnormalisierung, Insulin

> Bei Kindern kann eine zu schnelle und zu hohe Infusion von Elektrolytlösungen (>20 ml/kg KG) ein zerebrales Hirnödem verursachen.

- **Idiopathische thrombozytopenische Purpura (ITP)**
- Alter: Kleinkinder, Schulkinder
- Symptome: Petechien, Nasenbluten, rötlich-violetter Ausschlag durch Blutungen unter der Haut und Schleimhäute, normale Knochenmarksuntersuchung
- Behandlung: Glukokortikoide, Immunglobulintherapie

> Infusionen mit Thrombozyten sollte vermieden werden, da es die weitere Bildung von Autoantikörpern stimuliert und das Krankheitsbild verschlechtern kann.

- **Purpura Schönlein-Henoch, IgA-Vaskulitis**
- Alter: Mittleres Kinderalter (6–7), häufigste Vaskulitis
- Symptome: Palpable Purpura, konfluierende Petechien, vor allem am Gefäß und den Streckseiten der Beine, kolikartige Bauchschmerzen, Fußgelenkschmerzen, Blut und Eiweiß im Urin
- Behandlung:
  - Symptombezogen: Nichtsteroidale Antiphlogistika bei Schmerzen, Methylprednisolon 1–2 mg/kg KG bei Bauchbeteiligung, antihypertensive Medikamente bei Bluthochdruck

> Längerfristige Überwachung und wiederholtes Testen der Nierenfunktion.

- **Appendizitis (Blinddarmentzündung)**
- Alter: Schulalter, Jugendliche, schwierige Diagnose bei Kleinkindern
- Symptome: Bauchschmerzen in der Nabelgegend, die sich in den rechten Unterbauch verlagert, Appetitlosigkeit, Übelkeit, Erbrechen, Fieber
- Behandlung:
  - Erhöhter Leukozyten- und CRP-Wert, Diagnose durch Ultraschall, falls der Appendix nicht im Ultraschall sichtbar ist, dann CT oder MRT
  - Falls positiv, sofort Antibiotika (reduziert Risiko einer Perforation) und Elektrolytlösungen, danach Appendektomie oder Antibiotikabehandlung als Alternative

13.2.3.3 Orthopädische Notfälle im Kindesalter

- **Radiusköpfchen-Subluxation (Chassaignac-Lähmung)**
- Alter: 1–5 Jahre.
- Symptome: Das Kind hält den Arm am Körper in Pronationshaltung wie gelähmt fest. Palpation des Arms verursacht keine Schmerzen, jedoch jede Bewegung, vor allem Supination des Unterarmes, verursacht Schmerzen.
- Behandlung:
  - Röntgen nicht notwendig, klinische Diagnose.
  - Reposition entweder durch eine Streckung mit Zug und Supination des Unterarms oder eine schnelle Supination bei gebeugtem Ellenbogen. Dabei ist meistens ein leichter Klick fühlbar.

> **Praxistipp**
>
> Normalerweise wird das Kind den Arm relativ schnell innerhalb weniger Minuten wieder benutzen. Vergehen aber bis zur Repositionierung mehrere Stunden, dann kann es länger dauern, bis das Kind anfängt den Arm wieder normal zu bewegen.

- **Septische Arthritis (Pyarthros)**
- Alter: Häufig im Säuglingsalter und oft bei Kleinkindern.
- Symptome: Vor allem in Hüfte und Knie, Fieber, Schmerzen bei Bewegung. Kinder weigern sich das Gelenk zu belasten.
- Behandlung:
  - Laboruntersuchung: Blutbild, CRP, Blutsenkungsreaktion (BSR), Röntgen Hüfte beidseits, um einseitige Verbreiterung des Hüftgelenkspaltes zu messen.
  - Ultraschall mit Aspiration. Falls positiv: Drainage des Gelenkes im OP.

> Ein ähnliches Krankheitsbild ist die transiente Synovitis (Coxitis fugax), eine keimfreie Entzündung des Hüftgelenkes. Es tritt kein Fieber auf und die Laborbefunde sind normal. Ultraschall zeigt einen Gelenkerguss. Behandlung mit nichtsteroidalen Antiphlogistika.

- **Juvenile Hüpfkopfnekrose (Morbus Perthes)**
- Alter: 4–8 Jahre alt, Jungen 3-mal häufiger als Mädchen.
- Symptome:
- Schmerz in Hüfte oder auch Knie, kein Fieber. Schonhinken, verminderte Abspreizfähigkeit- und Drehbeweglichkeit im Hüftgelenk.
- Behandlung: Röntgen zur Diagnose, evtl. MRT, Kinderorthopäde.

- **Juvenile Hüftkopflösung (Epiphyseolysis capitis femoris)**
- Alter: 10–14 Jahre, Jungen 3-mal häufiger als Mädchen, häufig übergewichtig.
- Symptome: Hüftschmerz, meistens ins Knie ausstrahlend, Schonhinken.
- Behandlung:
  - Nach Diagnose im Röntgen: Epiphysenlösung des Hüftkopfes.
  - Operative Fixierung.

> **Praxistipp**
>
> Immer auch an die Hüfte denken, auch wenn das Kind nur über Knieschmerzen klagt. Der Schmerz wird oft in das Knie projiziert. Röntgen von Knie *und* Hüfte.

13.2.3.4 Traumatische Verletzungen im Kindesalter

- **Mildes Schädel-Hirn-Trauma (mTBI, mild Traumatic Brain Injury)**

Die meisten Schädel-Hirn-Traumata im Kindesalter sind geringfügig. Ein Säugling rollt vom Wickeltisch, oder ein Kind fällt aus dem Einkaufswagen. Bei der Vorstellung in der ZNA hat das Kind keine oder nur milde Symptome: Kopfschmerzen, Übelkeit oder eine leichte Prellung der Kopfhaut.

Es stellt sich hierbei für das ärztliche und pflegerische Personal die Frage, ob eine einfache Beobachtung reicht oder ob ein CT notwendig ist. Das CT kann Blutungen oder einen Schädelbasisbruch leicht identifizieren, hat aber den Nachteil ionisierter Strahlung.

Als Alternative kann auch ein MRT diese Frage beantworten, obwohl Verfügbarkeit und Dauer der Untersuchung diese Verwendung limitieren. Diese Frage, ob CT oder Beobachtung, wurde in einer großen Studie des „Pediatric Emergency Care Applied Research Network" (PECARN) untersucht, sie gilt derzeit als beste Referenzstudie. Dabei wurde zwischen Kopfverletzungen bei Kindern jünger oder älter als 2 Jahre unterschieden. Im Prinzip können die meisten der Kinder mit einem milden Schädel-Hirn-Trauma in der Notaufnahme nach Beobachtung sicher entlassen werden.

Die Webseite Curbsidehealth.com bietet einen einfachen Rechner an zur Beantwortung der Frage, ob ein CT notwendig ist oder nicht.

- **Halswirbelsäulenverletzungen: SCIWORA**

Verletzungen der Halswirbelsäule bei Kindern sind selten. Ein wichtiges Phänomen erstmals bei Kindern beschrieben ist das SCIWORA-Syndrom („spinal cord injury without radiographic abnormality"). Dabei zeigen Röntgen und CT der Halswirbelsäule keine Schäden, aber der Patient hat bei der Untersuchung Zeichen einer Verletzung des Rückenmarks (Lähmungen, Kribbeln in den Fingern etc.). Diese Kinder benötigen ein MRT zur Abklärung.

> Wenn klinische Zeichen einer Verletzung vorliegen, schließt ein negatives CT der Wirbelsäule eine Verletzung des Rückenmarkes nicht aus.

- **Verletzungen im Thoraxbereich: Lungenkontusion**

Aufgrund der Plastizität des Kinderbrustkorbs treten weniger Rippenbrüche als Lungenquetschungen im Kindesalter auf. Diese sind oft erst verspätet auf dem Röntgenbild zu erkennen. Daher ist es wichtig, Kinder mit stumpfem Trauma des Brustkorbs längere Zeit zu beobachten.

- **Verletzungen im Bauchraum: Leber und Milzrisse**

Bei stumpfen Bauchtrauma im Kindesalter besteht die Gefahr einer Verletzung der Leber oder Milz aufgrund der wenig ausgebildeten Bauchmuskulatur und der exponierten Lage beider Organe.

Daher treten Risse und Blutungen dieser Organe relativ häufig auf. Die Behandlung ist jedoch meistens konservativ und ein operativer Eingriff ist selten notwendig. Jedoch sollten Blutkonserven schnell zur Verfügung stehen, falls die Blutungen durch Selbsttamponade im Bauchraum nicht stoppen.

> Ein negatives Trauma-Ultraschall (FAST) schließt eine schwere innere Bauchverletzung bei klinischem Verdacht nicht aus und muss durch ein CT abgeklärt werden. Das Gleiche gilt für Prellungen der Bauchwand bei Fahrradlenkerverletzungen. Ein CT ist indiziert, um eine intraabdominale Organverletzung auszuschließen.

13.2.3.5 Vergiftungen und Fremdkörperingestion

- **Medikamente**

Scheinbar harmlose, oft verabreichte Medikamente wie Paracetamol, Diphenhydramin oder eisenhaltige Präparate verursachen oft schwere Vergiftungen. Herzmedikamente wie Digitalis, Betablocker oder Kalziumkanalblocker, die oft in den Hausapotheken der Großeltern zu finden sind, können auch in geringen Dosen hochtoxisch sein: **„one pill kills"**. Giftinformationszentren oder der Giftnotruf sollten daher immer in die Behandlung mit einbezogen werden.

> **Praxistipp**
>
> Die Telefonnummer der zuständigen Giftinformationszentrale sollte im Vorfeld identifiziert und an einem zentralen Arbeitsplatz sichtbar ausgehangen werden.

- **Fremdkörperingestion (Münzen und Knopfzellen)**

Kinder stecken gerne Dinge in den Mund. Häufig sind es Münzen, die dann oft in der Speiseröhre feststecken. Eine Röntgen-Thoraxaufnahme, inklusive Oberbauch, kann Aufklärung bringen. Falls die Münze im Magen gelandet ist, kann das Kind entlassen werden. Nur bei Bauchschmerzen oder wenn die Münze nicht auf dem normalen Weg nach einer Woche wieder das Tageslicht erblickt, ist eine Nachuntersuchung notwendig. Münzen in der Speiseröhre erscheinen in der a. p.-Aufnahme als rundes Objekt. Eine endoskopische Entfernung ist oft notwendig, wenn die Münze nicht von alleine in den Magen rutscht. Münzen werden sehr selten in die Luftröhre aspiriert. Ein Röntgenbild zeigt die Münze dann von der Seitenansicht und die Kinder sind oft symptomatisch mit Hustenreiz und Atemnot.

Eine besondere Gefahr stellen Knopfzellen dar. Vor allem frisch geladene Knopfzellen können durch eine schnelle Entladung Koagulationsnekrosen in der Speiseröhre und Darm verursachen. Dabei besteht die Gefahr der Perforation oder Verletzung nahegelegener Gefäße. Eine sofortige endoskopische Entfernung ist notwendig.

13.2.4 Die „Aua-freie" Kindernotaufnahme: Behandlung von Schmerzen und Angst

Kinder erleben Schmerzen differenzierter und weniger rational als Erwachsene. Der Schweizer Kinderpsychologe Jean Piaget hat durch seine Erforschung des konkreten Denkens bei Kindern zum Verständnis beigetragen, dass neben dem Schmerz auch Angst und Misstrauen der Kinder berücksichtigt werden müssen. Im folgenden Abschnitt werden Techniken, Tricks und Tipps beschrieben.

- **Ablenkungstechniken**

Refokussierung: Ein 5 Jahre altes Kind kommt mit einer Schnittverletzung am Finger in die Notaufnahme. Es ist ängstlich, weint und hält die Hand fest umklammert. Die ganze Vorstellungswelt dieses Kindes ist auf den Finger fixiert und darauf, was jetzt passieren wird. Das Kind weiß vom Hausarztbesuch, dass es Spritzen gibt und Blutabnehmen und alles zusammen Schmerzen verursacht. Bevor man anfängt, sich um die Wunde zu kümmern, muss man das Kind mental „ablenken". Im Gespräch wird das Kind auf etwas anderes refokussiert und dabei wird Vertrauen gebildet. Man kann nach einem Kleidungsstück des Kindes fragen. „Du hast aber tolle rosa Turnschuhe! Was ist denn da für ein Tier darauf? Magst du Ponys? Wie würdest du dein Pony nennen?" Das Kind muss nun diese Frage beantworten und wird dabei abgelenkt.

Man kann das Kind bitten mitzuhelfen. „Kannst du das Pflaster wegnehmen?" Das gibt dem Kind mehr Kontrolle über die Situation.

Vor allem nicht lügen! Eine Injektion ist kein Mückenstich. Auf die Frage, ob es weh tun wird, kann man antworten: „Ja, aber wenn es zu viel weh tut, sagst du mir das und dann höre ich auf."

Bei jüngeren Kindern helfen Seifenblasen-Pusten, bunte Kinderbücher und natürlich Smartphones oder Tablets mit Filmen oder Spielen (◘ Abb. 13.4).

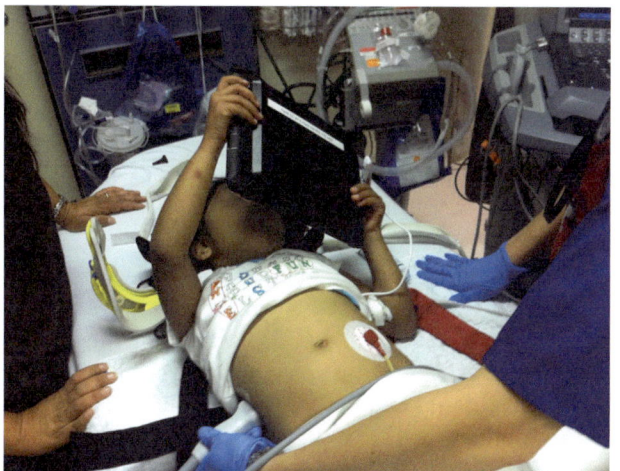

◘ Abb. 13.4 Ablenkung eines Kindes mit Tablet während einer Traumauntersuchung

> **Praxistipp**
>
> Schmerzhafte oder unangenehme Untersuchungen wie Begutachtung des Ohrenkanals oder der Mund- und Rachenhöhle immer am Ende der Untersuchung. Dabei, wenn möglich, das Kind auf dem Schoß der Eltern lassen. Diese können mithelfen das Kind zu beruhigen.

- **Dermalanästhesie**

Injektionen sind oft notwendig. Schmerzen, und damit Angst, können mit den folgenden Mittel verringert oder eliminiert werden:
- Kryospray, z. B. mit Ethylchlorid „kühlt" die Haut kurzfristig und verringert Schmerzen bei Injektionen.
- 4 % Lidocain-Creme wird über die Innenseiten der Ellenbogen und Handrücken aufgetragen und mit Plastikfolie (im Supermarkt erhältlich) für 30–40 min abgedeckt.
- Mischungen aus Lidocain, Epinephrin und Tetracain (LET) werden auf einen Wattebausch aufgeträufelt und in eine offene Schnittwunde gelegt. Nach 20 min entfernen. Nachfolgende Injektionen sind meist schmerzfrei und das Epinephrin sorgt für eine gute Hämostase.

- **Intranasale Medikamente (Analgetika und Anxiolytika)**

Kinder mit akuten Schmerzen (Frakturen, Verbrennungen) können schnell und einfach mit intranasalen Medikamenten behandelt werden. Mit einem Zerstäuber (z. B. LMA MAD) wird das Medikament in die Nase beidseits injiziert.
- Analgetika:
  - Fentanyl 2,0 µg/kg bei <30 kg Körpergewicht (KG)

- Sufentanil 0,7 µg/kg bei >30 kg KG
- Ketanest: 1,5 mg/kg KG
- Anxiolytika:
  - Midazolam 0,2 mg/kg KG

- **Chirurgische Wundkleber**

Wenn immer möglich, sollten Wundkleber dem Nähen oder Klammern von Wunden vorgezogen werden. Auch Schnittwunden an Augenbrauen oder am Kinn können mit gutem kosmetischem Resultat geklebt werden. Bei Platzwunden in der Kopfhaut kann die Wunde zusammengezogen werden, indem man ein paar Haarsträhnen zusammendreht oder verknotet und mit einem Tropfen Wundkleber fixiert.

- **Orale Zuckerlösung bei Neugeborenen**

Hochkonzentrierte Zuckerlösungen (24 %) können einem Neugeborenen mit dem Schnuller während schmerzhafter Untersuchungen (Lumbalpunktion) fortwährend zugeführt werden. Studien haben festgestellt, dass dies das Schmerzempfinden verringert.

13.3 Chronisch kranke Menschen im Notfallzentrum

Sigrid Garbade

Die mittlere Lebenserwartung beträgt in Deutschland zurzeit etwa 83 Jahre bei Frauen und 78 Jahre bei Männern.

2030 wird ein Drittel der Bevölkerung 60 Jahre und älter sein. Darunter werden 6,5 Mio. Menschen sein, die 89 Jahre und älter sind.

Die Gruppe der älteren Menschen, die auf Hilfe und Unterstützung und auf gesundheitliche Versorgung angewiesen ist, wird größer werden. Das Spektrum der Krankheiten wird sich hin zu altersassoziierten, nicht übertragbaren und chronischen Erkrankungen verschieben.

In Deutschland sind ca. 17 Mio. Menschen von einer dauerhaften körperlichen oder psychischen Erkrankung betroffen, was einem Viertel der Erwachsenen entspricht (RKI; Gesundheit in Deutschland – die wichtigsten Entwicklungen 2016).

> In der Altersgruppe der 65- bis 74-Jährigen sind 76 % der Frauen und 68 % der Männer von mehreren chronischen Krankheiten (Multimorbidität) betroffen. Bei den 75- bis 79-Jährigen steigt deren Anteil auf 82 % bei den Frauen und 74 % bei den Männern (RKI; Gesundheit in Deutschland – die wichtigsten Entwicklungen, 2016, S. 39).

Doch sind nicht nur Erwachsene und ältere Menschen von chronischen Krankheiten betroffen, sondern natürlich auch Kinder und Jugendliche. Hier können Krankheiten wie z. B. Mukoviszidose (zystische Fibrose), Asthma bronchiale, Hausstaub-, und Lebensmittelallergien, Diabetes mellitus, Epilepsien u. a. zu Krisen, instabilen Krankheitsphasen und bedrohlichen Situationen führen (BZgA).

Das Bestreben der Menschen, die von chronischen Krankheiten betroffen sind, besteht in erster Linie darin, die Symptome der Krankheit unter Kontrolle zu halten und einen funktionierenden Alltag zu sichern, was häufig auch über lange und stabile Phasen gelingen kann. Gelangt die Krankheit jedoch in eine akute, instabile oder sogar krisenhafte Phase, wird schnelle medizinische Versorgung nötig.

Das betrifft häufig die Wochenenden. Bis zum Freitag denkt man, es könne noch bis zum Montag abgewartet werden. Aber der Abend ist lang und die Symptome fordern vermehrt Aufmerksamkeit. Die Nicht-Erreichbarkeit der hausärztlichen Versorgung steigert möglicherweise die Unruhe. So erscheinen die Beschwerden drängender und das Aufsuchen eines Notfallzentrums unausweichlich.

> Häufig und typisch für die Situationen, in denen eine Notfallaufnahme aufgesucht wird, ist das Vorhandensein von Angst, dass Hilfe nicht schnell genug erreichbar erscheint.

13.3.1 Die Perspektive des Patienten

> ▶ **Beispiel**
>
> Herr G. ist 92 Jahre alt und hat seit „ewigen" Jahren Vorhofflimmern und nimmt Marcumar. Aufgrund seiner ausgeprägten Coxarthrose und Arthritis nimmt er Ibuprofen in Maximaldosierung, zusätzlich Tilidin als schwaches Opioid. Als Landwirt, der immer viel gearbeitet hat, konnte er es nicht lassen, den Mitbewohnern des Hauses beim Heraustragen des Sperrmülls zu helfen. Dabei blieb er an einem Kabel hängen und ist gestürzt. Das war am Mittwoch. Am Donnerstag registrierte er trotz der hohen Analgetikadosen zunehmende Schmerzen in der Hüfte und im Gesäß und konsultierte die Hausärztin. Diese versicherte ihm, dass bei seiner vorhandenen Gehfähigkeit nichts gebrochen sei und sich ein Hämatom gebildet hat. Aber seine Gedanken nahmen ihren Lauf, er fühlte sich wackelig beim Gehen, mochte nicht essen und trinken, sodass er am Samstagmorgen in die Notfallaufnahme kam. Eine Röntgenaufnahme ergab, dass keine Fraktur vorhanden war, lediglich ein Hämatom, was jedoch zu den Beschwerden geführt hat. Alleine das Wissen darum und die

Bestätigung durch das Röntgenbild, dass keine Fraktur vorhanden war, führten dazu, dass Herr G. sich bereits beim Verlassen der ZNA besser fühlte und sicherer gehen konnte! Natürlich würden wir sagen, dass er kein „echter Notfall war…"◄

▶ **Beispiel**

Frau Z. ist seit vielen Jahren bekannte Asthmatikerin und Allergikerin, die sich immer an die Anordnungen des Arztes hält. Sie ordnet das Leben der Krankheit unter. Verzichtet auf alles, was ihr möglicherweise nicht gut tut oder schaden könnte. Sie kommt mit starker Unruhe, Tachykardie, Kopfschmerzen und Tremor in die ZNA. Die Nachbarn, die sonst immer „nach ihr sehen", waren in Urlaub gefahren. Aus Sorge, dass die vorhandenen Asthmabeschwerden sich verstärken, hatte sie viel zu oft ihr Dosieraerosol benutzt. Die Überdosierung der Beta-Sympathomimetika führte zu diesen Symptomen, die Frau Z. als schwere Krise erlebte. Zum Inhalieren „hatte sie keine Zeit gefunden".◄

> Wenn infolge familiärer Umstände gewährte Unterstützung nicht verfügbar ist, wenn Angehörige oder Nachbarn in Urlaub fahren oder auch nur an einem Wochenende nicht zu Hause sind, um für einen gesicherten „Background" zu sorgen, kann das zu einer Krise im Verlauf einer chronischen Krankheit führen.

Für chronisch Kranke bedeutet es, sich zu überfordern, weil sie Tätigkeiten selber übernehmen müssen, die sonst von anderen Menschen für sie erledigt werden. Es kann bedeuten, dass Medikamente nicht regelrecht eingenommen werden oder dass Ängste zum Auslösen einer krisenhaften Situation führen.

Akute Beschwerden der Atmung sind eine als lebensbedrohlich empfundene Situation. So stellen COPD und Asthma bronchiale häufige Ursachen ambulanter und notfallmedizinischer Behandlungsanlässe dar. Als ambulant behandelbare chronische Erkrankungen zählen diese zu den wichtigsten Anlässen für potenziell vermeidbare Krankenhauseinweisungen und führten zuletzt im Jahr 2015 zu insgesamt über 270.000 Krankenhauseinweisungen (Gesundheitsberichterstattung GEDA 2017).

Auch Schmerzen, die als nicht beherrschbar erlebt werden, sind für Betroffene ein Anlass, die wahrgenommene Situation als Notfall einzuschätzen. Sie befürchten, die Krankheit nehme einen akuten und krisenhaften Verlauf, oder haben diese Art des Schmerzes zuvor noch nie erlebt und können deren Bedeutung somit nicht bewerten.

Insbesondere chronische Rückenschmerzpatienten fluten die Notfallzentren innerhalb und außerhalb von Öffnungszeiten der niedergelassenen Arztpraxen. Sie erhoffen sich hier schnelle und kompetente Hilfe und Linderung ihres Leidens.

▶ **Beispiel**

Herr S. ist seit vielen Jahren „Rückenpatient" und hat bereits mehrere Bandscheibenvorfälle erlitten. Er hat seinem Freund bei dessen Umzug geholfen, dabei Stühle und Schränke über Treppen und Flure getragen. Am Sonntag kommt er in das Notfallzentrum, weil er starke Schmerzen hat und sich kaum bewegen mag.◄

> Besonders dann, wenn von den professionellen Akteuren nicht die Patientenperspektive eingenommen wird, erscheint ihnen das Patientenhandeln vielfach diffus, unangemessen und keiner rationalen, für Pflegende nachvollziehbaren Logik zu folgen.

Aufgrund der Dauerhaftigkeit und der bereits erfahrenen Krankheitsphasen haben die Patienten eigene Strategien des Umgehens mit der Krankheit entwickelt, und sie entscheiden, in welchem Ausmaß und in welcher Weise sie sich ihrer Krankheit stellen.

Das bedeutet auch, dass sie in ihrem Leben Prioritäten setzen oder sich in Umständen wiederfinden, welche zur Folge haben, dass sie medizinisch-therapeutische Hinweise und Informationen nicht oder nur teilweise annehmen.

Herr S. fühlte sich seinem Freund verpflichtet, wissend, dass das Heben und Tragen seinem Rücken mehr als abträglich ist. Er half selbstverständlich bei dessen Umzug, denn dieser Freund hilf ihm, wann immer es nötig ist.

Betrachtet man das Handeln des Patienten aus seiner Innenperspektive, kann es durchaus hochrational sein, folgt jedoch anderen Kriterien und Prioritäten als denen von Professionellen (Schaeffer und Moers 2008).

So kann es der schwer an Rheuma erkrankten Mutter wichtiger sein, der Tochter beim Umzug zu helfen und eine „gute Mutter" zu sein, als eine gute – sich an alle Regeln und Therapien haltende – Patientin zu sein. Sie wusste, dass dieses Tun sie mit schweren Schmerzen und tagelangen Beschwerden bestrafen wird.

13.3.2 „Was genau ist passiert?"

Trotz häufig voller Notfallaufnahmen und enger Zeitfenster für die Versorgung und Behandlung der Patienten im Notfallzentrum ist es extrem wichtig, dass der aktuelle Anlass, der das Aufsuchen der ZNA als unumgänglich erscheinen lässt, herausgefiltert wird.

▶ **Beispiel**

Als chronisch alkoholkranke Patientin kam Frau L. nach einem Besuch auf dem Weihnachtsmarkt mit starken Schmerzen im Thorax, in der linken Schulter und im Arm in die ZNA. Schnell stand der Verdacht auf Herzinfarkt im Raum. Da es keine Hinweise im EKG und keine auffälligen Troponinwerte gab, war die „Arbeitsdiagnose" zunächst instabile Angina pectoris. Die Patientin bekam zunächst eine Sauerstoffsonde und Morphin verabreicht. Der wieder ernüchterte Ehemann traf ein und berichtete, seine Frau sei gestern auf dem Weihnachtsmarkt mit ausgestrecktem Arm gestürzt. Sie hatte eine Schulterluxation! Das zuerst aufgenommene Röntgenbild hatte die Schulter nicht mit abgebildet, beim Schreiben des EKG wurde nur der vordere Thorax inspiziert. Die Beweglichkeit des Armes stand nicht im Fokus der Betrachtung. ◀

Praxistipp

Erfahrene Pflegefachkräfte fragen zielführend und genau danach: „Was genau ist passiert?" oder „Was ist anders, als Sie es sonst kennen? Was ist *jetzt* der Anlass Ihres Kommens?"

Sie befreien die Patienten von Kleidung, um sie genauer betrachten zu können und nehmen z. B. das Schreiben eines EKG zum Anlass, sich Bauch und Rücken genau anzusehen, ggf. zu betasten.

▶ **Beispiel**

Herr Z. wurde letztes Jahr im Herzkatheter-Labor mit einem Stent versorgt. Es geht ihm eigentlich sehr gut und er ist sehr aktiv. Am Nachmittag kommt er in Begleitung seiner Tochter in die ZNA mit Thoraxschmerzen, daraus ergibt sich der V. a. Herzinfarkt, denn er hat starke Schmerzen ausstrahlend in den Arm und in den Rücken, zudem wirkt er sehr blass. Da er als „Herzpatient" bekannt ist und die ZNA an einem Krankenhaus mit Kardiologie und Kardiochirurgie angegliedert ist, liegt die Annahme nach einem Geschehen rund ums Herz nahe und man verfolgt diese Spur. Die Pflegefachkraft hilft dem Patienten sich auszuziehen, dabei fällt auf, dass Herr Z. den Arm nicht anheben kann, sie entdeckt weiterhin ein großes Hämatom am Rücken.
Bei genauem Nachfragen stellt sich heraus, dass Herr Z. im Garten gearbeitet hat. Beim Heben eines schweren Blumenkübels ist er hintenüber gestürzt und mit dem Rücken auf die Kante einer Steinmauer gefallen. Das mochte er jedoch nicht gleich erzählen, denn seine Tochter wollte nicht, dass er schwere Arbeiten im Garten verrichtet. Das Röntgenbild zeigte eine Skapulafraktur! ◀

13.3.3 Das Erleben von Kranksein

Nicht immer ist die chronische Krankheit selber der Anlass, ein Notfallzentrum aufzusuchen. Es können akute Infektionen auftreten oder Unfälle geschehen. Ereignisse wie ein z. B. ein gebrochenes Bein oder eine plötzlich auftretende Gallenkolik machen schnelle medizinische Diagnose und Versorgung nötig. Solches wird meist leicht erkannt.

Schwieriger ist es, wenn akut auftretende Symptome nicht so leicht abzugrenzen sind zu den bekannten Symptomen der chronischen Krankheit, oder auch wenn die Patienten z. B. als „wehleidig" oder als „immer wiederkehrend" bekannt sind. Hier ist die Gefahr gegeben, wichtigen Hinweisen nicht nachzugehen, sie zu übersehen.

Das Erleben von „Kranksein" ist nicht objektivierbar. Nicht nur Röntgenbilder, EKG oder Laborparameter stehen im Fokus, sondern die „Krankheitswirklichkeit" des Betroffenen, seine aktuell wahrgenommene und erlebte Situation. Oft ist es das Gefühl, dass „Unheil droht".

▶ **Beispiel**

Mit retrosternalen Schmerzen, Schweißausbrüchen, Tachykardie und Erbrechen kommt der 31-jährige Herr U. in eine ZNA. Er ist hier bekannt als chronisch suchtkranker Patient. Herr U. konsumiert Kokain, auch Cannabis und Heroin.
Bei ihm bestätigt sich der Verdacht auf akuten Herzinfarkt. Koronarangiografisch findet sich eine 75 %ige Stenose, die sich erfolgreich dilatieren lässt. Als Risikofaktoren bestehen familiäre Belastung, Hypercholesterinämie, Rauchen von 60 Zigaretten pro Tag, essenzielle Hypertonie mit Einnahme eines Betarezeptorenblockers und Kokainabusus seit 5 Jahren. Etwa eine Stunde vor der akuten Symptomatik hat der junge Mann nach ausgiebigem Alkohol- und Nikotingenuss Kokain geschnupft. ◀

Gerade junge Patienten mit akutem Herzinfarkt sollten nach Kokain befragt werden. Als Auslöser gelten in erster Linie Koronarspasmen, die durch Rauchen und Einnahme eines Betablockers verstärkt werden können.

Viele der chronischen Erkrankungen wie Adipositas, Alkoholkrankheit, Suchterkrankungen, Depressionen oder Erkrankungen des Nervensystems sind mit Stigmatisierungen behaftet und gehen nicht selten mit einer Verminderung der Leistungsfähigkeit und sozialer Bedrohung einher.

Die Patienten kommen ungeplant und unvorbereitet und sind oft aufgeregt und bestrebt, das Krankenhaus schnell wieder verlassen zu können, um einen Krankenhausaufenthalt weitestmöglich zu vermeiden. Findet die stationäre Aufnahme im Rahmen einer Notfallsituation statt, bedeutet das gleichermaßen Versorgungssicherheit und möglicherweise Beruhigung und Erleichterung für den Betroffenen und seine Angehörigen, zugleich aber auch Aufgabe eines gewissen Maßes an Selbstbestimmung, denn der Einfluss auf die Wahl des Krankenhauses oder auf die Wahl der Station ist gering. Für Suchtkranke bedeutet es in der Regel Verzicht auf das Suchtmittel, was wiederum die Unruhe verstärken kann.

13.3.4 Bedürfnis nach Selbstbestimmung

Chronisch kranke Menschen haben in den meisten Fällen ein hohes Bedürfnis zur Selbstbestimmung, werden jedoch häufig situativ von Ärzten und Fachkräften behandelt, die über weniger Erfahrung und Wissen zu der Erkrankung verfügen als der betroffene Patient selber.

Solches kann zu Unmut, Missverständnissen und zu Fehleinschätzungen der Situation führen. Dann werden Untersuchungen durchgeführt, die nicht benötigt werden, oder gerade diese werden unterlassen, wichtige Hinweise können übersehen werden oder ihre Bedeutung fehlerhaft interpretiert.

Die hohe Bedeutung bewährter Coping-Strategien des Patienten zur Bewältigung seiner chronischen Krankheit müssen Berücksichtigung und Akzeptanz finden, um nicht möglicherweise eine krisenhafte Situation auszulösen. Medikationen, Neben-, und Wechselwirkungen mit den akut notwendigen Behandlungsmaßnahmen müssen bedacht werden. Die weitere Behandlung chronischer Krankheiten erfordert in der Regel eine intensive Betreuung durch Ärztinnen und Ärzte verschiedener Fachrichtungen, Pflegefachkräfte, Physiotherapeuten, Psychologen und andere Heilberufe sowie eine aktive Mitwirkung der Patienten (Bundesministerium für Gesundheit 2019).

> Eine einheitliche Definition zu chronischen Krankheiten existiert nicht. Alle gängigen Definitionen betonen die lange oder gar lebenslange Dauer der Erkrankungen, die besondere Verlaufsdynamik und die Abfolge von stabilen und instabilen Phasen, die schließlich in verminderte Belastbarkeit und in zunehmenden Hilfe- und Versorgungsbedarf münden. Die Einschränkungen und Beschwerden erfordern wiederkehrend oder sogar täglich die Auseinandersetzung mit den Gegebenheiten, die die Krankheit mit sich bringt.

13.3.5 Bewältigen statt heilen

Die Strategien des Umgehens mit einer oder mehreren chronischen Krankheiten können sehr unterschiedlich sein. Manche Erkrankte entscheiden sich, ihr Leben fortan ganz auf die Krankheit auszurichten, es um die Krankheit zu zentrieren. Die Krankheit wird quasi zur neuen Identität. Sie halten sich penibel an Anordnungen, nehmen regelmäßige Arztbesuche auf sich und versäumen es nicht, ihre Medikamente pünktlich und gewissenhaft zu nehmen.

Das Behandlungsteam begegnet diesen Patienten meist wohlwollend, da sie als Patienten mit einer hohen Compliance empfunden werden. Sie tun offenbar alles, was die Krankheit ihnen abverlangt, bedrohliche Phasen werden mitfühlend begleitet und versorgt.

Andere chronisch Kranke entscheiden sich genau umgekehrt. Sie versuchen die Krankheit dem Leben unterzuordnen. Sie sind bestrebt, ihr gewohntes Leben so lange wie möglich aufrechtzuerhalten. Die Krankheit wird, soweit es möglich ist, im Hintergrund gehalten. Ihre Maxime lautet „lifting life above illness". Das beinhaltet – zum Teil wider besseres Wissen – sich in Situationen zu begeben, die eine krisenhafte Verschlimmerung der Krankheit in Kauf nehmen oder auch geradezu heraufbeschwören.

Solches Patientenverhalten bedeutet für Pflegende oftmals eine konfliktbehaftete Situation. Einerseits gehört es selbstverständlich zu ihrem professionellen Auftrag, diesen Patienten genauso gut zu versorgen wie andere Patienten auch, andererseits können sie sich des inneren Vorwurfs nicht verschließen, der mahnt: Hätte sich der Patient konform zu den Erfordernissen seiner Krankheit verhalten, müsste er jetzt nicht in die Notfallaufnahme kommen. „Genervt" sind Pflegende dann besonders, wenn solches Patientenverhalten gepaart ist mit Ungeduld und forderndem Verhalten und Unverständnis für die nötigen Diagnostik-, und Behandlungsmaßnahmen.

Wieder andere Betroffene nehmen die chronische Krankheit zum Anlass, alte Verhaltensweisen abzustreifen und ihr Leben neu auszurichten. Eine erstmalig erlebte Exazerbation mit Atemnot und drohender Beatmung bei einer COPD kann der Anlass sein, endlich und endgültig das Rauchen zu unterlassen, das Leben umzugestalten und sich den Erfordernissen der Krankheit zu beugen.

Als schicksalhafte Ergebenheit lässt sich eine weitere Bewältigungsstrategie beschreiben. Die Krankheitssituation wird hingenommen und die Entscheidungen über Behandlungswege werden den professionell Handelnden überlassen, nicht selten mit Aussagen wie: „Sie wissen das besser als ich". Bei solchen, als destruktiv bezeichneten Bewältigungsstrategien steht die Ablenkung von der Krankheit im Vordergrund. Pflegende erleben die Patienten als willenlos und unmotiviert, sie haben den Eindruck, dass ihr Tun und ihre Mühe um den Patienten für diesen belanglos sind und die Pflegemaßnahmen nicht wertgeschätzt werden.

> Die Strategien zur Bewältigung werden nicht planmäßig entwickelt, sie entstehen aus der Situation heraus, aus den Möglichkeiten, die der Erkrankte zur Verfügung hat, und zielen doch mehrheitlich darauf ab, möglichst an dem „alten Leben" festzuhalten.

Im Hintergrund das Wissen um die mehr oder weniger latente Bedrohung, einer Verschlechterung des Zustandes durch die Krankheit, die Entwicklung einer akuten oder instabilen Phase, die einen geplanten Krankenhausaufenthalt oder das ungeplante Aufsuchen einer Notfallaufnahme unausweichlich werden lassen (Schaeffer und Moers 2008, S. 18 f.; Nolte 2015, S. 59). Herr Z. möchte weiterhin im Garten arbeiten, Frau S. ihrer Tochter behilflich sein und der „Rückenpatient" wird sicherlich auch nicht zum letzten Mal in der ZNA gewesen sein.

> Die persönliche Einschätzung seiner chronischen Erkrankung ist wesentlich, denn sie ist bestimmend, ob der Betroffene sich in eine Notfallversorgung begibt, Hilfe sucht.

Hilfesuchen ist Teil des Krankheitsverhaltens und umfasst alles, wie Menschen auf ihre Symptome reagieren oder eben auch nicht reagieren. Der Begriff des Hilfesuchens bietet sich an, da er den gesamten Prozess des Behandelns, der Befindlichkeitsstörungen, die Abklärung der Behandlung und die Leidenserfahrung beinhaltet (Ziegeler und Himmel 2012, S. 579).

Der Phasenverlauf und die damit verbundenen Veränderungen des Gesundheits- und Krankheitsempfindens haben Auswirkungen auf medizinische und pflegerische Versorgungsnotwendigkeiten und auf die Emotionen, Stimmungen und Einschätzungen des Patienten und seines Umfeldes (Hüper und Helige 2007, S. 55). Chronisch Erkrankte befinden sich in einem Kontinuum, welches von vollständigem Wohlbefinden bis zu schwersten Einschränkungen reicht, die den Alltag der Betroffenen und Angehörigen in der Lebensführung nachhaltig beeinflussen.

> Die zum Teil mühevolle Bewältigungsarbeit wird von professionellen Akteuren im Gesundheitswesen kaum wahrgenommen, da sie besonders in Notfallzentren zwar wiederkehrend, dennoch nur kurzzeitig und punktuell Kontakt zu den Erkrankten haben. Zudem ist der Blickwinkel hier zumeist somatisch ausgerichtet.

13.3.6 Fazit

Pflegende und besonders diejenigen, die mit der Ersteinschätzung beauftragt sind, benötigen die hohe Fähigkeit, aus den Erzählungen die relevanten Informationen herauszufiltern, gezielt nachzufragen, zu ordnen und deren Priorität festzulegen.

Dabei ist es keineswegs so, dass Patienten in einer geordneten und chronologischen Weise erzählen. Wie der Verlauf der Krankheit in Phasen verläuft, so wird auch das Krankheitsgeschehen in Sequenzen erzählt, die Rückgriffe auf frühere Ereignisse beinhalten oder auf Gegebenheiten, die nur am Rande mit dem Krankheitsgeschehen in Verbindung stehen, was nicht zwangsläufig der Logik der Pflegenden und Behandelnden entspricht.

Die Triagierung der Patienten beim Eintritt in die Notfallversorgungszentren gibt die Behandlungsdringlichkeit vor. Aufgrund der Angaben, die der Patient oder die Angehörigen machen, formiert sich eine erste Annahme in Bezug zum Krankheitsgeschehen. Diese Annahme wird stark geprägt durch die Erfahrungen des Behandlungsteams mit diesem Patienten und mit dem Schwerpunkt, den das Krankenhaus in seinem Behandlungsspektrum hat.

13.4 Geriatrische Notfallpatientinnen und -patienten

Susanne Schuster

Die Alterung der Gesellschaft zeigt sich auch in einer steigenden Zahl an älteren Notfallpatienten (Groening et al. 2017). Der demografische Wandel beeinflusst alle Bereiche des Gesundheitswesens, den Notaufnahmen wird dabei jedoch durch deren Portalfunktion eine besondere Rolle zugeschrieben. Notaufnahmen nehmen eine entscheidende Schnittstelle im Sektorenübergang zwischen einer ambulanten und stationären Versorgung ein. Gerade bei der Patientengruppe der geriatrischen Notfallpatienten fungieren diese als wegweisende Weichensteller für die anschließenden sowohl stationären als auch ambulanten Versorgungsprozesse (Rummer und Schulz 2012).

> **Der geriatrische Patient**
>
> In einer gemeinsamen Erklärung der Vereinigung Geriatrisch-Medizinischer Gesellschaften der Europäischen Union (EUGMS) wird der geriatrische Patient durch eine geriatrietypische Multimorbidität und ein höheres Lebensalter (>70 Jahre) definiert (Thiesemann 2009; Kreiser 2012). Die geriatrietypische Multimorbidität ist hierbei vorrangig vor dem kalendarischen Alter zu sehen.

Doch wie kann sich bei diesen geriatrischen Notfallpatienten eine qualitativ gute Notfallversorgung gestalten? Müssen diese „anders" versorgt werden als jüngere Notfallpatienten?

Der geriatrische Notfallpatient ist seit mehreren Jahren national wie auch international ein immer wieder präsentes Thema auf wissenschaftlichen Fachkongressen und Inhalt von wissenschaftlichen Publikationen. In einem interdisziplinär ausgerichteten Forschungsprojekt (GeriQ©) wurden für die deutschen Notaufnahmen evidenzbasierte Empfehlungen für eine geriatrische Notfallversorgung entwickelt. Zur Entwicklung dieser Empfehlungen wurde neben einer systematischen Literaturrecherche ein interdisziplinär und transprofessionell besetztes Expertenpanel gebildet, welches in drei Treffen potenziell relevante Qualitätsaspekte identifizierte, diese Qualitätsaspekte hinsichtlich der Relevanz bewertete und aufbauend auf eine deskriptive Querschnittserhebung in deutschen Notaufnahmen einen Konsens zu letztendlich empfohlenen Qualitätsindikatoren gefunden hat (Schuster 2017). Folgende Darstellung orientiert sich an den Empfehlungen aus diesem Projekt hinsichtlich der Versorgung geriatrischer Notfallpatienten.

13.4.1 Warum sich gezielt dem älteren Notfallpatienten widmen?

Gerade bei geriatrischen Patienten führen Krankheitsverschlimmerungen bei bestehenden Mehrfacherkrankungen zu Notfallsituationen. „Notfallmedizinische Herausforderungen sind die scheinbar schleichenden und banalen Krankheitsbilder, die sich oft atypisch präsentieren" (Wutti 2014). Komplexe Beschwerdebilder bedingt durch die alterstypische Multimorbidität führen häufig zur notfallmedizinischen Vorstellung.

Studien belegen, dass geriatrische Notfallpatienten Hochrisikopatienten für ein im Gegensatz zu jüngeren Patienten schlechteres klinisches Outcome sind. Übersichtsarbeiten zeigen, dass die Rate an Fehldiagnosen, Medikationsfehlern, ungeplanten stationären Wiederaufnahmen, kognitiven und physischen Funktionsabnahmen, Institutionalisierung und Mortalität erhöht sind (Schnitker et al. 2011; Salvi et al. 2007; Aminzadeh und Dalziel 2002; Singal et al. 1992). Ältere Patienten werden deutlich häufiger stationär aufgenommen als Jüngere (Singal et al. 1992). Und mit einer stationären Aufnahme steigt nachweislich das Risiko für ein Delir, eine nosokomiale Infektion, Komplikationen und Funktionsbeeinträchtigung, was weitere Einschränkungen für den geriatrischen Patienten mit sich bringt (Creditor 1993).

Häufig kann den geriatrischen Patienten nicht unmittelbar nach Eintreffen in der Notaufnahme die notwendige Aufmerksamkeit geschenkt werden. So zeigt es sich, dass die stark risikobehaftete Patientengruppe, die Gruppe der akut erkrankten geriatrischen Patienten, häufig erst mit deutlicher zeitlicher Verzögerung der Behandlung zugeführt wurde. Einer Untersuchung zufolge trafen die meisten der über 75-jährigen Patienten während der Kernarbeitszeit in einer Notaufnahme ein, rund zwei Drittel dieser Patienten wurden aber erst außerhalb dieser Kernarbeitszeit adäquat versorgt (Silvester et al. 2013). Dieser verzögerte Behandlungszeitpunkt kann potenzielle Risiken für den geriatrischen Patienten mit sich bringen.

Zudem weisen pflegegestützte Erstsichtungsinstrument zur Einschätzung der Behandlungsdringlichkeit bei geriatrischen Patienten methodische Limitationen auf. Durch atypische oder wenig ausgeprägte Beschwerden und oft fehlende geriatrische Kenntnisse unter den Mitarbeitenden der Notaufnahme besteht die Gefahr, den Schweregrad der Erkrankung bzw. Verletzung und die damit verbundene Behandlungsdringlichkeit von geriatrischen Patienten zu unterschätzen (Grossmann et al. 2012, 2014; Platts-Mills et al. 2010; Rutschmann et al. 2005; Lukin et al. 2014). Eine zu niedrige Einstufung bei unspezifischer Beschwerdesymptomatik betrifft bis zu 20 % aller geriatrischen Notfallpatienten (Vanpee et al. 2001). Neben der atypischen und abgeschwächten Symptomatik ist eine erschwerte Kommunikation eine weitere Ursache für eine unterschätzte Behandlungsdringlichkeit bei geriatrischen Hochrisikopatienten (Grossmann et al. 2012; Singler et al. 2011). Auch bei traumatisch verletzten geriatrischen Notfallpatienten konnte eine Unterschätzung der Behandlungsdringlichkeit bei bis zu ein Drittel aller Patienten mit Schenkelhalsfraktur gezeigt werden (Phillips et al. 1996; Hwang et al. 2006).

Erfahrungen aus der Praxis in Notaufnahmen zeigen ein hektisches Treiben, gekennzeichnet durch verschiedene diagnostische und therapeutische Interventionen und damit verbundene räumliche Wechsel. Dieses Fehlen an Kontinuität und einer eindeutigen pflegerischen und ärztlichen Bezugsperson erschwert zusätzlich die Orientierung für ältere Notfallpatienten (Heppner et al. 2014). Häufig existiert kein Konzept, dass die Zusammenarbeit mit den Angehörigen der geriatrischen Notfallpatienten regelt, wodurch essenzielle Informationen nicht einbezogen werden können und eine Verunsicherung auf Patienten- und Angehörigenseite verstärkt wird.

13.4.2 Besonderheiten des geriatrischen Notfallpatienten

Sowohl die medizinische als auch die pflegerische Behandlung und Betreuung sind mit einem deutlich erhöhten zeitlichen Aufwand verbunden. Einschränkungen der kognitiven Funktionen und abnehmenden Seh- und Hörleistungen erschweren das Patientengespräch und verzögern die Anamnese. Bestehende Vorerkrankungen überdecken häufig neu aufgetretene Symptome oder werden in der Summe der vorliegenden Beschwerden durch die Notaufnahmemitarbeiter nicht ausreichend wahrgenommen (Singler et al. 2011). Auch die Sicherstellung von therapierelevanten Informationen zum Behandlungszeitpunkt in der Notaufnahme birgt ein hohes Risikopotenzial, da oft zum Zeitpunkt der Notfallbehandlung entscheidende Informationen z. B. zur Medikamententherapie, zum Sturzrisiko, zur Betreuungssituation oder zu einer potenziellen Therapielimitation unvollständig vorliegen (Griffiths et al. 2014; Olsen et al. 2013; Dormann et al. 2013).

Eine neu aufgetretene Symptomatik kann von geriatrischen Patienten meist nicht mehr kompensiert werden und lässt das fragile Gerüst, bestehend aus verschiedenen Einschränkungen, zusammenbrechen. Zwar stellen sich ca. 20 % der geriatrischen Notfallpatienten mit unspezifischen Beschwerden in den Notaufnahmen vor (Vanpee et al. 2001), jedoch liegt bei diesen in 50 % der Fälle ein medizinisches Problem vor, welches einer raschen Behandlung bedarf (Rutschmann et al. 2005).

Typische Beschwerdebilder äußern sich in unspezifischen und stark ausgeprägten differenzierten Symptomen (Rutschmann et al. 2005). Sich plötzlich zeigende Veränderungen in der Mobilität oder ein deliriertes Verhalten können Hinweise auf eine körperliche Symptomatik sein. Ein bestehendes Fieber kann beispielsweise in einem Drittel der Fälle gar nicht oder nur durch ein leichtes Ansteigen der Körpertemperatur wahrgenommen werden (Norman 2002).

> ▶ Beispiel

Am Beispiel der nosokomialen Infektionen wird die Komplikationsgefahr für die Patientengruppe der geriatrischen Patienten deutlich. Durch eine Infektion entsteht gerade für geriatrische Patienten ein erhebliches Risiko für eine steigende Mortalität und Morbidität. Die häufigsten Infektionen sind mit 80 % die dauerkatheterassoziierten Harnwegsinfektionen. Statistiken zeigen, dass einer von fünf geriatrischen Patienten während seines Klinikaufenthaltes einen Dauerkatheter erhält. Mit jedem Tag bei einem liegenden Dauerkatheter steigt das Risiko eines Harnwegsinfekts um 5 %. Ein Teil der geriatrischen Patienten entwickelt dabei eine Sepsis oder bakterielle Infektionen (Saint et al. 2009; Hooton et al. 2010). Folglich sollte bei geriatrischen Patienten eine Dauerkatheteranlage wohl bedacht sein und nur im Ausnahmefall erfolgen. Erfahrungen im Bereich der Notfallpflege zeigen jedoch, dass häufig gerade bei den geriatrischen Notfallpatienten eine Indikation zur Anlage eines Dauerkatheters schon allein in seiner bestehenden Inkontinenz gesehen wird. Eine damit verbundene Komplikationsgefahr wird meist nicht bedacht. ◀

13.4.3 Empfehlungen zu einer geriatrischen Notfallpflege

In dem Projekt GeriQ© wurde ein Set an 67 Qualitätsindikatoren entwickelt, welches eine Orientierung zur geriatrischen Notfallversorgung gibt und langfristig eine definierte Versorgungsqualität sichern soll (Schuster 2017). ◘ Abb. 13.5 gibt eine schematische Darstellung der einzelnen Empfehlungen, wobei Notfallpflege-relevante Aspekte rot hervorgehoben sind.

In der Originalarbeit (Schuster 2017) sowie auch über die Deutsche Gesellschaft für Interdisziplinäre Akut- und Notfallmedizin e. V. (DGINA) (Schuster et al. 2017) sind sowohl die wissenschaftlich gestützten Hintergründe und Belege zu den einzelnen Empfehlungen als auch der wissenschaftliche-methodische Entwicklungsprozess und die detaillierte Beschreibung zur Umsetzung der einzelnen Empfehlungen zu finden.

Durch die internationale Veröffentlichung der Qualitätsindikatoren stehen diese auch in englischer Sprache zu Verfügung (Schuster et al. 2020) und werden bereits in anderen Ländern umgesetzt (Mooijaart 2021).

13.4.4 Ausblick in eine künftige (geriatrische) Notfallpflege

Die kontinuierliche Fallzahlsteigerung in den deutschen Notaufnahmen (Riessen et al. 2015) stellt die klinische Notfallversorgung zunehmend vor Herausforderungen, um dem Auftrag, der Behandlung und Versorgung von Erkrankungen und Verletzungen aller Fachdisziplinen mit unterschiedlich ausgeprägtem Schweregrad (Lackner et al. 2009), gerecht werden zu können. Zugespitzt wird dies durch den Anstieg der zu behandelnden älteren Notfallpatienten (Groening et al. 2017; Nowossadeck 2012).

In den letzten Jahren wurden in Deutschland Behandlungskonzepte für spezifische Versorgungssituationen (z. B. Versorgung bei einem Massenanfall) und spezielle Erkrankungsbilder (z. B. Versorgung von Sepsis-Patienten) entwickelt sowie Erstsichtungsinstrumente zur Prozesssteuerung innerhalb der Notaufnahmen implementiert, um eine qualitativ gute Notfallversorgung auch bei steigenden Fallzahlen gewährleisten zu können. Für die Gruppe der geriatrischen Notfallpatienten existierten bisher keine spezifischen Versorgungskonzepte. Durch GeriQ© stehen den Notaufnahmen in Deutschland nun wissenschaftlich fundierte Empfehlungen zur Verfügung, wie geriatrische Notfallpatienten qualitativ gut versorgt werden können.

Personal • geriatrisches Fachwissen und Fertigkeiten bei Notaufnahme-Ärzten • geriatrisches Fachwissen und Fertigkeiten bei Notaufnahme-Pflegenden • Zusammenarbeit mit einem Geriater oder einer geriatrischen Fachkraft oder einem geriatrischen Kosiliardienst • Einbindung zusätzlicher Betreuungskräfte bei wartenden geriatrischen Patienten	**Geriatrischer Handlungsbedarf** • aktiver Ausschluss eines Delirs • Dokumentation und Behandlung der Delir-Ursachen • Orientierungsmaßnahmen, wie die Anpassung von Unterstützungsmöglichkeiten und Kommunikation
Ausstattung und Zubehör • geeignete Sitz- und Lagerungsmöglichkeiten sowie Hilfsmittel • Barrierefreiheit innerhalb der Notaufnahme und zu Funktionsabteilungen • barrierefreier Zugang zu den Toiletten innerhalb der Notaufnahme mit der Möglichkeit zu einem unterstützenden Transfer • orientierende Markierungen und Beschilderungen • Möglichkeit zum Essen und Trinken mit ausreichender Unterstützung/ Beobachtung • orientierende Raum- und Farbgestaltung	**Risikofaktor Polypharmazie** • Medikationsanamnese mit Plausibilitätsprüfung • Dokumentation und schriftliche Weitergabe von Medikationsanpassungen/ Medikationsveränderungen/ Medikationsgaben
	Risikofaktor Sturz • Identifikation möglicher Sturzrisikofaktoren • Sicherstellen einer Sturz-präventiven Umgebung • ausführliche körperliche Inspektionen auf (mögliche) Sturzereignisse • differentialdiagnostische Untersuchungen bei stattgefundenem Sturz • Empfehlungen zu einem Sturz-Assessment bei stattgefundenem Sturz oder vorliegenden Sturzrisikofaktoren
Ärztliche Behandlung • leitlinienkornforme (auf den geriatrischen Patienten abgestimmte) Behandlung unter Berücksichtigung des Patientenwillens • kontinuierlicher ärztlicher Ansprechpartner	**Risikofaktor Schmerz** • Schmerzerfassung und Schmerzbehandlung, angepasst an kognitiv beeinträchtige geriatrische Patienten • wiederholte Schmerzerfassung und ggf. angepasste Schmerzbehandlung, angepasst an geriatrische Patienten
Pflegerische Betreuung • kontinuierlicher pflegerischer Ansprechpartner (Bezugspflege) • Einbindung von anwesenden Begleitpersonen	
Information/ Kommunikation • Vorliegen einer vollständigen Informationssammlung in der Notaufnahme • kontinuierliche Informationsweitergabe und Kommunikation während dem Aufenthalt • Weitergabe einer vollständigen Informationsweitergabe am Behandlungsende	**Risikofaktor Pflegebedarf** • Dauerkatheter-Anlagen nach Standard und nur bei vorliegender Indikationsstellung • Dekubitusüberprüfung bzw. Einschätzen der Dekubitusgefährdung • prophylaktische Maßnahmen bei vorliegendem Dekubitus oder Dekubitusgefährdung

Abb. 13.5 Übersicht zu den GeriQ©–Empfehlungen für eine geriatrische Notfallversorgung und rot hervorgehobenen Notfallpflege-relevanten Aspekten. (Eigene Darstellung in Anlehnung an Schuster 2017)

Zur Realisierung der GeriQ©-Empfehlungen werden weiterführende Strukturentwicklungen der Notaufnahmen notwendig sein. Neben der Zusammenarbeit mit geriatrischen Fachexperten und ehrenamtlichen Betreuungskräften werden strukturelle Veränderungen und Prozessanpassungen empfohlen. Die organisatorische Umsetzung einer Bezugspflege bei geriatrischen Notfallpatienten wird auch eine neue Personalkalkulation für den Notaufnahmebereich erforderlich machen. Eine personalneutrale Umsetzung der GeriQ©-Empfehlungen ist nicht zielführend.

Folglich ist die Anpassung der Notfallversorgung an die spezifischen Bedürfnisse und Besonderheiten der geriatrischen Notfallpatienten zum einen eine strategische Entscheidung auf Organisationsebene. Zum anderen müssen auch seitens der politischen Entscheidungsträger entsprechende Ressourcen zur Verfügung gestellt werden, wenn eine qualitativ gute geriatrische Notfallversorgung beispielsweise über eine vergütungsrelevante Umsetzung von spezifischen Qualitätsindikatoren gefordert werden sollte.

13.5 Patientinnen und Patienten aus anderen Kulturen

Anna Brinkmann

In den Notaufnahmen deutscher Krankenhäuser stellen sich täglich Patientinnen und Patienten und deren Angehörige aus unterschiedlichen Ländern und Kulturen vor. Einige von ihnen leben bereits seit mehreren Generationen in Deutschland und sind mit den hiesigen Umgangsformen und Gebräuchen vertraut. Andere sind gerade erst nach Deutschland immigriert oder aber aus Krisengebieten geflüchtet.

Diese Patientengruppe wird in Notaufnahmen häufig als problematisch angesehen, weil ihr Verhalten nicht verstanden oder falsch interpretiert wird und die Kommunikation aufgrund der Sprachbarriere erschwert ist. Außerdem wird gerade das Verhalten von jungen Menschen aus dieser Bevölkerungsgruppe als anmaßend, frech, provozierend und aufdringlich empfunden, manchmal sogar als gewaltbereit und übergriffig.

Am deutlichsten wird dieses Verhalten bei der Angabe von Schmerzen. Die Art und Weise, in welcher

Menschen Schmerz wahrnehmen und dann zum Ausdruck bringen, ist nicht nur individuell, sondern vor allem kulturell sehr unterschiedlich.

In der Regel kommen diese Patienten (sie stammen häufig aus dem östlichen Mittelmeerraum, aber auch aus osteuropäischen Ländern) mit vielen Angehörigen in die Notaufnahme. Die Angehörigen übernehmen ganz oder zeitweise das Sprechen für den Patienten und wirken besorgt bis beschützend, in den meisten Fällen aber auch sehr fordernd. Diese extreme Art des Auftretens wird von deutschen Pflegekräften und Ärzten häufig nicht verstanden und führt zu Überforderung, innerer Abwehrhaltung und leider sehr oft zu Vorurteilen.

13.5.1 Schmerz im kulturellen Kontext

Eine einheitliche Definition von Kultur existiert in der Wissenschaft nicht. In der Notaufnahme treffen unterschiedliche Kulturen aufeinander. Unterschiedliche Kulturen erzeugen unterschiedliche Handlungsweisen.

> **Kultur**
>
> Der Begriff Kultur leitet sich ab von lat. „cultura" (der Ackerbau) und bedeutet „die Pflege, Bearbeitung und Vervollkommnung einer Sache zu einem bestimmten Zweck" (Regenbogen und Meyer 2005). Damit ist die Entwicklung eines eigenen Lebensstils (Werte und Normen) und die Weitergabe an folgende Generationen gemeint.

In Notaufnahmen können Patienten und Mitarbeitende grob zwei Kulturformen zugeordnet werden:
- der kollektivistischen und
- der individualistischen Kultur.

Kollektivistische Kultur
In der kollektivistischen Kultur steht das Gemeinwohl vor dem Wohl des Einzelnen. Von Geburt an sind Menschen in geschlossene „Wir-Gruppen" integriert und lernen in „Wir-Begriffen" zu denken. Diese Gruppen begleiten und unterstützen den Einzelnen ein Leben lang, im Gegenzug wird Gehorsam und Loyalität verlangt.

Das Handeln und die Verfolgung der eigenen Ziele müssen immer im Interesse der Gemeinschaft stehen. Dabei müssen persönliche Pläne und Wünsche zurückgestellt werden bzw. den Ansprüchen der Gemeinschaft untergeordnet werden, bis hin zum völligen Abspruch des Eigenrechtes.

Beispiele für kollektivistische Kulturen sind die Völker des östlichen Mittelmeerraums und der Türkei. Im Allgemeinen umfassen kollektivistische Gesellschaftsformen ca. 96 % der Weltbevölkerung.

Individualistische Kultur
Seit dem 18. Jahrhundert wurde im Rahmen der Aufklärung der Ausdruck des Individualismus geprägt. Diese Staats- und Gesellschaftslehre geht davon aus, dass das Individuum, also die Einzelperson, der Ursprung und Kern im menschlichen Gesellschaftsleben sei und die Gemeinschaft aus einem Verhältnis von Individuen konstruiert werde. Daher sind die Interessen, Bedürfnisse, Ansprüche und Rechte des Einzelnen über die Rechte der Gesellschaft und des Gemeinwohls zu stellen. Früh wird gelehrt, in „Ich-Begriffen" zu denken. Die Gesellschaft geht im Gegenzug jedoch auch davon aus, dass jeder Einzelne für sich und seine engsten Angehörigen selber sorgt und verantwortlich ist.

13.5.2 Familienstruktur im Kollektivismus

In der westlichen Gesellschaft mit einer individualistisch geprägten Kulturform gilt der Mensch als ein unabhängiges und selbstständig handelndes Individuum. Es steht ihm nicht nur zu, sondern wird geradezu auch von ihm erwartet, dass er z. B. Entscheidungen in Bezug auf seine Gesundheit eigenständig fällt. Diese Form der Selbstbestimmung kommt jedoch nicht in den kollektivistischen Kulturen vor. In den Gebieten des östlichen Mittelmeerraumes steht die Familie als bestimmende Gruppe über dem Selbstbestimmungsrecht des Einzelnen.

Die Familie besteht aus einem Familienoberhaupt, welches in der Regel der Großvater, Vater oder Ehemann ist, sowie dessen Frauen und Kinder. Die Rangordnung innerhalb der Familie wird bestimmt durch das Alter, das Geschlecht und die Position.

Frauen und Mädchen sind für alle Regelungen des Haushaltes verantwortlich. Ihnen obliegt es, für die Familie einzukaufen und zu kochen, sie entscheiden aber auch über die Kindererziehung.

Der Mann stellt die Autorität der Familie dar. Ihm gehört die Entscheidungsgewalt für alle Angelegenheiten außerhalb des Hauses. So ist er auch für alle Formalitäten zuständig und (für die Mitarbeiter eines Krankenhauses wichtig) für alle Einverständniserklärungen. Andere Familienmitglieder müssen für Verträge oder Einverständniserklärungen (z. B. bei Operationen) zunächst seinen Rat einholen und vor allem seine Zustimmung erhalten. Für Angehörige westlich geprägter Kulturen ist das schwer nachvollziehbar.

Solche Familienstrukturen bieten aber jedem Familienmitglied die Sicherheit und den Schutz der Gemeinschaft. Im Krankheitsfall wird sich um das erkrankte Familienmitglied fürsorglich gekümmert. Außerdem wird es möglichst nie allein gelassen.

In diesem Verhalten zeigt sich ein grundlegender Unterschied zur Kultur der westlichen Industrienationen: Im Gegensatz zu den kollektivistisch geprägten Kulturen des Vorderen Orients wird bei uns ein krankes Familienmitglied primär von den engsten Angehörigen besucht, vor allem aber auch in Ruhe gelassen.

13.5.3 Schmerzbewältigungsstrategien

Die unterschiedlichen Kulturen gehen mit Schmerz auf unterschiedlichste Art und Weise um. Dabei ist der Umgang abhängig von ihrer Kontrollüberzeugung. Die Kontrollüberzeugung stellt dabei die Strategie dar, mit welcher der Schmerz unter Kontrolle gebracht werden soll.

In der Regel haben Patient und Arzt bzw. Pflegekraft den gleichen kulturellen Hintergrund und die gleiche Sozialisation. Synonyme und Redewendungen, mit denen der Patient vielleicht seine Probleme beschreibt (z. B. Art des Schmerzes), können problemlos von der behandelnden Person verstanden werden. Bei Patienten aus einer anderen Kultur werden dessen Redewendungen häufig nicht verstanden. Ihre Reaktion auf Schmerz ist eine andere als die eines deutschen Patienten.

Patienten aus dem östlichen Mittelmeerraum benutzen häufig das deutsche Wort „Schmerz" als Synonym für das Wort „krank". „Ich habe viel Schmerz" bedeutet also häufig „Ich fühle mich sehr krank".

Jede Kultur hat andere Werte und Normen und dementsprechend auch andere Schmerzbewältigungsstrategien. Ärzte behandeln Schmerzen gemäß ihrer eigenen kulturellen Sicht und Herkunft. Diese sagt ihnen auch, ob eine Schmerzdarstellung an- oder unangebracht ist und wie die Behandlungsstrategie aussieht.

Damit eine Schmerzbewältigungsstrategie Erfolg hat, muss die Person davon überzeugt sein, dass ihr geholfen wird. Diese Überzeugung wird durch die kulturell geprägte Erziehung und die Werte und Normen einer Gesellschaft vermittelt.

Es gibt unterschiedliche Schmerzbewältigungsstrategien, welche anteilig in jeder Kultur vertreten sind. N. Kohnen (2007) hat diesen Strategien beispielhaft verschiedene ethnische oder religiöse Gruppen zugeordnet, in denen die Bewältigungsstrategien häufig zu finden sind. Die fünf wichtigsten sind:
– die fatalistische (Filipinos),
– die religiöse (gläubige Christen, Juden und Buddhisten),
– die willentliche (Iren, Indianer),
– die familiäre (Italiener, Türken, Mittelmeervölker),
– die rationale (Nordeuropäer).

Als Beispiel werden hier zwei Bewältigungsstrategien vorgestellt.

Familiäre Schmerzbewältigung

Bei der familiären Schmerzbewältigung werden Schmerzen zugelassen und laut gegenüber anderen geäußert. Durch das öffentliche Kundtun der Schmerzen wird die Hilfsbedürftigkeit zum Ausdruck gebracht. Nur so kann dem Erkrankten oder Verletzten auch geholfen werden. Sämtliche Bewältigungsstrategien (in diesem Fall Schmerzen) beinhalten die Unterstützung der Familie. Nur durch die soziale Zuwendung wird dem Betroffenen geholfen.

Rationale Schmerzbewältigung

Menschen mit einer rationalen Schmerzbewältigungsstrategie betrachten ihre Schmerzen objektiv, d. h. ohne emotionale Beteiligung. Ihrer Kontrollüberzeugung nach beobachten und beschreiben sie die Schmerzen so präzise wie möglich. Nur so kann der Arzt die Lokalisation bestimmen, eine Diagnose erstellen und eine entsprechende Therapie einleiten. Dementsprechend wird im Fall einer schmerzhaften Erkrankung immer fachlicher Rat eingeholt. Schmerzen sind für diese Patientengruppe nicht eine gottgewollte, sondern eine diagnostizierbare Krankheit, die technisch und fachlich bewältigt werden kann.

13.5.4 Verhalten der Angehörigen in der Notaufnahme

Der Umgang mit den Angehörigen eines Patienten stellt für die Krankenhausmitarbeitenden häufig ein Problem dar. Sie empfinden deren Präsenz und intensive Anteilnahme am Befinden und der Therapie des Patienten häufig als unangemessen und störend. In unserer individualorientierten Gesellschaft erwarten wir, dass auch Personen mit einer anderen Kultur und Lebensweise für sich selbst reden und Entscheidungen treffen (evtl. auch unabhängig davon, was die Familie erwartet). Gerade das wird aber von Menschen des östlichen Mittelmeerraumes anders verstanden und praktiziert. Das kann die Routine und den Alltagsstress in einer Notaufnahme erheblich stören und belasten. Die Versorgung in diesem Bereich muss vor allem schnell gehen. Lange Gespräche und Erklärungen mit Angehörigen, insbesondere wenn es sich um Migranten handelt, sind oft nicht in der eigentlich wünschenswerten Form möglich. Genau das erwarten aber die Angehörigen aus dem ostmediterranen Raum viel mehr noch als Deutsche.

Für deutsche Pflegekräfte extrem störend ist daher die andauernde Begleitung des Patienten durch seine Angehörigen. Und gerade in einer Notaufnahme stellen diese einen erheblichen Störfaktor dar. Sie scheinen ständig im Weg zu stehen und wollen Dinge wissen, die zu diesem Zeitpunkt noch niemand beantworten kann oder darf.

In der Regel wollen alle Angehörigen bei dem Patienten bleiben. Das wiederum scheitert nicht nur an der Größe der Räumlichkeiten, sondern auch an logistischen Gründen. Die meisten Notaufnahmen lassen nur einen Angehörigen zu einem Patienten mit in den Raum. Sonst wäre die Notaufnahme überfüllt mit Freunden und Familienangehörigen und eine adäquate Versorgung aller Patienten wäre kaum noch möglich. Diese Regelung stößt aber auf völliges Unverständnis und führt bis zur Gegenwehr seitens der Angehörigen.

Mitarbeiter in Notaufnahmen fühlen sich durch Angehörige häufig unter Druck gesetzt und belästigt, da sie das Gefühl haben, von diesen beobachtet und kontrolliert zu werden. Des Weiteren müssen sie oft Angehörige aus der Notaufnahme verweisen, weil diese ohne Erlaubnis von anderen Angehörigen reingelassen wurden.

13.5.5 Die Stellung der Pflegekräfte

Die Rollenbilder „Pflegekraft" und „Patient" sind stark von den kulturellen Werten und Traditionen der jeweils vor Ort lebenden Mehrheitsgesellschaft geprägt. Das Gleiche gilt für das Pflegeverständnis.

Im westlichen Kulturbereich hat die Pflege einen eigenständigen Tätigkeitsbereich. In Ländern des östlichen Mittelmeerraumes werden die Aufgaben einer Pflegekraft mit ärztlichen Assistenztätigkeiten assoziiert. Die Pflegekraft hat dort also andere Aufgaben als in Nordeuropa. Für „weniger qualifizierte Arbeiten" wie Körperpflege oder Unterstützung bei der Nahrungsaufnahme werden Hilfskräfte delegiert und koordiniert. Oftmals erwartet die Pflegekraft auch von den Angehörigen, dass sie sich um ihr krankes Familienmitglied selbst kümmern und es versorgen. Das steht im Gegensatz zu hiesigen Prinzipien. Der Patient soll von der Pflege motiviert werden, die Rolle des passiven Kranken zu verlassen und sich selbst zu pflegen. Die aktivierende Pflege möchte alle Ressourcen des Patienten nutzen und ihn zu vielen eigenen Aktivitäten motivieren, damit er seine Selbstständigkeit behält. Diese Pflegeform findet wenig Zustimmung und Verständnis bei den Angehörigen von Patienten aus dem östlichen Mittelmeerraum, da sie es dort als ihre Pflicht sehen, sich selbst um den Kranken zu kümmern. Außerdem soll nach deren Meinung der Kranke in der passiven Rolle bleiben, um vor unnötigem Stress und Anstrengung geschützt zu sein. Dadurch stößt das Selbstpflegekonzept der deutschen Pflegewissenschaft hier auf vehementen Widerstand.

Durch diese unterschiedlichen Erwartungshaltungen und Verhaltensweisen können leicht Missverständnisse auf beiden Seiten auftreten. Nun sind aber Patienten und Pflegekräfte in deutschen Krankenhäusern gezwungen, in Interaktion miteinander zu treten.

Auch geschlechterspezifische Tabus können die alltägliche Routine in einer Notaufnahme erheblich behindern. Häufig erwarten die Patienten, gleichgeschlechtlich betreut zu werden. Die Versorgung von einer Pflegeperson anderen Geschlechts kann durch das Brechen eines Tabus sehr beschämend für den Patienten oder die Patientin sein. Häufig ist dann einer Pflegekraft ein „Fehler" gar nicht bewusst. Sie kann das ablehnende Verhalten oder die Wut des Patienten und seiner Angehörigen nicht nachvollziehen und zieht sich zurück – bereit, diese Leute abwertend zu beurteilen.

13.5.6 Fazit

Die „Abwehrhaltung" gegenüber Fremden oder „Andersartigen" entsteht durch Unwissenheit und fehlende Kenntnis über die Gründe eines anderen Verhaltens. Durch mangelhaftes Wissen entstehen nicht nur Abwehrhaltung, sondern auch Vorurteile. Diese führen zwangsläufig zu einem Verlust von Empathie und zerstören damit das Vertrauensverhältnis zwischen Patienten und Pflegekraft. Dieses Vertrauen ist aber von beiden Seiten für eine gute Ersteinschätzung und Betreuung Voraussetzung. Daher ist ein wichtiges Ziel, einen angemessenen Umgang mit dieser Patientengruppe zu erlangen und dadurch auch eine persönliche Druckentlastung zu erfahren, was wiederum zu einer Arbeitserleichterung führen soll.

> **Praxistipp**
>
> **Umgang mit Patienten und Angehörigen**
> - Das Familienoberhaupt und ggf. einen Angehörigen zum Übersetzen aus der Gruppe rausfiltern und beim Patienten belassen (ggf. nachfragen).
> - Patient und Angehörige über Ablauf, Wartezeit und strukturelle Problematik informieren, bevor sie ins Wartezimmer oder ggf. ganz aus der Klinik gebeten werden.
> - Zu Beginn mehr Zeit in Aufklärung investieren, da es Missverständnissen vorbeugt und später eine Arbeitserleichterung ist.
> - Nach Möglichkeit geschlechtergleich behandeln.
> - Bei weiblichen Patienten immer einen weiblichen Angehörigen im Raum belassen.

- Kulturell bedingte Missverständnisse offen kommunizieren, das zeigt Interesse und Empathie und führt häufig zu einer entspannten Atmosphäre.
- Patient oder Angehörigen aussprechen lassen, auch wenn ihr Deutsch Defizite aufweist.
- Und zuletzt sollte nicht vergessen werden, dass ein freundliches Lächeln in jeder Kultur positiv verstanden wird!

13.6 Patientinnen und Patienten nach Missbrauch und Misshandlungen

Susanne Hepe

Häusliche Gewalt bezeichnet körperliche, sexuelle, psychische und wirtschaftliche Gewalt zwischen Menschen, die in einem Haushalt zusammenleben. Im Jahr 2019 wurden durch ihre Partner oder Ex-Partner insgesamt 141.792 Personen Opfer von Mord, Totschlag, Körperverletzungen, Vergewaltigung, sexueller Nötigung, Bedrohung und Stalking. 82 % der Opfer sind Frauen. Die häufigste Form partnerschaftlicher Gewalt ist die einfache Körperverletzung (mehr als 60 % der angezeigten Fälle), gefolgt von Stalking, Bedrohung und Nötigung (gut 23 %). 117 Frauen wurden 2019 von ihren Partnern getötet – von Mord bis zu Körperverletzung mit Todesfolge (Jährliche Kriminalstatistik des Bundeskriminalamtes).

Man muss von einer erheblichen Dunkelziffer ausgehen. Opfer von häuslicher Gewalt und insbesondere von sexualisierter Gewalt empfinden ihre Situation oft als ausweglos, sie werden nicht bemerkt und sie machen sich nicht bemerkbar. Von Gewalt betroffene Frauen und Männer nehmen die Gesundheitsversorgung häufiger in Anspruch als nicht von Gewalt betroffene Personen. Mitarbeitende der Gesundheitsversorgung sind häufig die ersten Außenstehenden, bei denen gewaltbetroffene Frauen und Männer Hilfe suchen. Auch Kinder sind häufig entweder durch beobachtete Gewalt oder direkt an ihnen ausgeübte Gewalt mitbetroffen. Ebenso gefährdet sind pflegebedürftige Personen, Opfer von Missbrauch und Misshandlung zu werden. Schätzungen zufolge widerfährt jedem zehnten Pflegebedürftigen regelmäßig körperliche Gewalt.

Täter und Opfer finden sich in allen sozialen Schichten, unabhängig von Bildung, Einkommen, gesellschaftlichem Status, Kultur, Herkunft oder Alter. Gewalttätige Delikte sind in der Regel keine Einmaldelikte, sondern Bestandteil eines Misshandlungssystems.

Häusliche Gewalt ist auch für Migrantinnen ein Thema. Ihnen fällt es jedoch häufig schwerer, sich aus Misshandlungsbeziehungen zu lösen. Bei der Suche nach Hilfe ergeben sich sprachliche, kulturelle und rechtliche Barrieren. Ein Teil der Frauen lebt in Deutschland völlig isoliert.

Die Rechte für Opfer von Misshandlungen gelten genauso für Migrantinnen. Losgelöst davon, aufgrund welcher aufenthaltsrechtlichen Grundlage Migrantinnen in Deutschland leben, hat eine polizeiliche Wegweisung des Täters oder eine Flucht ins Frauenhaus keine aufenthaltsrechtlichen Auswirkungen. Wenn Migrantinnen von häuslicher Gewalt betroffen sind, sollten sie sich wegen ihres Aufenthaltsrechts aber auf jeden Fall beraten lassen.

13.6.1 Folgen von körperlicher Gewalt

Die Krankheitsfolgen von Gewalt zeigen sich in sichtbaren körperlichen Verletzungen und Narben.

Spuren der Gewalt:
- Frakturen ohne adäquates Trauma (besonders Rippen- und Armbrüche)
- Multiple und/oder alte schlecht verheilte Frakturen
- Verletzungen im Bereich des Beckens, an den Oberarmen, am Rücken, an Ober- und Unterschenkeln, Mittelgesichtsverletzungen
- Fehlende Frontzähne
- Hämatome, Prellungen, Quetschungen, Würgemale, Schürf- und Kratzwunden, Hitzeeinwirkungen
- Verminderte Hör- und Sehfähigkeit aufgrund alter Verletzungen
- Verletzungen, die nicht mit der Erklärung, wie sie entstanden sind, übereinstimmen

Spezielle gynäkologische Auffälligkeiten:
- Vaginale und/oder anale Verletzungen
- Hämatome an den Oberschenkelinnenseiten
- Gehäufte Kolpitideninfektionen
- Gehäufte Harnwegsinfektionen
- Häufige Fehlgeburten
- Physische Verletzungen während der Schwangerschaft

13.6.2 Psychische und psychosomatische Folgen

Nicht weniger schwer wiegen die seelischen Auswirkungen. Die ständige Habachtstellung wird zum „normalen" Anpassungs- und Schutzmechanismus. Frauen, die Gewalt erlebt haben, erkranken dreimal so häufig psychisch und leiden an Süchten aller Art. Viele Gewaltopfer versuchen, ihre Erlebnisse mithilfe von Drogen, Medikamenten oder Alkohol zu verarbeiten. Manche leben mit dem Gefühl, völlig aus der Normalität herausgefallen zu sein.

Mögliche psychosomatische Folgen:
- Diffuse Unterleibs- und Bauchschmerzen ohne klärbare Ursache
- Reizdarmsyndrom, Verdauungsbeschwerden
- Menstruationsbeschwerden
- Miktionsbeschwerden
- Thorax- und Herzbeschwerden
- Essstörungen
- Angstzustände
- Identifikation mit dem Aggressor
- Autoaggression
- Depression
- Kopfschmerzen
- Orthostatische Beschwerden
- Suizidversuch

> **Hinweise auf Misshandlung im Kindes- und Jugendalter**
> Ein Verdacht auf Misshandlungen im Kindes- und Jugendalter besteht bei folgenden Verletzungsarten
> - Unklare/unpassende/fehlende Anamnese
> - Geformte Verletzungen?
> - Multiple Hämatome an Kopf, Rumpf, Gesäß oder Armen
> - Unklar verzögerte ärztliche Vorstellung?
> - Sonstige Hinweise auf Misshandlung/Vernachlässigung?
> - Hämatome:
>   – ≤4 Monate: Jegliches Hämatom
>   – 4 Monate – 4 Jahre: Torso/Ohr/Hals
> - Fraktur:
>   – ≤12 Monate:
>   – Rippenfrakturen
>   – Radius-/Ulnafraktur
>   – Tibia-/Fibulafraktur
>   – Humerusfraktur
>   – Femurfraktur
>   – Klavikulafraktur
>   – 12–35 Monate: Rippenfraktur

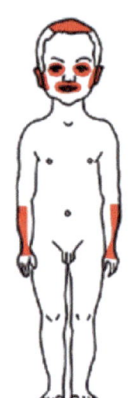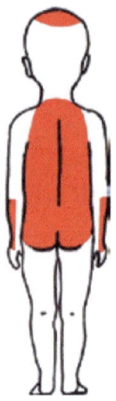

■ **Abb. 13.6** Verletzungslokalisation, die auf Misshandlung hindeuten können. (Quelle: Deutscher Berufsverband Rettungsdienst e. V., mit freundlicher Genehmigung)

Weiterhin gibt die Verletzungslokalisation wichtige Hinweise auf eine mögliche Kindesmisshandlung. Sturztypische alltägliche Verletzungen finden sich insbesondere an den „hervorstehenden" Körperstellen wie Stirn, Nase, Kinn, Ellenbogen, Knie und Schienbein. Untypische Lokalisationen für alltägliche Unfälle lassen sich in ■ Abb. 13.6 finden.

> Die Medizinische Kinderschutzhotline (0800-19 210 00) ist ein kostenfreies und 24 h erreichbares Beratungsangebot für Angehörige von Heilberufen bei Verdachtsfällen von Kindesmisshandlungen, sexuellem Missbrauch und Vernachlässigung.

Wenn Kinder durch nahe Familienmitglieder oder Vertrauenspersonen sexuell missbraucht werden, prägt das ihr ganzes späteres Leben. Die Traumatisierung kann sich äußern in Essstörungen, Neigung zu Selbstmord, Kopfschmerzen, chronischen Bauchschmerzen, Verhaltensauffälligkeiten oder Aggressivität. Bei dem primären Verdacht auf sexuellen Missbrauch sollte (wenn vorhanden) die Vorstellung in der Kindergynäkologie erfolgen.

13.6.3 Hören und Handeln

Mitarbeitende in der Gesundheitsversorgung haben eine wesentliche Rolle in der Aufdeckung von Gewalt. Oft sind Notaufnahmen Anlaufstellen für die Versorgung der körperlichen Folgen. Dieses Setting ist für alle Beteiligten extrem schwierig, denn die Betroffenen benötigen Zeit und eine ruhige Gesprächsatmosphäre. Hohes Patientenaufkommen, wenig Zeit und die Unsicherheit im Umgang mit Opfern von Gewalt können in Notaufnahmen dazu führen, Gewalt als Ursache zu tabuisieren. Dabei empfinden die Opfer von Gewalt es häufig als Erleichterung, wenn sie auf das Zustandekommen der Verletzung angesprochen werden. Signalisieren Sie Ihre Bereitschaft zu Hilfe und Unterstützung. Vorrang bei jeder Intervention hat immer die Sorge um die persönliche Sicherheit der Patientin und ihr Schutz vor weiterer Schädigung. Bei Migrantinnen, die nicht Deutsch sprechen, sollte ein Dolmetscher hinzugezogen werden. Es darf sich hierbei nicht um den begleitenden Mann oder Familienangehörige handeln. Wenn das Opfer nicht über seine Gewalterfahrungen sprechen möchte, ist auch dies zu respektieren.

Der Befunderhebung und der Dokumentation kommt eine erhebliche Bedeutung zu. Die Befunde können in einer Körperskizze festgehalten werden und bei Einverständnis der Patientin auch fotografiert werden. Zur Einschätzung der Größenverhältnisse kann z. B. ein Lineal neben die Verletzung gelegt werden.

> **Praxistipp**
>
> Halten Sie eine Kamera und mehrere SD-Karten in der ZNA vor, keine Fotos mit dem Mobiltelefon.

Bei der körperlichen Untersuchung ist zu bedenken, dass sich an den Verletzungen des Opfers biologisches Material des Täters befinden kann. Ein großes Problem für die Strafverfolgung besteht darin, dass der angezeigte Sachverhalt nicht mehr beweiskräftig ermittelt werden kann, weil Spuren nicht mehr zur Verfügung stehen. Eine Spurensicherung ist immer sinnvoll, wenn das Delikt in relativ engem zeitlichem Zusammenhang zum Untersuchungszeitpunkt stattgefunden hat. Oft können die Opfer sich nicht gleich zu einer Anzeige entschließen. Zunehmend bieten Kliniken oder Gewaltschutzambulanzen die Möglichkeit der anonymen Spurensicherung. Mitarbeitende dieser Einrichtungen sind geschult in der gerichtsfesten Sicherung und Dokumentation von Spuren, die anonymisiert gelagert werden. Sollte sich die betroffene Person zu einem späteren Zeitpunkt zu einer Anzeige entschließen, können die Spuren Verwendung finden.

Abgesehen von der Behandlung akuter Symptome und Verletzungen ist die Sicherheit des Opfers oberstes Gebot. Die Schwere der Verletzung korreliert nicht unbedingt mit dem Grad der aktuellen Gefährdung. Es sollte offen gefragt werden, ob die Betroffene nach Hause geht oder Beratung über Hilfen benötigt. Hilfreich ist eine Zusammenstellung von Akutadressen, die dem Opfer ausgehändigt werden können. Ist die betroffene Person einverstanden, kann die Polizei eingeschaltet werden, die den Gewalttäter bis zu 14 Tage lang der Wohnung verweisen kann. Die Offenbarung eines Patientengeheimnisses ohne Entbindung von der Schweigepflicht ist nur zulässig, wenn dies dem Schutz dient, der höher wiegt als die Verschwiegenheit. In der Regel rechtfertigen schwere Taten gegen Leib und Leben mit dem Verdacht der Wiederholung eine Offenbarung gegenüber staatlichen Behörden. Auch bei dem Verdacht auf Kindesmisshandlung muss eine Güterabwägung vorgenommen werden. Eine Offenbarungsbefugnis besteht im Interesse des Kindes an Schutz vor körperlicher und seelischer Gewalt. Dann können das Jugendamt oder die Polizei informiert werden.

> Sollten Sie als Notfallpflegende an Missbrauch/Misshandlung denken, sprechen Sie Ihren Verdacht unbedingt im Behandlungsteam an und erläutern Sie Ihre Gedanken.

> **Praxistipp**
>
> Erstellen Sie ein Merkblatt für Opfer von häuslicher Gewalt mit den Kontaktdaten von Beratungsstellen, Frauenhäusern, Polizei und Behörden. Die Nummer des bundesweiten Hilfetelefons „Gewalt gegen Frauen" lautet 08000 116 016.
> Informieren Sie sich, ob es das Angebot der Anonymen Spurensicherung in Ihrer Region gibt.
> Informieren Sie sich, ob es eine Kinderschutzgruppe in Ihrer Region gibt.

13.7 Patientinnen und Patienten am Lebensende

Klaus-Peter Hermes und Sonja Schäfer

Patienten am Lebensende in der Notaufnahme werden häufig mit Reanimationen assoziiert. Ethische Aspekte sind ein Teil der täglichen Arbeit in der Notaufnahme. Daher beschäftigt sich dieser Kapitelabschnitt ausführlich mit der Thematik Ethik in Notaufnahmen. Beleuchtet wird die Historie der Ethik. Definitionen und ethisch-medizinische Prinzipien werden benannt.

13.7.1 Ethische Aspekte in der Notaufnahme

Erstmals wurde 1953 vom International Council of Nurses (ICN) ein internationaler Ethikkodex für Pflegende verabschiedet und in den folgenden Jahren überarbeitet.

In Deutschland wurde im Jahr 1995 von der Deutschen Gesellschaft für Fachkrankenpflege und Funktionsdienste (DGF) ein Ethikkodex für Intensivpflegende veröffentlicht und 2013 überarbeitet.

Die professionelle Notfallpflege in Deutschland ist eine junge Disziplin der Gesundheits- und Krankenpflege. Die AG Pflege der DGINA hat die Notwendigkeit eines Ethikkodex für den Bereich der Akut- und Notfallmedizin identifiziert und zusammen mit dem Aktionsbündnis Notfallpflege den folgenden Kodex mit 6 Dimensionen erarbeitet.

Der Ethikkodex soll den Notfallpflegenden eine Grundlage für moralisches Handeln in der Akut- und Notfallmedizin geben. Er legt Verhaltensnormen fest mit dem Ziel, angemessene Entscheidungen zu finden, die im rechtlichen Handlungsrahmen der jeweiligen Situation von jedem Beteiligten in seiner Moral mitgetragen werden können.

Er soll helfen, im interdisziplinären Team die Interessen der Patienten, der An- und Zugehörigen, der eigenen Profession und des Notfallteams fundiert zu vertreten und begründbare Entscheidungen herbeizuführen.

Im Zentrum des Ethikkodex für Notfallpflegende steht die Würde des Menschen (▶ www.dgina.de 2019).

> **Moral und Ethik**
>
> **Moral** beinhaltet die Regeln, Gebräuche und Normen, die das Handeln leiten und für das sittliche Verhalten der Menschen untereinander Geltung beanspruchen. **Ethik** ist die theoretische Reflexion über die Moral und die Suche nach der am besten gegründeten Moral innerhalb einer Gesellschaft. Ethik befasst sich mit der Moral (bzw. den moralischen Grundsätzen) insbesondere mit ihrer Begründbarkeit.

Im täglichen Handeln und der Kommunikation geht diese Unterscheidung oft verloren.

Ethik ist in den letzten Jahren zunehmend in den Fokus der medizinischen Versorgung gerückt:

- **Die medizinische Entwicklung** mit Techniken der Lebensverlängerung (Beatmung, ECMO, Dialyse etc.), der Transplantationsmedizin und anderen Innovationen haben die Grenzen des medizinisch Machbaren in Bereiche verschoben, wo sich die Sinnhaftigkeit dieser Maßnahmen nicht mehr automatisch erschließt.
- **Philosophische Entwicklung:** Historisch ist seit der Aufklärung das Selbstbestimmungsrecht (Autonomie) des Individuums in den Vordergrund gerückt. Die Patientenautonomie ist in den vergangenen Jahren Schwerpunkt der Arzt-Patienten-Beziehung geworden.
- **Juristische Entwicklung:**
  - 2007 – Sozialgesetzbuch V (SGB V) §§ 37b + 132d Recht des Patienten mit inkurablen Erkrankungen auf eine palliativmedizinische Unterstützung bis zum Lebensende mit dem Ziel, möglichst vielen Menschen, sofern sie es wünschen, ein Sterben zu Hause zu ermöglichen
  - 2009 – Drittes Gesetz zur Änderung des Betreuungsrechts
  - u. a.
- **Ökonomische Entwicklung:** Grenzen des Leistungsumfangs, Kapazitätsengpässe in der Intensivtherapie, aber auch die Verfügbarkeit von stationären Betten führen zu zunehmenden Konfliktsituationen

13.7.2 Medizinethische Prinzipien

1979 beschrieben Beauchamps und Childress den Ansatz der „Prinzipienethik" und definierten vier grundlegende Prinzipien, die medizinischem Handeln ethisch zugrunde liegen sollen (Principles of Biomedical Ethics 1979)

- Autonomie („autonomy")
- Wohltun bzw. Gutes tun („beneficence")
- Nicht-Schaden („non-maleficence")
- Gerechtigkeit („justice")

Autonomie („autonomy")

Das Selbstbestimmungsrecht bedingt, dass ein Patient in eine medizinische Maßnahme/Behandlung einwilligen muss, bevor diese durchgeführt werden darf. Das Arzt-Patient-Verhältnis ist partnerschaftlich. Entscheidend ist nicht die medizinische Indikation alleine, sondern die Einwilligung in diese Maßnahme des angemessen aufgeklärten Patienten („informed consent").

Jede medizinische Behandlung hat unter Wahrung der Menschenwürde und unter Achtung der Persönlichkeit, dem Willen und der Rechte der Patienten, insbesondere des Selbstbestimmungsrechts, zu erfolgen. (§7 Abs. 1 (Muster-)Berufsordnung).

Bei einwilligungsfähigen Patienten hat der Arzt den aktuell geäußerten Willen des angemessen aufgeklärten Patienten zu beachten, selbst wenn sich dieser Wille nicht mit den aus ärztlicher Sicht gebotenen Diagnose- und Therapiemaßnahmen deckt. Das gilt auch für die Beendigung schon eingeleiteter lebenserhaltenden Maßnahmen (Dtsch. Ärzteblatt Febr. 2011).

Allerdings ist das Selbstbestimmungsrecht nicht unbegrenzt. Eine medizinisch nicht (mehr) indizierte Therapie kann nicht eingefordert und gegen die Festlegung durch das Behandlungsteam durchgesetzt werden.

Für eine Einwilligung des Betreuers und eine Zustimmung des Vormundschaftsgerichts ist kein Raum, wenn ärztlicherseits eine solche Behandlung oder Weiterbehandlung nicht angeboten wird – sei es, dass sie von vornherein medizinisch nicht indiziert, nicht mehr sinnvoll oder aus sonstigen Gründen nicht möglich ist(Beschluss des XII. Zivilsenats).

Wohltun bzw. Gutes tun/Fürsorge („beneficence")

Das Prinzip der Fürsorge verpflichtet das Behandlungsteam zu aktivem Handeln, damit das Wohl des Patienten gefördert wird und es ihm nützt.

Nicht-Schaden („non-maleficence")

Es besteht die Verpflichtung, dass dem Patienten durch die medizinischen Maßnahmen nicht geschadet wird. Konkret muss der Nutzen der Behandlung gegenüber den absehbaren Nebenwirkungen (Schaden) überwiegen. Dies muss im Verlauf einer Behandlung immer wieder überprüft werden.

Gerechtigkeit („justice")

Die zur Verfügung stehenden Ressourcen im Gesundheitssystem sind begrenzt. Durch medizinischen Fortschritt (neue teure Behandlungsmethoden) und die demografische Entwicklung der Bevölkerung kommt es zunehmend zur Verknappung der zur Verfügung stehenden Mittel.

Daraus ergeben sich die im Folgenden genannten Grundsätze für die Versorgung von Notfallpatienten.

13.7.3 Wirtschaftlichkeit und Effizienz

Die Ressourcen dürfen nicht unnütz eingesetzt werden; dazu gehören z. B. nicht indizierte Untersuchungen (Röntgen, CT u. a.). Die Behandlungsmöglichkeiten sollen so eingesetzt werden, dass der größtmögliche Nutzen für die Gemeinschaft resultiert.

Andererseits muss aber auch für eine ausreichende Infrastruktur gesorgt sein, um die indizierten Maßnahmen der Notfallversorgung durchführen zu können; dies betrifft sowohl die medizinisch-technische und räumliche Ausstattung als auch die personellen Ressourcen der Notaufnahme.

- **Wirksamkeit und medizinische Notwendigkeit**

Eine Überprüfung der hinterlegten Konzepte auf nachgewiesenen Nutzen, die Verhinderung von unnötigen stationären Aufnahmen u. a. muss kontinuierlich stattfinden.

- **Chancengleichheit**

Die Zugangsmöglichkeit zur Notfallversorgung muss für alle Menschen gleich sein.

Damit ist die **Triage** ein zentrales ethisches Prinzip in der Organisation der Notfallbehandlung. Die Behandlungspriorität in der Notfallbehandlung richtet sich nach Dringlichkeit und Krankheitsschwere des Patienten und nicht nach Eintreffzeit, Versicherungsstatus oder anderen Kriterien.

Eine besondere Herausforderung ist die Organisation bei einem Massenanfall von Patienten. Damit hier das Prinzip der Verteilungsgerechtigkeit umgesetzt wird, sind organisatorische verbindliche Prozesse im Vorfeld zu etablieren.

Ethische Konfliktsituationen entstehen dann, wenn einzelne ethische Prinzipien miteinander in Konflikt geraten.

> ▶ Beispiel
>
> **Prinzip der Fürsorge versus Prinzip der Autonomie:** z. B. ist eine medizinische Maßnahme aus Sicht des medizinischen Teams dringend notwendig, der Patient lehnt diese Maßnahme aber ab.
>
> **Prinzip der Fürsorge versus Prinzip der Effizienz (Wirtschaftlichkeit):** Patienten mit einer Hochrisikosituation für MRSA (MRSA in Anamnese ± große Wunde ± Landwirtschaft/Tierhaltung) müssen präventiv in der Notaufnahme isoliert werden. Unter wirtschaftlichem Aspekt ist ein Screening mittels Kultur mit dann aber lang dauernder Isolationsdauer von 24–36 h sinnvoll; unter dem Fürsorgeaspekt gegenüber den Patienten kann das Screening mittels POCT-PCR in der Notaufnahme mit einem Ergebnis innerhalb von 70 min erfolgen (hohe Kosten). Ethische Problematik: Ist eine Verlängerung der Isolationsdauer von >1 Tag mit Einschränkung des Komforts und potenziell schlechterer pflegerischer Versorgung aus wirtschaftlichen Gründen akzeptabel bei Datenlage, dass 80 % der in der Notaufnahme präventiv isolierten Patienten einen negativen MRSA-Befund haben und schon nach 70 min entisoliert werden könnten? (Notaufnahme Klinikum Bremen-Mitte). ◀

13.7.4 Therapiezieländerung, Therapieverzicht und Therapieabbruch

❱ Grundsätzlich ist die Zulässigkeit von Therapiebegrenzung/Therapieverzicht/Therapieabbruch sowohl ethisch als auch rechtlich in Deutschland unstrittig; teilweise ist diese sogar verpflichtend.

So stellt die Bundesärztekammer in den Grundsätzen zur Sterbebegleitung fest: „Die ärztliche Verpflichtung zur Lebenserhaltung besteht daher nicht unter allen Umständen. So gibt es Situationen, in denen sonst angemessene Diagnostik und Therapieverfahren nicht mehr angezeigt und Begrenzung geboten sind. Dann tritt eine palliativmedizinische Versorgung in den Vordergrund" (Bundesärztekammer 2011).

Zur Kommunikation im Team oder mit den Patienten und ihren Angehörigen ist es wichtig, die unterschiedlichen Begrifflichkeiten und ihre rechtliche Bedeutung zu kennen. Sterbebegleitung, indirekte Sterbehilfe und passive Sterbehilfe sind im Gegensatz zur aktiven Sterbehilfe und dem assistierten Suizid in Deutschland erlaubt.

- **Sterbebegleitung**

Hilfe im Sterben; ohne lebensverkürzende Maßnahmen; Symptomlinderung und andere palliativmedizinische Maßnahmen.

- **Indirekte Sterbehilfe**

Beschleunigung des Todeseintrittes als Nebenwirkung ärztlich verordneter Maßnahmen, z. B. Gabe von schmerzlindernden Medikamenten oder Therapie von Luftnot.

- **Passive Sterbehilfe**

Bei der passiven Sterbehilfe wird das Sterben mit medizinischen Mitteln nicht verzögert oder verhindert, es ist der bewusste Verzicht einer weiteren Lebensverlängerung auf Wunsch des Kranken oder in seinem wohlverstandenen Interesse.

Nichteinleitung einer Behandlung versus Behandlungsabbruch

Es besteht nach deutscher Rechtsauffassung kein Unterschied zwischen dem Nichtdurchführen oder Initiieren einer nicht mehr sinnvollen Maßnahme und der Beendigung einer solchen eingeleiteten Maßnahme. Seit dem Grundsatzurteil des 2. Strafsenats des BGH 2010 ist geklärt, dass eine Abbruchshandlung einer Unterlassung gleichzustellen ist (BGH 2010, Urteil). Es ist rechtlich ohne Bedeutung, ob das „Sterbenlassen" durch Nichtaufnahme oder durch Abbruch/Reduzierung einer bereits begonnenen Behandlung erfolgt. Unerheblich ist auch, ob es sich um einen medikamentös/therapeutischen oder um einen technischen Abbruch der Behandlung handelt. Beide Situationen fallen unter den Begriff der passiven Sterbehilfe.

Aktive Sterbehilfe

Hierunter fällt die direkte und beabsichtigte Tötung eines Sterbenden oder unheilbar Kranken auf seinen **ausdrücklichen Wunsch.** Diese ist in Deutschland verboten, in Belgien und den Niederlanden unter bestimmten Voraussetzungen erlaubt. Die Tötung des Patienten hingegen ist strafbar, auch wenn sie auf Verlangen des Patienten erfolgt (Bundesärztekammer 2011).

Assistierter Suizid

Unterstützung eines Patienten bei der Durchführung seiner Selbsttötung. In Deutschland umstritten und standesrechtlich verboten. Die Mitwirkung des Arztes bei der Selbsttötung ist keine ärztliche Aufgabe (Bundesärztekammer). Gültig bis zum 25.02.2020.

Durch das Urteil des Bundesverfassungsgerichtes vom 26.02.2020 wurde das Verbot der geschäftsmäßigen Förderung der Selbsttötung in §217 Abs. 1 StGB gekippt. Das allgemeine Persönlichkeitsrecht (Art. 2 Abs. 1 i. V. m. Art. 1 GG) umfasst als Ausdruck persönlicher Autonomie ein Recht auf selbstbestimmtes Sterben. (Leitsatz zum Urteil des zweiten Senats vom 26.02.202).

Die Ausarbeitung der Leitlinie ist zurzeit noch in Bearbeitung. (Stand Dezember 2020).

Bei der Behandlung von Patienten in der Notaufnahme spielt die aktive Sterbehilfe oder der assistierte Suizid keine Rolle. Dagegen gibt es immer wieder Situationen, in denen Sterbebegleitung, passive Sterbehilfe mit Nichteinleitung oder auch Abbruch von Maßnahmen sowie indirekte Sterbehilfe geboten sein können.

Entscheidungsfindung

Die Entscheidung, ob eine Maximaltherapie einschließlich einer kardiopulmonalen Reanimation bei Patienten eingesetzt oder darauf verzichtet werden soll, ist eine regelmäßige Gegebenheit im klinischen Alltag.

Der Normalfall einer Behandlung im Krankenhaus umfasst alle ärztlich indizierten Behandlungsmaßnahmen. Das heißt, wenn ein Patient zur Behandlung in die Notaufnahme kommt, gehen alle Beteiligten davon aus, dass alles medizinisch Mögliche und Gebotene getan wird, um diesem Menschen in seiner Situation maximale Unterstützung und Therapie zukommen zu lassen.

In manchen Situationen ist aber die maximal mögliche medizinische Behandlung nicht das beste Mittel der Wahl. Aus verschiedenen Gründen kann ein Abweichen von der Maximalbehandlung angebracht sein (◘ Abb. 13.7).

Zum einen kann eine medizinische Indikation nicht gegeben sein (z. B. Ausweitung der Therapie nicht sinnvoll bei inkurablem Grundleiden mit begrenzter Lebenserwartung oder die Sterbephase hat eingesetzt). Hier erfolgt die Entscheidungsfindung im Team der Notaufnahme.

Eine medizinische Behandlung ist immer von einer medizinischen Indikation abhängig. Diese Indikation wird durch das ärztliche Behandlungsteam des Patienten unter Einbeziehung des Pflegeteams beurteilt. Bevor der Patient/Bevollmächtigte/Angehörige über eine Behandlungsoption informiert wird oder eine Zustimmung erfragt wird, muss diese Indikation durch das Behandlungsteam als medizinisch sinnvoll festgelegt werden. Ist in einer Situation eine medizinische Indikation für eine Maßnahme nicht (oder nicht mehr) gegeben, so wird dieses durch das Behandlungsteam festgelegt.

Eine Zustimmung für das festgelegte Umsetzen bedarf nicht der Zustimmung des Patienten und für eine Einwilligung des Betreuers und eine Zustimmung des Betreuungsgerichts ist kein Raum, wenn ärztlicherseits eine solche Behandlung oder Weiterbehandlung nicht angeboten wird – sei es, dass sie von vornherein medizinisch nicht indiziert, nicht mehr sinnvoll oder aus sonstigen Gründen nicht möglich ist (BGH AZ: XII ZB 2/03-OLG Schleswig).

Es erfolgt eine Information über das Vorgehen an die Betroffenen.

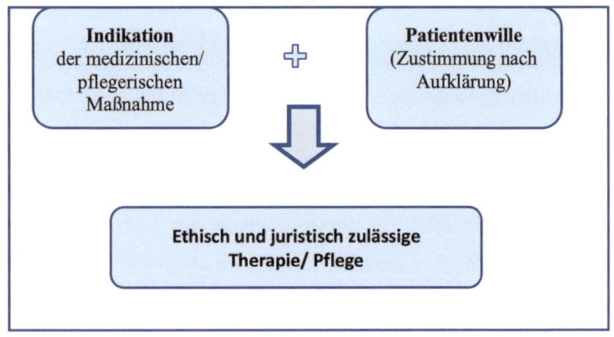

◘ Abb. 13.7 Entscheidungshilfe

> Darüber hinaus ist eine Einwilligung des Patienten Voraussetzung für die Behandlung. Lehnt der Patient die medizinische Behandlung ab, muss diese unterbleiben.

Besteht eine medizinisch sinnvolle Behandlungsoption für den Patienten, so ist diese nur im Einverständnis mit dem Patienten durchführbar. Eine medizinische Behandlung ohne Einverständnis des Patienten ist Körperverletzung. Bei einem einwilligungsfähigen Patienten bestimmt der Patient selbst über das Ausmaß seiner Behandlung.

Bei einwilligungsfähigen Patienten hat der Arzt den aktuell geäußerten Willen des angemessen aufgeklärten Patienten zu beachten, selbst wenn sich dieser Wille nicht mit den aus ärztlicher Sicht gebotenen Diagnose- und Therapiemaßnahmen deckt (Janssens U et al. 2019).

> Besondere Aufmerksamkeit zur Frage der Einwilligungsfähigkeit gilt folgenden Patientengruppen:
> - Kinder und Jugendliche
> - Demenzerkrankte
> - Patienten mit geistigen Beeinträchtigungen
> - Psychiatrische Notfallpatienten
> - Palliativpatienten
> - Patienten mit anderem kulturellen Hintergrund

Bei einem nicht einwilligungsfähigen Patienten muss der Wille des Patienten durch das Behandlungsteam ermittelt werden – das Stufenschema in ◘ Abb. 13.8 soll die Vorgehensweise zur Ermittlung des Patientenwillens erleichtern.

Eine einmal geäußerte Zustimmung zu oder Ablehnung von Behandlungsmaßnahmen kann jederzeit widerrufen werden. Dies kann schriftlich oder mündlich geschehen.

13.7.5 Dokumentation

Ist es während des Aufenthaltes in der Notaufnahme zu einer Festlegung hinsichtlich einer Therapiebegrenzung gekommen, muss diese Entscheidung nachvollziehbar dokumentiert werden. Dabei ist es wichtig, dass sowohl das Ausmaß der zu unterlassenden Maßnahmen als auch die Gründe festgelegt und nachvollziehbar sind. Die Notaufnahme ist Anlaufpunkt für Notfallpatienten aller klinischen Bereiche. Darum ist es notwendig, dass im gesamten Klinikum die gleichen Ausdrücke und das gleiche Verfahren verwendet werden. In ◘ Abb. 13.9 ist als Beispiel das Formblatt aus dem Klinikum Bremen Mitte abgedruckt. Zusätzlich werden hier der Verlegungsbrief und das Stammblatt der Planette mit einem Stempel versehen, damit der aufnehmende Bereich einen direkten Hinweis bekommt.

Dieses Verfahren wurde 2013 im Klinikum Bremen Mitte eingeführt. Die Überprüfung der Kliniktodesfälle der Jahre 2015 und 2016 ergab folgende Daten: Es wurden 633 verstorbene Patienten analysiert. Bei 455 (72 %) Patienten wurde eine AND-Anordnung (AND: „Allow Natural Death") getroffen und in der Patientenakte hinterlegt. Als Grund für die AND-Anordnung

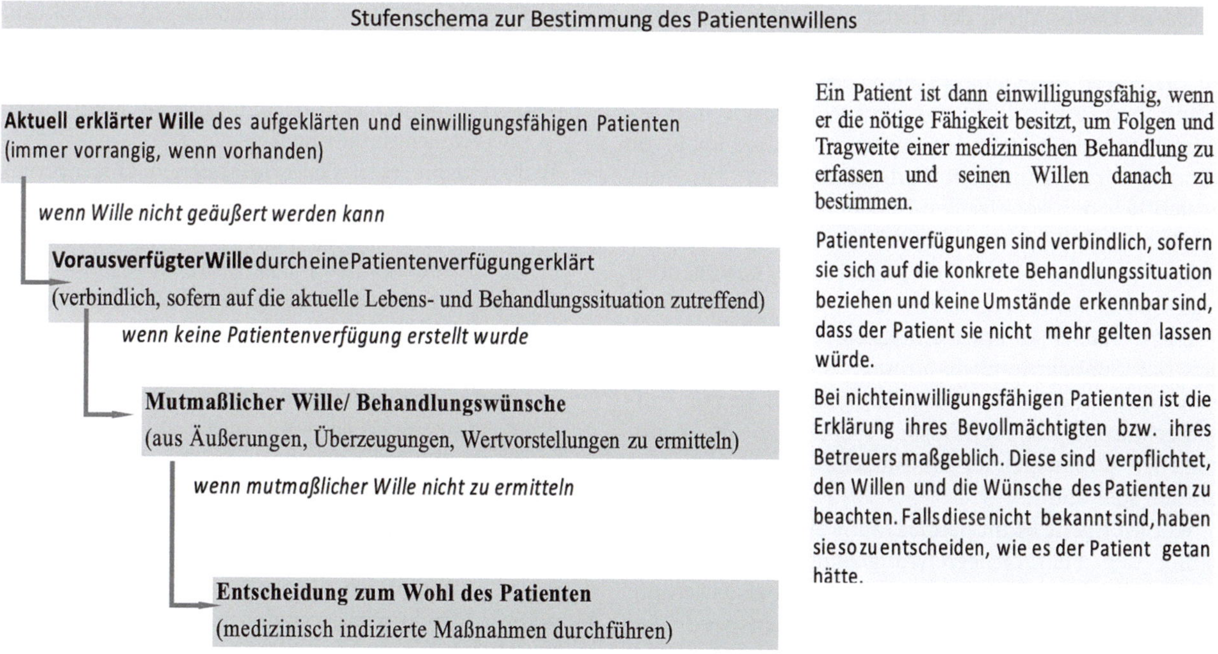

Stufenschema zur Bestimmung des Patientenwillens

Aktuell erklärter Wille des aufgeklärten und einwilligungsfähigen Patienten (immer vorrangig, wenn vorhanden)

wenn Wille nicht geäußert werden kann

Vorausverfügter Wille durch eine Patientenverfügung erklärt (verbindlich, sofern auf die aktuelle Lebens- und Behandlungssituation zutreffend)

wenn keine Patientenverfügung erstellt wurde

Mutmaßlicher Wille/ Behandlungswünsche (aus Äußerungen, Überzeugungen, Wertvorstellungen zu ermitteln)

wenn mutmaßlicher Wille nicht zu ermitteln

Entscheidung zum Wohl des Patienten (medizinisch indizierte Maßnahmen durchführen)

Ein Patient ist dann einwilligungsfähig, wenn er die nötige Fähigkeit besitzt, um Folgen und Tragweite einer medizinischen Behandlung zu erfassen und seinen Willen danach zu bestimmen.

Patientenverfügungen sind verbindlich, sofern sie sich auf die konkrete Behandlungssituation beziehen und keine Umstände erkennbar sind, dass der Patient sie nicht mehr gelten lassen würde.

Bei nichteinwilligungsfähigen Patienten ist die Erklärung ihres Bevollmächtigten bzw. ihres Betreuers maßgeblich. Diese sind verpflichtet, den Willen und die Wünsche des Patienten zu beachten. Falls diese nicht bekannt sind, haben sie so zu entscheiden, wie es der Patient getan hätte.

◘ **Abb. 13.8** Stufenschema zur Bestimmung des Patientenwillens

ergab sich in 70 % der Fälle eine fehlende medizinische Indikation zur Therapieeskalation, in 10 % der Wunsch des Patienten, in 12 % der mutmaßliche Wille des Patienten und in 6 % eine vorliegende Patientenverfügung. In 5 Fällen war der Grund nicht dokumentiert worden (A. Karpouza et al.).

- **Basisbetreuung**

Unabhängig von anderen Zielen der medizinischen Behandlung hat der Arzt in jedem Fall für eine Basisbetreuung zu sorgen. Dazu gehören u. a. menschenwürdige Unterbringung, Zuwendung, Körperpflege, Linderung von Schmerzen, Atemnot und Übelkeit sowie Stillen von Hunger und Durst (Grundsätze der Bundesärztekammer zur ärztlichen Sterbebegleitung Deutsches Ärzteblatt | Jg. 108 | Heft 7 | 18. Februar 2011).

Diese Voraussetzungen müssen auch in der Notaufnahme bzw. Beobachtungs-/Aufnahmestation gegeben sein. Patienten versterben auch in der Notaufnahme; Räumlichkeiten sollen vorhanden sein, die ihnen ein Sterben in Würde und ihren Angehörigen ein angemessenes Abschiednehmen ermöglichen.

13.7.6 Problematik Organspende

Die Problematik der Organspende betrifft in erster Linie die Intensivmedizin. Allerdings ist der Schockraum der Notaufnahme als erste Anlaufstelle für schwerstverletzte (schwerstes Schädel-Hirn-Trauma) oder neurologisch schwerstbetroffene (intrazerebrale Blutung/Z. n. Reanimation) Patienten in die Kette der Realisierung von Organspenden fest eingebunden.

Da in Deutschland der Bedarf auf der einen Seite und das Angebot an Spenderorganen auf der anderen Seite weit auseinanderklaffen, ist bei der Schockraum-Organisation nicht nur der medizinische und organisatorische Ablauf zu optimieren, sondern auch vor Abbruch der Schockraummaßnahmen ein Time-out hinsichtlich der potenziellen Spendererkennung gemäß der Richtlinie BÄK vom 01.09.2020 verbindlich zu berücksichtigen, um einen möglicherweise bestehenden Organspendewunsch zu realisieren.

Dazu bedarf es einer Entscheidungshilfe im Rahmen der Schockraumbehandlung, ob und unter welchen Umständen eine erweiterte Behandlung zur Aufrechterhaltung der Homöostase der Organe beim potenziellen Organspender im Einzelfall vertretbar oder geboten sein kann.

Konkret geht es im Schockraum auch um die Festlegung der Therapiebegrenzung/Zulassung des Sterbens/terminales Weaning versus Therapieausweitung zur Erhaltung der Organe für die Organspende bei schwerstbetroffenen Schockraumpatienten.

Dabei sollten folgende Kriterien, soweit wie eruierbar, in die Entscheidung einbezogen und hinsichtlich ihrer Wahrscheinlichkeit abgewogen werden:
- Irreversibler Hirnfunktionsausfall (nachgewiesen, vermutet, erwartet)
  - Nachgewiesener oder vermuteter irreversibler Hirnfunktionsausfall ist in der Akutsituation im Schockraum nicht möglich
  - Erwarteter irreversibler Hirnfunktionsausfall – Schädigung des Gehirns ist so gravierend, dass in absehbarer Zeit ein irreversibler Hirnfunktionsausfall eintreten kann
- Organspende Wunsch des Patienten (ausdrücklich, mutmaßlich, ungeklärt)
  - Ausdrücklich: Organspendeausweis liegt vor
  - Mutmaßlich: Juristischer Stellvertreter/Bevollmächtigter und/oder Angehörige/Bezugspersonen bestätigen den Organspendewunsch des Patienten
  - Ungeklärt: alle anderen Gegebenheiten (Normalsituation im Schockraum)
- Wille zur Therapiebegrenzung (ausdrücklich, mutmaßlich, ungeklärt)
  - Ausdrücklich (vorausverfügt): Patientenverfügung liegt vor mit eindeutigen Anweisungen
  - Mutmaßlich: Hinweis durch juristischen Stellvertreter/Bevollmächtigten und/oder Angehörige/Bezugspersonen
  - Ungeklärt: alle anderen Situationen
- Eingriffsintensität der notwendigen weiteren Behandlungsmaßnahmen (hoch, mittel, gering)
  - Hoch: eine operative Versorgung im OP ist notwendig; Reanimationsmaßnahmen laufen; Massivtransfusionen
  - Mittel: operative Maßnahmen im Schockraum sind notwendig (z. B. Bülau-Drainage); Bedarf an hochdosierter Katecholamintherapie
  - Gering: Patient ist im Schockraum stabil; moderate Katecholamintherapie
- Wahrscheinlichkeit der erfolgreichen Organprotektion (hoch, mittel, gering)
  - Hoch: potenziell erfolgreiche Organprotektion durch Intensivtherapie ist wahrscheinlich
  - Mittel: potenziell erfolgreiche Organprotektion ist durch Stabilisierung unter intensivmedizinischen Maßnahmen möglich
  - Gering: potenziell erfolgreiche Organprotektion ist trotz Stabilisierung unter intensivmedizinischen Maßnahmen eher unwahrscheinlich (Janssens U o. J.)

Die Entscheidung soll interdisziplinär im Schockraum getroffen werden, nach Möglichkeit mit fachärztlichem Standard. Die Supervision der Entscheidungsfindung sollte dabei dem Schockraumleader obliegen.

☐ **Abb. 13.9** Dokumentationsbeispiel mit Stempel zur verbesserten Sichtbarkeit in der Akte. (SOP Zentrale Notaufnahme Klinikum Bremen-Mitte)

Involviert sind optimalerweise die Fachabteilungen Neurochirurgie oder Neurologie zum Abschätzen eines sehr schweren SHT/einer infausten intrazerebralen Blutung/eines malignen Hirnödems und erwartungsgemäß irreversiblem Hirnfunktionsausfall. Die primärbetreuende Fachabteilung bzw. das Notaufnahmeteam ist für die Abklärung des Patientenwillens (Abklärung Vorliegen Organspendewunsch bzw. Patientenverfügung) sowie der Abklärung der Eingriffsintensität zuständig. Die Intensivmedizin übernimmt die Abklärung der Wahrscheinlichkeit der erfolgreichen Organprotektion durch intensivmedizinische Maßnahmen. Soweit möglich wird der Transplantationsbeauftragte des Hauses in die Entscheidungsfindung involviert.

Im Nachgang sollten nicht nur der Ablauf der Schockraumbehandlung nachbesprochen werden, sondern auch die ethischen Aspekte; es sollte im Protokoll der Nachbesprechung der ethische Aspekt fest verankert sein.

13.7.7 Abbruch Reanimation

» Entscheidungen, die im Rahmen einer Notfallsituation getroffen wurden, müssen daraufhin überprüft werden, ob sie weiterhin indiziert sind und vom Patientenwillen getragen werden (Bundesärztekammer. Ärztliche Sterbebegleitung. Grundsätze der Bundesärztekammer. Dtsch. Ärzteblatt Febr. 2011; A347).
Eine aussichtslose Behandlung zu beginnen, weckt bei Familie und Patient eventuell falsche Hoffnungen, wodurch die Fähigkeit des Patienten zu rationaler Beurteilung und Autonomie untergraben werden kann (Bossard et al. 2015; Ethik der Reanimation und Entscheidungen am Lebensende, Notfall Rettungsmed 2015, Heft 18, Seite 1037).
Bei posttraumatischem Kreislaufstillstand scheint es so, dass die Familien von Patienten, die außerklinisch versterben, den Verlust besser verarbeiten können, wenn aussichtslose Reanimationsbemühungen vor Ort abgebrochen werden. […]
Eine aussichtslose Wiederbelebung durchzuführen, um damit der Trauer und den Bedürfnissen „wichtiger Personen" zu entsprechen, ist sowohl irreführend als auch paternalistisch und somit ethisch unseriös (Bossaert et al. 2015).

An der Schnittstelle zwischen präklinischer und klinischer Notfallmedizin sollen die Abläufe besprochen und in interdisziplinären Besprechungen überdacht werden.

13.7.8 Terminales Weaning

Der Weltärztebund (World Medical Association, WMA) definiert eine aussichtslose Behandlung als eine Therapie, die keinen vernünftigen Grund für Hoffnung auf Wiederherstellung oder Besserung bietet oder von der der Patient dauerhaft keinen Nutzen erwarten kann.

Das Notaufnahmeteam ist in diesen Prozess zunehmend eingebunden gerade im Hinblick auf knappe Ressourcen von Intensivbetten.

Der Ablauf und die Absprachen zwischen Intensivstation und Notaufnahme sollte dafür Sorge tragen, dass eine externe Verlegung des sterbenden Patienten vermieden wird. Das Team, das die Indikation zum terminalen Weaning stellt, sollte diese auch durchführen.

13.7.9 Ernährungssonden/perkutane endoskopische Gastrostomie (PEG)

Die Notaufnahme ist immer häufiger Anlaufstelle für Patienten mit Problemen einer unzureichenden Nahrungsaufnahme aus den unterschiedlichsten Gründen: verstopfte oder vom Patienten entfernte Sonden (PEG/Magensonde), zunehmend unzureichende natürliche Nahrungsaufnahme im Rahmen der Grunderkrankung, Demenz u. a.

Hier ist es die Aufgabe des Notaufnahmeteams, nicht nur die Machbarkeit einer Sondenanlage, sondern auch die Sinnhaftigkeit und die Notwendigkeit einer künstlichen Ernährung zu prüfen.

Dabei ist die Hilfe bei der **natürlichen** Nahrungsaufnahme ein integraler Bestandteil einer angemessenen pflegerischen Fürsorge. Aber ist diese durch den Verlauf der Grunderkrankung nicht mehr möglich, ist die künstliche Ernährung nicht immer sinnhaft.

Entscheidungshilfe sind die Leitlinien der DGEM zur künstlichen Ernährung; die z. B. bei schwerer und fortgeschrittener Demenz generell nicht empfohlen wird.

Wie bei jeder ärztlichen Intervention bedarf es bei jeder Sondenanlage sowohl einer entsprechenden Indikation, welche vor dem Hintergrund eines angemessenen Behandlungsziels beurteilt werden muss, als auch einer Einwilligung des Patienten bzw. seines Stellvertreters (Volkert D et al. 2013).

Eine künstliche Ernährung darf nicht allein zum Zweck der Reduktion des Pflegeaufwands gefordert werden.

Auch bei liegender PEG sind alle Möglichkeiten einer natürlichen Nahrungszufuhr auszuschöpfen (Nahrungsgenuss, Zuwendung von Pflegenden, Training der Nahrungsaufnahme) (Volkert D et al. 2013).

Das Fortbestehen der medizinischen Rechtfertigung für eine künstliche Ernährung muss in regelmäßigen und dem Zustand angemessenen Abständen überprüft werden. Am Lebensende verliert die an einem kalorien- und inhaltsstoffbezogenen objektivierten Bedarf orientierte Nahrungszufuhr zunehmend an Bedeutung.

Die Rechtfertigung für diese Therapie ist vor dem Hintergrund, ob es sich hier vorrangig um eine Lebensverlängerung oder eine Leidensverlängerung handelt, immer wieder kritisch zu überprüfen. Daher soll es eine Vereinbarung zwischen Notaufnahmeteam und Spezialklinik (Gastroenterologie) geben, die diese Problematik festlegt.

13.7.10 Personal in der Notaufnahme

Die Mitarbeitenden der Notaufnahme im pflegerischen wie ärztlichen Bereich sind einer hohen Belastung im klinischen Alltag ausgesetzt. Gleichzeitig sind die psychologischen, soziologischen und kulturellen Prägungen des Personals genauso vielfältig wie in der Gesellschaft; Erziehung (Familie, Schule), die Sozialisation mit Rollenprägung, Lehrtätigkeit (Studium, Ausbildung), Erfahrung (z. B. eigene Erkrankung) prägen auch die Moralvorstellungen der Mitarbeitenden.

Fürsorgepflicht besteht nicht nur in der Interaktion zwischen Patienten und Mitarbeiterteam, sondern gerade auch gegenüber dem einzelnen Mitarbeitenden.

Die oben beschriebenen Maßnahmen müssen in der Notaufnahme umgesetzt werden, da der Patient darauf einen Rechtsanspruch hat. Gleichzeitig muss der einzelne Mitarbeitende mit seinen eigenen Wertvorstellungen geschützt werden und nicht zu Maßnahmen (oder Beteiligung an Maßnahmen) verpflichtet werden, die seinem eigenen Wertesystem widersprechen.

Die Leitlinie der DGEM „Ethische und rechtliche Gesichtspunkte der Künstlichen Ernährung" fasst die Problematik zwischen Organisationsverantwortung und individueller Fürsorge gegenüber dem einzelnen Mitarbeitenden exemplarisch sehr gut zusammen:

Personen, die aus Gewissensgründen einen Abbruch der künstlichen Ernährung ablehnen, können nicht gezwungen werden, sich an einer Behandlung unter der Maßgabe des Ernährungsabbruchs zu beteiligen.

Unabhängig von diesen individuellen Gewissensgründen müssen in stationären und ambulanten Behandlungs- und Pflegestrukturen geeignete organisatorische Vorkehrungen getroffen werden, dass dennoch eine entsprechende sterbebegleitende Pflege und Behandlung stattfinden kann (Oehmichen F et al., Leitlinie der Deutschen Gesellschaft für Ernährungsmedizin (DGEM, Ethische und rechtliche Gesichtspunkte der Künstlichen Ernährung. Aktuell Ernährungsmed. 2013; 38: 112–117).

- **Unterstützungsangebote**

In ethischen Konfliktsituationen sollten den Mitarbeitenden aller Berufsgruppen Unterstützungsangebote, wie z. B. Supervision, Teambesprechungen, Seelsorge oder die retrospektive Fallbesprechung durch das klinische Ethik-Komitee bekannt sein und angeboten werden.

- **Anwendung von Zwang in der Notfallversorgung**

Dienstanweisungen zum Umgang mit Zwangsmaßnahmen sollten den Mitarbeitenden unter Berücksichtigung der aktuellen Rechtslage bekannt sein:
— Behandlung gegen den Willen (ärztliche Zwangsbehandlung),
— freiheitsentziehende Maßnahmen, im Speziellen die Fixierung von Patienten zum Schutz bei eigengefährdendem Verhalten sowie zum Schutz der Mitarbeitenden bei Fremdgefährdung durch den Patienten.

> **Kernaussagen**
> — Ethische Fragestellungen und Konzepte sollten fester Bestandteil der Fortbildung und der Teambesprechungen in der Notaufnahme sein.
> — Eine Patientenverfügung/Vorsorgevollmacht/Advanced Care Planning sollte dem Behandlungsteam bekannt sein und schon vor Verlegung aus der Notaufnahme proaktiv erfragt werden.
> — Ein Konzept für die Therapiebegrenzung aus medizinischen Gründen sollte vorhanden sein.
> — Ebenso sollte ein Konzept für die Therapielimitierung auf Wunsch des Patienten oder seines Bevollmächtigten vorhanden sein.
> — Im Schockraummanagement (traumatologisch und konservativ) soll ein Konzept zur Erkennung potenzieller Organspender etabliert sein.
> — Die Schnittstelle der Präklinischen und Klinischen Notfallmedizin soll gleiche ethische Standards festgelegt haben und das Vorgehen bei definierten Situationen (z. B. Reanimation) abgesprochen haben.
> — Die Mitarbeiter im Team der Notaufnahme müssen die rechtlichen und ethischen Voraussetzungen ihres Handelns kennen. Gleichzeitig muss eine Akzeptanz im Team für unterschiedliche individuelle ethische Konzepte des einzelnen Mitarbeiters vorhanden sein.

Literatur

Literatur zu Abschn. 13.1, 13.3 und 13.4

Aminzadeh F, Dalziel WB (2002) Older adults in the emergency department: a systematic review of patterns of use, adverse outcomes, and effectiveness of interventions. Ann Emerg Med 39(3):238–247

Anders M, Klein R (2016) Europäischen Zentrum für Wirtschaftsforschung und Strategieberatung. Forschung zu chronischen Krankheiten und Patientenorientierung (Prognos, Hrsg.). Berlin

Bundesministerium für Gesundheit (2019) ▶ https://www.bundesgesundheitsministerium.de/service/begriffe-von-a-z/c/chronisch-kranke-menschen.html. Chronisch kranke Menschen

BZgA (kein Datum) Chronische Erkrankungen im Kindesalter. Köln, ▶ www.bzga.de

Creditor MC (1993) Hazards of hospitalization of the elderly. Ann Intern Med 118(3):219 223

Dormann H, Sonst A, Müller F, Vogler R, Patapovas A, Pfistermeister B, Plank-Kiegele B, Kirchner M, Hartmann N, Bürkle T, Maas R (2013) Adverse drug events in older patients admitted as an emergency: the role of potentially inappropriate medication in elderly people (PRISCUS). Deutsches Ärzteblatt 110(13):213–219

Gemeinsamer Bundesausschuss (2017) „Chroniker Richtlinie". Richtlinie des Gemeinsamen Bundesausschusses zur Umsetzung der Regelung in § 62 für schwerwiegende chronische Erkrankungen. ▶ https://www.g-ba.de/downloads/62-492-1530/RL-Chroniker_2017-11-17.pdf

Gesundheitsberichterstattung GEDA (März 2017) Journal of Health Monitoring; „Gesundheit in Deutschland aktuell"; Neue Daten für Deutschland und Europa. Von ▶ https://www.rki.de/DE/Content/Gesundheitsmonitoring/Gesundheitsberichterstattung/GBEDownloadsJ/JoHM_2017_01_gesundheitliche_lage.pdf?__blob=publicationFile. abgerufen

Griffiths D, Morphet J, Innes K, Crawford K, Williams A (2014) Communication between residential aged care facilities and the emergency department: a review of the literature. Int J Nurs Stud 51(11):1517–1523

Groening M, Grossmann F, Hilmer T, Singler K, Somasundaram R, Wilke P (2017) Ältere Notfallpatienten: Blickschärfung notwendig. Deutsches Ärzteblatt 114(11):512–515

Grossmann FF, Zumbrunn TC, Stephan FP, Woy N, Bingisser R, Nickel CH (2014) Undertriage in older emergency department patients–tilting against windmills? PLoS ONE 9(8):e106203

Grossmann FF, Zumbrunn T, Frauchiger A, Delport K, Bingisser R, Nickel CH (2012) At risk of undertriage? Testing the performance and accuracy of the emergency severity index in older emergency department patients. Ann Emerg Med 60(3):317–325

Heppner HJ, Wiesner R, Schuster S, Thiem UC, Singler K (2014) Bedeutung der demographischen Entwicklung für die Notfallmedizin. Notfall Rettungsmedizin 17(6):494–499

Hooton TM, Bradley SF, Cardenas DD, Colgan R, Geerlings SE, Rice JC, Saint S, Schaeffer AJ, Tambayh PA, Tenke P, Nicolle LE (2010) Diagnosis, prevention, and treatment of catheter-associated urinary tract infection in adults: 2009 international clinical practice guidelines from the infectious diseases society of America. Clin Infect Dis 50(5):625–663

Horch K, Hintzpeter B (2011) Kompetenz und souveränität im gesundheitswesen – Die Nutzerperspektive. Von Robert-Koch-Institut; Hrsg. ▶ www.rki.de/gbe-kompakt abgerufen

Hüper C, Helige B (2007) Professionelle Pflegeberatung und Gesundheitsförderung für chronisch Kranke. Mabuse, Frankfurt a. M.

Hwang U, Richardson LD, Sonuyi TO, Morrison RS (2006) The effect of emergency department crowding on the management of pain in older adults with hip fracture. J Am Geriatr Soc 54(2):2070–2275

Lackner CK, Wendt M, Ahnefeld FW, Koch B (2009) Von der Rettungskette zum akutmedizinischen Netzwerk. Notfall Rettungsmedizin 12(1):25–31

Lukin W, Greenslade JH, Chu K, Lang J, Brown AF (2014) Triaging older major trauma patients in the emergency department: an observational study. J Emerg Med 32(4):281–286

Nolte, A. (08 2015). Bewältigen statt heilen. Psychologie heute, S. 59

Norman DC (2002) Fever in the elderly. Clin Infect Dis 31(1):148–151

Nowossadeck E (2012) Demographische Alterung und stationäre Versorgung chronischer Krankheiten. Deutsches Ärzteblatt 109(9):151–157

Olsen RM, Østnor BH, Enmarker I, Hellzén O (2013) Barriers to information exchange during older patients' transfer: nurses' experiences. J Clin Nurs 22(19–20):2964–2973

Phillips S, Rond PC, Kelly SM, Swartz PD (1996) The failure of triage criteria to identify geriatric patients with trauma: results from the Florida Trauma Triage Study. J Trauma Acute Care Surg 40(2):278–283

Platts-Mills TF, Travers D, Biese K, Brenda B, Kizer S, LaMantia M, Busby-Whitehead J, Cairns CB (2010) Accuracy of the emergency severity Index triage instrument for identifying elder emergency department patients receiving an immediate life-saving. Acad Emerg Med 17(3):238–242

Riessen R, Gries A, Seekamp A, Dodt C, Kumle B, Busch HJ (2015) Positionspapier für eine Reform der medizinischen Notfallversorgung in deutschen Notaufnahmen. Notfall Rettungsmedizin 18(3):174–185

RKI; Gesundheit in Deutschland – die wichtigsten Entwicklungen (2016) Gesundheitsberichterstattung des Bundes. Von ▶ https://www.rki.de/DE/Content/Gesundheitsmonitoring/Gesundheitsberichterstattung/GBEDownloadsGiD/2015/kurzfassung_gesundheit_in_deutschland.pdf?__blob=publicationFile. abgerufen

Rummer A, Schulz RJ (2012) Vermeidung des Drehtüreffekts. Der geriatrische Patient an den Schnittstellen zwischen hausärztlicher Versorgung, Krankenhaus, Anschlussheilbehandlung und Rehabilitation. Deutsches Ärzteblatt 109(15):A746-748

Rutschmann OT, Chevalley T, Zumwald C, Luthy C, Vermeulen B, Sarasin F (2005) Pitfalls in the emergency department triage of frail elderly patients without specific complaints. Swiss Med Wkly 135(9–10):145–150

Saint S, Meddings JA, Calfee D, Kowalski CP, Krein SL (2009) Catheter-associated urinary tract infection and the Medicare rule changes. Ann Intern Med 150(12):877–884

Salvi F, Morichi V, Grilli A, Giorgi R, De Tommaso G, Dessi-Fulgheri P (2007) The elderly in the emergency department: a critical review of problems and solutions. Intern Emerg Med 2(4):292–301

Schaeffer D, Moers M (2008) Überlebensstrategien – ein Phasenmodell zum Charakter des Bewältigungshandelns chronisch Erkrankter. Pflege Gesellschaft 13:6–29

Schnitker L, Martin-Khan M, Beattie E, Gray L (2011) Negative health outcomes and adverse events in older people attending emergency departments: a systematic review. Australas Emerg Nurs J 14(3):141–162

Schuster S (2017) GeriQ-ED: quality indicators for geriatric emergency care: Entwicklung von Qualitätsindikatoren für die Versorgung von geriatrischen Notfallpatienten. Doctoral dissertation, Friedrich-Alexander-Universität Erlangen-Nürnberg, Erlangen-Nürnberg

Schuster S, Singler K, Dormann H (2017) GeriQ – Entwicklung von Qualitätsindikatoren für die Versorgung von geriatrischen Notfallpatienten. Von ▶ https://www.dgina.de/news/geriq-c-quality-indicators-for-geriatric-emergency-care-entwicklung-von-qualitatsindikatoren-fur-die-versorgung-von-geriatrischen-notfallpatienten_63 abgerufen

Silvester KM, Mohammed MA, Downes TW (2013) Timely care for frail older people referred to hospital improves efficiency and reduces mortality without the need for extra resources. Age Ageing 43(3):472–477

Singal BM, Hedges JR, Rousseau EW, Sanders AB, Berstein E, McNamara RM, Hogan TM (1992) Geriatric patient emergency visits part I: comparison of visits by geriatric and younger patients. Ann Emerg Med 21(7):802–807

Singler K, Christ M, Sieber C, Gosch M, Heppner HJ (2011) Geriatrische Patienten in Notaufnahme und Intensivmedizin. Der Internist 52(8):934

Thiesemann R (2009) Feststellung des Präventions- und Rehabilitationsbedarfes hochbetagter Pflegebedürftiger als gutachterliche Aufgabe, Schwerpunktseminar für medizinische Gutachter des PKV-Verbandes. Übersetzung nach: Beschluss der UEMSGMS am 03. Mai 2008 auf Malta: United European Medical Societies – Geriatric Medicine Section (UEMSGMS), Berlin

Vanpee D, Swine CH, Vandenbossche P, Gillet JB (2001) Epidemiological profile of geriatric patients admitted to the emergency department of a university hospital localized in a rural area. Eur J Emerg Med 8(4):301–303

von Eiff W (2016) Die zentrale Notfallaufnahme. In: von Eiff W, Dodt C, Brachmann M, Niehues C, Fleischmann T (Hrsg) Managment der notaufnahme. Kohlhammer, Stuttgart, S 22–28

Wutti C (2014) Der ältere Mensch als Notfallpatient. Notfall Rettungsmed 17(6):488–493
▶ www.dgina.de. (4. September 2019). Von ▶ https://www.dgina.de/news/ethikkodex-fur-notfallpflegende-in-der-akut-und-notfallmedizin_77 abgerufen
Ziegeler G, Himmel W (2012) Hilfesuche, Kranksein und Krankheitsbewältigung. In: Kochen M (Hrsg) Duale Reihe-Allgemein- und Familienmedizin. Thieme, Stuttgart, S 578–579

Literatur zu Abschn. 13.2

Feldstein LR, Rose EB, Horwitz SM et al (2020) Multisystem inflammatory syndrome in U.S. children and adolescents. N Engl J Med 383(4):334–346. ▶ https://doi.org/10.1056/NEJMoa2021680
Glaser N, Barnett P, McCaslin I, Nelson D, Trainor J, Louie J, Kaufman F, Quayle K, Roback M, Malley R, Kuppermann N (2001) Pediatric emergency medicine collaborative research committee of the american academy of pediatrics. Risk factors for cerebral edema in children with diabetic ketoacidosis. N Engl J Med 344(4):264–269
Imler D, Keller C, Sivasankar S, Wang NE, Vasanawala S, Bruzoni M, Quinn J (2017) Magnetic resonance imaging versus ultrasound as the initial imaging modality for pediatric and young adult patients with suspected appendicitis. Acad Emerg Med 24(5):569–577
PECARN Rule Kupperman N, Holmes JF, Dayan PS, et al (2009) Identification of children at very low risk of clinically-important brain injuries after head trauma: a prospective cohort study. Lancet 374(9696):1160
Stevens B, Yamada J, Ohlsson A, Haliburton S, Shorkey A (2016) Sucrose for analgesia in newborn infants undergoing painful procedures. Cochrane Database Syst Rev 7(7):CD001069. PMID: 27420164

Literatur zu Abschn. 13.4

Schuster S, Singler K, Lim S, Machner M, Döbler K, Dormann H (2020) Quality indicators for a geriatric emergency care (GeriQ-ED) – an evidence-based delphi consensus approach to improve the care of geriatric patients in the emergency department. Scandinavian J Trauma Resuscitation Emerg Med 28(1):1
Mooijaart SP (2021) Improving the care for older emergency department patients: the Acutely Presenting Older Patient study. Z Gerontol Geriat 54:97–98. ▶ https://doi.org/10.1007/s00391-021-01856-0

Literatur zu Abschn. 13.5

Alban S, Leininger MM, Reynolds CL (2000) Multikulturelle Pflege, 1. Aufl. Urban und Fischer, München
Brodniewicz J (1994) Über das Schmerzphänomen, 1. Aufl. Lang, Frankfurt a. M.
Deutsche Schmerzliga e. V. (19. Januar 2010) Was ist Schmerz? Abgerufen am 15. Juli 2018 von ▶ https://schmerzliga.de/was_ist_schmerz.html
Diako Ev. Diakonie-Krankenhaus gGmbH (August 2011) Chirurgie erneut als schmerzfreie Klinik ausgezeichnet. Abgerufen am 19. Juli 2018 von ▶ https://www.diakobremen.de/patienten-infos/aktuelles/news/archive/2011/august/artikel/chirurgie-erneut-als-schmerzfreie-klinik-ausgezeichnet/?tx_ttnews(day)=30&cHash=f4548d06d7fa3e3b38d1c34da34fc59e
Domenig D (2007) Transkulturelle Kompetenz, Lehrbuch für Pflege-, Gesundheits-und Sozialberufe (D. Domenig, Hrsg.), 2. überarbeitete Aufl. Huber, Bern.
Dreißig V (2005) Interkulturelle Kommunikation im Krankenhaus, Eine Studie zur Interaktion zwischen Klinikpersonal und Patienten mit Migrationshintergrund, 1. Aufl. transcrip, Bielefeld
Drießen M (13. Oktober 2006) idw-Informationsdienst Wissenschaft. Abgerufen am 19. Mai 2018 von ▶ https://idw-online.de/-r2TAA
Engel AK (2016) Neurowissenschaften, Ein grundlegendes Lehrbuch für Biologie, Medizin und Psychologie, 3. Aufl. Springer, Berlin
Georg Thieme Verlag KG (6. Juli 2018) Nozizeption und Schmerz. Abgerufen am 16. Juli 2018 von ▶ https://viamedici.thieme.de/lernmodule/physiologie/nozizeption+und+schmerz
Hüper C (2003) Schmerz als Krankheit, Die kulturelle Deutung des chronischen Schmerzes und die politische Bedeutung seiner Behandlung, 2. Aufl. Mabuse-Verlag GmbH, Frankfurt a. M.
Harold B (2013) Wege zur transkulturellen Pflege-mit Kommunikation Brücken bauen (B. Harold, Hrsg.), 1. Aufl. Facultas Verlags-und Buchhandels AG, Wien
Hax-Schoppenhorst T, Jünger S (2010) Seelische Gesundheit von Menschen mit Migrationshintergrund, 1. Aufl. Kohlhammer, Stuttgart
Hofstede GJ (2006) Lokales Denken, Globales Handeln-Interkulturelle Zusammenarbeit und globales Denken, 3. vollst. überarbeitete Aufl. DTV-Beck, München
Huber H, Winter E (2006) Checkliste Schmerztherapie. Georg Thieme, Stuttgart
Kohnen N (31. Mai 2007) Schmerzliche und nichtschmerzliche Patienten. Abgerufen am 19. Mai 2018 von Springer Link: ▶ https://www.springer.com/article/10.1007/s10039-007-1231-6
Kollak I (2001) Internationale Modelle häuslicher Pflege, 1. Aufl. Mabuse-Verlag GmbH, Frankfurt a. M.
Kreiser K (2012) Geschichte der Türkei, Von Atatürk bis zur Gegenwart, 1. Aufl. Beck, München
Kreiser K, Neumann CK (2009) Kleine Geschichte der Türkei, 2. aktualisierte und erweiterte Aufl. Philipp Reclam jun. GmbH & Co., Stuttgart
Langenscheidt Digital GmbH (2018) Abgerufen am 18. Juli 2018 von Langenscheidt Online Wörterbücher: ▶ https://de.langenscheidt.com
Lenthe U (2016) Transkulturelle Pflege, Kulturspezifische Faktoren erkennen-verstehen-integrieren, 2. aktualisierte Aufl. Facultas Verlags-und Buchhandels AG, Wien
Machado C (2013) Patienten aus fremden Kulturen im Notarzt-und Rettungsdienst, 1. Aufl. Springer, Berlin
Mackway-Jones K, Marsden J, Windle J (2011) Ersteinschätzung in der Notaufnahme – Das Manchester-Triage-System, 3. Aufl. Huber, Bern
Marschalck P, Wiedl KH (2005) Migration und Krankheit, 2. unveränd. Aufl. IMIS, Göttingen
MedizinInfo Gesundheitsportal für Verbraucher und Fachkräfte (20. Mai 2018) Rezeptoren der Haut. Abgerufen am 26. Juli 2018 von ▶ http://www.medizinfo.de/hautundhaar/anatomie/rezeptor.htm
Meißner W (2015) Akutschmerz Taschenbuch, 2. aktualisierte Aufl. Medizinisch Wissenschaftliche Verlagsgesellschaft, Berlin
Nobis H-G, Rolke R (2012) Was ist Schmerz? Abgerufen am 15. Juli 2018 von Deutsche Schmerzgesellschft: ▶ https://www.dgss.org/patienteninformationen/herausforderung-schmerz/was-ist-schmerz/
Peintinger M (2011) Interkulturell kompetent (M. Peintinger, Hrsg.), 1. Aufl. Facultas Verlags-und Buchhandels AG, Wien
Pschyrembel W (2004) Pschyrembel-Klinisches Wörterbuch, 260. Aufl. de Gruyter, Berlin
Regenbogen A, Meyer U (2005) Wörterbuch der philosophischen Begriffe (U. Meyer, Hrsg.), 1. Aufl. Felix Meiner Verlag GmbH, Hamburg
Schmidt RF (1993) Neuro-und Sinnesphysiologie, 1. Aufl. Springer, Berlin

Literatur und Internetadressen zu Abschn. 13.6

S.I.G.N.A.L. e. V. – Interventionen im Gesundheitsbereich gegen häusliche und sexualisierte Gewalt: ▶ https://www.signal-intervention.de

Medizinische Kinderschutzhotline: ▶ https://www.kinderschutzhotline.de

Deutsche Gesellschaft für Kinderschutz in der Medizin: ▶ https://www.dgkim.de. Dort ist die S3-Leitlinie zum Kinderschutz veröffentlicht

Bundeskinderschutzgesetz: ▶ www.bgbl.de/xaver/bgbl/start.xav?startbk=Bundesanzeiger_BGBl&jumpTo=bgbl111s2975.pdf

Häusliche Gewalt: Hilfetelefon ▶ https://www.hilfetelefon.de/gewalt-gegen-frauen/haeusliche-gewalt.html

Karrasch RM (2005) Gewalt im Rahmen der Pflege eines Partners im höheren Lebensalter – eine Analyse der Ursachen und daraus abzuleitender Interventionsmaßnahmen. Universität Dortmund, Dortmund

Literatur zu Abschn. 13.7

Beauchamp TL, Childress JF (1979) Principles of biomedical ethics. Oxford University Press, New York

Beschluss des XII. Zivilsenats vom 17.3.2003 – BGH AZ: XII ZB 2/03-OLG Schleswig

BGH, Urteil vom 25.06.2010 – 2 STR 454/09 -, BGH, St 55, 191–206

Bossaert LL et al, Ethik der Reanimation und Entscheidungen am Lebensende Kapitel 11 der Leitlinien zur Reanumation 2015 des European Resucitation Council

§7 Abs. 1 (Muster-)Berufsordnung) ´

Bundesärztekammer: Empfehlungen der Bundesärztekammer und der Zentralen Ethikkommision bei der Bundesärztekammer zum Umgang mit Vorsorgevollmacht und Patientenverfügung in der ärztlichen Praxis (März 2007)

Bundesärztekammer (2011) Ärztliche Sterbebegleitung. Grundsätze der Bundesärztekammer. Dtsch. Ärzteblatt A347

Bundesärztekammer (2011) Grundsätze der Bundesärztekammer zur ärztlichen Sterbebegleitung. Dtsch Ärzteblatt 7:346–348

Bundesärztekammer (2018) Hinweise und Empfehlungen zu Patientenverfügungen und anderen vorsorglichen Willensbekundungen bei Patienten mit einer Demenzerkrankung (Stand 16.03.2018). Dtsch Ärzteblatt 19:952–956

Die Nutzung einer AND (Allow Natural Death) Anordnung in der täglichen Praxis. Die Erfahrungen am Klinikum Bremen Mitte (A Karpouza, K-P Hermen, B Kuss, G Exerlede, C Reuter, B Hertenstein) eigene Quelle; SOP Zentrale Notaufnahme Klinikum Bremen-Mitte

▶ https://www.dgina.de/news/ethikkodex-fur-notfallpflegende-in-der-akut-und-notfallmedizin_77. Zugegriffen: 4. Sept. 2019

Janssens U et al. ENTSCHEIDUNGSHILFE BEI ERWEITERTEM INTENSIVMEDIZINISCHEM BEHANDLUNGSBEDARF AUF DEM WEG ZUR ORGANSPENDE Positionspapier der Sektion Ethik und der Sektion Organspende und -transplantation der Deutschen Interdisziplinären Vereinigung für Intensiv- und Notfallmedizin (DIVI) unter Mitarbeit der Sektion Ethik der Deutschen Gesellschaft für Internistische Intensivmedizin und Notfallmedizin (DGIIN) ▶ https://www.divi.de/images/Dokumente/Pressemeldungen/190417-divi-entscheidungshilfe-bei-erweitertem-intensivmedizinischem-behandlungsbedarf-auf-dem-weg-zur-organspende.pdf (Zugriff am 04.09.2019)

Positionspapier der Sektion Ethik und der Sektion Organspende und -transplantation der Deutschen Interdisziplinären Vereinigung für Intensiv- und Notfallmedizin (DIVI) unter Mitarbeit der Sektion Ethik der Deutschen Gesellschaft für Internistische Intensivmedizin und Notfallmedizin (DGIIN) ▶ https://www.divi.de/images/Dokumente/Pressemeldungen/190417-divi-entscheidungshilfe-bei-erweitertem-intensivmedizinischem-behandlungsbedarf-auf-dem-weg-zur-organspende.pdf. Zugegriffen: 4. Sept. 2019

Oehmichen F et al (2013) Leitlinie der Deutschen Gesellschaft für Ernährungsmedizin (DGEM), Ethische und rechtliche Gesichtspunkte der Künstlichen Ernährung. Aktuel Ernährungsmed 38:112–117

Volkert D et al (2013) Leitlinie der Deutschen Gesellschaft für Ernährungsmedizin (DGEM)in Zusammenarbeit mit der GESKES, der AKE und der DGG Klinische Ernährung in der Geriatrie – Teil des laufenden S3-Leitlinienprojekts Klinische Ernährung. Aktuelle Ernährungsmed 38:e1–e48

Schockraummanagement

Dirk Becker

Inhaltsverzeichnis

14.1 Einleitung – 302

14.2 Parameter zur Alarmierung des Schockraumteams – 302

14.3 Infrastruktur im Schockraum – 303

14.4 Behandlungsabläufe im Schockraum – 304
14.4.1 Primary Survey – 305
14.4.2 Secondary Survey – 313
14.4.3 Die drei Phasen des Schockraummanagements – 316
14.4.4 Die MSCT-Strategie – 316

14.5 Das Team im Schockraum – 317

14.6 Ganzheitliche Patientenbetreuung im Schockraum – 319

Literatur – 320

© Springer-Verlag GmbH Deutschland, ein Teil von Springer Nature 2022
M. Dietz-Wittstock et al. (Hrsg.), *Notfallpflege - Fachweiterbildung und Praxis*,
https://doi.org/10.1007/978-3-662-63461-5_14

14.1 Einleitung

In den meisten Fachliteraturen wird unter Schockraummanagement hauptsächlich das Management traumatologischer Patienten im Schockraum und deren Versorgung beschrieben. In diesem Kapitel werden jedoch die Behandlungsalgorithmen im Schockraum sowohl für traumatologische als auch für nichttraumatologische Patienten behandelt. Mit traumatologischen Patienten sind hier schwer oder lebensbedrohlich verletzte Patienten gemeint. Als nichttraumatologische Patienten werden alle Erkrankte mit vitaler Gefährdung bezeichnet. Die einzelnen Themenschwerpunkte werden so bearbeitet, dass sie je nach Größe der Einrichtung, der lokalen Verhältnisse sowie den vorhandenen Fachdisziplinen und Ressourcen adaptierbar sind. Bezüglich der unterschiedlichen Berufsbezeichnungen von Pflegepersonen im deutschsprachigen Raum wird in diesem Kapitel die Bezeichnung Pflegeperson ZNA (Zentrale Notaufnahme) verwendet. Darunter sind alle Personen der Gesundheits- und Krankenpflege in deutschen, österreichischen und schweizerischen Notaufnahmen, Rettungsstellen und Notfallstationen zu verstehen. Gleiches gilt für die Berufsgruppe der Pflegepersonen Anästhesie.

Die Abläufe und Algorithmen in der Reanimationssituation werden im ▶ Kap. 15 behandelt.

> Ein optimales und standardisiertes Schockraummanagement beinhaltet das Diagnostizieren und Priorisieren der vorhandenen Verletzungen oder Organdysfunktionen und deren Therapiebeginn innerhalb kürzester Zeit und mit größtmöglicher Disziplin.

14.2 Parameter zur Alarmierung des Schockraumteams

Alle Patienten, welche einen hohen Gefährdungsgrad durch eine Verletzung oder Organdysfunktion aufweisen, rechtfertigen die Alarmierung des Schockraumteams. In ◘ Tab. 14.1 werden Parameter zur Alarmierung anhand des Unfallmechanismus sowie anatomischer und physiologischer Parameter eingeteilt. Alle, aber besonders die physiologischen Parameter, müssen stets im Kontext des Patientenzustandes gesehen und beurteilt werden.

Die im deutschsprachigen Raum verbreitetsten Triageinstrumente wie die Australasian Triage Scale (ATS), der Emergency Severity Index (ESI) und das Manchester Triagesystem (MTS) haben entsprechende Parameter und Indikatoren integriert, um bereits bei der Ersteinschätzung schockraumpflichtige Patienten zu identifizieren.

Patienten, welche bereits in der Präklinik intubiert wurden oder von einem auswärtigen Schockraum zugewiesen werden, sollten zwingend im eigenen Schockraum erstbeurteilt werden.

Zur Verdeutlichung der verschiedenen Schockformen werden in ◘ Tab. 14.2 die vier Schockformen hypovolämer Schock, distributiver Schock, kardiogener Schock und obstruktiver Schock in ihre jeweilige Schockart und deren mögliche Ursachen unterteilt und dargestellt. Die Aufzählung der möglichen Ursachen

◘ **Tab. 14.1** Parameter zur Alarmierung des Schockraumteams in alphabetischer Reihenfolge. (Modifiziert nach DGU 2016 und nach Gässler et al. 2018)

Unfallmechanismus	Amputation proximal der Hände und Füße Explosionsverletzung Hochgeschwindigkeitstrauma: – Fußgänger-/Zweiradkollision – Geschwindigkeitsveränderung von Delta >30 km/h – herausgeschleuderter Insasse – Tod eines Insassen – Deformierung ≥50 cm der Fahrzeugkarosserie bei Frontalkollision Schussverletzungen Stichverletzung Sturz aus großer Höhe (≥3 m oder 2 × Körpergröße des Patienten) Verbrennungen >20 % KOF und Grad ≥2b Verschüttung/Einklemmung
Anatomische Parameter	Arrhythmien mit Kreislaufinstabilität Atemwegsverlegung Distributiver Schock Gastrointestinale Blutungen mit hämodynamischer Instabilität Hypovolämer Schock Instabile Beckenfrakturen Instabiler Thorax Kardiogener Schock Koma unklarer Ätiologie Obstruktiver Schock Offene Schädelverletzungen Offene Thoraxverletzung Pfählungsverletzung zwischen Scheitel und Leistenband Schwere Intoxikationen mit Kreislaufinstabilität Schwere/komatöse metabolische Entgleisungen Schwere respiratorische Insuffizienz Schweres Schädel-Hirn-Trauma Stammnahe Gefäßverletzungen >2 Frakturen proximaler Röhrenknochen
Physiologische Parameter	Atemfrequenz <10 oder >30 (altersadaptiert bei Kindern und älteren Patienten) Blutdruck systolisch <90 mmHg (altersadaptiert bei Kindern und älteren Patienten) GCS ≤8 Kerntemperatur ≤32°C NIHSS ≤25 Punkte qSOFA ≥2 Punkte SpO_2 <90 % (<85 % bei >75 Jahre)

Tab. 14.2 Schockformen nach Schockart und mögliche Ursache. (Modifiziert nach NAEMT 2017)

Schockform	Schockart	Mögliche Ursachen
Hypovolämer Schock	Hämorrhagie/hämorrhagischer Schock	Blutungen – Traumatische Verletzungen – Gastrointestinale Blutungen – Rupturiertes Aortenaneurysma – Organverletzungen ohne Trauma
	Hypovolämie	Plasma-/Flüssigkeitsverluste – Verbrennungen – Erbrechen – Diarrhö – Peritonitis – Pankreatitis – Ileus
Distributiver Schock	Septischer Schock	Infektbedingte systemische Entzündungsreaktion – Bakterien als Hauptursache – Viren – Pilze
	Anaphylaktischer Schock	Vasodilatation und erhöhte Gefäßpermeabilität durch Freisetzung von Mediatoren (Histamin, Leukine usw.) – Medikamente (Antibiotika, Lokalanästhesie, Jod, Dextrane, NSAR, Opiate usw.) – Fremdeiweiße und Polysaccharide (Insekten-, Schlangengifte, Impfseren, Nahrungsmittel, usw.)
	Neurogener Schock	Gestörte Sympathikusinnervation – Hohe Rückenmarksverletzung – Schweres Schädel-Hirn-Trauma – Schwere Intoxikationen (Sedativa, Narkotika, Drogen usw.)
Kardiogener Schock		Eingeschränkte Myokardkontraktilität – Herzinfarkt – Kardiomyopathie – Myokarditis – Myokardkontusion – Medikamentenintoxikation
		Klappenfehler – Aortenklappeninsuffizienz – Mitralklappeninsuffizienz – Papillarmuskelabriss
		Arrhythmien
		Ventrikelseptumdefekt
Obstruktiver Schock		Vermindertes Herzzeitvolumen durch Obstruktion des Herzens oder der großen Gefäße – Massive Lungenembolie – Spannungspneumothorax – Perikardtamponade – Perikarditis – Mediastinalemphysem – Aortocavales Kompressionssyndrom in der Schwangerschaft (>20. SSW)

beschränkt sich auf die häufigsten möglichen Ursachen und ist daher nicht als vollständig zu betrachten.

14.3 Infrastruktur im Schockraum

Die Infrastruktur eines Schockraumes muss für die primäre Aufnahme potenziell lebensgefährdeter Patienten ausgestattet sein. Die verschiedenen Fachgesellschaften wie die DGU (Deutsche Gesellschaft für Unfallchirurgie), die DIVI (Deutsche Interdisziplinäre Vereinigung für Intensiv- und Notfallmedizin) und die SGNOR (Schweizerische Gesellschaft für Notfall- und Rettungsmedizin) empfehlen unabhängig voneinander eine Mindestgröße von 35 m² bei einem Schockraum mit einem Behandlungsplatz oder 25 m² pro Behandlungseinheit bei einem Schockraum mit mehreren Behandlungsplätzen. Dies ist jedoch dem zu erwar-

ckung der Schockraumteams und der materiellen Ressourcen sinnvoll sein (Sieber 2018).

Neben der Größe des Raumes ist auch die Bereitstellung der medizinisch-technischen Geräte ein strukturelles Merkmal, welches das Schockraummanagement im Wesentlichen beeinflusst. Neben Beatmungseinheit und Reanimationsequipment muss eine radiologische und sonografische Basisdiagnostik während der ersten Schockraumphase möglich sein. Des Weiteren sollte sich ein leistungsfähiges MSCT-Gerät in unmittelbarer Nähe zum Schockraum befinden. Empfehlenswert ist die Vorhaltung der in Tab. 14.3 aufgelisteten Materialien zur Schockraumausstattung. Die im Schockraum gelagerten Materialen müssen einerseits gut und schnell auffindbar und erreichbar sein, dürfen allerdings für die Versorgung des Patienten auch nicht im Weg sein (Abb. 14.1).

14.4 Behandlungsabläufe im Schockraum

Zu Beginn der Behandlung eines Patienten im Schockraum steht die Übergabe durch das einweisende präklinische oder innerklinische Behandlungsteam. Dabei müssen alle relevanten Informationen, Leitsymptome und Arbeitsdiagnosen dem Schockraumteam klar und strukturiert übergeben werden. Hierfür eignet sich am besten eine Übergabe anhand des MIST-Akronyms (Mechanism, Injuries, Symptoms, Treatment) sowie die Integration des ABCDE des Primary Survey und Erkenntnisse des Secondary Survey, soweit diese bekannt sind. Während dieser Übergabe soll auf das Arbeiten am Patienten, z. B. das Ausziehen von Kleidern oder das Anbringen von Überwachungskabeln, verzichtet werden. Nur so kann das gesamte Schockraumteam den Informationen der Übergabe folgen. Einzige Ausnahme davon ist die Übergabe bei laufender kardiopulmonaler-Reanimation (CPR).

> **Praxistipp**
>
> Der Übergabebericht vom zuweisenden Behandlungsteam an das Schockraumteam sollte sich am MIST-Akronym orientieren und folgende Elemente enthalten:
> - Patientenidentifikation
> - Mechanism: Unfallmechanismus (und Zeitpunkt) der Verletzung
> - Injuries: gefundene und/oder vermutete Verletzungen nach dem ABCDE-Schema
> - Symptoms: Symptome und klinische Zeichen nach dem ABCDE-Schema und SAMPLER-Schema
> - Treatments: eingeleitete Maßnahmen und Behandlungen

Tab. 14.3 Materialien zur Schockraumausstattung in alphabetischer Reihenfolge. (Modifiziert nach Helm und Kulla 2012)

Medizintechnische Geräte	Absaugeinheit Beatmungsgerät, transportabel Blutanalysegeräte (aBGA, ROTEM usw.) Blut-/Plasmawärmesystem Bronchoskopieeinheit (abrufbar) Cell-Saver (abrufbar) Defibrillator mit Schrittmacher Endoskopieeinheit (abrufbar) Infusions- und Spritzenpumpen Infusionswärmesystem Kühlschrank für Blutprodukte Kühlschrank für Medikamente Patientenwärmesystem Röntgeneinheit, mobil oder fest installiert Sonografiegerät Überwachungsmonitor Wärmeschrank für Infusionen
Sets und Siebe	Blutentnahme Ballon-Sonden für gastrointestinale-Blutungen Beckenzwinge Fixateur externe Gefäßkatheter Intraossäre Kanülen, inkl. Bohrer Intubation Koniotomie Laparotomie (abrufbar) Magensonden Perikardpunktion Suprapubischer Blasenkatheter Thorakotomie (abrufbar) Thoraxdrainage Tracheotomie Urinkatheter mit Temperatursonde Verbrennung Wundversorgung
Weiteres Material	Beckengurt Gas-, Vakuum- und Elektroanschlüsse Notfallmedikamente Röntgenschürzen Schienenmaterial für Extremitäten (Extensionsschienen, Orthesen usw.) Schutzkleidung (Handschuhe, Brille und Schürzen oder Schutzkittel) Schockraumliege, röntgenfähig Schockraumuhr zur Messung der Behandlungszeit Wärmedecken

Nach Übernahme des Patienten beginnt das Schockraumteam mit der Beurteilung und Behandlung des Schockraumpatienten. Dies geschieht strukturiert unter Beachtung eines einheitlichen Vorgehens nach den drei Phasen des Schockraummanagements Primary Survey – Secondary Survey – Definitive Care. Hierbei steht die klinische Beurteilung des Patienten über der

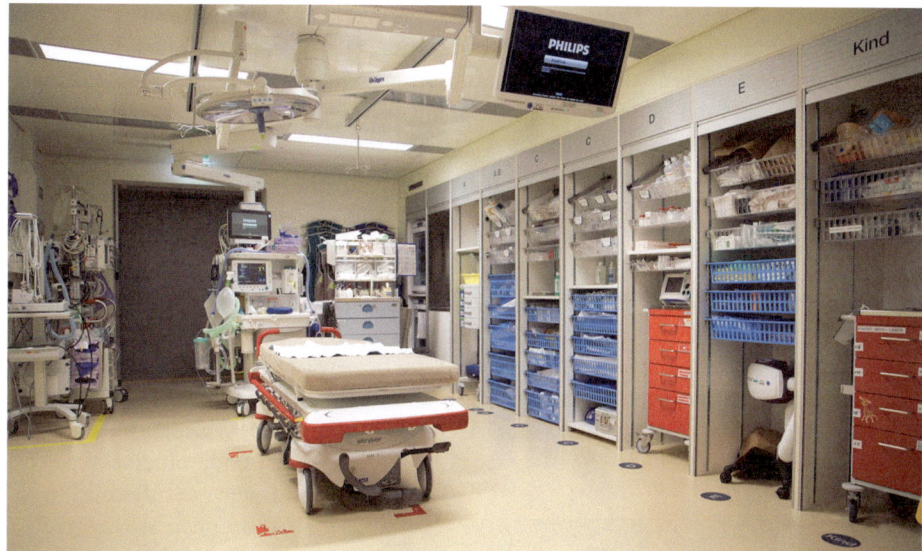

Abb. 14.1 Beispiel einer Schockraumeinrichtung am Stadtspital Triemli Zürich

apparativen Überwachung. Veränderungen in den Vitalwerten wie z. B. dem Blutdruck sind erst in späten Stadien eines Schocks erkennbar oder zeigen bei gewissen Patientengruppen keine relevanten Abweichungen der Normwerte.

> **Phasen des Schockraummanagements**
> Prinzipiell kann das Schockraummanagement in drei Phasen unterteilt werden:
> — 1. Phase: Primary Survey – Erkennen und Beheben lebensbedrohlicher Zustände
> — 2. Phase: Secondary Survey – Erfassen der Gesamtsituation des Patienten
> — 3. Phase: Definitive Care – Festlegen des Behandlungsplanes

14.4.1 Primary Survey

Die klinische Erstbeurteilung nach Primary Survey dient dem Erkennen und Beheben von lebensbedrohlichen Zuständen. Sie muss in regelmäßigen Abständen überprüft und ggf. wiederholt werden, um Veränderungen des Patientenzustandes zu erkennen und den Handlungsbedarf anzupassen. Die wichtigsten Beurteilungsparameter sind die klinischen Beobachtungen am Patienten, ergänzt durch diagnostische Hilfsmittel – den sogenannten Adjuncts. Für die Schockraumdiagnose und die Sofortmaßnahmen ist ein standardisiertes, systematisches und vollständiges Vorgehen wichtig. Daher empfiehlt es sich, das ABCDE-Schema des Primary Survey bei jedem Patienten im Schockraummanagement anzuwenden.

Erfolgt die Zuweisung eines Patienten mit starker aktiver Blutung ohne präklinische Versorgung, muss diese zuerst gestoppt werden, jedoch ohne das Airway-Management dabei zu vernachlässigen. Hier wird das c als „critical bleeding" (kritische Blutungen) in das A integriert und das Schema cABCDE kommt zu Einsatz. Da diese kritischen Blutungen bei den meisten traumatologischen Schockraumpatienten bereits durch die präklinischen Rettungskräfte versorgt wurden, erfolgen die weiteren Ausführungen anhand des ABCDE-Schemas.

> **ABCDE-Schema**
> — A – Airway maintenance with restriction of c-spine motion (Atemwegssicherung und Ruhigstellung der HWS)
> — B – Breathing and ventilation (Atmung und Beatmung)
> — C – Circulation with hemorrhage control (Kreislauf und Blutungskontrolle)
> — D – Disability (Neurologischer Status)
> — E – Exposure & Environmental control (Ganzkörperkontrolle)

14.4.1.1 ABCDE-Schema

■ **A – Airway maintenance with restriction of c-spine motion – Atemwegssicherung und Ruhigstellung der HWS**

Die Beurteilung der Atemwege und deren Freihalten oder Sichern steht an oberster Stelle im Schockraummanagement. Ohne einen suffizienten Atemweg gelangt kein Sauerstoff in den Körper und Kohlendioxid kann nicht abgeatmet werden. Daher muss nach einer Verlegung z. B. durch die Zunge, Zähne, Flüssigkeiten oder anderen Fremdkörpern gesucht werden. Diese müssen entweder manuell entfernt oder abgesaugt werden. Hinweise auf eine Obstruktion geben Zeichen wie inspiratorischer Stridor, Schnarchen, Gurgeln, eine heisere Stimme oder ein fehlendes Atemgeräusch.

„Ein Patient, der spricht, hat kein A-Problem", lautet ein viel zitierter Satz. Dennoch sollte auch bei einem sprechenden Patienten nicht auf die klinische Beurteilung und der Suche nach einem vorhandenen oder potenziellen A-Problem verzichtet werden. Eine heisere Stimme oder ein inspiratorischer Stridor sind klare Zeichen, die auf eine Bedrohung der Atemwege hinweisen.

> **Praxistipp**
>
> Suche nach Anzeichen einer Atemwegsgefährdung:
> — Unfähig, klar und deutlich zu sprechen
> — Atemwege verlegt
> — Atemgeräusche auffällig
> — Atemgeruch auffällig

Die Maßnahmen des Airway-Managements richten sich nach dem klinischen Befund und können von der einfachen Sauerstoffgabe und dem Absaugen von Flüssigkeiten wie Blut oder Erbrochenem über den Esmarch-Handgriff und dem Einlegen eines Guedel- oder Wendl-Tubus bis hin zur Einlage einer Larynxmaske oder eines Larynxtubus sowie einer endotrachealen Intubation verschiedene Interventionen beinhalten. Dabei ist zu beachten, dass nur ein Tubus mit einem geblockten Cuff unterhalb der Stimmritze ein sicherer Atemweg ist. Alle anderen Hilfsmittel gelten als Maßnahmen zum Freimachen und Freihalten der Atemwege. Liegt eine nicht intubierbare Situation („can not intubate situation") vor, z. B. bei einer Larynx- oder Pharynxverletzung durch ein Inhalationstrauma, ist entweder eine fiberoptische Intubation oder gar eine notfallmäßige chirurgische Atemwegssicherung mittels Koniotomie notwendig.

Als apparative Hilfsmittel können im A-Management die Messung der Sauerstoffsättigung im Blut mittels Pulsoxymetrie oder beim intubierten Patienten eine Kapnografie eingesetzt werden.

Bei traumatologischen Patienten wird mit dem Airway-Management auch zusätzlich die Halswirbelsäule (HWS) beurteilt, um diese ggf. mit einem Halskragen zu stabilisieren. Eine Stabilisierung der HWS ist dann angezeigt, wenn der Patient eine traumatische Verletzung oberhalb der Klavikula oder klinische Zeichen einer HWS-Verletzung aufweist. Eine Druckdolenz, Stufenbildung, Hämatome und Bewegungsschmerzen im Bereich der HWS oder neurologische Ausfälle weisen auf eine Verletzung im Halswirbelbereich hin.

> **Praxistipp**
>
> Suche nach Anzeichen einer Verletzung der Halswirbelsäule:
> — Druckdolenz an der HWS
> — Hämatom im Bereich der HWS
> — Stufenbildung oder Verletzungen an der HWS
> — Bewegungsschmerz der HWS
> — Bewegungseinschränkung der HWS

Beim Anlegen eines entsprechenden Halskragens zur Stabilisierung der HWS ist auf die passende Größe zu achten (Abb. 14.2), da nur so ein effektiver Schutz gewährleistet werden kann. Jedoch bietet ein gut angepasster Halskragen nur eine Stabilisierung von ca. 70 % der Halswirbelsäule.

Bei sehr unruhigen Patienten muss daher ggf. zusätzlich durch entsprechende Kopfstützen oder durch

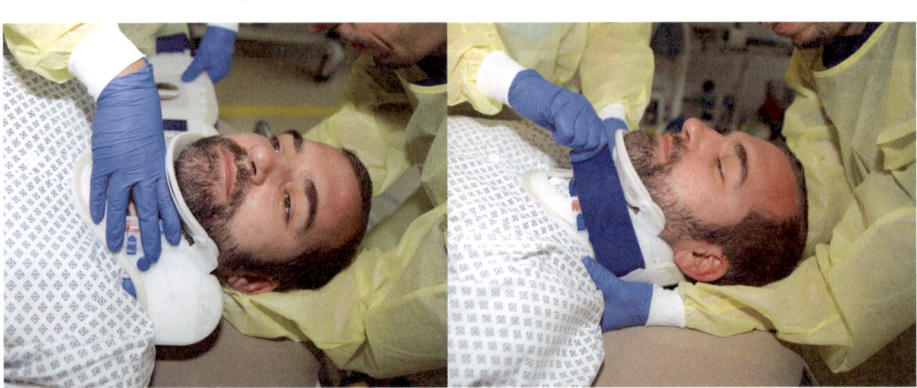

Abb. 14.2 Anpassen und Schließen des Halskragens

Haltetechniken der Kopf fixiert werden. Um jedoch eine hundertprozentige Ruhigstellung der Wirbelsäule zu erreichen, muss der Patient auf einer Vakuummatratze oder einem Spineboard gelagert und mit entsprechenden Haltegurten, einer sogenannten Spinne, immobilisiert werden (Abb. 14.3).

Im Airway-Management kommt der Pflegeperson ZNA die Aufgabe der HWS-Stabilisierung, der Sauerstoffgabe, des Absaugens und der Verabreichung von Inhalationen zu. Regional können auch die Maskenbeatmung mit einem Beatmungsbeutel und das Freimachen sowie Freihalten der Atemwege in deren Tätigkeitsfeld fallen. Hierbei muss auf die Ängste des Patienten eingegangen werden, indem jede Maßnahme fortlaufend und verständlich dem wachen Patienten erklärt wird.

B – Breathing and ventilation – Atmung und Beatmung

Erst wenn der Atemweg frei oder gesichert ist, kann die Belüftung, also Breathing and ventilation, beurteilt werden. Gesucht werden nun klinische Zeichen einer Diffusions- und Ventilationsstörung, um diese zu beheben. Hinweise auf solche Störungen sind in der klinischen Beurteilung der Atmung anhand von Zyanosezeichen, Thoraxbewegung, Auskultation der Lunge auf gleichseitige Belüftung, Klopfschallbefund des Thorax und Halsvenenfüllung zu finden. So weisen z. B. ein einseitig fehlendes Auskultationsgeräusch mit hypersonorem Klopfschall und gestaute Halsvenen sowie eine Verschiebung der Trachea bereits klinisch auf einen Spannungspneumothorax hin. Wobei eine Verschiebung der Trachea ein sehr spätes klinisches Zeichen darstellt. Der Spannungspneumothorax ist eine rein klinische Diagnose und muss umgehend entlastet werden, dies erfolgt ohne vorherige radiologische Bildgebung.

> **Praxistipp**
>
> Suche nach Anzeichen einer Diffusions- oder Ventilationsstörung:
> - Atemfrequenz
> - Atemtiefe
> - Atemmuster
> - Atemrhythmus
> - Nasenflügeln
> - Einsatz der Atemhilfsmuskulatur
> - Gleichmäßige und gleichseitige Thoraxbewegungen
> - Offene Verletzungen am Thorax inkl. atemabhängige Geräusche im Verletzungsbereich
> - Instabilität des Thorax, Krepitationen
> - Zyanosezeichen
> - Hautemphysem
> - Auskultationsbefund
> - Klopfschall
> - Gestaute Halsvenen
> - Verschiebung der Trachea
> - Subjektive Patientenaussagen (Atemnot, Angst, Unruhegefühl)

Die Maßnahmen im B-Management beinhalten je nach klinischem Befund die Verabreichung von Sauerstoff, Inhalation von Medikamenten, erleichternde Lagerungen, noninvasive Ventilation (NIV), Entlastungspunktion bei einem Spannungspneumothorax, Einlegen von Thoraxdrainagen bei Luft- oder Flüssigkeitsansammlungen im Pleuraspalt und dienen in erster Linie zur Wiederherstellung einer adäquaten Ventilation und Diffusion des Lungengewebes. Bei offenen Verletzungen am Thorax, welchen einen Pneumothorax verursachen, werden diese mit einem dreiseitig verschlossenen Okklusivverband steril abgedeckt. Die vierte Seite des Verbandes wird nicht verklebt,

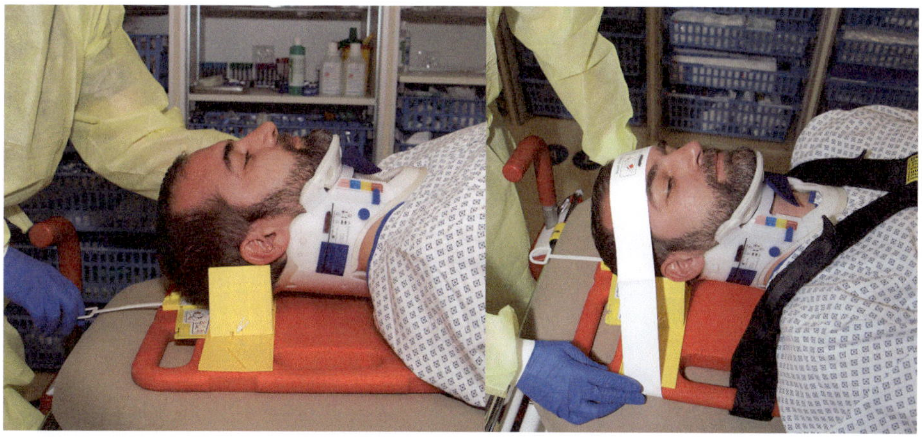

Abb. 14.3 Seitliche Kopfstabilisierung und Fixierung mittels Tape

damit keine intrathorakale Spannungssituation erzeugt wird.

In Situationen, bei denen die Lungenfunktion durch fortgeschrittene Krankheitsprozesse bereits stark beeinträchtig ist, wird der Einsatz einer medikamentösen Inhalation oder gar die Therapie mit einem NIV-Gerät bereits im Schockraum während des Primary Survey im B-Management nötig. Dies kann besonders bei nichttraumatologischen Patienten, z. B. bei einer akuten respiratorischen Insuffizienz (ARI), der Fall sein.

Zur apparativen Überwachung im B-Management können ebenfalls die Pulsoxymetrie und die Kapnografie eingesetzt werden. Als weiteres Hilfsmittel kommt hier noch das Röntgen des Thorax hinzu, um die klinischen Verdachtsdiagnosen entweder zu bestätigen oder auszuschließen. In besonderen Ausnahmefällen, wie der oben erwähnten ARI, kann auch eine arterielle Blutgasanalyse (aBGA) die weitere Therapie bestimmen. Da diese Maßnahme allerdings etwas Zeit in Anspruch nimmt, sollte sie nur in ausgewählten Patientensituationen während des Primary Survey durchgeführt werden. Bei nichttraumatologischen Schockraumsituationen kann dies häufiger der Fall sein als bei traumatologischen Situationen.

Im B-Management befassen sich die Pflegeperson ZNA mit der Assistenz der Entlastungspunktion des Spannungspneumothorax und bereiten die anschließende Einlage der Thorax-Drainage vor. Die Versorgung offener Verletzungen im Thoraxbereich steht ebenso im Vordergrund der Pflegeperson ZNA wie die Installation und Betreuung einer suffizienten NIV-Beatmung bei ARI. Sehr zeitintensiv ist die Startphase der NIV-Therapie, besonders bei Patienten, welche diese zum ersten Mal erhalten. Die Pflegeperson ZNA muss hier intensiv auf die Bedürfnisse des Patienten eingehen und die Maske dem Patienten exakt anpassen. Um möglichst schnell eine NIV-Toleranz bei dem Patienten zu erreichen, muss dieser gut angeleitet werden. Dies reduziert die Ängste und subjektive Atemnot oder kann diese zumindest stark reduzieren.

Arterielle Blutgasanalysen und Katheter sind ggf. kompetenzorientiert festgelegt oder nach regionalen Vorgaben mit der Pflegeperson Anästhesie abzusprechen.

- **C – Circulation with hemorrhage control – Kreislauf und Blutungskontrolle**

Erste Hinweise auf eine Beeinträchtigung der Kreislaufsituation sind häufig bereits an der Vigilanz und dem Hautzustand des Patienten zu erkennen. Neben offensichtlichen Zeichen wie aktiven Blutungen und großen Hämatomen weisen auch Hautkolorit, Hautfeuchtigkeit und Hauttemperatur auf eine Minderperfusion hin. Bei einer guten Perfusion ist die Haut rosig trocken und warm, bei einer Minderperfusion eher blass, feucht und kalt. Nicht zu vergessen ist die kapilläre Reperfusionsszeit, also die Zeit, in der das periphere Gewebe nach einer Unterbrechung durch Druck wieder perfundiert wird. Diese Zeit liegt normalerweise bei 2 s oder darunter und kann an den Handballen, dem Sternum oder der Stirn gemessen werden. Standardmäßig sollte auch der Puls ertastet werden und dabei auf dessen Frequenz, Rhythmus und Füllung geachtet werden. Anhand dieser klinischen Zeichen kann bereits eine Aussage über das Stadium des hämorrhagischen Schocks gemacht werden, in dem sich der Patient befindet. Die Stadien des hämorrhagischen Schocks werden in Tab. 14.4 näher ausgeführt.

Zum Ausschluss einer Perikardtamponade sollten auch die Herztöne auskultiert werden.

„Blood on the floor and four spaces more" – dieser Merksatz hilft bei der Suche nach großen und vitalge-

Tab. 14.4 Stadien des hämorrhagischen Schocks (STN 2018)

	Stadium I	Stadium II	Stadium III	Stadium IV
Blutverlust	Unter 750 ml	750–1500 ml	1500–2000	>2000 ml
Blutverlust	Unter 15 %	15–30 %	30–40 %	>40 %
Bewusstseinslage	Wach	Ängstlich	Verwirrt	Bewusstlos
Atemfrequenz	14–20	20–30	30–40	>35
Puls	<100	>100	>120	>140
Blutdruck	Normal	Normal	Erniedrigt	Sehr niedrig
Pulsdruck	Normal	Fadenförmig	Schwach	Sehr schwach
Rekap-Zeit	Normal	>2 s	>2 s	Keine
Hautzustand	Normal	Blass	Blass	Blass/kalt
Urinausscheidung	>30 ml/h	20–30 ml/h	5–15 ml/h	<5 ml/h
Basendefizit	0 bis −2 mmol/l	−2 bis −6 mmol/l	−6 bis −10 mmol/l	−10 mmol/l oder geringer

fährdenden Blutungsquellen. Während offene Blutungen meist offensichtlich zu erkennen sind, müssen innere Blutungen im Thorax, Abdomen, Becken und den Oberschenkeln gezielt gesucht werden. Hinweise darauf sind offensichtliche Frakturzeichen, Fehlstellungen und Deformitäten im entsprechenden Bereich, eine Volumenzunahme im Abdomenbereich und eine Instabilität des Beckens. Ebenso sind gestaute Halsvenen und abgeschwächte Herztöne eine Hinweis auf eine Perikardtamponade, welche umgehend entlastet werden muss. Blutungen im Bereich des Thorax sollten bereits im B-Management gefunden und die entsprechenden Maßnahmen eingeleitet werden.

> **Praxistipp**
>
> Suche nach Anzeichen eines (Durch-)Blutungsproblems:
> - Vigilanz
> - Hautfarbe
> - Hautfeuchtigkeit
> - Hauttemperatur
> - Rekapillarisierungszeit, normal ≤2 s
> - Puls: vorhanden, Frequenz, Rhythmus, Qualität
> - Gestaute Halsvenen
> - Herztöne
> - Aktive Blutungen
> - Hämatome
> - Beurteilung des Abdomens
> - Stabilitätsprüfung des Beckens
> - Frakturzeichen an den Oberschenkeln

Das C-Management umfasst die Wiederherstellung des intravasalen Volumens durch gezielte Maßnahmen, bei denen die Pflegeperson ZNA gefordert ist. Eine adäquate Volumentherapie, Stabilisieren von Frakturen der langen Röhrenknochen mittels Schienen gehören ebenso dazu wie die Stabilisierung von Beckenfrakturen mit einem Beckengurt. Das Komprimieren von äußeren Blutungen kann durch direkten Druck auf die Blutung mit Kompressen oder das Abbinden proximal der Blutung mit einem Tourniquet geschehen. Das Entlasten einer Perikardtamponade oder eines Hämatothorax ist ebenfalls eine lebensrettende Sofortmaßnahme im C-Management. Hierbei ist die Aufgabe der Pflegeperson ZNA, bei den angeordneten Maßnahmen zu assistieren oder diese selbstständig durchzuführen. Stabilisiert sich der Patienten trotz adäquater Therapie nicht, muss nach weiteren Verletzungen gesucht und ggf. jetzt die Rückseite des Patienten angeschaut werden. Besteht der Verdacht auf eine Wirbelsäulenverletzung, wird hierzu das Log-Roll-Manöver angewendet. Der Log-Roll wird unter „E – Exposure & Environmental control" genauer beschrieben.

> ❯ Bei entsprechendem Unfallmechanismus muss bereits im C-Management die Rückseite des Patienten beurteilt werden. Dies sollte bei Verdacht auf Wirbelsäulenverletzungen schonend mit dem Log-Roll erfolgen.

Des Weiteren werden zur Stabilisierung des Patienten ein bis zwei großlumige Venenverweilkanülen für die Volumengabe angelegt. Eine Blutentnahme für Standartlabor inkl. Blutbild, Gerinnungsparameter, Bluttypenbestimmung mit Kreuzprobe (Type & Screen) und venöse Blutgasanalyse (vBGA) mit Blutzucker- und Laktatbestimmung können hierbei initiiert werden. Ein toxikologisches Screening des Blutes oder Urins nach Alkohol und anderen Drogen kann eine sinnvolle Ergänzung der Laborresultate sein genauso wie ein Schwangerschaftstest bei Frauen im gebärfähigen Alter. Weitere relevante Laborparameter ergeben sich individuell aus dem vorherrschenden Leitsymptom des Patienten und orientieren sich an den hausinternen Richtlinien.

Sollte eine venöse Punktion erschwert oder unmöglich sein, muss nach drei erfolglosen Punktionsversuchen, spätestens aber nach 90 s, eine intraossäre Punktion erfolgen.

Zur Volumentherapie zählen heute neben gewärmter isotonischer kristalloider Infusionslösung und gewärmte Blutprodukte wie Erythrozytenkonzentrate auch das medikamentöse Gerinnungsmanagement wie die Gabe von Tranexamsäure intravenös. Für Massentransfusionen sollte ein entsprechendes Infusionsgerät zur Druckinfusion mit Wärmefunktion und ggf. auch ein Cell-Saver zur Autotransfusion bereitgehalten werden.

Bei nichttraumatologischen Patienten steht im C-Management häufig die medikamentöse Stabilisierung der Kreislaufsituation im Vordergrund. Dies z. B. bei Patienten in einem distributiven Schock, bei denen die Verschiebung des intravasalen Volumens nach extravasal verringert oder eine gestörte Sympathikusinnervation durch entsprechende Medikamente überbrückt werden muss.

Droht dem Patient ein Herz-Kreislauf-Stillstand, sind nach den 4 H (Hypoxie, Hypovolämie, Hypo-/Hyperkaliämie, Hypothermie) und den HITS (Herzbeuteltamponade, Intoxikation, Thromboembolie, Spannungspneumothorax) zu suchen und der Algorithmus der Reanimation wird begonnen.

Bei Patienten im kardiogenen Schock steht hier die Therapie der Ursache im Vordergrund. Zur Stabilisierung der hämodynamischen Instabilität, bis zur definitiven Therapieversorgung, können hierzu ebenfalls entsprechende Medikamente oder der Einsatz des Defibrillators mit transthorakalem Schrittmacher nötig sein. Näheres zu den Schockformen und deren Ursache und Versorgung ist in ◘ Tab. 14.2 zu finden (Gässler et al. 2018).

Ergänzend zu den klinischen Beurteilungskriterien werden im C-Management die Messung des Blutdrucks und das Monitorisieren des Herzrhythmus eingesetzt.

Die Pflegeperson ZNA unterstützt hier bei den getroffenen Verordnungen mit der Blutentnahme, dem Volumen- und Medikamentenmanagement und der Einstellung des Defibrillators oder des transthorakalen Herzschrittmachers.

Zur Stützung der Verdachtsdiagnose oder zum Ausschluss innerer Blutungen wird sonografisch mit dem e-FAST (extended Focussed Assessment Sonography for Trauma) im Abdomen, Perikard und Thorax nach Blutungen gesucht. Ergänzend muss bei einem entsprechenden Unfallhergang oder den passenden klinischen Zeichen einer Beckenfraktur zusätzlich eine konventionelle radiologische Beckenübersichtaufnahme veranlasst werden.

Ist der Patient ABC-stabil, kann auch mittels der MSCT-Strategie direkt im CT eine hämodynamisch relevante Blutung bei einem traumatologischen Patienten ausgeschlossen werden. Näheres zur MSCT-Strategie wird in ▶ Abschn. 14.4.4 beschrieben.

Als weiteres Hilfsmittel im C-Management sollte bei ausgewählten Indikationsstellungen auch ein 12-Kanal-EKG zum Ausschluss eines Myokardinfarkts oder zur Diagnostik, z. B. bei Vorliegen eines kardiogenen Schocks, bereits im Primary Survey bei nichttraumatologischen und bei traumatologischen Patienten eingesetzt werden.

▪ D – Disability – Neurologischer Status

Um schnell zentrale neurologische Defizite zu erkennen, wird zuerst die Glasgow Coma Scale (GCS) erhoben und anschließend die Pupillen auf Größe, Gleichseitigkeit und Reaktion auf Lichteinfall geprüft (◘ Tab. 14.5). Diese sehr schnellen Parameter geben bereits Auskunft über Hirnareale, welche durch eine Raumforderung im Schädel beeinträchtigt sein können. Ein GCS-Wert von 15 gilt als normal und unauffällig. Kopfverletzungen mit einem GCS-Wert von 13–15 Punkten weisen auf ein leichtes Schädel-Hirn-Trauma hin. GCS-Werte zwischen 9 und 12 Punkten gelten bei Kopfverletzungen als mittleres und ein GCS-Wert von 8 und tiefer (≤8) mit Kopfverletzung als schweres Schädel-Hirn-Trauma. Schwere Schädel-Hirn-Traumen mit einem GCS-Wert von ≤8 sind intubationspflichtig, da hier die Gefahr des Verlusts der Schutzreflexe besteht. Die Punktescala erstreckt sich von 3 bis 15 über drei verschiedene Parameter und beinhaltet neu auch den Wert „nicht testbar NT" für bereits intubierte Patienten (STN 2018).

◘ **Tab. 14.5** Glasgow Coma Scale: für Erwachsene und Kinder (STN 2018)

Beurteilung Erwachsene und Kinder > 5 Jahre	Punkte	Beurteilung Kinder < 5 Jahre
Augen öffnen		**Augen öffnen**
Spontan	4	Spontan
Bei Ansprache	3	Bei Ansprache
Auf Druckreiz	2	Auf Druckreiz
Keine Reaktion	1	Keine Reaktion
Nicht testbar	NT	Nicht testbar
Beste verbale Antwort		**Beste verbale Antwort**
Orientiert	5	Äußert sich adäquat und lächelt freundlich
Verwirrt	4	Schreit, lässt sich trösten
Spricht Wörter	3	Schreit, lässt sich nicht trösten
Laute	2	Unruhig, erregt
Keine Antwort	1	Reine Reaktion
Nicht testbar	NT	Nicht testbar
Beste motorische Antwort		**Beste motorische Antwort**
Auf Aufforderung	6	Auf Aufforderung
Gezielt	5	Auf Schmerzreiz gezielt
Normale Beugeabwehr	4	Auf Schmerzreiz normale Beugeabwehr
Auf Schmerzreiz Beugesynergismen	3	Auf Schmerzreiz Beugesynergismen
Auf Schmerzreiz Stecksynergismen	2	Auf Schmerzreiz Stecksynergismen
Keine Reaktion	1	Keine Reaktion
Nicht testbar	NT	Nicht testbar

Zu beachten ist hier jedoch, dass auch andere Ursachen wie Intoxikationen, Hypo- und Hyperglykämien oder eine Minderperfusionen durch einen Schock die Bewusstseinslage des Patienten beeinträchtigen können. Sind jedoch GCS-Wert und Pupillenreaktion unauffällig, kann bei einem kurzen neurologischen Check noch Motorik und Sensorik der vier Extremitäten (Lateralisationszeichen) überprüft werden. Längere und ausführliche neurologische Untersuchungen und Tests werden allerdings erst im Secondary Survey mit der Untersuchung von Kopf bis Fuß durchgeführt.

> **Praxistipp**
>
> Suche nach einer zentralen neurologischen Störung:
> - GCS
> - Pupillen: Größe, Gleichseitigkeit, Form, Reaktion auf Licht
> - Lateralisationszeichen
> - Amnesie
> - Orientierung

- **E – Exposure & Environmental control – Ganzkörperkontrolle**

Zum Abschluss des Primary Survey werden kurz die Körperareale beurteilt, welche bisher noch nicht angeschaut wurden. Dies dient dazu, periphere Verletzungen, Ödeme oder Einstichstellen zu erkennen. Dazu gehört auch, dass spätestens jetzt die Rückseite des Patienten, inkl. Sphinktertonus, beurteilt und die Körpertemperatur des Patienten erfasst wird. Bei Verdacht auf Wirbelsäulenverletzungen geschieht die Beurteilung der Rückseite durch das schonende und achsengerechte Drehen des Patienten mit dem Log-Roll. Für dieses Manöver werden mindestens drei Personen zum Drehen und eine untersuchende Person benötigt. Eine Person fixiert hierbei den Kopf zwischen ihren Unterarmen, wobei sich deren Hände am Schultergürtel des Patienten abstützen. Die zweite Person fasst am oberen Thorax mit der einen und am Beckenbereich mit der zweiten Hand den Patienten. Die dritte Person fasst am mittleren Thoraxbereich und an der unteren Extremität zu. Dabei überkreuzen sich die Arme der zweiten Person (Beckenbereich) und der dritten Person (mittlerer Thoraxbereich). Auf Anweisung der Person am Kopf wird nun der Patient achsengerecht auf die Seite gedreht, auf der die beiden haltenden Personen stehen. Der Untersucher kann nun die Rückseite des Patienten von der gegenüberliegenden Seite der haltenden Personen untersuchen. Dabei können alle restlichen Kleidungsstücke oder Gegenstände entfernt werden. Abschließend wird auf Kommando der Kopfposition der Patient wieder auf die Rückseite gedreht. Bei Frakturen der unteren Extremität ist eine zusätzliche Person notwendig, welche nur die verletzte Extremität bei dem Log-Roll achsengerecht stabilisiert (Abb. 14.4 und 14.5). Bei allen Maßnahmen muss stets darauf geachtet werden, dass eine Hypothermie bei dem Patienten vermieden wird.

> **Praxistipp**
>
> Suche nach Problemen an noch nicht untersuchten Körperregionen:
> - Rückseite, ggf. mit Log-Roll
> - Extremitäten des Patienten

> **Praxistipp**
>
> Suche nach Temperaturproblemen
> - Wärmehaushalt und Temperaturkontrolle

> Spätestens im E-Management wird auch die Rückseite des Patienten beurteilt. Dies kann jedoch bei entsprechender Verdachtsdiagnose bereits im C-Management erfolgen.

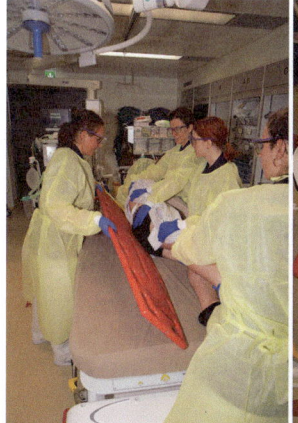
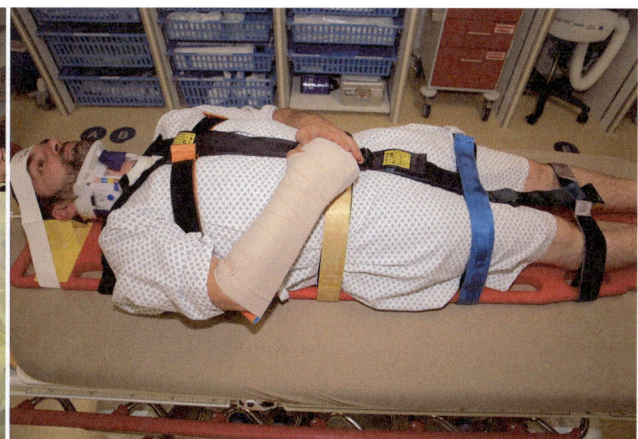

Abb. 14.5 Vorbereitung zum Lagern auf das Spineboard, Immobilisation inkl. Spinne

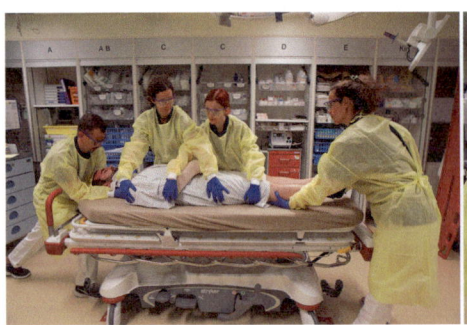
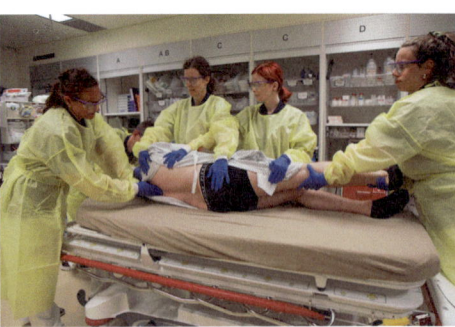

Abb. 14.4 Kopf stabilisieren und Überkreuzgriff inkl. Stabilisierung des rechten Beins, Untersuchung des Rückens

Zu den E-Maßnahmen werden die Erhebung der Körperkerntemperatur und der Einsatz von wärmenden Maßnahmen gezählt. Die Erhaltung der Normothermie spielt im gesamten Schockraummanagement eine wichtige Rolle. Während des Managements der einzelnen Versorgungsschritte kann darauf Einfluss genommen werden. Das verabreichte Volumen kann mit Geräten, wie einem Infusions- und Blutwärmegerät, vorgewärmt werden. Für Untersuchungen sollte der Patient nur kurzzeitig aufgedeckt und anschließend wieder mit einer wärmenden Decke zugedeckt werden. Des Weiteren können Wärmelampen zum Einsatz kommen. Zum aktiven Wärmen können auch Blasen- oder Peritonealspülungen mit warmer Spülflüssigkeit eingesetzt werden. Die Erhaltung des Wärmehaushaltes ist eine wichtige Aufgabe der Pflegeperson ZNA im Schockraummanagement, da eine Hypothermie das Gerinnungssystem negativ beeinflusst, eine DIC („disseminated intravascular coagulation", disseminierte intravasale Gerinnung – Verbrauchskoagulopathie) fördert und somit einen entsprechenden Einfluss auf das Patienten-Outcome hat.

Vor Beginn des Secondary Survey muss mit einer Reevaluation des Primary Survey sichergestellt sein, dass der Patient stabilisiert ist. Hier können nun weitere Hilfsmittel wie Blasenkatheter, Magensonde oder zusätzliche Gefäßzugänge veranlasst und ergänzende diagnostische Maßnahmen eingeleitet werden. Die mittlerweile routinemäßige Mehrschicht-Computertomographie (MSCT) von Kopf bis zu den Oberschenkeln, die sogenannte Traumaspirale, ist bei individueller Indikationsstellung weit verbreitet und etabliert (Laue et al. 2019).

14.4.1.2 Besondere Patientengruppen

Prinzipiell werden alle Patienten im Schockraum nach dem oben genannten Prinzip des Primary Survey im Schockraum behandelt. Hierbei gibt es Patientengruppen, welche spezielle anatomische und physiologische Besonderheiten aufweisen und durch die Pflegeperson ZNA berücksichtigt werden muss.

> **Besondere Patientengruppen im Schockraummanagement**
> – Kinder
> – Schwangere
> – Ältere Patienten

■ **Kinder**

Bei Kindern muss altersentsprechend auf die anatomischen und physiologischen Abweichungen zum Erwachsenen eigegangen werden. Die Zunge bei Kleinkindern ist im Verhältnis zum Mund-/Rachenraum größer als beim Erwachsenen und der Durchmesser der Luftröhre enger und flexibler. Des Weiteren ist die Trachea näher am Kehlkopf und verengt sich gegen den Kehlkopf hin.

Kinder sind die ersten Monate reine Nasenatmer und der Kopf ist im Verhältnis zum Körper größer als beim Erwachsenen. Dies bedingt bei der Rückenlage von Kleinkindern, dass der Schultergürtel unterlegt werden muss. Hierzu eignen sich entweder spezielle Kinderrettungsbretter oder das Unterlegen von gefalteten Tüchern. So kann das Kind in der sogenannten „Sniffing Position" (Abb. 14.6) gelagert werden, ohne dass die Trachea abgeknickt wird.

Die Nackenmuskulatur bei Kindern ist im Verhältnis zur Größe und Schwere des Kopfes noch nicht stark genug. Der Brustkorb ist dünner und flexibler, das Sternum und die Rippen sind noch nicht verknöchert. Daher weisen Kinder häufiger Lungenkontusionen auf als Erwachsene. Im Gegensatz dazu sind Rippenfrakturen bei Kindern seltener und weisen auf eine hohe Krafteinwirkung hin.

Die Bauchmuskulatur ist bei Kindern noch nicht so stark ausgeprägt und die Organe liegen dichter zusammen. Daher sind bei Traumen im Abdomenbereich meistens mehrere Organe betroffen.

Frakturen im Bereich der Wachstumsfugen erfordern eine besondere Aufmerksamkeit und Versorgung.

Kinder können ihr Cardiac Output nur durch Steigerung der Herzfrequenz erhöhen, ein Kind kann 25–30 % seines Blutes verlieren, bis der Blutdruck reagiert.

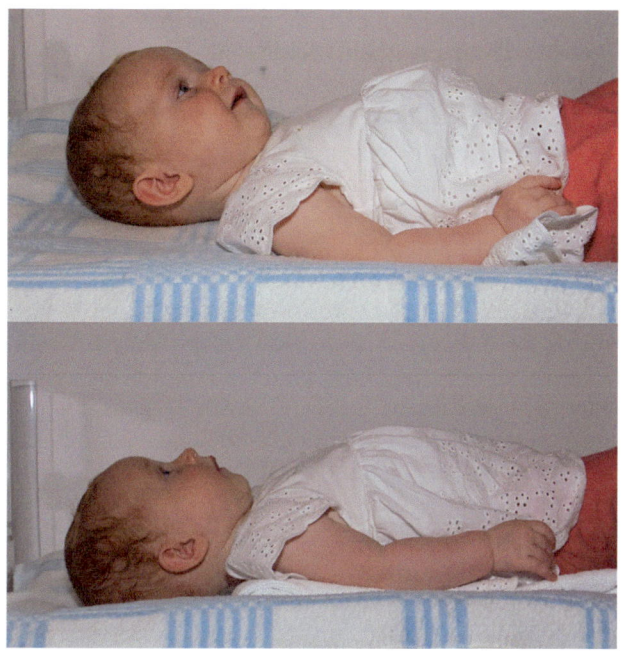

Abb. 14.6 Durch den großen Hinterkopf des Babys ist in Rückenlage der Kopf nach vorne geneigt und somit die Trachea abgeknickt. Durch die Unterlage unter Schulter und Rücken ist die Trachea nun gerade und das Baby in der Sniffing Position

Bei der Behandlung von Kindern muss im Medikamenten- und Volumenmanagement stets gewichtsadaptiert vorgegangen werden. Kristalloide werden bolusweise mit 20 ml/kg KG infundiert und Blutprodukte mit 10 ml/kg KG transfundiert.

Zur Ermittlung des Gewichtes können optimalerweise die Eltern befragt werden. Sind diese nicht erreichbar, sollte mit einem pädiatrischen Maßband (Kindersicher, Broslow-Pediatric-Tape usw.) gearbeitet werden. Hiermit können dann anhand der Größe des Kindes die angepassten Hilfsmittel wie z. B. die Tubusgröße, Medikamentendosierung und die normalen altersentsprechenden Vitalparameter abgelesen werden.

▪ Schwangere

Anatomische und physiologische Abweichungen weisen auch schwangere Patientinnen auf. Während des ersten Trimesters ist der Fötus noch durch den dickwandigen Uterus und das Becken geschützt. Im zweiten Trimester wächst der Fötus langsam aus dem Becken heraus und wird noch von viel Fruchtwasser umgeben und geschützt. Während des dritten Trimesters wird die Wand des Uterus immer dünner und der Fötus verdrängt durch seine Größe die abdominellen Organe der Mutter. Durch sein Gewicht kann er die Vena cava inferior komprimieren, sobald die Schwangere auf dem Rücken liegt. Daher sollten Patientinnen im dritten Trimester in ca. 10° auf die linke Seite gedreht werden. Dies kann auf einem Spineboard oder der Vakuummatratze mit dem Unterlegen einer zusammengerollten Decke geschehen.

Durch das Verdrängen der abdominellen Organe muss besonders bei der Einlage von Thoraxdrainagen auf eine angepasste höhere Punktionsstelle geachtet werden, um nicht die Drainage im Abdomen zu platzieren oder die Leber zu punktieren.

Für das Schockraummanagement von Schwangeren sollte ein Gynäkologe anwesend sein und ggf. auch eine Hebamme hinzugezogen werden. Dennoch gilt hier der Grundsatz, dass zuerst die Mutter stabilisiert werden muss, bevor der Fötus beurteilt wird.

▪ Ältere Patienten

Mit zunehmendem Alter reduziert sich die Sauerstoff-Diffusionsfläche der Lunge durch eine geringere Dehnbarkeit des Lungengewebes und durch eine normale Reduktion der funktionalen Alveolen. Des Weiteren verknöchern die Knorpelansätze der Rippen, was zu einer Reduktion der Atemmechanik beiträgt.

Generell können ältere Patienten weniger gut einen Blutverlust kompensieren, was mit einer Abnahme der systemischen Reaktionsfähigkeit des Reizleitungssystems und der reduzierten Funktion der Katecholaminrezeptoren mit zunehmendem Alter begründet ist. Ebenfalls beeinflussen Medikamente wie Kalziumantagonisten und Beta-Blocker oder auch implantierte Herzschrittmacher die systemischen Schockreaktionen des Körpers.

Durch eine normale altersbedingte Abnahme der Nervenzellen im Gehirn mit zusätzlicher Reduktion der Neurotransmitter werden Sensorik und Motorik eingeschränkt. Dies muss bei der Erhebung des GCS beachtet werden, damit z. B. ein Patient mit altersbedingter Schwerhörigkeit oder Sehminderung auch die Punkte der Glasgow Coma Scale erfüllen kann. Zusätzlich ist bei älteren Patienten mit einem erhöhten Risiko an Subduralhämatomen zu rechnen, da die Brückenvenen durch eine altersbedingte Hirnatrophie vermehrt unter Spannung stehen und bereits durch kleine Erschütterungen einreißen können.

Begünstigt werden Hirnblutungen aller Art durch die Einnahme oraler Antikoagulanzien.

14.4.2 Secondary Survey

Zur Erfassung der Gesamtsituation des Patienten und zum Erstellen einer Notfalldiagnose gehört eine gründliche und ausführliche Untersuchung des Patienten von Kopf bis Fuß, inklusive aller Köperöffnungen. Werden bei dieser Untersuchung weitere Verletzungen gefunden oder Diagnosen gestellt, können zusätzliche diagnostische Maßnahmen, wie gezielte Röntgenaufnahmen oder CT-Untersuchungen, eingeleitet werden. Wird bei dieser Untersuchung jedoch eine lebensbedrohliche Verletzung oder Diagnose festgestellt, wird diese mit den entsprechenden Maßnahmen behandelt und erneut mit einer Reevaluation des Primary Survey begonnen.

Zeigt sich die Kopf-bis-Fuß-Untersuchung unauffällig und der Patient ist weiterhin hämodynamisch stabil, wird mit der erweiterten Anamnese und der fokussierten Untersuchung des Leitsymptoms im Secondary Survey begonnen. Hierzu hat sich das S-AMPLER-Schema bewährt, welches bereits im traumatologischen und im nichttraumatologischen Management außerhalb des Schockraumes Anwendung findet (Gässler et al. 2018).

> Der Secondary Survey beinhaltet die ausführliche Untersuchung des Patienten von Kopf bis Fuß und die komplette Systemanamnese nach S-AMPLER.

S-AMPLER
- Signs & Symptoms nach OPQRST-Schema
  - Onset – Beginn
  - Palliation/Provocation – Linderung/Verschlechterung
  - Quality – Qualität
  - Region/Radiation/Referral – Region/Ausbreitung/Ausstrahlung
  - Severity – Intensität
  - Time/Duration – Zeitlicher Verlauf/Dauer
- Allergies – Allergien
- Medication – Medikamente
- Permanent & past medical history/Pregnancy – Bestehende Erkrankungen und Vorerkrankungen/Bestehende Schwangerschaft
- Last oral intake, fluid or solid – Letzte orale Einnahme, flüssige oder feste Nahrung
- Events leading to the present situation – Ereignisse direkt vor Beginn der Schmerzen/Beschwerden
- Risk factors – Risikofaktoren

14.4.2.1 Symptomassessment nach OPQRST

Das Symptomassessment wird vorwiegend nur bei nichttraumatologischen Patienten nach abgeschlossenem Primary Survey erhoben und bezieht sich auf das vorherrschende Leitsymptom. Dieses Symptomassessment wurde bereits in der Erstbeurteilung während des Primary Survey in der ersten Schockraumphase begonnen. Jetzt wird es noch durch eine erweiterte Anamnese genauer eruiert. Ist der Patient nicht in der Lage, Auskunft zu geben, können evtl. Angehörige, Lebenspartner oder Freunde darüber Auskunft geben (Gässler et al. 2018).

- **O – Onset – Beginn**

Zuerst gilt es herauszufinden, wann und wie die Schmerzen oder Beschweren begonnen haben und was der Patient zu diesem Zeitpunkt getan hat. Dies gibt Auskunft über mögliche Ursachen der Hauptbeschwerde, dem Leitsymptom. Wichtig ist hier herauszufinden, ob der Patient solche Beschwerden bereits vorher hatte oder ob diese zum ersten Mal auftreten. Schmerzen oder Beschwerden, die langsam begonnen oder akut eingesetzt haben, können wegweisend für eine Diagnose sein. Gleiches gilt für weitere zusätzliche Beschwerden, welche der Patient angibt.

- **P – Palliation/Provocation – Linderung/Verschlechterung**

Viele Schmerzen oder Beschwerden lassen sich oft durch einfache Mittel entweder verschlimmern oder lindern. Ein bestimmte Bewegung, Körperhaltung oder Lagerung sowie Wärme- oder Kälteanwendungen geben häufig bereits erste Hinweise und können verschiedene Differenzialdiagnosen stützen oder ausschließen. Unter Umständen hat der Patient bereits Medikamente eingenommen, welche die Beschwerden lindern oder aber keine Wirkung zeigen.

- **Q – Quality – Qualität**

Die Beschreibung der Schmerzqualität als brennend, stechend, dumpf, spitz, ziehend, krampfartig, kommend und gehend gibt weitere Hinweise zur Einschränkung oder zum Ausschluss verschiedener Differenzialdiagnosen. Des Weiteren Kann die Qualität der Beschwerden, wie z. B. erschwertes Ein- oder Ausatmen oder Sprechdyspnoe hilfreich in der Ursachenfindung sein.

- **R – Region/Radiation/Referral – Region/Ausbreitung/Ausstrahlung**

Die Schmerzlokalisation und Schmerzausstrahlung ist oft wegweisend für deren Ursache. Ist der Schmerz lokal begrenzt oder diffundiert er in andere Regionen oder strahlt gar in andere Körperareale aus?

- **S – Severity – Intensität**

Die Erfassung der Schmerz- oder Beschwerdestärke auf numerischen Skalen von 0 bis 10 oder mit Gesichtern erleichtert dem Patienten die Aussagen zur Intensität der Schmerzen und Beschwerden.

- **T – Time/Duration – Zeitlicher Verlauf/Dauer**

Zum Schluss des Symptomassessments muss der genaue Zeitpunkt des Schmerzbeginns sowie der Beschwerdeverlauf erfasst werden. Für eine genaue Diagnosestellung und die daraus resultierenden therapeutischen Interventionen ist der Zeitpunkt des Beschwerdebeginns und dessen Verlauf – also ob diese gleichbleibend, ansteigend oder rückläufig sind – entscheidend.

14.4.2.2 Erweiterte Patientenanamnese mit AMPLER

Ergeben sich aus dem Symptomassessment keine akuten Handlungsmaßnahmen, kann die Patientenanamnese mit der Merkhilfe AMPLER vervollständigt und dokumentiert werden. Auch hierzu können direkte Angehörige, Lebenspartner oder Freunde des Patienten oft hilfreich sein.

- **A – Allergies – Allergien**

Immer mehr Patienten weisen Allergien oder Unverträglichkeiten auf. Diese können den Symptomverlauf beeinflussen und die Notfalltherapie beeinträchtigen. Daher wird es zunehmend wichtiger, dies bereits beim Erstkontakt mit dem Patienten zu erfassen. Dies sollte nach Möglichkeit bereits schon vor der Gabe von Medikamenten beim Primary Survey erfragt werden.

- **M – Medication – Medikamente**

Mit zunehmendem Alter der Patienten steigt oft auch die Zahl der Medikamente, die dieser zu sich nimmt. Diese können Symptomverläufe verändern oder gar die Ursache eines Leitsymptomes sein, wie z. B. NSAR (nichtsteroidale Antirheumatika) als Ursache von Magenschmerzen und gastrointestinale Blutungen. Daher sind die Erfassung und Dokumentation von Medikamenten, welche der Patient bereits vor Symptombeginn eingenommen hat, wichtig. Dazu gehören Dauermedikationen wie z. B. Antihypertensiva, Antiarrhythmika und blutverdünnende Medikamente oder Antidiabetika. Schmerzmedikamente oder Antibiotika, welche nur kurzzeitig eingenommen wurden, müssen ebenfalls erfragt werden. Hinweise darauf können auch Medikamentenkarten geben, welche der Patient bei sich hat.

- **P – Permanent and past medical history/Pregnancy – Bestehende Erkrankungen und Vorerkrankungen/ Bestehende Schwangerschaft**

Meist geben die erfassten Medikamente bereits Aufschluss über bestehende Vorerkrankungen. Dennoch lohnt es sich, dies genauer zu eruieren und gezielt nachzufragen. Eine Stent-Einlage vor 6 Monaten bei einem Patienten mit Thoraxschmerzen kann wegweisend sein. Ebenfalls lassen kürzlich durchgeführte operative Eingriffe oder eine bestehende Schwangerschaft auf ein mögliches thromboembolisches Ereignis schließen. Die Frage bezüglich einer Schwangerschaft bei Frauen im gebärfähigen Alter ist sowohl für die Diagnosestellung als auch für die Planung und Durchführung von medikamentösen oder interventionellen Therapien von Wichtigkeit.

- **L – Last oral intake, fluid or solid – Letzte orale Einnahme, flüssige oder feste Nahrung**

Hierbei ist von Interesse, wann der Patient das letzte Mal etwas zu sich genommen hat und was es war. Einerseits können gewisse Lebensmittel an der Ursache des Patientenzustandes beteiligt sein, z. B. Alkohol oder verdorbene Lebensmittel. Andererseits erbrechen und aspirieren Patienten mit gefülltem Magen bei einem Bewusstseinsverlust oder bei einer bevorstehenden Narkose schneller als nüchterne Patienten. Des Weiteren kann diese Fragestellung wegweisend bei Patienten mit diabetischer Stoffwechselkrankheiten oder anderen Erkrankungen sein.

- **E – Events leading to the present situation – Ereignisse direkt vor Beginn der Schmerzen/Beschwerden**

Neben dem Symptomassessment mithilfe des OPQRST wird hier nun erfasst, welche Tätigkeit der Patient gemacht hat, als die Schmerzen oder Beschwerden begonnen haben. So macht es z. B. einen Unterschied, ob der Patient mit thorakalen Schmerzen und Dyspnoe diese Symptome am Morgen in Ruhe im Bett verspürte oder die Beschwerden nach einer körperlichen Belastung mit anschließender Hustenattacke aufgetreten sind.

- **R – Risk factors – Risikofaktoren**

Risikofaktoren können durch Umwelteinflüsse, genetische, familiäre oder medizinische Faktoren sowie psychosozial gegeben sein. Dieser Punkt dient zur Ergänzung der Vorerkrankungen bezogen auf das vorherrschende Leitsymptom.

– Mit Umwelteinflüssen sind hier z. B. Einflüsse im Arbeitsumfeld wie Chemikalien oder schwere körperliche Arbeit gemeint.
– Zu den genetischen Faktoren sind vererbte und angeborene Krankheiten oder, bei bestimmten Symptomen, auch das Geschlecht zu zählen.
– Familiäre Faktoren beschreiben eine familiäre Vorbelastung bezüglich bestimmter Krankheiten, wie z. B. Arteriosklerose, Diabetes oder einem Tumorleiden.
– Unter medizinischen Risikofaktoren sollten hier nur die für die Verdachtsdiagnose oder für das Leitsymptom relevanten Vorerkrankungen wie Diabetes, Hypertonie oder Adipositas festgehalten werden.
– Psychosoziale Faktoren schließen u. a. das soziale Gefüge, in dem der Patient lebt, wie auch seinen Lebensstil und psychische Vorerkrankungen mit ein. (Kann der alleinlebende, ältere Patient seine

Medikamente selber nach den ärztlichen Verordnungen korrekt richten und einnehmen? Besteht ein Nikotinabusus, Alkoholabusus, Medikamentenabusus? usw.)

Generell dienen beide Schemata des Secondary Survey als Hilfestellung, um wertvolle Informationen über den Patienten zu erhalten. Im Gegensatz zum ABCDE-Schema des Primary Survey dienen die Akronyme OPQRST und AMPLER dazu, alle relevanten Informationen über die Patientensituation zu erfassen. Daher müssen die einzelnen Punkte nicht zwingend in dieser Reihenfolge erfasst werden. Um die Patientenanamnese zu vervollständigen, sollte jedoch jedem einzelnen Punkt die entsprechende Aufmerksamkeit geschenkt werden.

14.4.3 Die drei Phasen des Schockraummanagements

Die drei Phasen des Schockraummanagements leiten sich hauptsächlich von internationalen Konzepten, wie z. B. dem ETC (European Trauma Course), ATLS (Advanced Trauma Life Support) und ATCN (Advanced Trauma Care for Nurses) für die Versorgung traumatologischer sowie dem ALS (Advanced Life Support) und AMLS (Advanced Medical Life Support) für die nichttraumatologischen Patienten, ab. In ◘ Tab. 14.6 soll ein vereinfachter Ablauf dargestellt werden, welcher jederzeit an das eigene Schockraummanagement, unter Berücksichtigung der lokalen Gegebenheiten und vorhandenen Fachdisziplinen und Ressourcen, angepasst werden kann. Die Abläufe in der Reanimationssituation werden hier nicht behandelt, siehe hierzu ▶ Kap. 15.

In der ersten Phase des Schockraummanagements wird durch prioritätengesetzte klinische Untersuchung nach akut lebensbedrohlichen Verletzungen und Organdysfunktionen gesucht und sofern möglich direkt mit der Therapie begonnen. Zusätzlich wird ein Basismonitoring angelegt und parallel mit der Basisdiagnostik begonnen. Erst wenn alle Punkte des Primary Survey stabil sind, also keine akute Vitalbedrohung des Patienten vorliegt, wird die erste Phase abgeschlossen. Ist der Patient jedoch in dieser Phase nicht stabilisierbar, muss bereits hier mit einer definitiven Therapie wie z. B. der lebensrettenden Notfallchirurgie (Damage Control Surgery – DCS) begonnen und der Patient in den Operationsbereich verlegt werden. Die DCS gibt in der ersten Phase des Schockraummanagements den blutstillenden Maßnahmen und der Blutungskontrolle sowie der Dekompression von Körperhöhlen einen hohen Stellenwert. Des Weiteren werden hierbei auch Verletzungen des Beckens, der Wirbelsäule und der langen Röhrenknochen minimalinvasiv z. B. durch Fixateure stabilisiert sowie revaskularisierende Maßnahmen bei verschlossenen Gefäßen oder Débridements von großen Wunden durchgeführt (Laue et al. 2019).

Patienten im kardiogenen Schock durch einen Koronarverschluss sollen ebenfalls bereits während der ersten Schockraumphase zur perkutanen transluminalen Koronarangioplastie (PTCA) in das Herzkatheterlabor verlegt werden.

Gleiches gilt für Patienten mit neurologischen Zeichen der National Institutes of Health Stroke Scale (NIHSS), welche zeitnah einer Lysetherapie oder einer interventionellen Kathetertherapie zugeführt werden müssen. Dies muss ebenfalls bereits in der ersten Schockraumphase geschehen.

In der nachfolgenden zweiten Phase erfolgen weiterführende Untersuchungen, das erweiterte Monitoring, die erweiterte Diagnostik sowie die weitere Stabilisierung des Patienten. Liegen alle Befunde der klinischen, diagnostischen und therapeutischen Maßnahmen vor, wird anhand dieser das weitere Prozedere für den Patienten festgelegt. Dabei müssen die hausinternen Ressourcen wie freie Kapazitäten im Operationsbereich, vorhandene Überwachungsbetten auf Spezialabteilungen wie Stroke Unit oder Chest Pain Unit sowie Intensivpflegebetten und die abrufbaren oder vorhandenen Fachdisziplinen berücksichtigt werden. Überschreiten die Anforderungen für den Patienten die vorhandenen Ressourcen, muss eine rechtzeitige Verlegung in eine geeignete Spezialklinik in die Wege geleitet werden.

Wird allerdings bereits in der ersten Phase des Schockraummanagements festgestellt, dass die Verletzungen oder Organdysfunktionen des Patienten die Kapazitäten der Klinik überschreiten, sollte bereits während des Primary Survey eine Verlegung angestrebt und der Patient für den Transport stabilisiert werden. Eine weiterführende Diagnostik oder Therapie darf auf keinen Fall eine Verlegung in eine geeignete Spezialklinik verzögern.

Die dritte Phase des Schockraummanagements stellt somit die definitive Versorgung des Patienten dar. Nach einer abschließenden Reevaluation wird festgelegt, welche operativen, interventionellen und therapeutischen Maßnahmen der Patient benötigt und in welchen Bereich oder Spezialklinik der Patient aus dem Schockraum verlegt wird.

> Diagnostische und therapeutische Maßnahmen dürfen eine Verlegung in eine geeignete Spezialklinik nicht verzögern.

14.4.4 Die MSCT-Strategie

Immer mehr setzt sich in den Traumazentren die Strategie der Multislice-Computertomografie oder auch Mehrschicht-Computertomografie (MSCT) in der ersten Schockraumphase gegenüber der konventionellen Röntgenaufnahmen und der Notfallsonografie im

Tab. 14.6 Drei Phasen des Schockraummanagements

	Versorgung traumatologischer Patienten	Versorgung nichttraumatologischer Patienten

1. Phase	Primary Survey
	– ABCDE-Beurteilung, inkl. Management
	  – Airway & c-spine
	  – Breathing & ventilation
	  – Circulation & hemorrhage control
	  – Disability
	  – Exposure & Environment
	– Basismonitoring
	  – Pulsoxymetrie
	  – Nichtinvasive Blutdruckmessung
	  – Rhythmusüberwachung
	  – …
	– Basisdiagnostik
	  – Basislabor, inkl. vBGA, Type & Screen
	  – Röntgen Thorax a.-p.
	  – Röntgen Beckenübersicht
	  – Notfallsonografie (eFAST)
	  – MSCT
	  – …
		Primary Survey
		– ABCDE-Beurteilung, inkl. Management
		  – Airway & c-spine
		  – Breathing & ventilation
		  – Circulation & hemorrhage control
		  – Disability
		  – Exposure & Environment
		– Basismonitoring
		  – Pulsoxymetrie
		  – Nichtinvasive Blutdruckmessung
		  – Rhythmusüberwachung
		  – …
		– Basisdiagnostik
		  – Basislabor, inkl. BZ, vBGA, Type & Screen
		  – Röntgen Thorax a.-p.
		  – Notfallsonografie (eFAST)
		  – MSCT
		  – …

2. Phase	Secondary Survey
	– Untersuchung von Kopf bis Fuß
	– AMPLER
	– Erweitertes Monitoring
	  – Invasive Blutdruckmessung
	  – 12-Kanal-EKG
	  – …
	– Erweiterte Diagnostik
	  – Zusätzliche Röntgenaufnahmen
	  – Organfokussierte Computertomografie
	  – Angiografie
	  – Urografie
	  – Echokardiografie
	  – Logendruckmessung
	  – …
		Secondary Survey
		– Untersuchung von Kopf bis Fuß
		– Symptomassessment
		  – OPQRST
		– AMPLER
		– Erweitertes Monitoring
		  – Invasive Blutdruckmessung
		  – 12-Kanal-EKG
		  – …
		– Erweiterte Diagnostik
		  – Zusätzliche Röntgenaufnahmen
		  – Organfokussierte Computertomografie
		  – Echokardiografie
		  – Coronarangiografie
		  – Gastroskopie
		  – …

3. Phase	Definitive Care
	– Reevaluation des Patienten
	– Festlegung des therapeutischen Planes unter Berücksichtigung der hausinternen Ressourcen
	  – Damage Control Surgery
	  – Intensivmedizinische Versorgung
	  – Verlegungsstrategie
	  – …
		Definitive Care
		– Reevaluation des Patienten
		– Festlegung des therapeutischen Planes unter Berücksichtigung der hausinternen Ressourcen
		  – Intensivmedizinische Versorgung
		  – Verlegungsstrategie
		  – …

traumatologischen Schockraummanagement durch. Hierbei erhalten alle Patienten, welche ABC-stabil sind, direkt eine sogenannte Traumaspirale. Diese wird auch als Ganzkörper-Computertomografie bezeichnet und beinhaltet ein MSCT von Kopf, HWS, Thorax, oberen Extremitäten, Abdomen, Becken und den Oberschenkeln. Teilweise und je nach lokalen Vorgaben werden auch die unteren Extremitäten komplett mit dem MSCT dargestellt. Das hier für die erste Schockraumphase beschriebene konventionelle Röntgen des Thorax und des Beckens sowie das e-FAST können somit entfallen. Dadurch versprechen sich die Anwender dieses Konzeptes eine schnellere und genauere Diagnostik und ein besseres Outcome für die Patienten. Jedoch verfügen noch nicht alle Kliniken über ein solches Gerät in Schockraumnähe. Somit haben aktuell sowohl die konventionelle Strategie mit Röntgen und e-FAST als auch die MSCT-Strategie jeweils ihre Berechtigung (Laue et al. 2019).

14.5 Das Team im Schockraum

Das Schockraumteam wird aus verschiedenen Fachrichtungen nach den lokalen Verhältnissen, den vorherrschenden Verletzungsmustern oder Beschwerdebildern der Patienten sowie den vorhandenen oder den in kürzester Zeit verfügbaren Fachdisziplinen zusammengestellt. Innerhalb des Schockraumteams müssen klare definitive Absprachen zwischen den einzelnen Fachdisziplinen und prioritätenorientierte Algorithmen zur diagnostischen und therapeutischen Vorgehensweise getroffen werden. Diesbezüglich zeigen Behandlungsleitlinien und Behandlungsstandards wie z. B. ATLS, ETC, ATCN oder SiK für traumatologische und ALS, ACiLS und AMLS für nichttraumatologische Patienten während der ersten drei Schockraumphasen eine Verbesserung in den Versorgungsabläufen. Die Leitung des Schockraumteams, der Teamleiter, sollte durch den erfahrensten Facharzt oder Oberarzt gewährleistet sein (Helm und Kulla 2012).

> **Teamleitung**
> Die Teamleitung im Schockraum sollte ein erfahrener Facharzt oder Oberarzt einer Spezialdisziplin sein:
> – Fähigkeitsausweis Klinische Notfallmedizin
> – Unfallchirurgie bei traumatologischen Verletzungen
> – Chirurgie bei nichttraumatologischen chirurgischen Beschwerden
> – Innerer Medizin bei Patienten mit Organdysfunktionen
> – Anästhesie
> – Pädiatrie bei Kindern

Neben dem Fach- oder Oberarzt, welcher im Optimalfall eine Weste oder Armbinde trägt, die ihn als Teamleiter kennzeichnet, werden in dem Basis-Schockraumteam der jeweilige fachspezifische Assistenzarzt, Pflegepersonen ZNA und Anästhesie sowie diagnostisches Fachpersonal benötigt (Tab. 14.7). Da bei einer Reihenalarmierung mit Verzögerungen zu rechnen ist, sollte jedes Teammitglied parallel per Funk mit einem zentralen Schockraumruf alarmiert werden (Helm und Kulla 2012).

Eine der zentralen Aufgaben aller Teammitglieder im Schockraum ist die optimale Vorbereitung des gesamten Teams auf den zu erwartenden Patienten. Diese Vorbereitungen richten sich nach der Anmeldung der präklinischen Rettungskräfte und integrieren neben der Kontrolle des benötigten Equipments auch das Aufwärmen des Raumes, das Anlegen der Schutzkleidung und ein kurzes Briefing über die bereits vorhandenen Patienteninformationen nach dem MIST-Schema.

Die Arbeitsaufteilung zwischen den verschiedenen Teammitgliedern im Schockraum ergibt sich aus deren jeweiligen Fachdisziplinen und Kompetenzen. Da der Teamleiter jederzeit den Gesamtüberblick über die Patientensituation haben muss, unterstützen ihn die Teammitglieder dabei, indem sie ihm die klinischen, apparativen und diagnostischen Werte der jeweiligen Schockraumphase zukommen lassen. Der Teamleiter ist somit der Wissensträger und Entscheider im Schockraumteam. Er sollte sich daher an den direkten Tätigkeiten am Patienten nicht aktiv beteiligen.

Während sich das anästhesiologische Team hauptsächlich um die Atemwege, eine ausreichende Oxygenation und das Monitorisieren kümmert, kann durch die Pflegeperson ZNA das Entfernen der Kleidung (von oben nach unten) erfolgen und mit dem Anlegen von peripheren Verweilkanülen, inklusive Blutentnahmen, begonnen werden. Ebenfalls ist das Vorbereiten

Tab. 14.7 Zusammensetzung des Schockraumteams. (Modifiziert nach DGU 2016)

Basis-Schockraumteam (Mindestbesetzung)		
Ärztliches Personal	**Pflegepersonal**	**Zusätzliches Personal**
Teamleiter	2 Pflegepersonen ZNA	1 MTRA
Oberarzt/Assistenzarzt Anästhesie	1 Pflegeperson Anästhesie	1 Springer für Transporttätigkeiten
Erweitertes Schockraumteam nach Fachdisziplinen		
(Unfall-)Chirurgische Patienten	**Medizinische Patienten**	**Reanimationssituation**
Oberarzt (Unfall-)Chirurgie	Oberarzt Innere Medizin	Oberarzt Anästhesie oder Medizin
Assistenzarzt (Unfall-)Chirurgie	Assistenzarzt Innere Medizin	Assistenzarzt Anästhesie/Medizin
Ergänzende Fachdisziplinen im Schockraum (je nach vorhandenen Fachdisziplinen)		
Augenheilkunde	Gastroenterologie	Gefäßchirurgie
Gynäkologie	Hals-Nasen-Ohren-Heilkunde	Herzchirurgie
Kardiologie	Kinderchirurgie	Mund-Kiefer-Gesichts-Chirurgie
Neurochirurgie	Neurologie	Pädiatrie
Plastische Chirurgie	Radiologie	Thoraxchirurgie
Urologie	Viszeralchirurgie	OP-Personal

und Assistieren bei Punktionen, Einlegen von Thoraxdrainagen oder blutstillenden Maßnahmen und Wundversorgungen sowie die Einlage von Urinkathetern zum angezeigten Zeitpunkt der jeweiligen Schockraumphase eine zentrale Aufgabe der Pflegeperson ZNA.

Die Verabreichung von Medikamenten sowie das Volumenmanagement muss zwischen den Pflegepersonen ZNA und den Pflegepersonen Anästhesie koordiniert und klar abgesprochen werden. Als zentrale Aufgabe der Pflegepersonen ZNA sind das Anlegen von ruhigstellenden Schienen bei Frakturen und alle weiteren immobilisierenden Maßnahmen. Ebenfalls fällt das angepasste Temperaturmanagement in den Aufgabenbereich der Pflegeperson ZNA.

Weitere Aufgaben der unterschiedlichen Pflegepersonen werden in Tab. 14.8 aufgezeigt, wobei einige Tätigkeiten in beiden Berufsgruppen aufgelistet sind und situationsbedingt eine Absprache erfordern. Eine strikte Trennung der Aufgabenfelder empfiehlt sich nicht, denn beide Bereiche müssen sich gegenseitig unterstützen.

Eine klare, laute und direkte mündliche Verordnung aller Maßnahmen durch den Teamleiter sollte durch die ausführende Person ebenso klar, laut und direkt bestätigt werden. Somit ist dem Teamleiter klar, dass seine Anweisungen verstanden und auch durchgeführt werden (Helm und Kulla 2012).

Um eine möglichst standardisierte und qualitativ hochstehende Schockraumversorgung zu gewährleisten, empfehlen Fachgesellschaften wie die Deutsche Gesellschaft für Unfallchirurgie (DGU) in ihren Leitlinien, im Schockraummanagement mit fest eingeteilten Schockraumteams zu arbeiten (DGU 2016).

14.6 Ganzheitliche Patientenbetreuung im Schockraum

Neben all diesen fachtechnischen Maßnahmen und Interventionen gehört zur ganzheitlichen Patientenbetreuung auch die psychologische Begleitung des Patienten in ein professionelles Schockraummanagement. Der Patient im Schockraum wird mit einer Fülle von Eindrücken konfrontiert, welche für ihn meist unbekannt sind. Apparate, unverständliche Fachgespräche

Tab. 14.8 Arbeitsteilung der Pflegeperson ZNA und Anästhesie, regionale Abweichungen möglich

Pflegeperson ZNA	Pflegeperson Anästhesie
Freimachen und Freihalten der Atemwege	Freihalten und Sichern der Atemwege
HWS-Stabilisierung und Halskragen	
Oxygenation und Ventilation	Oxygenation und Ventilation
Entfernung Kleider (von oben nach unten)	
NIV-Beatmung	NIV-Beatmung
Einlegen von peripheren Zugängen	Einlegen von peripheren Zugängen
Venöse Blutentnahmen	Arterielle Blutentnahmen
Verabreichen von Medikamenten	Verabreichen von Medikamenten
Volumenmanagement	Volumenmanagement
Vorbereiten/Assistieren/Durchführen – Drainageneinlagen – Blutungskontrolle (Druckverbände, Tourniquets) – Wundversorgung – Fixierende Schienen – Immobilisierende Maßnahmen	Vorbereiten/Assistieren/Durchführen – Narkoseführung – Einlage von zentralen Zugängen – Einlage arterieller Katheter – Einlage von spezifischen Kathetern und Schleusen (z. B. ECMO oder Hämofiltration)
Monitorisierung der Vitaldaten	Monitorisierung der Vitaldaten
Bedienung Defibrillator	Bedienung Defibrillator
12-Ableitungs-EKG	12-Ableitungs-EKG
Log-Roll	Log-Roll
Temperaturmanagement	Temperaturmanagement
Einlegen von Urinkatheter	
Spezifische Lagerungen	Spezifische Lagerungen
Transportbegleitung bei Verlegung	Transportbegleitung bei Verlegung
Dokumentation	Dokumentation
Aufklärende Betreuung des Patienten und dessen Angehörigen	Aufklärende Betreuung des Patienten und dessen Angehörigen

und der Umstand, welcher ihn in diese Situation brachte, lösen Ängste und Sorgen beim Patienten und seinen Angehörigen aus. Fragen über die Zukunft, wie es während und nach dem Klinikaufenthalt weitergehen wird, beschäftigen den Patienten und seine Angehörigen. Dies steht besonders für den Schwerverletzten oder Verbrennungspatienten bereits am Anfang im Vordergrund. Um diesen Patientenbedürfnissen Rechnung zu tragen, ist eine kontinuierliche Aufklärung über durchgeführte und geplante Interventionen notwendig.

Ergänzend sind die Anwendung von Kommunikationsmodellen und Kenntnisse von Coping-Strategien durch Pflegepersonen als Unterstützung für den Patienten und seine Angehörigen hilfreich. Hierzu sollte eine Pflegeperson als Bezugsperson für den wachen Patienten im Schockraum immer ansprechbar sein und die Angehörigen des Patienten sollten stets mit einbezogen werden.

Visionär im deutschsprachigen Raum klingt die Implementierung einer pflegerischen Teamleitung im Schockraum, welche auf Augenhöhe und gleichberechtigt mit dem ärztlichen Teamleiter die Versorgungsstrategie festlegt. Denn im angloamerikanischen Raum hat man bereits erkannt, dass eine vollumfängliche Patientenversorgung auch pflegerische Kompetenzen und Konzepte benötigt. Und dass diese keineswegs den ärztlichen unterliegen, sondern sie im Sinne des Patienten ergänzen können (Clemens et al. 2014).

Literatur

Clemens A, Curtis K, Horvat L, Shaban RZ (2014) The effect of a nurse team leader on communication and leadership in major trauma resuscitations. Int Emerg Nurs 23(1):3–7. Abgerufen am 14.07.2019 unter: ▶ https://doi.org/10.1016/j.ienj.2014.04.004

DGU (Hrsg) (2016) S3 – Leitlinie Polytrauma/Schwerverletzten-Behandlung. Deutsche Gesellschaft für Unfallchirurgie, Berlin

Gässler H, Helm M, Lampl L, Kulla M (2018) Der nicht traumatologische Schockraumpatient. Notarzt 34:198–212

Helm M, Kulla M (2012) Schockraummanagement. In: Fleischmann T (Hrsg) Klinische Notfallmedizin. Elsevier, München, S 699–704

Laue F, Ramadanov N, Matthes G (2019) Schockraummanagement beim Schwerverletzten. Notfall + Rettungsmedizin 22:63–78

NAEMT (2017) AMLS Advanced Medical Life Support – an assessment-based approach, 2. Aufl. Jones & Bartlett, Burlington

Sieber R (2018) Erstellung von Notfallstationen – Empfehlung der Schweizerischen Gesellschaft für Notfall- und Rettungsmedizin (SGNOR) zu den baulichen Aspekten von Notfallstationen. SGNOR, Bern. Abgerufen am 23.04.2019 unter: ▶ https://www.sgnor.ch/fileadmin/user_upload/Arch_ED_Plannung._V3.8_25.09.2018.pdf

STN (2018) Advanced trauma care or nurses student manual, 8. Aufl. Deutsche Übersetzung. ATCN Switzerland, Zürich

Tracerdiagnosen

Michael Kegel, Margot Dietz-Wittstock, Sylvia Pemmerl, Andreas Hüfner, Sascha Bielefeld, Kirsten Kablau, Manuela Zsidek-Fuchs, Tobias Herrmann und Henning Schneider

Inhaltsverzeichnis

15.1 Einleitung – 323

15.2 Akutes Koronarsyndrom/ ST-Hebungsinfarkt – 323
15.2.1 Differenzierung des akuten Koronarsyndroms – 324
15.2.2 Initialtherapie bei Verdacht auf ein ACS – 328

15.3 Kreislaufstillstand – 328
15.3.1 Organisation der Reanimation im Notfallzentrum – 329
15.3.2 Erkennen eines Kreislaufstillstandes und Einleiten der Basismaßnahmen – 329
15.3.3 Initiale medikamentöse Therapie – 330
15.3.4 Maschinelle Beatmung unter Herzdruckmassage – 332
15.3.5 Mechanische Geräte zur Thoraxkompression – 332
15.3.6 Reversible Ursachen – 332
15.3.7 Besonderheiten beim traumatisch bedingten Kreislaufstillstand – 333
15.3.8 Postreanimationstherapie – 333
15.3.9 Abbruch der Reanimationsmaßnahmen – 334
15.3.10 Reanimation von Kindern – 334
15.3.11 Reanimation unter Covid-19-Aspekten – 334

15.4 Schädel-Hirn-Traumata – 335
15.4.1 Intrakranielle Verletzungen – 336
15.4.2 Weitere mögliche Verletzungen am Schädel – 337
15.4.3 Einklemmungssyndrom (Herniation) – 337
15.4.4 Neurologische Untersuchung – 338
15.4.5 Klassifikation des Schädel-Hirn-Traumas – 339
15.4.6 Maßnahmen – 339

15.5 Schlaganfall – 341
15.5.1 Stroke Unit – 342
15.5.2 Leitsymptome – 342
15.5.3 Ursachen – 342
15.5.4 Differenzierung – TIA, Insult, Blutung – 342

© Springer-Verlag GmbH Deutschland, ein Teil von Springer Nature 2022
M. Dietz-Wittstock et al. (Hrsg.), *Notfallpflege - Fachweiterbildung und Praxis*,
https://doi.org/10.1007/978-3-662-63461-5_15

15.5.5 Versorgung im Notfallzentrum – 343
15.5.6 Primärintervention – Lyse – 343
15.5.7 NIHSS-Klassifikation Schlaganfall – 344
15.5.8 Nachsorge eines Schlaganfallpatienten – 344

15.6 Sepsis – 346
15.6.1 Pathophysiologie der Sepsis – 346
15.6.2 Zeichen/Symptome der Sepsis – 346
15.6.3 Erkennen der Sepsis in der Notaufnahme – 347
15.6.4 Therapie in der Notaufnahme – 349
15.6.5 Septischer Schock – 349
15.6.6 Sepsis bei Kindern – 350

Literatur – 350

15.1 Einleitung

Michael Kegel und Margot Dietz-Wittstock

Unter einer Tracerdiagnose versteht man in der Notfallmedizin definierte zeitkritische Krankheitsbilder, bei denen u. a. ein schneller Therapiebeginn mit einem besseren klinischen Verlauf und einem besseren Behandlungsergebnis assoziiert ist.

Für die Notfallmedizin sind derzeit folgende Krankheitsbilder als Tracerdiagnose definiert:
- ST-Hebungsinfarkt
- Reanimation bei plötzlichen Kreislaufstillstand
- Schwerverletzte/ Polytrauma
- Schweres Schädel-Hirn-Trauma
- Schlaganfall (Stroke)
- Sepsis

Die Zusammenarbeit aller Akteure im Prozess der Notfallversorgung spielt hierbei eine entscheidende Rolle, da neben der präklinischen und klinischen Versorgung auch die Auswahl des richtigen Rettungsmittels, der richtigen Zielklinik, die Anwendung und Optimierung von standardisierten Behandlungspfaden von hoher Bedeutung ist.

Die Betrachtung festgelegter Parameter und Indikatoren des Versorgungsprozesses einer Diagnose lassen den Vergleich mit anderen Notaufnahmen zu und ermöglichen die Beurteilung von Stärken und Schwächen im Versorgungsprozess.

Somit ist die sogenannte Tracermethode als Instrument zur Qualitätsmessung und -sicherung anzusehen.

> Tracer bedeutet aus dem Englischen übersetzt Indikator.

Die Tracermethode wird besonders häufig in den operativen Disziplinen eingesetzt.

Grundlegend für die Festlegung als Tracerdiagnose sind folgende Aspekte:
- Tracer müssen leicht diagnostizierbar und gut definierbar sein.
- Tracer sollen hinlänglich bekannt sein, um retrospektiv statistische Arbeiten zu ermöglichen.
- Tracer sollen unter qualitativen Aspekten definierbar sein.
- Tracer-Probleme sollten hinreichend oft auftreten.
- Die Behandlungsmöglichkeiten sollen für mindestens eins der folgenden Verfahren definiert sein: Vorsorge, Diagnose, Behandlung, Rehabilitation.
- Die Sterblichkeit oder die Komplikationsrate bietet eine hohe Variabilität und steht in starker Abhängigkeit von der Vorgehensweise.
- Krankheitsbilder oder Prozeduren, bei denen ein sehr geringes Risiko erwartet wird. Hier kommt es auf eine Absenkung des Risikos auf nahe Null an.

Anhand spezieller Register werden z. B. die Häufigkeiten, Schweregrade, therapeutischen Interventionen und das Outcome erfasst und ausgewertet. Eines der bekanntesten Register dürfte wahrscheinlich das Deutsche Reanimationsregister sein.

15.2 Akutes Koronarsyndrom/ ST-Hebungsinfarkt

Sylvia Pemmerl und Andreas Hüfner

Akutes Koronarsyndrom

Das akute Koronarsyndrom (AKS, engl. ACS) umfasst drei potenziell lebensbedrohliche Erkrankungserscheinungen, die durch eine Minderdurchblutung des Herzmuskels ausgelöst werden:
- Instabile Angina pectoris (IAP, engl. UAP): Plötzliche Zunahme der Intensität oder Häufigkeit (Crescendo-Angina) einer bisher stabilen Angina pectoris oder AP-Symptomatik in Ruhe bzw. bei geringer körperlicher Belastung (Ruhe-Angina) oder neu aufgetretene Angina pectoris bei zuvor beschwerdefreiem Patienten (De-novo-Angina)
- Akuter Myokardinfarkt ohne ST-Strecken-Hebung (NSTEMI)
- Akuter Myokardinfarkt mit ST-Strecken-Hebung (STEMI)

Die Übergänge zwischen den einzelnen Erkrankungsformen sind fließend.

Praxistipp

Der Thoraxschmerz ist das Leitsymptom bei V.a. ACS. Als typisch wird ein drückender Brustschmerz bezeichnet, der retrosternal oder mit Ausstrahlung in den (linken) Arm, die Schultern oder den Kiefer lokalisiert ist.

Diese Patienten sind bei der Ersteinschätzung in eine dringliche Kategorie einzuordnen (nach z. B. dem Manchester-Triage-System in die Stufe 2 – Orange) und mit einer ärztlichen Sichtungszeit von maximal 10 min zu triagieren. Atypische Beschwerden sind epigastrische und abdominelle Beschwerden, Übelkeit/Erbrechen und Dyspnoe. Insbesondere multimorbide und demente Patienten, Diabetiker und Frauen allgemein zeigen häufig eine atypische oder auch deutlich abgemilderte klinische Symptomatik.

> **Risikofaktoren für ein ACS**
> - Chronisches Koronarsyndrom (CKS – engl. CCS, früherer Begriff: KHK)
> - Arterieller Hypertonus
> - Diabetes mellitus
> - pAVK
> - Chronische Niereninsuffizienz
> - Hyperlipidämie
> - Adipositas
> - Nikotinabusus
> - weniger als 3(–6) Monate zurückliegender Myokardinfarkt

> **Praxistipp**
>
> Die Beurteilung des Patienten mit ACS erfolgt in der in der Zusammenschau von:
> - klinischem Erscheinungsbild (ABCDE, Vitalzeichen, Symptome),
> - 12-Kanal-EKG (ggf. dorsale und/oder rechtspräkordiale Ableitungen erwägen),
> - kardialem Troponin.
>
> Wird ein Myokardinfarkt vermutet, ist die Erstellung eines 12-Kanal-EKG innerhalb der ersten 10 min obligat (Diercks et al. 2006).

15.2.1 Differenzierung des akuten Koronarsyndroms

Eine Unterscheidung der drei Formen eines ACS erfolgt in einem ersten Schritt durch die Ableitung eines 12-Kanal-EKGs (siehe ◘ Abb. 15.1). Hierdurch kann zunächst zwischen einem STEMI und einem N-STEMI bzw. einer IAP differenziert werden. Das Elektrokardiogramm muss innerhalb von 10 min nach Eintreffen dem zuständigen Arzt in der Notaufnahme vorgelegt werden. Wird vom Rettungsdienst ein EKG mitgebracht, so wird dies in der Regel wiederholt, wenn keine signifikanten ST-Hebungen nachweisbar sind.

Bei nicht aussagekräftigem EKG sollte zeitnah eine Echokardiografie durchgeführt werden, um alternative Diagnosen wie Lungenembolie, Perikarditis oder Aortendissektion auszuschließen und gleichzeitig den Verdacht auf ein NSTE-ACS (das heißt durch die Identifizierung einer fokalen Wandbewegungsstörung) zu untermauern. Anschließend erfolgt die Blutentnahme zur Bestimmung der Herzenzyme – hierbei sind insbesondere die kardialen Biomarker (hochsensitives Troponin I oder T) interessant. Die CK-MB oder das Myoglobin sind weitaus weniger spezifisch und können allenfalls zur späteren Abschätzung der Infarktgröße mit herangezogen werden. Sollte die erste Messung nicht aussagekräftig sein, muss eine weitere Messung nach 1 und/oder 3 h bei gleichzeitigen EKG-Kontrollen erfolgen (siehe ◘ Abb. 15.2). Diese algorithmusbasierte Abklärung erfolgt meist unter kontinuierlichem Monitoring in der Notaufnahme oder auf einer Chest Pain Unit.

> Die Diagnose eines NSTEMI kann gestellt werden, wenn sich im Verlauf ein Enzymanstieg zeigt und kein Hebungsinfarkt vorlag.

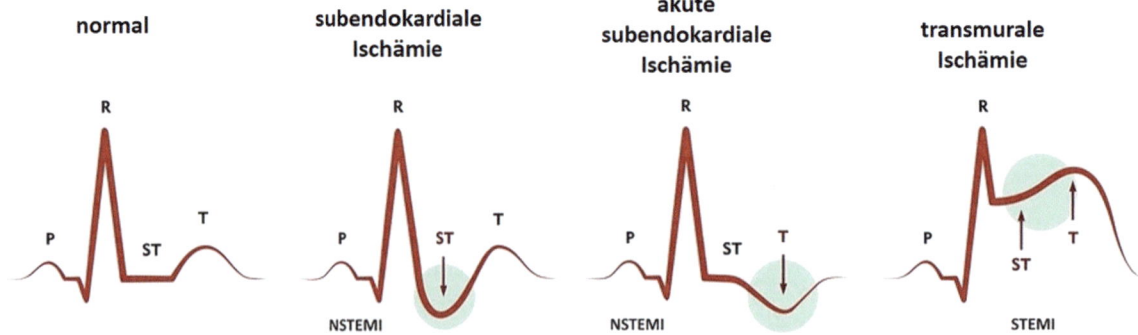

◘ Abb. 15.1 Entwicklungsphasen eines akuten Koronarsyndroms mit Transformation vom NSTEMI zum STEMI

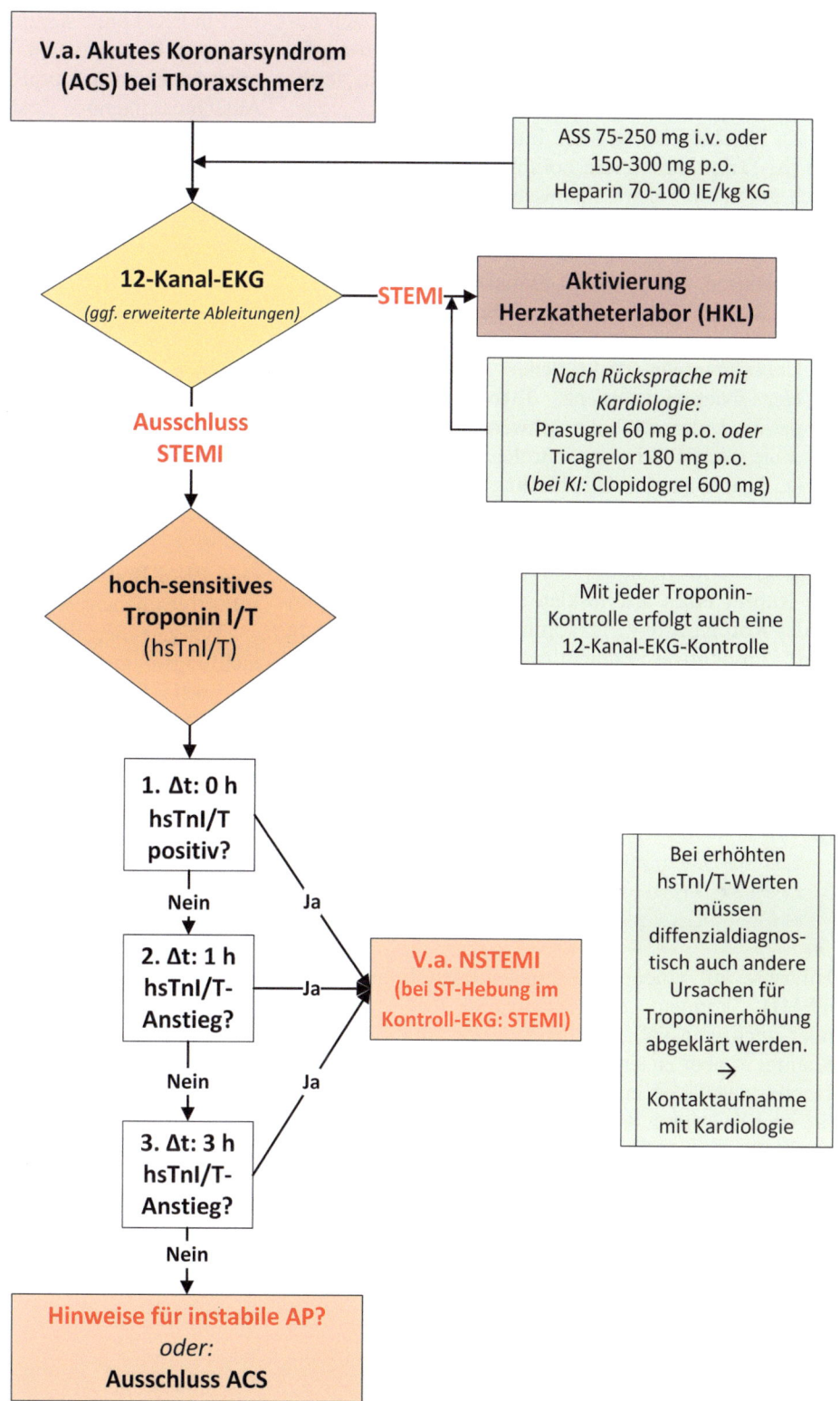

Abb. 15.2 Diagnostikschema beim akuten Koronarsyndrom (*hsTNI/T* = hochsensitives Troponin I/T)

Hierbei ist eine Risikobeurteilung durchzuführen: Ist der Patient kreislaufinstabil oder bestehen trotz initialer Therapie anhaltende Ruhebeschwerden, so muss eine rasche Koronarangiografie (< 2 h) erfolgen. Je nach Risikostratifizierung wird die PTCA bei beschwerdefreien, kreislaufstabilen Patienten innerhalb von 24–72 h empfohlen (Roffi et al. 2015). Dabei handelt es sich um eine Herzkatheteruntersuchung, bei der das verstopfte Gefäß mittels eines Ballons erweitert und meist gleichzeitig ein Stent zum Offenhalten eingesetzt wird.

Zu beachten ist, dass die Interpretation von erhöhten (hs-)Troponin-Werten komplex sein kann, da diese auch durch eine nichtischämische Myokardschädigung bedingt sein können:
- **Myokardschädigung ohne Ischämie:** Herzkontusion, Operation, Ablation, SM-Stimulation, Defibrillation, Rhabdomyolyse mit kardialer Beteiligung, Myokarditis, kardiotoxische Substanzen
- **Unbestimmte/multifaktorielle Myokardschädigung:** Herz-/Niereninsuffizienz, Tako-Tsubo-Kardiomyopathie, Lungenembolie, schwere pulmonale Hypertonie, Sepsis, schwere neurologische Erkrankungen (z. B. Schlaganfall/Hirnblutung), Infiltration (Amyloidose, Sarkoidose), exzessiver Sport

Ausgelöst wird ein akutes Koronarsyndrom meist durch die Ruptur eines arteriosklerotisch bedingten Plaques in der Koronararterie. Es kommt zur Plaqueeinblutung und konsekutiver Lumenthrombosierung meist auf dem Boden einer vorbestehenden Koronarstenose. Ein ACS ohne ST-Streckenhebung entsteht gewöhnlich durch ein Missverhältnis zwischen Sauerstoffangebot und -bedarf infolge eines partiellen Gefäßverschlusses.

> Troponin I bzw. T ist ein herzmuskelspezifisches Enzym, das eine myokardiale Schädigung anzeigt – die zugrunde liegende Ursache muss zunächst differenzialdiagnostisch abgewogen werden!

Hinweise auf einen nicht transmuralen Infarkt (NSTEMI) können (deszendierende) ST-Senkungen oder auch eine tief negative T-Zacke im EKG geben. Kommt es aber zu einem vollständigen Verschluss eines Herzkranzgefäßes, entsteht eine transmurale Ischämie, die im EKG durch das Bild eines STEMI gekennzeichnet ist (siehe auch Abb. 15.1).

Ein EKG ohne signifikante ST-Hebungen mit normwertigen Herzenzymen initial sowie nach 1 und 3 h führt bei ansonsten typischer Schmerzsymptomatik zur Ausschlussdiagnose (instabile) Angina pectoris. Auch hierfür ist eine weitere ambulante (stabile AP) oder stationäre (instabile AP) kardiologische Abklärung erforderlich. Auch nichtkardiale Thoraxschmerzen sind in die Differenzialdiagnose einzubeziehen (▶ Kap. 10).

ST-Hebungsinfarkt (STEMI)

> **St-Hebungsinfarkt**
>
> Der ST-Hebungsinfarkt ist gekennzeichnet durch anhaltende (≥ 20 min) oder intermittierende Brustbeschwerden (atem- und druckunabhängig) oder andere auf eine Ischämie hindeutende Symptome und einer ST-Streckenhebung in mindestens zwei benachbarten Ableitungen im 12-Kanal-EKG (Ibanez et al. 2017).

Das EKG-Bild verändert sich im Verlauf des akuten Infarktgeschehens (siehe Abb. 15.3).

Typische Begleitsymptome sind: Todesangst („Vernichtungsschmerzen"), Kaltschweißigkeit, Blässe, abdominelle Beschwerden, Luftnot, Übelkeit oder eine Synkope. Die Schmerzen werden retrosternal (ca. 70 %), im linken Arm (ca. 20–30 %) und/oder im Epigastrium (ca. 20–30 %) angegeben. Sie können aber auch in Nacken, Hals, Unterkiefer oder Oberbauch ausstrahlen.

> 15–20 % der Herzinfarktpatienten verspüren keine Schmerzen! Vor allem langjährige Diabetiker, Frauen und allgemein ältere Patienten erleiden sogenannte stumme Herzinfarkte.

Ein akuter Myokardinfarkt (AMI) ist definiert als Zelltod von Herzmuskelzellen im Zusammenhang mit klinischen Zeichen einer akuten Myokardischämie. Ursächlich ist hierfür meist eine atherosklerotische Plaqueruptur mit nachfolgender kompletter Thrombosierung.

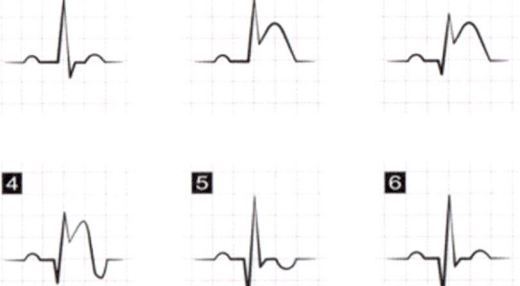

Abb. 15.3 Veränderungen des EKG-Bildes im Verlauf eines Myokardinfarkts

1 – normales EKG

2 – ST-Hebung

3 – Ausbildung einer Q-Zacke

4 & 5 – Vertiefung der Q-Zacke und Repolarisationsstörung

6 – abgelaufener Infarkt mit verbleibender tiefer Q-Zacke

ST-Hebung in 2 benachbarten Ableitungen bedeutet:
- in Ableitung V2–3: ≥ 2,5 mm bei Männern < 40 Jahren, ≥ 2 mm bei Männern ≥ 40 Jahren, ≥ 1,5 mm bei Frauen;
- in allen weiteren Ableitungen ≥ 1 mm.

Insbesondere bei ST-Senkungen V1–V3 ≥ 0,05 mm sollten auch dorsale Ableitungen (V7–V9) durchgeführt werden. Hierbei muss bereits bei einer ST-Hebung von 0,5 mm bei entsprechender Klinik an einen posterioren Infarkt gedacht werden.

Der erste Schritt bei der Behandlung eines Patienten mit einem akuten ST-Hebungsinfarkt ist die sofortige Diagnosestellung durch korrekte Interpretation des EKG in der Notaufnahme, da der Erfolg der Reperfusionstherapie vom Zeitverzug bis zur Intervention abhängig ist. Das Troponin kann dabei initial noch normal sein.

> **Praxistipp**
>
> Je früher die verschlossene Koronararterie wiedereröffnet werden kann, desto besser ist das Outcome für den Patienten („time is muscle").

Auch ein neu aufgetretener Links- oder Rechtsschenkelblock können bei entsprechendem klinischen Bild als STEMI-Äquivalente gewertet werden. Häufig ist allerdings nicht klar, ob das Blockbild frisch oder alt ist.

Der STEMI gehört zu den sogenannten Tracerdiagnosen und die Herzkatheteruntersuchung mit Intervention (Akut-PCI) soll 60 bis spätestens 90 min nach Notrufeingang erfolgen. Nach Eintreffen in der Klinik muss die Intervention innerhalb von 20 min durchgeführt werden können, weshalb für ST-Hebungsinfarkte nur Kliniken angefahren werden sollen, die eine 24/7-Herzkatheterbereitschaft sicherstellen können. Das geeignete Zielkrankenhaus muss darüber hinaus ein Schnelllabor zur Infarktdiagnostik und eine Intensivstation vorhalten (Fischer M et al. 2016).

> **Praxistipp**
>
> Um das vorgegebene Zeitfenster nicht zu überschreiten, sollte in der Klinik die Übergabe des Patienten mit STEMI leitliniengerecht direkt im Herzkatheterlabor erfolgen.

Eine Reperfusionstherapie ist bei allen Patienten mit Symptomen einer Ischämie von ≤ 12 h Dauer und anhaltender ST-Streckenhebung indiziert. Erscheint eine Akut-PCI in 120 min aufgrund der lokalen Gegebenheiten unrealistisch, muss eine intravenöse Lysetherapie erwogen werden. Diese soll innerhalb max. 30 min begonnen werden.

Oft wird ein erhöhter Sympathikotonus mit Hypertonie und Tachykardie bei einem akuten Vorderwandinfarkt beobachtet (ca. 25 %), wodurch initial ein Kammerflimmern ausgelöst werden kann. Bei einem Hinterwandinfarkt können auch Sinus- oder AV-Knoten beeinträchtigt werden. Hierdurch können häufig (ca. 50 %) eine Bradykardie und Hypotension sowie Störungen des Reizleitungssystems ausgelöst werden.

Vorderwandinfarkt (Abb. 15.4a):
- Verschluss im Bereich der linken Koronararterie
- Akutes Stadium: ST-Hebung in V1 bis V6 (je nach Ausdehnung)

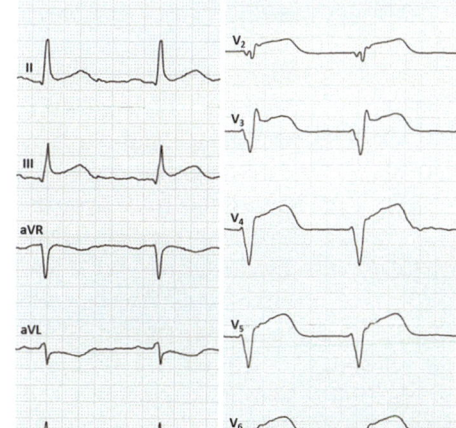 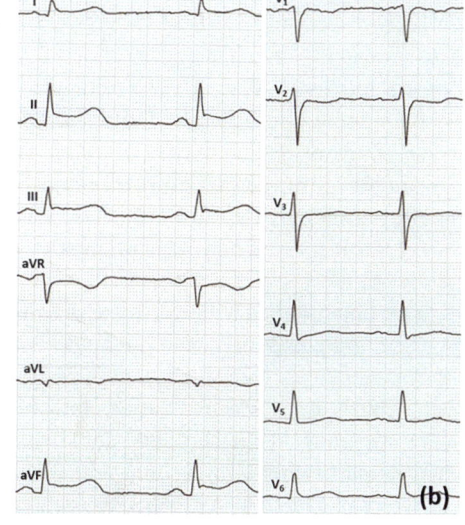

Abb. 15.4 a,b EKG-Bild des akuten ST-Hebungsinfarkts: **a** Vorderwandinfarkt, **b** Hinterwandinfarkt

Hinterwandinfarkt (◘ Abb. 15.4b):
- Verschluss der rechten Koronararterie oder des Ramus circumflexus der linken Koronararterie
- Die EKG-Veränderungen beim Hinterwandinfarkt sind grundsätzlich – im Gegensatz zum Vorderwandinfarkt – nur in den Extremitäten-Ableitungen zu sehen
- Akutes Stadium: ST-Hebung in II, III und aVF, besonders in der Ableitung III

Eine Hypotension kann aber auch Folge einer Herzinsuffizienz bei ausgeprägter Infarzierung des Herzmuskels mit akuter Linksherzinsuffizienz oder kardiogenem Schock sein (► Kap. 10). Ventrikuläre Extrasystolen treten bei etwa 90 % der Patienten mit einem akuten Myokardinfarkt auf.

15.2.2 Initialtherapie bei Verdacht auf ein ACS

- Oberkörperhochlagerung (Ausnahme: Schocksymptomatik)
- Thrombozytenaggregationshemmung: 75–250 mg Acetylsalicylsäure i.v. oder 150–300 mg p.o.
- Antikoagulation: unfraktioniertes Heparin 70–100 IE/kg KG i.v.
- Analgesie: titrierte Gabe von Morphin (1–10 mg i.v.)
- Vorlastsenkung: Nitrospray (symptomatische Herzinsuffizienz und RR syst > 90 mmHg). STEMI und NSTEMI sprechen meist nicht auf eine antiischämische Therapie an – Kontraindikationen: Aortenklappenstenose, Rechtsherzinfarkt, Einnahme von PDE-5-Hemmer (Viagra®) in den letzten 24 h
- Beta-Blocker nur in Ausnahmefällen (RR syst > 120 mmHg und keine akute Herzinsuffizienz bzw. Kontraindikationen) – Cave: Verstärkung eines Schockgeschehens aufgrund negativ inotroper Wirkung

Parallel zu diesen Maßnahmen erfolgen:
- Anamnese und klinische Untersuchung
- i.v.-Zugang (linker Arm (!), damit der radiale Zugangsweg für die PCI erhalten bleibt)
- Blutentnahme (hs-Troponin T/I, CK-MB, Nierenretentionsparameter, Gerinnungsstatus, TSH, ggf. BGA)
- Kontinuierliches Monitoring (SpO_2, RR, EKG)
- Rasche Beurteilung des 12-Kanal-EKG

Der Angst des Patienten sollte sowohl von pflegerischer als auch ärztlicher Seite in Form von persönlicher, empathischer Zuwendung und Beruhigung begegnet werden. Der Angstabbau hat auch zum Ziel, jeden zusätzlichen Sauerstoffbedarf des Herzmuskels abzubauen oder zu vermeiden (siehe ► Kap. 16).

> **Vorgehen bei STEMI**
> Wird die Diagnose eines akuten STEMI gestellt, sollten durch das weitere Management des Patienten folgende Ziele erreicht werden:
> - Sauerstoffgabe für Patienten mit Hypoxämie (SaO_2 < 90 % oder PaO_2 < 60 mmHg) – Cave: potenzielle myokardiale Schädigung bei Hyperoxie (Hofmann et al. 2017)
> - Kontinuierliche EKG-Überwachung mit Defibrillatoroption (Aufkleben von Defi-Pads auf die Brustwand) und Reanimationsbereitschaft herstellen
> - Beurteilung und Korrektur von Störungen der Herz-Kreislauf-Funktion (Hämodynamik)
> - Behandlung des Ischämieschmerzes (Nitrate, Opioidgabe, ggf. zusätzlich Benzodiazepin zur Anxiolyse)
> - Antithrombotische Therapie zur Vorbeugung einer Rethrombosierung oder einer akuten Stentthrombose: P2Y12-Inhibitor (z. B. Prasugrel 60 mg, Ticagrelor 180 mg oder Clopidogrel 600 mg) vor oder während der Akut-PCI
> - Rascher Beginn der Reperfusionstherapie mit primärer perkutaner Koronarintervention (PCI) oder Fibrinolyse

Im Einzelfall kann aufgrund der durchgeführten Risikostratifizierung auch ein konservatives Vorgehen indiziert sein (z. B. moribunder Patient).

Vertiefende Darstellungen sind in den aktuellen ESC-Guidelines zu finden (Ibanez et al. 2017).

15.3 Kreislaufstillstand

Michael Kegel und Sascha Bielefeld

Der plötzliche Kreislaufstillstand stellt mit ca. 70.000–100.000 Fällen im Jahr eine der Haupttodesursachen in Deutschland dar. Ursächlich sind überwiegend kardiale Erkrankungen (62,3 %), weiterhin können respiratorische bzw. hypoxische Störungen (12,3 %), sonstige nichtkardiale Ursachen (6,0 %), Trauma (3,4 %), Ertrinken (0,5 %) oder weitere unbekannte Ursachen (15,5 %) als Auslöser vermutet werden (Deutsches Reanimationsregister 2019).

Durch den funktionellen Herzstillstand kommt es zum Zusammenbruch der Zirkulation und somit zum Sauerstoffmangel in den Organen. Am empfindlichsten reagiert das Gehirn auf den Sauerstoffmangel. Hier können bereits nach einer Hypoxiezeit von 3–5 min irreversible Hirnschäden auftreten.

Initial weisen bis zu 76 % der Patienten mit einen kardial bedingten Kreislaufstillstand ein defibrillationspflichtiges Kammerflimmern auf.

Daher lassen sich durch den frühen Einsatz eines Defibrillators die Überlebensraten deutlich steigern.

> Da sich die Überlebenswahrscheinlichkeit mit jeder Minute ohne Herzdruckmassage und Defibrillation um ca. 10 % vermindert, muss eine Notfallpflegekraft diese Situation schnell erkennen können und die Einleitung der Reanimationsmaßnahmen beherrschen.

15.3.1 Organisation der Reanimation im Notfallzentrum

Mit Ausnahme einer Intensivstation oder des Operationssaales sind die Grundvoraussetzungen für eine erfolgreiche Reanimation wahrscheinlich nirgends besser gegeben als in einem Notfallzentrum. Durch das zügige Erkennen eines Kreislaufstillstandes und das Einleiten einer adäquaten Notfalldiagnostik bzw. Therapie lassen sich deutlich bessere Überlebens- und Entlassungsraten finden als in anderen Bereichen. Der Übergang von den Basismaßnahmen der Wiederbelebung bis hin zu der erweiterten Reanimationstherapie findet hier fließend statt.

Besonders bedeutsam für ein gutes „Outcome" sind folgende Aspekte:
- Unmittelbares Erkennen eines Kreislaufstillstandes
- Zügiges Auslösen des „Reanimationsalarmes"
- Sofortiger Beginn der Herzdruckmassage
- Frühestmögliche Defibrillation (möglichst innerhalb der ersten 3 min – falls erforderlich)
- Behandlung reversibler Ursachen (insbesondere bei traumatisch bedingten Kreislaufstillständen)

Das Reanimationsteam kann sich ausschließlich aus Mitarbeitenden des Notfallzentrums zusammensetzen oder auch durch Mitglieder eines klinikinternen Notfallteams ergänzt werden. Die Leitung der Reanimation sollte durch ein erfahrenes (ärztliches) Teammitglied übernommen werden.

> Aufgrund des standardisierten Ablaufs kann die Leitung der Reanimationsmaßnahmen auch durch eine erfahrene Pflegekraft erfolgen.

Dieser Teamleader leitet und koordiniert die Durchführung der Reanimation. Um die Übersicht zu behalten, sollte der Teamleader idealerweise nicht in der manuellen Patientenbehandlung eingebunden sein. Damit ein strukturierter Ablauf der Reanimation gewährleistet wird, müssen alle Maßnahmen und Erkenntnisse mit dem Teamleader kommuniziert werden.

Praxistipp

Sichere Kommunikation
Die Anweisungen des Teamleaders sollten immer wiederholt und in der angesagten Weise ausgeführt werden.
Beispielsweise beinhaltet die Anweisung zur Vorbereitung von Adrenalin noch nicht die Applikation. Falls eine Aufgabe ausgeführt wurde, ist dies ebenfalls wieder mitzuteilen.

Der reibungslose Ablauf wird am besten erreicht, wenn die Maßnahmen der Reanimation möglichst innerhalb des Behandlungsteams regelmäßig trainiert und evaluiert werden.

Falls genügend Teammitglieder anwesend sind, sollte eine Person die lückenlose Dokumentation der Reanimationsmaßnahmen durchführen.

> Um die Reanimationsdauer besser zu bestimmen, kann es sinnvoll sein, die Zeit laut anzusagen.

15.3.2 Erkennen eines Kreislaufstillstandes und Einleiten der Basismaßnahmen

Das frühzeitige Erkennen eines Kreislaufstillstandes kann in den ersten Minuten durch eine evtl. noch vorhandene Schnappatmung (bis zu 40 % der Patienten weisen diese auf!) auch für die professionellen Mitarbeitenden im Notfallzentrum eine Herausforderung darstellen.

Beim Auffinden einer leblosen Person ohne jegliche Bewegung oder Reaktion sollte daher sofort um Hilfe gerufen und der „Reanimationsalarm" ausgelöst werden. Nach dem Hilferuf sollte eine schnelle Beurteilung des Bewusstseins und der Atmung erfolgen.

Zur Kontrolle des Bewusstseins wird der Patient unter leichtem Rütteln an der Schulter laut angesprochen. Sollte hierauf keine Reaktion erfolgen, müssen die Atemwege freigemacht werden und eine Kontrolle der Atmung erfolgen.

Zur Überprüfung der Atemfunktion muss der Patient in die Rückenlage gebracht werden. Der Mund wird durch Überstrecken des Halses und Anheben des Kinns geöffnet. Offensichtliche vorhandene Fremdkörper müssen unter Beachtung des Eigenschutzes entfernt werden (Handschuhe, Absauggerät, Schieben der Wangen zwischen Ober- und Unterkiefer als Beißschutz).

Die Kontrolle der Atmung erfolgt für max. 10 s durch Hören von Atemgeräuschen, dem Fühlen von Atembewegungen an der eigenen Wange und dem Sehen von Brustkorbbewegungen. Sollte keine normale Atmung vorhanden sein, muss sofort mit der Herzdruckmassage begonnen werden. Aufgrund der Schwierigkeit, eine Pulslosigkeit sicher festzustellen, soll die Pulskontrolle nur durch reanimationserfahrenes Personal während der Atemkontrollen und unter gleichzeitiger Suche nach weiteren Lebenszeichen erfolgen. Im Zweifel über die sichere Detektion eines Pulses wird mit der Herzdruckmassage begonnen. Das Risiko eines Patientenschadens durch eine Thoraxkompression bei schlagendem Herz ist sehr gering, dagegen bedeutet jede Verzögerung des Beginns von Reanimationsmaßnahmen einen negativen Effekt auf das Überleben des Patienten.

> Gelegentliche Schnappatmung, langsame, mühsame und geräuschvolle „Atmung" gilt als Zeichen eines Kreislaufstillstandes und darf nicht mit einer normalen Atemfunktion verwechselt werden.

Die Herzdruckmassage wird mittels der beiden übereinandergelegten Hände in der Mitte des Brustkorbs (untere Hälfte des Sternums) mit einer Geschwindigkeit von 100–120 Kompressionen pro Minute und einer Drucktiefe von 5–6 cm durchgeführt. Zwischen den Kompressionen muss der Brustkorb vollständig entlastet werden.

> **Praxistipp**
>
> Die angestrebte Drucktiefe und Frequenz ist möglichst durchgängig anzustreben, hierbei sollten Sie sich auch durch mögliche Rippenfrakturen nicht irritieren lassen.
> Wechseln Sie sich regelmäßig, das heißt mindestens alle 2 min ab, achten Sie hierbei auch auf minimale Unterbrechungen der Thoraxkompression.

Wenn weitere Helfer anwesend sind, sollte eine Beatmung mittels Beatmungsbeutel und hohem Sauerstofffluss (15 l/min oder Demand-Ventil) durchgeführt werden. Ein Guedel-Tubus kann die Beatmung erleichtern. Falls der Atemweg noch nicht mittels Endotrachealtubus, Larynxmaske oder Larynxtubus gesichert ist, gilt das Verhältnis von 30 Herzdruckmassagen zu 2 Beatmungen. Nach der Atemwegssicherung wird die Herzdruckmassage ohne Unterbrechungen und die Beatmung mit einer Frequenz von 10- bis 12-mal asynchron zueinander durchgeführt.

> Defibrillationspflichtige Rhythmusstörungen sind das Kammerflimmern und die pulslose ventrikuläre Tachykardie. Sobald ein Defibrillator verfügbar ist, muss eine Rhythmusanalyse und ggf. eine Defibrillation erfolgen (siehe auch ► Kap. 6).

Die meisten verfügbaren Defibrillatoren verfügen auch über einen AED-Modus, dieser entscheidet aufgrund eines programmierten Algorithmus über die Defibrillation und gibt weitere Anweisungen zum Auslösen eines „Schocks". Diese Geräte müssen auch durch Pflegekräfte beherrscht und angewandt werden können.

Nach der Abgabe einer Defibrillation wird ohne weitere Diagnostik die Herzdruckmassage sofort wieder aufgenommen.

Falls ein Defibrillator direkt verfügbar ist, sollten bei einem (am Monitor) beobachteten defibrillationspflichtigen Kreislaufstillstand bis zu drei aufeinanderfolgende „Schocks" verabreicht werden. Hierbei sollte nach jedem Schock der Rhythmus auf Veränderungen überprüft werden. Falls der Kreislaufstillstand direkt beobachtet wird und kein Defibrillator unmittelbar zur Verfügung steht, kann der „präkordiale Faustschlag" möglicherweise hilfreich sein (kräftiger Faustschlag aus ca. 20 cm Entfernung auf den unteren Sternumabschnitt).

15.3.3 Initiale medikamentöse Therapie

Auch wenn die Leitlinien zur Reanimation ganz klare Empfehlungen zum Handlungsablauf und Zeitpunkt und Dosierung der Medikamente geben, obliegt die Anordnung und eine mögliche abweichende Therapie immer den Anweisungen des verantwortlichen Arztes.

> Für die initiale Therapie werden derzeit die Medikamente Adrenalin und Amiodaron bzw. Lidocain empfohlen. Notfallpflegekräfte sollten den korrekten Applikationszeitpunkt, das korrekte Aufziehen und die Dosierung dieser beiden Medikamente im standardisierten Reanimationsablauf beherrschen.

- **Adrenalin**

Adrenalin ist das Medikament der ersten Wahl bei einem Kreislaufstillstand, welches gleich welcher Ursache gegeben wird.

Adrenalin stimuliert die Alpha- und Beta-Rezeptoren, hierdurch kommt es primär zu einer Vasokonstriktion, wodurch die koronare und zerebrale Perfusion verbessert wird. Weiterhin werden die Schlagkraft, Frequenz, elektrische Erregbarkeit und Überleitung des Herzens gesteigert. Das Adrenalin wirkt allerdings auch proarrythmogen und erhöht den myokardialen Sauerstoffbedarf.

Die intravenöse und intraossäre Dosis beträgt immer 1 mg für Erwachsene. Adrenalin kann verdünnt (1:10.000–10 ml NaCl 0,9 % enthält 1 mg Adrenalin) oder pur appliziert werden, es sollte immer mit einer ausreichenden Flüssigkeitsmenge nachgespült werden. Ideal ist hierfür eine laufende Infusion.

Bei einem nichtdefibrillierbaren Rhythmus (Asystolie/EMD) sollte sofort nach Verfügbarkeit eines Zuganges (i.v. oder i.o.) 1 mg Adrenalin appliziert werden, diese Gabe wird in derselben Dosis alle 3–5 min wiederholt.

Im Falle eines defibrillierbaren Rhythmus wird das Adrenalin erst nach dem dritten erfolglosen Defibrillationsversuch appliziert, wie bei den nichtdefibrillationspflichtigen Rhythmen wird die Gabe alle 3–5 min wiederholt.

- **Amiodaron (z. B. Cordarex)**

Amiodaron ist ein membranstabilisierendes Antiarrhythmikum und wird bei tachykarden supraventrikulären und ventrikulären Herzrhythmusstörungen eingesetzt.

Im Rahmen der Reanimation wird Amiodaron bei einem therapierefraktären Kammerflimmern/pulsloser Kammertachykardie eingesetzt.

Nach drei Defibrillationsversuchen wird die Gabe von 300 mg (2 Ampullen) Amiodaron als Bolusgabe empfohlen. Eine weitere Dosis von 150 mg sollte nach dem fünften Defibrillationsversuch appliziert werden.

Falls sich situativ oder generell gegen Amiodaron entschieden wird oder kein Amiodaron verfügbar sein sollte, eignet sich Lidocain gleichwertig mit einer initialen Dosierung von 100 mg als alternatives Präparat. Nach dem fünften Defibrillationsversuch kann die Applikation mit einer Dosis von 50 mg wiederholt werden.

Weitere Medikamente wie Kalzium, Magnesium, Natriumbicarbonat oder Thrombolytika sind nicht im Standardalgorithmus hinterlegt und werden nach ärztlicher Anordnung appliziert.

> Nach der Verabreichung von Thrombolytika bei Verdacht auf eine Lungenembolie als Ursache des

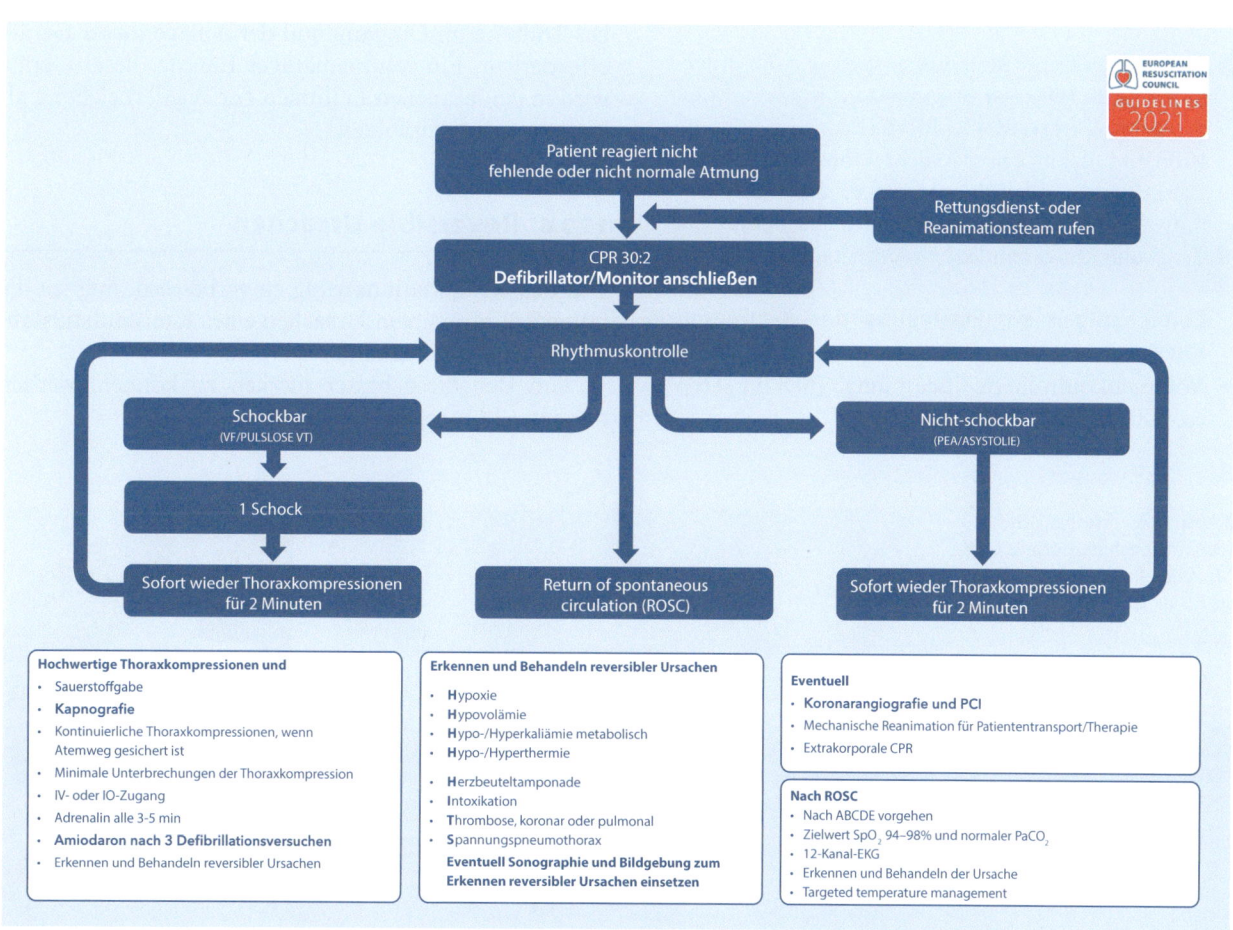

Abb. 15.5 Erweiterte Maßnahmen der Reanimation (Advanced-Life-Support-Algorithmus des ERC). (Aus Soar et al. 2021)

Kreislaufstillstands muss eine Reanimation für 60–90 min fortgeführt werden.

Die erweiterten Maßnahmen der Reanimation zeigt ◘ Abb. 15.5.

15.3.4 Maschinelle Beatmung unter Herzdruckmassage

Nach der Atemwegssicherung mittels eines Endotrachealtubus (oder einer supraglottischen Atemwegshilfe) kann die Beatmung mittels eines Beatmungsgerätes durchgeführt werden. Um die Effektivität der Beatmung und der Herzdruckmassage zu beurteilen, muss hierbei eine kontinuierliche Kapnografie angeschlossen werden (CO_2-Produktion). Weiterhin muss der volumenkontrollierte Modus ausgewählt und die obere Alarmgrenze des Beatmungsdruckes auf die maximale Einstellung gestellt werden. Falls die Alarmgrenze zu niedrig eingestellt ist, wird mit jeder Thoraxkompression (Erhöhung des intrathorakalen Drucks) die Beatmung unterbrochen und das Beatmungsgerät schaltet durch das Überschreiten dieser Grenze in die Exspiration.

> Druckkontrollierte Beatmungsformen wie die druckkontrollierte (DK/PC) bzw. die druckregulierte/volumenkontrollierte (DR/VK; PRVC) Beatmung oder der BIPAP-Modus eignen sich nicht während der Durchführung einer Herzdruckmassage, da durch die ständig variierenden Drücke keine adäquate Zufuhr des Tidalvolumens gewährleistet werden kann.

- **Empfehlungen zur Einstellung des Beatmungsgerätes**
- Volumenkontrollierte Beatmung (6–8 ml IBW – ca. 400–600 ml)
- 100 % Sauerstoff
- Obere Druckgrenze maximal hoch (60 mbar)
- Atemfrequenz 10–(12)/min (Vermeidung einer Hyperventilation),
- Verhältnis von Inspiration: Exspiration (I:E) 1:2
- PEEP 0–5 mbar

15.3.5 Mechanische Geräte zur Thoraxkompression

Je nach Struktur der Klinik sind mechanische Geräte wie der Lukas2®, Autopulse® oder Corpuls CPR® entweder direkt in der ZNA oder auf der Intensivstation verfügbar (◘ Abb. 15.6). Diese Geräte führen über einen Stempel kontinuierlich und mit einer gleichbleibenden Druckfrequenz und -tiefe die Thoraxkompression durch und eignen sich somit insbesondere bei einer langen Reanimationsdauer zur Entlastung der Helfenden. Weiterhin ermöglichen diese Hilfsmittel auch eine weitere Diagnostik oder einen Transport der Patienten, ohne die Herzdruckmassage vernachlässigen zu müssen. Um eine Unterbrechung der Herzdruckmassage so gering wie möglich zu halten, ist ein regelmäßiges Training im Umgang und der Anlage dieser Geräte erforderlich. Ein routinemäßiger Einsatz dieser Geräte wird in den aktuellen Leitlinien zur Wiederbelebung allerdings nicht empfohlen.

15.3.6 Reversible Ursachen

Um den Reanimationserfolg zu verbessern, müssen die potenziell reversiblen Ursachen eines Kreislaufstillstandes erkannt und behandelt werden.

Um sich diese besser merken zu können, werden diese in „2 Gruppen" eingeteilt.

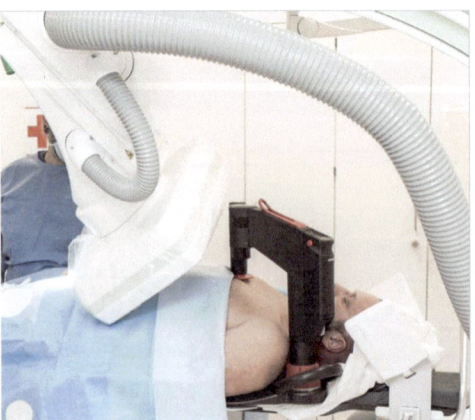
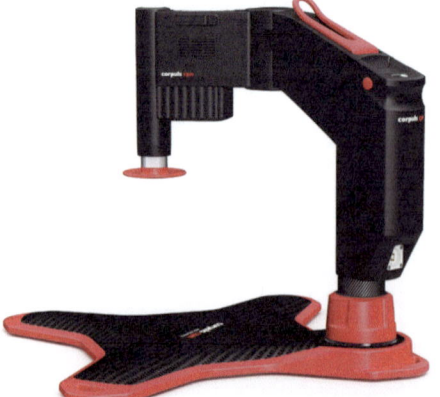

◘ **Abb. 15.6** Mechanische Reanimationshilfe Corpuls CPR. (Mit freundlicher Genehmigung der Firma Corpuls)

4 H's	HITS
Hypoxie	Herzbeuteltamponade
Hypovolämie	Intoxikation
Hypo-/Hyperkaliämie,	Thromboembolie
Hypothermie	Spannungspneumothorax

Um mögliche Ursachen zu identifizieren, sollten die Vorgeschichte des Patienten (Ereignis/Unfallhergang), klinische Parameter wie z. B. adäquate Thoraxbewegungen bei der Beatmung, Einsatz einer kontinuierlichen Kapnografie (CO_2-Messung), laborchemische Untersuchungen (BGA) sowie auch Ultraschallgeräte (Herzecho/Lungensonografie) zum Einsatz kommen.

> **Praxistipp**
>
> Während CPR:
> - CPR hoher Qualität sichern: Frequenz, Tiefe, Entlastung
> - Unterbrechungen der Thoraxkompression minimieren
> - Sauerstoff geben
> - Kapnografie verwenden
> - Thoraxkompressionen ohne Unterbrechung, wenn der Atemweg gesichert ist
> - Gefäßzugang (intravenös oder intraossär)
> - Adrenalin alle 3–5 min
> - Amiodaron bzw. Lidocain nach dem dritten Defibrillationsversuch

15.3.7 Besonderheiten beim traumatisch bedingten Kreislaufstillstand

Als Hauptursache für das Versterben nach einem traumatisch bedingten Kreislaufstillstand lässt sich am häufigsten die akute innere oder äußere Blutung mit nachfolgender Hypovolämie finden, allerdings können insbesondere auch eine Perikardtamponade oder ein Spannungspneumothorax ursächlich für einen Kreislaufstillstand sein.

Im Gegensatz zu einem kardial bedingten Kreislaufstillstand muss daher bei einem traumatisch verursachten Kreislaufstillstand der Fokus auf die frühzeitige Beseitigung der reversiblen Ursachen gelegt werden, da im Gegensatz zu kardial bedingten Kreislaufstillständen die Effektivität von Thoraxkompressionen aufgrund einer mangelnden Füllung des Herzens mit Blut eher gering ist.

> Bei einem traumatisch bedingten Kreislaufstillstand hat die Beseitigung reversibler Ursachen Priorität vor der Durchführung der Herzdruckmassage.

15.3.8 Postreanimationstherapie

Im Falle einer erfolgreichen Reanimation setzt der Kreislauf des Patienten wieder spontan ein (ROSC – return of spontaneus circulation). Meist ist dieser initiale Kreislauf noch instabil und bedarf der Überwachung bzw. Unterstützung durch geeignete Interventionen.

> Ein strukturiertes konservatives Schockraummanagement ermöglicht eine Stabilisierung des Patienten und fördert die zügige Diagnosestellung.

Initial sollte analog des ABCDE-Schemas der Atemweg und die Beatmung durch einen adäquaten Atemwegszugang (Intubationsnarkose, ITN) gesichert und mittels Kapnografie (Normoventilation – $EtCO_2$ 35–45 mmHg) und Sauerstoffsättigung (94–98 %) überwacht werden.

Die Atemzugvolumina sollten 6–8 ml/kg ideales Körpergewicht nicht überschreiten, weiterhin hilft ein moderater PEEP (5–10 cm H_2O) zur Verbesserung der Oxygenierung.

Der häufig mit durch die vorhergehende Masken-Beutel-Beatmung mit Luft gefüllte Magen sollte durch eine Magensonde entlastet werden. Weiterhin muss eine adäquate Sedierung zur Reduzierung des Sauerstoffverbrauchs durchgeführt werden.

Aufgrund der hohen Zahl von kardialen Ursachen eines Kreislaufstillstandes sollte zügig nach dem Wiedererlangen des Spontankreislaufs ein 12-Kanal-EKG geschrieben werden und hierdurch die Entscheidung für oder gegen eine zeitnahe Koronarangiografie getroffen werden. Weiterhin muss ein sicherer venöser Zugang gelegt und eine invasive Blutdrucküberwachung durchgeführt werden. Zur Kreislaufstabilisierung soll eine Normovolämie mittels kristalloider Lösungen hergestellt und ggf. Vasopressoren/ Katecholamine zum Erreichen des systolischen Zieldrucks von > 100 mmHg verabreicht werden.

Weiterhin sollte frühzeitig eine Temperaturkontrolle stattfinden, je nach hausüblichem Vorgehen wird eine Zieltemperatur von 32–36 Grad Celsius angestrebt (Targeted Temperature Management – TTM).

Liegt vermutlich eine nichtkardiale Ursache vor, sollte ein CCT und/oder ein Angio-CT des Thorax erwogen werden.

> Je nach Möglichkeiten des eigenen Hauses muss frühzeitig an die Organisation eines Intensivbettplatzes oder auch an die Verlegung und den Transport in ein anderes Zentrum gedacht werden.

Tab. 15.1 Altersabhängig angestrebte Beatmungsfrequenz nach einer Sicherung der Atemwege

Säuglinge	25-mal/min
Kleinkinder bis zu 8 Jahren	20-mal/min
Kinder zwischen 8 und 12 Jahre	15-mal/min
Kinder/Jugendliche ab 12 Jahren	10-mal/min

15.3.9 Abbruch der Reanimationsmaßnahmen

Im Falle von offensichtlich tödlichen Verletzungen oder sicheren Todeszeichen (Leichenstarre, Leichenflecken, Verwesung) sollte auf die Einleitung einer Reanimation verzichtet werden. Falls eine gültige und zutreffende Patientenverfügung bzw. andere starke Hinweise auf eine Ablehnung aufgrund der Wertevorstellungen gegen die Durchführung von Wiederbelebungsmaßnahmen sprechen oder diese Maßnahmen aussichtslos sind, muss ebenfalls keine Reanimation begonnen bzw. kann diese abgebrochen werden.

Auch wenn es keine allgemeingültige Empfehlung für den Abbruch einer Reanimation gibt, so wird im Falle einer länger als 20 min anhaltenden Asystolie ohne behebbare Ursache trotz erweiterter Maßnahmen ein Abbruch der Wiederbelebung akzeptiert.

Auch wenn die Entscheidungen über den Abbruch oder das Unterlassen von Reanimationsmaßnahmen sehr individuell sein können und von einem Arzt verantwortet werden müssen, sollte diese Entscheidung im multiprofessionellen Team gemeinsam getroffen werden.

15.3.10 Reanimation von Kindern

Da der kindliche Kreislaufstillstand überwiegend aufgrund einer Asphyxie auftritt, unterscheidet sich das Vorgehen für die professionellen Helfer gegenüber dem Ablauf bei Erwachsenen. Nach dem Erkennen des Kreislaufstillstandes durch die Kriterien „keine Reaktion auf Reize und keine normale Atmung oder auch einer hypoxisch-ischämisch bedingten Bradykardie mit einer HF < 60/min" wird nach dem Hilferuf initial 5-mal beatmet. Sollten hierauf keine Lebenszeichen (Husten, Spontanbewegungen, normale Atmung) sichtbar werden, beginnen Sie mit 15 Herzdruckmassagen und 2 Beatmungen im Wechsel. Die Druckgeschwindigkeit beträgt genau wie bei den erwachsenen Patienten 100- bis 120-mal/min, die Drucktiefe muss mindestens ein Drittel des Thoraxdurchmessers betragen.

Analog der Erwachsenenreanimation befindet sich der Druckpunkt in der unteren Hälfte des Brustbeins. Je nach Größe des Kindes können Sie einen Handballen oder beide Hände verwenden. Bei Säuglingen sollte der Brustkorb mit beiden Händen umfasst werden und mit beiden nebeneinander gelegten Daumen die Herzdruckmassage durchgeführt werden. Alternativ können auch nur zwei Fingerspitzen verwendet werden.

Ein automatischer Defibrillator (AED) kann trotz der höheren Energierate (ggf. Leistungsminderer/Kinderpads) ebenfalls bei Kindern benutzt werden.

Die empfohlene Energiemenge bei einem manuellen Defibrillator beträgt 4 J/kgKG.

Adrenalin sollte mit einer Dosis von 0,01 mg/kg KG (max. 1 mg) und Amiodaron mit einer Dosis von 5 mg/kg KG (max. 300 mg) nach dem „Erwachsenenalgorithmus" verabreicht werden. Nach einer Atemwegssicherung mittels eines Endotrachealtubus soll eine asynchrone Beatmung mit einer altersgerechten Atemfrequenz durchgeführt werden (Tab. 15.1).

15.3.11 Reanimation unter Covid-19-Aspekten

Seit dem Jahr 2020 hat uns die Covid-19- oder auch SARS-CoV-2-Pandemie geprägt und vor neue Herausforderungen gestellt. Die Reanimation macht da keine Ausnahme, denn sowohl Throraxkompression als auch Atemwegsmanagement setzen höchstwahrscheinlich Aerosole in die Umgebung frei, was den Eigenschutz der Helfer unerlässlich macht. Bei einer Defibrillation ist nicht mit der Freisetzung von Aerosolen zu rechnen. Aufgrund dieser Aerosolfreisetzung wurden deshalb die internationalen Leitlinien dahingehend aktualisiert.

Ist eine Covid-19-Erkrankung nicht auszuschließen, muss das gesamte Team entsprechende Schutzkleidung tragen.

Die Atmung wird lediglich mit dem Überstrecken des Halses und dem Beobachten von Thoraxbewegungen überprüft. Das Halten des Kopfes über dem Patienten, um Atemgeräusche zu hören und Atemzüge an den Wangen zu fühlen (so wie oben beschrieben) entfällt. Ist der Patient regungslos und hat keine Thoraxbewegungen (= Atembewegungen) wird ein Herz-Atem-Stillstand angenommen und entsprechende Hilfe gerufen.

Während der gesamten Reanimation ist die Anzahl der Teammitglieder auf das Nötigste zu beschränken. Es wird alsbald mit der Thoraxkompression begonnen. Ist ein Defibrillator sofort einsetzbar, so wird dieser sofort eingesetzt und zuerst geprüft, ob der Herzrhythmus defibrillierbar ist. Es können bis zu drei Schocks abgegeben werden. Diese Zeit ist für das Personal nutzbar, um sich Schutzkleidung anzulegen. Das Anbringen der Klebeelektroden und die Durchführung der Defibrillation ist auch mit minimaler Schutzkleidung möglich. Für alle weiteren Maßnahmen muss die persönliche Schutzkleidung voll umfänglich sein. Es erfolgen keine weiteren Maßnahmen ohne Persönliche Schutzausrüstung (PSA). Ein verzögerter Beginn der Reanimationsmaßnahmen wird hierbei in Kauf genommen. Die Sicherheit des Personals geht immer vor und ist von hoher Bedeutung nicht nur, was die Personalressourcen angeht. Das Team muss hier eine Nutzen-Risiko-Abwägung treffen und diese im gesamten Team kommunizieren. Bei Patienten, die unter Covid-19 ein schweres Lungenversagen erleiden, gilt es als unwahrscheinlich, dass ein Reanimationsversuch erfolgreich ist. Gemäß der ERC-Richtlinien ist es in einem solchen Fall angemessen, eine „Do not attempt Resuscitation"-Entscheidung zu treffen. Das heißt, es wird kein Reanimationsversuch unternommen.

Wenn noch kein Beatmungsbeutel verfügbar ist, soll dem Patienten eine Sauerstoffmaske mit hochdosierter Sauerstoffgabe aufgesetzt und mit kontinuierlichen Thoraxkompressionen begonnen werden.

Die Beutel-Masken-Beatmung wird im Team zu zweit mit dem doppelten „C-Griff" durchgeführt. Dabei drückt ein Teammitglied mit beiden Händen die Beatmungsmaske fest auf das Gesicht des Patienten, während ein weiteres Teammitglied den Beatmungsbeutel bedient. Achten Sie auf eine unbedingte Abdichtung, da hier Aerosole entstehen.

Die Intubation sollte von einem erfahrenden Teammitglied durchgeführt werden. Moderne Hilfen wie Videolaryngoskop sind dem normalen Laryngoskop vorzuziehen, da hier die Entfernung zum Patienten größer ist.

Die Verwendung von Filtern (HME- oder HEPA-Filter) sowohl bei der manuellen als auch bei der maschinellen Beatmung war bereits vor der Covid-19-Pandemie ein Standard.

Unter Covid-19 kann eine frühere Beendigung der Reanimationsversuche erwogen werden, wenn alle reversiblen Ursachen behoben wurden. Ist das nicht der Fall, so ist auch hier über die Anlage eines mechanischen Thoraxkompressionsgeräts nachzudenken.

Bei jeder Reanimation wird an die Behebung von reversiblen Ursachen nachgedacht. Bei Covid-19 können diese insbesondere respiratorisch bedingt sein, allerdings sind diese Patienten auch anfällig für tiefe Venenthrombosen und Lungenarterienembolien.

Die hier aufgeführten Empfehlungen (Stand Juni 2021) werden höchstwahrscheinlich durch die ständig neu gewonnenen Forschungserkenntnisse zu Covid-19 bereits überholt sein. Möglicherweise ist bereits ein breiter Impfschutz vorhanden, der auch gegen entstandene Mutationen ausreichend schützt. Informieren Sie sich bitte daher um aktuelle Erkenntnisse außerhalb dieses Buches.

15.4 Schädel-Hirn-Traumata

Kirsten Kablau

Aufgrund der hohen Mortalitäts- und Morbiditätsrate stellt die Behandlung von Patienten mit einem schweren Schädel-Hirn-Trauma eine besondere Herausforderung dar. Selbst ein leichtes SHT kann sich zu einer lebensbedrohlichen Verletzung entwickeln. Eine schnelle Diagnosestellung und ein gutes Management im Schockraum verbessern das neurologische Outcome und das Überleben des Patienten. Wo früher Autounfälle als die Hauptunfallursache für Schädel-Hirn-Traumata galten, sind mittlerweile Stürze an die oberste Stelle der Hauptursachen gerückt. In Deutschland muss pro Jahr von 332 Patienten mit Schädel-Hirn-Verletzungen pro 100.000 Einwohner ausgegangen werden, davon sind 91 % als leicht, 4 % als mittel und 5 % als schwer einzustufen. Insgesamt ergibt das hochgerechnet ca. 248.000 Patienten mit SHT, wovon 2750 Patienten versterben. Die hochgerechneten gesamtgesellschaftlichen Kosten betragen für das SHT in Deutschland ca. 2,8 Mrd. €/Jahr [Rickels et al. 2006].

> **Schädel-Hirn-Trauma**
>
> Ein Schädel-Hirn-Trauma (= SHT) ist Folge einer Gewalteinwirkung, die zu einer Funktionsstörung und/oder Verletzung des Gehirns geführt hat und mit einer Prellung oder Verletzung der Kopfschwarte, des knöchernen Schädels, der Gefäße und/oder der Dura verbunden sein kann. Eine Verletzung des Kopfes ohne Hirnfunktionsstörung oder Verletzung des Gehirns bezeichnet man als Schädelprellung.
> Falls die Dura mater (harte Hirnhaut) bei gleichzeitiger Verletzung der Weichteile und des Knochens zerrissen ist und somit eine Verbindung des Schädelinneren mit der Außenwelt besteht, so liegt ein offenes SHT vor.

■ **Primärer und sekundärer Hirnschaden**

Zu unterscheiden ist zwischen einem primären und sekundären Hirnschaden. Die primäre Schädigung des Gehirns entsteht im Moment des Traumas durch die Gewalteinwirkung auf den Schädel und das Hirn. Diese Primärläsion umfasst irreversibel zerstörte Zellen einerseits und funktionsgestörte Neurone andererseits, die aber prinzipiell überleben und sich regenerieren können. Die primäre Schädigung ist Ausgangspunkt für eine Kaskade von Reaktionen, die die primäre Verletzungsfolge verstärkt.

> Die medizinische Therapie in der Versorgung von traumatisierten Patienten mit einem Schädel-Hirn-Trauma zielt auf die Verminderung von sekundären Hirnschäden ab. Sekundäre Hirnschäden werden insbesondere durch eine Hypoxie und einer Hypotonie ausgelöst.

Diese beiden Aspekte müssen daher durch eine adäquate Therapie unbedingt vermieden werden.

Folgende Komplikationen des Schädel-Hirn-Traumas können auch sekundäre Hirnschäden hervorrufen:
- Epileptische Anfälle
- Neurohormonelle Dysregulation (Diabetes insipidus)
- Störungen der Atmung mit Hyperkapnie
- Zunehmender intrakranieller Druck durch Hämatome oder Ödeme (verminderte Durchblutung bis hin zu Einklemmungsphänomenen)

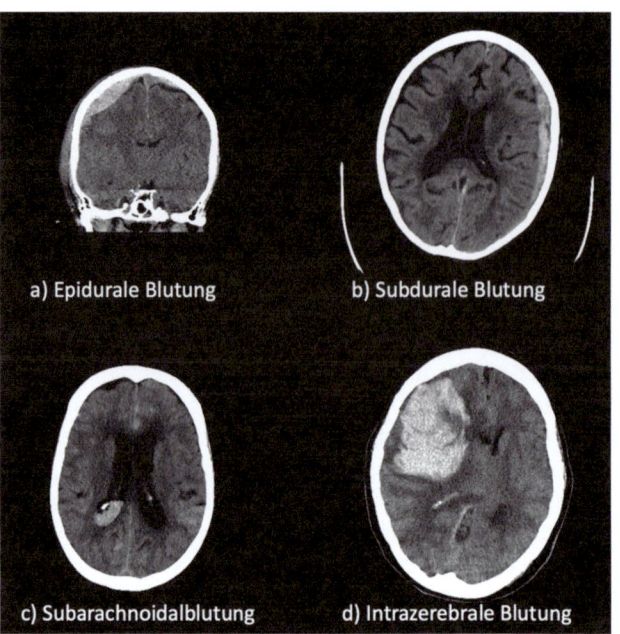

Abb. 15.7 a–d Lokalisationen der Blutungen im Schädel: **a** Epidurale Blutung, **b** subdurale Blutung, **c** Subarachnoidalblutung, **d** intrazerebrale Blutung

15.4.1 Intrakranielle Verletzungen

- **Epidurale Blutung**

Der epidurale Raum befindet sich zwischen dem Schädelknochen und der harten Hirnhaut (Dura mater). Tritt hier eine Blutung nach einem Trauma auf, handelt es sich um eine arterielle Blutung, meist ausgelöst durch die Zerreißung der Arteria meninga media oder einen ihrer Äste. Die Arterien befinden sich sehr eng am Schädelknochen und können deshalb bei einer Schädelfraktur schnell reißen (Abb. 15.7a).

Symptome:
- Freies Intervall: Aufgrund des Traumas kommt es zur initialen Bewusstlosigkeit, die durch das Trauma selber ausgelöst wird. Im Verlauf klart der Patient wieder auf. Es folgt eine sekundäre Bewusstlosigkeit durch eine zunehmende Blutung und Verdrängung des Hirngewebes
- Kopfschmerzen
- Übelkeit/Erbrechen
- Zunehmende Bewusstlosigkeit
- Einseitig erweiterte Pupille mit verzögerter oder aufgehobener Lichtreaktion
- Kontralaterale Symptome: Motorikstörung mit Lähmungserscheinung

- **Subdurale Blutung**

Bei der subduralen Blutung handelt es sich um eine Hirnblutung zwischen der harten Hirnhaut (Dura mater) und der Spinnengewebshaut (Arachnoidea). Bei dieser Blutungsform handelt es sich um eine venöse Blutung, ausgelöst durch das Zerreißen der Brückenvenen. Diese Blutung kann akut und als chronische Form vorkommen. Bei älteren und alkoholkranken Menschen ist die Gefahr, eine Venenruptur mit nachfolgendem subduralem Hämatom und intrakranieller Blutung zu bekommen, erhöht. Bei diesen Patienten kann bereits eine Bagatellverletzung eine solche Blutung verursachen (Abb. 15.7b).

Symptome:
- Kopfschmerzen
- Übelkeit/Erbrechen
- Bei einem chronischen subduralen Hämatom kann es zu einem langsam fortschreitenden organischen Psychosyndrom kommen
- Persönlichkeitsveränderung
- Abbau der intellektuellen Fähigkeiten
- Hemi- und/oder Faszialisparese mit fokalen Ausfällen
- Fokale Anfälle

- **Subarachnoidalblutung**

Die Subarachnoidalblutung ist eine arterielle Blutung unterhalb der Arachnoidea. Die häufigste Ursache für diese Blutungsart ist das Einreißen eines arteriellen Aneurysmas. Diese angeborenen oder erworbenen Gefäßaussackungen können bereits durch eine Druckerhöhung durch Pressen auf Toiletten oder beim Niesen passieren. Hingegen treten traumatische

Subarachnoidalblutungen nur nach schweren Gewalteinwirkungen auf den Schädel auf. Ihr Vorliegen erhöht das Risiko für weitere raumfordernde Verletzungen. Da der Liquor cerebrospinalis (Hirnflüssigkeit) neben dem Ventrikelsystem auch im Subarachnoidalraum zirkuliert, lässt sich eine Blutung auch durch eine Lumbalpunktion nachweisen (Abb. 15.7c).

Symptome:
- Schlagartig einsetzender „Vernichtungskopfschmerz", der vor allem in der Nacken- und auch in der Stirnregion lokalisiert ist
- Nackensteifigkeit durch Reizung der Meningen
- Übelkeit/Erbrechen
- Bewusstseinsstörung

■ Intrazerebrale Blutung

Die intrazerebrale Blutung ist eine Hirnblutung im Hirngewebe selbst, meist verursacht durch eine Ruptur einer Arterie (Abb. 15.7d).

Die Symptome können unterschiedlich stark ausgeprägt sein, insbesondere auftreten können:
- Kopfschmerzen
- Übelkeit/Erbrechen
- Bewusstseinsstörungen
- Krampfanfall
- Hemiparese (große Blutungen in der Hemisphäre)
- Klein- und Hirnstammdefizite (z. B. konjugierte Blickdeviation oder Ophthalmoplegie, röchelnde Atmung, Koma)

15.4.2 Weitere mögliche Verletzungen am Schädel

■ Gesichtsverletzungen

Mit Gesichtsverletzungen können leichte Abschürfungen gemeint sein, aber auch schwere Verletzungen, die die oberen Atemwege gefährden bzw. blockieren können. Blut und Zähne mit Dislokation stellen hier eine große Gefahr dar.

■ Kopfschwartenverletzung

Eine Verletzung der Kopfschwarte darf nicht unterschätzt werden. Da die Kopfhaut sehr gut durchblutet ist, kann es schnell bei Verletzungen zu einem großen Blutverlust kommen, der einen hypovolämen Schock auslösen kann.

■ Nasenbeinfrakturen

Die häufigste Fraktur am Gesichtsschädel ist die Nasenbeinfraktur, sie stellt potenziell keine große Gefahr da. Läuft aber nach einem Mittelgesichtstrauma klarer Ausfluss aus der Nase, kann es ein Anhaltspunkt für eine Fraktur der Siebplatte sein.

■ Mittelgesichtsfrakturen

Brüche des Gesichtsschädels treten häufig durch direkte mechanische Gewalt wie z. B. bei einem Faustschlag auf. Mittelgesichtsfrakturen werden in Le-Fort-I- bis Le-Fort-III-Frakturen eingeteilt. Bei der Le-Fort-I-Fraktur ist der Oberkiefer horizontal frakturiert, bei Le Fort II kommt es zu einer pyramidenförmigen Oberkieferfraktur (Absprengung der Maxilla inklusive der knöchernen Nase) und bei der Le-Fort-III-Fraktur kommt es zu einer transversalen Oberkieferfraktur (hohe Absprengung des gesamten Mittelgesichts inkl. knöcherner Nase, die Fraktur führt durch das Os ethmoidale. Transnasale Magensonden sowie nasopharyngeale und nasotracheale Tuben sind bei Patienten mit multiplen Gesichtsfrakturen aufgrund möglicher Fehllagen kontraindiziert.

■ Unterkieferfrakturen

Die zweithäufigste Fraktur des Gesichtsschädels ist die Fraktur des Unterkiefers. Patienten mit dieser Fraktur geben häufig an, dass die Zähne nicht mehr wie vorher aufeinanderpassen. Da die Zunge ihren knöchernen Halt verliert, kann es bei liegenden Patienten zur Verlegung der Atemwege kommen.

■ Schädelfrakturen

Schädelfrakturen können an der Schädelkalotte oder an der Schädelbasis auftreten. Sie werden in offene, geschlossene, gerade oder sternförmige Fraktur unterschieden. Typische Merkmale einer Schädelbasisfraktur sind periorbitale Hämatome (Monokel- oder Brillenhämatom), retroaurikuläre Hämatome (Battle-Zeichen), Liquoraustritt aus Nase oder Ohr (Rhino- oder Otoliquorrhö) sowie Faszialisparese und Hörverlust (Funktionsstörung des VII. und VIII. Hirnnervs). Die Symptome können gleich nach Trauma auftreten, aber auch erst einige Tage später.

15.4.3 Einklemmungssyndrom (Herniation)

Durch eine intrakranielle Volumenvermehrung z. B. durch eine Hirnblutung, kann es zu einem Hirndruckanstieg kommen. Der Körper kann einen leichten Hirndruckanstieg kompensieren, indem er das venöse Blut und Liquor vermehrt aus dem Gehirn herauspresst (Monro-Kellie-Doktrin). Ist dieser Kompensationsmechanismus ausgeschöpft, kommt es zum Hirndruckanstieg, der bei zu starker Erhöhung zu einem Einklemmungssyndrom, der sogenannten Herniation führen kann. Dieses bedeutet, dass Anteile des Gehirns im Tentoriumschlitz (obere Einklemmung) oder im Foramen Magnum (untere Einklemmung) eingeklemmt werden (Tab. 15.2).

Tab. 15.2 Unterschiede der oberen und unteren Einklemmung

	Obere Einklemmung (Mittelhirnsyndrom)	Untere Einklemmung (Bulbärhirnsyndrom)
Vigilanz	Komatös, tiefe Bewusstlosigkeit	Komatös, tiefe Bewusstlosigkeit
Motorik	Ungezielte Massenbewegung, Streckkrämpfe der Extremitäten und des Rumpfes, Adduktionsstellung und Pronation der oberen Extremitäten, die durch Schmerzreize ausgelöst bzw. verstärkt werden können	Fehlende Streckkrämpfe, fehlende Reaktion auf Schmerzreize
Hirnnerven/ Hirnstammreflex	Korneal- und Würgereflex noch auslösbar, Dissoziation von Augenbewegung und Pupillenreaktion (Mittel- bis Weitstellung und Erlöschen des Lichtreflexes)	Maximal weite, nicht auf Licht reagierende Pupillen
Vegetativum	Dysregulation von Kreislauf und Atmung, vegetative Entgleisung, akute Gastritis	Dysregulation, Atmung geht terminal über in eine Schnappatmung, Atemstillstand, Kreislaufstillstand

- Bei der oberen Einklemmung, der Mittelhirneinklemmung, werden das Mittelhirn, die Hirnschenkel und der N. oculomotorius komprimiert. Eine einseitige oder beidseitige Pupillenerweiterung ist daher ein Alarmzeichen.
- Die untere Einklemmung, die Medulla-oblongata-Einklemmung, bei der die Kleinhirntonsillen im Foramen magnum den Hirnstamm komprimieren, ist wegen der Beeinträchtigung der lebensnotwendigen Atem- und Kreislaufzentren rasch tödlich.

Wenn der intrakranielle Druck ansteigt, sinkt automatisch der Perfusionsdruck des Gehirns. Aus diesem Grund wird es weniger durchblutet und erhält somit weniger **Sauerstoff**. Es droht eine irreversible Schädigung des Nervengewebes. Der Körper will dem vorbeugen. Daher versucht der Organismus, den mittleren arteriellen und den intrakraniellen Druck in einer gewissen Konstanz zu halten. Zu diesem Zweck erhöht der Körper stark den systolischen Blutdruck. Es können Werte von bis zu 300 mm/Hg auftreten. Durch die Erhöhung des Blutdrucks erhöht sich auch der ICP. Dadurch wird der arterielle Druck zu einem noch höheren Anstieg gebracht. Zur selben Zeit tritt eine Absenkung der Herzfrequenz ein. Auf Basis dieser Zusammenhänge entsteht der **Druckpuls**, er wird durch eine plötzlich erhöhte **Sympathikusaktivität** in der **Medulla oblongata** verursacht. Diese Reaktion wird Cushing-Reflex genannt. Manchmal wird der Cushing-Reflex auch als Cushing-Triade bezeichnet. Bei der Cushing-Triade kommt neben dem extremen Blutdruckanstieg und Bradykardie noch ein verändertes Atemmuster hinzu, dieses tritt im letzten Stadium der Einklemmung häufig auf (Nonnenmacher o. J.).

15.4.4 Neurologische Untersuchung

Bei der Versorgung von SHT-Patienten ist eine schnelle fokussierte neurologische Untersuchung in der ersten Schockraumphase (Primary Survey) wichtig. In dieser Phase sollten die Bewusstseinslage des Patienten nach der Glasgow Coma Scale beurteilt und die Pupillen kontrolliert werden.

Glasgow Coma Scale (GCS)

Anhand der GCS wird die Bewusstseinslage des Patienten beurteilt. Zu den drei Überprüfungen gehören: Augen öffnen, verbale Reaktion und beste motorische Reaktion. Je nach Überprüfung erhält der Patienten bis zu 6 Punkte, mindestens aber 1 Punkt, auch ohne Reaktion gezeigt zu haben (Tab. 15.3). Ist die motorische Reaktion auf beiden Seiten unterschiedlich, erhält der Patient den höheren der beiden Werte. Dieser Wert ist bei der Prognose des Patienten zuverlässiger.

> Achtung: Ein GCS-Punktwert von ≤ 8 gilt allgemein als Koma und damit als schweres Schädel-Hirn-Trauma. Ein Patient mit einem GCS-Punktwert von ≤ 8 muss intubiert und beatmet werden.

Tab. 15.3 Glasgow Coma Scale

Prüfung	Reaktion	Punkte
Augen öffnen	Spontan	4
	Nach Ansprache	3
	Auf Schmerzreiz	2
	Keine Reaktion	1
Verbale Reaktion	Orientiert	5
	Verwirrt, desorientiert	4
	Unzusammenhängende Worte	3
	Unverständliche Laute	2
	Keine verbale Reaktion	1
Motorische Reaktion	Befolgt Einweisung	6
	Gezielte Schmerzabwehr	5
	Ungezielte Schmerzabwehr	4
	Beugesynergien	3
	Strecksynergien	2
	Keine Reaktion	1

- **Pupillen**

Die Pupillen werden auf Größe, Gleichheit und Lichtreaktion überprüft. Kommt es hier zu einer Ungleichmäßigkeit oder zu keiner Reaktion, muss dieses dem Team sofort mitgeteilt werden, da eine Pupillendifferenz oder lichtstarre Pupillen auf eine schwere Hirnschädigung hinweisen kann.

> Achtung: Augenerkrankungen oder Prothesen können die Beurteilung erschweren oder verfälschen.

15.4.5 Klassifikation des Schädel-Hirn-Traumas

Je nach initialem Bewusstseinszustand wird das Schädel-Hirn-Trauma nach dem GCS in folgende Grade eingeteilt:

— **Leichtes SHT** (GCS 13–15)
  Patienten mit leichtem SHT (Grad 1) stellen zahlenmäßig die größte Gruppe unter den SHT-Patienten dar. Von einem leichten SHT wird in der Regel ausgegangen, wenn nach einem Kopfanprall eine kurzzeitige Desorientiertheit, Amnesie und/oder eine vorübergehende Bewusstseinsstörung, die nicht länger als 5 min andauerte, auftrat. Zusätzlich klagen Patienten häufig über Übelkeit und Erbrechen, Kopfschmerzen, Schwindel und Kreislaufstörungen. Beim leichten SHT bleibt keine organische Gehirnverletzung, die Beschwerden sollten innerhalb von wenigen Tagen verschwunden sein.

— **Mittelschweres SHT** (GCS 9–12)
  Etwa 15 % der Patienten erleiden ein mittelschweres SHT (Grad 2). Bei diesem Schweregrad reagieren Patienten noch auf einfache Anweisungen, sie sind aber verwirrt oder somnolent. Zu den typischen Symptomen wie Übelkeit und Erbrechen, Kopfschmerzen, starken Kreislaufproblemen und der Bewusstlosigkeit, die jetzt aber eine Länge von bis zu 30 min nach Trauma betragen kann, klagen Verletzte noch über Ausfallerscheinungen mit unterschiedlichen Symptomen, wie z. B. Lähmung, Sprachstörungen, Sehstörung und Empfindungsstörung.

— **Schweres SHT** (GCS 3–8)
  In etwa 10 % der Unfälle kommt es zu einem schweren SHT, was auch als SHT 3. Grades bezeichnet wird. Hier hält die Bewusstlosigkeit über Stunden nach Trauma an. Es kommt zur erheblichen Zerstörung des Gehirngewebes. Je nach betroffenem Hirnareal kommt es zu Nervenausfällen und erheblichen Störungen grundlegender Körperfunktionen wie Atmung und Kreislauf sowie Krampfanfällen.

15.4.6 Maßnahmen

> Das vorrangige Behandlungsziel in der Therapie dieser Patientengruppe ist die Optimierung einer adäquaten Oxygenierung und Durchblutung des Gehirns, um sekundäre Hirnschäden zu vermeiden.

Durch die spezielle Krankenbeobachtung und eine adäquate Überwachung kann eine Zustandsveränderung rechtzeitig erkannt werden. Hierdurch können die erforderlichen Interventionen zeitnah eingeleitet und ein zunehmender Hirnschaden vermieden werden.

- **Primary Survey**

Alle traumatisierten Patienten erhalten die gleiche Reihenfolge im Primary Survey. Je nach Alter, Größe und Beschaffenheit können hier aber gewisse Hilfsmittel variieren.

- „c"

Im kritischen kleinen „c" schaut man nach externen größeren Blutungen, die die Vitalfunktionen beeinträchtigen können und eine sofortige Behandlung unabdingbar machen. Hier sollte man die Hirnschwartenverletzungen nicht außer Acht lassen.

- **Atemwegsmanagement und HWS-Stabilisierung**

Eine ausreichende Oxygenierung bei SHTs ist sehr wichtig, da weitere Schäden des Gehirns zu vermeiden sind. Aus diesem Grund erhalten alle SHT-Patienten, unabhängig vom Schweregrad ihrer Verletzung, während der Akutmaßnahmen großzügig Sauerstoff. Eine vorübergehende Ateminsuffizienz mit Hypoxie tritt häufig bei schweren SHT-Verletzungen auf, deshalb sollten Patienten mit einem GCS-Punktwert von ≤ 8 frühzeitig endotracheal intubiert werden. Da es durch Blut, Erbrochenes, Hämatome etc. auch zu einer Verlegung der Atemwege kommen kann und somit zu einer ungenügenden Oxygenierung, muss auch hier auf ein angemessenes Atemwegsmanagement geachtet werden. Bei SHT-Patienten mit dem Verdacht auf eine Verletzung der Halswirbelsäule sollte abgewogen werden, ob eine starre Zervikalstütze angelegt werden muss. Eine Zervikalstütze kann durch eine venöse Stauung den intrakraniellen Druck steigern, daher ist eine Abwägung der Indikation erforderlich. Eine alternative Immobilisierungsmethode ist die Fixierung des Patienten in der Vakuummatratze mit Oberkörperhochlagerung und zusätzlicher Fixierung des Kopfes ohne Anlage einer Zervikalstütze.

- **Beatmung**

Wie schon mehrfach beschrieben, ist es wichtig, eine Hypoxie bei SHT-Patienten zu vermeiden, da diese zu einem sekundären Hirnschaden und somit zu einem schlechteren neurologischen Outcome führen kann. Bei beatmeten Patienten ist eine Normoventilation anzustreben, der pCO_2 sollte bei 35–40 mmHg gehalten werden. Bei einer akuten Verschlechterung des neurologischen Zustands können die Patienten über einen begrenzten Zeitraum forciert beatmet, also hyperventiliert werden, um eine drohende Herniation zu verhindern ($pCO_2 < 32$ mmHg). Die Hyperventilation bewirkt über eine Vasokonstriktion eine Verminderung des intrakraniellen Blutvolumens und damit eine meist vorübergehende ICP-Senkung. Eine prolongierte Hyperventilation kann aber zu einer schlechteren Gewebsperfusion und damit zu nachteiligen Ergebnissen führen. Sie sollte daher nur in begründeten Ausnahmefällen kurzzeitig angewandt werden.

- **Kreislauf**

Auf große Kopfschwartenverletzungen sollte ein Druckverband angelegt werden. Auf offene Schädel- oder Impressionsfrakturen aber nicht, da es zu einer weiteren Hirnschädigung aufgrund des äußeren Drucks kommen kann. Ausgenommen sind hier lebensbedrohliche Blutungen. Eine Hypotonie wird normalerweise nicht durch ein geschlossenes Schädel-Hirn-Trauma ausgelöst; Ausnahmen sind kritische intrakranielle Druckanstiege, die Einklemmung des Hirnstammes zur Folge haben oder eine begleitende Rückenmarksverletzung. Hypotone Episoden sollten vermieden werden, da einzelne oder multiple hypotone Episoden die Morbidität und Mortalität erhöhen. Ein systolischer Blutdruck von > 90 mmHg sollte angestrebt werden, um eine zerebrale Perfusion aufrechtzuerhalten. Eine Hypertonie, Bradykardie und unregelmäßige Atmung (Cushing-Trias) sind beunruhigende Zeichen einer Herniation und müssen sofort beachtet und ggf. chirurgisch behandelt werden. Die Blutdrucksenkung darf hier nur sehr zurückhaltend erfolgen, da in dieser Phase die Hirndurchblutung nur durch einen erhöhten Blutdruck sichergestellt werden kann.

- **Neurologischer Status**

Nach kardiopulmonaler Stabilisierung des Patienten wird eine fokussierte neurologische Untersuchung (GCS-Ermittlung und Pupillenkontrolle) durchgeführt. Drogen, Alkohol oder Hypoglykämie können den neurologischen Befund verschleiern. Wenn diese Faktoren ausgeschlossen und eine Hypotonie behandelt wurde, deutet eine veränderte Bewusstseinslage so lange auf eine traumatische ZNS-Schädigung hin, bis sie ausgeschlossen ist. Die Bestimmung der GCS-Werte bei älteren Patienten kann aufgrund von Begleiterkrankungen (z. B. Alzheimer, Demenz, Verwirrtheit) erschwert sein.

Die Pupillendilatation und das Fehlen auf Lichtreaktion sind Frühzeichen einer Einklemmung. Der Patient benötigt notfallmäßig eine neurochirurgische Versorgung.

- **Entkleiden und Wärmemanagement**

Eine Normothermie des Patienten ist aufrechtzuerhalten. Die Nutzung der Hypothermie bei Patienten mit isolierten SHT wird weiterhin erforscht, derzeit kann hierfür keine Empfehlung ausgesprochen werden.

- **Lagerung**

Die Oberkörperhochlagerung auf 30° wird häufig empfohlen, weil hierdurch der zerebrale Perfusionsdruck (CPP) nicht beeinflusst wird. Extrem hohe ICP-Werte werden jedoch reduziert.

- **Medikamentöse Behandlung**

Die konservativen medikamentösen Maßnahmen bei einem SHT:

- - **i.v.-Flüssigkeitsgabe**

Zur Stabilisierung und Volumensubstitution werden Infusionslösung, Vollblut und Blutprodukte appliziert, sie dürfen aber nicht zur Volumenüberladung führen. Wegen der Gefahr der Zunahme eines Hirnödems sollten hypotone Infusionen vermieden werden. Deshalb werden Ringer- und Vollelektrolytlösungen zur Volumensubstitution empfohlen.

- - **Mannitol**

Mannitol ist ein Osmodiuretikum und wird u. a. zur Senkung des intrakraniellen Drucks verabreicht. Organe mit höherem Wassergehalt, zu denen das Gehirn gehört, werden auf diesem Wege durch mäßige Dehydratation in ihrem Volumen reduziert. Bei hypovolämen Patienten senkt es jedoch nicht den intrakraniellen Druck, sondern verschlimmert durch seine diuretische Wirkung die Hypovolämie und verstärkt somit die zerebrale Ischämie. Eine akute neurologische Verschlechterung, z. B. die Entwicklung einer geweiteten Pupille (Einklemmung) bei normalen Kreislaufverhältnissen, ist die Indikation für Mannitol.

- - **Hypertone Kochsalzlösung**

Die hypertonische Kochsalzlösung wird ebenfalls zur Reduktion des intrakraniellen Drucks verabreicht. Da sie keine diuretische Wirkung hat, sondern das Volumen nach intravasal verschiebt, kann sie bei hypotonen Patienten eingesetzt werden.

- - **Barbiturate (Thiopental)**

Barbiturate senken wirkungsvoller den intrakraniellen Druck als andere Maßnahmen. Eine große Nebenwirkung dieses Medikaments ist ein starker Blutdruckabfall, deshalb sollte es bei hypotonen und hypovolämen Patienten nicht eingesetzt werden.

Antikonvulsiva

Bei SHT-Patienten kann eine posttraumatische Epilepsie auftreten. Antikonvulsiva können akute Anfälle durchbrechen, verändern den langfristigen Verlauf einer möglichen Anfallserkrankung jedoch nicht. Sie sollten auch nur im Notfall eingesetzt werden, da sie die Erholung des Gehirns beeinträchtigen. Krampfanfälle treten häufiger bei Kindern als bei Erwachsenen mit Schädel-Hirn-Trauma auf. Bei Kindern sind Krampfanfälle in der Regel selbstlimitiert, das heißt, sie hören spontan wieder auf.

Analgetika/Sedativa

Die (Analgo-)Sedierung per se hat keinen ICP-senkenden Effekt. Unruhezustände unter abnormer Eigenatmung können aber zur ICP-Erhöhung führen, die sich günstig beeinflussen lässt. Durch die verbesserte Beatmung lässt sich darüber hinaus eine bessere Oxygenierung erreichen.

Tranexamsäure

Am 14.10.2019 wurde die CRASH-3-Studie veröffentlicht, in der es um die Gabe von Tranexamsäure (TXA) bei SHT-Patienten im Erwachsenenalter geht. Diese Studie zeigte auf, dass die frühe Gabe von Tranexamsäure bei leichten und mittelschweren SHT das Überleben im Erwachsenenalter verbessern kann. Bei Patienten mit schwerem SHT konnte eine Reduktion der 24-h-Mortalität gezeigt werden, die Patienten verstarben aber dann doch innerhalb der ersten 28 Tage.

Computertomografie (CT)

Nach dem Primary Survey und der hämodynamischen Stabilisierung des Verletzten muss schnellstmöglich eine CT-Untersuchung durchgeführt werden. Da Kontrastmittel die Visualisierung von intrakraniellen Pathologien erschweren kann, sollte das initiale CCT ohne Kontrastmittel durchgeführt werden. Zur Beurteilung von intrathorakalen, intraabdominellen und/oder vaskulären Verletzungen in der CT-Untersuchung ist Kontrastmittel erforderlich.

Monitoring

Bei SHT-Patienten sollte ein sorgfältiges und fortlaufendes Monitoring durchgeführt werden. Es gehört eine kontinuierliche Herzfrequenzmessung, Pulsoxymetrie und Blutdruckmessung angeschlossen. Die Messung des ICP hat in den letzten Jahrzehnten international ihren Einzug in die Akutversorgung bewusstloser Schädel-Hirn-verletzter Patienten gefunden und wurde mittlerweile in mehreren internationalen Leitlinien implementiert.

Zweite Schockraumphase (Secondary Survey)

Jeder ersten Schockraumphase (Primary Survey) folgt eine zweite Schockraumphase, der sogenannte Secondary Survey. Dieser kann nach der Stabilisierung später auf einer Intensivstation oder noch in der Notaufnahme erfolgen. Der Secondary Survey ist eine Ganzkörperuntersuchung von Kopf bis Fuß. Hier sollte bis ins kleinste Detail der ganze Körper des Verletzten auf Verletzungen wie Abschürfungen oder tiefe Wunden, Schwellungen, Prellmarken, Frakturzeichen, Fremdkörper, Flüssigkeitsaustritte z. B. aus dem Ohr untersucht und behandelt werden. Zu Beginn dieser körperlichen Untersuchung müssen aber erneut der GCS festgestellt und die Pupillen kontrolliert werden. Stellt man eine veränderte Bewusstseinslage am Patienten fest, wird ein weiterer Primary Survey durchgeführt, um lebensbedrohliche Zustände festzustellen und zu behandeln. Stellt man keine Veränderungen fest, kann die zweite Schockraumphase durchgeführt werden.

15.5 Schlaganfall

Manuela Zsidek-Fuchs

In diesem Kapitelabschnitt werden die häufigsten hämorrhagischen bzw. nichthämorrhagischen Schlaganfälle beschrieben, ebenso die wichtigsten Merkmale und Behandlungsfakten in einer Notaufnahme. Als letzter Punkt wird die neurologische Rehabilitation erwähnt.

> **Schlaganfall**
>
> Der Begriff Schlaganfall (engl. stroke) bezeichnet einen „schlagartig" auftretenden Ausfall von Gehirnfunktionen. Schlaganfall ist der Oberbegriff für die akute Schädigung von Hirnarealen, die entweder infolge eines Gefäßverschlusses (Hirninfarkt, ischämischer Infarkt) oder durch eine Hirnblutung (hämorrhagischer Infarkt) entsteht. Eine transitorische ischämische Attacke (TIA) ist eine weitere Form des Schlaganfalls. Diese ist zeitlich begrenzt und kann als Vorbote eines effektiven Schlaganfalles gesehen werden.

> Schlaganfall ist in Deutschland die dritthäufigste Todesursache. Weltweit ist der Schlaganfall die häufigste Ursache für lebenslange körperliche Einschränkung.

Der Schlaganfall betrifft vor allem alte Menschen. 80 % aller Schlaganfälle ereignen sich bei über 60-jährigen Patienten. Bis 2050 wird der Anteil der über 60-Jährigen in der Bevölkerung von heute 24 auf etwa 38 % steigen. Damit wird auch die Schlaganfallrate stark steigen.

70 % der Schlaganfälle könnten durch präventive Therapien verhindert werden.

Alle 3 min ereignet sich in Deutschland ein neuer Schlaganfall, alle 9 min stirbt ein Schlaganfallpatient. Jährlich ereignen sich in Deutschland rund 270.000 Schlaganfälle. Etwa 200.000 davon sind erstmalige Ereignisse. Über 80 % der Betroffenen haben einen ischämischen Schlaganfall.

15.5.1 Stroke Unit

Eine Stroke Unit ist eine räumlich abgeschlossene Einheit, welche explizit für die Versorgung von Schlaganfallpatienten vorgehalten wird. Die Ausstattung einer Stroke Unit kann variieren, jedoch besteht die Mindestanforderung von Monitor-Überwachungsbetten. Ebenso gelten klar geregelte Prozess- und Strukturabläufe in einer Stroke Unit. Hierzu zählt ein speziell geschultes multiprofessionelles Team (Nabavi und Busse 2020, S. 265/266).

15.5.2 Leitsymptome

Klinische Leitsymptome können u. a. ein einseitig herabhängendes Gesicht, eine einseitige Bewegungseinschränkung, eine Veränderung in der Sprache sein. All diese Veränderungen können durch eine mindere Durchblutung des Gehirns entstehen. Es gilt hierbei zu beachten, dass eine Exsikkose (unzureichende Flüssigkeitsgehalt im Körper) oder eine Hypoglykämie (Unterzuckerung) ähnliche oder sogar die gleichen Symptome auslösen können.

Der FAST-Test ist ein klinischer, didaktischer Schnelltest für die Erkennung eines Schlaganfalls, der auch von Laienhelfern durchgeführt werden kann. Falls die Patienten einen dieser Tests nicht ausführen können, so kann dies (bei neuartigen Veränderungen) auf einen Schlaganfall hindeuten.

> **FAST-Test**
> Das *Akronym* FAST steht für:
> - Face (Gesicht): Patient auffordern, zu lächeln oder die Stirn zu runzeln.
> - Arms (Arme): Patient soll beide Arme ausstrecken und dann die Handflächen umdrehen.
> - Speech (Sprache): Patient soll einen einfachen Satz nachsprechen.
> - Time (Zeit): Patient oder Angehörige fragen, wie lange die Symptome schon bestehen.

15.5.3 Ursachen

Hirngefäße oder hirnversorgende Gefäße im Hals (wie die Halsschlagader) können „verkalken": Ablagerungen an der Innenwand verengen ein Gefäß immer mehr oder verschließen es sogar ganz. Das zu versorgende Hirnareal enthält dann zu wenig Blut und Sauerstoff.

Ursachen eines Schlaganfalls können große Gefäßveränderungen – arteriosklerotische Veränderungen – sein, ebenso Veränderungen kleiner Gefäße, Herzerkrankungen oder bekannte Risikofaktoren wie Stress, Rauchen, ungesunder Lebensstil (Berlit 2013, S. 200 f.).

In der **ASCO**-Klassifikation sind die wichtigsten Ursachen knapp zusammengefasst:
- A: Atherocsclerosis/„large vessel disease" (Arteriosklerose der großen Gefäße)
- S: „small vessel disease" (Mikroangiopathie)
- C: „cardiac source" (kardiale Ursachen)
- O: „other cause" (unbekannte/andere Ursache)

15.5.4 Differenzierung – TIA, Insult, Blutung

▪ **Ischämischer Schlaganfall, Hirninfarkt**

Diese häufigste Art (ca. 80 %) des Schlaganfalls wird durch Verstopfung einer hirnversorgenden Schlagader verursacht, wodurch der Blutzufluss zu den Nervenzellen unterbrochen oder stark eingeschränkt ist. Ein solcher Verschluss eines Gefäßes kann die Folge einer Kalkablagerung (Arteriosklerose) in einer Halsschlagader oder einem Hirngefäß sein; das Gefäß wird immer stärker verengt bis zu seinem völligen Verschluss. Auch ein Blutgerinnsel (Embolie), das mit dem Blutstrom ins Gehirn verschleppt wird, kann ein Gefäß verschließen. Häufige Quelle solcher Blutgerinnsel ist das Herz oder die Brustschlagader (Aorta). Entzündungen, Gefäßspasmen (-verkrampfungen), Migräne oder Tumoren sind seltene Ursache eines Hirninfarkts. In der folgenden Auflistung sind die Hauptsymptome bzw. Übergriffe erwähnt (Berlit 2013, S. 198 ff.):
- Halbseitige Lähmung/Schwäche (Hemiplegie/Hemiparese): Plötzlich auftretende Schwäche oder Lähmung auf nur einer Körperseite (insbesondere eines Armes, eines Beines oder einer Gesichtshälfte)
- Sprachstörungen:
  - Globale Aphasie
  - Broca-Aphasie (motorische Aphasie)
  - Wernicke-Aphasie (sensorische Aphasie)

▪ **Transitorische ischämische Attacke (TIA)**

Wenn die Symptome eines Schlaganfalls nur kurz (in der Regel wenige Minuten, aber auch mehrere Stunden) anhalten, spricht man von einer TIA. Häufig kommt es innerhalb der nächsten Tage zu einem Schlaganfall mit andauernden Beschwerden. Deswegen ist eine TIA ein medizinischer Notfall, der eine umgehende und umfassende Abklärung notwendig macht (Berlit 2013, S. 206 f.).

- **Hirnblutung**

Eine andere häufige Art (ca. 15 %) des Schlaganfalls ist die Einblutung in das Gehirn. Sie entsteht, wenn aus einer Arterie Blut austritt. Hirnblutungen treten oft als Folge eines Bluthochdrucks auf. Als Hirnblutung oder besser intrakranielle Blutung (ICB) bezeichnet man eine venöse oder arterielle Blutung innerhalb des Schädels. Intrakranielle Blutungen können aufgrund verschiedener Ursachen entstehen und an unterschiedlichen Stellen auftreten. Oft liegen die Blutungsquellen zwischen den Hirnhäuten. Liegt der Sitz der Blutungsquelle im Gehirngewebe selbst, spricht man von einer intrazerebralen Blutung (Berlit 2013, S. 220 ff.).

Merkmale:
- Halbseitige Vernachlässigung
- Übelkeit
- Erbrechen
- Atmung
- Vigilanzminderung

- **Subarachnoidalblutung (SAB)**

Mit einer Inzidenz von 7–10/100.000 Einwohner in Europa macht die SAB ca. 5 % aller Schlaganfälle aus. Die Letalität der SAB beträgt im ersten Jahr 55–60 % (hohe Letalität). Bei dieser Schlaganfallerkrankung, die auch als Hirnhautblutung bezeichnet werden kann, kommt es zur Einblutung in einen Spalt zwischen Gehirn und Schädelknochen Diese entstehen zumeist durch Platzen von Gefäßaussackungen, sogenannten Aneurysmen. Im Unterschied zu den meisten anderen Schlaganfallformen sind bei einer Subarachnoidalblutung stärkste Kopf- und/oder Nackenschmerzen typisch. Zusätzliche Symptome können hier auch Bewusstseinstrübungen und Krampfanfälle sein (Berlit 2013, S. 225 ff.).

- **Sinusvenenthrombose**

Bei dieser ebenfalls seltenen Schlaganfallform kommt es zum Verschluss einer oder mehrerer Venen, also von Gefäßen, in denen das Blut aus dem Gehirn herausfließt. Dadurch kommt es zu einem Rückstau des Blutes mit dem Risiko einer Hirnblutung oder auch einer Wasseransammlung im Gehirngewebe (Ödem) (Berlit 2013, S. 215).

> **Time ist Brain:** Egal um welche Art des schlagartigen Ereignisses es sich handelt, es ist immer ein sofortiges Handeln erforderlich. Statistisch betrachtet, werden durch einen Schlaganfall pro Minute 1,9 Mio. Nervenzellen zerstört, jede Stunde Therapieverzögerung bedeutet für den Patienten eine beschleunigte Alterung von 3,6 Jahren.

15.5.5 Versorgung im Notfallzentrum

Bei Ankunft eines potenziellen Schlaganfallpatienten wird im ersten Schritt folgende Diagnostik absolviert:
- Vitalzeichenerhebung
- Blutabnahme
- NIHSS erheben
- Zügige CCT-Diagnostik
- Bei Bedarf einleiten einer Lysetherapie (nach ärztlicher Anordnung)

- **Monitoring (Vitalzeichenerhebung)**
- Blutdruck
  - RR muss zwischen 100–180 Systole sein
  - < 100 behandlungspflichtig mit Volumen/Vasopressoren
  - > 180 behandlungspflichtig mit antihypertensiver Medikation, z. B. Urapidil i.v.

> Eine Blutdrucksenkung sollte nur moderat erfolgen, da durch einen zu niedrigen Blutdruck die Hirnperfusion eingeschränkt werden kann und weitere Schäden am Hirngewebe hervorgerufen werden können.
- Puls/Herzfrequenz
  - Puls < 100 bpm
- Temperatur
  - Temperatur < 37,5°C – wenn eine erhöhte Körpertemperatur besteht, müssen bereits in der Notfallversorgung temperatursenkende Maßnahmen eingeleitet werden
- Blutzucker
  - Der Blutzucker darf nicht unter 70 mg/dl und nicht über 200 mg/dl liegen (Ringleb et al. 2021).

15.5.6 Primärintervention – Lyse

Vier von fünf Schlaganfällen werden durch ein Blutgerinnsel in einer Hirnarterie ausgelöst, das bei einem Teil der Patienten durch eine Infusion mit dem Enzym Alteplase, der sogenannten Lysebehandlung, aufgelöst werden kann.

Eine Lysebehandlung ist im Zeitfenster von bis zu 4,5 h nach dem Schlaganfall noch effektiv. Weiterhin profitieren auch älteren Menschen von dieser Therapieoption (Emberson et al 2014).

> Um eine möglichst zügige Lystherapie durchführen zu können, müssen die Prozesse im Notfallzentrum für diese Patientengruppe optimiert, standardisiert und jeder Notfallpflegekraft bekannt sein.

- **Behandlungsregime der systemischen Thrombolysetherapie mit rtPA (Actilyse®)**
  - 0,9 mg rtPA pro kg Körpergewicht (max. 90 mg!), 10 % als Bolus über 1 min, Rest über 60 min per Perfusor
  - Start so früh wie möglich, in der Regel noch in der Neuroradiologie bzw. im Notfallzentrum
  - Vor der Therapie Entnahme loser Zahnteile/Prothesen
  - Aufnahme des Patienten auf die Stroke Unit oder Intensivstation
  - Neurologische Untersuchung (inkl. NIHSSS) nach 1 und 2 h
  - Neurologische Komplexbehandlung für mindestens 24 h
  - Wenn sich der Patient neurologisch deutlich verschlechtert, starke Kopfschmerzen, einen akuten Blutdruckanstieg, Übelkeit oder Erbrechen entwickelt: rtPA-Infusion stoppen und notfallmäßig ein CCT durchführen
  - Blutdruckmessung alle 15 min in den ersten 2 h, dann alle 30 min für die nächsten 4 h und dann jede Stunde für den ersten Tag
  - Blutdruck über 180 mmHg systolisch oder 105 mmHg diastolisch medikamentös senken. Blutdruckmessintervalle verkürzen
  - Legen von Magensonden, Blasenkathetern und intraarteriellen Kathetern verzögern (Nagel et al 2018)

- **Einschlusskriterien**
  - Hirninfarkt mit messbarem neurologischem Defizit Symptome sind nicht spontan rückläufig
  - Kein festes NIHSSS-Limit – auch bei leichter Symptomatik –, die jedoch alltagsrelevant ist
  - Symptombeginn innerhalb der letzten 4,5 h

- **Ausschlusskriterien**
  - Schweres neurologisches Defizit (NIHSS > 24) – ausgedehnter Infarkt im CCT (Frühzeichen > 1/3 der Hemisphäre)
  - Symptome verdächtig auf eine Subarachnoidalblutung
  - Gastrointestinale oder urogenitale Blutung in den letzten 3 Monaten
  - Arterielle Punktion an nicht komprimierbarer Stelle in den letzten 7 Tagen
  - Größere Operation in den letzten 14 Tagen Krampfanfall bei Symptombeginn
  - Intrazerebrale Blutung in der Anamnese
  - Blutdruck > 175/110 mmHg trotz antihypertensiver Therapie
  - Hinweis auf eine akute Blutung oder ein akutes Trauma
  - Einnahme von Vitamin-K-Antagonisten mit INR > 1,7
  - Einnahme von Nicht-Vitamin-K-Antagonisten oraler Antikoagulanzien mit Spiegel im Wirkbereich
  - Heparin in den letzten 48 h mit aPTT > 40 s
  - Thrombozytenzahl < 100.000/µl
  - Tumor mit erhöhter Blutungsneigung

15.5.7 NIHSS-Klassifikation Schlaganfall

Die National Institutes of Health Stroke Scale, kurz NIHSS, ist ein Scoresystem zur Beurteilung eines akuten Insultes (Stroke), welche im Rahmen der neurologischen Befunderhebung stattfindet. Die NIHSS dient der Früherkennung und der Verlaufsbeobachtung eines Insultes und wird als Grundlage für die Indikationsstellung medikamentöser Therapieoptionen (z. B. Lyse) herangezogen.

Der NIHSS besteht aus 13 Items. Es kann eine maximal Punktanzahl von 42 erreicht werden. Bei einem Score von 4–22 ist eine Lysetherapie bei fehlenden Kontraindikationen indiziert (◘ Tab. 15.4).

15.5.8 Nachsorge eines Schlaganfallpatienten

Die Nachsorge eines Schlaganfallpatienten kann in 4 Phasen bzw. in 3 Versorgungsarten differenziert werden.

1. Phase A:
   Akutversorgung – meist an einer neurologischen Intensivstation oder einer Stroke Unit.
2. Phase B:
   Frührehabilitation – Hier wird eine intensive Behandlung und Rehabilitation mit ärztlichen und therapeutischen Schwerpunkten durchgeführt. Hinzu kommt die aktivierende und stimulierende Pflege.
3. Phase C:
   Weiterführende Rehabilitation – Der Patient bedarf in der Alltagsbewältigung nicht mehr so viel Hilfe wie in Phase B, sodass die (Teil-)Mobilisierung und Wiederherstellung der Selbstständigkeit im Vordergrund steht.

Dies sind die Hauptphasen der neurologischen Rehabilitation. Die Phasen D–F sind auf eine Verbesserung bzw. Wiedereingliederung in den beruflichen und/oder privaten Alltag ausgerichtet.

Die drei Versorgungsarten nach einem Schlaganfall richten sich nach dem schweren Grad und der Rehabilitationsdauer:
- Vollstationäre neurologische Rehabilitation
- Teilstationäre neurologische Rehabilitation
- Akutgeriatrie bzw. Langzeitpflegeeinrichtung

Tab. 15.4 NIHSS-Klassifikation Schlaganfall

Bewusstseinslage	**Wach (0 Punkte)** **Benommen, reagiert jedoch auf minimale Stimuli (1 Punkt)** **Benommen, bedarf wiederholter Stimulation, um aufmerksam zu sein (2 Punkte)** **Komatös (3 Punkte)**
Patient kennt den Monat und sein eigenes Alter	Beide Fragen richtig beantwortet (0 Punkte) Eine Frage richtig beantwortet (1 Punkt) Keine Frage richtig beantwortet (2 Punkte)
Patient öffnet und schließt Augen nach Aufforderung	Beide Aufforderungen richtig befolgt (0 Punkte) Eine Aufforderung richtig befolgt (1 Punkt) Keine Frage richtig beantwortet (2 Punkte)
Blickbewegung (nur horizontale Augenbewegung)	Normal (0 Punkte) Partielle Blickparese (1 Punkt) Forcierte Blickdeviation (2 Punkte)
Gesichtsfeldprüfung	Kein Gesichtsfeldausfall (0 Punkte) Partielle Hemianopsie (1 Punkt) Komplette Hemianopsie (2 Punkte) Bilaterale Hemianopsie (Blindheit, einschließlich kortikaler Blindheit) (3 Punkte)
Fazialisparese (Patient wird gebeten, Zähne zu zeigen oder Augenbrauen anzuheben und Augen zu schließen)	Normale symmetrische Bewegung (0 Punkte) Leichte Paralyse (1 Punkt) Partielle Paralyse (vollständige oder fast vollständige Paralyse des unteren Gesichts) (2 Punkte) Vollständige Paralyse einer oder beider Seiten (3 Punkte)
Motorische Funktion – des rechten Arms – des linken Arms	Normal (0 Punkte) Absinken (1 Punkt) Anheben gegen Schwerkraft möglich (2 Punkte) Anheben gegen Schwerkraft nicht möglich (3 Punkte) Keine Bewegung (4 Punkte) Nicht testbar[a] (0 Punkte)
Motorische Funktion – des rechten Beins – des linken Beins	Normal (0 Punkte) Absinken (1 Punkt) Anheben gegen Schwerkraft möglich (2 Punkte) Anheben gegen Schwerkraft nicht möglich (3 Punkte) Keine Bewegung (4 Punkte) Nicht testbar[a] (0 Punkte)
Extremitätenataxie	Keine (0 Punkte) In einer Extremität (1 Punkt) In beiden Extremitäten (2 Punkte)
Sensibilität nach Nadelstich	Normal (0 Punkte) Leichter bis mittelschwerer Sensibilitätsverlust (1 Punkt) Schwerer bis vollständiger Sensibilitätsverlust (2 Punkte)
Sprache	Keine Aphasie (0 Punkte) Leichte bis mittelschwere Aphasie (1 Punkt) Schwere Aphasie (2 Punkte) Keine Sprachproduktion (3 Punkte)
Dysarthrie	Keine (0 Punkte) Leicht bis mäßig verwaschen (1 Punkt) Stark verwaschen (2 Punkte) Aufgrund von Intubation oder anderer körperlicher Einschränkung nicht testbar (0 Punkte)
Auslöschung und Nichtbeachtung (Neglect)	Normal (0 Punkte) Unaufmerksamkeit oder Auslöschung bei gleichzeitiger bilateraler Stimulation in einer der Empfindungsmodalitäten (1 Punkt) Schwere halbseitige Unaufmerksamkeit oder halbseitige Unaufmerksamkeit bei Prüfung von mehr als einer Modalität. Kein Erkennen der eigenen Hand oder einer Seite des Raumes (2 Punkte)

[a] Falls ein Arm oder Bein aufgrund von Amputation oder einer anderen Einschränkung nicht getestet werden kann, wird nicht testbar dokumentiert und es werden keine Punkte gezählt

- **Ziel**

Das Ziel einer neurologischen Reha ist es, die Patienten von einer Phase zur nächsten Phase zu führen und die Alltagskompetenz Schritt für Schritt zu verbessern. Eine neurologische Reha ist für Patienten, bei denen eine neurologische Erkrankung leichte bis schwere körperliche Schäden hervorgerufen hat. Sie bedeutet einen medizinischen Weg zurück ins aktive Leben.

15.6 Sepsis

Tobias Herrmann und Henning Schneider

Die Sepsis ist ein häufiges und (lebens-)bedrohliches Erkrankungsbild, das mit einer hohen Sterblichkeit verbunden ist.

> **Sepsis**
> Die Sepsis ist eine (Multi-)Organdysfunktion, die durch eine fehlgesteuerte Immunreaktion des Körpers auf eine Infektion ausgelöst wird.

Sie erfordert ein schnelles und gezieltes Handeln aller Akteure, um den septischen Schock, der die schwerste Form der Sepsis darstellt, zu verhindern. Das frühe Erkennen kann bei unspezifischen Symptomen und klinischen Zeichen eine Herausforderung sein. Die Sepsis gilt in Deutschland mit einer Letalität von 30–50 % als dritthäufigste Todesursache, wobei die Sterblichkeit im Krankenhaus 2017 bei 24 % lag. Ein Grund dafür kann die erhebliche Unterschätzung der Erkrankung sein. Die frühzeitige Diagnosefindung und Einleitung spezifischer Maßnahmen sowie die frühzeitige antimikrobielle Therapie führen zu einer signifikanten Senkung der Sterblichkeit des Patienten. Bereits bei einem begründeten Verdacht auf eine Sepsis sollte mit der Einleitung der Therapie nicht gezögert werden, da jede zeitliche Verzögerung mit einer relevanten Erhöhung der Sterblichkeit einhergeht (bis zu 7 % pro Stunde).

15.6.1 Pathophysiologie der Sepsis

Bei einer Infektion kommt es zu einer lokalen Ausschüttung von Mediatoren (Zytokine, [Interleukine, Tumor-Nekrose-Faktor], Proteasen, Endotoxin u. a.), die als Signal vor Ort verschiedene protektive Abwehr-, Regulierungs- und Reparaturprozesse vermitteln. Dieser Vorgang wird von einer Gerinnungsaktivierung begleitet, die die infektiösen Erreger begrenzen soll. Die Menge und die Pathogenität der Keime können jedoch zu einer systemischen Erregerverteilung meist über die Blutbahn führen, sodass die lokal sinnvollen Abwehrsysteme irregeleitet im gesamten Körper zu Reaktionen führen. Je nach Art der Erreger und der biologischen Antwort des Patienten (Alter, Immunstatus, Vorerkrankungen) kann sich die Störung der Hämodynamik rasch innerhalb von wenigen Stunden oder verzögert darstellen.

Ursachen der Sepsis sind oft Infektionen, die zum Teil schon vor der Aufnahme, seit mehreren Tagen und Wochen bestanden. Prinzipiell kann jede Infektion in eine Sepsis ausarten.

> **Häufige Ursachen einer Sepsis**
> - Pneumonie
> - Urogenitale Infektionen
> - Wundinfektion
> - Meningitis
> - Peritonitis

> Bei Patienten in der Notaufnahme liegt meist eine Infektion mit bakteriellen Erregern vor.

In Deutschland ist die Sepsis durch grampositive und gramnegative Bakterien etwa gleich häufig vertreten. Seltener sind es Pilze oder parasitäre Erkrankungen, die ein ähnliches Krankheitsbild auslösen.

15.6.2 Zeichen/Symptome der Sepsis

- Eingeschränkte Vigilanz, Desorientiertheit, Unruhe
- Thrombozytopenie
- Arterielle Hypoxämie ($PaO_2 \leq 75$ mmHg unter Raumluft)
- Oligurie/Anurie
- Metabolische Azidose ($BE \leq 5$ mmol/l oder ein erhöhter Laktatwert)

Risikofaktoren, die das Vorliegen einer Sepsis wahrscheinlich machen, lassen sich aus den pathophysiologischen Zusammenhängen ableiten und sind in dem Anamnesegespräch zu ermitteln:

- Hohes oder niedriges Lebensalter (>65 Jahre; < 1 Jahr)
- Akute wie chronische Erkrankungen von Lunge, Herz (Herzklappen!), Leber, Nieren (Harnwegsinfekte!) und Milz (Asplenie!)
- Diabetes mellitus (Stoffwechsel, Immunantwort)
- Alkoholismus (Stoffwechsel, Immunantwort)
- Therapie mit immunsuppressiven Medikamenten (Kortison-Einnahme erfragen)

- Kürzlich erfolgter Krankenhausaufenthalt, invasive Medizinprodukte (z. B. Katheter, Urinkatheter, Venenverweilkanüle, Gelenkprothesen)

15.6.3 Erkennen der Sepsis in der Notaufnahme

Das Erkennen einer Sepsis kann sich aufgrund der Komplexität mitunter sehr schwierig gestalten. Meist werden offensichtlich infektiöse Patienten unter dem Verdacht einer Sepsis ausreichend schnell als Notfall behandelt. Deutlich schwieriger ist es, Patienten als septisch zu erkennen, die noch nicht augenscheinlich erkrankt sind oder die sich wegen diffuser Beschwerden vorstellen. Es ist wichtig, neben dem Erheben des QSOFA-Score auf weitere Warnzeichen zu achten:
- Schwankender Blutdruck (Schwindel, Übelkeit, phasenweise Verwirrtheit)
- Tachykardien
- Erhöhter Blutzucker > 180 mg/dl
- Fieber > 38°C, aber auch Hypothermie < 35,5°C (ca. 10–15 % der Patienten)
- Müdigkeit, Muskelschwäche, diffuse Muskelschmerzen
- Vigilanzminderung
- Generalisierte Ödeme und Lymphödeme
- Appetitlosigkeit
- Marmorierte, blasse Haut, Ausschlag, Petechien, Wunden
- Wiederkehrendes Aufsuchen einer medizinischen Versorgungsstelle in 48 h
- Fremdanamnese, z. B. Angehörige („wesensverändert", „untypisch krank")

Die Anamnese, Erhebung der Vitalparameter und Anwendung des qSOFA ermöglichen hier zuallererst ein umfangreiches Bild des Patienten zu erhalten.

Die in Deutschland verwendeten Ersteinschätzungssysteme (ESI/MTS) bieten Lücken in der Früherkennung einer Sepsis und müssen bei Sepsisverdacht durch den qSOFA-Score ergänzt werden.

qSOFA-Score

Schon während der Ersteinschätzung sollte bei einem Verdacht auf eine schwere Infektion die Anwendung des qSOFA-Score (quick Sepsis-Related Organ Failure Assessment) als Screening-Instrument zum Einsatz kommen. Spätestens bei dem ausführlichen Kontakt mit der Pflegekraft sollte die Anwendung erfolgen und im Verlauf reevaluiert werden.

Der qSOFA-Score ist ein Screening-Scor,e um septische Patienten frühzeitig identifizieren zu können. Er setzt sich aus den drei Parametern Bewusstseinszustand, Atemfrequenz und Blutdruck zusammen, die jeweils mit einem Punkt bewertet werden.

> **Wichtig**
> Die Merkmale des qSOFA-Score sind im Detail:
> - der veränderte Bewusstseinszustand, der sich in einem GCS von < 15 zeigt,
> - die Atemfrequenz, die ≥ 22/min beträgt,
> - der systolische Blutdruck, der bei ≤ 100 mmHg messbar ist.

Für jedes erreichte Kriterium wird ein Punkt vergeben. Somit kann der qSOFA-Score zwischen 0 und 3 Punkten liegen. Bei Patienten mit einem Score von 2 oder 3 Punkten liegt die Wahrscheinlichkeit des Vorliegens einer Sepsis bei 70 % und einer Krankenhausletalität von 10–33 %. Daher ist der qSOFA-Score ein gutes Instrument, gefährdet Patienten früh zu erkennen, aber der qSOFA-Score darf nicht zum Ausschluss einer Sepsis genutzt werden, weil auch bei einer geringeren Punktzahl eine Sepsis vorliegen kann (◘ Tab. 15.5).

> Der qSOFA-Score sollte jeder Notfallpflegekraft bekannt sein, bei Verdacht auf eine Sepsis muss dieser sofort erhoben werden.

Durch eine strukturierte Anamneseerhebung können weitere behandlungsrelevante Aspekte ermittelt werden. Hilfreich sind hierfür beispielsweise das SAMPLER-Schema mitsamt der OPQRST-Abfrage (▶ Kap. 6). Diese anamnestischen Angaben sollten dahingehend erweitert werden, ob ein ambulant erworbener oder nosokomialer Infekt vorliegt, ob eine Immunsuppression bekannt ist oder ob eine Besiedelung durch einen MRE (multiresistenten Erreger) vorliegt. Relevante Auslands- und Reiseanamnesen sowie eine antimikrobielle Vortherapie sind ebenfalls wichtige Fragestellungen.

◘ **Tab. 15.5** Merkmale des quick SOFA-Score

Verändertes Bewusstsein	GCS < 15	1 Punkt
Erhöhte Atemfrequenz	AF ≥ 22/min	1 Punkt
Tiefer Blutdruck	BD syst ≤ 100 mm/Hg	1 Punkt

qSOFA Quick Sepsis-Related Organ Failure Assessment, *GCS* Glasgow Coma Scale, *AF* Atemfrequenz, *BD syst* systolischer Blutdruck.

- **Vitalparameter**

Das Erheben von weiteren Vitalparametern ist von großer Bedeutung, dazu zählen:
- SpO$_2$
- Nichtinvasive Blutdruckmessung
- 12-Kanal-EKG
- Blutzuckerwert
- Körpertemperatur

- **Körperliche Untersuchung**

Im nächsten Schritt sollte eine fokussierte körperliche Untersuchung erfolgen. Ziel ist es, mögliche Infektherde zu identifizieren.

Unter anderem zählt dazu die Untersuchung von Kopf bis Fuß, Meningismusprüfung, Herz und Lunge, Abdomen und Nierenlogen, Haut, Schleimhaut, Gelenkstatus und Fremdmaterialien wie Prothesen, Gefäßzugänge, Port, VP-Shunt oder Herzschrittmacher.

- **Weitere Diagnostik mit Laborbdiagnostik und erweiterten apparativen Verfahren (Ultraschall, Röntgen etc.)**

Eine Labordiagnostik ist für die schnelle Suche des Fokus unerlässlich. Zu der routinemäßigen Diagnostik zählt die Blutabnahme mit Bestimmung:
- der Elektrolyte,
- des Blut- und Differenzialblutbildes,
- der Leber- und Nierenwerte,
- des Gerinnungsstatus
- sowie den Entzündungsparametern, wie C-reaktives Protein und Procalcitonin.
- Die Abnahme einer (arteriellen) Blutgasanalyse mit Laktatbestimmung.

> **Praxistipp**
>
> Die Abnahme von zwei paar Blutkulturen (aerob und anaerob) sollte vor der Einleitung einer Antibiotikatherapie aus zwei verschiedenen venösen Entnahmestellen erfolgen.
> Vervollständigt wird das Hygienescreening durch die Abnahme eines Urinstatus und ggf. einer Urinkultur.

Je nach vermutetem Infektionsherd ist ein Röntgen-Thorax und eine Abdomen-Sonografie (routinemäßig) indiziert.

Bei spezifischen Fragestellungen und Suche des Infektionsherdes können auch eine Computertomografie, eine Echokardiografie oder auch Liquoruntersuchung und -analyse indiziert sein.

> Die Therapieeinleitung darf durch zeitaufwendige Diagnostik nicht verzögert werden.

Bei vollständiger Labordiagnostik mit vorliegenden Werten kann der komplette SOFA-Score (Sequential Organ Failure Assessment) zur Sicherung einer Sepsisdiagnose angewendet werden. Es ermöglicht die Einteilung des Schweregrads und die definitive Sicherung der Diagnose. Der SOFA-Score ist aber aufgrund seiner Komplexität in der Notaufnahme ungeeignet und für den Einsatz auf Intensivstationen vorgesehen. Er beschäftigt sich mit sechs Organen, wobei diese nach vier Schweregraden der Organdysfunktion eingestuft werden (Tab. 15.6).

Tab. 15.6 Parameter des SOFA. Der schon 1996 veröffentlichte SOFA-Score vergibt für jedes System 0 (normale Funktion) bis 4 (massiv eingeschränkte Funktion) Punkte, 0–24 Punkte sind erreichbar

Organsystem	Parameter	1 Punkt	2 Punkte	3 Punkte	4 Punkte
Atmung	PaO2/FiO2	<400 mmHg	<300 mmHg	<200 mmHg und Atemunterstützung	<100 mmHg und Atemunterstützung
Nervensystem	GCS	13–14	10–12	6–9	<6
Herz-Kreislauf-System	Dosierung in μ/kg Kg/min	MAP <70 mmHg	Dopamin ≤5 oder Dobutamin	Dopamin >5 oder Adrenalin ≤0,1 oder Noradrenalin ≤0,1	Dopamin >15 oder Adrenalin >0,1 oder Noradrenalin >0,1
Leber	Bilirubin	1,2–1,9 mg/dl (20–32 μmol/l)	2,0–5,9 mg/dl (33–101 μmol/l)	6,0–11,9 mg/dl (102–204 μmol/l)	>12,0 mg/dl (>204 μmol/l)
Gerinnung	Thrombozyten	<150.000/μl	<100.000/μl	<50.000μl	20.000μl
Niere	Kreatinin	1,2–1,9 mg/dl (110–170 μmol/l)	2,0–3,4 mg/dl (171–299 μmol/l)	3,5–4,9 mg/dl 300–440 μmol/l) oder <500 ml Urin tgl	>5,0 mg/dl (>440 μmol/l) oder <200 ml Urin tgl

15.6.4 Therapie in der Notaufnahme

Drei relevante Säulen haben Einfluss auf die Prognose des septischen Patienten und werden als 1-h-Maßnahmenbündel bezeichnet. Sie gliedern sich in die Früherkennung von gefährdeten Patienten, die antiinfektive Therapie und die hämodynamische Stabilisierung. Die Therapie sollte unbedingt innerhalb der ersten Stunde nach dem ersten Patientenkontakt (inkl. Rettungsdienst) eingeleitet werden.

> **1-h-Maßnahmenbündel**
> - Früherkennung einer Sepsis
> - Antiinfektive Therapie
> - Hämodynamische Stabilisierung
> - Frühzeitige Fokussanierung (operativ, weitere Interventionen) einleiten

Die Früherkennung durch den qSOFA-Score wurde bereits in Abschn. 15.6.3 dargestellt.

Antiinfektive Therapie

Die frühzeitige Einleitung und intravenöse Gabe einer kalkulierten antibiotischen Therapie durch ein Breitspektrumantibiotikum ist sicherlich eine der wichtigsten frühzeitigen therapeutischen Maßnahmen, die eingeleitet werden sollten. Hier ist in erster Linie eine Monotherapie mit breitem Wirkspektrum vorgesehen, bei gewissen klinischen Konstellationen ist auch eine Kombinationstherapie indiziert.

Die Wahl des passenden Antibiotikums muss auf den jeweiligen Infektionsherd abgestimmt werden.

> Die Applikation der antibiotischen Therapie sollte spätestens eine Stunde nach der (Verdachts-)Diagnose einer Sepsis oder eines septischen Schocks erfolgen.

Hämodynamische Stabilisierung

Die hämodynamische Stabilisierung des septischen Patienten ist von großer Bedeutung.

Die Volumentherapie stellt neben der antibiotischen Therapie eine weitere wichtige Säule in der Therapie der Sepsis dar. Initial sollten zwei großlumige periphere Venenverweilkanülen etabliert werden.

Eine Volumentherapie wird notwendig, wenn eine Infektion mit Zeichen einer Minderperfusion und/oder ein Serumlaktat von ≥ 2 mmol/l vorliegt.

Hier wird eine intravenöse Gabe von 30 ml/kg KG kristalloider Elektrolytlösung über 30 min empfohlen. Diese Therapie sollte wenn möglich bereits im Rettungsdienst begonnen und in der Notaufnahme weitergeführt werden. Darüber hinaus sollte der Volumenbedarf individuell festgelegt werden, um langfristige Nebenwirkungen zu vermeiden.

Sollte durch die Volumensubstitution kein ausreichender Blutdruck erreicht werden, muss eine großzügige Indikation zur Katecholamintherapie, wie die kontinuierliche Applikation von Noradrenalin über einen Perfusor, gestellt werden.

Verlaufsbeobachtung

Die Patientenbeobachtung ist während des gesamten Aufenthaltes für Notfallpflegende von zentraler Rolle. Der ständige Kontakt mit dem Patienten und der Überwachung seiner Vitalparameter gehört auch hier zu einer Kernaufgabe für Notfallpflegende.

Neben der klinischen Beobachtung müssen die Vitalparameter durch ein ständiges Monitoring überwacht werden, dazu zählen:
- Kontinuierliche EKG Überwachung
- Messung des nichtinvasiven Blutdrucks
- SpO_2-Ableitung
- Regelmäßige Überprüfung des GCS

15.6.5 Septischer Schock

Der septische Schock stellt eine besonders dramatische Form der Sepsis dar.

> **Septischer Schock**
>
> Ein septischer Schock ist definiert als eine trotz adäquater Volumentherapie persistierende arterielle Hypotension mit der Notwendigkeit einer Therapie mit Vasopressoren, um einen mittleren arteriellen Blutdruck von ≥ 65 mmHg zu erreichen. Gleichzeitig muss der Laktatwert im Serum > 2 mmol/l betragen (DSG 2018, S. 11).

Die pathologischen Mechanismen im Rahmen des septischen Geschehens führen zu einer verringerten Durchblutung der Gewebe. Diese konsekutiv entstehende Gewebshypoxie kann zum akuten Versagen zahlreicher Organsysteme führen. Es kommt zu einer kardiozirkulären, metabolischen und zellulären Veränderung, die die Letalität erhöht.

Die proinflammatorischen Mediatoren können eine ausgeprägte Vasodilatation bewirken. Auf der makrozirkulatorischen Ebene imponiert der niedrige systolische Blutdruck ≤ 100 mmHg, welcher auch im qSOFA-Score abgebildet wird, doch der Prozess schreitet auch auf der mikrozirkulatorischen Ebene voran. Die Perfusion und die Permeabilität kleinster Gefäße und damit der Gas- und Nährstoffaustausch im Gewebe sind gestört. Der Blutfluss verlangsamt sich, und es kommt durch die Steigerung der Permeabilität in den Kapillaren („capillary leckage/leak") zu Ödemen und in der Folge zu einem hämodynamisch relevanten Volumenmangel. Der Organismus reagiert kompensatorisch mit einer HZV-Erhöhung über einen Anstieg der Herzfrequenz und einer reflektorischen Vasokonstriktion. Die schwankende Perfusion bedingt eine inhomogene Mikrozirkulation mit nachfolgender Vasodilatation, hervorgerufen durch akkumulierte Stoffwechselprodukte und Stickstoffmonoxid (NO), das aus den gereizten Endothelzellen freigesetzt wird. Die wegen der auftretenden Schwerkräfte defekten Endothelien evozieren in Kombination mit dem langsam fließenden Blut eine erhöhte Gerinnungsneigung mit konsekutiven Verschlüssen kleinster Gefäße. Zuletzt resultiert eine geringe Sauerstoffausschöpfung nebst anaerobem Stoffwechsel im Gewebe, man spricht von funktionellem Shunting.

> Im septischen Schock sollte ein arterieller Mitteldruck von mindestens 65 mmHg durch die Gabe von Volumen und Katecholaminen angestrebt werden.

Dieser Zielblutdruck ist erforderlich, um eine Minderperfusion von Organen auszugleichen oder zu verhindern.

> Noradrenalin ist im Rahmen der Sepsis das Katecholamin der ersten Wahl.

15.6.6 Sepsis bei Kindern

Die Sepsis im Kindesalter stellt alle Akteure, die an der Behandlung beteiligt sind, immer wieder vor große Herausforderungen. Das frühzeitige Erkennen von Symptomen mit zügiger Einleitung der richtigen Therapie ist für Kinder überlebenswichtig. Sie stellt eine der Haupttodesursachen im Kindesalter dar und hat eine Mortalität von 5–7 % bis hin zu 25 % bei schweren Verläufen. Eine Verlegung in ein Krankenhaus mit einer Kinderklinik ist daher unerlässlich und sollte nach der Erstversorgung angestrebt werden.

Grundsätzlich unterscheidet man zwischen primär gesunden und chronisch vorerkrankten Kindern.

Die klinischen Zeichen unterscheiden sich von denen Erwachsener und sind je nach Alterskategorisierung nicht einheitlich. Es wird unterschieden zwischen Neugeborenen (1. Lebensmonat), Kleinkindern (ab dem 2. Lebensmonat bis in das Vorschulalter) und Kindern im Schulalter.

Chronisch erkrankte Kinder sind aufgrund ihrer erhöhten Infektanfälligkeit durch prädisponierende Faktoren, Immunsuppression im Rahmen einer sekundären Immunschwäche, durch Tragen von zentralvenösen Kathetern besonders daran gefährdet, an einer Sepsis zu erkranken.

Das Erkennen einer Sepsis liegt bei Kindern aufgrund der guten Kompensationsmöglichkeiten eines Schocks im Vordergrund. Symptome und klinische Zeichen sind oftmals nur gering oder unspezifisch ausgeprägt.

> Die Sorge der Eltern über den ungewöhnlichen Allgemeinzustand, anstoßende Atmung und Nasenflügeln sollten als Alarmzeichen gedeutet werden.

Die arterielle Hypotonie ist bei Kindern erst ein sehr spätes Zeichen einer Kreislaufinsuffizienz. In der frühen Phase der Sepsis zeigt sich häufig ein erhöhter vaskulärer Widerstand („kalter Schock"), kalte Extremitäten und Tachykardien. Weitere Symptome könne Tachypnoe, Fieber oder Hypothermie und eine Verschlechterung des Allgemeinzustands sein. Die Atmung und der Kreislauf sind meist als Zeichen der Organdysfunktion verändert.

Kinder im septischen Schock sollten frühzeitig mit kreislaufwirksamen Medikamenten unterstützt werden. Mittel der Wahl ist hier Adrenalin mit einer Dosierung von 0,05–0,3 µg/kg KG pro Minute über einen Dauertropf.

Die permanente Überwachung aller Vitalfunktionen und Parameter ist aufgrund der schnellen Dekompensation von Kindern notwendig.

Wie bei Erwachsenen ist die frühzeitige Volumentherapie in Kombination mit einer adäquaten Antibiotikatherapie unerlässlich und verringert die Mortalität.

Empfohlen wird die Gabe von 20 ml/kg KG kristalloider Lösung über einen Zeitraum von 30 min.

Literatur

Literatur zu Abschn. 15.1

Ärztliches Zentrum für Qualität in der Medizin (2020) Glossar- Tracer-Methode. von ► https://www.aezq.de/aezq/kompendium_q-ma/15-glossar/. Zugegriffen: 2. Febr. 2021

Wissenschaftliches Institut der AOK (2007): Qualitätssicherung der stationären Versorgung mit Routinedaten (QSR) – Abschlussbericht. Abgerufen am 02.01.2021 unter: ► https://www.qualitaetssicherung-mit-routinedaten.de/imperia/md/qsr/publikationen/wido_kra_qsr-abschlussbericht_0407.pdf

Hellmich C (2010) Qualitätsmanagement und Zertifizierung im Rettungsdienst. Grundlagen-Techniken-Modelle-Umsetzung. Springer Verlag Berlin, Heidelberg

Fischer M, Kehrberger E, Marung H, Moecke H, Prückner S, Trentzsch H, Urban B (2016a) Eckpunktepapier 2016 zur notfallmedizinischen Versorgung der Bevölkerung in der Prähospitalphase und in der Klinik. Notfall Rettungsmed 19:387–295

Literatur zu Abschn. 15.2

Diercks DB, Peacock WF, Hiestand BC et al (2006) Frequency and consequences of recording an electrocardiogram 10 minutes after arrival in an emergency room in non-ST-segment elevation acute coronary syndromes (from the CRUSADE Initiative). Am J Cardiol 97:437–442

Fischer M, Kehrberger E, Marung H et al (2016b) Eckpunktepapier 2016 zur notfallmedizinischen Versorgung der Bevölkerung in der Prähospitalphase und in der Klinik. Notfall Rettungsmed 5:387–395

Hofmann R, James SK, Jernberg T et al (2017) Oxygen therapy in suspected acute myocardial infarction. N Engl J Med 377:1240–1249

Ibanez B, James S, Agewall S et al (2017) ESC Guidelines for the management of acute myocardial infarction in patients presenting with ST-segment elevation: The Task Force for the management of acute myocardial infarction in patients presenting with ST-segment elevation of the European Society of Cardiology (ESC). Eur Heart J 39:119–177

Roffi M, Patrono C, Collet JP et al (2015) ESC Guidelines for the management of acute coronary syndromes in patients presenting without persistent ST-segment elevation: Task Force for the Management of Acute Coronary Syndromes in Patients Presenting without Persistent ST-Segment Elevation of the European Society of Cardiology (ESC). Eur Heart J 14;37(3):267–315

Literatur zu Abschn. 15.3

Deutsche Gesellschaft für Unfallchirurgie (2016) *S3- Leitlinie Polytrauma/Schwerverletzten Behandlung.* von ▶ https://www.awmf.org/uploads/tx_szleitlinien/012-019l_S3_Polytrauma_Schwerverletzten-Behandlung_2017-08.pdf. Zugegriffen: 17. Juni 2019

Bernhard M, Bein B, Böttiger B, Bohn A, Fischer M, Gräsner J, Hossfeld B (2015) *AWMF S1-Leitlinie: Handlungsempfehlung zur prähospitalen Notfallnarkose beim Erwachsenen.*

Mentzelopoulos SD, Couper K, Van de Voorde P, Druwe P, Blom M, Perkins GD, Lulic I, Djakow J, Raffay V, Lilja G, Bossaert L (2021) Ethik der Reanimation und Entscheidungen am Lebensende. Leitlinien des European Resuscitation Council 2021. Notfall und Rettungsmedizin 24:720–749

Deutsches Reanimationsregister. (2019). von ▶ https://www.reanimationsregister.de. Zugegriffen: 28. März 2019

Koppenberg, J. (2012). Wiederbelebung. In: Fleischmann T (Hrsg) *Klinische Notfallmedizin* (S 566–579). Urban&Fischer.

Kumle B, Orban M (2018) Vorgehen nach präklinischem Herz-Kreislauf-Stillstand. Ist ein sofortiger Transfer ins Herzkatheterlabor dem Kurzcheck im Schockraum vorzuziehen? *Notfall und Rettungsmedizin.* doi:▶ https://doi.org/10.1007/s10049-018-0547-z

Van de Voorde P, Turner NM, Djakow J, de Lucas N, Martinez-Mejias A, Biarent D, Bingham R, Brissaud O, Hoffmann F, Johannesdotir GB, Lauritsen T, Maconochie I (2021) Lebensrettende Maßnahmen bei Kindern (Paediatric Life Support"). Leitlinien des European Resuscitation Council 2021. Notfall und Rettungsmedizin 24:650–719

Nolan J, Sandroni C, Böttiger BW, Cariou A, Cronberg T, Friberg H, Genbrugge C, Haywood K, Lilja G, Moulaert VRM, Nikolaou N, Olasveengen TM, Skrifvars MB, Taccone F, Soar J (2021) Postreanimationsbehandlung. Leitlinien zur Reanimation des European Resuscitation Council und der European Society of Intensive Care Medicine 2021. Notfall und Rettungsmedizin 24:524–576

Olasveengen T, Castren M, Handley A, Kuzovlev A, Monsieurs K, Perkins G, Svarvarsdottir H (2020). *COVID-19-Leitlinien des European Resuscitation Council. Abschnitt 2 Basismaßnahmen zur Wiederbelebung Erwachsener.* von ▶ https://www.grc-org.de/files/ArticleFiles/document/ERC_covid19_German_spreads_V3_20200606.pdf. Zugegriffen: 29. Dez. 2020

Panchal A, Bartos J, Cabanas J, Donnino M, Drennan I, Hirsch K, Rittenberger J (2020) Part 3: Adult basic and advanced life support: 2020 American heart association guidelines for cardiopulmonary resuscitation and emergency cardiovascular care circulation 142:366–468

Olasveengen T, Semeraro F, Ristagno G, Castren M, Handley A, Kuzovlev A, Monsieurs KG, Raffay V, Smyth M, Soar J, Svavarsdottir H, Perkins GD (2021) Basismaßnahmen zur Wiederbelebung Erwachsener (Basic Life Support). Leitlinien des European Resuscitation Council 2021. Notfall und Rettungsmedizin 24:386–405

Perkins G, Olasveengen T, Maconochie I, Soar J, Wyllie J, Greif R, Nolan J (2018) European resuscitation council guidelines for resuscitation: 2017 update Resuscitation 123:43–50

Soar J, Lott C, Böttiger B, Carli P, Couper K, Deakin C, Nolan J (2020) *COVID-19-Leitlinien des European Resuscitation Council. Abschnitt 3 Erweiterte lebensrettende Maßnahmen bei Erwachsene.* von ▶ https://www.grc-org.de/files/ArticleFiles/document/ERC_covid19_German_spreads_V3_20200606.pdf. Zugegriffen: 29. Dez. 2020

Topijian A, Raymond T, Atkins D, Chan M, Duff J, Joyner B Jr, Schexnayder S (2020) Part 4: Pediatric basic and advanced life support: 2020 American Heart Association Guidelines for Cardiopulmonary Resuscitation and Emergency Cardiovascular Care Circulation 142:469–523

Weilbacher F, Popp E (2016) Reanimation bei Traumapatienten. Ein sinnloses Unterfangen? Rettungsdienst 39(12):71–73

Ziegenfuß T (2017) Notfallmedizin. Springer

Soar J, Böttiger BW, Carli P, Couper K, Deakin C, Djärv T, Lott C, Olasveengen T, Paal P, Pellis T, Perkins GD, Sandroni C, Nolan JP (2021) Erweiterte lebensrettende Maßnahmen für Erwachsene. Leitlinien des European Resuscitation Council 2021 In: Notfall Rettungsmed 24:406–446

Deutsches Reanimationsregister (2019) von ▶ https://www.reanimationsregister.de. Zugegriffen: 28. März 2019

Koppenberg J (2012) Wiederbelebung. In T. Fleischmann (Hrsg) Klinische Notfallmedizin (S 566–579). Urban & Fischer

Kumle B, Orban M (2018) Vorgehen nach präklinischem Herz-Kreislauf-Stillstand. Ist ein sofortiger Transfer ins Herzkatheterlabor dem Kurzcheck im Schockraum vorzuziehen? *Notfall und Rettungsmedizin.* ▶ https://doi.org/10.1007/s10049-018-0547-z

Olasveengen T, Castren M, Handley A, Kuzovlev A, Monsieurs K, Perkins G, Svarvarsdottir H (2020) *COVID-19-Leitlinien des European Resuscitation Council. Abschnitt 2 Basismaßnahmen zur Wiederbelebung Erwachsener.* von ▶ https://www.grc-org.de/files/ArticleFiles/document/ERC_covid19_German_spreads_V3_20200606.pdf. Zugegriffen: 29. Dez. 2020

Literatur zu Abschn. 15.4

Deutsche Gesellschaft für Unfallchirurgie (2016) S3 – Leitlinie Polytrauma /. Schwerverletzten-Behandlung. ▶ https://www.awmf.org/uploads/tx_szleitlinien/012-019l_S3_Polytrauma_Schwerverletzten-Behandlung_2017-08.pdf. Zugegriffen: 25. Nov. 2019s

Firsching R, Rickels E, Mauer UM, Sakowitz OW, Messing-Jünger K, Engelhard K, Schwenkreis P, Linn J, Schwerdtfeger K (2015) S2- Leitlinien Schädel-Hirn-Trauma. ▶ https://www.awmf.org/uploads/tx_szleitlinien/008-001l_S2e_Schaedelhirntrauma_SHT_Erwachsene_2016-06.pdf. Zugegriffen: 25. Nov. 2019

Rickels E (o.J.) Schädel-Hirnverletzungen (auch Schädelhirntrauma (SHT), Traumatic Brain Injuries (TBI)) ▶ https://www.dgnc.de/gesellschaft/fuer-patienten/schaedel-hirnverletzungen/. Zugegriffen: 25. Nov. 2019

Niehaus J, Nonhoff D (2019) Was ist ein Schädel-Hirn-Trauma? ▶ https://www.tk.de/techniker/gesundheit-und-medizin/behandlungen-und-medizin/neurologische-einschraenkungen/was-ist-ein-schaedel-hirn-trauma-2016406. Zugegriffen: 25. Nov. 2019

CRASH-3 trial collaborators (2019) Effects of tranexamic acid on death, disability, vascular occlusive events and other morbidities in patients with acute traumatic brain injury (CRASH-3): a randomised, placebo-controlled trial. Lancet 394(17):13–23

Nonnenmacher (o.J.) Cushing-Reflex. ▶ https://medlexi.de/Cushing-Reflex Zugegriffen: 1. Dez. 2019

Bühren V, Trentz O (2006) Checkliste Traumatologie, 6. Aufl. Thieme Verlag, Stuttgart

National Association of Emergency Medical Technicians (2016). Präklinisches Traumamanagement. Prehospital Trauma Life Support (PHTLS). 3. aktualisierte und überarbeitete Aufl.

American College of Surgeons Committee on Trauma (2015) Advanced Trauma Life Support.

Literatur zu Abschn. 15.5

Diener HC (2016) Ein-und Ausschlusskriterien für die systemische Thrombolyse mit rt-PA. InFo Neurologie & Psychiatrie 18(4):12–12

Emberson J, Lees KR, Lyden P, Blackwell L, Albers G, Bluhmki E, Brott T, Cohen G, Davis S, Donnan G, Grotta J, Howard G, Kaste M, Koga M, von Kummer R, Lansberg M, Lindley RI, Murray G, Olivot JM, Parsons M, Tilley B, Toni D, Toyoda K, Wahlgren N, Wardlaw J, Whiteley W, Del Zoppo GJ, Baigent C, Sandercock P, Hacke W (2014) Effect of treatment delay, age, and stroke severity on the effects of intravenous thrombolysis with alteplase for acute ischaemic stroke: a meta-analysis of individual patient data from randomised trials. The Lancet 384(9958):1929–1935

Fiedler C, Köhrmann M, Kollmar R (2017) Pflegewissen Stroke Unit: Für die Fortbildung und die Praxis. Springer

Frühwald U (2009) PflegeFakten: Entscheidungshilfen. Elsevier, Urban&Fischer Verlag, Übersichten, Normwerte

Nabavi DG, Busse O (2020) Stroke sichernde akuten Units Schlaganfallversorgung Maßnahmen und qualitäts-in der. Praxishandbuch Schlaganfall. Elsevier Health Sciences

National Institute of Health, National Institute of Neurological Disorders and Stroke. Stroke Scale. ▶ https://www.ninds.nih.gov/sites/default/files/NIH_Stroke_Scale_Booklet.pdf

Nagel S, Nürnberg C, Dr. Purrucker J, Reichardt C, Dr. Reiff T, Prof. Dr. Rizos, T, Prof. Dr. Ringleb PA, Storch-Hagenlocher B (2018) Stroke Unit und Wachstation Neurologische Klinik des Universitätsklinikums Heidelberg. ▶ https://www.klinikum.uni-heidelberg.de/fileadmin/neurologie/pdf_downloads/Stroke_Unit_Standards_2018_Juli.pdf

Ringleb P., Köhrmann M., Jansen O., et al. (2021) Akuttherapie des ischämischen Schlaganfalls, S2e-Leitlinie in: Deutsche Gesellschaft für Neurologie (Hrsg.), Leitlinien für Diagnostik und Therapie in der Neurologie. Online: ▶ www.dgn.org/leitlinien(abgerufen am 08.11.2021)

Steinmetz H (2012) AWMF S1 Leitlinie der DGN. Subarachnoidealblutung. ▶ https://www.awmf.org/uploads/tx_szleitlinien/030-073l_S1_Subarachnoidalblutung_2012_abgelaufen.pdf

Literatur zu Abschn. 15.6

Brunkhorst FM, Weigand M, Pletz M, Gastmeier P, Lemmen SW, Meier-Hellmann A, Ragaller M, Weyland A, Marx G, Bucher M, Gerlach H, Salzberger B, Grabein B, Welte T, Werdan K, Kluge S, Bone HG, Putensen Ch, Rossaint R, Quintel M, Spies C, Weiß B, John S, Oppert M, Jörres A, Brenner T, Elke G, Gründling M, Mayer K, Weimann A, Felbinger TW, Axer H (2018) S3-Leitlinie Sepsis – Prävention, Diagnose, Therapie und Nachsorge. Abgerufen am 14.11.2021 von ▶ https://www.awmf.org/uploads/tx_szleitlinien/079-001l_S3_Sepsis-Praevention-Diagnose-Therapie-Nachsorge_2020-03_01.pdf

Brokmann JC, Bernhard M, Gries A (2020) Zentrale Notaufnahme – Entwicklung und aktueller Sachstand. DIVI 2(2020):94–98

Brunkhorst F (2019) Sepsis-3-definition-Ein Fortschritt? Notfall und Rettungsmedizin 22(3):184–188

Christ MFB (2019) Sepsis-jede Minute zählt. Notfall und Retuungsmedizin 22(3):182–183

Buettcher MLM (2019) Sepsis bei Kindern-alles anders? Notfall und Rettungsmedizin 22(3):219–225

Cajöri GML (2019) früherkennung von Sepsis-die Perspektive Rettungsdient. Notfall und Rettungsmedizin 22(3):189–197

Deutscher Bundestag (2020) Antwort der Bundesregierung. Anfrage Sepsis – Bedeutung, Erkennung, Behandlung und mögliche politische Handlungserfordernisse – Drucksache 19/21651 – vom 07.09.2020

Elke G et al (2018) Klinische Ernährung in der Intensivmedizin. S2k-Leitlinie (AWMF-Registernummer 073–004) der Deutschen Gesellschaft für Ernährungsmedizin (DGEMa); 43:341–408

Fleischmann C, Thomas-Rueddel DO, Hartmann M, Hartog CS, Welte T, Heublein S, Dennler U, Reinhart K (2016) Fallzahlen und Sterblichkeitsraten von Sepsis-Patienten im Krankenhaus. Deutsches Ärzteblatt Int 113:159–166

Fuchs A, MA (2019) Sepsis-Diagnostik und empirische Therapie in der Notaufnahme. Notfall und Rettungsmedizin 22(3):198–204

Gressner AM, Arndt T (2019) Sepsiskenngrößen. In: Lexikon der Medizinischen Laboratoriumsdiagnostik; Springer, Berlin, Heidelberg, S 2144–2146

Gulliford MC, Charlton J, Winter JR, Sun X, Rezel-Potts E, Bunce C et al (2020) Probability of sepsis after infection consultations in primary care in the United Kingdom in 2002–2017: Population-based cohort study and decision analytic model PLoS Med 17(7):e1003202 ▶ https://doi.org/10.1371/journal.pmed.1003202

Heppner HJ (2019) Besonderheiten beim geriatrischen Patienten mit Sepsis im Notfalldienst. Notfall und Rettungsmedizin 22(3):227–232

Herold G et al (2019) Sepsis. Innere Medizin, Köln. S 323–326

Neu C, Lange AI, Wissuwa B, Coldewey SM (2020) Mikrozirkulationsstörung in der Sepsis. DIVI 2(2020):66–73

Karow T, Lang-Roth R (2019) Septischer Schock. In: Allgemeine und Spezielle Pharmakologie und Toxikologie; 27. Aufl., Köln. 245–250

Rheinhart K, Edel A, Schaller SJ (2020) Stellungnahme zum Einsatz von Humanalbumin und Gelatine und zur Verwendung des qSOFA Scores in (sic!) neuen deutschen S3 Sepsisleitlinie 2020:1–7

Rhodes A, Evans LE, Alhazzani W et al (2017) Surviving sepsis campaign: International guidelines for management of sepsis and septic shock: 2016. Intensive Care Med 43:304–377

Singer M, Deutschmann CS, Seymour CW et al (2016) The third international consensus definitions for sepsis and septic shock (Sepsis-3). JAMA 315(8):801–810

Schmoch T, Bernhard M, Uhle F, Gründling M, Brenner T, Weigand MA (2017) Neue Sepsis-3-Definition; Müssen wir Sepsis in Zukunft behandeln, bevor wir sie diagnostizieren dürfen? Der Anästhesist 66:614–621

Schmoch T, MB (2019) Hämodynamische Stabilisierung des septischen Patienten in der Notaufnahme. Notfall und Rettungsmedizin 22(3):205–218

Schmoch T, Richter D, Heininger A, Weigand MA, Brenner T (2020) Optimierte (Erreger)Diagnostik in der Sepsis. DIVI 2(2020):74–81

Titgemeyer T, Klein-Reick T (2019) Sepsis früh erkennen: Kassenärztliche Bundesvereinigung

Vincent JL, Moreno R, Takala J et al (1996) The SOFA (Sepsis-related Organ Failure Assessment) score to describe organ dysfunction/failure. On behalf of the Working Group on Sepsis-Related Problems of the European Society of Intensive Care Medicine. Intensive Care Med 22:707–710

Gewaltfrei in der Notaufnahme

Matthias Nickoleit, Margot Dietz-Wittstock und Manuela Friesdorf

Inhaltsverzeichnis

16.1 Sicherheitskonzepte und Sicherheitsaspekte in Notaufnahmen – 354

16.2 Angst im Notfallzentrum – 359
16.2.1 Was ist Angst? – 359
16.2.2 Angst im Notfallzentrum – 359
16.2.3 Angstmessung im Notfallzentrum – 360
16.2.4 Ursachen von Angst im Notfallzentrum, Angstbewältigung und Interventionsmöglichkeiten – 361
16.2.5 Angst als Pflegediagnose – 361
16.2.6 Fazit – 362

16.3 Belastende Situationen in der Notaufnahme – 362
16.3.1 Bewältigungsstrategien – 363

16.4 Resilienz – 364
16.4.1 Resilienzfaktoren – 365
16.4.2 Mögliche Resilienzstrategien in der Notaufnahme – 366

Literatur – 367

16.1 Sicherheitskonzepte und Sicherheitsaspekte in Notaufnahmen

Matthias Nickoleit

In diesem Abschnitt widmen wir uns dem Thema Sicherheit in Notaufnahmen. Hierbei spielt es keine Rolle, ob es sich um eine zentrale oder abteilungsspezifische Notaufnahme handelt.

Europaweite Studien, wie z. B. die „Nurses Early Exit Study" (NEXT) belegen, wie in einem Artikel in *Prävention und Gesundheitsförderung* von Ohlbrecht et al. 2009 beschrieben, dass 18,4 % des befragten Pflegepersonals in Deutschland mit dem Gedanken spielen, den Beruf zu verlassen. Hiervon führen 6 % belastende Situationen im Arbeitsalltag an, insbesondere wird Gewalt durch Patienten erwähnt.

Das Auftreten von Gewalt im Pflegealltag wird in Deutschland von Pflegenden als überdurchschnittlich hoch wahrgenommen. Berichte über gewalttätiges Verhalten in Notaufnahmen nehmen in der letzten Zeit massiv zu. Die Gründe dafür sind vielschichtig.

■ **Gewalttätiges Verhalten – Gründe und Definition**
Welche Gründe kann man für gewalttätiges Verhalten finden:
- Angst
- Frustration
- Lerntheoretische Erklärungsmodelle, z. B. Lernen aus Erfahrung
- Grenzen austesten
- Form der Kontaktaufnahme
- Neurologische und psychische Veränderungen, z. B. organisch oder hormonell bedingt

Da 28 % des Personals angeben, mindestens einmal im Monat mit diesem Problem konfrontiert zu werden, entspricht dieser Wert mit 43, 2 % annähernd denen in der Psychiatrie (47,7 %). Dieser Aspekt darf nicht ignoriert oder verharmlost werden.

Eine andere Studie aus einer großen deutschen Klinik (Verboket et al. 2019) spricht sogar alle 0,7 Tage von einem Vorfall und konnte eine Häufung in der Zeit zwischen 16:00 und 24:00 Uhr feststellen.

Wenn dies nun starke Auswirkungen auf unsere Arbeitswelt sind, ist es sinnvoll, sich mit Gewaltereignissen im Klinikalltag näher zu beschäftigen:
Was ist überhaupt Gewalt? Ab wann kann das Verhalten meines Gegenübers als gewalttätig bezeichnet werden?

> **Gewalt**
>
> WHO (2003): Gewalt ist der absichtliche Gebrauch von angedrohtem oder tatsächlichem körperlichem Zwang oder physischer Macht gegen die eigene oder eine andere Person, gegen eine Gruppe oder Gemeinschaft, der entweder konkret oder mit hoher Wahrscheinlichkeit zu Verletzungen, Tod, psychischen Schäden, Fehlentwicklung oder Deprivation führt.
> Ruthemann (1993): Um Gewalt handelt es sich, wenn eine Person zum Opfer wird, das heißt vorübergehend oder dauernd daran gehindert wird, ihren Wunsch oder ihren Bedürfnissen entsprechend zu leben. Gewalt heißt also, dass ein ausgesprochenes oder unausgesprochenes Bedürfnis des Opfers missachtet wird.

Folgend gebe ich Ihnen Tipps und zeige Möglichkeiten auf, um Notaufnahmen ein Stück sicherer für Patienten, Angehörige und speziell für Mitarbeitende zu machen. Sie erhalten erste Anregungen, wobei kein Anspruch auf Vollständigkeit oder die optimale Lösung für Ihre individuelle Situation erhoben wird.

Insbesondere spezielle Situationen wie Pandemien können eine individuelle Überarbeitung und Anpassung der aktuellen Sicherheitskonzepte und Sicherheitsaspekte in den Notaufnahmen notwendig machen. Hierzu sind die bundes- und landesrechtlichen gesetzlichen Vorgaben zu berücksichtigen.

Je nach Philosophie des Klinikträgers und dem Umfeld von Krankenhäusern sind die baulichen Gegebenheiten einer Notaufnahme vorgegeben oder falls möglich anzupassen. Pflegende haben hierbei oft nur bedingtes Mitspracherecht, werden aber immer öfter aufgrund ihrer Kompetenz und Alltagserfahrung in Optimierungsprozesse mit einbezogen.

Erste Anlaufstelle ist der Eingangsbereich von Notaufnahmen, der sich überall stark unterscheidet. Ein Sicherheitskonzept hat immer mehrere Bausteine und unterliegt einem dynamischen Prozess. Mögliche Gestaltungsvarianten sind:
- „Open-Door"-System, bei dem der Patient selbstständig bis zum Bereich der Ersteinschätzung oder gar zum Behandlungsbereich durchgehen kann
- Tresensysteme mit und ohne Sicherheitsglasscheibe (u. a. Pförtner, Aufnahme oder Ersteinschätzung), an denen er empfangen wird
- Geschlossenen Bereich, der nur via Türöffner und vorheriger Inspektion durch einen Mitarbeiter des Sicherheitsdienstes betreten werden kann

Eine 100 %ige Sicherheit kann in einer Notaufnahme nicht erreicht werden.

Der Sicherheitsgedanke hat sich in den letzten Jahren aufgrund von Übergriffen oder Straftaten gegenüber „Helfenden" (z. B. Rettungsdienstpersonal, Ärzten und Notfallpflegenden) gewandelt. Hierdurch hat sich auch die Ansicht der Klinikträger in Bezug auf die Sicherheit ihres Personals geändert. Dazu kommt der aktuelle und auch weiterhin zu erwartende Personalmangel in vielen Häusern. Kurzum, die Situation wurde durch anderes Kundenportfolio, unterschiedliche Kulturkreise, Anspruchshaltung gegenüber der Versorgung etc. schwieriger. Dies verschärft sich sicher auch durch den Personalmangel und den vermehrten Patientenzuwachs. Parallel werden Ressourcen, wie z. B. Kollegen, die helfend zur Seite stehen und langjährige Erfahrung in solchen Situationen haben, leider immer weniger. Ebenso wie die Flucht- und Rückzugswege, die aufgrund Platzmangels weniger zur Verfügung stehen.

■ **Maßnahmen**

Unsere Möglichkeiten, sich in diesen Situationen nun einen sicheren Arbeitsplatz zu schaffen, sind vielfältig.

Welche Maßnahmen können in der Notaufnahme ergriffen werden, um Gewaltübergriffe zu reduzieren oder gar zu vermeiden:
- Sensibilisierung für das Thema
- Gewaltereignisse strukturiert erfassen und auswerten
- Gefährdungsbeurteilungen mit anschließendem Maßnahmenplan zur Reduktion der identifizierten Gefährdungen
- Rahmenbedingungen anpassen

Die möglichen Maßnahmen reichen von räumlichen Veränderungen (z. B. Panic Room, Videoüberwachung, Notrufsysteme) über personelle Veränderungen (z. B. Einsatz von Sicherheitsdiensten) bis hin zum Deeskalationstraining mit und ohne Selbstverteidigung.

Wenn Sie eine Notaufnahme neu bauen oder renovieren, könnten folgende Überlegungen hilfreich sein und auch mit weniger Ressourcen sinnvolle und individuell abgestimmte Konzepte ermöglichen.

■ **Bauliche Möglichkeiten**

Jede Notaufnahme sollte aus mehreren Gesichtspunkten seine Flucht- und Rettungswege, auch bei bestehendem Platzmangel, der gerade in Notaufnahmen allgegenwärtig ist, frei und benutzbar halten.

Zusätzlich zu den üblichen Fluchtwegen, diese sind meist extra gesichert, können Notaufnahmen über zusätzliche Wege oder sogar spezielle Räume verfügen.

Nehmen wir folgendes Beispiel:

> ▶ **Beispiel**
>
> Ein Patient hat eine unbekannte Substanz zu sich genommen und wird somnolent in die ZNA eingeliefert. Nach der Ersteinschätzung wird seine Behandlung und Überwachung eingeleitet. Die zuständige Pflegekraft befindet sich alleine mit dem Patienten in einem Raum, der nur einen Ein- bzw. Ausgang hat. Welche Möglichkeiten hat diese nun, wenn der Patient plötzlich erwacht, einen psychischen Zustand mit Wahnvorstellungen hat und alles bekämpfen möchte, was sich in dessen realer bzw. irrealer Umgebung befindet?
> Rückzug? Flucht? Selbstverteidigung? Deeskalation? Medikamente? ◀

- Rückzug in einem Raum mit diesem Patienten erscheint nicht möglich.
- Flucht ist je nach Position des Patienten und der Pflegekraft zur Tür möglich, schwer möglich oder unmöglich.
- Deeskalation wäre ein gutes Mittel, scheidet aber bei diesem Patienten unter Umständen komplett aus.
- Medikation mit Überredungskunst, erscheint machbar – jedoch nur, wenn diesbezüglich Material vorhanden ist und die Zeit ausreicht.
- Selbstverteidigung ist als letztes Mittel der Wahl zu erwägen, kann sich aber wegen des Zustandes und der unbekannten Substanz als schwierig, sehr schwierig bis unmöglich und unnötig gefährlich erweisen.

Fazit: Es bleibt also nur die Möglichkeit, um Hilfe zu rufen und zu hoffen, dass in dieser Schicht kein Personalmangel herrscht bzw. andere auf die Rufe aufmerksam werden.

Durch welche Möglichkeiten hätte diese Situation entschärft werden können?

Ein Fluchtweg wäre möglich, wenn der Raum einen zweiten Ein- oder Ausgang hätte. Besonders bei Überwachungsräumen ist dies zu empfehlen.

Ein Rückzugsweg wäre möglich z. B. in einen Panic Room, der in solchen Fällen für Teammitglieder als Schutzraum zur Verfügung steht. Dies ist ein Raum, der von außen nicht zu öffnen ist und über verschiedene Kommunikationsmöglichkeiten, u. a. Telefon, Computer, Sprechanlage oder Notrufsystem, verfügt. Diese Räume können auch z. B. als Arztzimmer oder Schreibbüro im Alltag genutzt werden und sollten sich zentral in der Mitte der Notaufnahme befinden und zudem natürlich jedem Mitarbeiter bekannt sein. In diesen Raum können sich je nach Gefahrenlage mehrere Personen zurückziehen bzw. in Sicherheit bringen, vor allem z. B. bei einem Amoklauf oder einer Geiselnahme.

Was ist jetzt aber, wenn nicht wir, sondern der Patient, Opfer von sich selbst wird, wie z. B. bei Selbstverletzung, Borderline-Störung oder Suizidversuch?

Hierzu einige Möglichkeiten und Anregungen:
- Gefährliche Gegenstände nicht frei zugänglich und sicher verwahren, u. a. Scheren, Skalpell, Medikamente usw.
- Die Einrichtung von Untersuchungszimmer und Toiletten sollten nach dem Vorbild von psychiatrischen Einrichtungen (siehe Wolfersdorf und Etzersdorfer

2011; Glasow et al. 2012) jede Möglichkeit einer Selbstgefährdung und -verletzung vereiteln:
- Bruchsichere Spiegel
- Kleiderhaken mit Sollbruchstelle ab einem gewissen Belastungsgewicht
- Türklinken ohne Widerhalt für Gürtel oder Seile
- Gesicherte Desinfektionsmittelspender, um beispielsweise Intoxikationen zu vermeiden
- Zusätzlich sind nicht komplett zu öffnende Fenster und eine möglichst zentrale Unterbringung gefährdeter Patienten von wesentlicher Bedeutung.
- Treu nach der Regel: „Wo mal regelmäßig jemand hineinschaut, wird immer häufiger auch etwas bemerkt!"

■ Notrufsystem

Eine weitere Möglichkeit, um selbst bei Personalmangel das Notaufnahmepersonal zu schützen, wäre ein Notrufsystem, das jeder Mitarbeiter bei sich trägt und im Gefahrenfall aktivieren kann. Diese Systeme können Aggressoren abschrecken, Standorte übermitteln und in kürzester Zeit eine Information an mehrere Mitarbeiter gleichzeitig geben. Diese Systeme sind integrierte Lösungen, welche über die IT oder das Telefonnetz kommunizieren. Auch in bestehende Rufsysteme können diese eingebunden werden. Maßgeblich hierfür ist die DIN VDE 0834.

Ziel dieser Systeme ist es, einen Zeitvorteil zu schaffen, dies gelingt durch eine parallele Alarmierung von mehreren Personen und einer genauen Standortmitteilung in einem Gebäude. Es gibt mehrere Funktionen, u. a. die aktive Aktivierung per Knopfdruck oder durch Ziehen eines Steckers, falls das Gerät dem Pflegenden/Arzt entrissen wird, bis hin zur „Totmannfunktion", falls die Person stürzt oder nicht mehr in der Lage ist, den Notruf abzusetzen. Die Übermittlung erfolgt via Pager, Telefon oder Handy über SMS oder E-Mail.

■ Deeskalation

Die beste Möglichkeit, überhaupt keinen Notruf absetzen zu müssen, ist unbestritten die Prävention, also das Verhindern, dass solche Situationen überhaupt entstehen oder so weit eskalieren – die Deeskalation.

Was wird allgemein unter Eskalation bzw. Deeskalation verstanden?

Der Duden schreibt: Eskalation ist eine der Notwendigkeit angepasste Steigerung, Verschärfung von eingesetzten Mitteln. Deeskalation wäre somit eine stufenweise Verringerung oder Abschwächung eingesetzter (militärischer) Mittel (▶ https://www.duden.de).

Der „Notwendigkeit" nach also? Dann wäre ja Eskalation etwas Positives? Etwas Bewusstes, Abgewogenes und in seiner Wirkung Bewertetes? Nur, wer bestimmt diese Notwendigkeit? Meist bestimmt hier nur eine Partei!

Wenn die Definition zutrifft, wird demnach bewusst eskaliert, um ein Ziel zu erreichen. Durch das Bestreben einer Partei, ihr Ziel durchzusetzen, kommen Konflikte zustande. Diese Konflikte können nach F. Glasl in 9 Stufen (also von win–win über win-lose bis zu lose-lose) (Glasl, F. 2007) oder Graham's Hierarchy of Disagreement (Graham, P. 2008) eskalieren.

Oder es kommt zu einem Konsens, der nach der Definition eine Strategie/Lösung wäre, bei der die wichtigsten Bedürfnisse aller Beteiligten berücksichtigt werden. Grundlegend hierbei ist die Kommunikationsebene beider Partner (vgl. Rosenberg 2013).

Der Ursprung ist somit die Kommunikation beider Parteien. Und wenn wir über Eskalation bzw. Deeskalation in der Notaufnahme sprechen, lohnt es sich, etwas weiter auszuholen. Am Anfang steht wie so oft eine professionelle und Patienten/Klienten-orientierte Gesprächsführung. Kommuniziert wird möglichst „emotionsfrei" (also wertneutral) und man beachte das Motto: „Wie man in den Wald hineinruft, so schallt es heraus!"

Die Notaufnahme ist einer der emotionalsten Orte eines Krankenhauses. Hier treffen, wie bereits vorher erwähnt, unterschiedliche Kulturen, Ansprüche, Emotionen und diverse Interessen aufeinander. Wehler et al. 2011 bemerkten, dass routinemäßige Arbeitsabläufe, welche unter Zeitdruck stattfinden, schnell zu einem knappen Umgangston mit dem Gegenüber (z. B. Patienten, Angehörigen oder Begleitpersonen) führen.

Gerade die Emotionen und der Tonfall sind das am schwersten zu beherrschende Phänomen. Dies zeigt sich bereits beim Betreten der Notaufnahme, dem Aufnahmegespräch oder spätestens bei der Ersteinschätzung.

Hierzu kommen noch unterschiedliche Auffassungen bezüglich des Begriffes „Notfall" zwischen den Klienten und dem Personal. Was für den einen ein schweres Problem mit Überforderung darstellt, ist für den anderen eine Lappalie oder Arbeitsalltag, und dies teilen wir (leider) oftmals auch sehr unverblümt, durch direkte Fragestellungen, z. B. „Und warum kommen Sie jetzt damit zu uns?" oder durch Aussagen wie z. B. „Das hier ist eine Notaufnahme!", mit.

Angenommen, wir wechseln die Seiten und Perspektive, sind auf einmal selbst Patient, besorgte Eltern oder einfach nur Angehörige des Patienten. So ein Perspektivwechsel gibt uns die Möglichkeit, unsere Sichtweise zu relativieren und unser eigenes Tun zu hinterfragen.

Wie also sollten wir diese Situation als Pflegende bewerten? Wie erkennen wir die drohende Gefahr?

Tipps zur Einschätzung von Gefahrenabwehr und Sicherheit (aus Vortrag von D. Richter, „Verbale und

non-verbale Deeskalation in psychiatrischen Einrichtungen", Berner Fachhochschule und Andernach 2014):
- Aggressionslevel erkennen (Wo befinden wir uns aktuell? In welcher Stufe?)
- Gefahrenpotenziale identifizieren (Gegenstände, andere Personen, Parallelsituationen etc.)
- Fluchtwege (siehe oben) kennen, ggf. sicheres Umfeld schaffen
- Unterstützungsmöglichkeiten sichern (z. B. Kolleginneninformation oder Notrufsystem)
- Eigene Möglichkeiten abschätzen (Traue ich mir das zu? Habe ich Alternativen?)
- Weitere Vorgehensweise überdenken (Was ist, wenn?)

■ Warnsignale

Gibt es Frühwarnsignale für eskalierende Situationen?

Achten Sie darauf, wie sich der Patient vorstellt, wie seine Körpersprache ist, wie er aussieht und was er macht.

Erfahrende Notfallpflegende sehen, spüren und reagieren hier bereits intuitiv, für Berufseinsteiger gibt es hier ein paar Tipps:
- Sind die Hände etwa verkrampft?
- Verzerrte Gesichtszüge, Gesichtsröte, gestaute Halsvenen, Schweißausbruch?
- Unruhe?
- Geringe Körperdistanz (> 1 Armlänge)?
- Gesteigerte Tonhöhe oder Lautstärke?
- Scharfe ggf. aggressive Ausdrucksweise?

Bemerken Sie dergleichen beim Gegenüber, dann ist jetzt bereits der erste Schritt zur Vermeidung einer Eskalation angebracht.

Gefühle wie Wut, Ärger, Zorn, Hass o. Ä. werden oftmals verwechselt mit Aggression, z. B. „Der Patient aus Zimmer 1 ist voll aggressiv. Er schreit jeden an und lässt sich nicht beruhigen!"

Was ist eigentlich „Aggression" genau?

Definitionsgemäß ist sie eine Verhaltensweise mit der Absicht, gezielt zu schädigen bzw. zu verletzen. Das kennen Sie bereits von der Eskalation und sollten folgende Punkte hinterfragen:
- Will uns der betreffende Patient schädigen?
- Kann er uns durch Schreien schädigen oder verletzen?
- Könnte er uns durch seine Wortwahl und Ausdrucksweise verletzen (was in der Praxis wohl am ehesten möglich ist)?

Falls nicht, suchen Sie nach einem anderen Grund für Aggression und Schreien, z. B. Schmerz oder Hilflosigkeit.

Wie interpretiere ich nun sein Verhalten, wie nehme ich den Patienten wahr?

Wir kommen hier nicht an Schulz von Thun vorbei, der uns mit dem „Selbstkundgabe Ohr" einen Lösungsansatz eröffnet. Sperren wir nur dieses Ohr auf, so können wir versuchen, eine andere Verständnisebene zu erreichen. Das Wichtigste, was uns dieses „Ohr" hören lässt, ist, dass wir nicht als Person angesprochen werden und direkt gemeint sind. Er will nicht uns als Mensch und Persönlichkeit angreifen, sondern evtl. den Zustand, dem er gerade ausgeliefert ist. Möglicherweise könnten aber auch die Institution, die Organisation oder die Regeln, die es im Haus selbst gibt, angesprochen sein – aber er meint nicht uns! Der Patient will seine Ziele durchsetzen! Wenn ich mich also hier distanzieren kann, nehme ich mich selbst schützend aus der Argumentationline. Dies führt dazu, dass ich mich in meiner Rolle nicht verteidigen oder vor ihm schützen muss. Abgrenzung ist in diesem Fall Selbstschutz. Diese innere Distanzhaltung macht uns handlungsfähig und bringt uns nicht in die reagierende Position.

Diese Haltung lässt dann auch die Frage zu: Was möchte mir der Patient genau damit eigentlich sagen?

Bekannte Beispiele aus der Praxis sind, dass ein Patient seit Stunden wartet, Angst hat, seine Kinder oder Tiere zurzeit nicht versorgt sind oder dass er befürchtet, zu spät zur Arbeit zu kommen und somit Existenzängste hat…

Die 10 Grundregeln der Deeskalation geben Ihnen zusätzlich die Chance, das Vorgehen in der Praxis zu strukturieren:

10 Grundregeln der Deeskalation (Richter und Whittinton 2006)

1. Zeigen Sie Empathie, Sorge, Respekt, Ernsthaftigkeit und Fairness!
2. Machen Sie sich realistische Erwartungen: Kann diese Situation wirklich ohne Gewalt bewältigt werden?
3. Kontrollieren Sie nicht Ihr Gegenüber, sondern die Situation!
4. Falls möglich, teilen Sie die Risikoeinschätzung, die Entscheidungen, Verantwortung und Handlungen mit Ihrem Team.
5. Deeskalation wirkt am besten als frühe Intervention (je früher desto besser!)
6. Versuchen Sie Zeit für sorgfältige Entscheidungen und zur Reduktion der Spannung zu gewinnen (z. B. schauen Sie für ein paar Sekunden aus dem Fenster)!
7. Halten Sie mindestens eine Armlänge Abstand zum Gegenüber!

8. Führen Sie die Intervention mit sichtbarem Selbstbewusstsein und Gelassenheit aus, ohne zu provozieren!
9. Vermeiden Sie Machtspiele zwischen Ihnen und dem Patienten!
10. Beachten Sie auch die Sicherheit unbeteiligter Personen (ganz besonders Kinder, andere Patienten etc.)!

- **Gewaltfreie Kommunikation**

Um einer Eskalation sinnvoll entgegenzuwirken, kann ebenso eine wertschätzende Kommunikation im Vorfeld eine richtige Weichenstellung sein. Gut zu kommunizieren ist wie überall, und ganz besonders im Bereich der Notfallversorgung, wichtig. Es muss trainiert, gelebt und angewendet werden.

Eine Möglichkeit ist die „Gewaltfreie Kommunikation" nach M.B. Rosenberg. Ein Zitat aus einem der Lehrbücher zur Gewaltfreien Kommunikation (GFK) trifft unsere Situation in der Notaufnahme, wie ich finde, sehr gut und hat mich selbst dazu gebracht, mich mit der Kommunikationskultur in Notfallsituationen intensiver zu beschäftigen:

> Um die GFK anzuwenden, müssen die Menschen, mit denen wir kommunizieren, nicht in der GFK ausgebildet sein. Sie müssen nicht mal die Absicht haben, sich im Kontakt mit uns einfühlsam zu verhalten. Wenn wir selbst mit den Prinzipien der GFK im Einklang bleiben – einzig und allein, um einfühlend zu geben und zu nehmen – und alles tun, was wir können, um anderen zu vermitteln, dass dies unser einziges Motiv ist, dann werden sie mit uns in den Prozess hineingehen, und wir sind am Ende in der Lage, einfühlsam miteinander zu kommunizieren. Ich sage nicht, dass es immer schnell geht. Aber ich bleibe dabei, dass sich das Einfühlungsvermögen unvermeidlich entfaltet, wenn wir den Prinzipien der GFK treu bleiben. (Rosenberg 2016)

Klappt das auch bei mehreren Personen?
Was allerdings tun, wenn der Patient nicht alleine kommt, sondern in Begleitung weiterer Personen?

Gerade in der Notaufnahme, wo sehr oft Platzmangel herrscht, müssen wir dann entscheiden, ob Angehörige für den Behandlungsablauf nützlich, neutral oder sogar hinderlich erscheinen.

Welchen Einfluss hat ein Angehöriger auf die Situation und warum sind sie ein entscheidender Faktor, ob Deeskalation gelingt?

Wer von uns hat sich schon einmal in einer Akutsituation die Zeit genommen, um sich zu fragen „Warum nervt der Angehörige so?" oder „Warum ist der so aggressiv und fordernd?". Leider gibt es für dieses Thema im Bereich der Notaufnahme noch keine aussagekräftige Studienlage. Allerdings gibt es sie in einem der Notaufnahme sehr ähnlichen Bereich, nämlich in der Intensivstation. Hier wurde dieses Phänomen bereits wissenschaftlich untersucht (U. Ulsamer, Intensiv 2005; 13(4):158–163).

In einigen Fällen wurde ein Aufenthalt im Stationsbereich von Angehörigen belastender empfunden als von den Patienten selbst. Demnach zeigten fast 73 % der Familienangehörigen und 84 % der Lebenspartner entsprechende Symptome von Angst und Depression.

Was löst diese Reaktion aus? Ist es das belastende Umfeld (z. B. viele Menschen, hoher Lärmpegel, ungewohnte Gerüche), sind es die Personen (insbesondere Ärzte, Pflegende und Mitpatienten) oder gibt es andere Gründe?

Es ist das Informationsdefizit der Angehörigen, die Ungewissheit und offene Fragen, die sie auslöst.

Das Informationsbedürfnis der Angehörigen wird viel zu oft unterschätzt und hieraus entwickelt sich eine Negativspirale, die zwangsläufig in einer Eskalation mündet. „Unzureichende Aufklärung verstärkt die Angst, führt zu Misstrauen und vermittelt das Gefühl, der Macht der Mitarbeiter ausgeliefert zu sein" stellt Kuhlmann (2004).

Lee et al. (2000) und Dorn (1997) weisen ebenfalls darauf hin, dass durch das Nicht-Befriedigen dieses Informationsbedürfnisses der Angehörigen auch deren (Dis)Stresssymptome ansteigen.

Aus Sicht der Pflegenden kommt Kuhlmann (2004) zu dem Ergebnis, dass sie die Information und Einbeziehung von Angehörigen als zusätzliche Leistung on top ansehen. Diese Sichtweise erhöht wiederum das Stresslevel der Pflegenden. Eine Folge daraus ist, dass Angehörige als Störfaktor und gar Belastung empfunden werden.

Jeder von uns kennt sie, die „besonderen" Angehörigen. Gehen Sie hier auch mit Schulz von Thun vor, hören Sie auf die Urbotschaft in den Aussagen und deeskalieren Sie zum Nutzen des Patienten und ganz besonders zu Ihrem eigenen. Wenn es dem Angehörigen zu stressig wird oder er seine Fragen beantwortet bekommt – denn er unterscheidet nicht zwischen Arzt und Pflege (Kuhlmann 2004) –, dann wird er verstehen, was Sie tun und dass es nicht „besser" geht. Möglicherweise wird er sich auch selbst eine Pause gönnen, und das ganz von selbst und ohne, dass Sie sich als Pflegekraft damit belasten müssen.

Warum nutzen Sie nicht alternativ die Energie des Angehörigen? Lassen Sie ihn an den Prozessen teilhaben, leiten Sie ihn an und erklären Sie Ihre Arbeit. Machen Sie den Angehörigen bewusst, dass er wichtig für das aktuelle Wohl und die Genesung des Patienten ist. Damit trägt er große Verantwortung, mindestens genauso viel wie Sie selbst.

Stellen Sie aber bitte vor jedem Informationsfluss sicher, dass sich Ärzte und Pflegende in ihren Aussagen nicht widersprechen, also stimmen Sie sich bitte im Team vorher ab! Wer mit einer Stimme spricht, verunsichert nicht und wird auch nicht gegeneinander ausgespielt bzw. falsch verstanden oder interpretiert.

Das wiederum nimmt Druck von Ihnen. Die eigene Grundhaltung entspannt dann oftmals zusätzlich die Situation. Machen Sie sich bitte bewusst, dass Sie mehr Macht haben und ausüben können, als Sie selbst denken oder wollen. Das macht andere hilflos und schüchtert sie ein, was wiederum zu ungewollten Reaktionen führen kann.

Sich dieser Handlungsmacht bewusst zu sein, sollte dazu beitragen, genau zu reflektieren, ob man diese ausüben muss bzw. möchte.

Und als ob das nicht alles schon kompliziert genug wäre, treffen auch noch unterschiedliche und oftmals kulturkreisbezogene Meinungen und Weltanschauungen aufeinander.

Vielleicht haben Sie auch schon einmal einer Großfamilie erklären müssen, dass aktuell keiner oder maximal nur eine Person zum Patienten darf und dass die anderen bitte nicht alle verbleibenden Sitzplätze im Wartebereich belegen sollen?

Je nach Kulturkreis und Familienverbund kann dies nur problemlos oder im schlimmsten Fall bis hin zum Polizeigroßeinsatz führen. Wie kann das sein? Und wie also damit umgehen?

Am besten wäre es, wenn Ihre Notaufnahme passendes Informationsmaterial in mehreren Sprachen hätte und diese Informationen auch als Poster deutlich sichtbar angebracht sind. Auf diesen Materialien können Sie nicht nur über die Ersteinschätzung informieren, sondern auch über bestimmte Regeln und Verfahrensweisen in Ihrer Notaufnahme. Deeskalieren Sie bereits im Vorfeld und informieren Sie Ihre Patienten und deren Angehörige.

Wer gut informiert ist, hat weniger Fragen. Wer weniger Fragen hat, zweifelt weniger und wartet geduldiger. Parallel können Sie auch im Team gezielt kulturelle Unterschiede und Gegebenheiten schulen, sich passende Lösungen für mögliche Probleme überlegen und Ihre Prozesse immer und immer wieder evaluieren.

Dinge, die Sie in weniger als 2 min erledigen können, sollten Sie sofort machen (z. B. einen Eisbeutel bringen oder ein Kissen unterlegen), denn das spart am Ende Zeit, schenkt Aufmerksamkeit und wirkt deutlich schneller. Zusätzlich wird es in der Hektik nicht vergessen und kann oftmals die Situation beruhigen.

Sie werden bemerken: Es wird sicherer in Ihrer Notaufnahme und ruhiger. Sie sparen Nerven, Kraft, Zeit und Energie – für die Patienten und ganz besonders für sich selbst.

16.2 Angst im Notfallzentrum

Margot Dietz-Wittstock

16.2.1 Was ist Angst?

Angst ist normal und als Reaktion des Körpers auf gefährliche Situationen, mündend in Kampf oder Fluchtverhalten, im Grundsatz zunächst positiv. Angst war und ist auch heute evolutionsgeschichtlich für unser Überleben nötig. Sie kann uns zu Höchstleistungen bringen, aber auch lähmen und krank machen. Die Angstreaktion lässt sich nicht willentlich verhindern, nur der Umgang, die Art, wie wir mit Angst umgehen, lässt sich in Grenzen willentlich beeinflussen.

Die Ausprägungen von Angst sind sehr unterschiedlich und reichen vom „diffusen, unguten Gefühl" bis hin zur lähmenden Panikattacke. Das Ausmaß und die Dauer der Angst bestimmen das Vorhandensein einer Angsterkrankung.

Bei dem Gefühl der Angst kommt es als Reaktion des Körpers zur Ausschüttung von Adrenalin, Noradrenalin und Kortisol, um dem Körper Energiereserven zur Verfügung zu stellen, mit dem Ziel, Flucht oder Kampf zu ermöglichen. Die daraus resultierenden körperlichen Symptome sind vielfältig: angespannte Gesichtszüge, verändertes Atemmuster, Schwindel, Herzklopfen, Blutdruckanstieg, Schwitzen, Zittern und Oberbauchbeschwerden, Luftnot, Durchfall, Übelkeit und Anstieg des Blutzuckers. Dadurch, dass es sich bei diesen Symptomen auch um Symptome unterschiedlichster Erkrankungen handelt, wird die Differenzierung schwierig. Die Auswirkungen von Angst auf eine Grunderkrankung wie z. B. ACS, COPD, Herzinsuffizienz können die Situation des Patienten verschlechtern.

Als diffuses, individuelles Gefühl ist Angst, wie z. B. auch Schmerz, nicht objektiv messbar, was die Einschätzung, das Abschätzen der Folgen sowie den Umgang mit Angst erschwert und ein Risiko für den Patienten darstellen kann.

16.2.2 Angst im Notfallzentrum

Über die Prävalenz von Angst im Krankenhaus gibt es laut Tariba-Richter (2014) für Deutschland keine allgemein verlässliche Statistik, demnach auch nicht für die Prävalenz von Angst im Notfallzentrum.

Angst im Krankenhaus entsteht aufgrund einer die Integrität des Patienten bedrohenden Situation.

Räumliche Gegebenheiten, ein hohes Maß an Technik, das Erleben von Leid, soziale Distanz und mangelnde Kommunikationsmöglichkeiten wirken hier angstmaximierend (Tariba-Richter 2014).

Laut Pritchard (2009) sind Ursachen von Angst häufig Unsicherheiten infolge unzureichender Informationen und unbekannter Abläufe, Kontrollverlust, reduzierte Selbstwirksamkeit und die Befürchtung unangenehmer Folgen.

Diese angstauslösenden und angstmaximierenden Gegebenheiten sind ganz besonders in Notfallzentren aufzufinden.

Hax-Schoppenhorst und Kusserow (2014) beschreiben, dass Angst in der Somatik nur selten artikuliert wird, häufig werde sogar unreflektiert davon ausgegangen, das Erdulden oder auch Verdrängen der Angst sei ein quasi selbstverständlicher Preis für die Wiedererlangung der Gesundheit bzw. eine Besserung des Zustandes.

Notfallpflegende gehen, sofern sie erkennen, dass der Patient Angst hat oder er dies von selbst äußert, intuitiv, oft unbewusst – z. B. mit einem einfachen Auflegen der Hand, um zu zeigen, jemand ist da und kümmert sich – mit diesem Gefühl um und bemühen sich darum, die Angst des Patienten zu lindern. Diese wichtige psychische Pflege ist den Pflegenden selbst häufig gar nicht bewusst. Sie wird nicht dokumentiert und findet keinen Einzug in Wertschätzung oder gar Abrechnungssysteme (Bamberger 2018).

Angst bei Patienten wird aber auch oft gar nicht erkannt und die vielen Einflüsse, die zu Angst im Notfallzentrum führen können, sind den Pflegenden nicht bewusst, da es sich um ihre gewohnte Umgebung handelt, ganz im Gegensatz zum Patienten, für den die Umgebung oft etwas ganz Neues und unter Umständen Bedrohliches darstellt.

Wird das Gefühl nicht erkannt und oder der Patient nicht explizit gefragt, kann es sein, dass die Angst des Patienten mit all den möglichen Folgen keine Beachtung findet und negative Auswirkungen auf den Krankheitsverlauf hat.

Gerade in Notfallzentren ist das schnelle Erkennen und Einschätzen von Symptomen mit dem Ziel, die Behandlungsdringlichkeit festzulegen, gefolgt von der Einleitung diagnostischer und therapeutischer Maßnahmen eine Voraussetzung für den Therapieerfolg, die Patientensicherheit, das Outcome und die Patientenzufriedenheit.

In Deutschland finden der Emergency Sevirity Index(ESI) und das Manchester Triage System (MTS) als anerkannte fünfstufige Ersteinschätzungssysteme Anwendung. Die Erfassung von Angst findet im MTS keine Beachtung, kann allerdings bei Anwendung des ESI durchaus durch den Aspekt „großes Leid" einen Einfluss auf die Einschätzung der Dringlichkeit zu Folge haben. Der Bedarf psychischer Unterstützung eines angstbelasteten Patienten sollte laut Fumasoli et al (2012) frühzeitig erkannt werden, um gezielt Hilfe zu leisten.

16.2.3 Angstmessung im Notfallzentrum

Der State-Trait-Anxiety Inventory (STAI) (Spielberger et al 1970), der mit seinen 40 Items sowohl die aktuelle (State) als auch die habituelle (Trait) Angst erfasst, wie auch der Beck Anxiety Inventory (BAI) (Beck 1988) mit seinen 21 Items sind anerkannte, validierte Systeme zur Angsterfassung. Beide benötigen allerdings einen nicht unerheblichen Zeitaufwand, der in einem deutschen Notfallzentrum kritisch zu bewerten ist und dort bisher nicht wissenschaftlich geprüft wurde. Al Aseri ZA et al (2015) haben in ihrer Studie die Reliabilität und Validität der Hospital Anxiety and Depression Scale in einer saudiarabischen Notaufnahme getestet, die Übertragbarkeit auf europäische Notaufnahmen wurde bisher nicht untersucht, scheint aber bei der in Deutschland bestehenden unterschiedlichen Notfallzentrenstruktur, der Personalausstattung und dem Patientenaufkommen nicht realistisch.

Die Visuelle Analogskala Angst (VASA) als sowohl zuverlässige als auch valide und sensible Methode zur schnellen Angstmessung (Price et al. 1994) ist als Instrument in der Ersteinschätzung denkbar. Der Einsatz der VASA, analog der Schmerzskala mit dem Ziel, bei auffälligem Ergebnis dieses in der Dringlichkeitseinschätzung zu berücksichtigen, pflegeinterventionell zu reagieren und unter Umständen mit dezidierteren Assessmentinstrumenten im auf das Notfallzentrum folgenden Setting anzuschließen, scheint realistisch und sinnvoll (◘ Abb. 16.1).

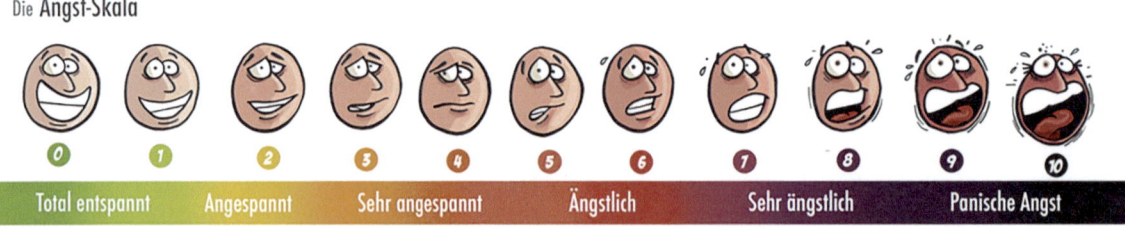

◘ **Abb. 16.1** Angst-Skala. (Illustration: D. Lüdeling)

In deutschen Notfallzentren ist die VAS-Pain als niederschwelliges Assessment zur Schmerzerfassung bereits etabliert. Der Umgang mit der VASA sollte daher schnell erlernbar sein, es bedarf allerdings Schulungen dazu, wie man das Thema Angst anspricht. Eine Schwierigkeit in der Auseinandersetzung mit der Erfassung von Angst ist sicher das von Hasler, (2013) beschriebene Phänomen, dass wir trotz der enormen psychologischen, sozialen und biologischen Bedeutung nicht gern über dieses Grundgefühl sprechen.

Demzufolge erfordert es ein behutsames Herangehen an die Angstabfrage basierend auf einer Schulung der Mitarbeitenden sowie das Vorhandensein einer „geschützten" Umgebung bei der Abfrage solch „unangenehmer" Fragen.

16.2.4 Ursachen von Angst im Notfallzentrum, Angstbewältigung und Interventionsmöglichkeiten

Die Aussagen in der Literatur zu den Ursachen und Folgen von Angst im Krankenhaus wie beispielsweise häufige Unsicherheiten infolge unzureichender Informationen und unbekannter Abläufe, Kontrollverlust, reduzierte Selbstwirksamkeit und die Befürchtung unangenehmer Folgen beziehen sich auf das stationäre Setting, nicht auf die Notfallzentren. Sie lassen sich vermutlich übertragen, sind aber für die Notfallzentren bisher nicht wissenschaftlich untersucht. Angst tritt immer da auf, wo wir uns in einer Situation befinden, der wir nicht oder noch nicht gewachsen sind.

Steigende Patientenzahlen bei gleich bleibenden Ressourcen führen zunehmend zu länger werdenden Wartezeiten. In Notfallzentren kommt folglich dem Thema Warten und Angst mit deren Auswirkungen dort eine besondere Bedeutung zu (Quernheim 2017).

Ebenso verhält es sich mit dem Thema „alter Mensch" in der Notaufnahme, hier wurden in einer Promotionsarbeit zum Thema Qualitätsindikatoren für die Versorgung des älteren Patienten in der Notaufnahme (Schuster 2017) Qualitätsindikatoren festgelegt, die sich auch auf das Thema Angst beziehen.

Der erste Schritt in der Angstbewältigung ist die Aufdeckung des Angsterlebens. Folgen können dann bei identifiziertem Bedarf gezielte Interventionen in Form von verbalen und nonverbalen Angstbewältigungshilfen sein, um damit Einfluss auf das Angstempfinden der Patienten zu nehmen. Interventionen wie Erleichterungsmöglichkeiten, gezielte Kommunikation, Ablenkungsangebote, Beschäftigung, Dabei-Sein und Kontakthalten, bis zu angstlösenden Medikamenten (Schädle-Deininger in Hax-Schoppenhorst und Kusserow 2014) und die Reduktion von angstverstärkenden Faktoren im Krankenhaus wie die räumliche Enge, Untersuchungen in Mehrbettzimmern (Geisler 1992), ein hohes Maß an Technik, unpersönlicher Umgang und Hektik (Tariba-Richter in Hax-Schoppenhorst und Kusserow 2014) sollten hinsichtlich Anwendbarkeit und Wirksamkeit im Notfallzentrum ebenso wissenschaftlich überprüft werden.

Die medikamentöse Behandlung mittels Anxiolytika ist eine weitere Therapiemöglichkeit und wird teilweise auch in der Akutsituation eingesetzt (Erwachsene: bei akuter Belastungsreaktion, Angst, Panik: Benzodiazepine 1–2,5 mg als Tablette oder Diazepam 5–10 mg p.o., ggf. bei ausbleibender Besserung Wiederholung unter Beachtung der Tageshöchstdosis), sollte aber dem Notfall vorbehalten sein und erst nach nichtmedikamentösen Interventionsmöglichkeiten zum Einsatz kommen.

- **Mögliche pflegerische Interventionen**
- Stützendes Gespräch
- 1:1-Betreuung (Angehörige mit einbeziehen)
- Umfassende, angemessene Informationen über Maßnahmen, die durchgeführt werden
- Umfassende, angemessene Informationen über den weiteren geplanten Prozessablauf
- Bezugsperson für den Prozessablauf benennen und einsetzen
- Häufige Ortswechsel vermeiden
- Räume mit hoher technischer Ausstattung soweit möglich vermeiden
- Geräuschkulisse reduzieren (z. B. Alarme auf das Nötigste reduzieren)
- Ablenkungsmaßnahmen (z. B. Musik, Filme, Lektüre)
- Raumbeduftung (z. B. Lavendel, Grapefruit, Orange)
- Beruhigende Einreibungen mit und ohne ätherische Öle
- Angsterfassung im Prozessablauf und nach erfolgter Intervention

16.2.5 Angst als Pflegediagnose

Im Notfallzentrum ist die Zeit, um aus dem Pflegephänomen Angst eine Pflegediagnose zu stellen, in der Regel zu knapp. Da es sich bei den Pflegediagnosen allerdings um: "…eine Aussage, die ein aktuelles oder potentielles gesundheitliches Problem beschreibt, das von professionell Pflegenden behandelt werden kann" handelt, scheint die Anwendung der Angstskala zur Identifikation eines potenziellen Pflegeproblems im Notfallzentrum ausreichend und sinnvoll.

Als Pflegediagnose kommt dann nach NANDA (2015–2017) „Domäne 9: Coping/Stresstoleranz, Klasse 2: Bewältigungsreaktionen: 00146 Anxiety" in

Betracht. Diese kann unter Umständen bei der Erhebung des Pflegekomplexmaßnahmen-Scores (PKMS) im stationären Setting, in Zusammenhang mit einem hinterlegten Konzept mit entsprechenden Maßnahmen von Bedeutung sein.

16.2.6 Fazit

Vermutlich hat Angst im Notfallzentrum Einfluss auf die Liegezeit, Mortalität und Morbidität sowie Patienten- und Mitarbeiterzufriedenheit. Dieser Einfluss und Zusammenhang wurde bisher nur im stationären Setting von Intensivstationen und in Zusammenhang mit Operationen untersucht.

Der Emotion Angst wurde bisher von Notfallpflegenden intuitiv begegnet, das Vorhandensein und die Interventionen zur Angstreduktion aber nur selten bis nicht dokumentiert. Mit dem Thema Angst wurde sich bisher in deutschen Notfallzentren nicht wissenschaftlich beschäftigt. Sowohl die Folgen von Angst in Notfallzentren als auch Assessmentinstrumente und Interventionsmöglichkeiten fanden bisher keine wissenschaftliche Betrachtung.

Um die Anwendbarkeit der VASA und die Anwendbarkeit von anderen Angst-Assessmentinstrumenten in Notfallzentren zu testen, Pflegeinterventionen zu erarbeiten und deren Wirksamkeit in Notfallzentren zu erproben, sind Studien in diesem Setting unerlässlich.

Der Umgang mit Angst im Notfallzentrum ist eine Teamaufgabe und als solche vom gesamten Team konzeptionell zu erarbeiten und durchzuführen.

Seit März 2018 findet die VASA Anwendung in der Zentralen Notaufnahme der Diako in Flensburg, erste interessante Ergebnisse liegen vor und werden einer wissenschaftlichen Auswertung unterzogen.

16.3 Belastende Situationen in der Notaufnahme

Manuela Friesdorf

Der Notaufnahmebereich ist die zentrale Organisationseinheit und gehört zu den stressbelasteten Arbeitsbereichen in einer Klinik. Als Schnittstelle zwischen präklinischem und klinischem Versorgungsbereich stellt sie alle Beteiligten vor große Herausforderungen (Wedler und Friesdorf 2018). Gekennzeichnet ist die Notaufnahme durch einen raschen und unvorhersehbaren Wechsel der Arbeitsabläufe, des Arbeitspensums und die Individualität jeder Notfallsituation. Hinzu kommen zunehmend Patienten, die sich durch niedergelassene Ärzte nicht zeitnah und adäquat behandelt fühlen. Notfallpatienten stellen im Setting Notaufnahme eine hochkomplexe pflegerische und ärztliche Situation dar und die in der Notfallversorgung anfallenden Arbeiten verlangen von Pflegenden besondere Fähigkeiten, die in der Ausbildung nicht erworben werden (Aktionsbündnis Notfallpflege 2017).

Notfallpflegende leisten einen erheblichen quantitativen und qualitativen Anteil zur Sicherstellung der medizinischen Notfallversorgung in der Notaufnahme. Zu den Fähigkeiten gehören u. a., mehrere Patienten gleichzeitig zu betreuen, hierbei die Behandlungsdringlichkeit einzuschätzen, Patienten mit akuten Erkrankungen zu überwachen und folgerichtig zu handeln, die weiterführende Diagnostik und Therapie mit einzuleiten, und zudem dienen die Pflegenden als Ansprechpartner und Vermittler für Patienten und deren Angehörige (Aktionsbündnis Notfallpflege 2017).

Hinzu kommt die Vielfältigkeit an speziellen Pflegesituationen, mit denen Pflegende in der Notaufnahme ständig konfrontiert werden. Somit müssen die Ressourcen, die zur Verfügung stehen, ständig neu besprochen und zugeordnet werden. Faktoren wie häufige Unterbrechungen aufgrund von Notfallsituationen, schnelle Patientenwechsel und somit nicht ausreichende Zeit, die Patienten fachgerecht zu versorgen, stellen Pflegende immer wieder auf die Probe (St.Pierre et al 2005). Aufgrund der täglichen Konfrontation mit stressvollen und traumatischen Ereignissen sind Notfallpflegende vermehrt dem Risiko ausgesetzt, psychologische Symptome, wie z. B. eine akute Belastungsreaktion, eine Anpassungsstörung bis hin zu einer posttraumatischen Belastungsstörung (PTBS), zu entwickeln. Diese Störungen treten plötzlich auf und gehen mit dem Gefühl einer Überforderung einher, die bei fast jeder Person eine Verzweiflung hervorrufen kann. Sie werden geführt unter dem Oberbegriff Belastungsstörung, die durch eine traumatische Situation ausgelöst wird.

Es gibt vielfältige Faktoren in einer Notaufnahme, welche dazu führen können, dass Pflegende diese als Stress wahrnehmen. Im Folgenden sollen einige Beispiele für Situationen genannt werden, die zu Stress führen können:

— Unruhige oder an Demenz erkrankte Patienten, die aufgrund der besonderen Situation nicht adäquat versorgt werden können, da es keine ruhigen Behandlungszonen in einer Notaufnahme gibt
— Gerontologische Patienten versorgen und begleiten
— Angehörige, die soeben ein Familienmitglied oder Partner verloren haben, stellen eine besondere Form der Betreuung dar
— Overcrowding-Situationen sind aus der Notaufnahme heutzutage nicht mehr weg zu denken. Von einem Overcrowding wird gesprochen, wenn zum Beispiel 10 % der Patienten länger als 2 h auf ihre Behandlung warten müssen oder Patiententragen auf dem Flur stehen

- Krankheitsbedingter Personalausfall oder auch unerfahrene Ärzte, die gerade ihre ersten Dienste in der Notaufnahme leisten
- Patienten mit Missbrauch- oder Gewalterfahrung betreuen
- Patienten mit verhaltensbedingten oder psychiatrischen Erkrankungen versorgen und betreuen

Wenn zu diesen genannten Situationen polytraumatisierte Patienten (Polytrauma = Verletzungen verschiedener Körperregionen, wobei eine oder mehrere Verletzungen als lebensbedrohlich einzustufen sind) oder schwerkranke Kinder in die Notaufnahme kommen, müssen sich Notfallpflegende in kürzester Zeit auf verschiedene Ereignisse einstellen und den Überblick über die zu versorgenden Patienten behalten.

Tabuisieren verschlimmert die Situation. Häufig tritt nach akuten physischen oder psychischen Extremsituationen eine akute Belastungsreaktion auf. Dies ist als „normale" Reaktion eines Gesunden auf eine extreme Situation zu werten. Es handelt sich hierbei um eine vorübergehende Reaktion, die Tage bis Wochen anhalten kann. Es zeigen sich oft körperliche (Herzrasen, Blässe, Schwitzen) und emotionale Symptome (initiale emotionale Taubheit, gefolgt von Phasen mit wechselnden Gefühlen). Oft wird das Thema der akuten Belastungsreaktion unter Notfallpflegenden tabuisiert, nicht thematisiert und verkannt. Das Auslegen als persönliches Versagen, Unprofessionalität oder gar als Burn-out Einzelner ist fatal. Begründet ist dies häufig durch Unwissenheit über die Normalität dieser Reaktion und schwelende Teamkonflikte (Wedler und Friesdorf 2018).

16.3.1 Bewältigungsstrategien

Bewältigungsstrategien haben zum Ziel, Hilfestellungen für das Bewerten von stressigen oder belastenden Situationen zu geben, adäquat mit Stress umzugehen und akute Stressreaktionen zu regulieren.

> Unter Bewältigung werden Verhaltensweisen verstanden, die nicht nur automatisches Verhalten beinhalten bzw. bloße Anpassung sind – Bewältigung bedeutet vielmehr immer Aktivität und Anstrengung. Dabei kann es sich sowohl um bestimmte Verhaltensweisen, wie z.B. Vermeiden, Suche nach Informationen oder aktives Problemlösen, als auch um intrapsychische Reaktionen, wie z.B. Aushalten, Tolerieren oder Verleugnen, handeln. Das Ergebnis der Bewältigungsbemühungen ist dabei nicht entscheidend, sondern das Bemühen bzw. der Versuch, die Situation zu meistern, zu tolerieren, zu mildern oder zu vermeiden (Weber 1992, zit. in Bengel und Riedel 2004).

Längerfristig sollte der richtige Umgang mit Belastungssituationen geschaffen werden. Um die verschiedenen Strategien im Alltag anzuwenden, ist es günstig, sie einzuüben und zu trainieren.

Zu den verschiedenen Strategien gehören u. a. **die kurzfristig wirksamen Strategien,** die in Akutsituationen helfen und eine Erleichterung schaffen. Sie haben das Ziel, den augenblicklichen Spannungszustand zu mildern und einsatzbereit zu bleiben. Des Weiteren gibt es eine **„kognitive Bewertung" von Stressoren.** Hierbei spielt sowohl die Bewertung einer Situation als auch die Bewertung der eigenen Bewältigungsmöglichkeit eine Rolle. Diese Strategie erweist sich für die Notfallmedizin als sehr effektiv (Bengel und Riedel 2004).

Die **„positive Selbstinstruktion"** kann helfen, impulsive Reaktionen zu verdrängen, um z. B. eine drohende Eskalation zu vermeiden. Außerdem kann sie helfen, die Aufmerksamkeit auf eine Aufgabe (z. B. Patienten erstmal an den Monitor anschließen, Vitalparameter bestimmen...) zu lenken. Dabei geht es darum, die eigene Kontrolle über sich und die eigenen Gedanken zu haben. In belastenden Situationen wird das Verhalten häufig von Gedanken begleitet, z. B. „Warum müssen immer in meinem Dienst polytraumatisierte Kinder kommen?". Hinzu kommt, dass dann in solchen Situationen Selbstgespräche geführt werden (z. B. „Das hat mir gerade noch gefehlt"...), die die Gesamtsituation noch verschlimmern und ein zielgerichtetes Handeln verhindern können.

Der **Gedankenstopp** als eine Form der Bewältigungsstrategie ist eine Technik der Selbstinstruktion. Hierbei gibt man sich selbst die Anweisung, eine belastende Situation (z. B. einen jungen Menschen, der nach einer erfolglosen Reanimation verstorben ist) zu unterbrechen. Durch das Einsetzen eines „innerlichen STOPP" können Gedankengänge bewusst gesteuert werden, Nervosität und Hektik oder auch Selbstvorwürfe nicht zugelassen werden.

Eine weitere Bewältigungsstrategie ist die **Wahrnehmungslenkung.** Hiermit ist gemeint, dass man versucht, sich vorübergehend auf einen Gegenstand (z. B. den Monitor, Verbandswagen) zu konzentrieren, um sich aus einer Situation für einen Moment zu lösen. Dies kann dazu führen, innerlich kurz durchzuatmen, den kurzen Moment die Belastung zu verdrängen und somit auch den Überblick zu behalten (Bengel und Riedel 2004).

Die **Atemtechnik** als Strategie ist, wenn man sie bewusst einsetzt, die einfachste. Sie ist als Bewältigungsstrategie ein wirkungsvolles Mittel zur Reduzierung von Stressmomenten. Bei der Atemtechnik ist es wichtig, das Ausatmen zu betonen, damit der Parasympathikus angeregt wird. Dies führt zu einer Abnahme der Erregung und somit zu einer Entspannung im Körper.

Ausgangspunkt von Bewältigungs- oder Stressstrategien ist das Wissen, wie sich die eigenen Belastungen und Anforderungen zusammensetzen.

16.4 Resilienz

Manuela Friesdorf

Der Begriff Resilienz beschreibt einen dynamischen oder kompensatorischen Prozess positiver Anpassung in Anbetracht bedeutender Belastungen. Ursprünglich kommt der Begriff der Resilienz aus der Physik und beschreibt dabei die Fähigkeit eines Materials, nach der Verformung wieder in den ursprünglichen Ausgangszustand zurückzukehren.

Resilienz umfasst alle Kräfte, die Menschen aktivieren, um das Leben in guten oder auch in schlechten Zeiten zu meistern. Im Bereich der psychologischen Literatur wird mit Resilienz im weitesten Sinne „die Widerstandskraft von Individuen angesichts belastender Lebensereignisse" (Bengel und Lyssenko 2012) bezeichnet.

Viele Definitionen von Resilienz beziehen sich auf folgende Bedeutungen bzw. den Umgang mit Stressoren:
- **Resilienz als Stressresistenz** – soll bedeuten, dass resiliente Menschen auch in Stresssituationen stabil bleiben.
- **Resilienz als Regeneration** – hier wird davon ausgegangen, dass Menschen durch Stresssituationen kurzfristig belastet werden können, jedoch nach einiger Zeit wieder zurück in ihren Alltag finden.
- **Resilienz als Rekonfiguration** – hierbei geht es um die Anpassungsfähigkeit von Personen.

Das Erleben eines traumatischen Ereignisses kann erfordern, Verhaltensweisen oder Strukturen zu verändern. Wird Resilienz als Ergebnis des Zusammenspiels verschiedener Faktoren angesehen, sind folgende Beschreibungen zu beachten:
- **Resilienz ist dynamisch** – bedeutet, dass individuelle Merkmale sich im zeitlichen Verlauf entwickeln.
- **Resilienz ist variabel** – bedeutet, dass Menschen, die zu einem bestimmten Zeitpunkt resilient sind, zu einem anderen Zeitpunkt wesentlich verletzter sein können;
- **Resilienz ist situationsspezifisch** – bedeutet, dass Menschen, die sich bei bestimmten Stresssituationen resilient zeigen, in anderen Situationen (z. B. Tod des Partners) durchaus größere Bewältigungsprobleme zeigen können;
- **Resilienz ist multidimensional** – bedeutet, dass Bewältigungsleistungen in verschiedenen Lebensphasen unterschiedlich ausgeprägt sein können.

Einflussfaktoren, die zu Resilienz führen, werden auch Schutz-, Protektiv- oder Resilienzfaktoren genannt (Bengel und Lyssenko 2012).

Die Forschung zu gesundheitlichen Schutzfaktoren setzte sich zunächst mit dem Begriff der Salutogenese auseinander und seit den 1970er Jahren fand der Begriff Resilienz zunehmend Resonanz (Bengel und Lyssenko 2012). Das erwähnte Modell der Salutogenese ist Grundlage für viele in der Prävention und Gesundheitsförderung tätigen Personen. Aaron Antonovsky geht davon aus, dass der Gesundheits- bzw. Krankheitszustand eines Menschen wesentlich durch eine individuelle psychologische Einflussgröße bestimmt wird. Er bezeichnet diese Grundhaltung als „Kohärenzgefühl" (Bengel und Lysseenko 2012). Kohärenz deutet auf Zusammenhang und Stimmigkeit hin. Es wird davon ausgegangen, je ausgeprägter das Kohärenzgefühl ist, desto gesünder und belastbarer sollte eine Person sein. Des Weiteren können diese Personen flexibler auf Anforderungen reagieren.

Es werden drei Komponenten innerhalb des Kohärenzgefühl beschrieben:
- Als erste Komponente spricht Antonovky vom **Gefühl der Verstehbarkeit** („sense of comprehensibility") – hier werden Fähigkeiten von Menschen beschrieben, Stimuli als strukturierte Informationen verarbeiten zu können.
- Als zweite Komponente folgt das **Gefühl von Handhabbarkeit bzw. Bewältigbarkeit** („sense of manageability") – hier wird die Überzeugung eines Menschen beschrieben, dass Schwierigkeiten lösbar sind;
- In der dritten Komponente wird das **Gefühl von Sinnhaftigkeit bzw. Bedeutsamkeit** („sense of meaningfulness") beschrieben – hierbei wird das Ausmaß, in dem das Leben als emotional sinnvoll empfunden wird, dargestellt.

Es wird davon ausgegangen, dass das Kohärenzgefühl stark mit Merkmalen psychischer Gesundheit zusammenhängt. Nach Anton Antonovsky entwickelt sich das Kohärenzgefühl im Laufe der Kindheit und bleibt etwa ab dem 30. Lebensjahr stabil (Bengel und Lyssenko 2012).

Die Psychologin Emmy Werner hat zu Beginn der Resilienzforschung untersucht, was Menschen unter sehr ungünstigen Bedingungen gesund hält. Sie fand heraus, dass es schützende Faktoren gibt, die Menschen ermöglichen, schwere Krisen zu bewältigen und mit den daraus gewonnen Erkenntnissen Widerstandskräfte zu entwickeln (Gruhl und Körbacher 2012).

Die Studien, die heute als Beginn der Resilienzforschung gelten, wurden in den 1950er Jahren in der Entwicklungspsychologie bei Kindern und Jugendlichen durchgeführt. Hierbei wurden die langfristigen Konsequenzen perinataler Komplikationen für die

individuelle Entwicklung und Anpassungsfähigkeit der Kinder untersucht. Ein Teil dieser Studien bei Kindern und Jugendlichen gelten als die „Klassiker" der Resilienzforschung, die sich in drei Phasen unterteilt.
- In der ersten Phase wird die Identifizierung von Faktoren beschrieben, die zu einer günstigen Entwicklung beitragen.
- Die zweite Phase beschäftigt sich mit der Frage, wie sich die in der ersten Phase beschriebenen Faktoren und ihre protektive Wirkung entfalten. Diese Phase dauert bis heute an und es konnte noch kein umfassendes und empirisch fundiertes Modell formuliert werden.
- Zeitgleich begann in der dritten Phase, die Entwicklung von Präventionsstrategien und Maßnahmen zur Förderung von Resilienz.

Im Moment wird schon von einer vierten Phase gesprochen, die sich mit der Forschung von Resilienz bei Kindern und Erwachsenen gleichermaßen auseinandersetzt. Hierbei liegt der Fokus auf der Entwicklung von Resilienz unter Berücksichtigung von psychosozialen Merkmalen, physiobiologischen (z. B. Unterstützung zur Entspannung) und neurobiologischen Prozessen. Die besondere Herausforderung in dieser vierten Phase liegt in der Interdisziplinarität des Forschungsgegenstandes (Bengel und Lyssenko 2012).

Im Rahmen der Resilienzentwicklung wird im Wesentlichen von zwei Hypothesen, der Abhärtungshypothese und der Stärkungshypothese, ausgegangen. Nach der Abhärtungsphase werden Menschen, die in ihrem Leben schon früh wiederholt mit Stressoren konfrontiert sind, in ihrem weiteren Lebensverlauf besser mit stressigen Situationen umgehen können. Nach der Stärkungshypothese wird, nach der Bildung von positiven und der Abwesenheit von negativen Erfahrungen, ein sicherer Grundstock gegründet. Dieses Ergebnis führt zu einer sicheren Basis, um besser mit belastenden Situationen umzugehen.

Notfallpflegende werden häufig mit traumatischen und belastenden Ereignissen in der Notaufnahme konfrontiert. Die Anforderungen zeichnen sich durch rasch variierende Pflegesituationen und ein oft nicht planbares Patientenaufkommen aus. Es gilt hierbei die primäre von der sekundären Traumatisierung zu unterscheiden. Der Grundgedanke dieser begrifflichen Differenzierung ist, dass ein Trauma sowohl direkt als auch indirekt erlebt werden kann. Bei der primären Traumatisierung handelt sich um die direkte Konfrontation von traumatischem Stress, z. B. Unfallopfer (Reinhard und Maerker 2003). Notfallpflegende erleiden meist eine sekundäre Traumatisierung, da sie die primär Traumatisierten in der Notaufnahme betreuen.

Somit sind sie vermehrt dem Risiko ausgesetzt, Symptome einer Überlastung bis hin zu einer posttraumatischen Belastungsstörung (PTBS) oder sogar einem Burn-out zu entwickeln. Unter dem Begriff „Burn-out" versteht man einen Zustand psychischer und physischer Erschöpfung als nachhaltige Reaktion auf chronischen Arbeitsstress, die sich über verschiedene Phasen hinweg entwickelt.

Posttraumatische Belastungsstörungen treten meist nach belastenden Ereignissen auf und sind durch folgende Merkmale gekennzeichnet (Bengel 2004):
- Potenzielle oder reale Todesdrohungen
- Ernsthafte Verletzungen
- Bedrohung der körperlichen Unversehrtheit

16.4.1 Resilienzfaktoren

In der Resilienzforschung existiert mittlerweile ein ganzes Bündel von Fähigkeiten, die Resilienzfaktoren ausmachen. Resilienz zu festigen bedeutet, sich der verschiedenen Fähigkeiten bewusst zu werden und sie somit bewusst einzusetzen. In der Resilienzforschung wird von den „Sieben Säulen der Resilienz" gesprochen. Die Zuversicht in die eigene Kraft, auch schwierige Situationen zu meistern, wird getragen durch die Sieben Säulen innerer Stärke, beschrieben von Micheline Rampe (Rampe 2010), Michael Prehm (Prehm 2014), Monika Gruhl und Hugo Körbacher (Gruhl und Körbacher 2012).

■ **1. Säule: Optimismus**

Optimismus ist die Grundlage jeder Konflikt- und Krisenbewältigung. Menschen mit einer optimistischen Grundhaltung geben in kritischen Situationen nicht gleich auf und behalten den Überblick (vgl. Gruhl, M. et al 2012).

Diese Haltung wächst mit jahrelanger Erfahrung und vor allem die Einsicht, dass nach einer Konflikt- oder Krisenbewältigung wieder eine positive Phase eintritt. Beim Besinnen auf die bisherigen Leistungen wächst aus Zuversicht der resiliente Optimismus, die Herausforderung anzunehmen. Als Beispiel: „Wir haben schon ganz andere Situationen überstanden. Den Dienst heute werden wir auch schaffen." (vgl. Prehm, M. und Springer 2014).

■ **2. Säule: Akzeptanz**

Zur Bewältigung einer Krise gehört die Akzeptanz dessen, was geschehen ist. Wer bereit ist, durch schwere Phasen hindurchzugehen, ermöglicht einen offenen und konstruktiven Umgang mit einer Krise (Gruhl und Körbacher 2012). Perfekte Bedingungen sind nicht die Realität. Pflegende und auch Führungskräfte erwarten oftmals zu viele perfekte Bedingungen (z. B. immer gut gelaunte Mitarbeiter, ausreichende Schichtbesetzung) vom Arbeitsplatz, was schon fast den Hang zum

Perfektionismus erreicht. Werden diese hohen Erwartungen allerdings nicht erfüllt, stellt sich sehr schnell Unzufriedenheit ein. Vorgehensweisen, um Akzeptanz zu lernen, können z. B. sein:
- realistische Erwartungen an die Umwelt haben,
- Vorurteile vermeiden, sich Neuem öffnen und aufgeschlossen sein,
- Flexibilität und eine positive Grundeinstellung zu Mitmenschen entwickeln (Prehm 2014).

3. Säule: Lösungsorientiert

Optimismus und Akzeptanz führen beide zur nächsten Stufe. Hier richtet sich der Blick auf das, was funktioniert und nicht auf das, was nicht funktioniert. Das bedeutet nicht, dass lösungsorientierte Menschen sofort ein Ergebnis parat haben. Es geht vielmehr darum, einen erweiterten Spielraum zu haben und die Blockaden zu überwinden (Gruhl und Körbacher 2012). Hierbei ist es wichtig, das eigentliche Ziel, welches erreicht werden soll, im Auge zu behalten. Hier passt der Begriff der Zielorientierung.

Mit Zielorientierung ist gemeint, wie gern sich ein Mensch Ziele setzt und diese unabhängig von der Meinung anderer verfolgt und umsetzt. Menschen mit einer ausgeprägten Zielorientierung sind neugierig und haben ein klares Bild von dem, was sie erreichen möchten. Sie unternehmen gelassen und selbstbewusst die notwendigen Schritte, um ihre Ziele zu erreichen (Mourlane, D., Deutscher Resilienzverband).

4. Säule: Die Opferrolle verlassen

Eine Möglichkeit zu finden, sich selbst angemessen zu regulieren, ist eine hohe Kunst und gleichzeitig eine notwendige Voraussetzung. Die Balance zu finden z. B. zwischen Anspannung und Entspannung, zwischen Arbeit und Pause, ist das Geheimnis gelungener Selbstregulierung (Gruhl und Körbacher 2012). Das Verlassen der Opferrolle ist für die Bewältigung von schwierigen Situationen und die Stärkung der Resilienz sehr wichtig. Es ist eine Hilfe, sich konstruktiv zu äußern und Alternativvorschläge zu machen, wenn z. B. die Stimmung im Team auf Grund von Missständen einmal kippt (Prehm 2014).

5. Säule: Verantwortung übernehmen

Zu einem resilienten Verhalten gehört die Bereitschaft, für das eigene Tun die Verantwortung zu übernehmen, jedoch genauso, sich nicht für jeden Fehler zu verantworten. Menschen mit hohem Verantwortungsbewusstsein vergessen häufig, dass sie vor allem verantwortlich für sich selbst sind. Anstatt Arbeiten zu delegieren, nehmen sie den Kollegen oder Mitarbeitern alles aus der Hand (Gruhl und Körbacher 2012).

6. Säule: Netzwerkorientierung

Ein stabiler Freundeskreis oder auch die Familie stärken die Resilienz. Die Verbundenheit mit anderen Menschen schenkt Kraft und Zuversicht, auch schwere Krisen oder Zeiten zu überstehen (Gruhl und Körbacher 2012).

7. Säule: Zukunftsplanung

Wer sich über seine Ziele Gedanken macht und diese verfolgt, gestaltet bewusst seine Zukunft. Eine Kombination aus einer langfristigen Zielsetzung und kurzfristigen Erfolgsergebnissen macht es wesentlich leichter, den Weg zu finden und somit auch bei einschleichenden schwierigen Hindernissen, sich diesen zu stellen (Gruhl und Körbacher 2012).

16.4.2 Mögliche Resilienzstrategien in der Notaufnahme

Die eigene Förderung von Gesundheitsförderung ist sicher die wichtigste Ressource, um den belastenden Situationen in einer Notaufnahme begegnen zu können.

> Unter Gesundheitsförderung versteht man allgemein Maßnahmen zur Steigerung und Stärkung der Gesundheitspotentials des Menschen. Dabei geht es zum einen um die Stärkung von Wissen jedes Einzelnen, seine Gesundheit zu verbessern, aber auch um Einflussnahmen auf Umweltfaktoren, Gesellschaft und Politik. (Bundesministerium für Gesundheit 2016)

Um dies zu erreichen, können der tägliche Spaziergang an der frischen Luft, Sport im Verein und Fitnessstudio, aber auch die sozialen Netzwerke wie Familie und Freunde ein wichtiger Bestandteil der Gesundheitsförderung sein.

Langfristig sollten allerdings Voraussetzungen für den Umgang mit zukünftigen Belastungssituationen am Arbeitsplatz Notaufnahme geschaffen werden (Bengel und Riedel 2004). Resilienzstrategien wären hierbei sicherlich eine Möglichkeit, Vorraussetzungen zu schaffen.

Im Folgenden werden Strategien vorgestellt, die in Belastungssituationen in der Notaufnahme, hilfreich sein können:
- **Körperliche Kondition und Fitness** (eine grundlegende Voraussetzung, sich den belastenden Situationen in einer Notaufnahme anpassen zu können): Eine gute körperliche Kondition führt zu einer verbesserten Organfunktion und kann somit die Widerstandskraft steigern. Darüber hinaus kann Kondition gute psychische Effekte erzeugen, indem die Stresstoleranz erhöht und das Selbstwertgefühl gesteigert wird (Bengel 2004).

- **Einschätzung der eigenen Kompetenz:** Hierbei wird von der Kompetenzerwartung gesprochen. Je kompetenter sich Pflegende einschätzen, umso zuversichtlicher und vitaler gehen diese mit belastenden Situationen um. Im Gegenzug dazu haben Pflegende, die sich nicht als kompetent bezeichnen, eher Schwierigkeiten, in belastenden Situationen zu reagieren, und versuchen solche Situationen in Zukunft zu vermeiden. Somit ist davon auszugehen, dass eine hohe Kompetenzerwartung die Basis ist, schwierige Situationen zu bewältigen (Bengel 2004).
- **Soziale Unterstützung** (entsteht aus dem sozialen Rückhalt, z. B. Familie und Freunde): In Zeiten starker beruflicher Belastungen, aber auch belastender privater Situationen, ist die soziale Unterstützung ein wichtiger Bestandteil. Pflegende, die sich im Familien- oder Freundeskreis geborgen fühlen, empfinden belastende Situationen im Allgemeinen weniger bedrohlich. Ein weiterer wichtiger Bestandteil kann der Erfahrungsaustausch mit den Kollegen und Vorgesetzten sein. Hierbei können gemeinsam Bewältigungsstrategien im Team für zukünftige belastende Situationen festgelegt werden (Bengel 2004).
- **Berufserfahrung:** Sicherlich ist davon auszugehen, dass zu den oben genannten Strategien die Berufserfahrung zusätzlich eine wichtige Rolle übernimmt. Notfallpflegende, die über eine langjährige Berufserfahrung verfügen, können belastende Situationen schneller einschätzen und sich auf die Situation besser vorbereiten. Hinzu kommt, dass weniger erfahrene Berufskollegen im Erfahrungsaustausch, z. B. im Rahmen von Fallbesprechungen von den erlebten Situationen profitieren können. Zusammenfassend lässt sich sagen, dass eine langjährige Berufserfahrung in der Arbeitsroutine sicherlich Vorteile bringt, aber allein gesehen sicher nicht vor belastungsbedingten Störungen schützt (Bengel 2004).
- **Fallbesprechungen im Team:** Kollegen sind die wirksamste Ressource bei der Besprechung bzw. Entdeckung von Fehlern. Dabei geht es nicht darum, dass andere Kollegen mehr können. Vielmehr geht es um das Erkennen, wenn Teammitglieder Schwierigkeiten haben oder sich zukünftig belastende Situationen in der Notaufnahme schneller feststellen lassen. Da es immer wieder zu Fehlern kommen kann, ist es wichtig, dies auch im eigenen Handeln zu erkennen und es selbstkritisch zu analysieren. Hier kann die Besprechung im Team sehr hilfreich sein (St. Pierre et al 2011).
- **Team Time-out:** Bei hoher Arbeitsbelastung, durch ein hohes Patientenaufkommen mit Erkrankungen, die ein zeitkritisches Handeln erfordern, kann es sinnvoll sein, ein kurzes Team Time-out abzuhalten. Dabei geht es um ein kurzes Feedback aller Teammitglieder (auch der ärztliche Dienst) über Befinden und weiteres Vorgehen der Patientenversorgung. Hier kann beispielsweise eine neue Aufgabenverteilung besprochen werden.
- **Supervision:** ist eine Beratungsform, in welcher Formen, Fragen und Probleme aus dem Berufsalltag in Begleitung eines erfahrenen Supervisors besprochen werden. Das Ziel soll sein, die beruflichen Fähigkeiten zu erweitern. Um die Fähigkeiten zu erweitern, soll Supervision als Beratung im Arbeitsprozess gesehen werden. Die Aufgaben einer Supervision im Arbeitsprozess sind u. a. innerpsychische Vorgänge bei dem Pflegenden, der Supervisionsleistungen in Anspruch nimmt – soweit sie die Bewältigung der Arbeitsaufgaben betreffen, Wechselbeziehungen zwischen Kollegen bei der Arbeit oder Wechselbeziehungen zwischen der Organisation, dem Arbeitsablauf, dem Arbeitsprozess und den Beschäftigten ermöglichen.
- **Teamsupervision:** wird immer dann in Anspruch genommen, wenn es um die Zusammenarbeit im Team geht. Sie soll in diesem Fall dazu dienen, einen reibungslosen Arbeitsablauf durch Fallbesprechungen, Konfliktbewältigung sowie durch Weiterentwicklung interner Arbeitsabläufe zu gewährleisten (Bengel 2004).
- Bis in die 1960er Jahre herrschte noch die Einzelsupervision vor, später jedoch nahm die Supervision in Gruppen von Freiwilligen immer größeren Stellenwert ein. Unternehmen, die marktwirtschaftlich orientiert sind, nehmen Supervision zunehmend zur Beratung von Führungspersonen oder zur Verbesserung der Teamarbeit in Anspruch.
- Als Rahmenbedingungen für eine Teamsupervision zählen u. a. (Bengel 2004) Gruppen von 4–10 Teilnehmern, Laufzeit von 1–2 Jahren, freiwillige Teilnahme, Verbindlichkeit in der Durchführung, 1–2 Treffen im Monat, klare Absprachen Vertraulichkeit, Beständigkeit in der Gruppe.
- **Akzeptanz der Arbeitsbelastung**
- **Inseln schaffen:** indem sich kleine Ziele gesteckt werden, wie z. B. kleine Reisen oder ein längerer Urlaub, Verabredungen mit Freunden.
- **Teilnahme an Fort- und Weiterbildungen**
- **Arbeitszeit reduzieren:** Eine Reduzierung von 10 h der wöchentlichen Arbeitszeit kann für längere Erholungszeiten schon ausreichen.

Literatur

Literatur zu Abschn. 16.1

Posch-Eliskases U, Rungg C, Moosbrugger M, Perkhofer S (2015) Stress bei pflegenden Angehörigen. ▶ https://link.springer.com/article/10.1007/s16024-014-0234-z

Ohlbrecht H, Bartel S, von Kardorff E Streibelt M (2009) Gewalt in der Notaufnahme. ▶ https://link.springer.com/article/10.1007/s11553-008-0146-9

Wehler M, Weldert G, Händl T (2011) Konfliktherd Notaufnahme. ▶ https://link.springer.com/article/10.1007/s10049-011-1436-x

Dodt C, Somasundaram R (2011) Notaufnahmen: „Safety first"- nur eine Worthhülse?"

Verboket R, Söhling N, Schmitz L Lustenberger T, Nau C, Marzi I (2019) Gewalt in der Notaufnahme eines Maximalversorgers. ▶ https://link.springer.com/article/10.1007/s00104-018-0778-z

Glasl F (2007) Selbsthilfe in Konflikten, 8. Aufl., Hauptverlag

Marshall BR (2013) Gewaltfreie Kommunikation. 11. überarb. und erw. Aufl., Junfermann, Paderborn

Graham P (2008) "How to disagree"

Wolfersdorf M, Etzersdorfer E (2011) Suizid und Suizidprävention

Glasow N, Reisch T, Oppermann G (2012) Empfehlungen zur baulichen Suizidprävention in Psychiatrischen Kliniken

Richter D, Whittinton R (Hrsg) (2006) Violence in mental health settings: causes, consequences, management. Springer, New York

MB Rosenberg (2016) Gewaltfreie Kommunikation; 12. Überarbeitete und erweiterte Auflage; aus dem Amerikanischen von I. Holler; S.20; JUNFERMANN Druck & Service, Paderborn

Kuhlmann B (2004) in Pflege 17 145–154

U. Ulsamer (2005) Intensiv 13(4):158–163

Literatur zu Abschn. 16.2

Al Aseri ZA, Suriya MO, Hassan HA, Sheikh SA, Tamimi Al, Alshathri M, Khalid N. (2015) Reliability and validity of the Hospital Anxiety and Depression Scale in an emergency department in Saudi Arabia; a cross-sectional observation study; BMC Emerg Med.2015 Oct12;15:28 ▶ https://doi.org/10.1186/s12873-015-0051-4

Bamberger G (2018) Was Pflegende alles leisten; Die Schwerster Der Pfleger 57(3/18):32–35

ENA (Emergency Nurses Association) (2013) Sheehy´s Manual of Emergency Care;Elsevier, 7. Aufl. ISBN 978-0-323-07827-6

Fumasoli A, Häner G, Eggert A, Probst M-T, Hirter K (2012) Angst professionell erfassen; Pflegewissen, Krankenpflege 1/2012

Herdmann H (Hrsg) (2015) NANDA Pflegediagnosen; RECOM, ISBN 978-3-89752-135-3

Herrmann T, Kamitsuru S (Hrsg) (2016) Pflegediagnosen Definitionen und Klassifikationen 2015–2017; Recom ISBN 978-3-8752-135-3

Käppeli S (Hrsg) (2004) Pflegekonzepte Band 1;Verlag Hans Huber, 4. Nachdruck 2004. ISBN 3-456-82963-9

Müller-Staub M, Meer R, Briner G, Probst M-T, Nedham I (2008) Erhebung der Patientenzufriedenheit im Notfallzentrum eines Schweizer Universitätsspitals: Konzept und Ergebnisse (Teil 1); Pflege 2008;21:172–179 ▶ https://doi.org/10.1024/1012-5302.21.3.172

Müller-Staub M, Meer R, Briner G, Probst M-T, Nedham I (2008) Erhebung der Patientenzufriedenheit im Notfallzentrum eines Schweizer Universitätsspitals: Vorkommen von Angst, Unsicherheit, Belastung, Schmerz, Atemnot, Übelkeit,Durst und Hunger sowie Zusammenhänge zur Patientenzufriedenheit (Teil 2) Pflege 2008;21:180–188 ▶ https://doi.org/10.1024/1012-5302.21.3.180

Quernheim G (2017) Warten aber richtig!;Praxishandbuch zum Management wartender Patienten;hogrefe; ISBN 978-3-456-85516-5

Riemann F (2017) Grundformen der Angst, Reinhardt 42.Auflage ISBN 978-3-497-02422-3

Schoppenhorst T, Kusserow K (Hrsg.) (2014) Das Angst-Buch- für Pflegende-und Gesundheitsberufe, Huber ISBN 978-3-456-85414-4

Literatur zu Abschn. 16.3 und 16.4

Aktionsbündnis Notfallpflege (2017). Was genau ist Notfallpflege. ▶ http://abnp.de/was-genau-ist-notfallpflege/

Bengel J, Lyssenko L (2012) Resilienz und psychologische Schutzfaktoren im Erwachsenenalter, Bundeszentrale für gesundheitliche Aufklärung, Köln

Bengel J (2004) Psychologie in Notfallmedizin und Rettungsdienst, 2. Aufl. Springer-Verlag, Heidelberg

Bundesministerium für Gesundheit (2016) ▶ https://www.bundesgesundheitsministerium.de/fileadmin/Dateien/5_Publikationen/Praevention/Broschueren/2016_BMG_Praevention_Ratgeber_web.pdf

Gruhl M, Körbacher H (2012) Mit Resilienz leichter durch den Alltag, 1. Aufl. Kreuz-Verlag, Freiburg im Breisgau

Prehm M (2014) Pflege deinen Humor, 1. Aufl. Springer-Verlag, Berlin

Rampe M (2010) Der R – Faktor, 2. Aufl. Books on Demand, Hamburg

Reinhardt F., Maercker A., (2003) Sekundäre Traumatisierung, Posttraumatische Belastungsstörung, Burn Out und soziale Unterstützung bei medizinischen Rettungspersonal. Z Med Psychol:1 S. 29–36

St. Pierre M, Hofinger G, Buerschaper C (2005) Notfallmanagement: Human Factors und Patientensicherheit in der Akutmedizin, Springer Verlag, Heidelberg

Wedler K, Friesdorf M (2019) Hilfe für Helfer - Umgang mit belastenden Situationen: Management & Krankenhaus 1–2/2019, WILEY-VCH Verlag GmbH & Co. KGaA, Weinheim, S 20

Hygiene im Notfallzentrum

Anna Triphaus, Karsten Sick und Michael Kegel

Inhaltsverzeichnis

17.1 Einleitung – 370

17.2 Professionelles Hygieneverhalten – 370
17.2.1 Um was geht es eigentlich? Wissen und Handeln in der Hygiene – eine Geschichte aus dem Irrenhaus?! – 370
17.2.2 Was heißt professionelles Hygieneverhalten? – 371

17.3 Praktisches Hygienehandwerk – 372
17.3.1 Händedesinfektion – 372
17.3.2 Schutzhandschuhe – 372

17.4 Grundlegende Arbeitsstruktur – Arbeits- und Laufwege – 372
17.4.1 Strukturierung in Arbeitsfelder – 373
17.4.2 Arbeitsfelder trennen durch strukturierte Arbeitsschritte – 373
17.4.3 Arbeitsfelder für bestimmte Tätigkeiten definieren – 373

17.5 Basishygiene – 374
17.5.1 Das Wann und Wie der Händehygiene – 374
17.5.2 Barrieremaßnahmen – 375
17.5.3 Flächendesinfektion – 377
17.5.4 Aufbereitung von Medizinprodukten – 377
17.5.5 Abfallentsorgung – 377
17.5.6 Umgang mit Wäsche – 377
17.5.7 Umgang mit Geschirr – 377

17.6 Räumliche Voraussetzungen in Notfallzentren – 377

17.7 Isoliermaßnahmen – 379
17.7.1 Transmissionswege – 380
17.7.2 Persönliche Schutzausrüstung (PSA) bei Isoliermaßnahmen – 381

17.8 Rechtliche Bestimmungen zur Infektionsprävention – 382

17.9 Epidemien und Pandemien – 382

17.10 (Hoch-)kontagiöse Erkrankungen – 383

Literatur – 384

© Springer-Verlag GmbH Deutschland, ein Teil von Springer Nature 2022
M. Dietz-Wittstock et al. (Hrsg.), *Notfallpflege - Fachweiterbildung und Praxis*,
https://doi.org/10.1007/978-3-662-63461-5_17

17.1 Einleitung

Anna Triphaus und Karsten Sick

In der Notfallmedizin entstehen, bedingt durch die Vielzahl der Krankheitsbilder, besondere hygienerelevante Situationen für Ärzte und für Pflegende. Es werden Patienten mit ihren unterschiedlichen Mikrobiomen behandelt und es ist in der Regel nicht bekannt, welche Patienten Träger pathogener Erreger (Viren und Bakterien), resistenter Bakterien oder möglicherweise auch von Parasiten sind.

Um von Beginn an, das heißt ab Aufnahme des Patienten in der Notaufnahme bis zur Entlassung des Patienten, nosokomiale Infektionen (im Klinikbereich entstehende Infektionen durch Erregerübertragungen) zu verhindern, sind Präventionsmaßnahmen von großer Bedeutung, wobei der Patientenschutz und der Personalschutz gleichermaßen wichtig sind.

Bei der täglich meist großen Anzahl an Patienten, die in einer Notfallambulanz zu versorgen sind, gibt es insbesondere in Akutsituationen ein erhöhtes Risiko, Erreger aufzunehmen oder auch weiterzugeben. Akutsituationen sind z. B. die Aufnahme einer großen Anzahl verunfallter Patienten, Reanimationen, Versorgung von Patienten mit Infektionserkrankungen (z. B. mit Noroviren) oder auch die Aufnahme vieler infizierter Patienten (z. B. bei einer Epidemie oder einer Pandemie).

Grundsätzlich ist eine gut strukturierte Planung der Arbeitsvorgänge, mit Einhaltung der Hygienemaßnahmen, für alle in diesem Bereich arbeitenden Personen von besonderer Relevanz (professionelles Hygieneverhalten). In den folgenden Abschnitten werden das professionelle Hygieneverhalten und die rechtlichen Bestimmungen zur Prävention nosokomialer Infektionen aufgezeigt sowie deren Bedeutung für die Umsetzung in den praktischen Alltag erklärt.

> Die im Text angegebenen Inhalte erheben nicht den Anspruch auf Vollständigkeit. Die für den Bereich der Klinik geltenden Formulare zur Infektionsprävention sind grundsätzlich einzuhalten. Bei besonderen Vorkommnissen, konkreten Ereignissen oder außergewöhnlichen Erregern ist immer das vor Ort zuständige Personal, der Betriebsärztliche Dienst oder das Hygienefachpersonal einzubeziehen.

17.2 Professionelles Hygieneverhalten

Karsten Sick

17.2.1 Um was geht es eigentlich? Wissen und Handeln in der Hygiene – eine Geschichte aus dem Irrenhaus?!

Nicht schon wieder so ein Kapitel Hygiene, das die Aura des erhobenen Zeigefingers aufweist und seitenlang Vorschriften aufzählt, die sowieso niemand umsetzen kann? Vermutlich stellen sich bei jedem Leser, jeder Leserin sehr unterschiedliche innere Bilder, Gefühle, Wertungen und alte Geschichten zum Thema Hygiene ein. Deshalb sind dem Thema „Professionelles Hygieneverhalten" einige grundlegende Gedanken vorangestellt, die die Situation vielleicht aus einer anderen Perspektive beleuchten. Dazu einige Gedanken:

Ein Teilnehmer unserer Fachweiterbildung erzählte mir, wie er vom anästhesiologischen Chef aufgefordert wurde, „schneller zu machen", als er sich vor einer anstehenden i.v. Injektion und Manipulation am Zugang die Hände desinfizierte. Formal eine glasklare Indikation zur Händedesinfektion nach WHO. Was denken Sie, was der Chef geantwortet hat, als der Teilnehmer den anästhesiologischen Chef fragte, wie oft er sich denn heute Morgen schon die Hände desinfiziert habe…?..

Erinnern Sie sich! Wann ist Ihnen bei einem Kollegen, einer Kollegin ein Hygienefehler aufgefallen? Haben Sie etwas gesagt? Wenn ja, wie war die Gesprächssituation? Wenn nein, warum haben Sie nichts gesagt?

Ignaz Semmelweis konnte durch das Händewaschen mit Chlorkalk die Letalität der Wöchnerinnen dramatisch senken! Das sollte eigentlich Beweis genug sein. Aber was ist mit ihm passiert? Der Begriff „Semmelweis-Reflex" steht für ein bestimmtes Phänomen. Recherchieren Sie!

> Meine These: Kaum ein Feld ist so emotional besetzt und birgt so viel potenziellen Konfliktstoff in sich wie das Thema Hygiene. Verrückt ist: Über das notwendige Hygieneverhalten wissen wir sehr viel! Wenn also nur das aufgenommene Fachwissen aus diesem Hygienekapitel unser Handeln bestimmen würde, wären die folgenden Zeilen überflüssig. Der Unterschied zwi-

schen Wissen und Handeln ist eklatant. Die Tatsache, dass in deutschen Kliniken die notwendige Anzahl an Händedesinfektionen etwa nur zu 50 % durchgeführt wird, hat eben nicht mit Wissen zu tun. Die Gründe dafür sind vielschichtig.

Jeder Leser, jede Leserin erinnert sich sicherlich an Geschichten und Erlebnisse, die ein solches Phänomen deutlich werden lassen. Obwohl ein bestimmtes Verhalten ausreichend beforscht, die Evidenz nachgewiesen, in Leitlinien beschrieben ist – man könnte die Liste verlängern, legen Menschen dieses geforderte Verhalten nicht an den Tag. Wir tun etwas wider besseren Wissens, z. B. Rauchen.

Wenn also Mitarbeitende sich nicht an gut beforschte Handlungsanweisungen halten, kann man – sehr verkürzt dargestellt – drei „Ursachengruppen" erkennen.

- „Die Beziehungsgruppe"

Hier handelt es sich um Ursachen wie mangelnde Wertschätzung dem Thema gegenüber – eine innere Haltung, Machtausübung durch Anweisung, Widerstand gegen Anweisungen, Wichtigkeit anderer Werte wie „Schnelligkeit" oder „wir müssen fertig werden", weiterhin gibt es möglicherweise Team- oder interpersonelle Konflikte, die z. B. über das Thema Hygiene ausgetragen werden.

- Die „Anfängergruppe"

Viele Handlungen und Versorgungen in Krankenhäusern, speziell in Notaufnahmestationen, sind komplex und anspruchsvoll. Mitarbeiter und Mitarbeiterinnen lernen sie im Idealfall durch gezielte Anleitung und Einarbeitung. Nachmachen, Beobachten, Imitieren von erfahrenen Kollegen und Kolleginnen spielt aber auch eine nicht zu unterschätzende Rolle. Anfänger können den komplexen Anforderungen mitunter nicht gerecht werden, sie begehen Hygienefehler und sie lernen unter Umständen Hygienefehler.

- „Die Mustergruppe"

Im Laufe der Jahre entwickeln Mitarbeiter und Mitarbeiterinnen eine Routine in ihren Handlungen, die sie in die Lage versetzt, quasi schlafwandlerisch zu jeder Tages- und Nachtzeit auf die komplexen Anforderungen der Patientenversorgung zu reagieren. Problematisch wird es, wenn bestimmte Handlungen erst gar nicht richtig erlernt und falsch verfestigt wurden oder die erlernte Vorgehensweise aufgrund neuer Erkenntnisse verändert werden müsste. Weiterhin besteht die Möglichkeit, dass Handlungen quasi schleichend verändert und im Hinblick auf Hygienerichtlinien nie hinterfragt wurden. Es passieren „Fehler" nicht bewusst, sondern durch Verhaltensmuster. Diese Fehler fallen den Handelnden fast nie selbst auf – sie brauchen eine „Störung" von außen, um verändert zu werden.

Erschwerend kommt hinzu, dass Routinevorgehen und gut eingespielte Handlungsabläufe emotional eine „Ritualfunktion" haben. Hierdurch werden auch soziale Gruppen (Teams) zusammengehalten. Deren Infragestellung von außen löst erst einmal Ablehnung und Unsicherheit aus!

▶ **Beispiel**

Musterfehler
Mitarbeitende müssen aus Materialschränken Dinge entnehmen. Ein häufig zu beobachtender Musterfehler ist bei tief in Bodennähe befindlichen Schubkörben, dass Mitarbeitende sich bücken, um aus der tiefen Schublade Material zu entnehmen, sich aufrichten und beim Aufrichten die Schublade mit dem Schuh wieder zurückschieben. Genau die Stelle, an der die Schublade aufgezogen wird, ist dadurch mit dem Keimspektrum der Schuhsohle kontaminiert. ◀

Wenn wir akzeptieren, dass Hygieneverhalten als ein komplexes Geschehen verstanden werden muss, dann sollten wir auch klären, was genau unter **„professionellem** Hygieneverhalten" zu verstehen ist.

17.2.2 Was heißt professionelles Hygieneverhalten?

Der Begriff „professionelles Verhalten" wird von unterschiedlichsten Berufsgruppen verwendet. Im Kontext der Beruflichkeit geht es häufig um professionelles Verhalten gegenüber dem Chef, dem Kunden usw. Viele dieser Erklärungen sind eher eine Reihe von Verhaltenstipps (Google-Suche „professionelles Verhalten").

Für den Hygienekontext ist die Beschreibung von Berner im Online-Lexikon des Change Management interessant. Der dortige Artikel ist überschrieben mit „Professionalität: Sich an anspruchsvolle Standards halten" (Berner 2017).

Professionalität hat nach Berner etwas mit Berufsethos zu tun. Wahre Profis halten Standards, Werte und Spielregeln ein und setzen sie beispielsweise nicht außer Kraft, weil sie in der Hierarchie höher stehen.

Professionalität setzt die Beherrschung des „Handwerks" voraus – bedeutet aber mehr. Verpflichtungen, Regeln und Standards werden auch dann eingehalten, wenn Sie nicht kontrollierbar oder erzwingbar sind. Man macht seinen Job auch unter schwierigen Rahmenbedingungen gut.

Hinter Professionalität steht mithin ein Bündel von Werten, wie Integrität (Einhalten grundlegender Normen), Verlässlichkeit, Transparenz (Übereinstimmung von Reden und Handeln), Zivilcourage, Beitragsbereitschaft u. a. Beherrschung des Handwerks – Voraussetzung für professionelles Hygieneverhalten. Patienten in Notfallaufnahmestationen dürfen mit Recht erwarten, dass sie auf Personal treffen, das sich hygienisch professionell verhält. Sie dürfen erwarten, dass sie im Laufe ihres Aufenthaltes nicht mit Erregern besiedelt oder infiziert werden, die sie vorher nicht an sich hatten. Ebenso ist es von großer Bedeutung, dass das Keimspektrum, das ein Patient in die Klinik mitbringt, nicht in die Umgebung verschleppt wird.

Dazu gehört, wie beschrieben, die Beherrschung des notwendigen Handwerks. Was bedeutet das?

Zunächst kennen wir eine Vielzahl von fachlichen Beschreibungen und Vorgehensweisen, die bei invasiven Maßnahmen, Diagnostik etc. unter hygienischen Gesichtspunkten einzuhalten sind. Das sind beispielsweise Zugänge legen, Medikamente bzw. Infusionen zubereiten und applizieren, Harnblasenverweilkatheter legen usw. Diese Prozeduren sind hinlänglich beschrieben und sollen nicht Gegenstand dieses Abschnitts sein. Das Einhalten dieser Regeln gehört aber unzweifelhaft zum professionellen Hygieneverhalten und muss in Teams immer wieder thematisiert, unterrichtet bzw. aufgefrischt werden.

Da wir die mikrobiologische Situation, anders als beispielsweise den Blutdruck nicht ständig ohne Zeitverzögerung überprüfen können, müssen grundlegende Verhaltensweisen trainiert werden, die eine Gefahr der Keimverschleppung minimiert.

17.3 Praktisches Hygienehandwerk

Karsten Sick

Zentrale Elemente des praktischen Hygienehandwerks zur Vermeidung von Keimverschleppung zum Patienten, am Patienten und in die Umgebung sind die Händedesinfektion, das gezielte Tragen und adäquate Verwerfen von Schutzhandschuhen, aber damit entscheidend verbunden, die grundlegende Arbeitsstruktur der Mitarbeiterinnen und Mitarbeiter – ihre Handlungs- und Laufwege.

17.3.1 Händedesinfektion

Legt man die 5 WHO-Kriterien zugrunde, entstehen auf einer operativen Intensivstation für einen Pflegenden pro Patienten und Schicht ca. 50 Indikationen zur Händedesinfektion. Bei einem Personal-/Patientenschlüssel von 1:2 oder 1:3 muss sich ein Pflegender zwischen 100 und 150 Mal pro Schicht die Hände desinfizieren. Die Anzahl der notwendigen Händedesinfektionen auf einer Notfallaufnahmestation hängt von der Arbeitsdichte, dem Patientenwechsel und der Organisationsstruktur ab. Vermutlich müssen ähnlich hohe Zahlen unterstellt werden. Aufgrund der bekannten Daten muss professionelles Hygieneverhalten darauf abzielen, durch eine rationale Arbeitsorganisation die Anzahl der Indikationen zur Händedesinfektion auf die geringstmögliche Menge zu reduzieren, ohne dabei die Grundsätze des professionellen Hygieneverhaltens zu konterkarieren.

> In unserer Fachweiterbildungsstätte analysieren wir mit den Teilnehmenden beispielsweise den Arbeitsablauf zur Narkosevorbereitung und -einleitung. Von der Vorbereitung bis zur Fahrt in den OP entstehen je nach Umfang der Einleitung und der Komplexität der Patientensituation 6–10 Indikationen zur Händedesinfektion für die Pflegenden. Darunter geht es nicht.

17.3.2 Schutzhandschuhe

Das Tragen von Schutzhandschuhen hat eine wichtige Funktion zur Vermeidung der Kontamination der Hände mit Erregern, Sekreten und Blut. Aus Hautschutzgründen ist es von großer Bedeutung, dass Schutzhandschuhe nicht länger als nötig getragen werden, da das feuchte Milieu die Entwicklung von Hautirritationen unterstützt. Sich hygienisch professionell verhaltende Pflegende müssen:

- den korrekten Zeitpunkt der Handschuh-Indikation erkennen,
- Schutzhandschuhe verwenden, ohne die Handschuhbehältnisse zu kontaminieren,
- den korrekten Zeitpunkt des Verwerfens von Schutzhandschuhen erkennen und umsetzen.

Häufig werden bei komplexen Arbeitsabläufen Schutzhandschuhe, quasi wie ein zweite Haut getragen und viel zu spät gewechselt. Die Möglichkeit, Schutzhandschuhe während eines Versorgungsprozesses zu desinfizieren, wird in der Fachöffentlichkeit diskutiert.

17.4 Grundlegende Arbeitsstruktur – Arbeits- und Laufwege

Karsten Sick

Wenn wir die entstehenden Laufwege der Mitarbeitenden bei einem beliebigen Patienten analysieren, der in einem Behandlungsraum einer Notfallaufnahmestation liegt, wird deutlich, dass die Mitarbeiter innerhalb eines Versorgungsprozesses sehr häufig zwischen Patientenkontakt und Umgebungskontakt wechseln. Je

Hygiene im Notfallzentrum

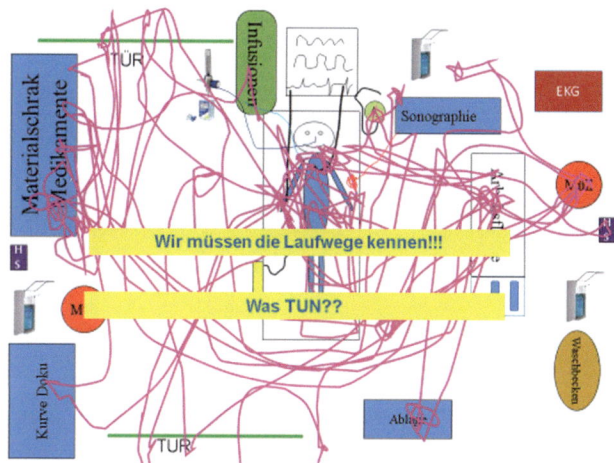

Abb. 17.1 Mögliche Laufwege während der Patientenversorgung

nach Organisationsgrad der Mitarbeiter ergibt sich ein „Knäuel" von Laufwegen (Abb. 17.1).

17.4.1 Strukturierung in Arbeitsfelder

Aus der Perspektive der Arbeitsorganisation muss dieses „Knäuel" so weit wie irgend möglich „entwirrt" werden. Dazu dient die Perspektive der Arbeitsfelder.

Ein Arbeitsfeld ist ein Bereich, in dem (potenziell) das gleiche Keimspektrum vorhanden ist. Das sind u. a. Patient, verschiedene Bereiche am Patienten z. B. Wunden, Patientenumgebung, Vorbereitungsplätze, Ablageflächen, Entsorgungsflächen und Behältnisse.

17.4.2 Arbeitsfelder trennen durch strukturierte Arbeitsschritte

Während eines Versorgungsprozesses diese verschiedenen Arbeitsfelder nicht ständig miteinander zu vermischen und damit Mikroben nicht weiter zu verschleppen, ist extrem anspruchsvoll – eine Arbeit für „Profis". Ein entscheidender Faktor ist die Vorbereitung von Tätigkeiten, das Bereitlegen aller benötigten Materialien, mit den Händen in einem Arbeitsfeld bleiben, ohne beispielsweise ständig zwischen Patientenkontakt und Schubladen hin und her zu wechseln.

- **Verhalten bei Wechsel des Arbeitsfeldes**

Eine Hygienehandlung wird notwendig beim Übergang von einem zum anderen Arbeitsfeld, weil sonst potenziell Keime verschleppt werden. Die Art der Handlung und die Vorbereitung entscheidet, ob ein Wechsel des Arbeitsfeldes vorliegt.

▶ **Beispiel**

Pflegeperson X. wickelt einen alten Viggo-Verband ab, um diese zu inspizieren. Sie zieht den Klappmülleimer ein Stück näher heran und öffnet ihn mit dem Handrücken, um das alte Material hineinzuwerfen. Dann zieht sie an dem Pflaster der Viggo
Hier wird über die Hände/Handschuhe eine Verbindung zwischen Mülleimer und Patient hergestellt – was unbedingt zu vermeiden ist
Bei diesem Vorgehen muss nach dem Mülleimerkontakt ein Handschuhwechsel und eine Händedesinfektion vorgenommen werden

Pflegeperson X. wickelt einen alten Viggo-Verband ab, um diese zu inspizieren. Sie wirft das alte Material in den bereits positionierten und geöffneten Klappmülleimer. Dann zieht sie an dem Pflaster der Viggo
Durch entsprechende Vorbereitung entstehen hygienisch kritische Arbeitsabläufe erst gar nicht
Es entsteht keine Indikation zum Handschuhwechsel/zur Händedesinfektion

◀

17.4.3 Arbeitsfelder für bestimmte Tätigkeiten definieren

Zur flüssigen und zügigen Versorgung von Patienten müssen u. U. für einen befristeten Zeitraum üblicherweise getrennte Arbeitsbereiche zusammengelegt werden, in denen die Pflegenden agieren, als wäre es ein Arbeitsbereich (z. B. Patient und Umgebung) (Abb. 17.2).

Bei diesem Vorgehen sind bestimmte Bedingungen einzuhalten:

Alle Berührungsflächen wurden vorher wischdesinfiziert! Ich bin sicher, „die Umgebung ist in Ordnung". Die Vorbereitung ist komplett! Kontaminationen werden gezielt und bewusst durchgeführt – hier zwischen Patienten und Monitor über die Hände der Mitarbeiter. In dieser Situation wird während der Patientenversorgung der Alarm unterdrückt und somit das geplante Arbeitsfeld erweitert.

Wichtig ist die Nachbereitung! Nach bewusstem Berühren verschiedener Flächen müssen diese wieder wischdesinfiziert werden.

Zusammenfassend kann man feststellen, dass professionelles Hygieneverhalten natürlich vom Fachwissen abhängt, dass aber ohne eine entsprechende Einstellung, eine Bereitschaft, sich an anspruchsvolle Standards zu halten, professionelle Hygiene nicht gelebt werden kann.

Die Bereitschaft, im Team gegenseitig die Handlungsabläufe zu reflektieren und ggf. neu zu trainieren, ohne aneinanderzugeraten, zeichnet „Profis" aus.

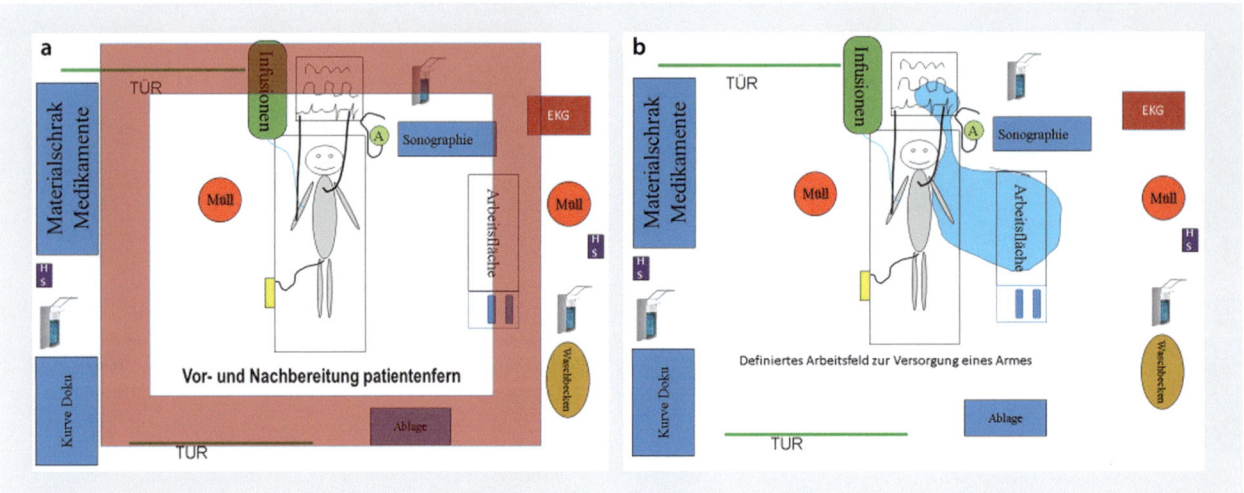

Abb. 17.2 a Strukturierung von Arbeitsfeldern bei der Vor- und Nachbereitung. b Definition von Arbeitsfeldern in der Patientenversorgung

17.5 Basishygiene

Anna Triphaus

Zur Basishygiene gehören Hygienemaßnahmen, die grundsätzlich erforderlich sind, um eine Übertragung von Erregern zu verhindern. Diese werden u. a. in den Empfehlungen der KRINKO (Kommission für Krankenhaushygiene und Infektionsprävention) zur Händehygiene, zur Infektionsprävention bei übertragbaren Erkrankungen, der Aufbereitung von Medizinprodukten und der Reinigung und Desinfektion von Flächen aufgezeigt. Die Einhaltung der Basishygiene ist ein wesentlicher Aspekt des Patienten- und des Personalschutzes. Dazu gehören die Händehygiene und die Barrieremaßnahmen. Zur Basishygiene gehören ebenfalls die Aufklärung und Schulung von Patienten und deren Angehörigen zu Maßnahmen der Hygiene. Bei bestimmten Infektionskrankheiten sind über die Basishygiene hinausgehende Maßnahmen erforderlich.

17.5.1 Das Wann und Wie der Händehygiene

Ziel der Händedesinfektion ist der Schutz des Patienten und des Personals vor nosokomialen Infektionen. Sie ist eine der wichtigsten krankenhaushygienische Maßnahmen in der Erregerreduktion und mehrfach wirksamer als das Händewaschen.

Eine wichtige Voraussetzung für die Händedesinfektion ist die intakte Haut. Deshalb ist das Eincremen der Hände bei jeder passenden Gelegenheit sehr zu empfehlen (BGW).

Für eine adäquate Händedesinfektion ist es erforderlich, dass Hände und Unterarme frei von Schmuckstücken, z. B. Ringen (einschließlich Eheringen), Armbanduhren, Piercings, künstlichen Fingernägeln sind und keine sogenannten Freundschaftsbänder getragen werden (TRBA 250 Ziffer 4.1.7). Auch das Tragen langärmliger Kittel, Jacken und T-Shirts bei Patientenkontakt birgt durch direkten Kontakt zu den Patienten die Gefahr der Weitergabe von Erregern.

Für die Händedesinfektion werden vorwiegend alkoholische Produkte mit einem 60- bis 80 %igen Alkoholanteil (Ethanol, Isopropanol, n-Propanol) verwendet. Die Wirksamkeit der Desinfektionsmittel muss sichergestellt sein, z.B. mittels Eintrag in die Liste des Verbundes für angewandte Hygiene (VAH). Die zu verwendenden Konzentrationen und Einwirkzeiten für die Erregerspektren sind vom Hersteller in der Produktbeschreibung beschrieben. Die Informationen zu den jeweiligen im Haus zu verwendenden Produkten werden durch die Mitarbeiter der Hygieneabteilung eingeholt. Die Produkte sind im Hygieneplan, im Desinfektionsplan und in den Arbeitsanweisungen bzw. Standards aufgeführt.

Eine **hygienische Händedesinfektion** ist nach den fünf Indikationen der Aktion Saubere Hände vor Patientenkontakt, vor einer aseptischen Tätigkeit, nach Kontakt mit potenziell kontagiösem Material, nach Patientenkontakt und nach Kontakt mit der unmittelbaren Patientenumgebung durchzuführen (Abb. 17.3). Die Durchführung der hygienischen Händedesinfektion erfolgt, indem das Desinfektionsmittel in die hohlen, trockenen Hände gegeben wird. Die Hände müssen nass sein. Das Produkt wird auf alle Flächen der Hände, bis zu den Handgelenken 30 s eingerieben. Daumen, Fingerkuppen und Nagelfalz dabei nicht vergessen (Aktion Saubere Hände – ASH).

Die **chirurgische Händedesinfektion** ist vor allen chirurgischen Eingriffen vorzunehmen. Vor der Händeinfektion die Hände und die Unterarme eine Minute lang mit Flüssigseife waschen und danach mit Einmalhandtüchern abtrocknen. Anschließend mit dem alkoholischen Händedesinfektionsmittel 3 min (Herstellerangabe beachten) die Flächen der Hände und Unterarme einreiben. Bei der hygienischen wie bei der chirurgischen Händedesinfektion werden die aufgenommenen Erreger (transiente Flora) abgetötet und die eigenen Erreger (residente Flora) in der Anzahl reduziert. Die Erregerreduktion ist bei der chirurgischen Händedesinfektion durch die längere Einwirkzeit des Desinfektionsmittels bedeutend höher.

17.5.2 Barrieremaßnahmen

Die unterschiedlichen Barrieremaßnahmen stellen bei korrekter Anwendung für die Mitarbeiter einen sehr guten Schutz dar.

17.5.2.1 Einmalhandschuhe (sterile und unsterile)

Einmalhandschuhe gehören zur Persönlichen Schutzausrüstung (PSA) und sind für den einmaligen Gebrauch bestimmt (TRBA 250). Sie sollen bei direktem Kontakt mit Blut, Sekreten, Exkreten oder wahrscheinlich kontaminierten Flächen (Medizinprodukten, Oberflächen etc.) eine Kontamination der Hände vermeiden. Da Einmalhandschuhe möglicherweise schon vor ihrer Anwendung für Mikroorganismen durchlässig sein können, ersetzt das Tragen dieser nicht die Händedesinfektion. Dieses gilt sowohl für unsterile als auch für sterile medizinische Einmalhandschuhe. Handschuhe unterliegen nach der Herstellung einem Prüfverfahren, welches einen akzeptierten Qualitätslevel (AQL) von 1,5 zulässt.

> Dies bedeutet, dass ca. 4 von 100 Handschuhe direkt nach der Herstellung für Mikroorganismen durchlässig sein können.

Je nach durchzuführender Tätigkeit erhöht sich im zeitlichen Verlauf dieser die Durchlässigkeit der Handschuhe. Aus diesem Grund ist es wichtig, sich nach dem Ablegen von Einmalhandschuhen die Hände zu desinfizieren.

Es wurde nachgewiesen, dass durch das Tragen „nicht steriler Einmalhandschuhe" die Übertragung von Erregern reduziert wird (KRINKO 2015). In der Empfehlung „Händehygiene in Einrichtungen des Gesundheitswesens" (KRINKO 2016) wird u. a. empfohlen, Handschuhe nur auf vollständig trockenen Händen anzulegen und den Wechsel der Handschuhe entsprechend der Indikationen zur Händedesinfektion durchzuführen.

Falls erforderlich, sind bei gleichzeitiger Schutzfunktion der Handschuhe gegen Chemikalien Handschuhe mit entsprechender Deklarierung einzusetzen.

Beim Umgang mit nicht sterilen Einmalhandschuhen ist darauf zu achten, dass die Lagerung und das Entnehmen aus der Verpackung so geschehen, dass sie nicht mit potenziell pathogenen Mikroorganismen kontaminiert werden.

> Eine Entnahme der Handschuhe aus der Packung sollte nur mit frisch desinfizierten Händen erfolgen.

Sterile OP-Handschuhe sind laut KRINKO (2016) bei allen invasiven Eingriffen, im Umgang mit sterilen Medizinprodukten und bei direktem Kontakt mit sterilem Material anzulegen. Weiterhin wird für das operativ tätige chirurgische Team empfohlen, bei chirurgischen Eingriffen mit erhöhtem Perforationsrisiko der Handschuhe und/oder chirurgischen Eingriffen an Patienten mit erhöhtem Infektionsrisiko zwei übereinandergezogene Paar Handschuhe zu tragen.

Nach Ablegen der OP-Handschuhe ist eine hygienische Händedesinfektion durchzuführen, da auch bei sterilen OP-Handschuhen der AQL Anwendung findet. Weitere Informationen zum Umgang mit Einmalhandschuhen sind der KRINKO-Empfehlung (2016) zur Händehygiene zu entnehmen.

17.5.2.2 Schutzkittel

Schutzkittel schaffen eine Barriere zur Arbeitskleidung der Beschäftigten.

Die Arbeitskleidung wird vor der Kontamination mit Mikroorganismen geschützt und die Übertragung von Erregern wird verhindert.

> Bei zu erwartender Durchfeuchtung der eigenen Schutzkleidung müssen im Rahmen der Basishygiene flüssigkeitsdichte Schutzkittel oder Schürzen getragen werden.

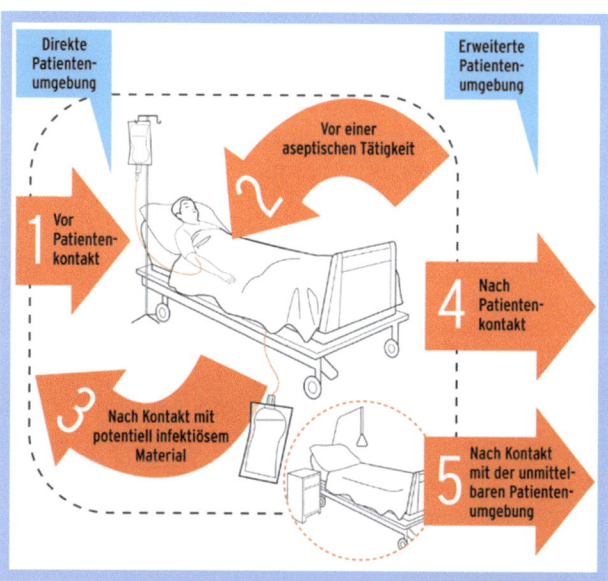

Abb. 17.3 Aktion Saubere Hände – ASH © basierend auf „My 5 Moments of Hand Hygiene", WHO 2009

17.5.2.3 Mund-Nasen-Schutz und Augenschutz

Während bestimmter aseptischer Tätigkeiten (z. B. Wundversorgung) am Patienten sind diese vor Mikroorganismen aus dem Mund-Rachen-Raum der Beschäftigten, die beim Sprechen und Husten abgegeben werden, zu schützen. Da die Schleimhäute von Augen, Mund und Nase potenzielle Eintrittspforten für Krankheitserreger sind, schützt ein Mund-Nasen-Schutz Beschäftigte bei engen Patientenkontakten vor verspritztem Blut oder Spritzern anderer Körpersekrete.

> Um auch die Augen zu schützen, müssen zusätzlich Schutzbrillen oder ein Gesichtsschutz getragen werden, wenn mit Verspritzen von Blut und Sekreten zu rechnen ist (KRINKO 2015).

Laut TRBA 250 ist ein Mund-Nasen-Schutz (MNS) „kein Atemschutz und kann nicht vor dem Einatmen von Aerosolen schützen, aber er ist ein wirksamer Schutz vor Berührung von Mund und Nase mit kontaminierten Händen. Werden Tätigkeiten an Patienten, die an luftübertragbaren Krankheiten erkrankt sind, ausgeführt und trägt der Patient einen MNS, reicht für den Behandler das gleichzeitige Tragen eines MNS als geeignete Hygienemaßnahme in der Regel aus. Dies gilt nicht, wenn der Erreger der Risikogruppe 3 zugeordnet ist"

Zur Risikogruppe 3 gehören entsprechend der TRBA 466 z. B. Mycobacterium tuberculosis subsp. Caprae und von Escherichia coli die enterohämorrhagischen (EHEC) Stämme, z. B. O157:H7 oder O103. Sind Patienten mit luftübertragbaren Krankheitserregern infiziert und müssen Tätigkeiten an diesen Patienten bzw. in deren Nähe ausgeführt werden, sind nach TRBA 250 mindestens FFP2-Masken zu tragen. Entscheidend für die Wirksamkeit der Maske ist zusätzlich zur Filtereigenschaft vor allem der Dichtsitz der Maske.

> In der Regel ist das Tragen einer gut angepassten FFP2-Maske ein geeigneter Schutz vor infektiösen Aerosolen, einschließlich Viren, da davon ausgegangen werden kann, dass diese an kleinste Tröpfchen oder Tröpfchenkerne gebunden sind.

> „Auf das Tragen der FFP2-Masken kann im Einzelfall verzichtet werden, wenn bekannt ist, dass der betroffene Beschäftigte über einen ausreichenden Immunschutz, z. B. aufgrund einer Impfung, verfügt" (TRBA 250).

- **Unterscheidung von Mund-Nasen-Schutz (MNS) und partikelfiltrierendem Atemschutz (FFP):**
MNS (synonym Operationsmasken – OP-Masken) werden überwiegend in der medizinischen Erstversorgung, der ambulanten und Krankenhausversorgung und -behandlung sowie in der Pflege verwendet. Sie sind Medizinprodukte. Das Tragen von MNS durch die behandelnden Personen schützt dabei vor allem den Patienten. Die für MNS bestehende europäische Norm gilt nicht für Masken, die ausschließlich für den persönlichen Schutz des Personals bestimmt sind.

Nach der europäischen Norm für Atemschutzgeräte DIN EN 149 an handelsüblichen MNS durchgeführte Untersuchungen des Instituts für Arbeitsschutz (IFA) der DGUV zeigen, dass die Gesamtleckage vieler MNS deutlich über den für partikelfiltrierende Halbmasken (FFP) zulässigen Werten liegt. Nur einige wenige MNS erfüllen die wesentlichen Anforderungen (Filterdurchlass, Gesamtleckage, Atemwiderstand) an eine filtrierende Halbmaske der Geräteklasse FFP1.

Ein MNS kann wirkungsvoll das Auftreffen makroskopischer Tröpfchen im Auswurf des Patienten auf die Mund- und Nasenschleimhaut des Trägers verhindern.

Partikelfiltrierende Halbmasken (FFP: filtering face piece) sind Atemschutzgeräte, die nach der europäischen Norm DIN EN 149 geprüft sind und die Anforderungen dieser Norm erfüllen. Die Norm unterscheidet die Klassen FFP1, FFP2 und FFP3. Entscheidend für die Schutzwirkung eines Atemschutzgerätes ist die Gesamtleckage. Diese setzt sich zusammen aus dem Filterdurchlass und der Leckage, die durch Undichtigkeiten zwischen der Dichtlinie der Maske und dem Gesicht des Trägers entsteht. Nach DIN EN 149 werden beide Eigenschaften der FFP-Masken geprüft. FFP1-Masken haben die geringste Schutzwirkung, während FFP3-Masken die größte aufweisen.

Als Gesamtleckage für die einzelnen FFP-Masken sind nach dem Prüfverfahren der DIN EN 149 folgende zulässige Werte anzusetzen:
- FFP1 max. 22 %
- FFP2 max. 8 %
- FFP3 max. 2 %.

Für die Verwendung von partikelfiltrierenden Halbmasken zum Schutz von Beschäftigten vor aerogen übertragenen Infektionserregern spricht ihr gutes Rückhaltevermögen bezüglich Partikeln auch $< 5\,\mu m$ und die definierte maximale Gesamtleckage bei korrekter Benutzung.

> Welcher Atemschutz bei Vorkommen infektiöser Erreger zu benutzen ist und der Umgang mit diesen sollte über die Hygieneabteilung erarbeitet und durch die Hygienekommission des Hauses entschieden werden.

17.5.3 Flächendesinfektion

Nach Empfehlung der KRINKO 2004 „Anforderungen an die Hygiene bei der Reinigung und Desinfektion von Flächen" müssen Oberflächen in der Patientenumgebung so behandelt werden, dass von ihnen kein Infektionsrisiko ausgehen kann. Dafür ist es sinnvoll, die Flächen in der Umgebung des Patienten nach einem möglichen Übertragungsrisiko zu klassifizieren und laufende Desinfektions- und Reinigungsmaßnahmen entsprechend im Hygieneplan bzw. im Reinigungs- und Desinfektionsplan festzulegen. Risikoflächen (mit häufigem Hand- oder Hautkontakt) müssen mindestens einmal täglich, bei sichtbarer Kontamination sofort, desinfizierend aufbereitet werden.

Vor aseptischen Tätigkeiten (Vorbereitung von Injektionen, Infusion und Punktionen) muss die Fläche ebenfalls desinfiziert werden.

17.5.4 Aufbereitung von Medizinprodukten

Zur Prävention der Übertragung von Mikroorganismen durch Medizinprodukte sind die Empfehlungen der KRINKO 2012 und des BfArM „Anforderungen an die Hygiene bei der Aufbereitung von Medizinprodukten" zu berücksichtigen.

17.5.5 Abfallentsorgung

Für die Abfallentsorgung ist die Vollzugshilfe zur Entsorgung von Abfällen aus Einrichtungen des Gesundheitsdienstes der Bund/Länder-Arbeitsgemeinschaft Abfall (LAGA) zu beachten. Die Abfälle werden je nach Herkunft, Art, Beschaffenheit und Zusammensetzung den Abfallarten der Verordnung über das Europäische Abfallverzeichnis (AVV) zugeordnet, nach ihrer Gefährlichkeit eingestuft und mit Hinweisen auf deren Handhabung und Entsorgung versehen.

17.5.6 Umgang mit Wäsche

Über Wäsche können Infektionserreger sowohl auf Patienten als auch auf Personal übertragen werden. Daher muss jeder Patient ein aufbereitetes, desinfiziertes Bett bzw. eine desinfizierte Untersuchungsliege erhalten. Weiterhin müssen ggf. verwendete Inletts (Bettdecke und Kopfkissen) sauber, desinfiziert und mit frischer Wäsche bezogen werden. Bei sichtbarer Verschmutzung muss die Wäsche sofort gewechselt werden.

Gebrauchte und kontaminierte Wäsche muss in der medizinischen Einrichtung so gesammelt und transportiert werden, dass von ihr keine Infektions- oder Kontaminationsgefahr ausgeht. Sie soll unmittelbar im Arbeitsbereich in ausreichend widerstandsfähigen und verschließbaren sowie eindeutig gekennzeichneten Behältnissen gesammelt werden. Bei Durchfeuchtungsgefahr müssen zusätzlich über dem Wäschesack wasserdichte Säcke verwendet werden.

> Zur Vermeidung von Kontamination sollten Wäscheabwurfbehälter in der Nähe des Arbeitsbereiches verfügbar sein.

Saubere Wäsche muss frei von Krankheitserregern und keimarm sein. Dies ist durch Anwendung von entsprechenden desinfizierenden Waschverfahren mit nachgewiesener Wirksamkeit zu gewährleisten. Dieses gilt ebenfalls für im Krankenhaus aufbereitete Bekleidung (für Personal oder Patienten). Es muss sichergestellt sein, dass die Bekleidung nach Abschluss des Waschvorgangs keimarm und frei von Krankheitserregern ist. Die saubere Wäsche ist so zu transportieren und zu lagern, dass eine Rekontamination vermieden wird.

17.5.7 Umgang mit Geschirr

Das an die Patienten ausgegebene Geschirr für Speisen und Getränke sollte selbstverständlich immer sauber und keimarm sein. Die Aufbereitung des Geschirrs soll bevorzugt maschinell erfolgen. Es sind die entsprechenden lebensmittelhygienischen Vorgaben der Lebensmittelhygieneverordnung zu berücksichtigen. Bei Umgang mit und Transport von benutztem Geschirr muss darauf geachtet werden, dass von dem Geschirr keine Kontaminationsgefahr ausgeht.

17.6 Räumliche Voraussetzungen in Notfallzentren

Anna Triphaus

In der Notaufnahme müssen Separierungsmöglichkeiten infektiöser Patienten, z. B. MRSA-Patienten, vorhanden sein.

» Krankenhäuser, die in die Notfallrettung eingebunden werden, müssen eine interdisziplinäre Notaufnahme nachweisen. Diese ist direkt an die Liegendvorfahrt (alle bodengebundene RTW, KTW, TAXI, private Fahrzeuge) anzubinden. Der Eingangsbereich ist gegen Wind, Regen, und Einsicht von außen zu schützen (DIN 13080).

Eine konsequente Beachtung hygienischer Anforderungen (Basishygiene) ist immer erforderlich sowie Barrieremaßnahmen (Persönliche Schutzausrüstung [PSA] bei Kontakt mit Patienten mit oder mit Verdacht auf infektiöse Erkrankungen und auf MRE [multiresistente Erreger]).

> Ein gutes Hygienemanagement ist in Notfallzentren aufgrund des Erstkontaktes mit dem Patienten besonders wichtig.

Das Erkennen von Infektionserkrankungen in Kommunikation mit dem Rettungsdienst und ein MRE-Screening entsprechend dem Risikoprofil des Patienten und der Risikobewertung während des Aufenthaltes in der Notaufnahme sind von großer Bedeutung für die Infektionsprävention.

■ **Strukturelle Voraussetzungen**

Eine Notfallambulanz sollte laut Projekt der Forschungsinitiative Zukunft Bau des Bundesministeriums für Umwelt, Naturschutz, Bau und Reaktorsicherheit (BMUB) folgende Bereiche und Zugänge aufweisen: Räume für Untersuchung (1) und Behandlung (2), einen Röntgenbereich (3), einen Schockraum (4), einen Gipsraum (5), Lagerraum/-räume für Geräte und Liegen (6), Lager für Medizinprodukte und für Medikamente (7), WC für Personal (8) und WC für Patienten (9), ein Büro (10), Triage (Strukturierte Ersteinschätzung von Notfällen)/Stützpunkt (11), Wartebereich (12), Personalaufenthalt (13), Bereich für die Wundversorgung (14), je einen Zugang für infektiöse Patienten (11), für liegende Patienten, für mobile Patienten und für Übergaben an das Haus. In der Broschüre des BMUB „Zukunft Bauen, Forschung für die Praxis/ Band 13: „Bauliche Hygiene im Klinikbereich" ist beispielhaft ein entsprechender Grundriss dargestellt (◘ Abb. 17.4).

In einem Funktionsschema (◘ Abb. 17.5) werden ebenfalls in der oben genannten Broschüre Planungsempfehlungen für eine Zentrale Notaufnahme (ZNA) folgendermaßen aufgezeigt:
— Zuwegung von außen liegend (RTW), fußläufig (mobile Patienten) meist in der Nähe des Haupteingangs der Klinik) und Patienten mit Infektionen separieren (Isolierzone)
— Eine zentrale Triage für diese drei Zuwegungen
— Übergabe des Patienten ins Haus über Pufferstation (IMC)
— Räumliche Separierung der Station nach immobil liegenden und mobilen Patienten
— Diagnostik und Eingriffsbereich (Schockraum, CT etc.) als zentralen Strang dazwischen organisieren
— Warten, Untersuchung und Behandlung sowie dienende Funktionen radial oder in parallelen Strängen zum zentralen Bereich organisieren

In der Planungsempfehlung „Zentrale Notaufnahmen in Hamburger Krankenhäusern" (2007) werden weitere Informationen, z. B. zu Flächenrichtwerten von Räumen in einer Notfallaufnahme, einschließlich krankenhaushygienischer Erläuterungen aufgezeigt.

Bereits bei der Planung einer Notaufnahme soll Hygienefachpersonal beratend, u. a. zu den hygienischen Aspekten der Ausstattung von Räumen, hinzugezogen werden.

Zum Beispiel müssen die Flächen in den Räumen einer ZNA desinfektionsmittelbeständig und leicht zu reinigen sein. Empfehlungen zu Materialien sind in der Broschüre „Zukunft Bauen 2018" angegeben (Bundesinstitut für Bau-, Stadt- und Raumforschung 2018).

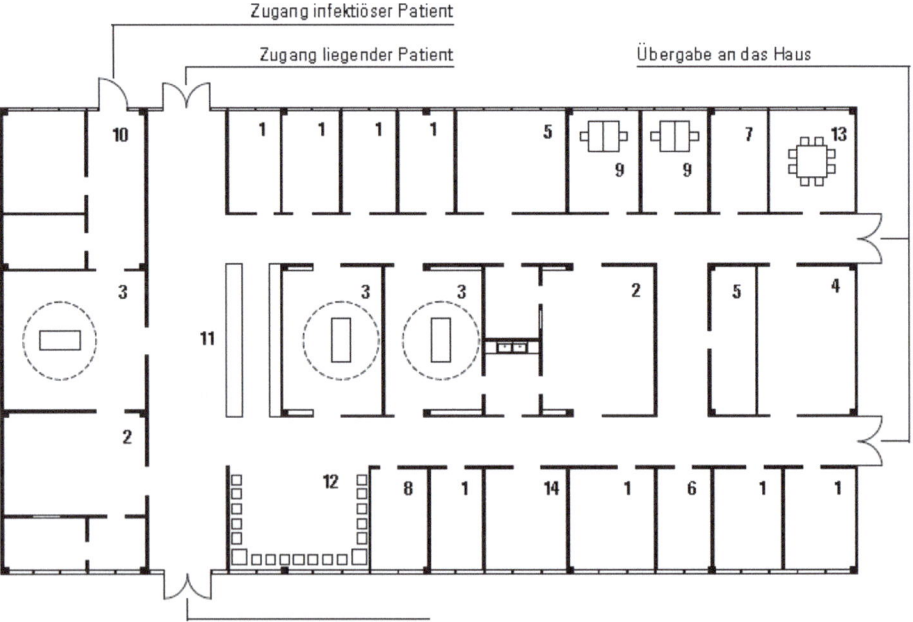

◘ **Abb. 17.4** Beispielhafter schematischer Grundriss einer Zentralen Notaufnahme (BBSR Bonn, 2018)

In Räumen, in denen diagnostische oder invasive Maßnahmen stattfinden, müssen Handwaschplätze vorhanden sein, ggf. reicht die räumliche Nähe. Um die Entstehung des erregerhaltigen Aerosols aus dem Siphon zu minimieren, darf der Wasserstrahl nicht direkt auf den Abfluss gerichtet sein (KRINKO 2016/5.1). Entsprechend der TRBA 250 (4.1.1) sind Handwaschbecken mit Armaturen auszustatten, die ohne Handberührungen bedienbar sind. Eine entsprechende Nachrüstung, nach Bekanntmachung dieser TRBA, ist nur im Zusammenhang mit einer Neugestaltung oder Umgestaltung des Handwaschplatzes erforderlich.

> An jedem Handwaschplatz sind wandmontierte Spender für Händedesinfektionsmittel, Handwaschpräparate und Einmalhandtücher anzubringen.

Hautpflegemittel können in Spendern oder in herkömmlicher Form als Tuben bereitgestellt werden.

Zur sicheren Dosierung von Flächendesinfektionsmitteln werden automatische, dezentrale Desinfektionsmittel-Dosiergeräte von der KRINKO (2016) empfohlen. Es sind Dosiergeräte zu wählen, die den Anforderungen der Richtlinie der Bundesanstalt für Materialforschung und –prüfung (BAM), des Robert Koch-Instituts (RKI) und der Kommission für Krankenhaushygiene und Infektionsprävention (KRINKO 2004) entsprechen. Die regelmäßige technische Überprüfung von dezentralen Desinfektionsmittel-Dosiergeräten muss mindestens einmal jährlich erfolgen (KRINKO 2004). Falls in Räumen der ZNA raumlufttechnische Anlagen erforderlich sind, so sind die entsprechenden Vorschriften (DIN 1946 Teil 4; VDI 6022) zu berücksichtigen.

- **Isolierräume**

Damit Patienten mit kontagiösen Erkrankungen in Einzelzimmern isoliert werden können, müssen als Einzelzimmer nutzbare Räumlichkeiten verfügbar sein (s. DIN 13080). Der erforderliche Anteil an Einzelzimmern in der Notfallaufnahme eines Krankenhauses und deren Ausstattung sollte von der ärztlichen Leitung und der Geschäftsführung des Krankenhauses in Zusammenarbeit mit dem zuständigen Krankenhaushygieniker, den Hygienefachkräften (bzw. in der Hygienekommission) festgelegt werden. Insbesondere die „Grippe-Wellen" und die Covid-19-Pandemie zeigen immer wieder den Bedarf an räumlichen Möglichkeiten zur Isolation auf, dies sollte insbesondere bei baulichen Planungen berücksichtigt werden.

17.7 Isoliermaßnahmen

Anna Triphaus

Das Vorgehen bei Isoliermaßnahmen wird ausführlich in der KRINKO-Empfehlung (2015) „Infektionsprävention im Rahmen der Pflege und Behandlung von Patienten mit übertragbaren Krankheiten" behandelt. Daraus geht hervor, dass bereits bei der Verdachtsdiagnose auf eine Infektionskrankheit entsprechende Schutzmaßnahmen getroffen werden müssen.

Je nach Transmissionsweg des Erregers muss der Patient isoliert und über die Basismaßnahmen hinausgehende Schutzmaßnahmen für das Personal getroffen werden. Um das Infektionsrisiko beurteilen zu können, sind Kenntnisse zu Übertragungswegen (Transmission), zur Virulenz des Erregers, zur Infektionsdo-

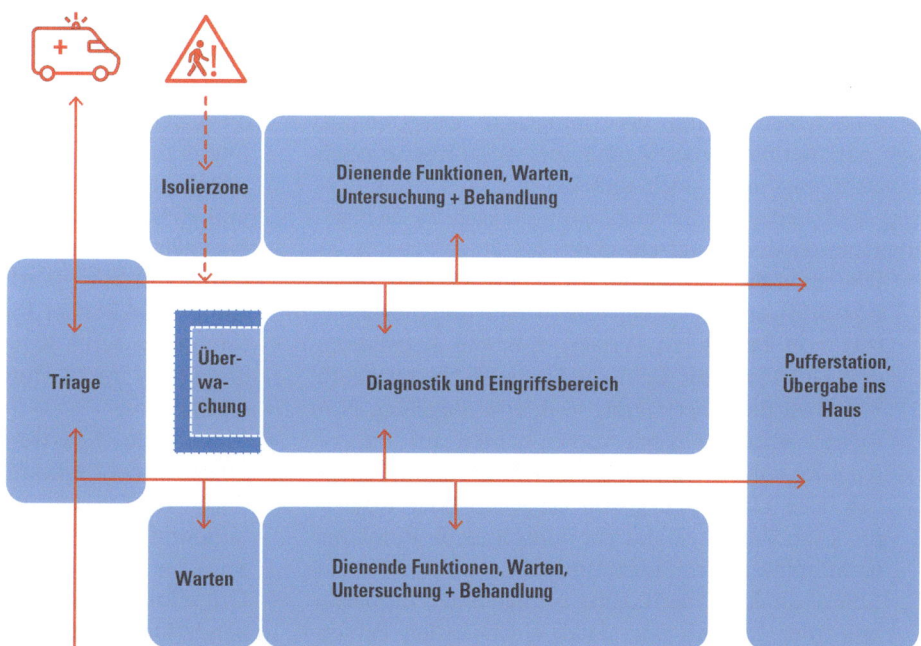

Abb. 17.5 Funktionsschema Planungsempfehlungen für eine Zentrale Notaufnahme (BBSR Bonn, 2018)

sis, zur Exposition, zur Disposition und zur Immunität erforderlich. Das Risiko einer Übertragung ist z. B. erhöht bei der Versorgung einer hohen Anzahl infizierter Patienten mit Symptomen und bei einem langen Kontakt mit dem infizierten Patienten. Der Abstand zum infektiösen Patienten und die Schutzmaßnahmen (wie der Mund-Nasen-Schutz und die Händehygiene) oder eine Immunität der Exponierten (z. B. durch Impfung) können das Infektionsrisiko erheblich senken. Entsprechend der Risikoanalyse und deren Bewertung, resultierend aus den Eigenschaften des Erregers und dem Übertragungsweg können Präventionsmaßnahmen abgeleitet werden, um eine Übertragung der Erreger auf andere Patienten und auf das Personal zu vermeiden.

> Patienten, von denen ein erhöhtes Übertragungsrisiko ausgeht, sind in einem Isolierzimmer (Einzelzimmer) unterzubringen.

Das Isolierzimmer ist mit entsprechenden Händedesinfektionsmittelspendern auszustatten und sollte einen ausreichend großen Eingangsbereich haben, damit die Schutzkleidung vor Verlassen des Zimmers abgelegt und entsorgt werden kann, ohne dass es zu Kontaminationen kommt. Ein Isolierzimmer ist erforderlich, wenn die Übertragung des Erregers auf dem Luftweg (aerogen) oder über respiratorische Sekrete (Tröpfcheninfektionen) erfolgen kann. Einzelne Erkrankungen machen ebenfalls eine Einzelzimmerunterbringung erforderlich, z. B. Diarrhö, bei schwer kontrollierbarem Übertragungsweg (z. B. bei Ektoparasiten), oder Patienten, die nicht in der Lage sind, Maßnahmen die Basishygiene einzuhalten (ebd).

17.7.1 Transmissionswege

Beim Transmissionsweg wird in der KRINKO-Empfehlung (2015) zwischen der Kontaktübertragung, der Tröpfchenübertragung, der aerogenen Übertragung, der parenteralen Übertragung, der vektorassoziierten Übertragung, dem noch unbekannten Übertragungsweg und Erregern, die nicht von Mensch zu Mensch übertragbar sind, unterschieden:

- **Die Kontaktübertragung** kann direkt und indirekt erfolgen. Sie erfolgt durch den direkten Kontakt von Person zu Person, z. B. bei Kopfläusen und Krätzemilben. Bei Kontakt mit Exkreten (z. B. Stuhl) ist die Übertragung z. B. von Shigellen, Noroviren oder Rotaviren von Patienten auf Patienten oder von Patienten auf das Klinikpersonal möglich. Die Übertragung von Shigellen oder Rotaviren kann aber auch indirekt erfolgen, z. B. durch die Kontamination von Lebensmitteln.
Eine indirekte Übertragung erfolgt unter Einbeziehung der Umwelt oder auch einer dritten Person und über Gegenstände (kontaminierte Oberflächen, Instrumente, etc.).
Erreger können in der Umgebung des Patienten längere Zeit überleben und infektiös bleiben, z. B. Noro-, Rota- oder RS-Viren, aber auch Staphylococcus aureus, Acinetobacter baumannii und Clostridium difficile.

> Die „in Kliniken benutzte Berufskleidung (Arztkittel) sowie die Werkzeuge und Utensilien der täglichen Arbeit (Stethoskope, Thermometer, Scheren Blutdruckmanschetten etc.)" können mit Erregern kontaminiert sein und zu Übertragungen führen (ebd).

- **Die Tröpfcheninfektion** ist die Übertragung von Tröpfchen (Sekret/Exkret) aus dem Respirationstrakt, welche direkt über einen kurzen Weg auf der Schleimhaut einer anderen Person gelangen. Solche Sekrete entstehen u. a. beim Sprechen, Husten oder Niesen, aber auch bei medizinischen Interventionen (endotracheale Intubation, Absaugen aus den Atemwegen etc.).
In der Regel beträgt der oben genannte kurze Weg ca. 1–2 m. Dieser Weg kann jedoch, abhängig von Tröpfchendurchmesser, Ausstoßgeschwindigkeit und anderen physikalischen Variablen bis zu 3 m betragen.
Wenn die Ausatemluft bzw. die Abluft aus dem Beatmungsgerät nicht gefiltert ist, können Tröpfchen auch durch Beatmungsgeräte oder bei nichtinvasiver Beatmung in der Raumluft vorhanden sein. Respiratorische Tröpfchen sind im Regelfall deutlich größer als 5 μm im Durchmesser und gelangen im Unterschied zu Aerosolen (siehe unten) nicht direkt mit der Atemluft in die tiefen Bereiche der Lunge (terminalen Bronchioli bzw. in die Alveolen) (ebd).
- **Die aerogene Übertragung** findet durch Tröpfchenkerne mit einem Durchmesser von weniger als 5 μm statt. Aerosole ≤ 5 μm gelangen mit der Atemluft in die tiefen Atemwege und umgehen damit wichtige physikalische und immunologische Barrieren. Sie schweben, weil sie so klein sind, lange in der Luft und können sich über größere Distanzen verbreiten. Beispiele für die aerogene Übertragung sind Masern, Varizellen und die offene Tuberkulose der Atemwege. Bei der Influenza sind die meisten Übertragungen durch Kontakt und durch Tröpfchen bedingt und nicht durch Aerosol gebundene Viren (ebd).
- **Parenterale Übertragung:** Die Erreger gelangen über die nicht intakte Haut oder Schleimhaut, z. B. durch Injektionen oder Punktionen oder über Gefäßkatheter oder Verwendung von kontaminierten Spritzen in den Körper(ebd).
- **Die vektorassoziierte Übertragung** erfolgt, wenn lebende Organismen, zumeist Insekten, die Mikroor-

ganismen übertragen, aber nicht selbst erkranken. Diese Übertragungsart spielt in medizinischen Einrichtungen in Deutschland keine wesentliche Rolle (ebd).
- **Der unbekannte Übertragungsweg** spielt eine Rolle bei neu auftretenden Krankheitserregern. Hier ist es wichtig, bis zur genauen Kenntnis des Übertragungsweges ggf. maximale Maßnahmen zur Prävention zu treffen (ebd).

> **Praxistipp**
>
> **Impfschutz**
> Eine Impfung reduziert das Risiko einer Erkrankung durch bestimmte Erreger. Sehr wichtig zur Vermeidung nosokomialer Übertragungen bestimmter impfpräventabler Erkrankungen ist die Impfung des medizinischen Personals, z.B. durch den Betriebsarzt. Details können der jeweils aktuellen Empfehlung der „Ständigen Impfkommission" (STIKO) beim Robert Koch-Institut entnommen werden.

17.7.2 Persönliche Schutzausrüstung (PSA) bei Isoliermaßnahmen

Wurde bei einem Patienten eine Infektion oder eine Kolonisation mit einem hygienerelevanten resistenten Erreger wie z. B. eine MRSA-Besiedlung nachgewiesen oder ist eine Infektion oder Kolonisation hochwahrscheinlich, wird die Schutzausrüstung bereits vor der Möglichkeit eines Kontaktes angelegt. Das bedeutet vor dem Betreten des Patientenzimmers oder vor dem Patientenkontakt bei der Aufnahme. „Der Arbeitgeber hat nach § 8 Absatz 4 Nr. 4 BioStoffV zusätzlich Persönliche Schutzausrüstung (PSA), einschließlich Schutzkleidung ... in ausreichender Stückzahl zur Verfügung zu stellen" (TRBA 250 Nr. 4.2.6 (Ausschuss für Biologische Arbeitsstoffe 2018)).

- **Schutzhandschuhe**

Wie bei der Basishygiene sind nichtsterile Einmalhandschuhe zu tragen, wenn ein direkter Kontakt mit Blut, Urin, Sekreten, Exkreten (Stuhl, Eiter), Schleimhäuten, nicht intakter Haut oder anderem potenziell infektiösen Material zu erwarten ist (TRBA 250 Nr. 4.2.8.). Nach dem Ablegen ist eine Händedesinfektion erforderlich.

> Einmalhandschuhe werden nicht anstelle, sondern zusätzlich zu einer Händedesinfektion eingesetzt.

- **Schutzkittel**

Schutzkittel schaffen eine Barriere zur Arbeitskleidung der Beschäftigten. Die Arbeitskleidung wird vor der Kontamination mit Mikroorganismen geschützt und die Übertragung von Erregern wird verhindert. Es sollten langärmelige, mindestens flüssigkeitsabweisende Kittel mit Rückenschluss und Abschlussbündchen an den Armen sein, die „entweder desinfizierbar sind oder als Einmalkittel entsorgt werden. Bei Durchfeuchtung ist der Kittel zu wechseln. Bei zu erwartender Durchfeuchtung sind ggf. Plastikschürzen anzulegen" (KRINKO 2015).

- **Schutzbrille**

Eine Schutzbrille ist erforderlich bei Infektionskrankheiten, deren Erreger über die Konjunktiven (Bindehäute) übertragen werden können. In solchen Fällen ist das Tragen eines ausreichenden Mund-Nasen-Schutzes, in Kombination kombiniert mit einem Augenschutz erforderlich (ebd).

- **Händehygiene**

Wenn Infektionskrankheiten durch bakterielle Sporen übertragen werden können, z. B. bei Clostridioides-difficile-Infektion (CDI), sind bei Kontakt mit potenziell infektiösem Material oder kontaminierten Flächen nichtsterile Einmalhandschuhe zu tragen. Nach Ausziehen der Einmalhandschuhe hat in solchen Fällen zusätzlich zur Händedesinfektion ein gründliches Waschen der Hände mit Seife zu erfolgen. Eine Wirksamkeit gegenüber unbehüllten Viren ist nicht generell gegeben. Daher muss bei Infektionserkrankungen durch unbehüllte Viren (z. B. Noroviren) auf entsprechend wirksame Händedesinfektionsmittel umgestellt werden (ebd).

- **Flächendesinfektion**

Bei der Schlussdesinfektion (nach Verlegung oder Entlassung des Patienten) müssen die Konzentration und die Einwirkzeit des Flächendesinfektionsmittels wirksam sein gegen den Erreger und evtl. angepasst werden. Die nachfolgenden Patienten sind sicher vor der Infektion des vorher im Zimmer befindlichen Patienten zu schützen. Durch die korrekte Aufbereitung der Reinigungsutensilien nach Gebrauch ist sicherzustellen, dass Mikroorganismen nicht verbreitet werden. Gegenstände und Geräte, die im Isolierbereich genutzt wurden, müssen mit geeigneten Desinfektionsmitteln, z. B. mit viruzider oder sporizider Wirksamkeit, aufbereitet werden (ebd).

Sollte ein „isolationspflichtiger" Keimbefund erst nach der Verlegung des Patienten eingehen, muss eine Desinfektion mit einem auf den Erreger abgestimmten Desinfektionsmittel retrospektiv erfolgen. Weiterhin müssen die Wege des Patienten nachverfolgt und die mitbehandelnden Abteilungen über den Erregerbefund informiert werden (z. B. Röntgen).

> Es ist darauf zu achten, dass alle Gegenstände (Medizinprodukte, Wäsche, Geschirr und Abfall) vor Verlassen des Isolierzimmers immer mit einem geeigneten Mittel desinfiziert werden oder bei Verlassen des Isolierbereiches in verschlossenen, außen desinfizierten Behältnissen transportiert werden (Doppelsackmethode für Wäsche- und Abfallsäcke).

Die KRINKO hat in der Empfehlung „Infektionsprävention im Rahmen der Pflege und Behandlung von Patienten mit übertragbaren Krankheiten" (2015) eine Übersicht veröffentlicht, in der Schutzmaßnahmen wie z. B. die räumliche Unterbringung oder die erforderliche Schutzausrüstung den Infektionserkrankungen zugeordnet sind. Dieses kann sehr hilfreich sein, falls zu einer Infektionserkrankung noch keine Information zu den erforderlichen Maßnahmen erarbeitet und im Hygieneplan veröffentlicht wurde.

17.8 Rechtliche Bestimmungen zur Infektionsprävention

Anna Triphaus

Bei den rechtlichen Bestimmungen zur Infektionsprävention ist das Infektionsschutzgesetz (IfSG), länderübergreifend als Bundesgesetz maßgeblich. Unter anderen sind im IfSG die Meldepflicht (§§ 6, 7, 8), die Surveillance (§ 23) und die Schulung des Personals zur Infektionsprävention geregelt.

Verantwortlich für die Umsetzung des IfSG sind die Bundesländer. Sie haben Regelungen zur Hygiene in den jeweiligen Hygieneverordnungen festzulegen. Deren Inhalte sind analog zu den Inhalten des IfSG, können aber darüber hinaus noch weitere Bestimmungen enthalten. Beide Gesetze (IfSG und die Hygieneverordnungen der Länder) sind für die Prävention nosokomialer Infektionen bei Patienten bestimmt. Für die Infektionsprävention des Personals im Gesundheitswesen ist insbesondere die Technische Regel Biologischer Arbeitsstoffe (TRBA) 250 vorgesehen. Diese ist Teil des Arbeitsschutzgesetzes bzw. der Biostoffverordnung.

Darüber hinaus werden anhand von Studienbewertungen durch die Kommission für Krankenhaushygiene und Infektionsprävention (KRINKO) fortlaufend Empfehlungen zur Infektionsprävention erarbeitet und aktualisiert. Diese sind im Gesundheitsblatt über das Robert Koch-Institut (RKI) veröffentlicht. Die Empfehlungen der KRINKO haben für medizinische Einrichtungen eine verbindliche Gültigkeit, da das IfSG sich in §23 (3) folgendermaßen darauf bezieht: „Die Einhaltung des Standes der medizinischen Wissenschaft … wird vermutet, wenn jeweils die veröffentlichten Empfehlungen der Kommission für Krankenhaushygiene und Infektionsprävention beim Robert Koch-Institut … beachtet worden sind".

Weitere hygienerelevante rechtliche Bestimmungen mit Gültigkeit für medizinische Einrichtungen, z. B. das Medizinproduktegesetz, die Medizinproduktebetreiber etc., sind zu beachten (▶ Kap. 21).

17.9 Epidemien und Pandemien

Anna Triphaus und Michael Kegel

Als Epidemie bezeichnet man das gehäufte Auftreten einer Krankheit innerhalb einer bestimmten Region oder Bevölkerung. Meistens handelt es sich dabei um Infektionskrankheiten, z. B. Grippe, Cholera, Typhus etc. Eine Pandemie ist ähnlich einer Epidemie, allerdings nicht örtlich beschränkt, sondern über Länder und ganze Kontinente verteilt. Dies war bei der von 1918 bis 1920 weltweit aufgetretenen Spanischen Grippe der Fall. Hieran sollen allein rund 425.000 Menschen gestorben sein.

Im Jahr 2020 hat das Coronavirus SARS-Cov-2 eine weltweite Pandemie mit weitreichendem Ausmaß ausgelöst. In Deutschland wurden bis Mitte April 2021 ca. 3,1 Mio. Menschen positiv auf diesen Erreger getestet. Die Zahl der Todesfälle (in Deutschland) betrug zu diesem Zeitpunkt fast 80.000 Menschen (RKI 2021). Weltweit hingegen wurde eine Infektion bei fast 106.000.000 Menschen nachgewiesen, die weltweite Todesrate lag bei fast 3 Mio. Menschen (WHO, 2021).

Bei einer Epidemie und bei der Pandemie sind demzufolge immer viele Menschen betroffen und es kann ein massenhafter Anfall stationär behandlungsbedürftiger Patienten möglich sein. Da in einem solchen Fall ebenfalls alles getan werden muss, um eine Übertragung des Erregers zu verhindern, sollte jede Notfallambulanz auf eine solche Situation vorbereitet sein. Die Gefahr einer Epidemie oder Pandemie ist z. B. bei der Influenza oder dem SARS-Cov-2 gegeben, wenn es eine geringe Immunität gegen ein neuartiges Virus in der Bevölkerung gibt.

Um auf einen Massenanfall von infektiös erkrankten Patienten vorbereitet zu sein, wurde vom Robert Koch-Institut ein nationaler Pandemieplan in zwei Teilen herausgegeben.

Teil I wurde von der Arbeitsgruppe Infektionsschutz der Arbeitsgemeinschaft der Obersten Landesgesundheitsbehörden unter Mitwirkung des Bundesministeriums für Gesundheit, des Robert Koch-Instituts, des Paul-Ehrlich-Instituts und der Bundeszentrale für gesundheitliche Aufklärung erstellt, er beschreibt die sowohl für die Planung als auch für den Ernstfall vorhandenen Strukturen und notwendigen Maßnahmen. In Teil II sind die wissenschaftlichen Grundlagen für die Influenzapandemieplanung und -bewältigung dargestellt.

» Der mögliche massenhafte Anfall stationär behandlungsbedürftiger Patienten, die teilweise beatmungspflichtig sind, erfordert in den Krankenhäusern im Vorfeld klare Festlegungen bezüglich der organisatorischen Umsetzung. Eine von der allgemeinen Patientenversorgung räumlich getrennte Aufnahme und Versorgung von Influenzapatienten sowie die Bereitstellung zusätzlicher Bettenkapazitäten, beispielsweise durch Verschiebung planbarer Operationen, sind dabei von besonderer Bedeutung. Entsprechende Planungen sind in die Krankenhausalarmpläne aufzunehmen. Der erhöhte Bedarf an persönlicher Schutzausrüstung für die Beschäftigten sowie an Medikamenten (antivirale Arzneimittel, Antibiotika, Schmerzmittel, Sedativa) ist in den Planungen der Krankenhäuser zu berücksichtigen. Es kann zweckmäßig sein, für die Versorgung von Influenzapatienten spezielle Schwerpunktkrankenhäuser festzulegen. Die Vorbereitungen auf eine Influenzapandemie sollten regelmäßig geübt und überprüft werden (RKI 2017).

Durch die weltweite Ausbreitung der Covid-19 Pandemie wurden allerdings auch die Grenzen der Vorhaltungsmöglichkeiten und des gesamten Gesundheitssystems deutlich.

Die Pandemiepläne der Bundesländer sind auf der Seite des Robert Koch-Instituts veröffentlicht (▶ www.rki.de) und enthalten entsprechende Festlegungen für die Behandlung von Influenzapatienten.

> Die konkreten Hygienemaßnahmen bei einer Epidemie oder Pandemie unterscheiden sich nicht vom Vorgehen bei Isoliermaßnahmen bei einem Ausbruch oder bei einem Einzelfall.

17.10 (Hoch-)kontagiöse Erkrankungen

Anna Triphaus

Hochkontagiöse Erkrankungen sind lebensbedrohliche, vorwiegend virale und bakterielle, leicht von Mensch zu Mensch übertragbare Erkrankungen. Das Auftreten einer solchen bedrohlichen übertragbaren Krankheit, „die auf Grund klinisch schwerer Verlaufsformen oder ihrer Ausbreitungsweise eine schwerwiegende Gefahr für die Allgemeinheit verursachen kann" (IfSG §2), ist nach §6 IfSG meldepflichtig.

Da schnellstmöglich Maßnahmen und Vorbereitungen seitens der Gesundheitsbehörden erforderlich sind, muss die Meldung „unverzüglich erfolgen und dem zuständigen Gesundheitsamt spätestens 24 h, nachdem der Meldende Kenntnis erlangt hat, vorliegen" (§9 (3) IfSG).

Zu den hochkontagiösen Erkrankungen werden vor allem die quarantänepflichtigen Erkrankungen nach dem Infektionsschutzgesetz gerechnet: „Personen, die an Lungenpest oder an von Mensch zu Mensch übertragbarem hämorrhagischem Fieber erkrankt oder dessen verdächtig sind" (§ 30 IfSG) sowie die Erkrankungen durch Erreger der Risikogruppe 4 der Biostoffverordnung (BioStoffV). Dies sind „Biologische Arbeitsstoffe, die eine schwere Krankheit beim Menschen hervorrufen und eine ernste Gefahr für Beschäftigte darstellen. Die Gefahr einer Verbreitung in der Bevölkerung ist unter Umständen groß und normalerweise ist eine wirksame Vorbeugung oder Behandlung nicht möglich" (BioStoffV §3). „Patienten mit hochkontagiösen, lebensbedrohlichen Erkrankungen sollten in speziell ausgestatteten Behandlungszentren unter maximalen seuchenhygienischen Standards versorgt werden" (Schilling und Brodt 2015).

Nach Gottschalk „Maßnahmen bei Verdacht auf hochkontagiöse, lebensbedrohliche Erkrankungen in Deutschland" (2015) können grundsätzlich drei Szenarien im Kontext von hochkontagiösen, lebensbedrohlichen Erkrankungen beschrieben werden.

Hierbei spielt das 1. Szenario (angekündigter Patient) eine untergeordnete Rolle, weil es lediglich das Kompetenz-/ Behandlungszentrum betrifft, das sich zur Aufnahme eines erkrankten Patienten bereit erklärt hat.

Beim 2. Szenario (Symptome im Reisemittel) ist das regional zuständige Gesundheitsamt für die Betreuung/ Überwachung von Kontaktpersonen verantwortlich.

Beim 3. Szenario (Symptome nach Einreise) sind die erstaufnehmende Klinik und das regional zuständige Gesundheitsamt verantwortlich. In der erstaufnehmenden Klinik muss frühzeitig erkannt werden, dass der Patient ansteckend ist. Hierfür muss eine geeignete Schutzausrüstung (PSA) für das Personal vorgehalten werden. Bei Verlegungsfähigkeit muss dafür Sorge getragen werden, dass der Patient in einem geeigneten Krankenhaus/ einer Sonderisolierstation weiterbehandelt wird.

Auf eine Notfalldiagnostik darf jedoch nicht verzichtet werden – sie ist beim Tragen einer geeigneten PSA gefahrlos möglich.

Zur Vernetzung der Kompetenz- und Behandlungszentren wurde ein „Ständiger Arbeitskreis der Kompetenz- und Behandlungszentren für Krankheiten durch hochpathogene Erreger" (STAKOB) beim Robert Koch-Institut etabliert. Dieser Arbeitskreis erarbeitet Empfehlungen „zum klinischen und seuchenhygienischen Management, die die Therapie des einzelnen Patienten in den 7 spezialisierten Behandlungszentren bis hin zum Vorgehen der Kompetenzzentren im Bereich des öffentlichen Gesundheitsdienstes betreffen".

- „Die **Kompetenzzentren** bilden dabei die spezielle Expertise im öffentlichen Gesundheitsdienst ab.
- In den **Behandlungszentren** stehen zum Management der Erkrankten Sonderisolierstationen mit entsprechendem Personal zur Verfügung.
- **Trainingszentren** bieten Fort- und Weiterbildungen mit unterschiedlichen Schwerpunkten an" (RKI o. J.).

Weitere Informationen zu den Zuständigkeiten der Kompetenz- und Behandlungszentren für Krankheiten durch hochpathogene Erreger sind auf der Seite des „STAKOB" auf der Homepage des Robert Koch-Institutes zu finden (▶ https://www.rki.de/DE/Content/Kommissionen/Stakob/Behandlungszentren/Behandlungszentren_node.html).

Literatur

Ausschuss für Biologische Arbeitsstoffe (2018) TRBA 250: Biologische Arbeitsstoffe im Gesundheitswesen und in der Wohlfahrtspflege, 4. Änderung vom 2(5):2018

Ausschuss für Biologische Arbeitsstoffe (2015): TRBA 466: Einstufung von Prokaryonten (Bacteria und Archaea) in Risikogruppen

BAM; RKI; KRINKO (2004) Anforderungen an Gestaltung, Eigenschaften und Betrieb von dezentralen Desinfektions-mittel-Dosiergeräten In: Bundesgesundheitsblatt - Gesundheitsforschung - Gesundheitsschutz 47:67–72

Behörde für Soziales, Familie, Gesundheit und Verbraucherschutz Hamburg (2007) Zentrale Notaufnahmen in Hamburger Krankenhäusern

Berner, Winfried (2017): Professionalität: Sich an anspruchsvolle Standards halten. ▶ https://www.umsetzungsberatung.de/lexikon/professionalitaet.php. abgerufen am 8.5.2019

Berufsgenossenschaft für Gesundheitsdienst und Wohlfahrtspflege (2019) Hauptsache Hautschutz Hände schützen, pflegen – gesund bleiben. ▶ https://www.bgw-online.de/SharedDocs/Downloads/DE/Medientypen/BGW%20Broschueren/BGW06-12-002_Hauptsache%20Hautschutz_Download.pdf?__blob=publicationFile. abgerufen am 03.09.2019

Bundesinstitut für Bau-, Stadt- und Raumforschung (2018): Bauliche Hygiene im Klinikbau. Planungsempfehlungen für die bauliche Infektionsprävention in den Bereichen der Operation, Notfall- und Intensivmedizin. ▶ https://www.bbsr.bund.de/BBSR/DE/Veroeffentlichungen/ZukunftBauenFP/2018/band-13-dl.pdf?__blob=publicationFile&v=2 abgerufen am 03.09.2019

Bund/Länder-Arbeitsgemeinschaft Abfall (2018) Vollzugshilfe zur Entsorgung von Abfällen aus Einrichtungen des Gesundheitsdienstes verfügbar unter: ▶ https://www.rki.de/DE/Content/Infekt/Krankenhaushygiene/Kommission/Downloads/LAGA-Rili.pdf?__blob=publicationFile. abgerufen am 03.09.2019

DIN 13080 (2013) Gliederung des Krankenhauses in Funktionsbereiche und Funktionsstellen

Gastmeyer P (2018): Aktion Saubere Hände (ASH). ▶ https://www.aktion-sauberehaende.de/ash/ash/. abgerufen am 03.09.2019

Gesetz zur Verhütung und Bekämpfung von Infektionskrankheiten beim Menschen (2019) ▶ https://www.gesetze-im-internet.de/ifsg/BJNR104510000.html#BJNR104510000BJNG000100310. abgerufen am 03.09.2019

KRINKO (2016) Händehygiene in Einrichtungen des Gesundheitswesens In: Bundesgesundheitsblatt 59:1189–1220

KRINKO (2015) Infektionsprävention im Rahmen der Pflege und Behandlung von Patienten mit übertragbaren Krankheiten In: Bundesgesundheitsblatt 58:1151–1170

KRINKO (2012) Anforderungen an die Hygiene bei der Aufbereitung von Medizinprodukten In: Bundesgesundheitsblatt 55:1244–1310

KRINKO (2004) Anforderungen an die Hygiene bei der Reinigung und Desinfektion von Flächen In: Bundesgesundheitsblatt - Gesundheitsforschung – Gesundheitsschutz 47:51–61

RKI (2021): COVID-19: Fallzahlen in Deutschland und weltweit. Fallzahlen in Deutschland. Letzter Abruf am 18.04.2021 unter: ▶ https://www.rki.de/DE/Content/InfAZ/N/Neuartiges_Coronavirus/Fallzahlen.html

RKI (2017) Strukturen und Maßnahmen Nationaler Pandemieplan Teil1 verfügbar unter: ▶ https://edoc.rki.de/bitstream/handle/176904/187/28Zz7BQWW2582iZMQ.pdf?sequence=1&isAllowed=y. abgerufen am 03.09.2019

RKI (o.J.) ständige Arbeitskreis der Kompetenz- und Behandlungszentren für Krankheiten durch hochpathogene Erreger (STAKOB) ▶ https://www.rki.de/DE/Content/Kommissionen/Stakob/Behandlungszentren/Behandlungszentren_node.html. abgerufen am 03.09.2019

Schilling S, Brodt HR (2015) Behandlungseinrichtungen für hochkontagiöse, lebensbedrohliche Erkrankungen. Bundesgesundheitsblatt 58:671–678

Verordnung über Anforderungen an die Hygiene beim Herstellen, Behandeln und Inverkehrbringen von Lebensmitteln – Lebensmittelhygiene-Verordnung (2018) verfügbar unter: ▶ https://www.gesetze-im-internet.de/lmhv_2007/LMHV.pdf. abgerufen am 03.09.2019

World Health Organisation (WHO) (2020) WHO Coronavirus Disease (Covid-19) Dashboard. Letzter Abruf am 18.04.2021 unter: ▶ https://covid19.who.int

Weitere Literaturhinweise

Benutzung von Schutzkleidung (DGUV Regel 112–189): ▶ https://www.arbeitssicherheit.de/schriften/dokument/0%3A4989040%2C1.html

Benutzung von Atemschutzgeräten (DGUV Regel 112–190): ▶ https://www.bgw-online.de/DE/Medien-Service/Medien-Center/Medientypen/DGUV-Vorschrift-Regel/DGUV-Regel112-190_Benutzung-von-Atemschutzgeraeten.html

Umgang mit Wäsche aus Bereichen mit erhöhter Infektionsgefährdung (DGUV Information 203–084): ▶ https://kuvb.de/fileadmin/daten/dokumente/GBI/Gesundheitsdienst/203-084.pdf

Prävention chemischer Risiken beim Umgang mit Desinfektionsmitteln im Gesundheitswesen (DGUV Information 207–206): ▶ https://publikationen.dguv.de/widgets/pdf/download/article/3151

Reinigungsarbeiten mit Infektionsgefahr in medizinischen Bereichen (DGUV Regel 101–017): ▶ https://www.bgbau.de/service/angebote/medien-center-suche/medium/reinigungsarbeiten-mit-infektionsgefahr/

Risiko Nadelstich (DGUV Information 207–024): ▶ https://publikationen.dguv.de/widgets/pdf/download/article/3050

Neu- und Umbauplanung im Krankenhaus unter Gesichtspunkten des Arbeitsschutzes (DGUV Information 207–016) mit Ergänzungsmodul „Anforderungen an Funktionsbereiche" (DGUV Information 207–017) sowie „Anforderungen an Pflegebereiche (DGUV Information 207-xxx): ▶ https://publikationen.dguv.de/widgets/pdf/download/article/884

Praxisanleitung in der Notaufnahme

German Quernheim und Carsten Hermes

Inhaltsverzeichnis

18.1 Einleitung – 386

18.2 Heterogenität der Auszubildenden – 386

18.3 Zirkuläre Lernprozesse – 387

18.4 Didaktische Grundlagen der gezielten Anleitung – 387

18.5 Schritte der gezielten Anleitung – 388

18.6 Planung der Unplanbarkeit – 389

18.7 (Heimlicher) Lehrplan in der Notaufnahme – 389

18.8 Handlungslisten – 390

Literatur – 390

© Springer-Verlag GmbH Deutschland, ein Teil von Springer Nature 2022
M. Dietz-Wittstock et al. (Hrsg.), *Notfallpflege - Fachweiterbildung und Praxis*,
https://doi.org/10.1007/978-3-662-63461-5_18

18.1 Einleitung

Praxisanleitung gehört zu den Methoden der Berufspädagogik und beschreibt die professionelle, **planmäßige** und zielbewusste praktische Ausbildung in den Gesundheitsberufen. Dieses durchdachte und strukturierte Vorgehen „beißt sich" auf den ersten Blick mit den **nicht planbaren** Begebenheiten in einer zentralen Notaufnahme. Wie lassen sich in einem solchen Kontext effiziente Lernsituationen gestalten?

Im Unterschied zu allen anderen Ausbildungs- und Arbeitsfeldern im Gesundheitswesen unterscheidet sich die Notaufnahme durch äußerst heterogene Patientengruppen und einen Großteil unplanbarer Arbeitsinhalte eines Tages. Die Gruppe der Lernenden und Anzuleitenden differenziert sich in Menge und Zusammensetzung z. B. von einer allgemeinchirurgischen Station. Der Einsatzort Notaufnahme bietet Lernsituationen für viele Berufe, die dort entweder in fester Anstellung arbeiten oder im Rahmen ihrer Ausbildung Praktika ableisten. Dazu gehören Angehörige des Rettungsdienstes wie z. B. Rettungshelfer, Rettungssanitäter und natürlich im besonderen Maße die Notfallsanitäter, ehemals Rettungsassistenten. Aber ebenso an der Tagesordnung sind auch Einsätze im Rahmen der Ausbildung zum operationstechnischen Assistenten (OTA), anästhesietechnischen Assistenten (ATA), medizinische Fachangestellte (MFA) oder in der Fachweiterbildung wie der Notfallpflege oder Anästhesie und Intensivpflege. Bei den ärztlichen Kolleginnen und Kollegen leistet eine Vielzahl an Disziplinen ihre Einsätze regelhaft oder im Rahmen einer Weiterbildung in der Notaufnahme. Selbstverständlich sind Auszubildene im Rahmen ihrer 3-jährigen Pflegeausbildung oder -studiums an diesem Ort zu finden, obgleich dies durch externe Einsätze etwas seltener zu werden scheint.

18.2 Heterogenität der Auszubildenden

Alle diese Berufsgruppen haben ihre Besonderheiten und sollten neben der Einteilung nach Benner (2017), vom Anfänger bis zum Experten, spezifische Berücksichtigung finden.
- **ATA** können hier vertieft an Aspekte herangeführt werden, die in der täglichen Routine des OPs selten sind. Zum Beispiel Reanimation, Airway Management, kleine Eingriffe in Lokalanästhesie, Kommunikation mit traumatisierten Patienten, Wiederholung von Injektionssituationen oder diverse Überwachungsskills, welche in einem Aufwachraum wertvoll sein können.
- **OTA** können in der ZNA die Assistenz und das Instrumentieren auf engerem Raum ohne Springer trainieren. Auch die Assistenz bei kleinen Eingriffen ist hier geeignet, angeleitet zu werden.
- **Auszubildende und Studierende der Pflegeberufe** lernen hier, wie alle anderen Berufsgruppen, verstärkt den Umgang mit zeitkritischen und herausfordernden Situationen, wie z. B. Notfällen. Nirgendwo treffen so viele Berufsprofessionen aufeinander wie in der Notaufnahme. Das ist lehrreich! Ein weiterer Augenmerk liegt auf der sachlichen und adressatengerechten Übergabe in kritischen Situationen, um einen schnellen und präzisen Überblick über den Kontext geben zu können.
- **Notfallsanitäter (inkl. Rettungsassistenten und alle anderen Ausbildungsformen im Rettungsdienst und Krankentransport)** erhalten Möglichkeiten des situationsgerechten Lernens im Schockraummanagement. Ein Fokus kann auf der Übergabe des Patienten liegen sowie auf der Fragestellung „Was passiert dann?". Diese gibt einen ganzheitlichen Blick auf die eigene Tätigkeit und sorgt ggf. für eine verbesserte Versorgung der Patienten in der Präklinik.
- **Weiterbildungsteilnehmende der Anästhesie/Intensivpflege** haben die Möglichkeit, je nach Stammstation und Herkunft besondere Skills der Notfallversorgung, Kommunikation inkl. Übergabe und spezifische Patientenbeobachtung vertiefend vermittelt zu bekommen.
- **Weiterbildungsteilnehmende der Notfallpflege** haben die Möglichkeit, die Besonderheiten gemäß ihres Rahmenplans/Curriculums vertiefend zu lernen. Dazu gehören das Schockraummanagement, Airway Management oder auch die Grundlagen der Regional- und Lokalanästhesie.

Ziel ist, durch den Einsatz in der Notaufnahme die eigene berufliche Handlungskompetenz auszubauen und neue Skills zu erlangen. Hier darf den Lernenden gezeigt werden, wie sie in der Praxis selbstständig den besten, realistischsten und erfolgversprechendsten Weg herausfinden. Dazu reicht es nicht aus, die Lernenden „nur" mitzunehmen und ihnen eine Tätigkeit durch Beobachtungslernen zu zeigen, sondern im aktuellen Verständnis von Anleitung übernehmen Auszubildende selbst Anteile des selbstorganisierten Lernens und erschließen sich mithilfe der Praxisanleitenden ihren Beruf. Für die Notfallversorgung essenziell und hier in der Notaufnahme sehr gut vermittelbar, ist die Fähigkeit, einmal gelernte Dinge auf neue Situationen sachgerecht zu übertragen.

> Wie in allen Bereichen ist auch für die Notfallpflege zwingend mindestens 10 % der Einsatzzeit als geplante und gezielte Praxisanleitung nachzuweisen. Das gilt auch für Weiterbildungsteilnehmende aus der eigenen Notaufnahme!

18.3 Zirkuläre Lernprozesse

Anleitung wird dabei als zirkuläres Geschehen betrachtet und ihr Erfolg zeigt sich am erreichten Grad der Selbstständigkeit der Lernenden. Früher wurde dazu die „Zwei-Stufen-Methode", also das Vor- und Nachmachen, später die „Vier-Stufen-Methode" (Vorbereiten, Vormachen, Nachmachen, Vertiefen inklusive Erklärungen) verwendet. Diese reichen für die Komplexität des Berufsalltags in einer Notaufnahme nicht aus.

Die gezielte Anleitung beruht u. a. auf dem **Lernen durch Einsicht**. Das, was Auszubildende und neue Mitarbeitende mit linker und rechter Hemisphäre „gehirngerecht" verarbeitet und mit **Emotionen** durchsetzt haben, entspricht einer anderen Qualität von Wissen, als wenn sie es nachsprechen oder einfach nur repetieren. Wortwörtlich verstehen wir unter „Einsichten haben" das Auffinden von (neuen) Sichtweisen im eigenen Geist. Ein Lernerfolg, den ein Anleiter mit Worten zu „vermitteln" sucht, wird vergessen. Eine Einsicht, die Lernende selbst entdecken, kann das ganze berufliche Leben prägen.

> ▶ **Beispiel**
>
> Ein Auszubildender kann in der Notaufnahme das Prinzip lernen: *„Glaube nichts, setze nichts voraus und hinterfrage alles"*. Sehr treffend ist dies beispielsweise auf die Interpretation von Monitorwerten zu übertragen. Handwerklich lässt sich das ebenso erlernen wie inhaltlich interpretieren:
> — Wie hänge ich welches Medikament/welche Infusion an?
> — Wie erkläre ich mein Handeln den Patienten?
> — Was sind Normwerte und darauf einzustellende Alarmgrenzen?

Wissen ist nicht Kompetenz. Wenn neues Wissen mit positiven Emotionen und persönlichen Erfahrungen verbunden wird, kommt eher ein Kompetenzgewinn zustande: Als Beispiel sei die Situation genannt, wenn ein Patient mit einer vermeintlich guten Sättigung am Monitor dennoch eine extreme Luftnot angibt. Möglicherweise wird die Erkenntnis „Sättigung und Luftnot sind zwei Paar Schuhe" dadurch verstärkt, weil es im Gegensatz zum chronisch kranken COPD-Patienten in der Inneren ein „junger und äußerlich gesunder" Patient in der Notaufnahme sein kann, welcher sich in dieser Situation befindet. Mit entsprechender Artikulation der Situation durch den Ausbildenden kann der Lernende einen besseren Lerneffekt erzielen als durch reines Anlesen und Lernen von Normwerten! ◄

Lernende/Studierende sollten **vorher** wissen, was sie tun. Darum ist ein Vorgespräch, auf das sich Schüler/Auszubildene/Praktikanten mit einem Lernauftrag vorbereiten, sinnvoll. Ein Lernauftrag lässt sich zeitsparend durch den Einsatz von Informationsmaterial inkl. digitale Medien und Online-Rechercheaufträge erteilen. Beispielsweise sollen sich Lernende im Vorfeld ein Videotutorial zum Thema Maskenbeatmung auf Youtube anschauen. Sobald sie dazu z. B. die vom Anleitenden gestellten drei Fragen korrekt beantworten, wird der Anleitungsprozess fortgesetzt.

18.4 Didaktische Grundlagen der gezielten Anleitung

Lernziele beschreiben, welchen Lerngewinn und damit welches Verhalten der Angeleitete nach der Anleitung zeigen soll. Der **Lerninhalt** ist der eigentliche Lernstoff, das heißt die Information, die ein Schüler benötigt, um das Ziel der Anleitung zu erreichen. **Medien** haben die Aufgabe, den Inhalt von Anleitungen oder Beratungen an die Lernenden zu „vermitteln".

Aus internationalen Vergleichsstudien und Schulexperimenten kennt die Pädagogik einen weiteren wichtigen Motivationsfaktor für das Lernen, welcher auf Anleitungssituationen übertragen werden kann: Konfrontieren Sie Lernende mit Anforderungen, für deren Lösung sie bereits ein **gewisses Maß an Vorkenntnissen und Vorwissen** mitbringen. Irrtümer und Fehler gehören dazu und werden vom Anleitenden als konstruktive Hilfe genutzt. Anzuleitende erhalten dadurch die Gelegenheit, ihr Wissen zu erweitern und an die Alltagssituationen anzupassen.

Assoziationen sind Verflechtungen, Verkettungen oder Verknüpfungen zwischen bereits gespeicherten Lerninhalten. Unser Gehirn liebt Ordnung. Neue Informationen werden nicht nach dem Zufallsprinzip oder in einer festen Reihenfolge gespeichert, sondern sie suchen sich vorhandene, meist prägnante Erinnerungen, die in irgendeiner Form etwas mit diesen neuen Informationen zu tun haben (könnten). Dadurch entstehen gedächtnisrelevante **Verknüpfungen.** Stellen Sie sich solche Verknüpfungen mit Ihrer rechten Gehirnhälfte visuell vor: Ein Netz voller Wissenszusammenhänge wird ausgebreitet, um neue Lerninhalte einzufangen. Je mehr Haken und Verbindungspunkte dieses neue Wissen zum bereits bekannten Netz hat, desto effizienter wird das Lernen. Assoziationen spielen beim Behalten eine entscheidende Rolle. Neue Informationen, die Lernende intern nicht zuordnen können, z. B. einzelne Laborwerte ohne Bezug zur Diagnose bzw. für sie „unlogische" Zahlenreihen oder anatomische Begriffe, können schwer behalten werden. Daraus ergeben sich wichtige Konsequenzen für nahezu jede Anleitung:
— Vom Bekannten zum Unbekannten
— Vom Allgemeinen zum Besonderen
— Vom Leichten zum Schweren

Stellen Sie der Schülerin bereits zu Beginn ein für sie unwiderstehliches und handlungsorientiertes typisches Ziel in Aussicht. Dadurch wächst bei den Lernenden die Motivation, evtl. anstehende Probleme aktiv aus dem Weg zu räumen. Ähnlich wie der Autopilot eines Flugzeugs den größten Teil der Flugstrecke eigenständig „erfliegt", visiert das Unterbewusstsein Ihrer Lernenden das für sie positiv besetzte und einzigartige Ziel an.

In der Literatur wird beispielsweise beschrieben, wie strategisch Bezugskontakt zu (noch) fremden Lernenden, aber auch Patienten aufgebaut werden kann (vgl. Quernheim 2022), welche Methoden als „Anleitung bei wenig Zeit" eingesetzt werden können und wie mit Lernenden umzugehen ist, die selbst nicht können (eignungsbedingt), nicht verstehen (lernbedingt), nicht dürfen (personalbedingt) oder nicht wollen (motivationsbedingt).

18.5 Schritte der gezielten Anleitung

Bei dieser weit verbreiteten Anleitungsart versteht sich der Praxisanleiter als Lernmotor und regt in breiter Fläche Lernerfahrungen bei Auszubildenden an. Das Konzept wurde in den letzten Jahren weiterentwickelt und beinhaltet viele Anteile des Modells der **Kognitiven Berufslehre** (Cognitive Apprenticeship) der Autoren Collins, Brown Newmann (1988). Dadurch bauen sich beim Lernenden fachlich-methodische Kompetenzen auf. Die Lehr-Lern-Muster werden dabei reflektiert und Auszubildende entwickeln Begründungskompetenz ihres Handelns. Bestenfalls übernehmen sie Problemlösungsstrategien ihrer Anleiter und übertragen diese auf konkrete Arbeitssituationen in der Notaufnahme.

Die Grobstruktur einer gezielten Anleitung orientiert sich an der **Dimension der Methoden** und beinhaltet die Schritte:

1. **Lernauftrag** zur Repetition des bisher unterrichteten Wissens der Schule oder Recherche- und Beobachtungaufgaben, Quiz u. a. Modeling des Anleiters, d. h. die Lernende beobachtet die Durchführung beim anleitenden Experten.
2. **Vorgespräch** mit Anknüpfung am Wissensstand des Lernenden, Erklären des Grundprinzips, Sinn und Zweck usw. Das Vorgehen wird weiter erklärt, einzelne Handlungsschritte oder Überlegungen verdeutlicht.
3. **Durchführung** der Lernenden mittels Coachings durch Praxisanleiter. Dabei bietet dieser Unterstützung und Hilfen an und zieht sich je nach Kontext schrittweise zurück und fördert die Eigenständigkeit der Auszubildenden.
4. **Nachgespräch** mit Verbalisieren der Denk- und Problemlösungsprozesse. Dabei vergleicht die Auszubildende ihre Ergebnisse mit denen der Experten.
5. **Trainingsphase** mit Steigerung des selbstorganisierten Lernens. Hier lernen Auszubildende eigenständig Probleme einzugrenzen, Ziele zu setzen und Lösungen auszuprobieren.

Eine **Verhaltensabsprache** zwischen Praxisanleitenden und Lernenden klärt vor Kontakt zum Patienten, welche Teilaufgaben von wem durchzuführen sind und welche **diskreten Hilfssignale** zu vereinbaren sind, damit niemand bloßgestellt wird. Denn durch die Ausnahmesituation in einer Notaufnahme sollten Patienten und ihre Zu- und Angehörigen nicht zusätzlich gestresst werden, wenn sie beispielsweise mitbekommen, dass der Anleiter die Auszubildende vor ihnen kritisiert.

Durch anfängliche punktuelle Anleitungen, in denen Auszubildende Einzeltätigkeiten lernen, entwickeln sich mit Fortschreiten der Ausbildung situative Handlungskompetenzen, um **vollständige Arbeitshandlungen** anzustreben und umzusetzen. Ausgerichtet auf diesen Fokus decken gezielte Anleitungen, z. B. in Form der Themen in der folgenden Übersicht, ein breites Spektrum der Berufskompetenzen ab.

> **Typische Anleitungsthemen in der Notaufnahme**
> - Ersteinschätzung von Pateinten und Weiterleitung
> - Versorgung von Patienten mit Schmerzen
> - Wundversorgung
> - Versorgung von Patienten mit Ängsten
> - Anlegen von Gips, Schienen und Verbänden
> - Vorbereitung von Patienten für chirurgische Eingriffe und Operationen
> - Deeskalationsmöglichkeiten
> - Angehörigenbetreuung
> - Patientenedukation
> - Verbandswechsel und kleine Wundversorgung
> - Reanimationen und Atemwegsmanagement (Intubation)
> - Akute Vergiftungen
> - Maßnahmen bei anaphylaktischen Reaktionen
> - Mitwirkung bei Entfernung von Fremdkörpern (Fremd- oder Selbsteinwirkung)
> - Umgang mit verwahrlosten und hilflosen Personen
> - Assistenz bei der Durchführung von Punktionen und Gefäßkathetern
> - Orientierung an ethischen Grundprinzipien (z. B. DGINA Ethikkodex Notfallpflege)
> - Behandlung und Pflege von vital bedrohten Patienten im Schockraum
> - Überwachung von Patienten in den angegliederten Observations- und Monitorbereichen
> - Prioritätensetzung und Handling in gleichzeitig auftretenden verschiedenen Situationen von der hausärztlichen Grundversorgung bis hin zum kindlichen Unfall

Nach Abschluss obiger punktueller Anleitungsthemen überträgt eine Lernende ihre neu erworbenen Fähigkeiten nun auf andere Patienten und Situationen.

In der **Dimension Inhalt** rückt das fachspezifische Wissen der Notaufnahme in den Fokus. Nur dort kann es gelernt und angewendet werden. Die **Dimension Zeitliche Sequenz** betont die Bedeutung der Anknüpfung des Wissens. Darum ist der Einsatz von Auszubildenden in der Notaufnahme erst nach Vermittlung der theoretischen Grundlagen empfehlenswert. Der Schwierigkeitsgrad steigert sich mit der Komplexität. Gemeinsam mit dem Praxisanleiter integriert sie beispielsweise die Grundlagen der Kommunikation bei Patienten mit Angst, während der Injektion einer Impfung oder im Rahmen der Abstriche und Einschätzung von Patienten mit einer vermeintlichen Covid-Exposition.

Die **Dimension der Sozialen Einbindung** hat für die Lernenden mit ihrer Rolle im Team der Notaufnahme hohe Bedeutung. In den realen Situationen beobachten sie das Expertenlernen und stoßen dabei bestenfalls an ihre eigene intrinsische Motivation. Das kooperative Lernen hat gerade im interprofessionellen Setting einer Notaufnahme mit den eingangs erwähnten unterschiedlichen Berufsgruppen hohe Bedeutung.

18.6 Planung der Unplanbarkeit

Immer wieder im Fokus steht die fehlende Planbarkeit von Lernsituationen. Wir wissen nicht, wann der nächste Patient mit Reinfarkt kommt – aber wir können die Lernenden systematisch auf diese Situation vorbereiten. Wie eingangs geschildert spielen gezielte Lernaufträge und das Rekapitulieren (durch den Lernenden) des in der Schule vermittelten Wissens dabei eine entscheidende Rolle. Durch Trockenübungen, Trainieren von Handlungsabläufen, das Besprechen (Metalog) und Hinterfragen der einzelnen (Denk-) und haptischen Schritte werden beim Lernenden neue Kompetenzen entwickelt.

Es geht in der ZNA zwar um physische, sensomotorische Fertigkeiten, viel mehr aber um kognitive (geistige) und emotionale Lernprozesse. Hierzu machen Praxisanleitende sprachlich deutlich, was Lernende ansonsten nicht beobachten können und nutzen dazu z. B. die Methode des **„Lauten Denkens"**. Diese fokussiert die Aufmerksamkeit auf die wesentlichen Aspekte der Ausführung. Dabei verbalisieren Praxisanleiter ihre Handlungsschritte und lassen die Lernenden so an der inneren Logik der Tätigkeit teilhaben.

Wann genau die nächste Realsituation eintritt, wissen Anleiter und Lernende nicht – aber das beide in diesem Fall optimal vorbereitet sind, steht bestenfalls außer Frage. Auch eignen sich hierfür in der ZNA in besonderer Art und Weise die festgelegten Algorithmen und Checklisten, die als zu repetierendes Wissen von allen gleichermaßen zu beherrschen und zu verinnerlichen sind. Dazu gehören neben den Ersteinschätzungssystemen (MTS/ESI), der Glasgow Coma Scale (GCS) ebenso die Reanimationsrichtlinien des European Resuscitation Council (ERC) oder der American Heart Association (AHA). Wenn dieses grundsätzliche Wissen aufgebaut ist, lassen sich hierzu Handlungskompetenzen in der Praxis gezielt vermitteln und von Auszubildenden aneignen.

> **▶ Beispiel**
>
> **Patientenbeobachtung**
> Die Patientenbeobachtung in der Notaufnahme eignet sich in hervorragender Weise. Hier können einzelne Aspekte verbalisiert werden, z. B. *„Ich sehe, fühle, rieche…"* und diese lassen sich mittels Laborparameter oder sonstiger Diagnostik konkretisieren und validieren (Hermes 2019). In einem geschützten Rahmen lassen sich geeignete Situationen für eine Anleitung herstellen, bei denen z. B. ein Patient durch Monitore überwacht wird, allerdings die Auszubildende manche Parameter selber, händisch und analog, herleiten und in einen adressatengerechten Kontext bringen sollte (Hermes 2019). Die Fragestellung kann dann lauten: Wann werden diese Werte in welcher Form gemeldet? Aber es soll auch reflektiert werden, was und wie die Einschätzung „Patient ist stabil" beeinflusst und wie sich diese Einschätzung verhält, wenn der Patient vermeintlich stabil (Kilian et al. 2020) oder vermeintlich instabil ist (Nydahl et al. 2020). ◀

❱ Alle Zeiträume für die (gezielte und geplante) Praxisanleitung und Praxisbegleitung sollten immer im Dienstplan eingeplant und für alle Beteiligten transparent sowie verbindlich dargestellt werden.

18.7 (Heimlicher) Lehrplan in der Notaufnahme

Das Lernen am Praxisort ist oft erfolgreicher als in der Theorie: Lernende können vor Ort handeln, übernehmen Verantwortung und schätzen sich selbst ein. In diesem Zusammenhang spielt der „heimliche Lehrplan" der Notaufnahme eine wichtige Rolle. Wenn Schulleitungen möchten, dass ihre Lernenden eine empathische Grundhaltung zu Pflegeempfängern aufbauen, so setzen sie die Auszubildenden in einem Fachbereich ein, wo das Team eine solche Einstellung vorlebt. Dieses (informelle) Lernen findet durch Beobachten und Handeln statt. Wenn Auszubildende Verantwortung übernehmen, gelingt Lernen leichter. Die Bedeutung, die Auszubildende dem Lernstoff entgegenbringen, hat einen starken Einfluss auf den Erfolg der Anleitung.

Relativ selten haben Lernende die Möglichkeit, innezuhalten, den Berufsalltag zu hinterfragen und darüber zu diskutieren. Dies ist notwendig, um den Lernerfolg nachhaltig, in einem konstruktivistischen Sinne, zu festigen. Es liegt auf der Hand, dass auswendig gelernte Fakten oberflächlich bleiben und kaum in die Tiefe gehen.

18.8 Handlungslisten

Zu jeder Praxisanleiter-Weiterbildung gehört das Ausarbeiten kleinschrittiger Handlungslisten. Je länger die Berufserfahrung ist, desto schwieriger wird es, Anfängern Schritt für Schritt den Handlungsablauf zu präsentieren. Darum sind kleinschrittige Handlungslisten für Anfänger sinnvoll (vgl. folgende Übersicht).

> **Checkliste: EKG-Veränderungen bei Angina-pectoris-Beschwerden**
> Spezifische Beschwerden: Ausstrahlen linker Arm, Thoraxschmerzen, Luftnot u. a.
> – Messung Vitalwerte
> – Anlage Zugang
> – Blutabnahme
> – EKG
> – Koronarangiografie je nach Befund
> – Überwachungseinheit/Chest Pain Unit
> – Weiteres Abwarten der restlichen Parameter

So sind Profis überrascht, wenn sie erfahren, dass z. B. der Ablauf einer Lokalanästhesie aus nahezu 26 einzelnen Schritten besteht (vgl. folgende Übersicht).

> **Checkliste: Patientenbetreuung in Lokalanästhesie (LA) ohne Anästhesiebeteiligung**
> 1. Patient begrüßen mit Nachnamen
> 2. Sich mit Namen und Funktion vorstellen
> 3. Kurze Anamnese – Fragen stellen:
>   a) Patientennamen und Geburtsdatum – ID-Armband
>   b) Zuletzt was getrunken/gegessen/geraucht/Alkohol?
>   c) Allergien, Unverträglichkeit Medikamente?
>   d) Implantate, z. B. Zahnprothese oder Hörgerät?
>   e) Schmuck, Piercings?
>   f) Welcher Eingriff? Seite?
>   g) Noch Fragen?
> 4. Alle Tätigkeiten immer vorzeitig dem Patienten anzeigen
> 5. Wärmehaushalt und Intimsphäre des Patienten beachten
> 6. Wird außerhalb des Blickfeldes gearbeitet, dies verbalisieren!
> 7. Patient falls nötig lagern
> 8. Pulsoxymeter anlegen, Blutdruck, ggf. EKG
> 9. Beteiligte informieren über Allergien etc.
> 10. Immer in Kommunikation mit dem Patienten bleiben und Vitalzeichen beachten
> 11. Präoperative Checkliste mit Chirurgen:
>   a) Patientennamen und Geburtsdatum nennen
>   b) Allergien oder sonst spezifische Informationen (z. B. unregelmäßige Vitalzeichen) nennen
>   c) Richtiger Eingriff? Richtiger Patient? Richtige Stelle? Richtiger Zeitpunkt?
>   d) Dauer des Eingriffes?
>   e) Ist Material vorhanden? Funktionieren die Geräte?
>   f) Wird darüber hinaus spezielles Material benötigt?
> 12. Noch Fragen oder Anmerkungen?
> 13. Dokumentation

Die oben aufgeführte Komplexität ist den Experten selbst im wahrsten Sinne des Wortes mitunter gar nicht bewusst – wird aber im Anleitungsprozess notwendig. Auch hierfür kann der Einsatz von Handlungskarten oder grafischen Skizzen beim Trainieren einzelner Schritte oder von sogenannten Briefing-Karten z. B. beim Transparentmachen der notwendigen (affektiven) professionellen Haltung und Einstellung als Teammitglied einer Notfallsituation sinnvoll sein und gleichzeitig wieder als „Trainingsinstrument" in der Praxisanleitung z. B. von SOPs und Algorithmen in der Notfallversorgung genutzt werden.

Literatur

Benner PE (2017) Stufen zur Pflegekompetenz, 3. Aufl. Hogrefe, Bern
Collins A, Brown JS, Newman SE (1988) Cognitive apprenticeship. Thinking: J Philos Child 8(1):2–10
Hermes C (2019) Pflege mit Bauchgefühl. PflegenIntensiv 2:42
Kilian J, Nydahl P, Hermes C, Dubb R, Kaltwasser A, Krotsetis S (2020) Was beeinflusst die Beurteilung der Kreislaufstabilität? Pflegen Intensiv 17(2):49–53
Nydahl P, Hermes C, Dubb R, Kaltwasser A, Krotsetis S (2020) Einschätzung der Kreislaufinstabilität. Pflegen Intensiv 17(1):38–41
Quernheim G (2022) Spielend anleiten und beraten, 5. Aufl. Elsevier, München

Evidence-based Nursing in der Notaufnahme

Susanne Schuster

Inhaltsverzeichnis

19.1 Pflegewissenschaft – alles nur graue Theorie? – 392

19.2 Pflegewissenschaftlicher Stellenwert von Vorbehaltsaufgaben in der Notfallpflege – 393

19.3 Evidence-based Nursing für eine hochwertige Pflegequalität – 394

19.4 EBN – eine Methode, die der Praxis nützt? – 397

19.5 Pflegequalität in Notaufnahmen – abschließende Überlegungen – 398

Literatur – 398

19.1 Pflegewissenschaft – alles nur graue Theorie?

Um die Frage zu klären, was Pflegewissenschaft bedeutet, soll kurz auf das generelle Verständnis von Wissenschaft eingegangen werden. In der Wissenschaft geht es „darum, Wissen über die Welt, das Funktionieren und Zusammenleben der Menschen zu schaffen. Dabei geht man davon aus, dass es allgemeine Regeln, Gesetze, Phänomene und Verhaltensmuster in unserer Welt gibt, [welche es zu ergründen gilt]" (Panfil 2013). Die Wissenschaft erklärt Sachverhalte und hilft gesicherte Positionen zu vertreten, um fundierte Entscheidungen treffen zu können und grenzt sich dadurch von tradiertem Erfahrungswissen ab (Abb. 19.1).

Die Pflegewissenschaft ist eine wissenschaftliche Disziplin und wird von der Robert-Bosch-Stiftung (RBS) als eine Wissenschaft vom Phänomen „Pflege" definiert, welche sich mit der Sammlung, Ordnung, Überprüfung, Generierung und Weitergabe pflegerischen Wissens und den theoretischen Grundlagen von Pflege beschäftigt (RBS 1996). Sie gilt als praxisorientierte Disziplin und verbindet Grundlagenforschung und angewandte Forschung. Folglich ist es Ziel der Pflegewissenschaft, die eigene Disziplin Pflege theoretisch zu untermauern (Grundlagenforschung), aber auch klinisch-praxisrelevante Fragestellungen zu beantworten (angewandte Forschung), um die pflegerische Versorgung stetig zu verbessern (Kirkevold 2002).

> **Pflegewissenschaft**
>
> „…ein Instrument, um die Praxis ‚aus der Entfernung' betrachten zu können und um die täglichen Aktivitäten und Routineabläufe in einem neuen und größeren Zusammenhang zu sehen" (Kirkevold 2002).

In der Agenda Pflegeforschung für Deutschland wird explizit auf die Pflege in akuten Krankheitssituationen verwiesen, denn gerade in diesen Akutphasen werden die Weichen für die weitere Bewältigung der Krankheit gestellt.

> Primäre pflegerische Aufgaben in akuten Krankheitssituationen bestehen darin, die Situation des Patienten und dessen Ressourcen einzuschätzen, schnell zu evidenzbasierten Entscheidungen zu gelangen und diese kompetent umzusetzen, den Patienten zu stabilisieren und ihn aus der Akutphase herauszuführen. Akutpflege erfordert neben einer hohen klinischen Fachkompetenz zugleich das Vermögen, unter hohem Zeit-, Problem- und Entscheidungsdruck handeln zu können, da Entscheidungen rasch und meist in Abwägung widersprüchlicher Ziele gefällt werden müssen. Eine sichere Kompetenz zur Pflegediagnostik ist dabei ebenso gefordert wie eine ausgewiesene Fähigkeit zur Kooperation und Multidisziplinarität, denn Pflegende sind oft das Bindeglied zwischen den beteiligten Gesundheitsprofessionen und müssen die Koordination der Versorgung sicherstellen (Behrens et al. 2012).

Zudem besteht der Auftrag seitens der Pflegewissenschaft, das Feld der Notfallpflege durch Pflegeforschung genauer zu untersuchen, um dieses spezifische pflegerische Setting genauer beschreiben und evidenzbasierte Empfehlungen der pflegerischen Versorgung aussprechen zu können (Behrens et al. 2012). Einen ersten Ansatz hierzu zeigt eine Studie aus 2017, welche versucht, kernpflegerische Aufgaben in der Notaufnahme zu definieren (Dittrich et al. 2017). Auch die von der DGINA (Deutsche Gesellschaft für Interdisziplinäre Notfall- und Akutmedizin e. V.) AG Pflege entwickelte Definition zur Notfallpflege hilft, diesen spezifischen pflegerischen Bereich besser zu fassen (DGINA 2017). Zudem wird u. a. der Notfallpflege durch das interdisziplinär ausgerichtete Projekt GeriQ© erstmals eine Orientierung zur geriatrischen Notfallversorgung gegeben, was langfristig eine definierte Versorgungsqualität sichert (Schuster et al. 2020).

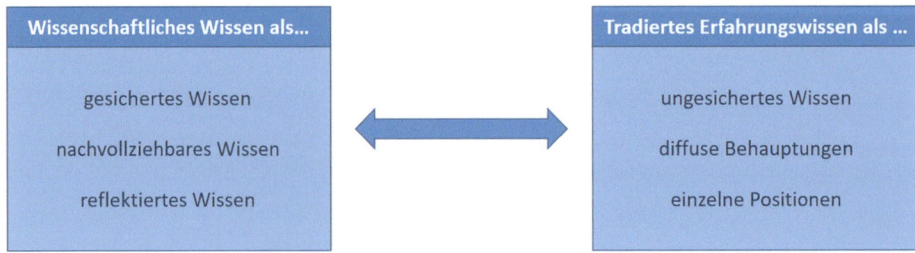

Abb. 19.1 Abgrenzung von wissenschaftlichem Wissen zu tradiertem Erfahrungswissen. (Eigene Darstellung in Anlehnung an Panfil 2013)

19.2 Pflegewissenschaftlicher Stellenwert von Vorbehaltsaufgaben in der Notfallpflege

Das 2020 in Kraft getretene Pflegeberufegesetz (PflBG) beschließt nicht nur eine generalistische Pflegeausbildung und eine neue Berufsbezeichnung (Pflegefachfrau/Pflegefachmann), sondern schafft auch Handlungsspielräume für die Pflege. So werden Tätigkeiten festgeschrieben, die ausschließlich der Pflege vorbehalten sind und ab 2020 nur noch von examinierten Pflegefachkräften übernommen werden dürfen (PflBG 2017).

> **Vorbehaltsaufgaben der Pflege nach §4 des PflBG (2017)**
> - Pflegebedarf erheben und feststellen
> - Organisation, Gestaltung und Steuerung des Pflegeprozesses
> - Analyse, Evaluation, Sicherung und Entwicklung der Qualität der Pflege

> Das Recht zur Ausübung vorbehaltlicher Aufgaben schließt auch die Pflicht hierzu mit ein. Folglich drohen Sanktionen, wenn diese Aufgaben durch Pflegende vernachlässigt werden.

Somit hat diese Gesetzesänderung auch Einfluss auf die pflegerischen Leistungen im Rahmen der Notfallpflege. Den Pflegebedarf zu erkennen, wie es das PflBG fordert, wurde auch als eine der kernpflegerischen Aufgaben von Notfallpflegenden identifiziert (Dittrich et al. 2017).

Um einen Pflegebedarf festzustellen, helfen die ersten Schritte des Pflegeprozesses. So ist es Ziel der ersten beiden Schritte des Pflegeprozesses, dass Pflegende personenbezogene Daten über den Patienten sammeln (Assessment) und die gesammelten Daten analysieren, um eine Pflegediagnose ableiten zu können. Diese ersten beiden Schritte dienen als Grundlage, um gemeinsam mit dem Patienten die Pflege planen zu können. So sollte gemeinsam ein gewünschtes Ergebnis in Bezug auf den festgestellten Pflegebedarf festgelegt und entsprechend diesem gewünschten Ergebnis geeignete pflegerische Maßnahmen ausgewählt und umgesetzt werden. Abschließend sollten die umgesetzten Maßnahmen evaluiert werden, um zu überprüfen, ob Fortschritte in Richtung des gewünschten Ergebnisses gemacht werden konnten (Wilkinson und Georg 2010).

- **Pflegebedarfe in der Notaufnahme identifizieren und darauf reagieren**

Die Umsetzung des Pflegeprozesses erscheint stark theoretisch und nur bedingt auf den Notaufnahmebereich übertragbar. Doch auch Patientinnen und Patienten, welche sich in einer Akutphase aufgrund einer akuten Erkrankung oder aufgrund von Verletzungen befinden, haben neben den medizinisch-ärztlichen Bedarfen zur Diagnostik und Therapie auch Pflegebedarfe, welche es nicht zu vernachlässigen gilt. So bestehen Ängste und Informationsbedarfe oder Unterstützungsbedarfe aufgrund von möglichen Schmerzzuständen, Mobilitäts- oder kognitiven Einschränkungen. Und wie bereits erwähnt, ist es vorbehaltliche (und damit gesetzlich verpflichtende) Aufgabe der Notfallpflegenden, diese Pflegebedarfe in allen pflegerischen Settings, auch im Rahmen der Notfallversorgung, zu erheben und adäquat darauf zu reagieren (PflBG 2017). Aufgrund häufiger Beschränkungen durch zeitlich limitierende Notaufnahmeaufenthalte ist es Notfallpflegenden meist nicht möglich, den vollständigen Pflegeprozess umzusetzen. Sie können jedoch personenbezogene Daten sammeln und erste Pflegebedarfe eruieren. Darauf aufbauend ist es möglich, eine Pflegediagnose abzuleiten und erste pflegerische Maßnahmen gemeinsam mit den Patienten zu planen. Die gewonnenen Erkenntnisse und umgesetzten Maßnahmen sollten dokumentiert und anschließend in geeigneter Weise an die nachversorgenden Abteilungen oder in den häuslichen Bereich weitergegeben werden (Schuster 2019).

- **Pflegequalität sichern und verbessern**

Neben der Feststellung des Pflegebedarfs und Sicherstellung des Pflegeprozesses definiert das PflBG (2017) auch die Analyse, Evaluation, Sicherung und Entwicklung der Pflegequalität als vorbehaltene Aufgabe. Um qualitativ gute pflegerische Leistung anzubieten, unterstützen evidenzbasierte pflegerische Standards, wie die vom Deutschen Netzwerk für Qualitätsentwicklung in der Pflege (DNQP) entwickelten Expertenstandards. Dies sind Instrumente, die entscheidend zur Sicherung und Weiterentwicklung der Pflegequalität beitragen. Die Expertenstandards werden in einem vierstufigen Prozess entwickelt, konsentiert, modellhaft implementiert und aktualisiert (DNQP 2015). Sie geben folglich evidenzbasierte Empfehlungen, wie definierten Pflegephänomen (u. a. Schmerz, Sturz, Immobilität, Inkontinenz, chronischen Wunden, Ernährungsmanagement, kognitiven Einschränkungen) begegnet werden sollte.

Die Expertenstandards unterstützen in einzelnen pflegerischen Bereichen und geben Empfehlungen; sie decken jedoch nicht alle Pflegesituationen ab. Entsprechend stellt sich die Frage, wie eine Pflegequalität adäquat überprüft, gesichert und weiterentwickelt werden kann.

19.3 Evidence-based Nursing für eine hochwertige Pflegequalität

Um pflegerische Leistungen überprüfen, weiterentwickeln und entsprechend die Pflegequalität sichern zu können, bedarf es einer wissenschaftlichen Fundierung der Pflegepraxis (Schlömer 2000). Diese wissenschaftliche Fundierung ist auch im Hinblick auf die Verantwortung, welche Pflegende gegenüber ihren Patientinnen und Patienten tragen, von höchster Relevanz. „Schließlich ist es wichtig zu wissen, was man tut und warum man etwas tut!" (Glaser 2010).

Pflegerisches Handeln und entsprechende Maßnahmen basieren häufig auf traditionellem Erfahrungswissen und nicht auf evidenzbasierten Erkenntnissen. So orientiert sich zu großen Teilen die Pflegepraxis an den Erfahrungen der Pflegenden, welche nur zu einem geringen oder gar keinem Teil die Ergebnisse aus der Pflegeforschung nutzen (Behrens und Langer 2010). Eine Untersuchung konnte zeigen, dass die Einstellungen der Pflegenden gegenüber Pflegewissenschaft und Pflegeforschung ausschlaggebend dafür sind, ob Forschungswissen Einzug in die pflegerische Praxis hält (Wiedermann et al. 2019).

Eine Methode zur Qualitätssicherung pflegerischer Leistungen ist Evidence-based Nursing (EBN). Wortwörtlich übersetzt bedeutet dies eine auf Beweisen beruhende Pflege. Ziel von EBN ist es, eine Grundlage zu schaffen, um Patientinnen und Patienten die beste und wirksamste Pflege zukommen zu lassen (Glaser 2010). Das Konzept EBN entstand in den 1990er Jahren im angloamerikanischen Bereich als Gegenstück zur Evidence-based Medicine. Die Pflege erweiterte das Konzept dahingehend, dass bei fundierten evidenzbasierten pflegerischen Entscheidungen neben wissenschaftlichen Belegen ebenso Patientenpräferenzen und die Erfahrungen der Pflegenden einbezogen werden müssen (Schneeweiss 2008).

> **Evidence-based Nursing**
> „Evidence-based Nursing ist die Nutzung der derzeit besten wissenschaftlich belegten Erfahrungen Dritter im individuellen Arbeitsbündnis zwischen einzigartig Pflegebedürftigen und professionell Pflegenden" (Behrens und Langer 2006).

Die Methode EBN ermöglicht es, wissenschaftliche Erkenntnisse mit der Alltagspraxis zu verknüpfen und somit pflegerische Entscheidungen bzw. Handlungen zu fundieren (Behrens und Langer 2010). Im Hinblick auf die Beziehungsebene zwischen Patient und Pflegeperson muss eine Entscheidungsfindung für pflegerische Handlungen im Rahmen der EBN-Methode unter mehreren Perspektiven getroffen werden (Glaser 2010).

> **Die vier Perspektiven nach der EBN Methode (Behrens und Langer 2010)**
> 1. Wissenschaftliches Wissen – aus der Pflegeforschung und anderen Bereichen gewonnenes wissenschaftliches Wissen
> 2. Expertise der Pflegenden – Erfahrungswissen der Pflegenden mit der Fähigkeit, einen Pflegeprozess zu initiieren
> 3. Patientenpräferenzen – Wünsche, Bedürfnisse und Erwartungen der Patientinnen und Patienten
> 4. Umgebungsbedingungen – externe Anreize (beispielsweise Materialien, Vergütung) und der vorherrschende Kontext (beispielsweise Gesetze)

Die EBN-Methode bietet zudem ein systematisches Vorgehen und kann als Handlungsanweisung verstanden werden (Hanns und Langer 2003). Das Vorgehen zur Lösung pflegerischer Probleme anhand der zuvor beschriebenen Perspektiven gliedert sich sechs Schritte. Zur Anwendung dieser Schritte sind unterschiedliche Fähigkeiten notwendig, welche erst erlernt werden müssen, bevor EBN praktikabel angewendet werden kann (Glaser 2010). Je nach Abhängigkeit der Komplexität der Fragestellung wie auch nach Verfügbarkeit von geeignetem Forschungswissen kann eine Bearbeitung nach der EBN-Methode ein paar Stunden bis hin zu Monaten andauern (Behrens und Langer 2006). ◘ Abb. 19.2 veranschaulicht die EBN-Methode mit deren sechs Schritten und den zugehörigen gestrichelt dargestellten Prozessevaluationen.

- **1. Auftragsklärung**

Der erste Schritt der EBN-Methode, die Auftragsklärung, gilt als Ausgangspunkt für die Bearbeitung einer pflegerischen Fragestellung (Behrens und Langer 2010). Diese Fragestellung kann aus allen genannten vier Perspektiven generiert werden (Smoliner 2008). So kann sich aufgrund neuer Forschungserkenntnisse, konkreter Fragen von Pflegenden bzw. Patienten oder vorliegender interner Daten (beispielsweise aus Statistiken oder Beschwerden) eine Problemstellung ergeben. Eine anschließende Abgrenzung des pflegerischen Zuständigkeitsbereiches ist von grundlegender Bedeutung für die weiteren Schritte der EBN-Methode, insbeson-

Evidence-based Nursing in der Notaufnahme

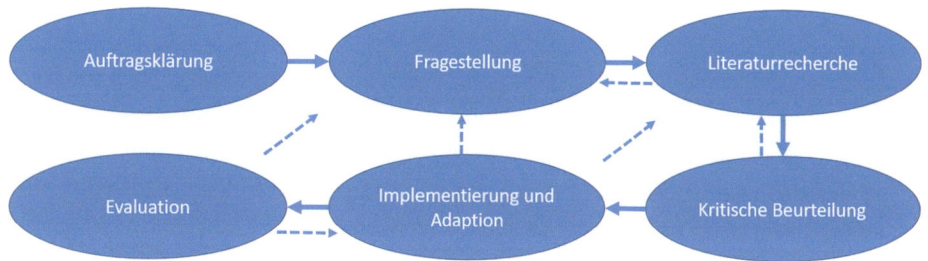

Abb. 19.2 Die sechs Schritte der EBN-Methode. (Eigene Darstellung in Anlehnung an Behrens und Langer 2006)

dere bei einer angedachten Implementierung von Erkenntnissen in die Praxis (Behrens und Langer 2010). *Hier sollte sich die Frage gestellt werden, ob es sich bei dem Auftrag um einen pflegerischen Sachverhalt handelt.* Dieses Reflektieren und Hinterfragen des pflegerischen Auftrags ist notwendig, da Pflege im interdisziplinären Team arbeitet und sich primär auf jene Bereiche fokussieren sollte, bei welchen pflegerische Handlungsautonomie besteht. So können interessierende und bedeutende Fragestellungen aus der pflegerischen Praxis mithilfe der EBN-Methode bewältigt werden (Behrens und Langer 2006). Hier bietet es sich an, sich auf jene pflegerischen Problemstellungen zu konzentrieren, welche entweder gehäuft auftreten oder von hoher Relevanz (z. B. aufgrund schwerwiegender Folgen) für die Versorgung sind (Sackett et al. 2000).

▶ **Beispiel**

Nach immer wieder vorliegenden Beschwerden seitens Angehöriger möchte Ihre Abteilung klären, ob es förderlich oder hinderlich ist, Angehörige von älteren Notfallpatienten in die pflegerische Betreuung/Versorgung während des Notaufnahmeaufenthaltes einzubeziehen. Hierbei handelt es sich um eine pflegerische Problemstellung, da neben den Patientinnen und Patienten deren Angehörige eine wichtige Zielgruppe darstellen. Auch die Definition Notfallpflege sagt aus: „Neben der Anleitung und Beratung von Notfallpatienten begleitet die Notfallpflegekraft auch die An- und Zugehörigen situationsgerecht und integriert sie in den Versorgungsprozess" (DGINA 2017). Die pflegerelevante Frage nach dem Einbezug Angehöriger kann sich jedoch nur auf jene Situationen beziehen, in welchen pflegerische Leistungen erbracht werden bzw. auf Wartezeiten, in welchen die Notfallpflegende die Verantwortung für den Patienten trägt. Nachdem sich die Frage nach dem Einbezug von Angehörigen gehäuft stellt und eine eventuelle Veränderung der pflegerischen Praxis – also ein künftiger Einbezug von Angehörigen – angedacht ist, bietet es sich hierzu an, im Sinne der EBN-Methode die gegenwärtig besten wissenschaftlichen Belege zu recherchieren und eine Veränderung der Praxis aus den vier Perspektiven zu beleuchten. ◀

2. Fragestellung

Das Aufstellen einer beantwortbaren Fragestellung ist nötig, um das eigentliche Interesse der Untersuchung nicht zu verfehlen (Hanns und Langer 2003, S. 5). Das PIKE-Schema bietet bei klinischen Fragestellungen eine Option, die Forschungsfrage klar zu formulieren und die anschließende Literaturrecherche zu erleichtern. Das Schema beschreibt den betreffenden **P**flegebedürftigen in seiner Umgebung (Setting), die entsprechende **I**ntervention sowie die Vergleichs- bzw. **K**ontrollintervention und das interessierende **E**rgebnismaß (Behrens und Langer 2010). Durch die Nutzung des PIKE-Schemas wird die Fragestellung in zentrale Schlüsselbegriffe operationalisiert.

▶ **Beispiel**

Bei der betreffenden Problemstellung könnte die Fragestellung wie folgt lauten: Welche Vor- und Nachteile bringt der Einbezug von Angehörigen in die pflegerische Versorgung bzw. im Rahmen von Wartezeiten in einer Notaufnahme mit sich? Nachdem es sich hierbei nicht um keine klinische Fragestellung handelt, bietet es sich nicht an, das PIKE-Schema zu verwenden. ◀

3. Literaturrecherche

Auf Basis der Fragestellung sollte eine systematische Recherche durchgeführt werden, welche effektive Suchstrategien benötigt (Behrens und Langer 2010). Das Ziel besteht darin, Forschungsarbeiten zu identifizieren, welche die formulierte Fragestellung beantworten (Hanns und Langer 2003). Im Rahmen der Literaturrecherche kann grundsätzlich auf alle Quellen der Literatur und Forschung zurückgegriffen werden. Besonderes Augenmerk sollte jedoch aufgrund der Zugänglichkeit und Aktualität auf einschlägige Datenbanken, wie Medline, Cochrane, CINAHL sowie auf (pflege)wissenschaftliche Fachzeitschriften, wie *PFLEGE, Pflegewissenschaft* u. a., gelegt werden. Zu bedenken gilt dabei, dass ein Volltexterwerb mit Kosten verbunden sein kann. Auch die Nutzung der angesprochenen Datenbanken und Fachzeitschriften ist gebühren- bzw. lizenzpflichtig.

> **Beispiel**
>
> Zu der aufgeworfenen Fragestellung wird mittels Datenbankrecherche in den Datenbanken Medline, Cochrane und CINAHL sowie mittels Handrecherche in der Fachzeitschrift *Notfall- und Rettungsmedizin* recherchiert, da diese als geeignet erscheint und in den gewählten Datenbanken nicht gelistet ist. Sowohl die international vorliegende Guideline (ACEP, SAEM, AGS, ENA 2013), die Geriatric Emergency Department Guideline, als auch nationale Empfehlungen (Schuster et al. 2020) sprechen sich aufgrund von Literaturbelegen für einen Angehörigeneinbezug im Rahmen der Notfallversorgung aus. ◀

> Für die Umsetzung einer wissenschaftlichen Literaturrecherche bedarf es Grundlagenkenntnisse und Fertigkeiten des wissenschaftlichen Arbeitens.

4. Kritische Beurteilung

Eine Auswahl der Literatur erfolgt durch die Überprüfung der Qualitätskriterien Glaubwürdigkeit, Aussagekraft und Anwendbarkeit. Dieser Schritt ist von zentraler Bedeutung für die EBN-Methode, denn eine vermeintlich evidenzbasierte Empfehlung sollte nicht auf Grundlage von Studien mit starken Mängeln oder Fehlern beruhen (Behrens und Langer 2006). Die Beurteilung sollte anhand von Bewertungskriterien durchgeführt werden (Behrens und Langer 2010). Neben der methodischen Beurteilung muss ebenso die Anwendbarkeit in der Praxis geprüft werden (Hanns und Langer 2003). Randomisiert-kontrollierte Studien werden als Goldstandard im Gesundheitssystem angesehen (Rycroft-Malone et al. 2004). Spezifischer sind jedoch systematische Übersichtsarbeiten und Metaanalysen, da diese den Effekt von Interventionen stärker verdeutlichen (Rycroft-Malone et al. 2004). Aufgrund der höheren Aussagekraft werden quantitative Untersuchungen in der Gesundheitsforschung höher geschätzt als qualitative. Da es unterschiedliche Studientypen gibt, haben sich Beurteilungsbögen, abgestimmt auf den jeweiligen Studientyp, als nützliches Instrument erwiesen (GCEBN o. J., JBI 2020).

> **Beispiel**
>
> Je nach identifizierter Literatur, in diesem Fall Guidelines/Leitlinienempfehlungen, werden passende Bewertungskriterien gewählt und angewendet, um sich nur auf Literatur mit guter bis sehr guter Evidenzstärke zu beziehen. Beide recherchierten Quellen erfüllen fast vollständig die Bewertungskriterien nach Behrens und Langer zur kritischen Beurteilung von Standards und Leitlinien (GCEBN o. J.) und werden insgesamt mit einer Benotung von 1–2 auf der Glaubwürdigkeitsskala bewertet. Entsprechend werden diese beiden Empfehlungen weiter verwendet und ein Angehörigeneinbezug empfohlen. ◀

> Für die Bewertung sind wissenschaftliche Grundlagen zur angewandten Forschung und Statistik notwendig.

5. Implementierung und Adaption

In diesem Schritt soll das zugrunde gelegte Problem gelöst bzw. die gefundenen wissenschaftlichen Erkenntnisse und Belege in die Praxis überführt werden (Behrens und Langer 2006). Die Implementierung kann sich hierbei sehr vielschichtig gestalten. So bietet sich häufig die Entwicklung eines Pflegestandards als ein wichtiges Instrument der Pflegepraxis an (Behrens und Langer 2010). Die Erkenntnisse können aber auch eine einfache Änderung einer pflegerischen Maßnahme oder die Umstellung der kompletten Organisation zur Folge haben. Ziel soll es sein, die Qualität der pflegerischen Versorgung zu verbessern. Wichtig bei der Veränderung der Praxis ist die stetige Integration des Patienten in diesen Prozess. So ist ein alleiniges Übertragen der wissenschaftlichen Erkenntnisse nicht zielführend. Hierbei sollten alle EBN-Perspektiven bedacht werden. So sollten die wissenschaftlichen Erkenntnisse auf die Wünsche und Bedürfnisse der Patienten, die Erfahrungen der Pflegenden und die vorliegenden Rahmenbedingungen – immer bezogen auf die konkrete Problemstellung – übertragen werden (Somliner 2014).

> **Beispiel**
>
> Der empfohlene Angehörigeneinbezug, gestützt auf qualitativ gut bis sehr gut bewertete wissenschaftliche Erkenntnisse, könnte in einer der nächsten Teambesprechungen vorgestellt und diskutiert werden. So können Erfahrungen der ärztlichen oder pflegerischen Kollegen oder hemmende Rahmenbedingungen die Entscheidung beeinflussen, ob künftig Angehörige in pflegerische Maßnahmen oder im Rahmen von Wartezeiten einbezogen werden. Zudem sollten immer Patientenpräferenzen berücksichtigt werden. Wenn hier beispielsweise der explizite Wunsch eines Nicht-Einbeziehens der Angehörigen geäußert wird, sollte dies berücksichtigt werden. ◀

6. Evaluation

In diesem Schritt wird überprüft, ob die Umsetzung der Ergebnisse zum Erfolg geführt hat (Hanns und Langer 2003). Zur Evaluation können Methoden der Struktur-, Prozess- und Ergebnisevaluation eingesetzt werden (Hanns und Langer 2003). Es muss überprüft werden, ob mit der vorgegebenen Struktur und dem vorgegebenen Prozess das gewünschte Ergebnis erzielt werden konnte bzw. warum dies nicht erzielt wurde (Behrens und Langer 2006).

> **Beispiel**
>
> Wäre es der Fall, dass auf Grundlage der vorherigen Schritte die pflegerische Praxis in der Notaufnahme angepasst wird

und künftig Angehörige gezielt integriert werden, so könnte evaluiert werden, was sich dadurch verändert hat. Als ein Beispiel könnte überprüft werden, ob es weniger Beschwerden seitens der Angehörigen gibt. Auch eine Befragung unter den Notfallpflegenden nach einer gewissen Implementierungszeit könnte Aufschluss darüber geben, ob die Integration der Angehörigen in der eigenen Notaufnahme als förderlich oder hinderlich erlebt wurde. Eine weitere Option wäre es, die Patientenperspektive zu evaluieren. Hier könnte (falls vorhanden) die regelmäßig stattfindende Patientenbefragung der Klinik angepasst werden, indem Fragen zum Notaufnahmeaufenthalt und zur Zufriedenheit mit der Möglichkeit des Angehörigeneinbezugs ergänzt werden. Gibt es weiterhin Beschwerden und beschreiben sowohl Pflegende als auch Patienten und deren Angehörige keine positiven Veränderungen, sollte die Veränderung der Praxis neu hinterfragt werden. ◄

19.4 EBN – eine Methode, die der Praxis nützt?

„Die Anwendung Evidenz-basierter Pflege im jeweiligen Arbeitsfeld der Pflege ist der Prozess lebenslangen Lernens von Pflegenden. Durch die systematische Suche nach Antworten auf pflegerische Probleme unterzieht sich pflegerisches Handeln auf diese Weise einer ständigen Evaluation" (Schlömer 2000). Im Hinblick auf diese Tatsache hilft die EBN-Methode, um der Forderung nach Analyse, Evaluation, Sicherung und Entwicklung der Qualität der Pflege als Vorbehaltsaufgabe der Pflege (PflBG 2017) gerecht zu werden (▶ Abschn. 19.2).

Diese Methode bietet den Pflegenden die Möglichkeit, ihr tägliches Handeln auf fundierte Beweise und Belege und nicht nur auf tradiertes Erfahrungswissen zu stützen (Glaser 2010). Die Praxis zeigt jedoch, dass sich Pflegende weiterhin schwer mit der Integration von wissenschaftlichen Erkenntnissen in den täglichen Alltag tun (Brandenburg 2005; Wilkinson und Georg 2010; Meyer et al. 2013). Die Methode EBN kann hier als Brücke zwischen Theorie und Praxis fungieren (Thiel et al. 2001).

„Die Adaption des EBN-Konzepts in den Praxisalltag ist nicht unbedingt einfach und erfordert intensive Schulung sowie Unterstützung der Pflegenden durch strukturelle Rahmenbedingungen" (Glaser 2010). Ob die EBN-Methode über die Pflegeausbildung, eine Fachweiterbildung oder auf akademischem Niveau gelehrt werden sollte, hierzu gehen die Meinungen auseinander. Klar ist: es braucht wissenschaftliche Kompetenzen zur Bearbeitung von pflegerischen Fragestellungen, „d. h. Wissen darüber, wie [Pflegende] wissenschaftliche Texte (Studien) finden, verstehen und bewerten, zum einen und zum anderen, wie sie Probleme abstrakt und losgelöst bearbeiten können" (Glaser 2010).

> **Beschriebene Faktoren, welche die Umsetzung von EBN in der Praxis be- bzw. verhindern (Meyer et al. 2013; Ollenschläger 2007; Panfil 2005; DiCenso et al. 1998)**
> - Personelle, finanzielle sowie zeitliche Ressourcenknappheit
> - Begrenzte Rahmenbedingungen am Arbeitsplatz, um Zugang zu wissenschaftlichen Wissensquellen zu erlangen
> - Sprachliche Barrieren, um englische Literatur verstehen zu können
> - Fehlende EBN-Kompetenzen unter den Pflegenden
> - Begrenzte bzw. nicht vorhandene Handlungsspielräume, welche die Umsetzung von EBN nicht unterstützen bzw. fördern
> - Fehlende akademische Pflegeexperten in der Praxis, welche eine EBN-Kultur verantworten und in die Praxis transferieren können

Neben diesen Hindernissen sind es jedoch gerade Widerstände aus der eigenen Berufsgruppe der Pflege heraus, welche verhindern, dass eine evidenzbasierte Pflegepraxis Realität werden kann. So trifft diese Vorgehens- und Denkweise bei vielen Pflegenden auf ein althergebrachtes Berufsverständnis, welches auf Tradition und Intuition beruht (Brinker-Meyendriesch 2003). Nach Büssing und Kollegen (2000) besteht unter Pflegenden häufig die Vorstellung, dass „Pflegen ein Handwerk und Denken keine Arbeit sei" (Glaser 2010). Diese Vorstellung steht jedoch gerade dem Ansatz gegenüber, welcher Denken, Hinterfragen und Belegen als Voraussetzungen für ein qualitativ gutes Handeln ansieht.

> Gerade im Bereich der klinischen Notfallversorgung, welcher stark an den Prozessen der medizinischen Diagnostik und Therapie orientiert ist, stellt sich die Frage, welche Position und damit welchen Stellenwert die Notfallpflege einnehmen möchte: eine eigenverantwortliche und selbstbestimmte Profession im Interesse der pflegerischen Belange der Notfallpatienten (Dittrich et al. 2017)?! EBN bietet die Chance, den Blick auf pflegerische Fragestellungen zu lenken mit dem Ziel einer qualitativ guten (evidenzbasierten) pflegerischen Versorgung mit stetiger Weiterentwicklung des eigenen pflegerischen Handlungsfeldes.

19.5 Pflegequalität in Notaufnahmen – abschließende Überlegungen

Zu klären gilt die Frage, wie Notaufnahmen den künftigen Vorbehaltsaufgaben (PflBG 2017) – der Pflegebedarfseinschätzung, der Pflegeprozesssteuerung und der Pflegequalitätssicherung/-weiterentwicklung – gerecht werden können. Pflegebedarfseinschätzung und Pflegediagnostik sind Begrifflichkeiten, welche nicht zwingend mit Notfallpflege in Verbindung gebracht werden. Sie gelten jedoch als kernpflegerische Aufgaben von Notfallpflegenden (DGINA 2017; Dittrich et al. 2017) und werden künftig auch für Notfallpflegende verpflichtend. Genau wie eine stetige Analyse, Evaluation, Sicherung und Entwicklung der Pflegequalität (PflBG 2017).

Fehlendes pflegewissenschaftliches Wissen und Kompetenzen der Notfallpflegenden wie auch Unwissen und Widerstände hinsichtlich pflegewissenschaftlicher Belange seitens Entscheidungsträgern und der eigenen Berufsgruppe erschweren weiterhin die Entwicklungen.

Durch die Fachweiterbildung Notfallpflege und das darin enthaltene Basismodul „Theoriegeleitet Denken" ist ein entscheidender Schritt in Richtung einer pflegewissenschaftlichen Fundierung notfallpflegerischen Handelns zu verzeichnen (DKG 2018). Zu hinterfragen gilt jedoch der geringe Umfang von 32 h im Gegensatz zu einer Gesamtweiterbildungsstundenanzahl von 720 h, was weniger als 5 % der theoretischen Weiterbildungszeit ausmacht. Ob über diesen Umfang ausreichende wissenschaftliche Kompetenzen und Fertigkeiten erlangt werden, um die Methode EBN adäquat anwenden zu können, ist fraglich.

Nicht zu vernachlässigen ist die stetig (wenn auch langsam) wachsende Anzahl an Pflegenden mit einem pflegewissenschaftlichen Abschluss. Auch das PflBG hat eine grundständige akademische Pflegeausbildung gesetzlich verankert, indem neben der berufsschulischen Pflegeausbildung auch eine grundständige pflegerische Ausbildung an einer Hochschule absolviert werden kann (PflBG 2017). Durch die Integration von Pflegenden mit einer akademischen Ausbildung in die pflegerische Betreuung und Versorgung wird es möglich, pflegewissenschaftliche Konzepte und Methoden, wie EBN oder Pflegeprozesssteuerung, in die pflegerische Praxis zu überführen und dauerhaft zu begleiten.

Es bedarf jedoch auch entscheidender Rahmenbedingungen. So sollte es abgestufte Kompetenzprofile zwischen Pflegehelfern, dreijährig ausgebildeten Pflegenden, fachweitergebildeten Notfallpflegenden und Pflegenden bzw. Notfallpflegenden mit einem akademischen Abschluss geben. Dies hat mittlerweile auch die Bundesregierung erkannt und sich zum Ziel gesetzt, dass „die Kompetenzen der Pflegefachpersonen auf der Grundlage der im Pflegeberufegesetz definierten Vorbehaltstätigkeiten genutzt werden" (BMG 2019).

Literatur

ACEP, SAEM, AGS, ENA (2013) Geriatric emergency department guidelines. Von ▶ http://www.acep.org/geriEDguidelines/ abgerufen am 13.11.2021

Behrens J, Langer G (2006) Evidence based Nursing and Caring: Vertrauensbildende Entzauberung der Wissenschaft. Huber, Bern

Behrens J, Langer G (2010) Evidence-based Nursing and Caring. Methoden und Ethik der Pflegepraxis und Versorgungsforschung. Huber, Bern

Behrens J, Görres S, Schaeffer D, Bartholomeyczik S, Stemmer R (2012) Agenda Pflegeforschung für Deutschland. Eigenverlag, Halle

BMG (2019) Konzertierte Aktion Pflege. Von ▶ https://www.bundesgesundheitsministerium.de/konzertierte-aktion-pflege.html abgerufen am 13.11.2021

Brandenburg H (2005) Wie gelangt neues Wissen in die Praxis der Pflege. PrinterNet.info 7(9):464–471

Brinker-Meyendriesch E (2003) Evidenzbasierung: Wissen, Handeln und Lernen in der Pflege. Pflege 16(4):230–235

Büssing A, Bissels T, Herbig B, Kruesken J (2000) Formen von Arbeitszufriedenheit im Experiment: Differentielle Auswirkungen auf die Beziehung von Wissen und Handeln. Z Arbeits Organisationspsychologie 44(1):27–37

DGINA AP (2017) Definition Notfallpflege. Von ▶ https://www.dgina.de/news/definition-notfallpflege_51 abgerufen am 13.11.2021

DiCenso A, Cullum N, Ciliska D (1998) Implementing evidence-based nursing: some misconceptions. Evid-Based Nurs 1(2):38–40

Dittrich M, Giersig B, Rothfuß T, Stadelmeyer U, Schuster S (2017) Notfallpflege – welche kern-/primärpflegerischen Aufgaben gibt es in der Notaufnahme? Pflegewissenschaft 11(12):517–527

DKG (2018) Aus- und Weiterbildung von Pflegeberufen: Notfallpflege. Von ▶ https://www.dkgev.de/themen/personal-weiterbildung/aus-und-weiterbildung-von-pflegeberufen/notfallpflege/ abgerufen am 13.11.2021

DNQP (2015) Methodisches Vorgehen zur Entwicklung, Einführung und Aktualisierung von Expertenstandards in der Pflege und zur Entwicklung von Indikatoren zur Pflegequalität auf Basis von Expertenstandards

GCEBN GC-B (o. J.) Von ▶ http://www.medizin.uni-halle.de/index.php%3Fid%3D572 abgerufen am 13.11.2021

Glaser S (2010) Evidence-based Nursing. Nur eine idealistische Idee oder eine Methode die der Pflege nützt? GRIN, Norderstedt

Hanns S, Langer G (2003) Evidence-based Nursing. Hallesche Beiträge zu den Gesundheits-und Pflegewissenschaften, 2(1):1–11.

JBI (2020) Critical Appraisal Tools ▶ Von https://jbi.global/critical-appraisal-tools abgerufen am 13.11.2021 (2020).

Kirkevold M (2002) Pflegewissenschaft als Praxisdisziplin. Huber, Bern

Meyer G, Balzer K, Köpke S (2013) Evidenzbasierte Pflegepraxis-Diskussionsbeitrag zum Status quo. Z Evidenz Fortbild Qualität Gesundheitswesen 107(1):30–35

Ollenschläger G (2007) Institutionalisierung der Qualitätsentwicklung in der Pflege. Gutachten für die Bundeskonferenz zur Qualitätssicherung im Gesundheits-und Pflegewesen eV. BUKO-QS, Köln

Panfil EM (2005) Evidence-based Nursing: Definition, Methoden, Umsetzung. PRInterNet 9(5):70–76

Panfil EM (2013) Wissenschaftliches Arbeiten in der Pflege. Lehr- und Arbeitsbuch für Pflegende. Huber, Bern

PflBG (2017) Pflegeberufsgesetzes: Gesetz über die Pflegeberufe. BGBl. I S. 2581

RBS B (1996) Pflegewissenschaft: Grundlegung für Lehre, Forschung und Praxis. Bleicher, Gerlingen

Rycroft-Malone J, Seers K, Titchen A, Harvery G, Kitson A, McCormack B (2004) What counts as evidence in evidence-based practise? J Adv Nurs 47:81–90

Sackett DL, Straus SE, Richardson WS, Rosenberg W, Haynes RB (2000) Evidence-based medicine: how to practice and teach EBM. Churchill Livingstone, London

Schlömer G (2000) Evidence-based Nursing. Pflege 13–1:47–52

Schneeweiss S (2008) EBN – Evidence-based Nursing: Einführung. In: Schneider H (Hrsg) EBN – Evidence-based Nursing. Facultas, Wien, S 9–24

Schuster S (2019) Schnittstelle zwischen Primär- und Notfallversorgung. Wie gezielte Informationen die Patientensicherheit von geriatrischen Notfallpatienten verbessern. Geriatrie-Report. Forsch Prax Alltagsmedizin 14(1):32–35

Schuster S. Singler K, Lim S, Machner M, Döbler K, Dormann H (2020). Quality indicators for a geriatric emergency care (GeriQ-ED)–an evidence-based delphi consensus approach to improve the care of geriatric patients in the emergency department. Scandinavian journal of trauma, resuscitation and emergency medicine, 28(1):1–7

Smoliner A (2008) EBN–Voraussetzung für die Implementierung in eine Organisation und erste Praxiserfahrungen. In: Schneider H (Hrsg) EBN -Evidence-based Nursing. Facultas, Wien, S 33–45

Somliner A (2014) Konzeptbeschreibung Evidence-based Nursing (EBN). Von ▶ https://www.google.de/search?source=hp&ei=b-blKXeXJI8OlwQLLjYzwDA&q=ebn+rudolfinr+haus&oq=ebn+rudolfinr+haus&gs_l=psy-ab.3..0i13i30.1469.4480..4624...0.0..0.113.1188.18j1......0....1..gws-wiz.....0..35i39j0i131j0j0i20i263j0i-10j0i19j0i10i19j0i22i30i19j0i22i abgerufen 13.11.2021

Thiel V, Steger KU, Josten C, Schemmer E (2001) Evidence-based Nursing-missing link zwischen Forschung und Praxis. Pflege 14(4):267–276

Wiedermann F, Schnittger T, Gockel J, Heckroth A, Mertens A, Overberg J, Röbken H, Kadmon M (2019) Evidence-based Practice in Krankenhäusern im Nordwesten Deutschlands. Status quo und Einfluss soziodemografischer Merkmale von Pflegenden auf Kenntnisse und Anwendung von EBP sowie Einstellungen gegenüber EBP. Pflegewissenschaft 3(4):153–163

Wilkinson JM, Georg J (2010) Das Pflegeprozess-Lehrbuch. Huber, Bern

Krankenhausalarm- und Einsatzplan

Lutz Eickholz

Inhaltsverzeichnis

20.1 Die Klinik als kritische Infrastruktur – 402

20.2 Warum vorbereiten? – 402

20.3 Krankenhausalarm- und Einsatzplan – 403

20.4 Verlust von Infrastruktur – 403

20.5 Krankenhausalarmierung – 404

20.6 Die Klinik in der Lage – 404

20.7 MANV – 405
20.7.1 Massenanfall von Verletzten – 405
20.7.2 Massenanfall von Erkrankten – 405
20.7.3 Massenanfall von Betroffenen – 406

20.8 Overcrowding in der Notfallambulanz – 406

20.9 CBRN – 406

20.10 Terroranschlag – 407

20.11 Ausfall der Notfallambulanz – 407

20.12 Die Rolle der Notfallpflege – 407

20.13 Innerklinische Patientenablage – 408

Literatur – 409

© Springer-Verlag GmbH Deutschland, ein Teil von Springer Nature 2022
M. Dietz-Wittstock et al. (Hrsg.), *Notfallpflege - Fachweiterbildung und Praxis*,
https://doi.org/10.1007/978-3-662-63461-5_20

20.1 Die Klinik als kritische Infrastruktur

> **Kritische Infrastruktur**
>
> „Kritische Infrastrukturen (KRITIS) sind Organisationen und Einrichtungen mit wichtiger Bedeutung für das staatliche Gemeinwesen, bei deren Ausfall oder Beeinträchtigung nachhaltig wirkende Versorgungsengpässe, erhebliche Störungen der öffentlichen Sicherheit oder andere dramatische Folgen eintreten würden" (UP KRITIS 2014).

Der Arbeitskreis KRITIS hat neun Sektoren der Kritischen Infrastruktur definiert:

> **Sektoren der Kritischen Infrastruktur (UP KRITIS 2014)**
> - Staat und Verwaltung
> - Energie
> - Gesundheit
> - Informationstechnik und Telekommunikation
> - Transport und Verkehr
> - Medien und Kultur
> - Wasser
> - Finanz- und Versicherungswesen
> - Ernährung

Krankenhäuser sind größtenteils dem Sektor „Gesundheit" zuzuordnen. Allerdings gibt es gerade in der Notfallambulanz eine besonders große Schnittmenge mit dem Sektor „Staat und Verwaltung", da dort das Notfall- und Rettungswesen eingruppiert ist. Grundsätzlich gibt es Berührungspunkte unter nahezu allen Sektoren. Dies bedeutet, dass eine Beeinträchtigung oder das Versagen eines Sektors eine erhebliche Auswirkung auf alle anderen hat (vgl. Helm, Wolff 2018). Gerade Krankenhäuser sind sehr verwundbare und abhängige Strukturen. Sie müssen sich mit Alarm- und Einsatzplänen auf diverse Einsatzlagen vorbereiten, um diese beherrschen zu können. Dies können Störfälle, Unfälle oder Brände innerhalb des Krankenhauses sein, aber auch externe Lagen. Externe sowie interne Auslöser weisen folgende Merkmale auf, welche Patienten und Mitarbeitende gefährden können:
- Die innerklinische Infrastruktur ist gefährdet
- Die Kernaufgabe der Klinik oder einzelner Abteilungen ist nicht mehr zu erfüllen
- Versagen des Standardprozederes
- Die Kapazitäten werden überschritten

20.2 Warum vorbereiten?

Neben der moralischen Verpflichtung, hilfsbedürftigen Menschen in Notlagen zu helfen und die bereits im Haus befindlichen Patienten nicht zu gefährden, gibt es eine ganze Reihe an Bundesgesetzen und Landesgesetzen, die eine Klinik mehr oder weniger direkt dazu verpflichten, einen funktionierenden Krankenhausalarm- und Einsatzplan (KAEP) vorzuhalten und entsprechend zu agieren.

Hier sollen nur exemplarisch einige genannt sein:
- **Krankenhausgesetz des Landes Nordrhein-Westfalen:** „Das Krankenhaus ist verpflichtet, an der Bewältigung von Großschadensereignissen mitzuwirken. Es stellt Einsatz- und Alarmpläne auf und stimmt sie mit der zuständigen Behörde ab" (KHG NRW § 11, 2. Absatz).
- **Krankenhausgesetz des Landes Hessen:** „Die Krankenhäuser sind verpflichtet, zur Mitwirkung im Brand- und Katastrophenschutz Alarm- und Einsatzpläne aufzustellen und diese mit den für den Brand- und Katastrophenschutz sowie den für den Infektionsschutz zuständigen Stellen abzustimmen sowie gemeinsame Übungen durchzuführen. Benachbarte Krankenhäuser haben ihre Alarm- und Einsatzpläne aufeinander abzustimmen und sich gegenseitig zu unterstützen" (HKHG 2011 § 9, 2. Absatz).
- **Bayerisches Katastrophenschutzgesetz:** „Träger von Krankenhäusern im Sinn von § 108 Nrn. 1 und 2 des Sozialgesetzbuchs, Fünftes Buch, die zur Bewältigung eines Massenanfalls von Verletzten geeignet sind, haben Alarm- und Einsatzpläne, die insbesondere organisatorische Maßnahmen zur Ausweitung der Aufnahme- und Behandlungskapazität vorsehen, aufzustellen und fortzuschreiben. Die Pläne sind mit der Katastrophenschutzbehörde und den Trägern benachbarter Krankenhäuser abzustimmen; sie sind diesen und der Integrierten Leitstelle zur Verfügung zu stellen. Die Katastrophenschutzbehörde kann von der Verpflichtung nach Satz 1 Ausnahmen zulassen; sie stellt in Zweifelsfällen auch die Eignung eines Krankenhauses im Sinn von Satz 1 fest. Krankenhausträger sind darüber hinaus verpflichtet, für Schadensereignisse innerhalb der Krankenhäuser Notfallpläne aufzustellen" (BayKSG Art. 8, 1. Absatz).
- **Arbeitsschutzgesetz:** „Der Arbeitgeber hat entsprechend der Art der Arbeitsstätte und der Tätigkeiten sowie der Zahl der Beschäftigten die Maßnahmen zu treffen, die zur Ersten Hilfe, Brandbekämpfung und Evakuierung der Beschäftigten erforderlich sind. Dabei hat er der Anwesenheit anderer Personen Rechnung zu tragen[...]" (ArbSchG § 10, 1. Absatz).

Neben den moralischen und gesetzlichen Verpflichtungen, sich mit Großschadenslagen zu beschäftigen und einen KAEP vorzuhalten, gibt es auch ökonomische Aspekte, sich als Klinik mit Alarmlagen zu befassen. Durch den Ausfall der internen Infrastruktur und der damit einhergehenden Unfähigkeit, Kernaufgaben zu erfüllen, entstehen erhebliche finanzielle Verluste in der Betriebskostenfinanzierung. Kann eine Klinik beispielsweise über einen längeren Zeitraum keine Operationen durchführen, ist dies für bereits finanziell geschwächte Kliniken ein ernst zu nehmendes Problem. Zudem gibt es einen Effekt im Zusammenhang mit Großschadenslagen jeglicher Art: die mediale Aufmerksamkeit. Diese richtet sich bei externen Lagen zwar eher auf die Feuerwehr und Rettungskräfte, aber ein schweres Versagen der Klinik, gerade bei kleineren Lagen, wird sehr wohl durch die Bevölkerung wahrgenommen (vgl. Funken 2018). Ein deutlicher Schaden des Images kann sich vor allem bei internen Lagen ergeben. Dabei wird der gesamte Fokus der Berichterstattung auf der Klinik liegen. Vom Vorfall an sich bis hin zum Management des Schadens. Zwar wird man vermutlich keinen starken positiven Effekt durch ein gutes Management erzielen können, aber eine imageschädigende Berichterstattung durch eine gute Kommunikationsstrategie möglicherweise vermeiden. Die Gründe, sich auf Schadenslagen vorzubereiten, ruhen somit auf vier Säulen:

— Moralische Verpflichtung
— Gesetzliche Verpflichtung
— Finanzielle Einbußen minimieren
— Imageschäden vermeiden

20.3 Krankenhausalarm- und Einsatzplan

Ein Musterplan ist bei der Erstellung eines Krankenhausalarm- und Einsatzplanes (KAEP) sehr nützlich. Dieser hilft dabei, eine Struktur aufrechtzuerhalten und die meisten relevanten Punkte zu berücksichtigen. Dabei sollten allerdings zwingend die individuellen Gegebenheiten der jeweiligen Klinik beachtet werden. Das Bundesamt für Bevölkerungsschutz und Katastrophenhilfe (BBK) und einige Bundesländer haben vor einigen Jahren einen ersten Musteralarmplan herausgegeben, um eine Hilfestellung für Krankenhäuser zu geben. 2020 wurde dann das „Handbuch Krankenhausalarm- und Einsatzplanung" unter der Mitwirkung von fachkundigen Organisationen wie DAKEP, DGU, DGINA und DGAI sowie einer Vielzahl von Experten aus unterschiedlichsten Fachbereichen und Ministerien vom BBK herausgegeben und kostenlos zur Verfügung gestellt (vgl. Bundesamt für Bevölkerungsschutz und Katastrophenhilfe 2020). Des Weiteren bietet die Bundesakademie für Bevölkerungsschutz und Zivile Verteidigung (BABZ) diverse Workshops und Seminare an, um sich im Bereich der Alarmplanung weiterzubilden (vgl. Bundesamt für Bevölkerungsschutz und Katastrophenhilfe, Akademie für Krisenmanagement, Notfallplanung und Zivilschutz 2020). Im KAEP sollten die bedrohlichsten Risiken für die Klinik benannt, bearbeitet und wenn möglich Lösungsstrategien aufgezeigt werden. Dies bedeutet natürlich auch, dass die erarbeiteten Strategien an die Mitarbeiter weitergegeben und geübt werden müssen, um ein Gelingen im Einsatzfall überhaupt möglich zu machen. Dabei sollte stets bedacht werden, dass es unmöglich ist, alle denkbaren Szenarien vorzuplanen (vgl. Lauwe, Mayer 2017). Ziel muss es sein, durch generelle Planungen und Vorsorgemaßnahmen die Vulnerabilität zu senken oder die Resilienz zu stärken.

Verschiedene Szenarien erfordern angepasste Strukturen. Allerdings gibt es thematisch sehr eng verwandte Szenarien, die gut zusammengefasst werden können. In der Vergangenheit wurde häufig nach interner oder externer Lage unterschieden. Dies birgt einige Fallstricke, beispielsweise in Bezug auf die Einsatzverantwortung. Nicht bei jeder internen Lage liegt auch die Einsatzverantwortung bei der Klinik und andersherum. Außerdem gibt es eine Reihe von Mischformen. Eine Einteilung nach dem konsequenzbasierten Modell hingegen birgt diese Risiken nicht in diesem Ausmaß. Dabei werden die Einsatzlagen nach der Einschränkung der Funktionalität und der Überschreitung der Kapazität unterschieden. Die beiden Faktoren beeinflussen sich dabei gegenseitig. Beispielsweise führt ein Versagen der klinikinternen Infrastruktur zu einer deutlichen Reduzierung der Behandlungskapazitäten, oder ein außergewöhnlich hohes Patientenaufkommen verbraucht so viele Ressourcen, dass dadurch die Funktionalität empfindlich gestört werden kann (vgl. Rechenbach et al. 2016 / Wurmb 2018).

20.4 Verlust von Infrastruktur

Im Gegensatz zu offensichtlichen Alarmlagen wie Stationsbränden, Explosionen oder Überflutung können schon kleine Störungen in der Infrastruktur der Klinik zu Kettenreaktion und schließlich zur Handlungsunfähigkeit von Teilbereichen oder der gesamten Klinik führen. Deshalb sollten auch vermeintlich kleine Störungen ernst genommen werden. Jeder Teilbereich, aber auch die gesamte Klinik sollte an der individuellen Resilienz arbeiten und Ersatzstrukturen oder Mechanismen entwickeln, um einen möglichen Ausfall zu kompensieren. Bedingt durch das Outsourcing vieler Bereiche schrumpft allerdings der Einfluss der Klinik. Hier sei beispielsweise die Versorgung mit Nahrungsmitteln und Sterilgut zu nennen. Kommt es durch Personalstreik beim externen Zulieferer zu Engpässen, kann ein Ausfall von elementaren Strukturen kaum verhindert werden, da die Klinik keinerlei Möglichkeit hat, in die externen

Prozesse einzugreifen. So können auch hier externe Faktoren zu großen Problemen in der internen Infrastruktur führen. Somit sollte bei Entscheidungen über die Fremdvergabe von Leistungen auch das potenzielle Risiko berücksichtigt werden. Die internen (kritischen) Infrastrukturen umfassen dabei die gleichen Faktoren wie die erwähnten kritischen Infrastrukturen des Staates.

20.5 Krankenhausalarmierung

Um die Vielzahl der schnell eintreffenden Patienten bei den ggf. anfallenden Alarmlagen adäquat abarbeiten zu können, muss abkömmliches Personal aus dem Haus und dienstfreies Personal alarmiert werden. Dabei ist Zeit ein entscheidender Faktor (vgl. Giebler 2018). Deswegen eignen sich vorgeplante Alarmgruppen und eine Alarmierungskompetenz auf einer unteren hierarchischen Stufe nach einem vorher festgelegten Ablaufschema, um die Alarmierungszeiten zu verkürzen.

Mögliche Alarmgruppen, welche initial alarmiert werden müssen, um die eintreffenden oder bereits vor Ort befindlichen Patienten abzuarbeiten, sind beispielsweise:
- Betten- und Belegungsmanagement
- Haustechnik
- Intensiv- und Überwachungsstationen
- Klinikleitung
- Labor
- Notfallambulanz
- OP
- Patientenaufnahme (administrativ)
- Patientenbegleitdienst
- Radiologie

Die genaue Planung der Alarmgruppen muss aufgrund der Individualität der Krankenhäuser auf das jeweilige Haus abgestimmt werden und kann nicht verallgemeinert werden.

> **Praxistipp**
>
> Ergänzend zur Alarmierung an sich muss auch die Anfahrt von vielen Mitarbeitern zur gleichen Zeit organisiert werden.
> - Stehen genügend Parkplätze zur Verfügung und sind diese bei Absperrmaßnahmen der Polizei noch zu erreichen oder werden die Freiflächen bereits durch die Feuerwehr genutzt?
> - Kann ein Shuttleverkehr für Mitarbeiter und Mitarbeiterinnen von einem weiter entfernten Parkplatz (Supermarkt, Baumarkt usw.) eingerichtet werden?
> - Wie und wo wird eintreffendes Personal registriert?
> - Können sich die Mitarbeitenden bei Betreten der Klinik oder zum Durchfahren von Absperrungen ausweisen (und ist dies mit der Polizei/Feuerwehr besprochen)?
> - Können Mitarbeitende immer mit Dienstkleidung ausgestattet werden?
>
> Dies und weitere individuelle Fragen müssen geklärt werden, noch bevor über die Alarmierung von dienstfreiem Personal nachgedacht werden kann.

Es wäre fatal, wenn anrückendes Personal die Anfahrt zum Krankenhaus so versperrt, dass die Organisationen und Behörden der Gefahrenabwehr nicht tätig werden oder Schlüsselfunktionen in der Klinik nicht besetzt werden können, weil das Personal im Stau vor der Klinik steht (vgl. Baumgarten et al. 2014).

20.6 Die Klinik in der Lage

Die präklinischen Einheiten der nichtpolizeilichen Gefahrenabwehr haben die Aufgabe, die Verletzten zu sichten und die Erstversorgung vorzunehmen. Anschließend verteilen diese die Patienten auf verschiedene Kliniken, um möglichst keine Klinik zu überlasten. Vital bedrohte Patienten, welche vor Ort kaum stabilisiert werden können, werden schnellstmöglich der nächstgelegenen geeigneten Klinik zugeführt. Diese Transportentscheidung kann allerdings bereits vor dem Aufbau von umfangreichen Einsatzstrukturen an der Einsatzstelle erfolgen. Somit ist es durchaus möglich, dass noch keine ausgereifte Transportorganisation im Einsatz geschaffen wurde.

> Dadurch wird die nächste erreichbare Klinik mit einer vielfach höheren Patientenzuführung von Schwerstverletzten durch den Rettungsdienst rechnen müssen, als eventuell im Vorfeld mit den beteiligten Organisationen geplant wurde. Zusätzlich ist je nach Einsatzlage mit einer Vielzahl von Selbsteinweisern zu rechnen.

Diese Kombination stellt das Krankenhaus vor enorme Herausforderungen. Die Bereiche, welche initial mit der Aufnahme und Behandlung von Patienten zu tun haben, sind hierbei besonders betroffen und müssen ihre Kapazitäten schnellstmöglich erhöhen. Um dies zu ermöglichen, müssen die Kliniken, welche sich im unmittelbaren Umfeld der Schadensstelle befinden, unverzüglich durch die Rettungsleitstelle informiert werden.

Neben den beschriebenen externen Lagen gibt es natürlich auch innerklinische auftretende oder unmittelbar auf die Klinik einwirkende Einsatzlagen. Dabei hat die Auslösung der Alarmkette und die Primärrettung der Patienten sowie die Räumung des Gefahrenbereiches die höchste Priorität und muss bereits durch Klinikpersonal erfolgen, um große Opferzahlen zu vermeiden. Es kann beispielsweise bei Entstehungsbränden auf Pflegestationen nicht auf externe Kräfte wie Feuerwehr und Rettungsdienst gewartet werden, um Patienten in den nächsten sicheren Abschnitt zu verbringen (vgl. Doebeling 2018). Ist ein Bereich erst einmal dicht verraucht, kann keine Menschenrettung mehr durch das Klinikpersonal erfolgen und muss durch die Feuerwehr durchgeführt werden. Anschließend sollten die normalen Strukturen der Klinik genutzt werden und die Lage wie ein externer MANV abgearbeitet werden, um eine unnötige Verkomplizierung zu vermeiden. Ein besonderes Augenmerk sollte dabei auf der Registrierung der Patienten und Angehörigen liegen, um diese mit den Belegungs- und Besucherlisten abzugleichen.

20.7 MANV

Laut DIN wird der MANV als „Notfall mit einer großen Anzahl von Verletzten oder Erkrankten sowie anderen Geschädigten oder Betroffenen" beschrieben (Deutsches Institut für Normung 2014, DIN 13050:2014–04).

Die Definition umfasst somit nicht nur Unfälle, sondern bezieht auch diverse andere Massenanfälle mit ein und ist somit vielmehr ein eigener Begriff als eine Abkürzung. Diese Massenanfälle sind im Gegensatz zu Katastrophen örtlich sowie zeitlich begrenzt und sind mit den regionalen und überregionalen Einsatzkräften des Rettungsdienstes abzuarbeiten.

> Der Massenanfall stellt behandlungsstrategisch den Übergang von der Notfallmedizin, wo sich die Behandlung an der Schwere der Erkrankung oder des Traumas orientiert, zur Katastrophenmedizin dar. In der Katastrophenmedizin wird ein utilitaristischer Behandlungsansatz verfolgt, welcher einer möglichst großen Zahl der Betroffenen bestmögliche Hilfe zukommen lassen will und somit zunächst von individualmedizinischen Standards abweicht (vgl. Sefrin 2010 / Domres et al 2013).

Folgend soll der MANV noch einmal genauer unter verschiedenen Aspekten betrachtet werden.

20.7.1 Massenanfall von Verletzten

Hierbei handelt es sich um große, plötzlich auftretende Patientenmassen als Folge eines Unfalls oder einer sonstigen externen Gewalteinwirkung. In der Präklinik gibt es bereits umfangreiche Überlegungen und Konzepte, um diese Lagen erfolgreich abzuarbeiten. Die Einsatzgrundsätze sind festgelegt, daher können unterschiedliche Einheiten der medizinischen Gefahrenabwehr überregional zusammenarbeiten. Auch die gängigen MANV-Triagesysteme bauen auf der Annahme auf, dass es sich um traumatisierte Patienten im chirurgischen Sinne handelt, und können für diese Einsatzlagen passend angewendet werden. Die Notfallambulanzen der umliegenden Kliniken müssen zeitnah durch die Rettungsleitstelle informiert werden, um nötige Infrastrukturen aufzubauen, dabei ist gerade bei räumlicher Nähe zum Schadensort mit Selbsteinweisern oder (ungeplanten) Spontantransporten durch den Rettungsdienst zu rechnen. Der Schwerpunkt der Vorbereitung sollte darauf abzielen, eine funktionierende Triage aufzubauen, OP-Kapazitäten zu schaffen und lebensrettende Sofortmaßnahmen durchführen zu können.

20.7.2 Massenanfall von Erkrankten

Massenanfälle von Erkrankten sind den meisten Mitarbeitern in Notfallambulanzen wohl bekannt, Ursachen sind dabei beispielsweise Rauchgasinhalation durch Brände in Wohngebäuden, Pflegeeinrichtungen oder Firmen. Bei internistisch geprägten Massenanfällen kommen die gängigen Triagesysteme schnell an ihre Grenze. Entweder sind diese zu umfangreich, um zügige Entscheidungen zu treffen, oder bilden solche Lagen erst gar nicht ab. Eine Abhilfe können hier angepasste Triagealgorithmen leisten. Auch hier müssen Kliniken zügig über die Lage vor Ort informiert werden, um sich möglichst passgenau einzustellen und räumliche sowie personelle Behandlungskapazitäten zu schaffen.

> **Praxistipp**
>
> Falls ad hoc keine freien Kapazitäten vorhanden sind, sollte der rasche Aufbau von Patientenablagen oder Behandlungsplätzen innerhalb der Klinik erwogen werden.

Es ist davon auszugehen, dass zügige Sekundärtransporte durch den Rettungsdienst in solchen Lagen kaum möglich sein werden, da weder der örtliche Rettungsdienst noch, je nach Größe der Lage, auch die umliegenden Krankenhäuser Kapazitäten vorweisen können. Auf diese Situation müssen sich gerade kleinere oder ländlich gelegene Kliniken einstellen.

20.7.3 Massenanfall von Betroffenen

> **Betroffene**
>
> „Betroffene sind Personen, die durch eine Gefahrenlage bedroht oder durch ein Schadensereignis geschädigt wurden, ohne dadurch physisch verletzt worden zu sein" (Pesch, Rheinfelder 2010).

Der Massenanfall von Betroffenen kann als Begleiterscheinung bei anderen Massenanfällen entstehen, aber auch als eigene Lage, beispielsweise bei Todesfällen auf Festlichkeiten. Durch die notwendige psychosoziale Unterstützung der Betroffenen stellen diese Einsatzlagen die Kräfte der präklinischen und klinischen Notfallmedizin vor enorme Herausforderungen. Durch die präklinische Gefahrenabwehr, insbesondere durch den Betreuungsdienst des Katastrophenschutzes oder die Schnell-Einsatzgruppen der Hilfsorganisationen, wird in der Regel versucht, die Lage vor Ort oder in Betreuungsplätzen und Einrichtungen zu beherrschen. Es wird aber auch hier bei externen Lagen zu Selbsteinweisern kommen, welche die Klinik aufsuchen. Betreuungslagen können allerdings auch klinikintern auftreten, wenn nach überbrachter Todesnachricht eines Familienmitgliedes unzählige Verwandte das Krankenhaus aufsuchen. Dies wird gerade in Notfallambulanzen zu einem erheblichen Personenaufkommen führen, welches zwingend gelenkt werden muss, um den Behandlungsprozess der Patienten nicht zu gefährden. Eine gute Informationspolitik und ausreichend Betreuungspersonal spielen dabei eine wichtige Schlüsselrolle.

> **Praxistipp**
>
> Die wenigsten Kliniken können einen solchen Betreuungseinsatz eigenständig und professionell abarbeiten, daher bietet es sich an mit den örtlichen Einheiten des Betreuungsdienstes zu kooperieren.

20.8 Overcrowding in der Notfallambulanz

Notfallambulanzen stellen sich seit Jahren einer steigenden Zahl von Notfallpatienten. Dies führt bei Reaktionslosigkeit bei der Personal-, Material- und Raumausstattung durch Kliniken und Politik zu immer volleren Ambulanzen. Neben langen Wartezeiten und dem damit verbundenen Unmut der Patienten und Angehörigen hat dies auch negative gesundheitliche Auswirkungen auf das Personal. Durch die häufige komplette Auslastung der Ambulanzen, das sogenannte Crowding, fehlen die Kapazitäten, um einen Anstieg der Patientenzahl zu verkraften. Auslöser können neben natürlichen Schwankungen u. a. auch Durchfallerkrankungen, Grippe und grippale Infekte, Menschenansammlungen im Einzugsgebiet der Klinik oder Hitzeperioden sein. Wenn die Kapazität der Notaufnahme überschritten wird, spricht man von Overcrowding.

> Untersuchungen zeigen, dass durch Overcrowding neben vielen anderen negativen Faktoren auch die Gesamtmortalität der Patienten um bis zu 30 % steigt (vgl. Trzeczak 2013).

Es wird wohl keinen vollständigen Schutz vor Overcrowding geben. Die Kliniken sollten allerdings Vorkehrungen treffen, um das Schadensausmaß und die Eintrittswahrscheinlichkeit zu senken. Dies kann neben anderen individuellen Vorkehrungen auch schon durch eine gute Kommunikation mit Behörden und Organisationen der Gefahrenabwehr und umliegenden Kliniken gelingen.

20.9 CBRN

> **CBRN**
>
> CBRN steht für chemisch, biologisch, radiologisch und nuklear und ist im Zusammenhang mit Unfällen, Waffen und Kontaminationen ein international gebräuchlicher Begriff.

Das in Deutschland bislang als Synonym gebräuchliche ABC, welches für atomar, biologisch und chemisch steht, wird immer mehr von diesem internationalen Begriff abgelöst. Bei CBRN werden die strahlenden Ereignisse nochmals in radiologische und atomare Fälle unterschieden. Vor allem in den Industrie- und Schwellenländern werden heutzutage Chemikalien und radioaktive Stoffe benötigt, um beispielsweise elektrischen Strom zu erzeugen, Produkte herzustellen oder diese zu sterilisieren. Dadurch ergibt sich eine bisher nicht dagewesene relativ neue Gefahr durch den Transport und die Verarbeitung dieser Stoffe. Hingegen war die Menschheit schon immer biologischen Gefahren durch Seuchen und Pandemien ausgesetzt. Dokumentierte Ereignisse sind beispielsweise die Pest oder die Grippe.

CBRN-Stoffe können durch natürliche Prozesse ausbrechen, bei Unfällen freigesetzt und/oder verbreitet werden oder durch kriegerische und terroristische Akte mehr oder minder gezielt gegen Lebewesen eingesetzt werden. Um auf CBRN-Gefahren adäquat reagieren zu können, bedarf es eines Konzepts (vgl. Martens 2009). Die Schutzmaßnahmen gegen eine Kontamination mit chemischen Stoffen sind durchaus mit Schutzmaßnahmen gegen biologische oder radiologische Kontaminationen vergleichbar. Dadurch ergibt sich die Möglichkeit, einheitliche Schulungen durchzuführen und Aktionspläne zu erstellen. Nuklearlagen können durch einen Angriff mit Kernwaffen oder einen schweren Unfall mit nuklearer Kettenreaktion in einem Atomkraftwerk ausgelöst werden. Diese haben derart zerstörerische Auswirkungen auf die umliegenden Gebiete, dass nicht davon auszugehen ist, dass Kliniken in diesem Gebiet weiter ihren Betrieb aufrechterhalten können.

20.10 Terroranschlag

> **Terroranschlag**
>
> Terroranschläge sind Gewalttaten, welche das Ziel haben, Angst und Schrecken zu verbreiten, um Druck auf Regierungen und Organisationen auszuüben und so Handlungen oder Unterlassungen zu erzwingen (vgl. Waldmann 2011).

Terroranschläge können auf verschiedene Weise und mit unterschiedlichsten Mitteln durchgeführt werden und somit zu hoch dynamischen Einsatzlagen werden und viele Opfer fordern. Dabei ist auch mit einer Verschleppung der Lage durch Attentäter oder Sprengsätze in die Klinik zu rechnen. Die „knappe Ressource Medizin" darf in diesen Fällen nicht leichtfertig weiter verkleinert werden (vgl. Fischer et al 2012). Deshalb müssen die medizinischen Einsatzkräfte und Einrichtungen als besonders anfällige Ziele geschützt werden. Da dies nicht zwingend zeitnah durch die Einsatzkräfte der Polizei gewährleistet werden kann, müssen Kliniken sich zunächst durch spezielle Abläufe und Zugangsregelungen selbst schützen. Die Vorplanung solcher Ereignisse muss in enger Zusammenarbeit mit örtlichen Polizeikräften erfolgen und unter Umständen einer gewissen Geheimhaltung unterliegen.

Eine zusätzliche Schwierigkeit entsteht durch die in Deutschland seltenen Verletzungsmuster. Schussverletzungen lassen neben dem eigentlichen Wundkanal auch große Weichteilverletzungen und Wundhöhlen entstehen. Bei Explosionsverletzungen kommen neben schussähnlichen Verletzungen auch Barotraumata, Verbrennungen und Sturzverletzungen hinzu. Die daraus resultierenden Komplikationen wie Amputationen, Penetrationsverletzungen oder Massenblutungen können oft nur mit speziellem Material unter Kontrolle gebracht werden und benötigen eine umgehende operative Versorgung. Diesbezüglich gibt es für den Rettungsdienst und Chirurgen bereits Kursformate (vgl. Jansch 2010). Für das restliche Klinikpersonal, insbesondere die Notfallpflegenden, gibt es aktuell keine einheitlichen Fortbildungsmöglichkeiten oder Kursformate. Es ist allerdings damit zu rechnen, dass in diesen Lagen die primäre Lebensrettung nicht durch Chirurgen durchgeführt werden kann, da diese dringend für Operationen und invasive Techniken benötigt werden.

20.11 Ausfall der Notfallambulanz

Auch oder gerade die Notfallambulanz kann als Struktur ausfallen. Die Gründe dafür können u. a. Kontamination, Wasserschäden oder ein Brand sein, um nur einige zu nennen. Notfallambulanzen sind ein wichtiger Pfeiler der medizinischen Notfallversorgung in Deutschland. Unter Umständen haben diese ein großes Einzugsgebiet und versorgen im Regelbetrieb hohe Patientenzahlen. Ein Ausfall dieser Ambulanzen kann nicht ohne Weiteres von anderen Strukturen aufgefangen werden. Eine Absprache mit den umliegenden Rettungsleitstellen ist zwar möglich, schwer erkrankte oder verletzte Patienten, welche als Selbsteinweiser die Klinik aufsuchen, können allerdings kaum abgelehnt werden. Daher muss ein Ausfall der Notfallambulanz im Alarm- und Einsatzplan bedacht werden und Ersatzräumlichkeiten zur Verfügung stehen, in denen zumindest ein Notbetrieb stattfinden kann. Während die räumliche Situation gelöst werden kann, können Personalausfälle nur schwer kompensiert werden, da die speziellen Kompetenzen der Notfallpflegenden durch keine andere Abteilung einer Klinik abgebildet werden. Um dieses Risiko zu reduzieren, bleibt im Grunde nur ein solider Dienstplan mit ausreichend Personal im Hintergrund und eine gutes Teamgefüge mit der Bereitschaft, auch kurzfristig einzuspringen.

20.12 Die Rolle der Notfallpflege

Die Notfallambulanzen sind die erste Anlaufstelle für alle Notfallpatienten in der Klinik. Egal ob diese als Selbsteinweiser, vom Hausarzt geschickt oder durch den Rettungsdienst gebracht werden. Die Notaufnahme hat dabei u. a. eine Rettungs-, Sichtungs- und Verteilerfunktion. Durch das in vielen Kliniken verbreitete Rotationssystem der ärztlichen Mitarbeiter und die wenigen fest zugeordneten Ambulanzärzte gibt es dort wenig Erfahrung im Abarbeiten von außergewöhnlichen Lagen. Die einzige Konstante, welche rund um die Uhr in der Notaufnahme arbeitet, sind die Notfallpflegenden der jeweiligen Klinik. Dadurch bedingt ist hier auch die Routine zu finden, die es ermöglicht, größere Patientenzahlen bis hin zur MANV-Lage strukturiert abzuarbeiten.

> Bei internen MANV-Lagen oder Lagen im Einzugsbereich der Klinik und der dementsprechend hohen

Zahl an Selbsteinweisern wird die Notfallambulanz in Patientenkontakt kommen, bevor der eigentliche Alarm- und Einsatzplan greifen kann.

> **Praxistipp**
>
> Die Notfallpflege kann ihre Stärken vor allem in der Organisation und Improvisation ausspielen. Diese Fähigkeiten sollten in der Chaosphase genutzt werden, um Führungs- und Schlüsselpositionen in der Ambulanz zu bekleiden. Dabei sollte der Schwerpunkt auf die Delegation und nicht auf die direkte Versorgung am Patienten gelegt werden.

Dazu können nach militärischem Vorbild kleine Teams oder Trupps zusammengestellt werden. Diese können aus diensthabendem ärztlichem und pflegerischem Personal der Klinik gebildet und von einer Notfallpflegekraft geführt werden. Diese Teams werden dann von der jeweiligen Schichtleitung koordiniert.

> Auch die nichtärztliche Sichtung wird durch die Notfallpflege weiter aufrechterhalten werden müssen, da auch die Sichtungskonzepte der Kliniken eine gewisse Vorlaufzeit haben. Daher erscheint es besonders wichtig, dass gerade das Personal der Notfallambulanz „MANV-fest" ist und so den weiteren Einsatzerfolg des Krankenhausalarm- und Einsatzplans gewährleistet.

Dies kann allerdings nur erwartet werden, wenn neben notfallmedizinischer Aus- und Weiterbildung auch eine fundierte Ausbildung im Bereich der Großschadenslagen stattfindet.

20.13 Innerklinische Patientenablage

Patientenablagen werden laut DIN wie folgt definiert:

» Stelle an der Grenze des Gefahrenbereiches, an der Verletzte oder Erkrankte gesammelt und, soweit möglich, erstversorgt werden und an der sie zum Transport an einen Behandlungsplatz oder weiterführende medizinische Versorgungseinrichtungen übergeben werden (Deutsches Institut für Normung 2014, DIN 13050:2014-04).

Patientenablagen bilden sich in vielen Fällen ohne das Zutun von Fachkräften. Liegen diese außerhalb des Gefahrenbereichs, sollte gerade bei größeren Patientenzahlen versucht werden, die Ablagen weiter zu betreiben, zu ordnen und auszubauen, um Personalressourcen, welche für den Transport von Patienten nötig wären, zu schonen. Im innerklinischen Bereich hat man den großen Vorteil, dass Patienten in der Regel über die Notfallambulanz in die Klinik gelangen. So können bereits im Vorfeld durch Planungen und Übungen Flaschenhälse identifiziert werden. In diesen Bereichen sollten dann Patientenablagen vorgeplant werden. So kann auch ein standardisiertes Konzept einer innerklinische Patientenablage mit festgelegter Ordnung, möglicher Kapazität sowie personeller und materieller Ausstattung erstellt werden. Dieses Konzept sollte genau wie der restliche KAEP mit den örtlichen Einheiten der Gefahrenabwehr abgestimmt werden. In der Regel sind dort schon im Rahmen der Einsatzplanung fertige Konzepte für die präklinische Patientenablage vorhanden. Dies kann einerseits eine aufwendige Doppelplanung verhindern und andererseits ein Zusammenarbeiten in einer Einsatzlage erheblich vereinfachen, indem die präklinische und innerklinische Patientenablageorganisation größtenteils vereinheitlicht werden könnte.

Innerklinisch können zwei Flaschenhalssituationen unterschieden werden: die Engstellen vor und nach der „offiziellen" Triage. Die Patientenablage vor der Triage ist durchaus mit der Ablage vergleichbar, welche außerklinisch durch den Rettungsdienst betrieben wird. Hier bestimmen lebensrettende Maßnahmen und Grundversorgung der Patienten die Arbeit und Organisation. In diesen Patientenablagen findet auch eine erste Vorsichtung statt, um Patienten zumindest in zeitkritisch und unkritisch einzuteilen und so auch den Abfluss in die Triage zu steuern.

> **Praxistipp**
>
> Eine Patientenablage erfordert Führung, diese Führung kann aber nur bis zu einer gewissen Patienten- und Mitarbeiterzahl aufrechterhalten werden. Daher kann es erforderlich werden, zwei Patientenablagen parallel zu betreiben, anstatt eine Ablage immer größer werden zu lassen und die Kontrolle zu verlieren (vgl. Brüne et al 2014) (◘ Abb. 20.1).

Das Gleiche gilt auch für „besondere" Lagen wie CBRN und Terrorereignisse, da Maßnahmen zur Dekontamination oder Gefahrenminimierung vor der Triage stattfinden müssen, um einen reibungslosen Prozess zu ermöglichen. Dieses Vorgehen hat den positiven Nebeneffekt, dass bei Ausfall einer Ablage, beispielsweise durch Personalausfall, unkontrollierte Kontamination oder einen erneuten Anschlag, die anderen Ablagen weiter betrieben werden können und den Ausfall eine gewisse Zeit kompensieren.

Anders sieht die Situation nach der Triage aus, hier sollte versucht werden, die einzelnen Patientenablagen nach dem Vorbild eines Behandlungsplatzes zu ordnen, indem jede Sichtungskategorie eine eigene Ablage

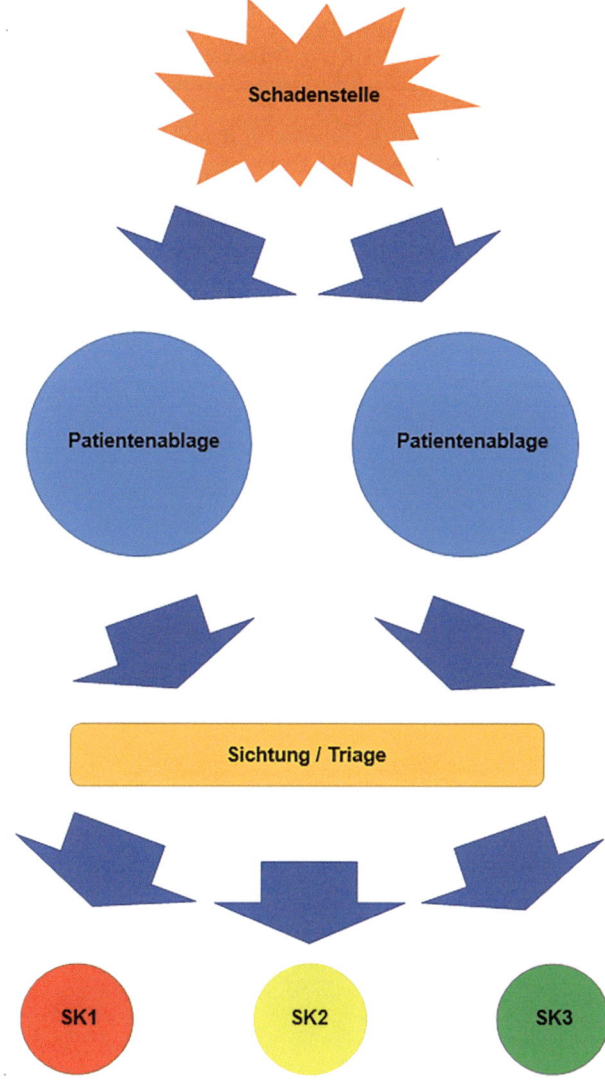

 Abb. 20.1 Patientenfluss

oder einen Behandlungsbereich zugeordnet bekommt. So können personelle und materielle Ressourcen optimal genutzt werden, um möglichst vielen Patienten das Überleben zu ermöglichen (vgl. Peter, Weidringer 2001).

Literatur

Baumgarten G, Diepenseifen CJ, Schewe J-C (2014) Krankenhausalarmplanung, Aufgaben der Krankenhäuser bei einem Massenanfall von Verletzten. In: Notfall + Rettungsmedizin , Ausgabe 1/2014. Springer, Berlin

Bayerisches Katastrophenschutzgesetz (BayKSG) in der Fassung vom 24. Juli 1996, Art. 8, Abs. 1

Brüne F, Kalff D, Lenz W, Polheim W (2014) Die Patientenablage. In: Maurer K, Mitschke T (Hrsg) SEGmente 12, Die Patientenablage. Stumpf und Kossendey Verlagsgesellschaft, Edewecht

Bundesamt für Bevölkerungsschutz und Katastrophenhilfe, Akademie für Krisenmanagement, Notfallplanung und Zivilschutz (2020) Jahresprogramm 2020 Akademie für Krisenmanagement, Notfallplanung und Zivilschutz (AKNZ). BBK/AKNZ, Bad Neuenahr-Ahrweiler

Bundesamt für Bevölkerungsschutz und Katastrophenhilfe (2020) Handbuch Krankenhausalarm und- Einsatzplanung (KAEP), Empfehlungen für die Praxis zur Erstellung eines individuellen Krankenhausalarm- und -einsatzplans. Im Internet veröffentlicht unter: ▶ https://www.bbk.bund.de/SharedDocs/Downloads/DE/Mediathek/Publikationen/Schutz-der-Gesundheit/handbuch-kaep.pdf?__blob=publicationFile&v=9; abgerufen am 21.11.2021

Deutsches Institut für Normung (2014): DIN 13050:2014–04, Begriffe im Rettungswesen: Massenanfall 3.39. Beuth Verlag GmbH, Berlin

Doebeling E-P (2018) Grundsätze der Evakuierung. In: Rechenbach P, Scholtes K, Wurmb T (Hrsg) Risiko- und Krisenmanagement im Krankenhaus, Alarm- und Einsatzplanung. Kohlhammer, Stuttgart

Domres B, Scheuermann A, Weidringer WD (2013) Katastrophenmedizin und Katastrophenmanagement. In: BBK (Hrsg.) Katastrophenmedizin. BBK, Bonn

Fischer P, Jansch A, Müller S, Toretti G, Tullius M (2012) Notarzt und Rettungsassistent beim Terroranschlag. In: Maurer K, Mitschke T (Hrsg) SEGmente 11, Notarzt und Rettungsassistent beim Terroranschlag. Stumpf und Kossendey Verlagsgesellschaft, Edewecht

Funken M (2018) Grundsätze der Krisenkommunikation mit Mitarbeitern und Angehörigen. In: Rechenbach P, Scholtes K, Wurmb T (Hrsg) Risiko- und Krisenmanagement im Krankenhaus, Alarm- und Einsatzplanung. Kohlhammer, Stuttgart

Gesetz über die Durchführung von Maßnahmen des Arbeitsschutzes zur Verbesserung der Sicherheit und des Gesundheitsschutzes der Beschäftigten bei der Arbeit (Arbeitsschutzgesetz – ArbSchG) in der Fassung vom 7. August 1996, § 10, Abs. 1

Giebler R (2018) Information und Alarmierung. In: Rechenbach P, Scholtes K, Wurmb T (Hrsg) Risiko- und Krisenmanagement im Krankenhaus, Alarm- und Einsatzplanung. Kohlhammer, Stuttgart

Helm T, Wolff H (2018) Notwendigkeit einer Planung aus juristischen Aspekten. In: Rechenbach P, Scholtes K, Wurmb T (Hrsg) Risiko- und Krisenmanagement im Krankenhaus, Alarm- und Einsatzplanung. Kohlhammer, Stuttgart

Jansch A (2010) Taktische Notfallmedizin, Grundlagen, Bedeutung für den Rettungsdienst und die Anwendung bei Amoklagen. Verlag für Polizeiwissenschaft, Prof. Dr. Clemens Lorei, Frankfurt

Krankenhausgesetz des Landes Nordrhein-Westfalen (KHG NRW) in der Fassung vom 16. Dezember 1998, § 11, Abs. 2

Lauwe P, Mayer J (2017) Risikoanalyseverfahren und Schutzzieldefinition. In: Geier W, Karutz H, Mitschke T (Hrsg) Bevölkerungsschutz, Notfallvorsorge und Krisenmanagement in Theorie und Praxis. Springer, Berlin

Martens F (2009): Dekontamination von Verletzten im Krankenhaus bei ABC-Gefahrenlagen. In: Bundesamt für Bevölkerungsschutz und Katastrophenhilfe (Hrsg.), Bd 9. BBK, Bonn, Bundesamt für Bevölkerungsschutz und Katastrophenhilfe

Pesch J, Rheinfelder W (2010) Der Betreuungsplatz. In: Maurer K, Mitschke T (Hrsg) SEGmente 8, Der Betreuungsplatz. Stumpf und Kossendey Verlagsgesellschaft, Edewecht

Peter H, Weidringer JW (2001) Der Behandlungsplatz. In: Maurer K, Peter H (Hrsg.) SEGmente 2, Der Behandlungsplatz, (2., überarbeitete Aufl.). Stumpf und Kossendey Verlagsgesellschaft, Edewecht

Rechenbach P, Scholtes K, Wurmb T (2016) Alarm- und Einsatzplanung an Krankenhäusern: Das konsequenzbasierte Modell. In: Medizinische Klinik - Intensivmedizin und Notfallmedizin. Springer, Berlin

Sefrin P (2010) Abgrenzung Notfallmedizin – Katastrophenmedizin. In: Lackner C, Luiz T, Peter H, Schmidt J (Hrsg) Medizinische Gefahrenabwehr, Katastrophenmedizin und Krisenmanagement im Bevölkerungsschutz. Elsevier, Urban und Fischer Verlag GmbH, München

Trzeczak, S. (2013): Überfüllte Notaufnahme, Ursachen, Folgen und Lösungen. In: Notfall + Rettungsmedizin, Ausgabe 2/2013. Springer, Berlin

Tyzak A (2018) Top-Down: Die entscheidende Rolle der Geschäftsführung. In: Rechenbach P, Scholtes K, Wurmb T (Hrsg) Risiko- und Krisenmanagement im Krankenhaus, Alarm- und Einsatzplanung. Kohlhammer, Stuttgart

UP KRITIS (2014): UP KRITS, Öffentlich-Private Partnerschaft zum Schutz Kritischer Infrastrukturen -Grundlagen und Ziele-. BSI, Bonn

WALDMANN, P. (2011): Terrorismus. Provokation der Macht. Murmann Publishers GmbH, Hamburg

Wurmb T (2018) Das konsequenzbasierte Modell. In: Rechenbach P, Scholtes K, Wurmb, T (Hrsg.): Risiko- und Krisenmanagement im Krankenhaus, Alarm- und Einsatzplanung. Kohlhammer, Stuttgart

Zweites Gesetz zur Weiterentwicklung des Krankenhauswesens in Hessen (Hessisches Krankenhausgesetz 2011 - HKHG 2011) in der Fassung vom 01.01.2011, § 9, Abs. 2

Rechtliche Grundlagen in der Notaufnahme

Stephan Porten

Inhaltsverzeichnis

21.1	**Struktur der Notaufnahme – aus rechtlicher Sicht – 412**	
21.1.1	Versorgungsauftrag und Hilfspflichten – 412	
21.1.2	Der Notfall – 412	
21.1.3	Struktur und Qualität – Rahmenbedingungen der Notaufnahme – 413	
21.1.4	Rechtsrahmen der Triage – 415	
21.2	**Grundzüge des Behandlungsrechts – 416**	
21.2.1	Der Behandlungsvertrag – 416	
21.2.2	Aufklärung und Einwilligung – 417	
21.2.3	Schweigepflicht und Auskunftsrechte – 420	
21.3	**Besondere Patientengruppen – 422**	
21.3.1	Psychisch veränderte Patienten – 422	
21.3.2	Gewalttätige Patienten – 423	
	Literatur – 424	

21.1 Struktur der Notaufnahme – aus rechtlicher Sicht

Notaufnahmen haben über Jahrzehnte eine zentrale Rolle in der Notfallversorgung eingenommen, jedoch auch zunehmend Aufgaben der Regelversorgung – meist ungewollt – übernommen. Dieses gewachsene System beginnt sich zu verändern. Auch wenn die neuen Strukturen der Notfallversorgung noch nicht konkret feststehen, ist zu erwarten, dass neben die bisherigen Notaufnahmen der Krankenhäuser eine veränderte vertragsärztliche Versorgung außerhalb der Sprechstundenzeiten tritt. In der politischen Diskussion sind neben den bereits gestärkten Terminservicestellen Integrierte Notfallzentren, die von den Kassenärztlichen Vereinigungen zumindest wesentlich mitgesteuert werden. Noch ist nicht absehbar, ob diese Pläne auch zur Umsetzung gelangen und welche Auswirkungen das auf die Krankenhausnotaufnahmen hat. Die nachfolgenden Ausführungen beziehen sich auf den bisherigen Rechtsstand – wo dies bereits möglich ist, werden Bezüge zu möglichen Strukturveränderungen hergestellt.

21.1.1 Versorgungsauftrag und Hilfspflichten

Rechtsgrundlagen für Notaufnahmen finden sich gleich an mehreren Stellen – allerdings regelt jeder Rechtsbereich nur einen Teilaspekt. Ob das Krankenhausrecht, das Sozialrecht oder das Strafrecht maßgeblich ist, hängt immer von der konkreten Fragestellung ab, die zu klären ist.

- **Strafrecht**

Im **Strafrecht** ist Anknüpfungspunkt die unterlassene Hilfeleistung, die unter Strafe gestellt ist. Wer nicht Hilfe leistet, obwohl dies erforderlich und zumutbar ist, macht sich strafbar. Krankenhäuser trifft daher eine Pflicht, sich auf die Versorgung von akuten ambulanten Notfällen einzurichten. Jedoch sagt diese Norm nur, dass jemand sich strafbar macht, der keine Hilfe leistet. Aus ihr lässt sich aber nicht entnehmen, wir die Struktur aussehen muss, innerhalb derer die Hilfe zu leisten ist.

- **Krankenhausrecht**

Das **Krankenhausrecht** regelt, welche Krankenhäuser an der Versorgung der Bevölkerung teilnehmen. Diese werden im Krankenhausplan mit Fachgebieten ausgewiesen. Der Versorgungsauftrag der Krankenhäuser umfasst die stationäre Versorgung und die Notfallversorgung. Dazu gehört auch die ambulante Notfallversorgung.

Der Versorgungsauftrag verpflichtet das Krankenhaus insoweit, organisatorische Vorkehrungen zu treffen, um ambulante Notfälle zu versorgen. Der Versorgungsauftrag für die Notfallversorgung wird nicht durch Fachgebiete eingeschränkt. Notfälle darf – und muss (Strafrecht) – das Krankenhaus auch außerhalb seiner eigentlichen Fachgebiete behandeln.

Der Versorgungsauftrag für ambulante Notfälle ist aber nicht grenzenlos. Das Krankenhaus muss nur so weit die Versorgung übernehmen, wie es dafür leistungsfähig ist. Das meint, dass sein Leistungsangebot die Anforderungen erfüllen muss, die nach dem Stand der Erkenntnisse der medizinischen Wissenschaft an ein Krankenhaus der betreffenden Versorgungsstufe zu stellen sind. Ein somatisches Haus muss zwar auch psychisch veränderte Patienten notfallmäßig versorgen und eine Selbst- oder Fremdgefährdung ausschließen. Eine fachärztlich-psychiatrische Erstversorgung wird aber den Rahmen der Leistungsfähigkeit tendenziell übersteigen.

Der Versorgungsauftrag ist auf den Ort des Krankenhausbetriebes beschränkt. Er erlaubt z. B. keine ambulante Versorgung außerhalb des Krankenhauses oder einen Besuchsdienst. Noch ungeklärt ist, ob auch eine telemedizinische Versorgung möglich wäre – derzeit noch ein eher theoretischer Fall.

- **Sozialrecht**

Das **Sozialrecht** regelt vor allem, welche Leistungen der Versicherte beanspruchen darf, wie die Leistungen der Notaufnahmen zu vergüten sind und wie die Kostenträger und Leistungserbringer zusammenwirken. § 76 SGB V ist die zentrale Vorschrift hierzu.

21.1.2 Der Notfall

In § 76 SGB V heißt es, dass gesetzlich Versicherte grundsätzlich niedergelassene Vertragsärzte zur ambulanten Versorgung in Anspruch nehmen müssen und „nur in Notfällen" auch andere Ärzte aufgesucht werden dürfen, nämlich die Krankenhausärzte in der Notaufnahme. Ob ein Versicherter in der Notaufnahme versorgt werden darf, hängt daher ganz wesentlich davon ab, dass ein „Notfall" vorliegt. Nur dann dürfen Versicherte in das Krankenhaus zur Behandlung gehen – und im Grundsatz müssen die Kostenträger nur diese Notfallbehandlung vergüten.

Ein Notfall liegt nach der derzeitigen Rechtsprechung vor, wenn die Behandlung aus medizinischen Gründen so dringlich ist, dass es bereits an der Zeit für die Auswahl eines zugelassenen Therapeuten und dessen Behandlung fehlt (siehe Bundessozialgericht, Urteil vom 8. September 2015, Aktenzeichen B 1 KR 14/14 R, mit weiteren Nachweisen zur diesbezüglich ständigen Rechtsprechung). Das ist ein recht enger Notfallbegriff, der wirklich nur die medizinische unverzüglich erforderliche Akutbehandlung meint.

Deshalb hat das Bundessozialgericht den Begriff später erweitern müssen. So ist auch nunmehr die Untersuchung, ob ein Notfall vorliegt oder nicht, von der Notfallbehandlung umfasst. Insoweit ist auch der vom Patienten selbst diagnostizierte subjektive Notfall bis zu einer abklärenden Untersuchung als Notfallbehandlung anzusehen und abzurechnen.

Auch in den anderen Zweigen der Sozialversicherung, z. B. der Gesetzlichen Unfallversicherung, gibt es einen vergleichbaren Notfallbegriff. Dieser fehlt hingegen in der privaten Krankenversicherung. Diese gewährt dem Versicherungsnehmer das Recht, den Arzt seiner Wahl aufzusuchen – und das kann auch der diensthabende Arzt der Notaufnahme sein.

21.1.3 Struktur und Qualität – Rahmenbedingungen der Notaufnahme

Mit der Einführung des Fallpauschalensystems für die stationäre Versorgung erhöhte sich der Regelungsdruck für den Gesetzgeber hinsichtlich der Qualität der Behandlung. Wenn Behandlungen pauschal vergütet werden, ist derjenige Anbieter im Vorteil, der möglichst kostengünstig arbeiten kann.

Die Notaufnahmen blieben von dieser Entwicklung lange Zeit unberührt. Die §§ 135 ff. SGB V, die die Qualitätssicherung in der Gesetzlichen Krankenversicherung regeln, kennen im Grundsatz nur Vertragsärzte und Krankenhäuser. Notfallambulanzen fielen durch das Raster. Der Gesetzgeber ist aber gerade dabei, dies zu ändern. Hierbei sind seine Aktivitäten nicht nur dem Umstand geschuldet, Qualitätsstandards sichern zu wollen. Vielmehr nimmt der Gesetzgeber wahr, dass die Notaufnahmen in den letzten Jahren zu einem zweiten ambulanten Versorgungsweg neben den Vertragsärzten geworden sind. Deshalb dienen die teils recht detaillierten Regelungen zur Struktur- und Prozessqualität ein Stück weit auch zur Marktregulierung. Die Beschlüsse des Gemeinsamen Bundesausschusses zur gestuften Notfallversorgung waren ein wichtiger Auftakt dieser Entwicklung. Sie geben Qualitätskriterien vor, sowohl hinsichtlich der Vorhaltungen (z. B. Triagesystem) als auch hinsichtlich des Personals (Verfügbarkeit fachärztlicher Kompetenzen) und auch im Hinblick auf einige Behandlungsschritte. Die G-BA-Beschlüsse haben derzeit (noch) nur wirtschaftlich begrenzte Folgen. Sie wirken sich derzeit lediglich auf die Höhe der Vergütungszuschläge aus, die Krankenhäuser für die Teilnahme an der Notfallversorgung erhalten, jedoch noch nicht auf die Vergütung selbst. Jedoch ist die Kombination aus Strukturvorgaben und Honorarregelungen eine wichtige Gestaltungskomponente des Bundes bei der Neuausrichtung der Notfallbehandlung im Krankenhaus, die ja eigentlich der Krankenhausplanung der Länder unterliegt. Daher ist mit weitergehenden Regelungen und weitreichenderen Regelungswirkungen zu rechnen.

21.1.3.1 Behandlungsqualität

Jede medizinische Behandlung – auch die in der Notaufnahme – muss „nach den zum Zeitpunkt der Behandlung bestehenden, allgemein anerkannten fachlichen Standards" erfolgen. Dies ist § 630a Abs. 2 BGB zu entnehmen, der den Behandlungsvertrag regelt.

Für den ärztlichen Teil der Behandlung bedeutet dies, dass der Facharztstandard einzuhalten ist. Dieser besagt, dass bei der ärztlichen Behandlung im Regelfall auf den jeweiligen Stand naturwissenschaftlicher Erkenntnis und ärztlicher Erfahrung abgestellt werden muss, der zur Erreichung des Behandlungsziels erforderlich ist und sich in der Erprobung bewährt hat. Maßgeblich sind insoweit regelmäßig Leitlinien, die von wissenschaftlichen Fachgesellschaften vorgegeben werden (BGH VersR 2010, S. 214 f.; vgl. auch OLG Hamm NJW 2000, S. 1801 ff., Carstensen, DÄBl. 1989, B 1736/7).

Für den pflegerischen Teil der Behandlung ist der Pflegestandard maßgeblich. Danach muss die pflegerische Betreuung im Regelfall unter Berücksichtigung pflegewissenschaftlicher Erkenntnis – nach dem allgemein anerkannten medizinischen Standard – zu erfolgen hat (Gaßner/Strömer, Im Dickicht der Standards verfangen – Haftungsrechtliche Sorgfaltspflichten in der Pflege, MedR 2012, S. 487–495, 489). Der Pflegestandard ist sowohl für originär pflegerische wie für delegierte Leistungen zu gewährleisten. Hierbei muss die Pflege bei einer delegierten Leistung in eigener Verantwortung prüfen, ob durch Delegation eine zusätzliche Patientengefährdung möglich ist und entsprechend in der Konsequenz die Übernahme von Tätigkeiten ohne Aufsicht eines Facharztes ablehnen (◘ Abb. 21.1).

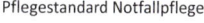

Pflegestandard Notfallpflege

1. Auswahl
Wer?
Erfahrung?
Ausbildungsstand?

2. Anleitung
Kenntnisvermittlung?
Einarbeitung?

3. Überwachung
Alleinarbeit?
Stichprobe?
Nachschau?

Individueller Standard

◘ **Abb. 21.1** Individueller Standard und Pflegestandard

21.1.3.2 Personalstruktur und Skillmix

- **Quantitative Personalstruktur**

Einen allgemein vorgeschriebenen Stellenbesetzungsstandard für Notaufnahmen gibt es nicht, auch wenn die G-BA-Beschlüsse zur gestuften Notfallversorgung bestimmte Personalvorhaltungen für die Zuordnung zu einer Stufe voraussetzen. Auch einige medizinische Fachgesellschaften äußern sich zur Personalstruktur der Notaufnahmen. Ein verfestigter, durch Leitlinien konkretisierter Standard ist aber noch nicht erkennbar. Insoweit hängt die Personalbesetzung vor allem davon ab, ob das Krankenhaus seinen ambulanten Versorgungsauftrag im Rahmen seiner Leistungsfähigkeit sachgerecht erfüllt. Damit ergibt sich je nach Ausrichtung des Krankenhauses, Inanspruchnahme der Notaufnahme und Größe des Krankenhauses ein erheblicher Spielraum, wie Krankenhäuser die Personalstruktur der Notaufnahmen bemessen, ob sie diesen festes Personal zuordnen oder mit Personal der Kliniken Notfälle versorgen.

- **Qualitative Personalstruktur**

Welche Kompetenzen in der Notaufnahme vorgehalten werden müssen, ist aus den zuvor dargestellten Behandlungsstandards abzuleiten. Hierbei ergeben sich unterschiedliche Aspekte, je nachdem ob man die Delegation von Aufgaben innerhalb einer Berufsgruppe betrachtet oder die Behandlung im Zusammenwirken mehrerer Professionen.

- **Horizontaler Personalmix**

Arbeiten im Rahmen der Behandlung unterschiedliche Professionen oder Fachrichtungen koordiniert, aber in jeweils eigener fachlicher Verantwortung zusammen, spricht man von einem horizontalen Personalmix. Ein typischer Fall ist die Zusammenarbeit von Chirurg und Anästhesist. Hier darf der an der Behandlung beteiligte Chirurg auf die fachliche Richtigkeit des zuarbeitenden fachfremden Kollegen vertrauen.

Dieser sogenannte Vertrauensgrundsatz soll bewirken, dass durch gegenseitige Überwachungspflichten nicht zusätzliche Risiken für den Patienten entstehen, indem Operateur und Anästhesist Zeit und Aufwand für die gegenseitige Überwachung aufwenden, die dann bei der Behandlung selbst fehlt. Wer blind vertraut, wird nicht durch den Vertrauensgrundsatz geschützt. Je höher die Risiken, desto eher muss eine selbstständige und eigenverantwortliche Überprüfung der Diagnose bzw. Therapiewahl erfolgen.

- **Vertikaler Personalmix**

Wenn unterschiedlich qualifizierte Kräfte im Rahmen der Notfallpflege zum Einsatz kommen, handelt es sich jedoch nicht um einen horizontalen Personalmix. Hier werden nicht Spezialisten mit einer Teilverantwortung für ihren Behandlungsteil tätig, sondern unterschiedlich Qualifizierte wirken an der Notfallpflege mit, ohne dass es spezifische eigene Verantwortungsbereiche gibt, für die nur die eine oder andere Gruppe die Kernkompetenz besitzt. Hier spricht man daher von einem vertikalen Personalmix oder einem Skillmix, bei dem verschiedene Qualifikationen ein Kompetenzfeld abdecken. Bei einem solchen vertikalen Personalmix in der Notaufnahme muss insgesamt der jeweilige Behandlungsstandard gewährleistet sein.

Hierbei meint Facharztstandard nicht zwingend Facharztbehandlung – ebenso wenig wie Notfallpflege nur durch Fachpflegekräfte geleistet werden muss. Jedoch muss die Notaufnahme in der konkreten Behandlung des Patienten sicherstellen, dass dieser Standard erbracht wird, auch wenn geeignete Tätigkeiten durchaus auch durch geringer oder anders qualifizierte Kräfte erledigt werden können.

Vertikaler Personalmix bei der ärztlichen Behandlung meint, dass Assistenzärzte Behandlungen unter Wahrung des Facharztstandards durchführen können. Jedoch muss hierbei sichergestellt sein, dass eine Behandlung durch einen Weiterbildungsassistenten den Patienten nicht zusätzlich gefährdet (BGH, Urteil vom 27. September 1983 – VI ZR 230/81 –, BGHZ 88, 248–260, Rn. 12). Das ist nur gewährleistet, wenn ein Assistenzarzt für den jeweiligen Behandlungsschritt ausgewählt wurde, der ausreichend ausgebildet und angeleitet wurde, und der zuständige Facharzt dies regelmäßig überprüft. Den Assistenzarzt trifft die Verantwortung, auch selbst zu prüfen, ob durch sein Tätigwerden möglicherweise eine zusätzliche Gefährdung des Patienten möglich ist. In diesem Fall muss der Assistenzarzt seine Bedenken dem Facharzt vortragen und notfalls ablehnen, den Patienten ohne Aufsicht zu behandeln (BGH, Urteil vom 27. September 1983 – VI ZR 230/81 –, BGHZ 88, 248–260, Rn. 23).

Sowohl der Facharzt- als auch der Pflegestandard beziehen sich also nicht auf die Qualifikation einer Person, sondern auf die Durchführung von Behandlungsschritten. In der Notaufnahme ist aber nicht irgendein allgemeiner pflegerischer Standard zu erwarten, sondern eben der auf dem Gebiet der Notfallpflege als allgemein anerkannter Stand pflegewissenschaftlicher, medizinischer und weiterer bezugswissenschaftlicher Erkenntnisse. Nicht jede Pflegekraft in einer Notfallambulanz muss eine entsprechende Weiterbildung auf dem Gebiet der Notfallpflege absolviert haben (vgl. hierzu DKG-Empfehlung auf der Homepage der DKG: ▶ www.dkgev.de). Aber die pflegerische Leitung muss sicherstellen, dass Pflegekräfte nur mit der Ausführung von Tätigkeiten betraut werden, die ihren Fähigkeiten und ihrem Erfahrungsschatz entsprechen. Werden im konkreten Fall spezifisch notfallpflegerische

Kenntnisse benötigt, muss dann im Zweifel tatsächlich eine Fachpflegekraft eingesetzt werden.

▪▪ Personalmix unter Einbeziehung spezifischer Berufsgruppen

Bei der Kompetenzentwicklung von noch nicht notfallpflegerisch qualifiziertem Gesundheits- und Krankenpflegepersonal wird die Vermittlung von Fachkompetenzen im Mittelpunkt stehen. Methoden-, Sozial- und Selbstkompetenz, die bereits in der pflegerischen Berufstätigkeit erworben wurden, müssen jedoch im Hinblick auf die häufig zeitkritischen Behandlungsabläufe der Notfallmedizin und die Besonderheiten der ambulanten Leistungserbringung weiterentwickelt werden (◘ Abb. 21.2, ◘ Tab. 21.1).

21.1.4 Rechtsrahmen der Triage

Die Triage ist ein besonders auf die Notfall- und Katastrophenmedizin ausgerichtetes Ressource-Management-Tool. Es dient dazu, anhand der medizinischen Dringlichkeit die Behandlungsreihenfolge und damit die Wartezeit bis zum ersten Arztkontakt zu bestimmen. Seinen rechtlichen Grund hat dies darin, dass eine Notfallambulanz und insbesondere die dort tätigen Ärzte und Pflegekräfte gegenüber jedem Patienten eine sogenannte Garantenstellung trifft, alles zu tun, um eine Verschlechterung des Zustands zu vermeiden und den Krankheitszustand im Rahmen einer Notfallbehandlung zu bessern. Jeder einzelne Patient kann dies für sich verlangen. Sind jedoch mehr Patienten vorhanden als Behandlungskapazitäten, spricht man für den Behandler in rechtlicher Hinsicht von einer Pflichtenkollision. Er muss in dieser Situation eine rational begründete Auswahl treffen – nach Gesichtspunkten der medizinischen Dringlichkeit.

Um dies für den routinemäßigen Einsatz in den Notaufnahmen zu gewährleisten, sind bereits seit vielen Jahren Triagesysteme etabliert worden. Diese sind inzwischen in der Regel IT-gestützt. Hierbei wird die Dringlichkeit bis zum ersten Arztkontakt anhand vorgegebener Abfragealgorithmen ermittelt. Die Entwicklung von der individuellen ärztlichen Entscheidung zu einer Routine geht einher mit einer veränderten Aufgabenzuweisung. Triage in den Notaufnahmen ist in der Regel keine ärztliche Tätigkeit mehr, sondern wird überwiegend durch weitergebildete Triagefachkräfte aus der Pflege ausgeführt. Ob Triage eine originär ärztliche Aufgabe ist, die delegiert wird, oder auch durchaus eine originär pflegerische Aufgabe sein kann, hat die Rechtsprechung bislang noch nicht entscheiden müssen. Jedoch spricht einiges dafür, dass die Triage angesichts der Bedeutung der Auswahlentscheidung für die medizinische Erstversorgung eine originär ärztliche Entscheidung ist, auch wenn sie im engeren Sinne keine Diagnosestellung beinhaltet. Diese Differenzierung darf man aber nicht überschätzen, so haben sich für die Triagierung in den letzten Jahren eigenständige berufsgruppenübergreifende Standards herausgebildet.

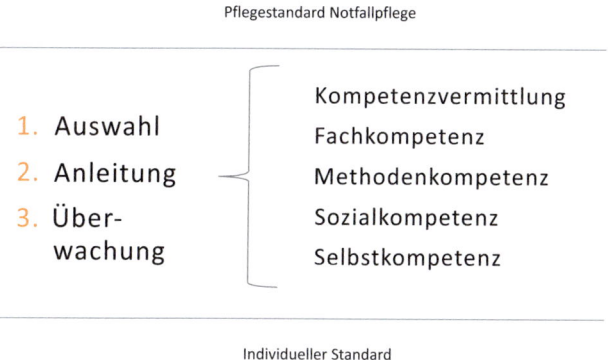

◘ **Abb. 21.2** Individuelle Kompetenzvermittlung zur Erreichung des Pflegestandards

◘ Tab. 21.1 Personalmix und Berufsgruppen	
Medizinische Fachangestellte	Aufgrund der beruflichen Kompetenzen ist die selbstständige Betrauung mit originär notfallpflegerischen Aufgaben nur nach umfangreicher Anleitung und Überwachung möglich. Einsatzfelder im Rahmen der Berufskompetenz sind die Organisation des Praxisablaufs und der allgemeinen Terminvergabe (nicht Ersteinschätzung), die Dokumentation, die Abrechnung Sie sollten umfassend in die Aufgaben der Ersten Hilfe eingewiesen werden
Rettungsdienstpersonal	Kernkompetenz von Rettungsdienstpersonal ist, lebensrettende Maßnahmen zu ergreifen und bei Notfallpatienten durchzuführen, bis die Behandlungsübernahme durch einen Arzt erfolgen kann Pflegerische Kernkompetenzen sind noch zu vermitteln. Dies betrifft neben den grundpflegerischen, patientennahen Tätigkeiten auch die Organisation und Begleitung von Behandlungsprozessen der Notaufnahme
Physician Assistant	Der Physician Assistant soll Ärzte in enger Zusammenarbeit unterstützen und entlasten. Hieraus wird deutlich, dass das Berufsbild vor allem dazu befähigt, ärztlich delegierte Tätigkeiten zu übernehmen Originär pflegerische Kompetenzen sind nicht im Fokus von Physician Assistants. Werden diese zugewiesen, bedarf es der Kompetenzvermittlung und der Einweisung, Anleitung und Überwachung

Für die Zusammenarbeit von ärztlichen und pflegerischen Berufen gilt dabei auch bezogen auf die Triage, dass dem Arzt solche Aufgaben selbst vorbehalten bleiben müssen, bei denen eine unsachgemäße Ausführung schwere Gefahren mit sich bringen könne (BGH NJW 1975, S. 2245 f.).

Dass es in Einzelfällen zu individuellen Fehlbeurteilungen kommen kann, die zu einer Verschlechterung bei einem Patienten führt, reicht noch nicht aus, um allgemein eine Gefährdung durch die Tätigkeitsverrichtung durch nichtärztliches Personal anzunehmen. Dagegen spricht auch, dass der Ersteinschätzung ein unmittelbarer Arztkontakt nachfolgen und der Patient sich bis dahin in einem einsehbaren Wartebereich aufhalten soll – jedenfalls spricht einiges für einen dahingehend verfestigten Standard, der auch von wissenschaftlichen Fachgesellschaften so gefordert wird.

Sind diese Rahmenbedingungen gegeben, gibt es für die Erstbeurteilung durch die Pflege im Grundsatz „grünes Licht". Besonderen Augenmerks bedarf aber eine Situation, bei der von dem oben dargestellten Rahmen abgewichen wird, so z. B. wenn Patienten ohne späteren Arztkontakt weggeschickt werden, oder auch bei telefonischen Triagen durch nichtärztliche Kräfte (wie z. B. bei den Terminservicestellen, siehe dazu Porten/Schmid, Krankenhaus 2019, 568 f.). Hier bedarf es einer eingehenden Analyse der neu entstehenden Gefährdungspotenziale unter Berücksichtigung der medizinischen Erkenntnismöglichkeiten und des Qualifikationsstandes der Triagekräfte. Im Zweifel sind zusätzliche Qualifikationen zu erwerben oder konkrete Behandlungsvorgaben zu machen. Dabei kommt der ärztlichen und pflegerischen Leitung der Notaufnahme einer zentrale Funktion zu. Diese hat auch sicherzustellen, dass die eingesetzten Triagekräfte für die Erbringung der delegierten Leistung qualifiziert sind (Auswahlpflicht), sachgerecht angeleitet (Anleitungspflicht) sowie regelmäßig überwacht werden (Überwachungspflicht).

21.2 Grundzüge des Behandlungsrechts

21.2.1 Der Behandlungsvertrag

§ 630 a BGB regelt die Leistungspflichten beim Behandlungsvertrag: Der Behandler schuldet die zugesagte Behandlung, der Patient die vereinbarte Vergütung. § 630a BGB sagt aber noch mehr. So wird Vertragspartner des Patienten „derjenige, welcher die medizinische Behandlung eines Patienten zusagt". Das ist in einem Krankenhaus nicht der einzelne Arzt, sondern eben das Krankenhaus als solches, zumal die Behandlung ja auch eben nicht eine individuelle Einzelbehandlungsleistung ist. Dies gilt auch für die Notaufnahme – und auch wenn tatsächlich nur eine ambulante Behandlung durch den diensthabenden Arzt erfolgte. Der Patient sucht die Einrichtung als solche auf, die dann die Behandlung entsprechend der Behandlungsnotwendigkeit durch den fachlich geeigneten Arzt erbringt.

Bei Privatpatienten, die gezielt die Privatambulanz eines Krankenhausarztes aufsuchen, wird der Arzt selbst Behandler. Stationäre Privatpatienten nehmen demgegenüber Krankenhausbehandlung als Gesamtleistung in Anspruch. Mit der Wahlleistung Arzt zahlen sie dann zwar dafür, dass sie den Arzt besonders bestimmen dürfen, der ihre Behandlung leitet. Dennoch wird auch hier der Behandlungsvertrag mit dem Krankenhaus geschlossen – und nicht mit dem Arzt.

In der Konsequenz bedeutet dies, dass in der Notaufnahme die Vergütung in der Regel dem Krankenhaus als Behandler zusteht und dieses bei einer Vertragspflichtverletzung durch die behandelnden Ärzte haftet. Bei einem Behandlungsfehler würde die behandelnden Ärzte jedoch daneben möglicherweise eine Schadensersatzpflicht (Haftung aus unerlaubter Handlung nach dem Deliktsrecht §§ 823 ff. BGB) treffen.

Ein Behandlungsvertrag kommt – wie jeder zivilrechtliche Vertrag – durch zwei übereinstimmende Willenserklärungen zustande. Diese sind nur wirksam, wenn der Patient geschäftsfähig war. Manchmal fehlt es beim Patienten daran, sei es, weil er psychisch verändert oder stark alkoholisiert ist oder auch weil er bewusstlos ist und gar keine Erklärung abgeben kann. In diesen Fällen kommt kein Behandlungsvertrag zustande, sondern die Behandlung wird auf der Grundlage der Geschäftsführung ohne Auftrag (§§ 677 ff. BGB) durchgeführt. § 677 BGB regelt den Fall, dass jemand ein Geschäft für einen anderen besorgt, ohne ihm gegenüber aufgrund eines Auftrages oder sonstigen Grundes berechtigt zu sein. Entspricht das Handeln bzw. die Tätigkeit dem Interesse und dem wirklichen oder mutmaßlichen Willen des Patienten, kann der Behandelnde von diesem Ersatz seiner (beruflichen) Aufwendungen, also das übliche Honorar, verlangen. Dem Arzt steht also, auch wenn er ohne vertragliche Grundlage tätig wird, ein Honoraranspruch zu.

Auch bei gesetzlich krankenversicherten Patienten kommt ein Behandlungsvertrag zustande. Dessen Regelungen werden jedoch weitgehend durch die Regelungen des SGB V verdrängt, die den Vergütungsrahmen zwischen Leistungserbringer und Kostenträger für die Leistungen festlegen, die der Patient als Sachleistung beanspruchen kann.

21.2.2 Aufklärung und Einwilligung

Ein zentrales Thema für die Behandlung von Patienten ist – auch im Rahmen der Notfallbehandlung – die Einholung einer Einwilligung des Patienten vor Durchführung der Behandlung und die entsprechende vorherige Aufklärung. Auch wenn Aufklärung und Einwilligung bei lediglich ambulanten und in der Regel nichtinvasiven Behandlungen oft eher beiläufig gehandhabt werden, sollten die rechtlichen Grundsätze beachtet werden.

21.2.2.1 Risikoaufklärung und therapeutische Aufklärung

Der Begriff „Aufklärung" meint üblicherweise die Risikoaufklärung, die in § 630e BGB geregelt ist. Hier geht es darum, den Patienten vor einem Eingriff oder einer Behandlung über Art, Umfang, Durchführung und zu erwartende Folgen und Risiken zu informieren. Daneben gibt es aber auch eine in § 630c Abs. 2 BGB geregelte Informationspflicht, die gelegentlich auch therapeutische Aufklärung genannt wird. Diese verpflichtet dazu, den Patienten in verständlicher Weise sämtliche für die Behandlung wesentlichen Umstände zu erläutern, insbesondere die Diagnose, die voraussichtliche gesundheitliche Entwicklung, die Therapie und die zu und nach der Therapie zu ergreifenden Maßnahmen. Die Risikoaufklärung ist ein besonders geregelter und eben auch besonders heikler Teilbereich dieser allgemeinen therapeutischen Informationspflichten. Sie soll im Mittelpunkt der weiteren Erläuterungen stehen.

21.2.2.2 Aufklärung nach § 630e BGB

Aufklärung und Einwilligung sind ein inhaltlich aufeinander bezogenes Begriffspaar. Ohne ausreichende Aufklärung ist eine rechtlich tragfähige Einwilligung nicht möglich. Die Einwilligung des Patienten in die ärztliche Behandlung war bereits vor dem Patientenrechtegesetz erforderlich, damit aus einer an sich rechtswidrigen Körperverletzung eine gerechtfertigte Heilbehandlung werden konnte. Sie stellt einen Rechtfertigungsgrund dar. Mit der Regelung in § 630d Absatz 1 Satz 1 wird die Pflicht zur Einholung einer Einwilligung nunmehr auch als vertragliche Pflicht geregelt. Ein Eingriff ohne erforderliche Einwilligung (oder nachträgliche Genehmigung) ist eine Vertragsverletzung und kann zu Schadenersatzansprüchen führen, wenn hieraus ein Schaden entstanden ist.

Im Zusammenhang mit Aufklärung und Einwilligung ergeben sich in der Praxis ergeben oft folgende Fragestellungen:
- Wer muss die Aufklärung durchführen? Muss diese ärztlich erfolgen?
- Wer muss aufgeklärt werden?
- Geht auch eine schriftliche Aufklärung?
- Wie muss man mit Sprachhürden umgehen?
- Über was genau muss aufgeklärt werden?
- Wann muss aufgeklärt werden?
- Was gilt im Notfall?
- Kann die Aufklärung entbehrlich sein oder kann der Patient darauf verzichten?

■ **Wer muss die Aufklärung durchführen? Muss dies ärztlich erfolgen?**

§ 630 e BGB regelt, dass die Aufklärung durch den Behandelnden oder durch eine Person erfolgen muss, die über die zur Durchführung der Maßnahme notwendige Ausbildung verfügt.

Ein aufklärender Arzt muss nicht über eine abgeschlossene Weiterbildung verfügen und auch nicht praktisch bereits entsprechende Eingriffe durchgeführt haben. Er muss aber Kenntnisse über die wesentlichen Umstände der durchzuführenden Maßnahme haben. Damit kann in der Regel keine fachübergreifende Aufklärung stattfinden. Der Operateur und der Anästhesist müssen gesondert über ihr Fachgebiet aufklären.

Eine Delegation der Aufklärung an den Assistenzarzt ist dann problematisch, wenn der Eingriff Besonderheiten hat oder besondere Risiken bestehen. Dann muss der Operateur selbst die Aufklärung durchführen. Es gelten auch die hier schon oben dargestellten Grundsätze zur Gewährleistung des Facharztstandards.

Aufklärung durch nichtärztliches Personal ist jedoch unzulässig. Die persönliche Aufklärung gehört zu den Kernbereichen ärztlicher Tätigkeiten, die nicht delegierbar sind. So soll sichergestellt werden, dass der Patient bei Fragen einen Ansprechpartner hat, der eine medizinische Gesamtbeurteilung des Behandlungsfalles vornehmen kann. Dieser Grundsatz gilt auch dann, wenn nichtärztliches Personal befugt ist, selbstständig Behandlungstätigkeiten auszuführen (z. B. Kontrastmittelgabe).

Der Arzt darf sich in der Aufklärung auch nicht darauf beschränken, nur für Fragen zur Verfügung zu stehen und die Informationsvermittlung der Pflege zu überlassen. Er muss selbst in einem vertrauensvollen Gespräch aufklären (OLG Brandenburg 04.11.2010–12 U 148/08).

■ **Wer muss aufgeklärt werden?**

Hier greifen Aufklärung und Einwilligung ineinander über. Grundsätzlich ist derjenige aufzuklären, der die Einwilligung in die beabsichtigte Behandlungsmaßnahme erteilen muss. Das ist üblicherweise der Patient selbst. Jedoch kann dieser einwilligungsunfähig sein. In diesem Fall muss derjenige aufgeklärt werden, der für den nicht einwilligungsfähigen Patienten aufgrund gesetzlicher oder vertraglicher Regelungen entscheiden muss. Dazu wird unten bei der Darstellung der Einwilligung näher eingegangen.

- **Geht auch eine schriftliche Aufklärung?**

§ 630 e BGB bestimmt, dass die Aufklärung mündlich erfolgen muss. Im Mittelpunkt der Aufklärung steht das vertrauensvolle Gespräch des Patienten mit dem Arzt. Dieses Gespräch kann, wie schon oben dargelegt, nicht an Dritte delegiert oder durch eine schriftliche Aufklärung ersetzt werden. Deshalb spricht § 630e BGB auch nur davon, dass bei der mündlichen Aufklärung auf Unterlagen Bezug genommen werden kann.

Die Rechtsprechung hat in der Vergangenheit bereits für zulässig gehalten, dass der Arzt den Patienten auch telefonisch über die Risiken eines bevorstehenden Eingriffs aufklären darf (so z. B. BGH, Urteil vom 15.06.2010 – VI ZR 204/09). Das ist aber keine allgemeine Freigabe. Vielmehr hängt es davon ab, wie schwerwiegend der Eingriff und wie hoch die Risiken sind. Bei schweren und riskanten Eingriffen verbleibt es beim „Goldstandard" des persönlichen Gesprächs. Durch die Möglichkeiten der Digitalisierung ändert sich an dieser Wertung im Grundsatz nichts. Ob die Rechtsprechung für Aufklärung per Videokommunikation tendenziell weitere Grenzen zulässt, wird sich in den nächsten Jahren zeigen.

Zu beachten ist, dass zwar die Aufklärung selbst mündlich erfolgen muss, jedoch den Behandler die Beweislast dafür trifft, in einem möglichen späteren Haftungsprozess darzulegen und zu beweisen, dass die Aufklärung ordnungsgemäß erfolgt ist (§ 630h Abs. 2 BGB). Schon daher ist es ratsam, entweder die Risiken, über die aufgeklärt wurde, und Fragen des Patienten in der Patientenakte eingehend zu dokumentieren oder eben umfangreiche schriftliche Informationen und Unterlagen zu verwenden. Jedoch müssen diese in dem mündlichen Gespräch eingehend erläutert werden. Das Gesetz besagt ausdrücklich, dass dem Patienten Abschriften von Unterlagen, die er im Zusammenhang mit der Aufklärung oder Einwilligung unterzeichnet hat, auszuhändigen sind.

Zwar ist auch ein Verzicht des Patienten auf die Abschrift möglich. Allerdings ist von vorgefertigten Verzichtserklärungen, die dem Patienten vorgelegt werden, abzuraten. Sie legen nahe, dass die Regelungen des § 630e BGB systematisch ausgehebelt werden sollen.

- **Wie muss man mit Sprachhürden umgehen?**

In der Praxis rankt sich eine ganze Reihe von Problemen darum, dass § 630e BGB fordert, dass die Aufklärung für den Patienten verständlich sein muss. Meist steht diese Frage im Mittelpunkt, wenn Arzt und Patient nicht in derselben Sprache kommunizieren können. Für die Aufklärung von ausländischen bzw. nicht sprachkundigen Patienten existieren keine gesetzlichen Sonderregelungen. Auch hier muss die Aufklärung verständlich erfolgen.

Auch hier trägt der Behandler die Beweislast. Er muss im Zweifel beweisen, dass der ausländische Patient der Aufklärung sprachlich folgen konnte. Jedoch greift dies nur, wenn der Behandler auch vernünftigerweise Zweifel haben musste, ob die Aufklärung verstanden wird (BGH, Urt. v. 07.11.2006 – VI ZR 206/05, OLG Karlsruhe, Urt. v. 09.04.2014–7 U 121/13).

Hat der Behandler jedoch Zweifel, so muss er entweder sicherstellen, dass die Aufklärung in verständlicher Weise erfolgen kann oder einen Sprachmittler hinzuziehen. Der staatlich anerkannte Dolmetscher ist jedoch in Behandlungssituation in der Regel nicht zur Hand. Auch erstattet die Gesetzliche Krankenversicherung keine Dolmetscherkosten. Die Gerichte fordern allerdings auch nicht explizit, dass ein professioneller Dolmetscher hinzugezogen werden muss. Ausreichend kann auch ein Angehöriger oder Mitarbeiter des Krankenhauses sein, sofern dieser in der Lage ist, dem Patienten die medizinische Situation zumindest „laienhaft" zu vermitteln (BeckOK BGB/Förster, 2018, BGB § 823 Rn. 857). Jedoch gilt auch hier, dass der Behandler unbedingt Zweifeln nachgehen muss, z. B. durch Rückfragen.

Übersetzungen durch Angehörige kommen häufig vor. Jedoch ist hier besonders gründlich Zweifeln nachzugehen, zumal auch aufgrund der familiären Nähe denkbar ist, dass der Angehörige seine Sicht der Dinge in die Übersetzung mit hineinlegt. Noch heikler ist die Übersetzung durch minderjährige Angehörige. Hier muss der Behandler sich durch ein Gespräch vergewissern, dass der Minderjährige selbst über die nötige Einsichtsfähigkeit in die Risiken der Behandlung verfügt und die Tragweite seiner Übersetzung versteht.

- **Über was genau muss aufgeklärt werden?**

Die Patientenaufklärung (im engeren Sinne) nach § 630e BGB soll den Patienten in die Lage versetzen, in die beabsichtigte medizinische Maßnahme einzuwilligen oder die Einwilligung zu versagen. Dafür, wie umfangreich die Aufklärung erfolgen muss, gilt die „Faustregel": Je weniger eine Maßnahme medizinisch geboten oder je größer ihre Tragweite ist, umso ausführlicher und eindrücklicher sind Patienten über Risiken aufzuklären.

§ 630e Abs. 1 Satz 1 und Satz 2 BGB regelt dazu, dass der Patient über sämtliche für die Einwilligung wesentlichen Umstände aufzuklären ist. Dazu gehören insbesondere Art, Umfang, Durchführung, zu erwartende Folgen und Risiken der Maßnahme sowie ihre Notwendigkeit, Dringlichkeit, Eignung und Erfolgsaussichten im Hinblick auf die Diagnose oder die

Therapie. Bei der Aufklärung ist auch auf Alternativen zur Maßnahme hinzuweisen, wenn mehrere medizinisch gleichermaßen indizierte und übliche Methoden zu wesentlich unterschiedlichen Belastungen, Risiken oder Heilungschancen führen können.

Hierdurch soll der Patient in die Lage versetzt werden, sich über die Art und Schwere des Eingriffs ein Bild zu machen. Dies kann er aber nur, wenn er über alle typischen und nicht völlig fern liegenden Risiken des Eingriffs informiert ist. Es reicht nicht aus, nur über ein Hauptrisiko aufzuklären. Auch weniger schwere oder wahrscheinliche Risiken sind einzubeziehen. Das hat unabhängig davon zu erfolgen, ob der Behandler selbst schon einmal solche Risiken erlebt hat (OLG Koblenz vom 01.04.2004–5 U 844/03).

Der Behandler muss in der Aufklärung auch auf Alternativen hinweisen, wenn mehrere medizinisch gleichermaßen indizierte und übliche Methoden zu wesentlich unterschiedlichen Belastungen, Risiken oder Heilungschancen führen können (§ 630e Abs. 1 Satz 3 BGB). Auch wenn der Grundsatz der Therapiefreiheit dem Arzt die Möglichkeit gibt, unter unterschiedlichen gleich geeigneten Behandlungsmethoden zu wählen, ist der Patient jedenfalls darüber aufzuklären.

Eine Pflicht zur Risikoaufklärung besteht, wenn nach dem medizinischen Erfahrungsstand im Zeitpunkt der Behandlung ein solches Risiko bekannt und mit seinem Eintritt zu rechnen gewesen ist. Ganz fernliegende oder nur theoretisch denkbare Risiken sind nicht einzubeziehen. Das gilt auch für Selbstverständlichkeiten, wie den Umstand, dass bei einer Operation eine Blutung auftreten kann oder mit einer radiologischen Untersuchung eine Strahlenbelastung verbunden ist.

- **Wann muss aufgeklärt werden?**

Vor diagnostischen oder operativen Eingriffen ist soweit möglich eine ausreichende Bedenkzeit vor der weiteren Behandlung zu gewährleisten. In der Regel ist ein Tag vor dem Eingriff rechtzeitig. Bei eiligen Eingriffen sind deutlich verkürzte Fristen möglich. Nur 30 min vor dem Eingriff ist wohl zu kurzfristig. Auch hier gilt jedoch, dass die Anforderungen umso geringer sind, desto weniger schwerwiegend ein Eingriff ist. Bei einer einfachen körperlichen Untersuchung wird sicherlich keine Aufklärung am Vortag erfolgen müssen.

- **Was gilt im Notfall?**

Auch für Notfälle gelten die Regelungen zur Aufklärung. Es gibt hier kein abgesenktes Niveau der Aufklärung.

§ 630 e Absatz 3 BGB regelt jedoch, dass es der Aufklärung des Patienten nicht bedarf, „soweit diese ausnahmsweise aufgrund besonderer Umstände entbehrlich ist, insbesondere wenn die Maßnahme unaufschiebbar ist".

Es handelt sich hierbei um Notfallpatienten, die sich in Lebensgefahr befinden oder bei denen schwere gesundheitliche Schäden zu befürchten sind, wenn sie nicht umgehend ärztliche Hilfe erhalten (Lippert, GesR 2015, 268–276). In diesen Fällen ist jedoch zu prüfen, ob eine mutmaßliche Einwilligung gegeben ist. Nur wenn dies bejaht werden kann, darf ohne Aufklärung und ausdrückliche Einwilligung behandelt werden. Hierzu Näheres unten.

- **Kann die Aufklärung entbehrlich sein oder kann der Patient darauf verzichten?**

Hier ist der ausdrückliche Aufklärungsverzicht von dem Fall des bereits voraufgeklärten Patienten zu unterscheiden.

Ein wirksamer Verzicht setzt zumindest ein Minimalwissen über Art und Erforderlichkeit des Eingriffs sowie den Umstand voraus, dass der Eingriff mit Risiken verbunden ist (der Patient muss eine ungefähre Vorstellung haben, worauf er verzichtet). Der Aufklärungsverzicht muss zudem ausdrücklich erfolgen, nicht notwendig ist, dass das Wort „Verzicht" verwendet werden muss. Jedenfalls muss sich aus den Umständen ausdrücklich der Wunsch nach Verzicht ergeben. Bestimmte Formvorschriften sind nicht einzuhalten, allerdings sollte aufgrund von Beweiszwecken der Verzicht schriftlich erfolgen und unbedingt dokumentiert werden. Ein formularmäßiger Verzicht ist unzulässig (BeckOK/Katzenmeier, Ed. 43, § 630 e BGB, Rn. 54).

Der voraufgeklärte Patient hat in der Regel wegen ähnlicher Vorbehandlungen oder wiederholter gleichartiger Maßnahmen bereits eine Risikoaufklärung erhalten. In diesem Fall kann eine Fortwirkung der Aufklärung vorliegen.

21.2.2.3 Einwilligung

- **Einwilligungsfähigkeit**

Die Einwilligung des Patienten in eine Behandlung ist keine Willenserklärung, wie sie bei einem Vertragsschluss erfolgt. Bei einem Vertrag ist eine solche Erklärung nur wirksam, wenn der Erklärende geschäftsfähig ist. Die Einwilligungsfähigkeit ist jedoch deutlich weiter zu verstehen. Sie meint, dass der Patient über ein natürliches Einsichtsvermögen verfügt, um Art, Bedeutung, Tragweite und Risiken der medizinischen Maßnahme erfassen und seinen Willen hiernach ausrichten zu können (Bundestagsdrucksache 17/10.488, S. 23 – Gesetzesbegründung zum Patientenrechtegesetz). Der Behandelnde muss sich davon überzeugen, dass der Patient diese natürliche Einsichts- und Steuerungsfähigkeit besitzt. Kommt der Behandler zum Ergebnis, dass es an der Einwilligungsfähigkeit fehlt, hat er die Einwilligung des Berechtigten, z. B. des Vormundes, Betreuers, gesetzlichen Vertreters oder rechtsgeschäftlich

Bevollmächtigten einzuholen. Die Beweislast hat derjenige, der sich auf die Einwilligungsunfähigkeit beruft (BT-Drs 17/10.488 S. 23).

Soweit keine anderen Anhaltspunkte vorliegen, darf der Behandler davon ausgehen, dass Volljährige grundsätzlich einwilligungsfähig sind. Aber auch Minderjährige können selbst einwilligen, wenn sie – wie die Rechtsprechung formuliert – nach ihrer geistigen und sittlichen Reife die Bedeutung und Tragweite des Eingriffs und seiner Gestattung zu ermessen und ihre Entscheidung danach zu bestimmen vermögen. Die Einwilligungsfähigkeit folgt aber nicht starren Altersvorgaben, sondern ist im Einzelfall zu beurteilen. Entscheidungserhebliche Anhaltspunkte geben die Altersstufe und die geistige Entwicklung sowie die Schwere der Krankheit und Dringlichkeit des Eingriffs.

Bei nicht einwilligungsfähigen Minderjährigen müssen die Eltern als gesetzliche Vertreter die Einwilligung in den Eingriff geben. Entsprechend sind die Eltern über den Eingriff und dessen Risiken aufzuklären. Zu beachten ist, dass die elterliche Sorge entweder beiden Elternteilen gemeinsam oder einem Elternteil allein zustehen kann. Das gilt auch für die gesetzliche Vertretung, die entweder gemeinschaftliche Vertretung (§ 1629 Abs. 1 S. 2) oder Alleinvertretung (§ 1629 Abs. 1 S. 3) ist. Ob das eine oder das andere im konkreten Fall gegeben ist, richtet sich nach dem Sorgerecht.

Soweit die elterliche Sorge den Eltern gemeinsam obliegt, vertreten sie das Kind gemeinschaftlich (§ 1629 Abs. 1 S. 2). Bei der Abgabe von Willenserklärungen müssen folglich beide Eltern handeln. Bei Eheleuten darf der Behandler in der Regel der Erklärung vertrauen, dass der Ehepartner für den anderen Teil mitentscheidet – aber auch hier mag die Schwere des Eingriffs aber erforderlich machen, dass beide Elternteile aufgeklärt werden und einwilligen müssen.

- **Mutmaßliche Einwilligung**

Ist eine Behandlung unaufschiebbar und kann die Einwilligung nicht eingeholt werden, sei es, weil der Patient nicht einwilligungsfähig, eine sprachliche Verständigung nicht möglich ist oder auch weil für eine Aufklärung aus zwingenden medizinischen Gründen keine Zeit bleibt, darf dennoch eine Behandlung durchgeführt werden, wenn die Voraussetzungen einer mutmaßlichen Einwilligung vorliegen.

In § 630 d Absatz 1 Satz 4 BGB heißt es dazu, dass eine unaufschiebbare Maßnahme dennoch durchgeführt werden darf, wenn sie dem mutmaßlichen Willen das Patienten entspricht. Der Arzt darf aber nicht seine Vorstellungen an die Stelle des Patienten stellen. Er muss vielmehr vor dem Hintergrund der ihm zur Verfügung stehenden Informationen beurteilen, ob der konkrete Patient in die konkrete Maßnahme eingewilligt hätte, wenn er es denn gekonnt hätte. Frühere Äußerungen des Patienten, seine Weltanschauung und Lebensweise sind einzubeziehen und bei Möglichkeit durch Befragungen von Angehörigen oder Begleitpersonen zu erfragen. Erst nachrangig, soweit sich keine individuellen Anhaltspunkte ergeben, sollte objektiv auf die Lage eines verständigen Patienten abgestellt werden.

Ist ein Betreuer bestellt, so ist es nicht erforderlich, eine mutmaßliche Einwilligung anzunehmen. Hier muss der Betreuer aufgeklärt werden und über die Einwilligung entscheiden.

- **Patientenverfügung**

Patientenverfügungen können dem Behandler helfen zu beurteilen, den Willen des einwilligungsunfähigen Patienten in Erfahrung zu bringen. Der Behandelnde muss dabei zunächst prüfen, ob eine Patientenverfügung wirksam ist und auf die konkrete Lebens- und Behandlungssituation zutrifft. Dies ist in vielen Fällen problematisch, da die Patientenverfügung auszulegen ist oder auch unklar sein mag. Hier muss der Behandler letztlich wie bei der mutmaßlichen Einwilligung Anhaltspunkte für den wirklichen Willen des Patienten suchen. Gibt es einen Betreuer, hat auch er die Patientenverfügung in seine Entscheidung einzubeziehen. Jedenfalls muss der Betreuer aufgeklärt werden und die Einwilligung erteilen.

21.2.3 Schweigepflicht und Auskunftsrechte

21.2.3.1 Grundlagen

Die medizinische Schweigepflicht hat in rechtlicher Hinsicht verschiedene Facetten. So hat sie eine datenschutzrechtliche Ausformung mit Blick auf den Umgang mit Patientendaten. Daneben gilt die Verschwiegenheit als Berufspflicht des Arztes und der Heilberufe und wird in den entsprechenden Berufsordnungen geregelt. Die strafrechtliche Seite regelt die Strafbarkeit bei einem Verstoß gegen die Schweigepflicht.

- **Strafrecht**

Die strafrechtliche Seite der Schweigepflicht ist in § 203 StGB geregelt und sanktioniert die Verletzung der Schweigepflicht mit Freiheitsstrafe bis zu einem Jahr oder mit Geldstrafe. Hierbei sind „Geheimnisse" nicht nur die Identität des Patienten oder Diagnosen und Therapien. Von der Schweigepflicht ist vielmehr die gesamte Arzt-Patient-Beziehung umfasst. Das heißt, darunter fällt auch schon die Zeit vor der Behandlung oder Umstände im Zusammenhang mit der Behandlung. So umfasst die Schweigepflicht z. B. auch, mit welchem Auto der Patient zur Notaufnahme angereist ist und wer ihn begleitet.

Die Schweigepflicht gilt nicht nur für Ärzte und Apotheker, sondern auch für Angehörige der Heilberufe wie Hebammen, Krankenschwestern, Krankenpfleger, Arzthelferinnen, auszubildende Medizinstudenten sowie Lernschwestern und -pfleger, Psychotherapeuten, medizinische Fachangestellte, Masseure und medizinisch-technische Assistenten. Sie gilt aber auch für Berufshelfer bei der Behandlung, also auch für Empfangspersonal, aber auch den Wachdienst in Notaufnahmen. Auch dieser kann aufgrund seiner Einbindung in die Abläufe der Notaufnahme Informationen erlangen, die der Schweigepflicht unterliegen. Deshalb muss das Krankenhaus durch entsprechende Belehrungen und Verpflichtungen sicherstellen, dass sie Dritten gegenüber keine Angaben im Zusammenhang mit der Behandlung, dem Aufenthalt des Patienten o.Ä. machen.

- **Berufsrecht**

§ 9 der (Muster-)Berufsordnung der Ärzte stellt eine berufsrechtliche Ausgestaltung zur Schweigepflicht dar. Sie gebietet, dass Ärzte über das, was ihnen in ihrer Eigenschaft als Arzt anvertraut oder bekannt geworden ist – auch über den Tod der Patientin oder des Patienten hinaus – zu schweigen haben. Dazu gehören auch schriftliche Mitteilungen der Patientin oder des Patienten, Aufzeichnungen über Patientinnen und Patienten, Röntgenaufnahmen und sonstige Untersuchungsbefunde. Hierbei stellt die berufsrechtliche Regelung die Vertrauensbeziehung zwischen Arzt und Patient in den Mittelpunkt. Die Einhaltung der berufsrechtlichen Verschwiegenheit ist auch eine vertragliche Nebenpflicht aus dem Behandlungsvertrag.

- **Datenschutz**

Im Zentrum des Datenschutzes steht der Umgang mit personenbezogenen Daten, die in Informations- und Kommunikationssystemen oder manuell verarbeitet werden. Dies hat aber wiederum eine erhebliche Auswirkung darauf, wie die Berufsverschwiegenheit im Hinblick auf die Datenspeicherung und Verarbeitung sichergestellt wird. Diese ist in einigen Landeskrankenhausgesetzen speziell für Krankenhäuser geregelt. Auch das SGB X regelt im Verhältnis zu den Kostenträger eingehend den Sozialdatenschutz, z. B. im Hinblick auf die Übermittlung von Daten. Diese Regelungen flankieren insoweit die Schweigepflicht.

21.2.3.2 Offenbarungsbefugnis

Offenbarungsbefugnisse können sich aus unterschiedlichen Gründen ergeben:
- Eine Offenbarungsbefugnis kann sich für den Arzt auch aus **gesetzlichen Offenbarungspflichten** oder -rechten ergeben. Wann im Einzelnen Patientendaten oder geschützte Informationen an Dritte weitergegeben dürfen, regelt das (Sozial-)Datenschutzrecht im Einzelnen. Darüber hinaus gibt es Sonderregelungen, zum Beispiel nach dem Infektionsschutzgesetz.

Daneben gibt es Offenbarungsbefugnisse, die in einem Einzelfall eingreifen können. Diese sind also immer von der konkreten Situation abhängig und müssen vom Behandler durchdacht werden, bevor er Informationen weitergibt:
- Eine Weitergabe von geschützten Informationen ist zulässig, wenn der Behandler befugt ist diese zu offenbaren. Eine solche Offenbarungsbefugnis ist gegeben, wenn eine **Einwilligung des Patienten** in die Offenbarung vorliegt. Eine Durchbrechung von der Schweigepflicht kann auch durch eine **mutmaßliche Einwilligung** gedeckt sein. Für diese gelten die gleichen Grundsätze, die schon zuvor im Zusammenhang mit der Einwilligung erläutert wurden.
- Eine Durchbrechung der Schweigepflicht kann sich auch aus einem **rechtfertigenden Notstand** (§ 34 StGB) ergeben. Das setzt aber voraus, dass die Offenbarung erforderlich ist, um eine gegenwärtige, „nicht anders abwendbare Gefahr für Leben, Leib, Freiheit, Ehre, Eigentum oder ein anderes Rechtsgut" abzuwenden. Dabei muss die Gefahr aber in der Abwägung so erheblich sein, dass das Geheimhaltungsinteresse des Patienten dahinter zurücktritt.
- Hier kann man sich merken, dass ein solcher Notstand eine nur dann gegeben ist, wenn eine Interessenkollision vorliegt und dabei ohne eine Durchbrechung der Schweigepflicht ansonsten dem Patienten oder Dritten erhebliche Gefahren drohen. Teilt der Patient glaubhaft mit, dass er eine Bombe gelegt habe, so ist der Schutz anderer so vorangig, dass das Geheimhaltungsinteresse des Patienten zurücktritt. Sucht die Polizei hingegen einen Unfallverursacher und fragt in der Notaufnahme nach, so geht es nicht mehr um eine Gefahrenabwehr, sondern um eine Strafverfolgung. Diese ist aber in der Regel nicht ausreichend, damit der Behandler seine Verschwiegenheit durchbrechen darf.
- Daneben gibt es den **Sonderfall Kindesmisshandlung**. Hier ist eine sinnvolle Grenzziehung zwischen einer gegenwärtigen Gefahr für Leib und Leben des Kindes (z. B. bei Wiederholungsgefahr) und einer Gefährdung des Kindeswohls kaum möglich. Auch bei Gewalt gegenüber Kindern gilt nämlich im Grundsatz das Vorgesagte. Es bedarf zur Durchbrechung der Schweigepflicht eines rechtfertigenden Notstandes (§ 34 StGB). Ist eine Wiederholungsgefahr nicht erkennbar, scheitert es daran.
- Da evident ist, dass auch außerhalb konkreter Gefahren für Leib und Leben Kinder des Schutzes

bedürfen, ist 2012 das Bundeskinderschutzgesetz (BKiSchG) in Kraft getreten.

Soweit „gewichtige Anhaltspunkte" für die Gefährdung des Kindeswohls bestehen, können Ärzte dann auch ohne Vorliegen einer konkret erkennbaren Wiederholungsgefahr die Schweigepflicht durchbrechen. Dem soll zunächst die Erörterung der Gefährdungslage mit dem Kind oder Jugendlichen und den Personensorgeberechtigten vorausgehen. Vor Offenbarung soll weiterhin eine Beratung mit einer „insoweit erfahrenen Fachkraft" des Trägers der öffentlichen Jugendhilfe (Jugendamt) stattfinden, hinsichtlich der Einschätzung der Kindeswohlgefährdung. Hier ist der Fall zu pseudonymisieren.

Lässt sich mit den Betroffenen keine einvernehmliche Lösung erzielen und hält der Arzt nach Beratung mit der „Fachkraft" ein Tätigwerden des Jugendamtes für erforderlich, darf er das Jugendamt informieren. Er hat die Sorgeberechtigten davon zu informieren, es sei denn, dass der wirksame Schutz des Kindes hierdurch infrage gestellt würde. Wichtig ist, dass die Regelung keine gesetzliche Meldepflicht darstellt. Vielmehr soll der Arzt, der sich nach Interessenabwägung entscheidet, das Jugendamt zu kontaktieren, dies auch ohne Sorge von Strafbarkeiten tun können.

21.3 Besondere Patientengruppen

21.3.1 Psychisch veränderte Patienten

21.3.1.1 Unterbringung, Fixierung und Sedierung nach PsychKG

Täglich erfolgt die akutmedizinische Erstversorgung von psychisch veränderten Patienten in Notaufnahmen. Hierbei sind einige rechtliche Eckpunkte zu beachten. Hierbei steht im Zentrum, dass die Ärzte und Pflegekräfte in der Notaufnahme eine sogenannte Garantenstellung trifft. Diese leitet sich vor allem aus § 323c StGB ab – der unterlassenen Hilfeleistung. Danach trifft das Personal der Notaufnahme eine Verpflichtung, bei Patienten, die einer unmittelbaren Gefährdung ausgesetzt sind, tätig zu werden und Schaden abzuwenden. Natürlich betrifft dies in erster Linie die unmittelbare medizinische Versorgung. Bei psychisch veränderten Menschen ergibt sich aber eine zusätzliche Gefahrenquelle aus der psychischen Erkrankung selbst. Diese kann dazu führen, dass der Patient sich selbst gefährdet, z. B. suizidal wird, oder für andere eine Gefährdung verursachen kann. Bei der Versorgung psychisch veränderter Patienten steht daher die Frage nach einer Selbst- oder Fremdgefährdung im Vordergrund. Liegt eine solche vor, muss der Behandler tätig werden und dabei insbesondere die gesetzlichen Regelungen zu öffentlich-rechtlichen Zwangsmaßnahmen gegen psychisch Kranke anwenden können.

In Notaufnahmen sind vor allem die Regelungen zur sofortigen Unterbringung praxisrelevant. Diese ergeben sich aus den Psychisch-Kranken-Gesetzen der Bundesländer (in der Regel als PsychKG oder PsychKHG abgekürzt). Die Begrifflichkeiten variieren. So heißt es manchmal vorläufige Unterbringung (Bayern) oder fürsorgliche Aufnahme (Baden-Württemberg). Bei der „normalen" Unterbringung muss ein Richter entscheiden, ob die Voraussetzungen gegeben sind. Für die Notaufnahme wird jedoch fast immer ein Fall zu entscheiden sein, bei dem eine richterliche Entscheidung nicht rechtzeitig eingeholt werden kann. Deshalb lassen die PsychKG bei Gefahr im Verzug eine vorläufige Unterbringung auch ohne Gericht zu, die dann aber unverzüglich dort nachträglich genehmigt werden muss.

Gefahr in Verzug liegt vor, wenn die Unterbringung oder Zwangsmaßnahme zeitlich so dringlich bzw. eilig sind, dass es unzumutbar wäre, das gerichtliche Unterbringungsverfahren abzuwarten. Auch in anderen Bundesländern gibt es vergleichbare zeitliche Vorgaben, auch wenn diese manchmal andere Begrifflichkeiten verwenden (z. B. dringende oder erhebliche Gefahr).

Für die vorläufige Unterbringung sind in den Bundesländern unterschiedliche Stellen zuständig. In Nordrhein-Westfalen sind es die Gemeinden, in Bayern kann auch die Polizei die Entscheidung treffen, in Baden-Württemberg sind es die Landeskliniken, die die fürsorgliche Aufnahme verantworten. In der Regel darf die zuständige Stelle eine sofortige Unterbringung nur anordnen, wenn der Behörde ein aktuelles ärztliches Zeugnis über einen entsprechenden Befund vorliegt. Dieses dient als Entscheidungsgrundlage. Der Arzt ist verpflichtet, zuvor den Betroffenen persönlich zu untersuchen und auch die Notwendigkeit einer sofortigen Unterbringung schriftlich zu begründen. Das Zeugnis muss in der Regel nicht von einem Facharzt für Psychiatrie verfasst werden, jedoch sollte es von einem erfahrenen Arzt stammen, zumindest von einem Weiterbildungsassistenten mit einem sehr fortgeschrittenen Wissens- und Erfahrungsstand.

Erst wenn die Entscheidung der Behörde vorliegt, darf der Patient zwangsweise untergebracht werden. Ist zu befürchten, dass der nicht freiwillig Folge leistet, sollte das Ambulanzpersonal die Polizei zum Vollzug der Unterbringung hinzurufen.

Das Verfahren nach dem PsychKG kann entfallen, wenn der Patient einen gesetzlichen Vertreter oder einen Betreuer hat, der über das Recht zur Aufenthaltsbestimmung für den Patienten verfügt. Dieser sollte eingehend zur Gefährdungslage und den Befund informiert werden. Allerdings muss auch der Betreuer unverzüglich eine Genehmigung des Gerichts einholen.

In der Regel lassen sich Fixierungen und Sedierungen von Patienten in der Notaufnahme nur so lange rechtfertigen, wie sie unmittelbar der Abwehr oder Verhinderung einer Selbst- oder Fremdgefährdung dienen. Das Bundesverfassungsgericht (BVerfG, Urteil vom 24. Juli 2018, 2 BvR 309/15, 2 BvR 502/16) hat jedoch klargestellt, dass eine darüberhinausgehende Fixierung eine Freiheitsberaubung darstellen kann. Von einer noch zulässigen kurzfristigen Maßnahme dürfe man in der Regel nur auszugehen, wenn sie absehbar die Dauer von ungefähr einer halben Stunde unterschreitet. Darüber hinaus bedarf es der – vorherigen – richterlichen Anordnung.

21.3.1.2 Notstand und Notwehr

In akuten Gefahrenlagen, bei denen unverzügliches Handeln erforderlich ist, kann Ambulanzpersonal im Rahmen der allgemeinen Regelungen zu Notstand und Notwehr auch unmittelbar selbst tätig werden, um Gefahren für den Patienten für Dritte oder für sich selbst zu verhindern.

Notstand und Notwehr setzen eine gegenwärtige Gefährdung voraus. Damit sind sie prinzipiell ungeeignet, längere Zwangsmaßnahmen zu rechtfertigen. Nur vom dem Zeitpunkt an, ab dem die unmittelbare Gefährdung erkennbar wird, bis zum Ende der Gefährdung gilt das Notstands- und Notwehrrecht.

Entscheidend ist die Frage, was im Einzelnen getan werden darf, um einen Angriff abzuwehren oder eine Gefahr zu beseitigen. Hier gilt der Grundsatz der Verhältnismäßigkeit zwischen Angriff/Gefahr und Verteidigung. Je höher die Rechtsgüter sind, die gefährdet werden, desto massiver darf die Verteidigung sein, je akuter die Gefahr ist, desto schneller darf gehandelt werden. Die Rechtsprechung berücksichtigt hierbei die konkrete Situation des den Angriff Abwehrenden, der unter Zeitdruck handeln muss. Wichtig ist aber, dass für Ärzte und Pflegekräfte im Umgang mit psychisch Erkrankten auch weiterhin beruflich eingeübte Handlungsmuster zu beachten sind – dies meint: Deeskalation hat gerade im Umgang mit offenkundig erkrankten Personen unbedingten Vorrang vor Konfrontation. Nur wenn dafür keine Zeit mehr bleibt und auch eine Entfernung aus der Gefährdung nicht möglich ist (z. B. bei einem Angriff auf einen Behandelnden), darf aktiv gehandelt werden.

21.3.2 Gewalttätige Patienten

Gewalt in Notaufnahmen kann sehr unterschiedliche Ursachen haben. Sie kann von psychisch veränderten Patientinnen und Patienten ausgehen, von Personen, die unter Alkoholeinfluss stehen, oder sich als aggressives Verhalten aus nichtigen Gründen darstellen.

Zu der Thematik Notstand und Notwehr wurde schon im vorausgegangenen Abschnitt ausgeführt.

Nachstehend soll auf die Frage der Gewaltprävention eingegangen werden:

Zunächst ist hierbei zu beachten, dass den Arbeitgeber allgemeine Fürsorgepflichten gegenüber dem Notaufnahmepersonal treffen. Nach § 618 BGB hat der Arbeitgeber „Räume, Vorrichtungen oder Gerätschaften, die er zur Verrichtung der Dienste zu beschaffen hat, so einzurichten und zu unterhalten und Dienstleistungen, die unter seiner Anordnung oder seiner Leitung vorzunehmen sind, so zu regeln, dass der Verpflichtete gegen Gefahr für Leben und Gesundheit soweit geschützt ist, …" Nach dem Arbeitssicherheitsgesetz muss im Rahmen einer Gefährdungsbeurteilung dann das konkrete Gefährdungspotenzial ermittelt und daraus Handlungsmaßnahmen abgeleitet werden.

Sehr empfehlenswert ist es, für die Notaufnahme eine eigene Hausordnung zu erlassen. Die Notaufnahme hat einige besondere Ordnungsthemen, die in der stationären Krankenhausversorgung nicht relevant sind. Dies macht eine eigenständige Regelung empfehlenswert. Hier können z. B. Zugangsrechte für Angehörige oder Ordnungs- und Verhaltensregeln für Besucher festgelegt werden und dem Personal die Möglichkeit eingeräumt werden, das Hausrecht auszuüben. Eine Hausordnung kann hierbei auch für die eigenen Mitarbeiter mehr Klarheit und Rechtssicherheit bedeuten.

Ein Sonderproblem in Notaufnahmen ist die Einrichtung einer Videoüberwachung. Ob eine Videoüberwachung im Hinblick auf Schutz-, Abschreckungs- und Dokumentationszwecke zulässig ist, regelt § 4 des Bundesdatenschutzgesetzes (BDSG). Dort heißt es, dass die Beobachtung öffentlich zugänglicher Räume mit optisch-elektronischen Einrichtungen (Videoüberwachung) nur zulässig ist, soweit sie zur Aufgabenerfüllung öffentlicher Stellen, zur Wahrnehmung des Hausrechts oder zur Wahrnehmung berechtigter Interessen für konkret festgelegte Zwecke erforderlich ist und keine Anhaltspunkte bestehen, dass schutzwürdige Interessen der Betroffenen überwiegen. Jedoch ist das Krankenhaus verpflichtet, in einem besonderen Verzeichnis (§ 70 BDSG) Rechenschaft über die „Zweckbestimmung der Datenerhebung, -verarbeitung oder –nutzung" und „Zwecke der Verarbeitung" abzulegen. Dabei muss genau ausgeführt werden, warum eine Videokamera angebracht wurde. Besondere Begründungspflichten bestehen, wenn Kameras sensible Bereiche erfassen wie Umkleide- und Untersuchungsräume. Hier ist Videoüberwachung nur bei sehr gewichtigen Gründen zulässig. Eine Videoüberwachung ist bei dem Datenschutzbeauftragten des Krankenhauses meldepflichtig. Darüber hinaus ist die Arbeitnehmervertretung § 87 Abs. 1 Nr.6 BetrVG einzubeziehen, da die Überwachung auch regelmäßig geeignet ist, das Verhalten des Personals zu dokumentieren. Durch gut wahrnehmbare Hinweisschilder sollten alle

Besucher darauf hingewiesen werden, dass eine Videoüberwachung stattfindet. Gespeicherte Videoaufzeichnungen müssen unverzüglich gelöscht werden, wenn sie zur Erreichung des Zwecks nicht mehr erforderlich sind oder schutzwürdige Interessen der Betroffenen einer weiteren Speicherung entgegenstehen (§ 4 Abs. 5 BDSG).

Der Einsatz von Sicherheitspersonal wird vor allem aus Abschreckungsgründen denkbar sein. Dem Sicherheitspersonal stehen jedoch keine hoheitlichen Befugnisse zu. Es wurde schon darauf hingewiesen, dass Sicherheitspersonal als Berufshelfer des Arztes ebenfalls auf die Einhaltung der Schweigepflicht zu verpflichten ist.

(Rechtsprechung und Gesetzesmaterialien werden nicht gesondert verzeichnet).

Literatur

Carstensen G (1989) Vom Heilversuch zum medizinischen Standard. Dtsch Arztebl 86(36): A-2431

Gaßner M, Strömer JM (2012) Im Dickicht der Standards verfangen - Haftungsrechtliche Sorgfaltspflichten in der Pflege. MedR 489: 487–495

Lippert HD (2015) Die Behandlung des Patienten als Notfall in der präklinischen Notfallmedizin. GesR 268–276

Beck Online Kommentar zum BGB, Ed. 56, §§ 630 e BGB und § 823 BGB, 2020

Qualitätsmanagement in der Notaufnahme

Jens Mersmann

Inhaltsverzeichnis

22.1 Qualitätssicherung und Qualitätsmanagement klinischer Notfallversorgung – 426
22.1.1 Relevanz stationärer Qualitätssicherung und unerwünschte Ereignisse – 426
22.1.2 Hochrisikobereich klinische Notfallversorgung – 427
22.1.3 Fehlerentstehung und systemische Perspektive – 427

22.2 Qualitätsebenen und Ziele: Ergebnis-, Prozess- und Strukturqualität – 428
22.2.1 Ergebnisqualität – 428
22.2.2 Prozessqualität – 429
22.2.3 Strukturqualität – 430

22.3 Qualitätsmanagement und Zertifizierungen – 432

22.4 Prävention von Fehlern und Crew bzw. Crisis Resource Management – 433

Literatur – 433

22.1 Qualitätssicherung und Qualitätsmanagement klinischer Notfallversorgung

Viele reden von Qualität – meinen sie auch das Gleiche? Das Institute of Medicine deutet Qualität in der Gesundheitsversorgung als

» das Ausmaß, in dem Gesundheitsleistungen für Individuen und Populationen die Wahrscheinlichkeit erwünschter gesundheitlicher Behandlungsergebnisse erhöhen und mit dem gegenwärtigen professionellen Wissensstand übereinstimmen (SVR 2001, S. 57).

Operationalisiert findet sich dieses Verständnis in den vielfältigen Konzepten und Aktivitäten zur Qualitätssicherung und der kontinuierlichen Verbesserung der Versorgungsprozesse der medizinischen wie pflegerischen Berufsgruppen wieder – aus intrinsischer Motivation wie auch als Ausdruck des professionellen Selbstverständnisses.

Flankierend dazu sind in jüngster Vergangenheit zahlreiche gesetzliche Regelungen und Richtlinien erlassen worden, die den Eindruck einer Qualitätsoffensive im Gesundheitssystem vermitteln – und zugleich möglichen negativen Effekten im (Re-)Finanzierungssystem von Gesundheitsleistungen entgegenwirken sollen.

Schwerpunkte dieser Initiativen sind u. a.:
- die Leistungserbringer zur Sicherung und Weiterentwicklung der Versorgungsqualität zu verpflichten, z. B. ein Fehlermeldesystem und ein internes Qualitätsmanagementsystem einzuführen (§§ 135a und 136a SGB V) sowie an externen Qualitätssicherungsmaßnahmen teilzunehmen (§ 137a SGB V);
- die Transparenz zu den erzielten Qualitätsergebnissen der medizinischen Versorgung zu erhöhen und darzustellen, z. B. Qualität über risikoadjustierte Indikatoren und ergänzende Patientenbefragungen zu messen sowie einrichtungsbezogene Qualitätsberichte zur Qualität in maßgeblichen medizinischen Bereichen zu veröffentlichen (§ 137a SGB V).

Inhaltlich wird der Terminus Qualitätssicherung in diesen Gesetzesvorgaben respektive Regelungen der Selbstverwaltung für die „Gesamtheit aller qualitätsorientierten Maßnahmen und Zielsetzungen" (SVR 2001, S. 58) verwendet – während Qualitätsmanagement im Zuge dessen als Management- und Umsetzungsmethode sowie als Instrument zur Organisationsentwicklung verstanden wird.

22.1.1 Relevanz stationärer Qualitätssicherung und unerwünschte Ereignisse

Qualitätssicherung, Risikomanagement und Fehlervermeidung im stationären Sektor haben in Deutschland durch das systematische Review des Aktionsbündnis Patientensicherheit (2006) zu Häufigkeiten unerwünschter Ereignisse bis hin zu Fehlern in der klinischen Behandlung eine besondere Aufmerksamkeit erfahren (APS 2006).

Die Ergebnisse zeigten, dass bis zu 10 % aller Patienten im Zuge der Krankenhausbehandlung ein medizinisch unerwünschtes Ereignis („adverse event") erfahren, also ein „unbeabsichtigtes negatives Ergebnis erleiden, das auf die Behandlung zurückgeht und nicht der bestehenden Erkrankung geschuldet ist" (APS 2018). Ein unerwünschtes Ereignis ist z. B. eine postoperative Wundinfektion, bei der nur sicher ist, dass die OP-Wunde aus der chirurgischen Behandlung resultiert, die Ursache der Wundinfektion selbst jedoch unklar ist.

Bei bis zu 4 % aller Klinikpatienten kam es zu einem vermeidbaren unerwünschten Ereignis („preventable adverse event"), zu verstehen als „auf einen Fehler zurückzuführendes Unerwünschtes Ereignis" (APS 2018). Ein vermeidbares unerwünschtes Ereignis ist z. B. eine allergische Reaktion auf die Gabe eines Antibiotikums, wenn das Behandlungsteam eine mögliche Allergie nicht erfragt hat oder umgekehrt der Patient diese Frage verneint hat.

In etwa 1 % aller Krankenhausfälle trat ein Behandlungsfehler („negligent adverse event") bzw. Behandlungsschaden auf - ein „vermeidbares unerwünschtes Ereignis, das die Kriterien der Sorgfaltsverletzung erfüllt" (APS 2018). Als Behandlungsfehler oder Behandlungsschaden zu sehen ist z. B. die Seitenverwechslung bei einer Operation oder die Verunreinigung einer OP-Wunde durch Missachtung der indizierten Hygienemaßnahmen, da die Sorgfaltspflicht zur Anwendung anerkannter und angemessener Regeln medizinischen Handelns verletzt wurde.

Die Mortalitätsrate aller Krankenhauspatienten als Folge eines vermeidbaren unerwünschten Ereignisses wurde mit 0,1 % beziffert. Exemplarisch ergäben sich demnach für das Jahr 2006 mit etwa 17 Mio. Krankenhausbehandlungen ca. 17.000 resultierende Todesfälle in Deutschland (SVR 2007).

In diesem Review nicht erfasst und untersucht wurden Häufigkeiten zu Beinaheschäden („near misses"), wo trotz eines Fehlers ein unerwünschtes Ereignis ausgeblieben ist (APS 2018).

22.1.2 Hochrisikobereich klinische Notfallversorgung

Das Risiko für das Auftreten von unerwünschten Ereignissen, vermeidbaren unerwünschten Ereignissen und Behandlungsfehlern oder auch Beinaheschäden ist in der alltäglichen klinischen Notfallversorgung unmittelbar evident.

Die Notaufnahme einer Klinik ist ein Hochrisikobereich, in dem Notfallpatienten überwiegend mit symptomartigen Beschwerdebildern unklarer Genese in kürzester Zeit in ihrem akut bedrohlichen Krankheitszustand erkannt und behandlungsdringlich ersteingeschätzt, nicht selten zeitkritisch stabilisiert, adäquat und leitliniengerecht diagnostisch wie therapeutisch behandelt werden müssen.

Ein Arbeiten unter hohem Zeit- und Entscheidungsdruck sowie ständig wechselnden Versorgungsprioritäten mit häufigen Unterbrechungen des patientenbezogenen Behandlungsprozesses etc. bleibt stets risikobehaftet. Zusätzliche Faktoren wie z. B. Informationsmängel zu Vorerkrankungen, zum Medikationsprofil oder Risikofaktoren des Notfallpatienten, aber auch andere Einflussfaktoren wie quantitative und qualitative Besetzungsprobleme oder Schichtdienst erschweren die Arbeit des interprofessionellen Teams zusätzlich.

Untersuchungsergebnisse zu (Over-)Crowding Situationen in Notaufnahmen legen nahe, dass eine Überfüllung der Notaufnahme mit einem Anstieg unerwünschter negativer Effekte korrespondiert, wie z. B. einem inadäquaten Schmerzmanagement, einer verzögerten Antibiotikatherapie bei Pneumonien, übersehenen Myokardinfarkten oder erhöhten Reinfarktraten (Trzeczak 2013).

22.1.3 Fehlerentstehung und systemische Perspektive

Der Ansatz zur Vermeidung unerwünschter Ereignisse kommt nicht ohne eine Analyse der Ursachen ihrer Entstehung und nicht ohne das Verständnis von Zusammenhängen und Interdependenzen des Systems aus.

Vermeidbare unerwünschte Ereignisse sind nur selten auf eine singuläre Ursache oder ein individuelles Fehlverhalten zurückzuführen. Vielmehr resultieren sie aus einem Versagen unterschiedlicher „Sicherheitsbarrieren", wie es das bekannte „Schweizer-Käse-Modell" von James Reason veranschaulicht (◘ Abb. 22.1). So können exemplarisch mangelnde Unterstützung und Aufmerksamkeit von Teamkollegen, bauliche Umgebungsfaktoren, verfügbare Arbeitsmaterialien oder suboptimale Organisationsstrukturen zu diesen Löchern werden, durch die sich eine Gefährdung ungebremst bewegen und ein vermeidbares unerwünschtes Ereignis auslösen kann (ÄZQ 2019a).

So kann z. B. die Versorgung eines Notfallpatienten mit Kammerflimmern im Schockraum zu einem vermeidbaren unerwünschten Ereignis führen, wenn trotz aller Expertise des Behandlungsteams der indizierte Einsatz des Defibrillators aufgrund eines technischen Defektes nicht möglich ist, der Gerätecheck seit Tagen ausgeblieben ist bei nicht verbindlich geklärter Zuständigkeit der Kontrolle.

Um besser zu verstehen, wie Fehler entstehen und vermieden werden können, gilt es vielmehr alle Dimensionen des Systems „klinische Notaufnahme" miteinzubeziehen, die fehlerbegünstigend wirken und das System verwundbar machen. Dieses umfasst die Entscheidungs- und Organisationsstrukturen in der gesamten Klinik ebenso wie die konkreten Arbeitsbedingungen in der Notaufnahme bis hin zu den gegenseitigen Wechselwirkungen der handelnden Systemakteure untereinander in ihrer Kommunikation und gemeinsamen

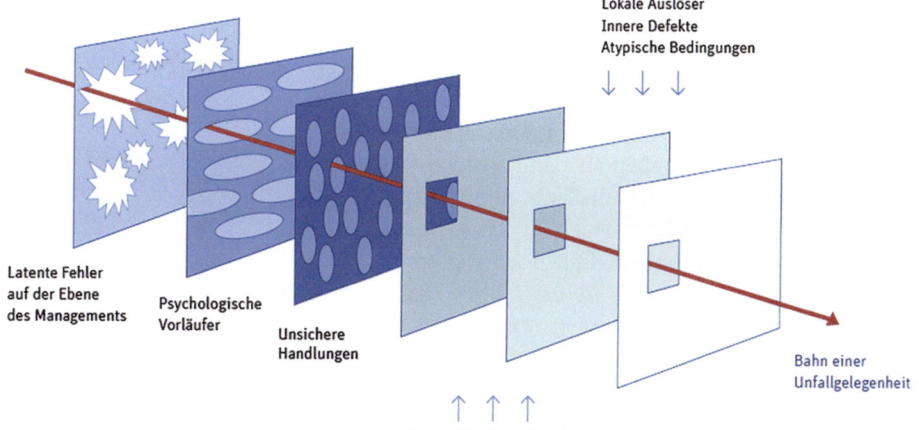

◘ Abb. 22.1 „Schweizer-Käse" – Fehlermodell nach James Reason (Reason 1990, Abb. entnommen aus St. Pierre et al., 2011, S. 60)

Prozessgestaltung im Schockraum (St. Pierre, Hofinger 2020).

Der systemische Blick auf die Notaufnahme in der Klinik unterstützt insbesondere Führungskräfte in ihrer originären Leitungsaufgabe, Lösungsstrategien zur Erhöhung der Patientensicherheit zu entwickeln, Anforderungen und resultierende Aufgaben abzuleiten und zu priorisieren. Im interprofessionellen und interdisziplinärem Team der Notaufnahme lassen sich anschließend effektive wie effiziente Algorithmen erarbeiten, konsentieren und implementieren. Aktive Qualitätssicherung und Fehlervermeidung ist die Aufgabe des gesamten Teams und zugleich der einzelnen Systemmitglieder.

22.2 Qualitätsebenen und Ziele: Ergebnis-, Prozess- und Strukturqualität

Der methodische Ansatz, Qualität über die Teildimensionen der Ergebnis-, Prozess- und Strukturqualität zu präzisieren, ist geeignet, um Verbesserungsansätze systematisch abzuleiten und strukturiert in die Praxis umzusetzen (SVR 2001).

22.2.1 Ergebnisqualität

Prioritäres Ziel der Notfallversorgung ist es, eine hohe Ergebnisqualität zu erzielen.

> **Ergebnisqualität**
>
> Ergebnisqualität ist die positive Veränderung des aktuellen und zukünftigen Gesundheitszustandes (Outcome) des Notfallpatienten als mögliche Folge der Interventionen des Behandlungsteams und unter Wahrung der Patientensicherheit (als Abwesenheit unerwünschter Ereignisse).

Aus der Perspektive des Behandlungsteams können Faktoren bzw. Indikatoren der Ergebnisqualität primär bezogen sein auf z. B. ein zeitnahes und suffizientes Schmerzmanagement, die Stabilisierung von Vitalfunktionen, die Vermeidung von Komplikationen oder das Erreichen einer erwünschten Lebensverlängerung.

Für den Notfallpatienten sind solche Faktoren und Ergebnisse selbstverständlich mindestens so interessant und (überlebens-)wichtig. Dazu können für seine subjektive Ergebnisqualität noch weitere Aspekte sehr bedeutsam sein, z. B. zeitnah über den aktuellen Krankheitszustand informiert zu werden, trotz Informationsasymmetrie in die medizinischen Entscheidungsprozesse integriert zu werden, die Freundlichkeit während der Behandlung, der Rückgewinn und/oder ein Anstieg der Lebensqualität.

(Verbesserungs-)Ziele auf den jeweiligen Ebenen der Struktur-, Prozess- und Ergebnisqualität zu definieren und transparent zu machen, ist ein sinnvoller Ausgangspunkt für eine systematische und praxisorientierte Qualitätssicherung.

Mögliche Zielformulierungen auf der Strukturebene, die alle strukturellen und organisatorischen sowie technischen Rahmenbedingungen umfasst, können sich beispielsweise beziehen auf:
- eine bestimmte Anzahl Notfallpflegender mit Fachweiterbildung,
- eine festgelegte Quote von Teammitgliedern mit Deeskalationsschulung,
- die Erstellung von pflegerischen Behandlungspfaden für die häufigsten Symptome und Krankheitsbildern von Notfallpatienten,
- einen an ABCDE-Problemen organisierten und eingerichteten Schockraum.

Verbesserungsziele im Bereich der Prozessqualität als Art und Weise der realisierten Notfallversorgung können u. a. sein:
- eine strukturierte Ersteinschätzung jedes Notfallpatienten innerhalb von 10 min nach seinem Eintreffen,
- ein zu erreichender Anteil an Patienten mit erfolgter Schmerzerfassung, z. B. auf der Basis des VAS-Score (visuelle Analogskala) oder der numerischen Rating-Skala (NRS),
- eine Anzahl erfolgter interprofessioneller Schockraumtrainings in der Notaufnahme,

Ziele im Sinne einer zu erreichenden Ergebnisqualität, als überprüfbaren Erfolg oder Effekt der medizinischen (Notfall-)Versorgung, zu formulieren, gestaltet sich aufgrund methodischer Probleme der Messbarkeit unlängst schwieriger. Orientierend zur Anwendung kommen können z. B.:
- der prozentuale Anteil an Notfallpatienten mit einer ungeplanten Wiederaufnahme innerhalb von 72 h bei gleichen symptombezogenen Krankheitsbeschwerden (DGINA 2019),
- der Anteil zufriedener Patienten mit der Behandlung in der Notaufnahme.

Bereits der Prozess, Ziele auf den unterschiedlichen Qualitätsebenen zu identifizieren und zu definieren, schärft schon den Blick für bestehende Stärken und Schwächen der realen Versorgung und lässt mögliche Verbesserungspotenziale für das gesamte Team der Notaufnahme sichtbar werden. Eine aktivierende Beteiligung (Involvement) des Teams bei der Zielentwicklung fördert in der Regel auch ein entsprechendes Commitment zur Umsetzung und Erreichung der formulierten Ziele.

Eine zusätzliche Orientierung im Prozess der Zielfindung können verschiedene Qualitätsindikatoren sein, die ihrerseits auch als direkte Zielgrößen verwendet werden können.

> **Qualitätsindikator**
>
> Qualitätsindikatoren sind qualitätsbezogene Kennzahlen und Messgrößen, „deren Ausprägung eine Unterscheidung zwischen guter und schlechter Qualität von Strukturen, Prozessen und/oder Ergebnissen der Versorgung ermöglichen sollen" (ÄZQ 2019b).

Sie stellen mit ihren gemessenen Aussagen zum Versorgungshandeln eine gute Steuerungsgröße für zukünftige Qualitätsverbesserungsansätze dar.

Neben überwiegend allgemeineren Kennzahlen zur Strukturqualität sind nur wenige aussagekräftige Qualitätsindikatoren mit direktem Bezug zur Notaufnahme in Deutschland etabliert. Es fehlt bis dato ein verbindliches System spezieller Qualitätsindikatoren zur Darstellung und Steuerung der klinischen Notfallversorgung.

Die inhaltliche Diskussion zur Auswahl und Bewertung spezifischer Indikatoren hat die konzertierte Expertenarbeit um Kulla et al. (2016) bereichert, in der international etablierte Qualitätsindikatoren zur klinischen Notfallversorgung mittels des QUALIFY-Ansatzes überprüft und im Sinne einer möglichen Übertragbarkeit bewertet wurden.

20 von 35 ausgewählten Qualitätsindikatoren wurden (bei einem Überwiegen der Stärken) positiv für eine mögliche Übertragung bewertet, z. B. Zeit bis zur Ersteinschätzung, Erhebung von Vitalwerten bei Symptomen einer Pneumonie, Zeit bis zur Erstgabe eines Antibiotikums bei schwerer Infektion, Zeit bis zur Analgetikagabe, Zeit bis zur Lyse bei ischämischem Insult (Kulla et al. 2016).

22.2.2 Prozessqualität

Einen relevanten Einfluss auf die Güte der Ergebnisqualität hat annahmegemäß die Beschaffenheit und Realisierung der klinischen Notfallversorgungsprozesse.

> **Prozessqualität**
>
> Prozessqualität ist die Art und Weise der Gestaltung und Umsetzung der akuten Notfallbehandlung und unmittelbaren Weiterversorgung, des Zusammenwirkens im interprofessionellen Team im Zuge der diagnostischen und therapeutischen Behandlungsabläufe sowie der direkten Zusammenarbeit mit den resultierenden Schnittstellen der klinischen Versorgung.

Eine besondere Stellgröße zur kontinuierlichen Verbesserung der Prozessqualität ist die Befähigung der individuellen Systemmitglieder sowie des interprofessionellen Behandlungsteams in ihren ständig wechselnden Zusammensetzungen in der Notaufnahme.

Auf Basis spezieller Notfallversorgungsfortbildungen wie z. B. Advanced Life Support (ALS), Advanced Trauma Life Support (ATLS), Advanced Trauma Course for Nurses (ATCN) bzw. Schwerstverletztenmanagement in der Klinik (SIK) steigt die klinische Handlungskompetenz der einzelnen Systemmitglieder. Das Erlernen von ABCDE-orientierten Schockraumalgorithmen (DGU 2012) sorgt für eine verbesserte interprofessionelle Interaktion des Behandlungsteams in puncto Versorgungsidee, unmittelbar zu ergreifenden Interventionen, vorausschauendem Agieren sowie für eine Klarheit in der Kommunikation.

In diesem Kontext ist auch die Etablierung regelhafter Simulationstrainings sinnvoll. Interprofessionell organisierte Reanimationsübungen in wechselnden Konstellationen oder regelhafte interprofessionelle Schockraumtrainings mit kontinuierlich steigender Komplexität der Verletzungs- und Versorgungsszenarien bieten sich hier an. Idealerweise erfolgt eine (videounterstützte) Supervidierung durch interne oder externe Experten mit anschließender Stärken-Schwächen-Analyse und Identifikation möglicher Verbesserungspotenziale. Ein Training in der Notaufnahme mit den gegebenen Strukturfaktoren und eigenen Materialien hat wie das Training in einem Simulationszentrum seine Vor- und Nachteile, ist in der Regel aber niederschwelliger umsetzbar, da nicht jede Notaufnahme Zugriff auf ein Simulationszentrum hat.

Effektiver und zumeist nachhaltiger sind interprofessionell und interdisziplinär besetzte Teamtrainings, die in einem Simulationszentrum oder Skills-Lab realisiert werden.

In computerbasiert-simulierten Notfallszenarien lassen sich erforderliche Technical Skills, z. B. Intubation, Defibrillation, intraossärer Zugang oder Advanced-Life-Support(ALS®)-Algorithmen an „Mannequin-Puppen" hervorragend erlernen und erweitern. In den angemessen realitätsnah simulierten Szenarien werden zu diesen Fähigkeiten insbesondere auch situativ erforderliche Non-technical Skills fokussiert und erlernt – z. B. Sprech- und Kommunikationsverhalten, situativ kritisches Denken oder Realisieren von Einflussmöglichkeiten.

Eine wichtige Einflussgröße für ein verbessertes Outcome der akuten Notfallversorgung ist, dass die interprofessionell agierenden Teams der Notaufnahme auch interprofessionell trainieren.

Die Prävention von Fehlern und Behandlungsschäden lässt sich auch über ein gemeinsames, prozessbasiertes Versorgungsverständnis befördern, wenn sich die diagnostischen und therapeutischen Entscheidungen an leitliniengerechten (Notfall-)Behandlungsabläufen ausrichten bzw. orientieren (Schrappe 2005a). Solche klinikinternen Behandlungspfade (Clinical Pathways) definieren eine angemessene Verfahrensweise bei vorliegenden spezifischen Symptomen und Diagnosen im diagnostischen und therapeutischen Behandlungsverlauf (Oberender und Zerth 2005), von denen begründet abgewichen werden kann. Sie stellen die klinikseitige Umsetzung von Leitlinien dar, die als fachspezifische Empfehlungen und Entscheidungskorridore auf der Basis aktueller wissenschaftlicher Erkenntnisse und der besten klinischen Expertise zur Verfügung stehen (Reinauer 2005).

Systematisch entwickelte Behandlungspfade, Standards und klinische Algorithmen sind Versorgungspläne, die einen angemessenen oder optimalen Ablauf der Versorgungsprozesse mit den wichtigsten Interventionen beschreiben, gleichzeitig strukturierte Lösungswege in komplexen Entscheidungssituationen und unter Zeitdruck übersichtlich und komprimiert darstellen (Ollenschläger et al. 2005).

Weit verbreitet ist der Einsatz von sogenannten Standard Operating Procedures (SOPs), also Standardvorgehensweisen mit grafischer Unterstützung der systematisch dargestellten Prozesse, die zudem ein schnelleres Lernen und Verinnerlichen der Abläufe unterstützen. Sie lassen sich auch sehr gut für besondere respektive seltene Szenarien nutzen, wie z. B. die Evakuierung im Brandfalle oder das praktische Management beim Ausfall des IT-Systems.

Behandlungspfade in der akuten Notfall- und Weiterversorgung sind selbstverständlich gemeinsam mit den relevanten Fachabteilungen und Funktionsbereichen zu entwickeln und abzustimmen. Im Zuge der Erstellung und praktischen Implementierung der Standardvorgehensweisen schließen sich bereits Wissenslücken und der nächste Schritt zur Befähigung der Mitarbeiter sowie des interprofessionellen Teams ist gemacht.

Weitere wichtige Ansatzpunkte, um die Prozessqualität zu verbessern und gleichzeitig die Patientensicherheit zu erhöhen, sind u. a.:
- der Transfer aktuellen Wissens und positiv bewerteter Interventionen aus verfügbaren Standards, z. B. aus Expertenstandards der Pflege, in denen Ziele, Qualitätsanforderungen und mögliche Maßnahmen eines professionellen pflegerischen Versorgungshandelns formuliert sind (DNQP 2019);
- die suffiziente Umsetzung von Hygienestandards bei z. B. indizierten Isolationsmaßnahmen, oder die konsequente Einhaltung der Händehygiene;
- der Einsatz von elektronisch verfügbaren Assessments und Screening-Instrumenten für besondere Patienten- und Risikogruppen, z. B. bei geriatrischen Notfallpatienten, zur Sepsisdetektion oder zur Identifizierung potenzieller MRE-Risikopatienten mit resultierendem Screening;
- die Anwendung eines interprofessionellen oder intraprofessionellen 4-Augen-Prinzips. Interprofessionell z. B. als ärztliche Zweiteinschätzung bei unklarer Ersteinschätzungssituation an der pflegerischen Triage, intraprofessionell innerhalb der Berufsgruppen z. B. durch Supervidierung der Diagnostik- und Therapieschritte oder der Anordnung sowie der Verabreichung bestimmter Medikamente zur Reduzierung unerwünschter Medikationsereignisse.

Prozessqualität in der Notfallversorgung lässt sich charakterisieren als: das Richtige rechtzeitig nach den Regeln einer evidenzbasierten und konsentierten Versorgungspraxis im interprofessionellen Team zu tun.

22.2.3 Strukturqualität

Um positive Ergebnisqualitäten annahmegemäß auch über gute Prozesse beeinflussen zu können, bedarf es grundlegender Strukturvoraussetzungen für die Leistungserbringung der klinischen Notfallversorgung.

> **Strukturqualität**
>
> Unter Strukturqualität lassen sich alle organisatorischen, ökonomischen, gesetzlichen und infrastrukturellen (Rahmen-)Bedingungen sowie auch alle materiellen, physischen und personellen Ressourcen subsumieren.

Verschiedenste Einflussfaktoren sind nicht oder zumindest nicht direkt beeinflussbar, wenn man beispielsweise die Vergütung ambulanter Notfallpatienten, die Gesetzesinitiative zur Reform der Notfallversorgung oder die Anforderungen des Medizinproduktegesetzes betrachtet.

Zum Spektrum der Strukturqualität gehören allerdings auch wichtige Faktoren, die zumindest partiell und direkt beeinflusst werden können:
- Bauliche Gegebenheiten wie z. B. Triageplatz, Fast Track Unit, Aufnahmestation oder Warteräume lassen sich workflow-orientierter und effizienter entlang des Versorgungspfades ausrichten und umgestalten.
- Die technisch-apparative Ausstattung u. a. mit Telefonen, KIS-System, zentralem Monitoring und weiteren medizintechnischen Geräten ist intermittierend auf sinnvolle Ergänzungen und Verbesserungen zu überprüfen. Neben der Einweisung aller Mitarbeiter haben auch verbindliche Regelungen zum Check der Geräte auf ihre Einsatzfähigkeit

und die Nutzung erstellter Checklisten praktische Bedeutung.
- Eine bedarfsorientierte Adjustierung und Optimierung der eingesetzten Softwaremodule bzw. eine Erweiterung durch spezielle Notaufnahme-Softwaresysteme kann die Arbeitsabläufe in der Notfallversorgung effizient unterstützen. Die digitale Verfügbarkeit von relevanten Informationen, Prozessschritten und Ergebnissen der Behandlung steigert zusätzlich die Patientensicherheit und kann Risiken für eine Fehlerentstehung reduzieren, z. B. wenn zu verabreichende und verabreichte Medikamente in ihrer Dosierung und Applikationsform lesbar zur Verfügung stehen und jeweils mit Zeitstempel und Urheberschaft versehen sind.
- Bereitgestellte Arbeitsmittel, z. B. stichsichere Blutentnahmesysteme, Cast oder Sterilgut, lassen sich auf ihre qualitative Eignung überprüfen. Sinnvolle Ergänzungen oder Veränderungen des Portfolios sind zumeist verhandelbar.
- Die Sicherstellung der (auch ökonomisch) angemessenen Verfügbarkeit benötigter Materialien ist wesentlich. Dazu gehört auch eine sinnhafte Ausstattung und Materialorganisation in den Behandlungsräumen, z. B. im Schockraum nach dem ABCDE-Schema und orientiert an den Kriterien des Weißbuch Schwerverletztenversorgung (DGU 2012).

Die Bereitstellung von immateriellen Arbeitsmitteln in Form von Konzepten und Regularien ist auf der Strukturebene ebenfalls von besonderer Bedeutung, z. B. Notaufnahmestatut, Schockraumhandbuch oder First-View-Konzept.

Angesprochen sind mithin:
- der Zugriff auf benutzerfreundlich gestaltete Assessment-Instrumente und standardisierte Protokolle, z. B. an den ABCDE-Problemen ausgerichtete Alarmierungsprotokolle für Schockraumpatienten, wie im „MANDAT-RD" (Mindest-Anmelde-Datensatz-Rettungsdienst) realisiert (Scholtes 2011);
- die (digitale) Verfügbarkeit und Nutzung gemeinsamer, interprofessioneller Anamnesebögen;
- die Erstellung pflegerischer Überleitungsbögen bei externen (Rück-) Verlegungen und internen stationären Aufnahmen, sofern nicht ohnehin Bestandteil der digitalen Patientenakte oder des internen Verlegungsberichtes;
- der Einsatz eines validen 5-stufigen Triage-Konzeptes zur strukturierten Ersteinschätzung der Behandlungsdringlichkeit, z. B. ESI oder MTS;
- die Umsetzung eines systematischen, mehrstufigen Einarbeitungskonzeptes – berufsgruppenspezifisch ausgerichtet mit integrierten interprofessionellen Anteilen. Einweisungen in medizinische Geräte und Unterweisungen in wichtige Abläufe wie im Brand- oder MANV-Fall können z. B. gemeinsam absolviert werden. Berufsgruppenübergreifende Fortbildungen zu fachlichen Themen der Notfallversorgung sowie praktische Übungsszenarien und Trainingseinheiten dienen der individuellen und gemeinsamen Befähigung und befördern die Teamintegration neuer Mitarbeiter.

Die Implementierung von leitliniengerechten (Notfall-)Behandlungspfaden ist bereits angesprochen worden. Sinnvoll integriert oder additiv als eigenständige Ergänzung, können symptomorientierte Pflegerische (Notfall-)Behandlungspfade speziell zu den häufigsten Leitsymptomen und Beschwerdebildern konsentiert erstellt und zu einem pflegerischen (Mindest-)Qualitätsstandard werden.

Durch einen regelhaften Einsatz dieser Versorgungsalgorithmen ergeben sich zudem relevante Zeitvorteile im Behandlungsverlauf. Die pflegerische Erstversorgung startet initial mit festgelegten, symptomabhängig zu ergreifenden diagnostischen Maßnahmen und Interventionen, z. B. indizierte Blutentnahmen nach definierten Laborprofilen, EKG oder die Gabe von Analgetika nach Standard, sodass bereits zu Beginn der ärztlichen Behandlung erste relevante Ergebnisse für weitere diagnostische und therapeutische Entscheidungen vorliegen. Die verlässliche Umsetzung dieser standardisierten pflegerischen Versorgungsideen reduziert überdies eine nicht zwingend erforderliche Kommunikation bei routinehaften Erstversorgungen. Die freiwerdenden Zeitressourcen lassen sich besser und sinnvoller für die gemeinsame Betrachtung abweichender oder unklarer Notfallsituationen einsetzen.

Symptomorientierte pflegerische (Notfall-)Behandlungspfade sind überdies ein hervorragendes Instrument zur Einarbeitung und verpflichten das Pflegeteam zur Einhaltung von Mindestversorgungsstandards.

In der Bereitstellung von schriftlich fixierten Standard Operating Procedures (SOPs) und klinischen Algorithmen verdienen auch seltene Krankheitsbilder und Versorgungssituationen eine besondere Beachtung, die mit prognostisch hohen Risiken für schwere gesundheitliche Folgen respektive ungünstigen Überlebenswahrscheinlichkeiten einhergehen.

Eine sehr große Herausforderung für die Notaufnahme und die gesamte Klinik ist das Managen besonderer Risiko- und Schadenslagen wie z. B. im Massenanfall Schwerverletzter (MANV) oder Infektiöser (MANI), bei Kontaminierungsunfällen oder Evakuierungen im Bombendrohungs- oder Brandfall. Solche Aufbau- und Ablaufpläne regeln z. B. die Einleitung erster Schritte, Zuständigkeiten oder Informations- und Kommunikationswege. Sie sorgen für mehr Orientierung und Sicherheit und befördern ein strukturierteres Regime solcher Ausnahmesituationen.

Auf der Ebene der Strukturqualität sind – last but not least – die Verfügbarkeit und die Bereitstellung der benötigten personellen Ressourcen wesentlich für die klinische Notfallversorgung.

Angesprochen sind einerseits die Personalbemessung und die quantitative Besetzung mit direkt an der medizinisch-pflegerischen, administrativen oder organisatorischen Notfallversorgung beteiligten Personen.

In diesem Kontext sind alle Register eines innovativen und fairen, internen wie externen Personalmarketings gefragt. Internetpräsenz und Social Media sind wichtig, die Zufriedenheit der Teammitglieder umso wichtiger. Sowohl im Sinne der Personalbindung als auch in puncto Personalgewinnung, da die Mitarbeiter in ihren sozialen Netzwerken und beruflichen Peer Groups als Multiplikatoren für einen attraktiven Arbeitsplatz oder gute Arbeitsbedingungen wirken.

Angesprochen sind selbstverständlich auch die qualitativen personellen Ressourcen – unter denen besonders die jeweiligen Qualifikationen zu subsumieren sind, die aus der Ausbildung oder aus absolvierten Zusatzweiterbildungen, z. B. Notfallpflege, Zusatzweiterbildung klinische Akut- und Notfallmedizin, sowie additiv aus Fortbildungen, z. B. Deeskalation, ALS, ATCN, mit entsprechenden erworbenen Kenntnissen, Kompetenzen und Fertigkeiten resultieren. Qualifikationsstandards in diesem Bereich zu definieren, finanziell wie auch zeitlich in die Aus-, Fort- und Weiterbildung des vorhandenen Personals zu investieren, die bestehenden Stärken und Schwächen der Versorgungsrealität mit einer systematischen Personalentwicklung zu verbinden und zu kombinieren, ist ein sinnvoller Ansatz zur Qualitätssicherung über die Strukturebene.

Für eine bedarfsgerechte personelle Ausstattung mit anforderungsgemäßer Qualifikation zu sorgen und über 365 Tage 24 h vorzuhalten, ist aktuell wie zukünftig sicher eine der größten Herausforderungen für die klinische Notfallversorgung. Gleichzeitig ist die qualitative und quantitative Verfügbarkeit eine, wenn nicht sogar die entscheidende Stellgröße der Strukturebene, die prädiktiv mit dem größten qualitätssichernden Effekt verbunden sein dürfte.

22.3 Qualitätsmanagement und Zertifizierungen

Erwähnung soll hier selbstverständlich auch der Ansatz des klassischen Qualitätsmanagements mit seinem stärker methodischen Fokus finden, aus dem eine Vielzahl weit verbreiteter, strukturierter Vorgehensweisen und (Praxis-)Instrumente resultieren (vgl. stellvertretend (Kahla-Witzsch 2009).

Zu nennen sind hier Instrumente und Prinzipien wie z. B. der PDCA-Zyklus (Plan-Do-Check-Act) bei Change-Projekten, der Einsatz von SMART-Kriterien (Spezifisch – Messbar – Aktiv beeinflussbar – Realistisch – Terminiert) bei Zielformulierungen, die Formulierung von Prozess- und Ablaufbeschreibungen oder die Etablierung eines Qualitätsmanagementhandbuchs.

Die inhaltliche Umsetzung der Anforderungen eines internen Qualitätsmanagementsystems z. B. nach DIN EN ISO 9001 sowie die Durchdringung der direkten Versorgungspraxis mit festgelegten Maßnahmen zur Qualitätssicherung steht im Zentrum von Zertifizierungsverfahren im Krankenhaus. Bei der Zertifizierung ganzer Kliniken wird die klinische Notfallversorgung überwiegend sehr allgemein in die Audits zur Überprüfung der Einrichtung auf bestehende Strukturvoraussetzungen, Prozessabläufe und erzielte Ergebnisse entsprechend den gestellten Anforderungen einbezogen. Die Notaufnahme mit ihren speziellen Systemfaktoren und komplexen Anforderungen wird dabei nicht gesondert zertifiziert oder als System betrachtet.

Anders verhält es sich bei der notaufnahmespezifischen Zertifizierung (DGINAZert) durch die Deutsche Gesellschaft Interdisziplinäre Notfall- und Akutmedizin e. V..

Bei diesem Verfahren rücken Anforderungen und Empfehlungen an die Struktur und Organisation der klinischen Notfallversorgung in den Fokus, z. B. bezüglich der Ablauforganisation, der Schnittstellenorganisation oder der Qualifikation des Personals. Spezifische Qualitätsindikatoren und Steuerungskennzahlen auf den Ebenen der Struktur-, Prozess- und Ergebnisqualität unterstützen die Einschätzung zum aktuellen, qualitativen Status der Notfallversorgung und identifizieren Potenziale zur Verbesserung des Versorgungshandelns (DGINA 2019).

DGINAZert kann in diesem Kontext auch als Chance verstanden werden, sich orientierend an der Selbstbewertungsmatrix einen vertieften „inneren Blick" zu verschaffen und durch das Audit von Experten der klinischen Notfallversorgung einen qualifizierten und kritischen „Blick von außen" zu bekommen.

Bestehende Zertifizierungen anderer Fachgesellschaften zu speziellen Aspekten der klinischen Notfallversorgung, z. B. der Traumaversorgung im TraumaNetzwerk der Deutschen Gesellschaft für Unfallchirurgie e. V. oder der Schlaganfallversorgung als zertifizierte Stroke Unit durch die Deutsche Schlaganfall-Gesellschaft, können mit ihren spezifischen Anforderungen an die Qualität des Versorgungshandelns einen wichtigen und wertvollen Beitrag zur aktiven Qualitätssicherung und zum kontinuierlichen Verbesserungsprozess in der Akutversorgung leisten.

22.4 Prävention von Fehlern und Crew bzw. Crisis Resource Management

Der Prävention von vermeidbaren unerwünschten Ereignissen kommt im Zuge der Qualitätssicherung eine besondere Bedeutung zu.

Für Krankenhäuser ist die Einführung und Etablierung eines Fehlermeldesystems nicht nur gesetzlich vorgeschrieben, sondern auch ein gutes Instrument zur Identifikation möglicher Fehler- oder Schadensquellen auf der Bereichs- oder Systemebene.

Ein Critical Incident Reporting System (CIRS) ist ein „Erfassungssystem für Schäden, Fehler und Beinaheschäden, das auf die Analyse von Fehlerketten und die Prävention zukünftiger Fehler ausgerichtet ist" (Schrappe 2005a). Wichtige Grundsätze für die Praxis sind u. a. die schnelle und einfache Verfügbarkeit als elektronisches Meldeverfahren, die zeitnahe Rückkopplung der CIRS-Meldung in den betreffenden Bereich sowie die Sanktionsfreiheit und die Wahrung der Anonymität des Meldenden. Die Nutzung eines solchen Systems ist ein konstruktiver Ansatz zur Identifizierung von Risiken und Sicherheitslücken im System. Es befördert die Ableitung von Präventionsstrategien auf der Systemebene der Klinik ebenso wie die interprofessionelle Suche nach praktischen Lösungen auf der Mikroebene des Versorgungsbereiches, um der zukünftigen Entstehung von Fehlern und Schäden entgegenzuwirken. CIRS als Instrument des Risikomanagements ist gleichsam auch ein weiterer Baustein in Richtung einer positiven und sanktionsfreien Fehlerkultur, die ohne ein „blame and shame" auskommt.

Die Schlüsselrolle zur erfolgreichen Umsetzung eines präventiven Ansatzes zur Fehlervermeidung nimmt das menschliche Verhalten ein.

Bei bis zu 70 % aller medizinischen Zwischenfälle werden sogenannte „Human Factors" als Ursache für ihre Entstehung angesehen – lassen sich also auf menschliche Einflussfaktoren zurückführen wie z. B. Defizite der Aufmerksamkeit bei erhöhtem Stresslevel, verminderte Leistungsfähigkeit bei Müdigkeit oder auch mangelndes Teamwork. Eine fehlende klinische Kompetenz oder ein defizitäres Fachwissen sind viel seltener für eine Fehlerentstehung verantwortlich als vielmehr der situative Transfer des verfügbaren Fachwissens und ein konkludentes Handeln im Kontext einer komplexen und nicht immer idealen Versorgungsrealität (St.Pierre, Hofinger 2020 und Rall 2013).

Ein vielversprechender Ansatz zur Prävention und Reduktion vermeidbarer unerwünschter Ereignisse in der immer auch interdisziplinär und interprofessionell agierenden Akutmedizin ist das Crew bzw. Crisis Resource Management (CRM).

Ausgehend vom „Cockpit Resource Management"-Konzept zur Vorbeugung von Flugunfällen durch menschliche Fehler im Hochrisikobereich der Luftfahrt, ist der Ansatz zum heutigen Crew Resource Management weiterentwickelt und im medizinischen Bereich in der Anästhesie als Crisis Resource Management adaptiert worden.

Ziel des CRM-Konzepts ist neben der Prävention (vermeidbarer) unerwünschter Ereignisse auch die Vermittlung von Strategien und Prinzipien für ein fehlervermeidendes Teamverhalten in Routine- und Krisensituationen. Gemeint sind Prinzipien wie z. B. das individuelle Sich-Vertraut-Machen mit der unmittelbaren Arbeitsumgebung inklusive der eingesetzten Geräte, das Aufgabenmanagement mit der Verteilung der Arbeitsbelastung, das rechtzeitige Anfordern von Unterstützung und notwendigen Ressourcen, eine sichere und klare Kommunikation sowohl in der Teamführung wie auch bei Unklarheiten und Zweifeln der beteiligten Teammitglieder (Rall 2013).

CRM als Schulungs- und Trainingskonzept zur Verbesserung der Teamperformance geht hier weit über die Vermittlung von reinen Kommunikationstechniken hinaus und trainiert auch die kognitiven Fähigkeiten mit der bewussten Steuerung der situativen Aufmerksamkeit oder des Erkennens von Fixierungsfehlern bis hin zur sicheren und strukturierten Entscheidungsfindung im Versorgungshandeln.

Insbesondere ein auf den CRM-Prinzipien basierendes Simulations-Team-Training mit (videogestützter) Auswertung, Evaluation und direkter Ableitung von Verbesserungspotenzialen erweist sich als sehr effektiv und kann als strategischer Ansatz für eine nachhaltige Vermeidung und Reduzierung vermeidbarer unerwünschter Ereignisse in der akutmedizinischen Notfallversorgung angesehen werden (Rall und Lackner 2010).

Literatur

APS 2006: Aktionsbündnis Patientensicherheit (2006) Agenda Patientensicherheit 2006 ▶ http://matthias.schrappe.com/index_htm_files/agenda2006.pdf

APS 2018: Aktionsbündnis Patientensicherheit (Hrsg.) (2018): APS-Weißbuch Patientensicherheit. S. 237. Medizinisch Wissenschaftliche Verlagsgesellschaft. Berlin.

ÄZQ (2019a) Ärztliches Zentrum für Qualität in der Medizin. Fehlertheorie. ▶ https://www.aezq.de/patientensicherheit/fehlertheorie

ÄZQ (2019b) Ärztliches Zentrum für Qualität in der Medizin. Qualitätskriterien und Qualitätsindikatoren.▶ https://www.aezq.de/aezq/kompendium_q-m-a/8-qualitaetskriterien-und-qualitaetsindikatoren

▶ https://www.aezq.de/aezq/kompendium_q-m-a/8-qualitaetskriterien-und-qualitaetsindikatoren

DGINA (2019) Deutsche Gesellschaft Interdisziplinäre Notfall- und Akutmedizin e. V. ▶ https://www.dgina.de/dginazert und ▶ https://www.diocert.de/dgina-zert.html

DGU (2012): Deutsche Gesellschaft für Unfallchirurgie e. V. (Hrsg.) (2012) Weißbuch Schwerverletztenversorgung. Empfehlungen zur Struktur, Organisation, Ausstattung sowie Förderung von Qualität und Sicherheit in der Schwerverletztenversorgung in der Bundesrepublik Deutschland. (2., erweiterte Aufl.). Thieme. Stuttgart.

DNQP (2019) Deutsches Netzwerk für Qualitätsentwicklung in der Pflege. Hochschule Osnabrück. ▶ https://www.dnqp.de/fileadmin/HSOS/Homepages/DNQP/Dateien/Weitere/Uebersicht_Expertenstandards.pdf

James Reason (1990) The Contribution of Latent Human Failures to the Breakdown of Complex Systems. In: Philosophical Transactions of the Royal Society of London. Series B, Biological Sciences. Bd. 327, Nr. 1241, 12. April 1990, S. 475–484

Kahla-Witzsch HA (2009) Praxiswissen Qualitätsmanagement im Krankenhaus. Hilfen zur Vorbereitung und Umsetzung. Kohlhammer. Stuttgart.

Kulla M, Goertler M, Somasundaram R, Walcher F, Greiner F, Lefering R, Wrede C, Rubak K, Hörster A, Baacke M, Erdmann B, Dormann H, Harth A, Brammen D (2016) Bewertung von Qualitätsindikatoren für die Notaufnahme. Erstmalige Anwendung eines modifizierten QUALIFY – Ansatzes mit nachfolgender interprofessioneller Expertendiskussion. Notfall Rettungsmed 19:646–656

Oberender P, Zerth J (2005) Clinical Pathways als eine Zukunftsstrategie des Krankenhauses: eine gesundheitsökonomische Einführung. In: Oberender P (Hrsg.) Clinical. Pathways Facetten eines neuen Versorgungsmodells. S. 19f. Kohlhammer. Stuttgart.

Ollenschläger G, Kirchner H, Kirchner A. (2005) Standards und Richtlinien: Standardisierung ärztlicher Leistung. In: Oberender P (Hrsg.) Clinical Pathways. Facetten eines neuen Versorgungsmodells. S.139. Kohlhammer. Stuttgart.

Rall M (2013) Human Factors und CRM: Eine Einführung. In: St. Pierre M, Breuer G (Hrsg.) Simulation in der Medizin. Grundlegende Konzepte – klinische Anwendung. S. 135–153. Springer. Berlin

Rall M, Lackner CK (2010) Crisis Ressource Management (CRM) – Der Faktor Mensch in der Akutmedizin. Notfall Rettungsmed 13:349–356

Reinauer H (2005): Evidenzbasierte Medizin. In: Oberender P (Hrsg.) (2005) Clinical Pathways. Facetten eines neuen Versorgungsmodells. S. 110ff. Kohlhammer. Stuttgart.

Scholtes K (2011) Schnittstellen der ZNA. In: Moecke H, Lackner CK, Klöss T (Hrsg.) Das ZNA-Buch. Konzepte, Methoden und Praxis der Zentralen Notaufnahme. Medizinisch Wissenschaftliche Verlagsgesellschaft. Berlin.

Schrappe M (2005) Patientensicherheit und Risk-Management. In: Oberender P (Hrsg.) (2005) Clinical Pathways. Facetten eines neuen Versorgungsmodells. S. 106. Kohlhammer. Stuttgart

St.Pierre M, Hofinger G (2020) Human Factors und Patientensicherheit in der Akutmedizin. (4. Aufl.) Springer, Berlin

St. Pierre M, Hofnger G, Buerschaber C (2011) Human Factors in der Akutmedizin (2. Aufl.), Springer Medizin, Berlin

SVR 2001: Sachverständigenrat für die Konzertierte Aktion im Gesundheitswesen (2001): Bedarfsgerechtigkeit und Wirtschaftlichkeit. Gutachten 2000/2001. Bd. II: Qualitätsentwicklung in Medizin und Pflege. S. 57. Bundestags-Drucksache 14/5661. Baden-Baden.

SVR 2007: Sachverständigenrat zur Begutachtung der Entwicklung im Gesundheitswesen (2007): Kooperation und Verantwortung. Voraussetzungen einer zielorientierten Gesundheitsversorgung, S. 65. Bundestags-Drucksache 16-6339. Baden-Baden.

Trzeczak S (2013) Überfüllte Notaufnahme. Ursachen Folgen und Lösungen. Notfall Rettungsmed 16:103–108

Serviceteil

Stichwortverzeichnis 437

Stichwortverzeichnis

4 H 309

520-Stunden-Programm 20

A

A.L.I.N.A. 46
Abbruch der Reanimation 296
ABCDE-Algorithmus 194, 305
ABCDE-Schema 25, 77, 81, 93, 207, 304
Abdomen
– akutes 199
– unklares 197
Abdominalschmerz 197
Abdominaltrauma 234
Absauggerät 164
Actilyse® 344
Acute Respiratory Distress Syndrome (ARDS) 180
Adrenalin 330
Airway maintenance with restriction of c-spine motion 305
Akut- und Notfallmedizin, klinische 2
– Zusatzweiterbildung 11
Akutversorgung, nichttraumatologische 29
Alarmlage 403
Alkalose 118
Alkoholintoxikation 262
Allgöwer-Rückstichnaht 145
Allokation 45
Amiodaron 331
AMPEL-Schema 93
AMPLER 315
Amputationsverletzung 236
Analgesie 197
Analgosedierung 181
Anamneseerhebung 93
Anaphylaxie 125, 244
Anästhesiegasfortleitungssystem (AGFS) 184
Anästhesiegasverdampfer 183
Anästhetikum, volatiles 182
Aneurysma 211
Anexate 181
Anfall, epileptischer 336
Angehörige 68
Angina pectoris 323, 326
Angioödem 243
Angst 276, 354, 359
– Prävalenz 359
Angsterkrankung 359
Angststörung 260
Anleitung, gezielte 388
Anmeldung 81
Antikoagulation 328
Anurie 255
Anxiolyse 177
Aortenaneurysma 206, 208
Aortendissektion 198, 206, 208, 211
Aortensyndrom, akutes 198
APL-Ventil 184
Appendizitis 273

A-Problem 161
Arachnoidea 336
Arbeitsfeld 373
Arteriitis temporalis 203
ASCO-Klassifikation 342
Aspiration 166, 244, 245
Aspirationsschutz 163
Assisted Spontaneus Breathing (ASB) 176
Assoziation 387
Asystolie 109
Atemfrequenz 94, 191
Atemfunktion 94
Atemhubvolumen 180
Atemkalk 184
Atemminutenvolumen 180
Atemmuster, pathologisches 95
Atemunterstützung 174
Atemwegshilfe 168
– supraglottische 168
Atemwegssicherung 161
Atemwegsverlegung 243
Atemzyklus 178
Atmung 94
Atrioventrikular (AV)-Knoten 105
Attacke, transitorische ischämische (TIA) 341
Aufklärung 417
Auge
– Anatomie 246
– Infektion 247
– Spülung 248
– Trauma 248
– Verätzung 248
– Verblitzung 248
Augenerkrankung 246
Augenpathologie 202
Aura 202
Ausbildung, akademische 398
Ausfall, neurologischer 202
Auskultation 96
Australasian Triage Scale 36
Autonomie 290
Autopulse® 332
AV-Block 112
– Schrittmacher 116
AVPU-Skala 37
Azidose 118

B

Bakterium 370
Bandscheibenvorfall 205
Barbiturat 340
Barrieremaßnahme 374, 375
Base Excess 117
Basishygiene 374
Basisversorgung 4
BAUM-Schema 81
Beatmung 163
– druckkontrollierte 179
– invasive 178

– kontrollierte 178, 179
– lungenprotektive 180
– maschinelle 174
– nichtinvasive (NIV) 175
    – Abbruchkriterien 178
    – Durchführung der Therapie 177
    – Indikationen zur Therapie 175
    – Kontraindikationen 178
    – Wirkungsweise 175
– Reanimation 332
– SHT 339
– unter Reanimation 181
– volumenkontrollierte 179
Beatmungsgerät 173
Beckentrauma 235
Bedürfnis 354
Behandlungsalgorithmus 270
Behandlungsplatz 50
Beinaheschaden 426
Beißschutz 162
Belastungsdyspnoe 190
Benzodiazepin 181
Bereich, pflegesensitiver 84
Berufspraxis 16
Berufsrecht 421
Bewältigungsstrategie 363
Bewusstseinslage 91
Bewusstseinsstörung 217
Bezugspflege 283
Bi-Level 176
BiPAP (Bi-Level Positive Airway Pressure) 176, 180
Bisswunde 145
Björn-Steiger-Stiftung 20
Blitz 247
Blockerspritze 163
Blutdruck 99
– arterieller, Normwerte 99
Blutdruckmessung
– arterielle 101
– indirekte 100
Blutfluss, zerebraler 228
Blutgasanalyse (BGA) 117
– arterielle 192
Blutglukosewert 92
Blutkultur 348
Blutung
– epidurale 336
– intrazerebrale 337
– subdurale 336
– vaginale 252
Blutzucker 92
BMG (Bundesgesundheitsministerium) 84
Böhler-Methode 150
Bone Injection Gun (BIG) 137
B-Problem 161
Bradykardie 208
Bradypnoe 95, 192
Breathing and ventilation 307
Breitspektrumantibiotikum 349
Briefing 62
Brillenhämatom 337

Brustschmerz 194
– Differenzialdiagnosen 197
– High-Risk-Diagnosen 195
Bülau-Punktion 139
Bundesdatenschutzgesetz 66
Bürgerliches Gesetzbuch (BGB)
– § 630 a 416
–   Abs. 2 413
– § 630e 417
– § 677 416

C

Canadian Triage and Acuity Scale 36
CBRN-Stoffe 406
CCT 333, 341
CESAR-Modell 56
C-Griff 167
– doppelter 167
Chancengleichheit 291
Checkliste 64
Chest Pain Unit 30, 84, 324
Christa-Methode nach Sachtleben 127
Circulation with hemorrhage control 308
Clinical Decision Unit 30
Closed-Loop 58
Clusterkopfschmerz 203
CO_2-Messung 164
Compliance 174
Computertomografie (CT) 341
COOK-Kanüle 136
COPD s. Lungenerkrankung, chronisch-obstruktive
Coping-Strategie 320
Cordarex 331
Coronavirus 382
Corpuls CPR® 332
Covid-19, Reanimation 334
CPAP-Modus 176
Crisis Resource Management 433
Crowding 72, 406
Cuffdruck 163
– extraglottische Atemwegshilfen 168
Cushing-Trias 340

D

Daily-Schema 196
Datenschutz 421
Dauerkatheter 282
Daumenorthese 157
Daumenschale 155
DCS (Damage Control Surgery) 316
Debriefing 62
Deeskalation 356
Deeskalationstraining 355
Defibrillation 113, 329
– halbautomatische 114
Definitive Care 304
Deliktsrecht §§ 823 ff. BGB 416
Delir 39, 281
Demand-Modus 116
Desfluran 183
Desinfektion 374
– Punktionen 123
Desinfektionsmittel 374

Dexmedetomidin 177
Diabetes insipidus 336
DIC (Disseminated Intravascular Coagulation) 312
Diffusionsstörung 173, 307
DIN 13050 47
Disability 310
Discriminator 41
DKG (Deutsche Krankenhausgesellschaft) 84
Donati-Rückstichnaht 145
Drainagesystem 140
Dreifingergipsschale, dorsopalmare 154
Dringlichkeitsstufe 36
Druck
– intrakranieller 228, 336, 340
– positiver endexspiratorischer (PEEP) 174, 175
Druckanstiegsgeschwindigkeit 176
Druckbegrenzung 179
Druckdifferenz, Atmung 174
Druckniveau, Beatmung 179
Drucktiefe, Reanimation 330
Druckunterstützung 176
Drug Fever 224
Dura mater 336
Dyspnoe 190
– Schweregrade 190

E

e-FAST 310
Eingriffsraum zur Wundversorgung 144
Einklemmung 337
– obere 337
– untere 337
Einmalhandschuhe 375
Einsicht, Lernen durch 387
Einwilligung 293, 417
– mutmaßliche 420
Einwilligungsfähigkeit 419
Eklampsie 254
Elektrokardiogramm (EKG) 103
– Ableitung 105
–   nach Einthoven 105
–   nach Goldberger 105
–   nach Wilson 106
–   posteriore 107
–   rechtskardiale 107
– Elektrode 105
– Rhythmusinterpretation 109
– Überwachung 109
Elektrolythaushalt 117
Emergency Severity Index (ESI) 36, 76
– Level 2 38
– Level 5 39
End-of-life-Situation 39
Endokarditis 210
Endoskop, flexibles 170
Energiewahl, Defibrillation 114
Entlastungspunktion, Spannungspneumothorax 139
Entscheidungsfindung 292
Entscheidungspunkt
– A 37
– B 38

– C 39
– D 40
Environmental control 311
Epidemie 382
Epilepsie 341
Epistaxis 231, 244
Ergebnisqualität 428
Erkrankung, hochkontagiöse 383
Erreger, pathogener 370
Erregerreduktion 374
Erregungszustand 260
Ersteinschätzung 36, 76
– klinische 27
Eskalation 67, 356
Esmarch-Handgriff 161, 167
Ethik 290
Ethikkodex 14, 289
Evaluation 396
Evidence-based Nursing (EBN) 394
Exitblock 86
Expansionsödem 140
Expertengruppe 14
Expertenstandard 394
Exposure 311
Exspirationstrigger 176
Extrasystole 110
Extremitätenverletzung 235
EZ-IO-System 136

F

Face-Arm-Speech-Test (FAST) 81, 219, 342
Facharzt für Notfallmedizin 11
Facharztstandard 413
Fachweiterbildung Notfallpflege 9, 10, 398
Faden
– Entfernung 145
– Größe 144
– Wundversorgung 144
Fallbesprechung 64, 367
Faustschlag, präkordialer 330
Fehlbelegung 28
Fehlerkultur 61
Fehlintubation 165
Feldlazarett 8
Fever of unknown origin (FUO) 224
FFP-Maske 376
Fieber 220, 270
– neutropenes 251
– Ursachen 222
Fieberkrampf 272
Fixierung 423
Fixierungsfehler 190
Flächendesinfektion 374, 377, 381
Flankenschmerz 255
Flow-Muster 179
Flumazenil 181
FORDEC-Prinzip 60
Fraktur 243, 245
Frakturzeichen 236
Fremdgefährdung 261
Fremdkörper 274
– Atemwege 164
Führungsstab 163
Funktionsstellung, physiologische 151

Fürsorge 291
Fürsorgepflicht, allgemeine 423

G

Ganzkörperkontrolle 311
Gefährdungsbeurteilung 355
Gehirnhälfte 387
Geishaverband 158
Gelenkwinkel 151
Gemeinsamer Bundesausschuss (G-BA)
– Beschluss 84
– Notfallstruktur 45
Gerinnungsmanagement 309
GeriQ© 281, 392
Geschichte des Rettungsdienstes 20
Geschirr 377
Gesellschaft, notfallmedizinische
– AAEM 85
– DGAI 85
– DGIIN 85
– DGINA 85
– Curriculum 10
– DIVI 85
– SGNOR 85
Gesichtsschädel
– Frakturen 337
– Verletzung 230
Gesichtsschutz 376
Gesichtsverletzung 337
Gewalt 354, 423
– häusliche 289
– körperliche 287
Gewaltbereitschaft 283
Gewalterfahrung 363
Gips 151
Glasgow Coma Scale (GCS) 91, 228, 310, 338
– für Erwachsene und Kinder 310
Glaukomanfall 247
Grippe, spanische 382
Großrettungswagen 26
Großschadensereignis 26, 48
Guedel-Tubus 162
Gurtsystem, NIV 177

H

Halskragen 306
Halswirbelsäule, Stabilisierung 306
Hämatothorax 141
Händedesinfektion 370, 374
– chirurgische 374
– hygienische 375
– Indikationen 374
Händehygiene 374, 381
Handlungsliste 390
Handschuhe
– Durchlässigkeit 375
– Wechsel 375
Handwaschplatz 379
Harnverhalt 250, 252, 255
Harnwegsinfekt 256, 257
Hausarzt 8
Hautabszess 146
Hautschutz 372

Hautzustand 94
HCO_3 117
HELLP-Syndrom 254
Herausforderung 387
Herniation, SHT 340
Herzdruckmassage 330
Herzfehler, angeborener 271
Herzinsuffizienz, akute 210
Herzkatheteruntersuchung 326
Herzrhythmusstörung, Kardioversion 115
Herzschrittmacher 114
Herzschrittmachertherapie, externe 116
Herzstillstand 328
Herz- und Kreislaufbeschwerden 207
High Flow Nasal Cannula (HFNC) 173
High-Flow-Sauerstofftherapie 172
Hilfe, schnelle medizinische (SMH) 20
Hilfsmittel zur Atemwegssicherung 162
Hirnblutung 343
Hirninfarkt 341
Hirnschaden 335
– sekundärer 336
His-Bündel 105
HITS 309
HIV-Serologie 125
Hochrisikopatient 281
Hochrisikosituation 38
Hockeyschlägerform 163
Hordentorsion 257
Human Factors 54
Hüpfkopfnekrose, juvenile 273
Hygiene
– Punktionen 123
– rechtliche Bestimmungen 382
– Standard 371
Hygienefehler 371
Hygienemaßnahme 370
Hygieneplan 377
Hygieneverhalten 370
– professionelles 371
Hyperglykämie 92
Hyperpyrexie 221, 223
Hyperthermie 221, 223
Hypertonie 208
Hyperventilation 95, 340
Hypnotikum 181
Hypoglykämie 92
Hypopnoe 192
Hypothermie 312
Hypotonie 208
Hypoxie 165
Hypoxietoleranzzeit 172
Hypoxiezeichen 234

I

I:E-Verhältnis 178
ICD s. Kardiodefibrillator, interner
I-Gel-Larynxmaske 168
Ileus 199
Impfung 125, 381
Inanspruchnahme 9
Indikation, medizinische 292
Indikator 41
Infektion
– nosokomiale 370, 374

– Wunde 143
Infektionsprävention 374
Infektionsrisiko 375
– Punktionen 123
Infektionsschutzgesetz 382
Informationsbedürfnis 358
Informationskaskade 68
Informationsmanagement 66
Infrastruktur 402, 403
– kritische 402
Injektion
– intragluteale 126
– intramuskuläre 125
– Komplikationen 127
– ventrogluteale 126
Innovationsfondsprojekt OPTINOFA 45
Inspektion 76
Inspirationstrigger 176
Insuffizienz, respiratorische 173
– hyperkapnische 173
– hypoxämische 173
Insulin 92
Intensivstation 29
Intermediate-Care-Station 31
International Council of Nurses (ICN) 14
Interrater-Reliabilität 36
Intervall, freies 336
Intoxikation 262
Intrinsic-Plus-Position 152
Intubation
– Durchführung 164
– endotracheale 97, 163
– fiberoptische 170
– Komplikationen 165
Intubationsendoskop 170
Intubationsschwierigkeit 167
ISBARR-Schema 84
Isolation 379
Isolationsmöglichkeit 377
Isoliermaßnahme 379

J

Jackson-Position 164

K

KAEP s. Krankenhausalarm- und Einsatzplan
Kammerflimmern 109, 329, 330
– Defibrillation 113
Kanülierung, arterielle 102
Kapnografie 164
Kardiodefibrillator, interner 114
Kardioversion 114
– Durchführung 115
– Energiewahl 116
Karotis-Sinus-cavernosus-Fistel 248
Katastrophe 48
Katastrophenmedizin 25
Katecholamintherapie 349
Kaudasymptomatik 206
Keimverschleppung 373
Ketamin 177, 181
Kind 267
– im Schockraummanagement 312

Kindernotaufnahme 275
Kinderschutzhotline, medizinische 288
Kindesmisshandlung 421
KISS-Schema 81
Klammern, Wunde 146
Klebeelektrode, Defibrillation 114
Kleben, Wunde 146
Kochsalzlösung, hypertonische 340
Kombicast 151
Kommunikation 57
– einheitliche 67
– gewaltfreie 358
– Reanimation 329
Kompartmentsyndrom 150, 237
Kompetenz 74
– in der Notfallpflege 10
– wissenschaftliche 397
Konfliktmanagement 64
Koniotomie 170
– chirurgische 171
Kontaktlinsenträger 247
Kontaktübertragung 380
Kontamination 372
Kopf-bis-Fuß-Untersuchung 314
Kopfschmerz 201
– primärer 201
– Red Flags 202
– sekundärer 201
Kopfschwartenverletzung 337
Koronarsyndrom
– akutes 198, 208, 323
– chronisches 324
Korotkow-Töne 100
Körpergewichtsmaßband 268
Körpergewichtstabelle 268
Körperkerntemperatur 312
Körpertemperatur 221
Krampfanfall 341
Krankenbeförderung 20
Krankenhausalarm- und Einsatzplan (KAEP) 402, 403, 408
Krankenhaus der Maximalversorgung 45
Krankenhausrecht 412
Krankenhausstrukturgesetz 46
Krankentransport 21
– qualifizierter 3
Krankentransportwagen (KTW) 22
Kreislaufstillstand 328
– Kinder 334
– traumatischer 333
Kreissystem 184
Kultur 283
Kultursensibilität 32
Kundenorientierung 67
Kurzliegerstation 85

L

Labor 32
Lagekontrolle bei Intubation 164
Lagerung
– Intubation 164
– SHT 340
Lähmung 205
Laktat 349

Landarzt 8
Landesrettungsdienstgesetz 21
Larrey, Dominique Jean 47
Laryngoskop 163
Laryngospasmus 162
Larynxmaske 168
Larynxtubus 169
– Größen 169
Lateralisationszeichen 228, 311
Leitsymptom 190
Lerninhalt 387
Lernziel 387
Lidocain 331
Ligamentum cricothyreoideum 170
Liquoraustritt 337
Liquordruckerhöhung 203
Literaturrecherche 395
Load and go 25
Log-Roll-Manöver 206, 309, 311
Lokalanästhesie 239
Lombardy, P. 47
Longuette 151
Low-Flow-Sauerstoffapplikation 172
Luftnot 190
Lukas2® 332
Lungenarterienembolie 198, 215
Lungenerkrankung, chronisch-obstruktive (COPD) 175, 193
Lungenkontusion 233
Lungenödem, kardiales 175
Lungenversagen
– hyperkapnisches 191
– hypoxämisches 191
Lyse-Therapie 220, 343

M

MAC$_{50}$-Wert 183
Mageninsufflation 167
Magensonde, Anlage 141
Magill-Tubus 163
Magill-Zange 164
Manchester Triage System 41
MANE s. Massenanfall von Erkrankten
Mannitol 340
MANV s. Massenanfall von Verletzten
Maske, NIV 177
Maskenbeatmung 167
– Risiken 167
Massenanfall 48
– von Erkrankten (MANE) 25, 36
– von Verletzten (MANV) 25, 36, 405, 407
Maßnahmenbündel Sepsis 349
Maßnahmen der Notkompetenz 24
Medical Task Force 26
Medien 387
Medikament, intranasales 275
Medizinprodukt, Aufbereitung 374
Mehrschicht-Computertomografie (MSCT) 316
Meningismus 202
Meningitis 203, 271
Mensch, chronisch kranker 276
Midazolam 177, 181
Migräne 202

Milzruptur 234
Mineralgips 152
Missbrauch 287
Misshandlung 287
MIST-Schema 81, 304
Mitteldruck, arterieller Blutdruck 99
Mittelgesichtsfraktur 337
Monaldi-Punktion 138
Mönch 7
Monokelhämatom 231, 337
Monotrauma 228
Moral 290
Morphin 177
Motivation durch Anforderung 387
Multislice-Computertomografie 316
Mundbodenhämatom 231
Mund-Nasen-Schutz 376
Musculus
– deltoideus 126
– vastus lateralis 126
Myokardinfarkt, akuter 323
Myokarditis 211, 326

N

Nabelvenenkatheter 269
Nachbereitung, hygienische 373
Nachbesprechung 63
Nackenschmerz 204
Nadelstichverletzung 124
– Verhalten 124
– Vermeidung 124
Nahttechnik 145
Narkose 182
Narkoseeinleitung 165
Narkosegerät 182
Narkosekreissystem 184
Nasenbeinfraktur 337
Nasenbluten 244
Nervenschädigung, Punktion 129
Nervenwurzeltod 205
Netzwerk-Knoten 31
Neugeborenes 271, 276
Nierenkolik 255
NIV s. Beatmung, nichtinvasive
Nonne 7
Noradrenalin bei Sepsis 350
Normopnoe 192
Normoventilation 180
Notarzt 21
Notaufnahme, zentrale, Entwicklung 8
Notaufnahmeregister AKTIN 46
Notdienst, kassenärztlicher 9
Notfall 11
– Algorithmus 46
– gynäkologischer 252
– medizinischer 2
– orthopädischer, im Kindesalter 273
– psychiatrischer 259
– respiratorischer 243
Notfallchirurgie 316
Notfallkoordinator
– ärztlicher 28
– pflegerischer 27
Notfallnarkose 182

Notfallpatient 2, 11
– geriatrischer 280
Notfallpflege, Definition 12
Notfallpflegekraft 73, 407
Notfallrettung 3
Notfallsanitäter 21, 24
Notfallsanitätergesetz 21, 25
Notfallversorgung 412
– ambulante 2
– Entwicklung 8
– erweiterte 4
– gestuftes System 8
– Reform 2
– stationäre 2
– umfassende 4
Notfallzentrum, integriertes 6, 26
Notkompetenz 24
Notruf 22
Notrufmeldung 24
Notrufsystem 356
Notstand 423
– rechtfertigender 421
Notwehr 423
NSTEMI 323, 324
Nullabgleich 102

O

Oberarmschale 155
Oberarmverband, gespaltener 157
Offenbarungsbefugnis 421
Onkologie 249, 252
Opfer 354
Opioid 181
OP-Maske 376
OPQRST-Schema 81, 93, 207, 314
OPTINOFA 36
Organdysfunktion 346
Orthopnoe 190, 192
Osmodiuretikum 340
Ösphagusruptur 198
Oszillationsmethode 100
Overcrowding 45, 362, 406
Oxygenierung 192
Oxygenierungsstörung 171

P

Pacer, externer 116
Paddle, Defibrillation 114
Palliativmedizin 252
Palpationsmethode 100
Pandemie 382
Papyrus Edwin Smith 47
Paraphimose 258
Patient, älterer, im Schockraummanagement 313
Patientenablage 405, 408
Patientenbetreuung im Schockraummanagement 319
Patienten-Kunden-Orientierung 65
Patientensicherheit 36, 360
Patientenzufriedenheit 66

Pediatric Advanced Life Support (PALS) 270
PEEP s. Druck, positiver endexspiratorischer
Perfusionsstörung 173
Perikarditis 211
Perikardtamponade 215
Personalausstattung 360
Personalmix
– horizontaler 414
– vertikaler 414
Personaluntergrenze 84
Pflegebedarf 393
Pflegeberufegesetz 393
Pflegediagnose 361
Pflegeforschung 392
Pflegeplanung 80
Pflegeproblem 80
Pflegeprozess 393
Pflegequalität 393
Pflegestandard 396, 413
Pflegewissenschaft 392
Pharynxblutung 245
Phase, vulnerable 115
pH-Wert 117
PIKE-Schema 395
Placenta praevia 253
Planungsempfehlung ZNA 378
Plateau 179
Plazentablösung, vorzeitige 253
Pneumothorax 198
Point-of-Care-Testung 219
Polsterung, Ruhigstellung 152
Polytrauma-Versorgung 28
Postexpositionsprophylaxe (PEP) 125
PQ-Zeit 108
Präeklampsie 254
Praktikum im Rettungsdienst 25
Präoxygenierung 164, 172
Präsentation 41
Praxisanleitung 386
– Definition 386
Prellung 274
Pressure Support (PS) 176
Priapismus 257
– High-Flow-Typ 258
– Low-Flow-Typ 257
Primary Survey 228, 304, 305, 316, 339
Profession 16
Propofol 177, 181
Pro-Seal-Maske 169
Prozessqualität 429
Pulsoxymetrie 97
– Fehlerquellen 98
Punktionsstelle der arteriellen Blutdruckmessung 102
Punktionssystem, intraossärer Zugang 136
Pupillenerweiterung 336
Pupillenkontrolle 91
Purkinje-Faser 105
P-Welle 108
Pyelonephritis 256

Q

QRS-Komplex 108
qSOFA-Score 347
QT-Zeit 109
Qualifikation Ersteinschätzung 45
Qualitätsanspruch 84
Qualitätsebene 428
Qualitätsindikator 84, 282, 429
Qualitätskriterium 413
Qualitätsmanagement 426
Qualitätsmessung mit der Tracermethode 323
Qualitätssicherung 426
Qualitätsstandard 413
Querschnittverletzung 232

R

Radiologie 32
Radiusgipsschale, dorsopalmare 153
Rampe 176
Randsinusblutung 254
Rasselgeräusch 96
Raumakustik 67
Raumgestaltung 66
Raumluft 67
Reanimation
– Abbruch 296
– Beatmung 181
– erfolgreiche 333
Rechtsgrundlage 412
Red Flag 190
Reevaluation 312, 314
Reexpansionsödem 140
Referentenentwurf 84
Reflexausfall 232
Reperfusionszeit 308
Reperfusionstherapie 327
Reposition 151
Residualkapazität, funktionelle (FRC) 175
Resilienz 364
Resilienzfaktor 364, 365
Resilienzstrategie 366
Resistance 174
Ressource 56
Ressourcenbedarf 39
Ressourceneinsatz 36
Rettungsassistentengesetz 21
Rettungsdienst 21
– ärztlicher Leiter 24
Rettungshelfer 22, 23
Rettungsleitstelle 22
Rettungsnotstand 20
Rettungssanitäter 20, 23
Rhabdomyolyse 326
Rhinoliquorrhö 230
Rhythmusstörung, defibrillationspflichtige 330
Riesenzellarteriitis 203
Ritualfunktion, Hygiene 371
ROSC (Return of Spontaneus Circulation) 333

rtPA 344
Rückenschmerz 204
– Bildgebung 205
– unspezifischer 206
Rückfallebenen zur Atemwegssicherung 167
Rückstichnaht 145
Ruhedyspnoe 190
Ruhigstellung 150
– Grundlagen 150
– Polsterung 152
R-Zacken-Synchronisation 114

S

SAMPLER-Schema 81, 93, 207, 314
Sanitätsausbildung 20
SARS-Cov-2 382
Sauerstoff 171
Sauerstoffbindungskurve 97, 172
Sauerstoffbrille 172
Sauerstoffkonzentration 172
Sauerstoffmaske 172
Sauerstoffnotversorgung 184
Sauerstoffpartialdruck 97
Sauerstoffsättigung, Normalwerte 98
Sauerstoffsonde 172
Säugling 271
Säure-Basen-Haushalt 117
SBAR 60
Scaphoidverband 157
Schädelbasisfraktur 337
Schädelfraktur 337
Schädel-Hirn-Trauma (SHT) 228, 335
– Inzidenz 335
– leichtes 339
– mittelschweres 339
– schweres 339
Schienentechnik 151
Schlaganfall 341
– Inzidenz 342
– Leitsymptome 342
– Nachsorge 344
Schlussdesinfektion 381
Schmerz 285
– Ersteinschätzung 42
– kolikartiger 255
– somatischer/parietaler 197
– übertragener 197
– viszeraler 197
Schmerzanamnese 93
Schmerzbeurteilung 77
Schnappatmung 96, 330
Schnelleinsatzgruppe (SEG), Rettungsdienst 26
Schnittstellen-Kommunikation 59
Schock 211
– anaphylaktischer 214
– distributiver 212, 213, 303
– hämorrhagischer 213
–   Stadien 308
– hypovolämischer 212, 303
– kalter 350
– kardiogener 208, 212, 214, 303

– neurogener 214
– obstruktiver 212, 303
– septischer 214, 346, 349
– spinaler 206
Schockart 303
Schockform 302, 303
Schockindex (SI) 213
Schockraum
– Ausstattung 304
– Behandlungsablauf 304
– Behandlungsplatz 304
– Indikation 194
– Infrastruktur 303
Schockraummanagement 302
– Phasen 316, 341
Schockraumphase
– erste 314, 316, 338
– zweite 341
Schockraumteam 302, 317
Schockraumversorgung 319
Schulung, Hygiene 374
Schutzausrüstung
– persönliche 381
– Wundversorgung 144
Schutzbrille 376, 381
Schutzhandschuhe 372, 381
Schutzkittel 375, 381
Schutzmaßnahme 380
Schwangere im Schockraummanagement 313
Schwangerschaft, Blutungen 253
Schweigepflicht 420
Schweißausbruch 278
Secondary Survey 304, 312, 313, 341
Sedierung 181
Sehnerv 247
Sehstörung 246
Sehverschlechterung 246, 248
Seitenlage, stabile 161
Sekretsammelkammer 140
Sektor 2
Selbstbestimmung 279
Selbstwirksamkeit 361
Seldinger-Draht 131
Sepsis 95, 271, 326, 346
– Diagnostik 348
– Kinder 350
– Stabilisierung 349
– Sterblichkeit 346
Serumlaktat 349
Sevofluran 183
SHT s. Schädel-Hirn-Trauma
Sicherheitskonzept 354
Sicherheitspersonal 424
Sicherstellungsauftrag 2
Sicht- und Hörweite 67
Signs and Symptoms 314
SIMV-Modus 180
Sinusbradykardie 110
Sinusknoten 105
Sinusrhythmus 109, 110
Sinustachykardie 110
Sinusvenenthrombose 343
Skill 54
Skrotum, akutes 257

Sniffing Position 312
SOFA-Score 348
Softcast 151
Sogregulation, Thoraxdrainage 140
Sozialgesetzbuch (SGB) V
– § 76 412
– §§ 135 ff. 413
Sozialrecht 412
Sozialversicherung 413
Spannnungskopfschmerz 203
Spannungspneumothorax 138, 198, 215, 307
Spasmus, infantiler 272
Spatel, Videolaryngoskopie 170
Spineboard 307
Spire, Ch. 47
Sprachbarriere 283
Sprachhürde 418
Sprunggelenkverband 158
Stabilisierung der Sepsis 349
Standard-Bicarbonat 117
Ständige Impfkommission (STIKO) 381
Stationsbereich, bettenführender 31
Stay and play 25
STEMI 323, 328
– Äquivalent 327
Sterbehilfe, aktive 292
Sterben 74
ST-Hebung 324, 327
ST-Hebungsinfarkt 196
Stichverletzung
– Infektionsgefahr 124
– Ursachen 124
Stimulation, Schrittmacher 116
Strafgesetzbuch (StGB)
– § 203 420
– § 323c 422
Strafrecht 412
Stress 362
Stridor 96
Stroke 341
Stroke Unit 30
Strukturqualität 430
ST-Strecke 109
Stupor 260
Sturz 218, 288
Sturzrisiko 282
Stützverband 150
Subarachnoidalblutung 203, 220, 336, 343
Suchtmittelintoxikation 262
Suizidalität 261
Symptom 190
Symptomassessment 314, 315
Sync-Funktion, Kardioversion 115
Syndrom, delirantes 261
System, halbgeschlossenes 182

T

T.E.A.M.-TimeOut 60
Tachykardie 209
– ventrikuläre 113
–   pulslose 330
Tachypnoe 95

Tawara-Schenkel 105
Teamleader 57
– Reanimation 329
Teamleiter 318
Team-Resource-Management 54
Teamsupervision 367
Terminvergabe 67
Tetanusschutz 238
Textbaustein 68
Therapie, antiinfektive 349
Therapieabbruch 291
Thiopental 340
Thoraxdrainage 138
Thoraxschmerz 195, 323
Thoraxtrauma 138, 233
Thrombose, venöse 211
Thrombozytenaggregationshemmung 328
Tod 74
Todeszeichen 334
Tracerdiagnose 323
Tracermethode 323
Tränen 248
Tranexamsäure 341
Transportkonzept, Rettungsdienst 25
Traumaversorgung, Entwicklung 8
Traumazentrum 84
Treat and run 25
Triage 36, 68
– Instrument 36
– Level ESI 1 37
Triagefachkraft 415
Triagesystem 415
Trigger, Beatmung 176
Tröpfchenübertragung 380
Troponin 324, 326
Tubus, endotrachealer 163
Tubusdislokation 164
T-Welle 109

U

Überdruckbeatmung 163
Übergabe 59, 81
Übergabeprozess 81
Überstreckung des Halses 161
Übertragung
– aerogene 380
– parenterale 380
– vektorassoziierte 380
Ultraschall-Blutdruckmessung 100
Umgebung, Schutz 372
Unterarmrundverband 156

Unterarmschale 155
Unterkieferfraktur 337
Unterschenkel-Liegegipsschale 154
Unterschenkelschale 156
Urosepsis 256
U-Welle 109

V

Vakuummatratze 307
Validität, prädiktive 36
Vapor 183
Vena
– jugularis interna, ZVK 133
– subclavia, ZVK 133
Venenkatheter, zentraler (ZVK) 131
– Indikationen 132
– Komplikationen 132
– Zugangswege 133
Venenpunktion 130
– Durchführung 130
Venenverweilkanüle 127
– Anlage 127
– Aufbau 128
Venenverweilkatheter 127
– Kanülengröße 128
Ventilations-/Perfusionsverhältnis 173
Ventilationsstörung 173, 307
Venturi-Maske 172
Verätzung 243, 246
Verbrauchskoagulopathie 312
Verbrühung 243, 246
Vergiftung 274
Versagen, respiratorisches 191, 192
Verschlusskrankheit, periphere arterielle (pAVK) 211
Versorgung, KV-ärztliche 45
Versorgungsauftrag 412
Verzögerung 67
Videolaryngoskopie 169
Videooptik 169
Videoüberwachung 423
Vigilanz 91
VIP (Very Important Person 67
Volkmann-Kontraktur 150
Volumengabe 309
Voraussetzung, bauliche 378
Vorbesprechung 62
Vorhofflattern 111
Vorhofflimmern 110
Vorlastsenkung 328
Vorsichtung 49

W

Wachintubation 170
Wandel, demografischer 280
Wärmehaushalt 312
Warten 65
Wartequalität 65
Warteschlangentheorie 85
Wartesetting 66
Wartezeit 65
Wartezone 66
Wäsche 377
Wäscheabwurfbehälter 377
Wasserschloss 140
Weaning, terminales 296
Weißgips 151
Wendl-Tubus 162
WIFI/WLAN 67
Wirbelsäulentrauma 232
Wischdesinfektion 373
Wissenschaft 392
Wundbeurteilung 238
Wunde 143
– Anamnese 143
– Infektion 143
– Klammern 146
– Kleben 146
Wundheilung 143
Wundmanagement 143
Wundspülung 238
Wundverband 239
Wundverschluss 144, 239
Wundversorgung 143, 238
– Faden 144
– primäre 143
– Schutzausrüstung 144
– sekundäre 143, 145

Z

Zahnunfall 231
Zeitfenster Ersteinschätzung 41
Zeitspanne 68
Zentral-OP 29
Zielsetzung, handlungsorientierte 388
Zugang, intraossärer (i. o.) 135, 268
Zusammenarbeit 73
ZVK s. Venenkatheter, zentraler
Zwangsmaßnahme 422
Zweipunktdiskrimination 144
Zweiteinschätzung 41
Zystitis 256

If you have any concerns about our products,
you can contact us on
ProductSafety@springernature.com

In case Publisher is established outside the EU,
the EU authorized representative is:
**Springer Nature Customer Service Center GmbH
Europaplatz 3, 69115 Heidelberg, Germany**

Printed by Libri Plureos GmbH
in Hamburg, Germany